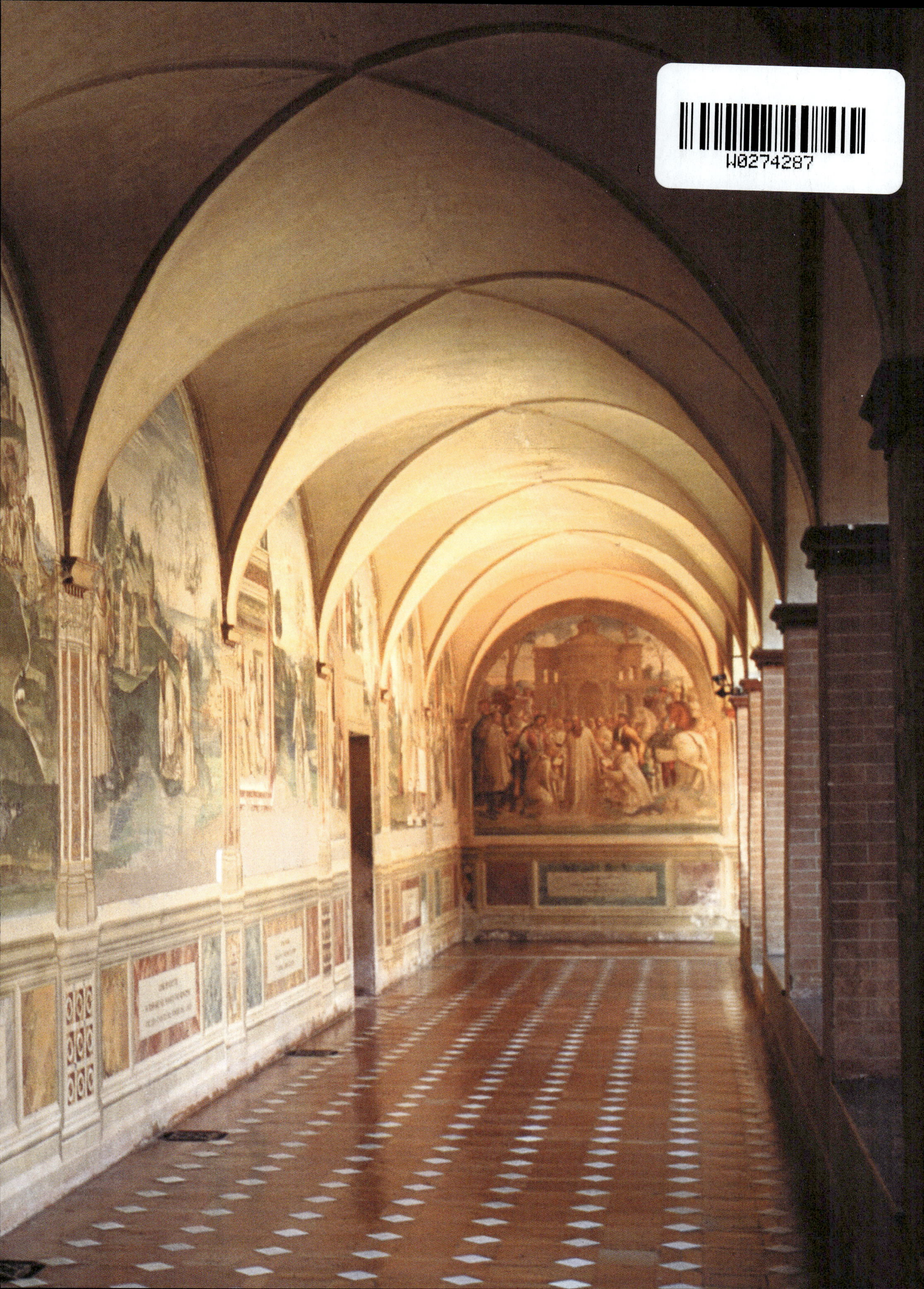

Das große Handbuch der Klosterheilkunde

Wichtiger Hinweis

Alle Ratschläge in diesem Buch wurden sorgfältig geprüft. Dennoch sind Sie selbst aufgefordert, in eigener Verantwortung zu entscheiden, ob und inwieweit Sie diese Ratschläge umsetzen können und möchten. Weder Autor noch Verlag übernehmen eine Haftung. Bitte wenden Sie sich bei Beschwerden unbedingt an einen Arzt.

Impressum

Überarbeitete Originalausgabe

Genehmigte Lizenzausgabe der Verlagsgruppe Weltbild GmbH,
Steinerne Furt 67, D-86167 Augsburg

Redaktion: Karen Guckes-Kühl, Kathrin Ullerich,
Stefanie Hoppe, Claudia Bammert, Tanja Kloiber
Redaktionelle Mitarbeit: Maren Franz, Ulrich Pramann,
Dr. med. Siegfried Schlett
Textbeiträge: Dr. Petra Altmann (Gesunderhaltung), Marti Rasper (Fasten)
Heilpflanzen-Illustrationen: Susanne Bräunig, Harald Vorbrugg
Grafische Gestaltung: Stefan Elsberger, Georg Feigl, Barbara Markwitz
Projektleitung der Lizenzausgabe: Götz Fuchs, Augsburg
Umschlaggestaltung: JARZINA Kommunikations-Design, Köln
Gesamtherstellung: Neografia, a.s.,
Škultétyho 1, SK-03655 Martin
Printed in Slovakia

ISBN 3-8289-2140-x

2008 2007 2006
Die letzte Jahreszahl gibt die aktuelle Lizenzausgabe an.

Besuchen Sie uns im Internet: *www.weltbild.de*

Dr. Johannes Gottfried Mayer
Dr. med. Bernhard Uehleke • Pater Kilian Saum OSB

Das große Handbuch der Klosterheilkunde

Weltbild

Inhalt

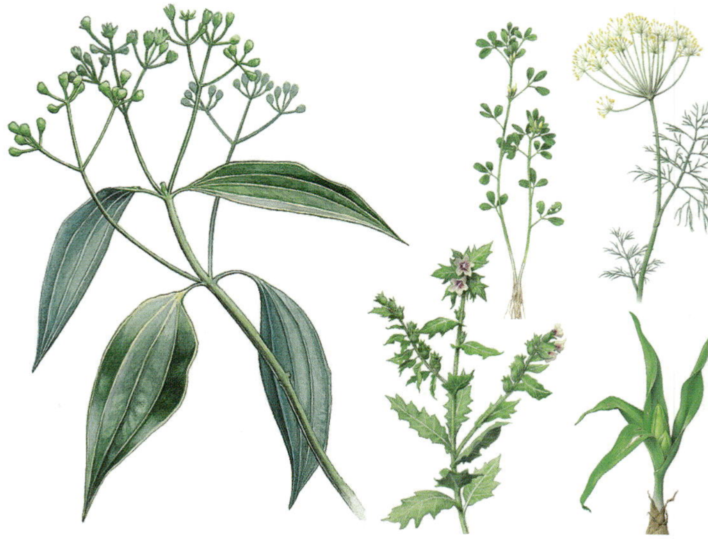

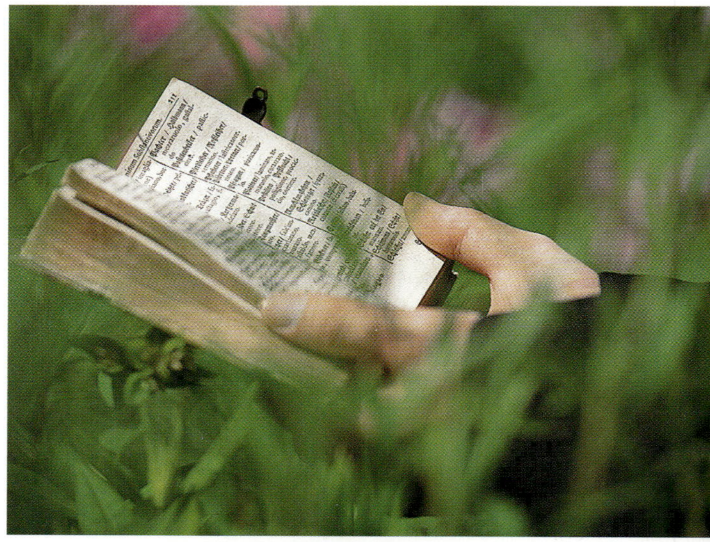

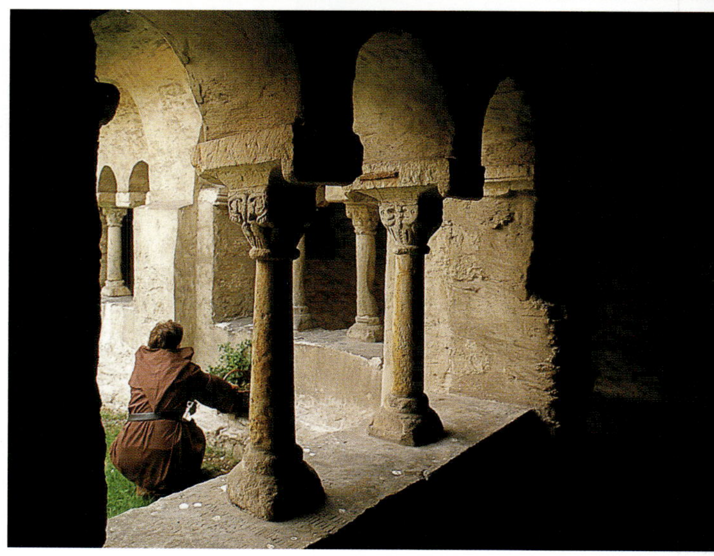

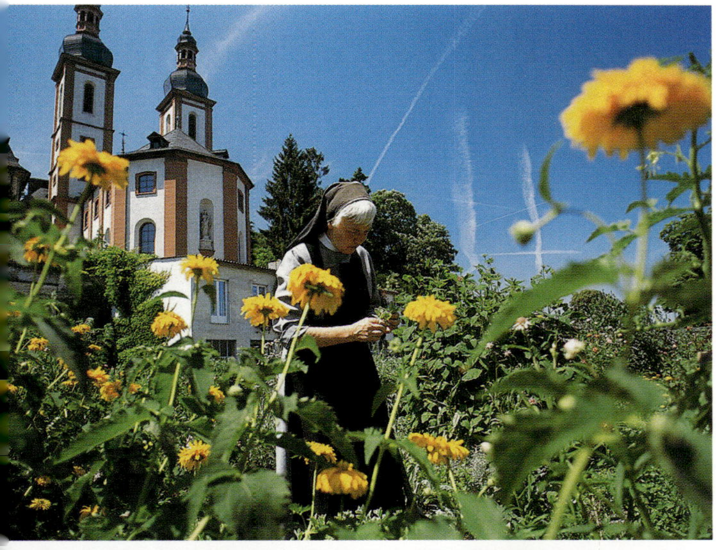

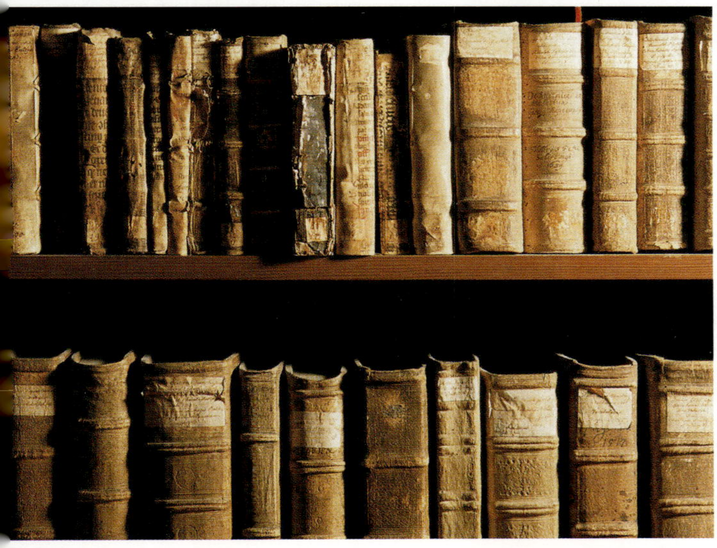

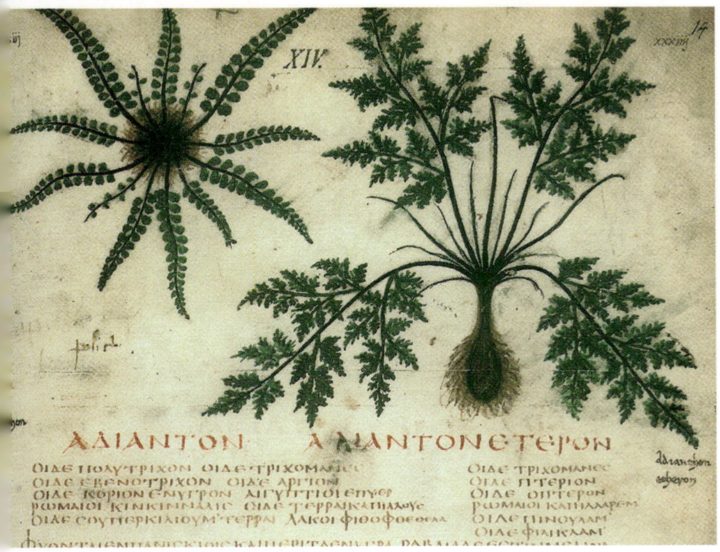

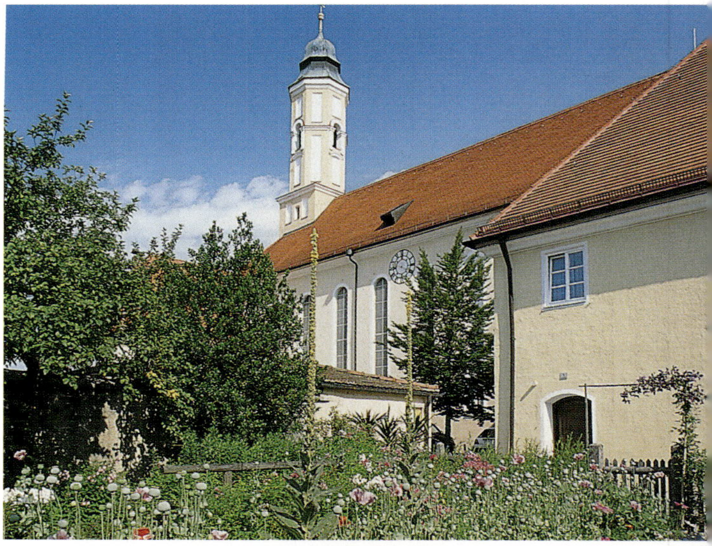

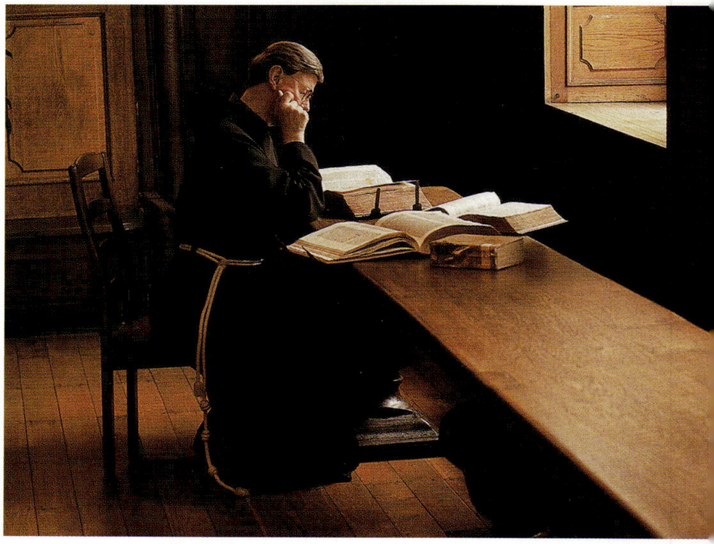

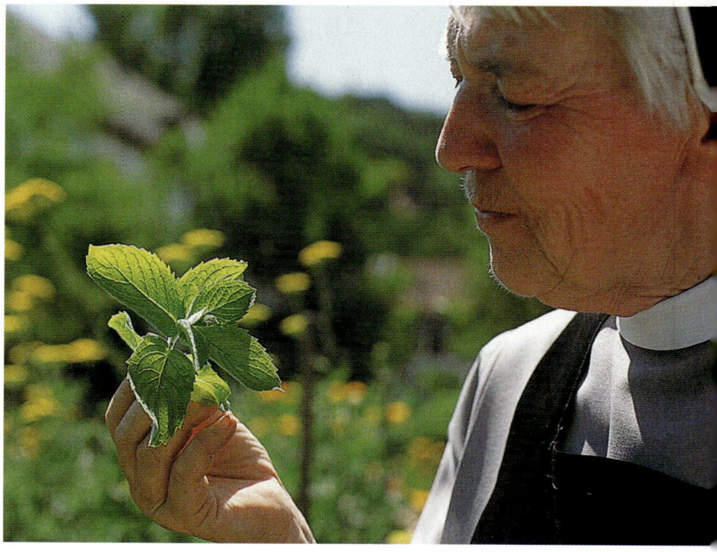

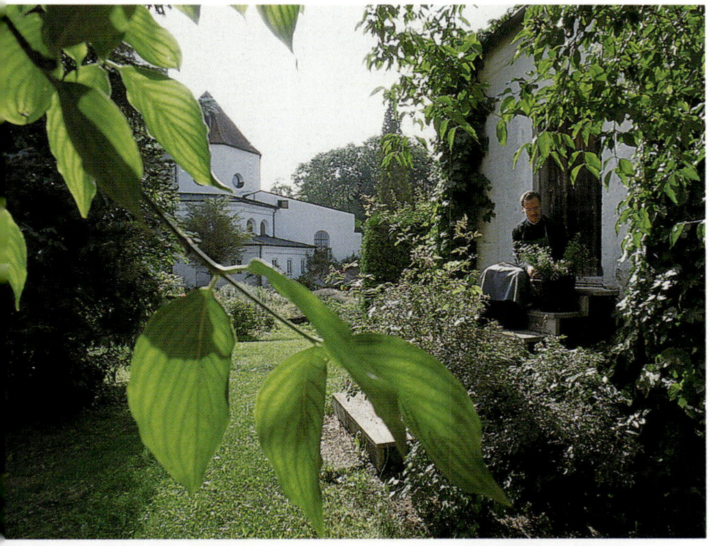

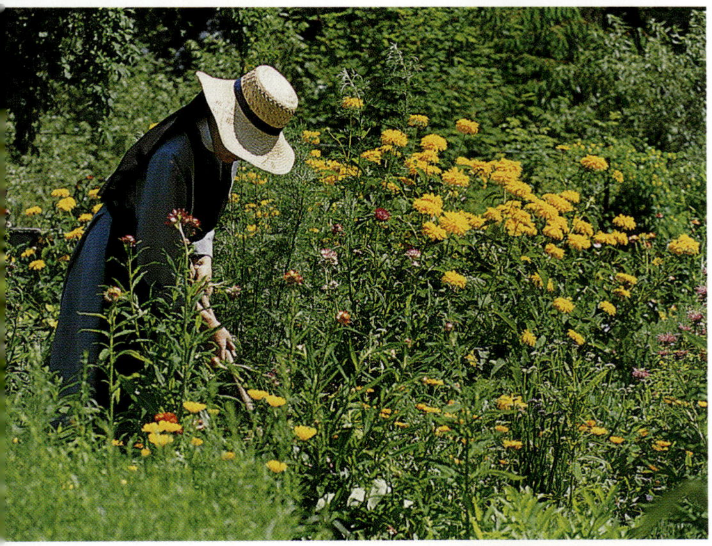

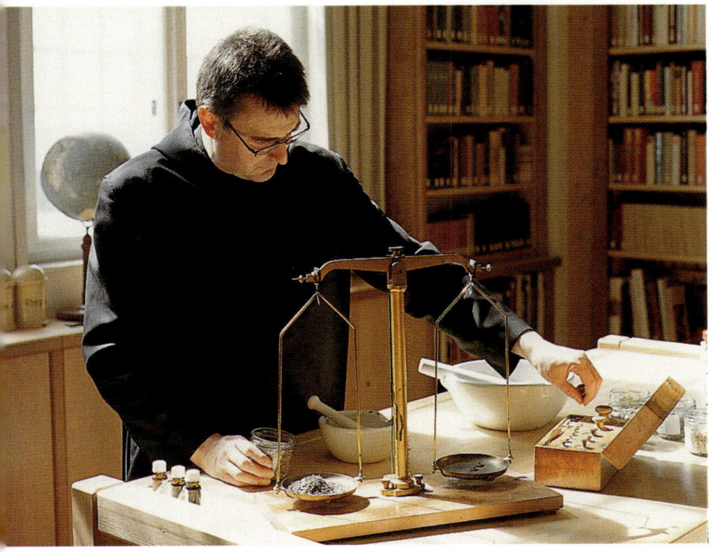

Vorwort

Von Dr. Johannes G. Mayer und Dr. med Bernhard Uehleke

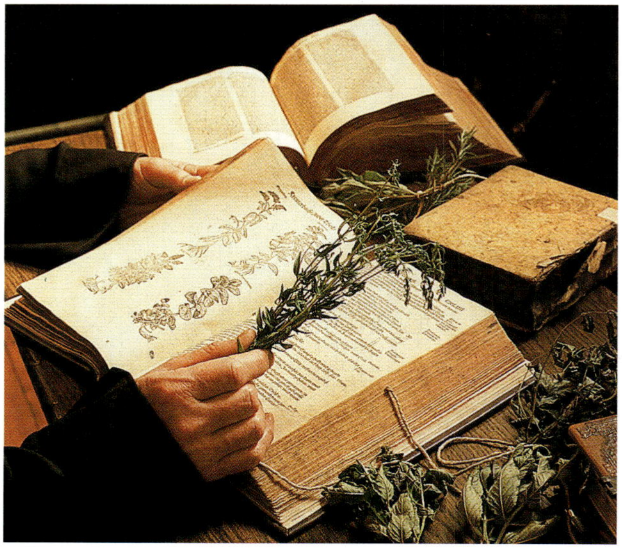

Spannende Expedition in die Vergangenheit: In mittelalterlichen Folianten lassen sich überraschend viele Botschaften entschlüsseln und Schätze bergen. Das alte kräuterkundliche Wissen der Nonnen und Mönche hält auch der naturwissenschaftlichen Überprüfung stand.

Dieses Buch ist das Ergebnis eines kühnen und aufwendigen Unternehmens. Erstmals wird eine Synthese von altem Wissen und neuen Erkenntnissen über Heilpflanzen und -kräuter hergestellt, die früher in der Medizin eine ganz wesentliche Rolle gespielt haben.

Dieses Buch ist das Ergebnis jahrelanger Pionierarbeit. Seit rund 20 Jahren sucht Dr. Mayer in Archiven und Bibliotheken nach den Quellen der Klostermedizin. Quellen – das sind manchmal unleserliche Pergamente oder auch prachtvolle Handschriften in vielen unterschiedlichen Sprachen. Ebenso lange erforscht Dr. med. Uehleke auf medizinischem Gebiet die Methoden der Naturheilkunde.

Dieses Buch fasst ihre Ergebnisse zusammen und schlägt ein faszinierendes Kapitel europäischer Kulturgeschichte auf: die Klostermedizin – und was davon heute noch gültig und in höchstem Maße nützlich ist.

Gesammeltes Wissen der Vorfahren

In der Zeit vom 8. bis 13. Jahrhundert waren die Mönche verantwortlich für die medizinische Versorgung der Bevölkerung. Sie sammelten das Wissen aus früheren Zeiten – von den Ägyptern und Griechen bis hin zu den Kelten und Germanen.

Die Klosterheilkunde ist geschichtlich deswegen so bedeutsam, weil hier umfassende medizinische Werke geschaffen wurden, etwa die Schriften von Hildegard von Bingen oder der ›Macer floridus‹. Diese Werke behielten ihre Gültigkeit bis weit ins 19. Jahrhundert hinein. Nicht wenige Mittel der Klostermedizin waren auch noch zu »Omas Zeiten« allgemein bekannt. Manches lebt bis heute in der Familientradition weiter. Zahlreiche Pflanzen und Anwendungen sind inzwischen aber auch mit den Methoden der Naturwissenschaft und Medizin erforscht, und es wäre schade, diese Erkenntnisse zu missachten. Klosterheilkunde, wie wir sie heute nennen und praktizieren, ist nur dann sinnvoll, wenn alte Erfahrungen mit modernen Erkenntnissen zusammengebracht werden. Dies erhöht erheblich die Sicherheit und das Vertrauen für jeden, der sie nutzt.

Es ist nicht ganz leicht, den Schatz der alten Erfahrungen unserer Vorfahren zu heben, aber es lohnt sich. Denn auch wir Europäer haben eine traditionelle Medizin, nicht nur die Chinesen.

Perlen vor unserer Haustür

In der Klosterheilkunde zählt die Erfahrung unserer Vorfahren. Die in diesem Buch beschriebenen Arzneipflanzen sind nicht einfach nur jene, die in der modernen Phytotherapie (Kräuterheilkunde) akzeptiert und genutzt werden. Es handelt sich vielmehr um eine spezielle Auswahl jener Pflanzen, die in der Klostermedizin besonders häufig verwendet wurden und über die auch moderne pharmazeutische und klinische Erkenntnisse vorliegen. Pflanzen, die erst in jüngerer Zeit in Europa als Heilpflanzen eingeführt wurden, sind nicht berücksichtigt, wenn sie in der Tradition der Klöster nie eine Rolle gespielt haben. Deswegen wird der Leser in diesem Buch Ginkgo, Ginseng oder Teebaumöl vergeblich suchen. Wir konzentrieren uns auf »Perlen, die vor der eigenen Haustür liegen«.

Ein ganzheitliches Gesundheitskonzept

Die Klosterheilkunde stellt eines der ganz wenigen Gesundheitskonzepte dar, das sich ganzheitlich nennen darf. Sie ist ein Lebenskonzept, in dem der Tag, die Woche, die Jahreszeit, das Jahr, das gesamte Leben von der Geburt bis zum Tod betrachtet wird. Deshalb ist hier auch vom richtigen Maß der Ruhe und der Arbeit, von der Körperpflege, von der geistigen Beschäftigung, sogar von Musik und nicht zuletzt von Essen und Trinken die Rede. Auch das Fasten ist eine der zentralen Säulen der Klosterheilkunde, auf die in diesem Werk eingegangen wird. Dabei berücksichtigt das Fastenkapitel die Lehre von den Temperamenten aus der Vier-Säfte-Lehre, welche die Grundlage der mittelalterlichen Klosterheilkunde darstellte und in der Medizin noch bis ins 19. Jahrhundert allgemein gültig war. Sie geht davon aus, dass jeder Konstitutionstyp unterschiedlich auf Belastungen und Heilkräfte des Fastens reagiert.

Dank an das Team

Ohne die Arbeiten des Würzburger Medizinhistorikers Prof. Dr. phil. Dr. med. Gundolf Keil hätten wir das Thema kaum angehen können, ebenso wenig ohne den Rat von Prof. Dr. Dr. h.c. Franz-Christian Czygan, der bis vor kurzem den Lehrstuhl für Pharmazeutische Biologie in Würzburg innehatte. Prof. Dr. Malte Bühring, Inhaber des bislang einzigen Lehrstuhls für Naturheilkunde in Deutschland an der Freien Universität Berlin, regte zur Beschäftigung mit dem alten Verständnis von Krankheiten an. Ohne die Forschergruppe Klostermedizin, eine Initiative des Instituts für Geschichte der Medizin der Universität Würzburg und der Firma Abtei, wäre diese Arbeit ebenfalls nicht möglich gewesen: Besonders gedankt sei Günther H. Reith von Abtei, Dr. Ralf Windhaber und Dr. Konrad Goehl. Bedanken möchten wir uns auch bei Pater Kilian Saum, der nicht nur in der Forschergruppe, sondern auch bei diesem Buch stets für einen Bezug zur Praxis sorgte. Direkt mitgewirkt an diesem Buch hat die Apothekerin Katharina Englert, die mehrere Kapitel mit verfasste. Spezieller Dank gilt auch der Klösterl-Apotheke in München, vor allem Herrn Dr. med. Siegfried Schlett, für zahlreiche Anregungen und Ratschläge aus der Praxis.

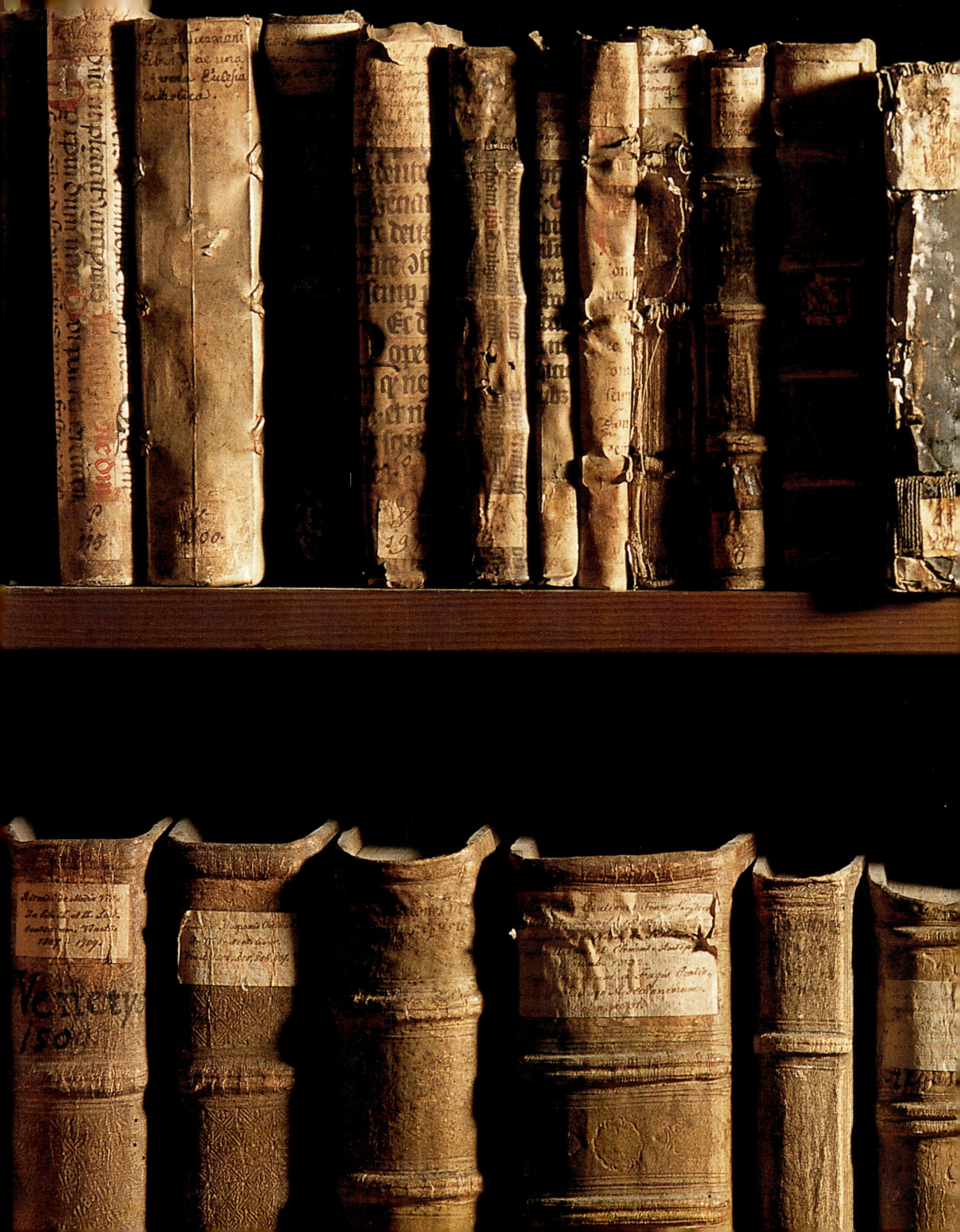

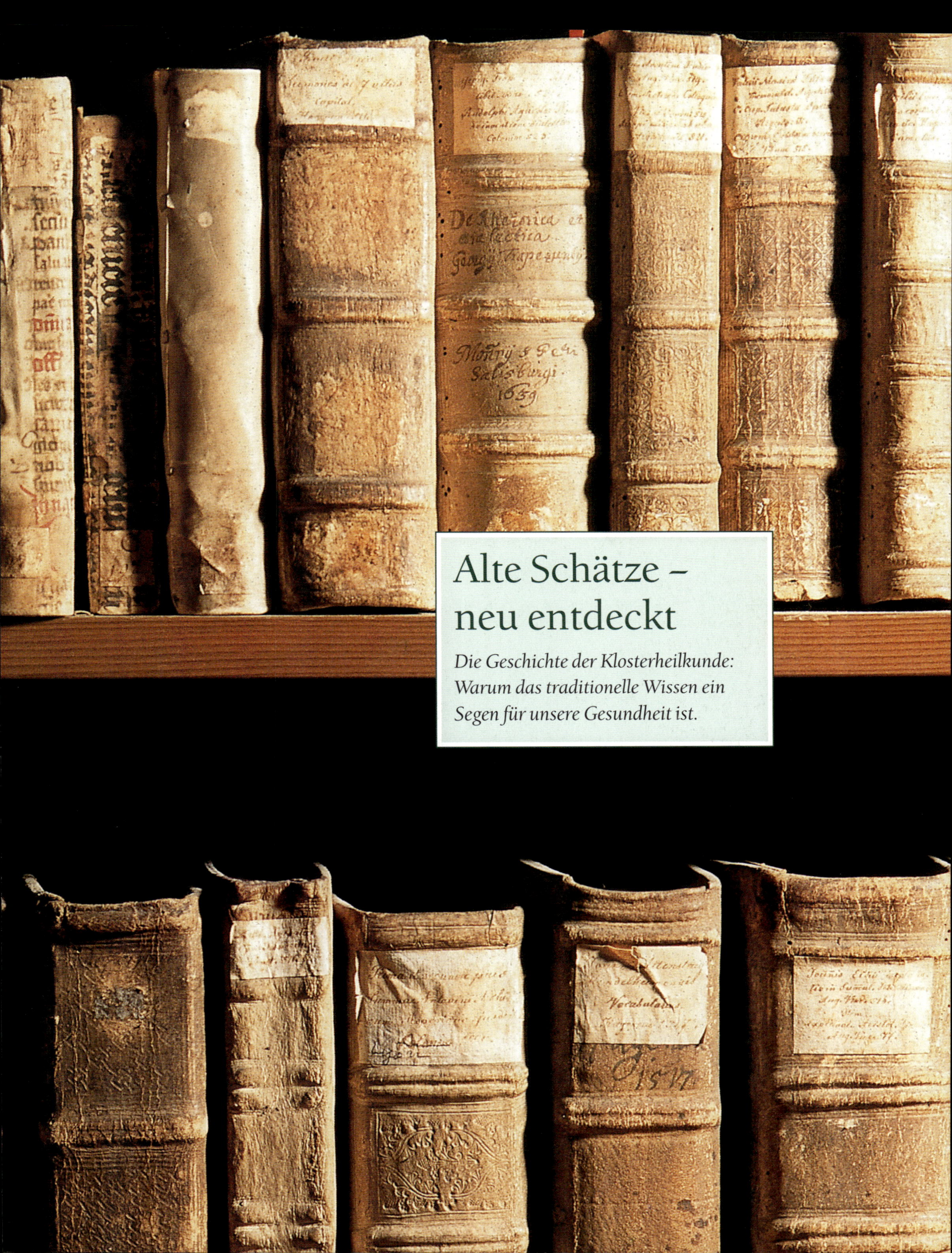

Alte Schätze – neu entdeckt

Die Geschichte der Klosterheilkunde: Warum das traditionelle Wissen ein Segen für unsere Gesundheit ist.

Alte Schätze der Medizin – neu entdeckt

Warum das Wissen der Nonnen und Mönche ein Segen für unsere Gesundheit ist

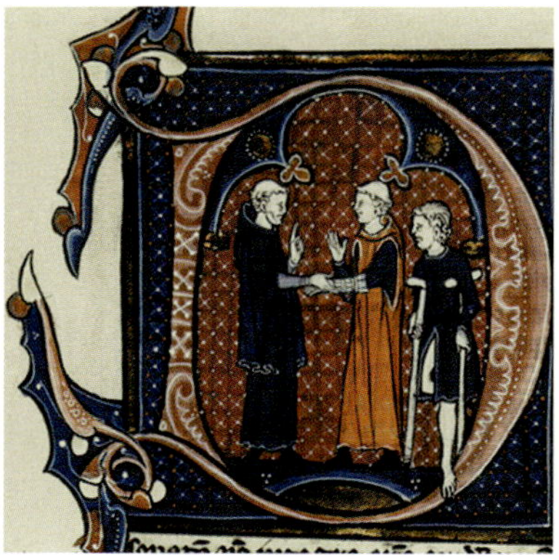

Ratschlag zur Heilung: Ein Mönchsarzt berät Kranke mit Verstauchungen und Knochenbrüchen. Der linke Unterarm des Patienten im roten Mantel ist fertig geschient (aus einer Handschrift des 13. Jahrhunderts).

Unter dem Begriff Klostermedizin verstehen die Historiker vor allem die Heilkunde zwischen dem 7. und 13. Jahrhundert. In jener Zeit lag die gesamte medizinische Versorgung der Menschen in den Händen der Klöster und ihrer ausgebildeten Mönche und Nonnen. Mit dem Begriff verbindet sich aber bis heute auch eine ganz bestimmte Art der Krankenversorgung und der Heilung: Sie stützt sich fast ausschließlich auf die Kräuterheilkunde, die Phytotherapie. Damit unterschied sich die Klostermedizin stark von den Praktiken der antiken Ärzte, die gern auch tierische Innereien, Schlangen und Kröten zu Arzneien verarbeiteten. Die Tradition, Heilkräuter zu sammeln oder anzubauen und sie anzuwenden, wurzelt in den Anfängen der Zivilisation.

Zu allen Zeiten und in allen Kulturen haben die Menschen versucht, Krankheiten, Beschwerden und Gebrechen mit den Mitteln der Natur zu heilen. Nicht nur die Schamanen und Medizinmänner der Naturvölker, auch die Ärzte der Antike studierten die Natur, besonders die Tierwelt, und versuchten ihre Erkenntnisse auf die Versorgung kranker Menschen zu übertragen. Manchmal schlug sich der Bezug zu den Tieren in der Namensgebung von Heilpflanzen nieder, zum Beispiel bei Bärlauch oder Bibernelle.

Schon auf den Keilschrifttafeln aus der altbabylonischen Kultur finden sich erste Porträts von Pflanzen. Die wohl umfangreichste Überlieferung enthält ein ägyptischer Papyrus aus dem 16. Jahrhundert v. Chr., in dem etwa 700 tierische und pflanzliche Wirkstoffe dokumentiert werden. Von den Ägyptern wissen wir, dass sie zum Beispiel die antibakterielle Wirkung von Knoblauch und Zwiebel nutzten, um beim Bau der Pyramiden den Ausbruch von Infektionskrankheiten zu verhindern.

Das erste Schmuckstück der Arznei

Die ›Materia medica‹ ist das älteste Standardwerk der Medizin. Als erstes Arzneibuch überhaupt ist es mit Illustrationen geschmückt. Ein Exemplar aus dem Jahr 512, ein Geschenk für die Tochter des römischen Kaisers Flavius Avicius Olybrius, enthielt rund 400 ganzseitige, farbenprächtige Bilder.

Hippokrates, Dioskurides, Galenus

Das medizinische Wissen dieser ersten Hochkulturen wurde von den griechischen Gelehrten in der Antike teilweise aufgenommen. Sie gelten als die eigentlichen Begründer der abendländischen Medizin und medizinischen Ethik. Einer der bekanntesten dieser Gründerväter war Hippokrates, der etwa von 460 bis 370 v. Chr. lebte und dessen Name durch den hippokratischen Eid sprichwörtlich für die ärztliche Ethik geworden ist. Nach ihm wurde der ›Corpus hippocraticum‹ benannt, eine Schriftensammlung der Ärzte von Kos, in der zahlreiche Anwendungen pflanzlicher Mittel zur Heilung verschiedener Krankheiten beschrieben wurden. Hippokrates ging davon aus, dass Gesundheit und Krankheit von den vier Säften Blut, Schleim, gelbe und schwarze Galle abhängen. Außerdem spielten in seinem System klimatische Bedingungen, aber auch Fragen der Ernährung eine große Rolle.

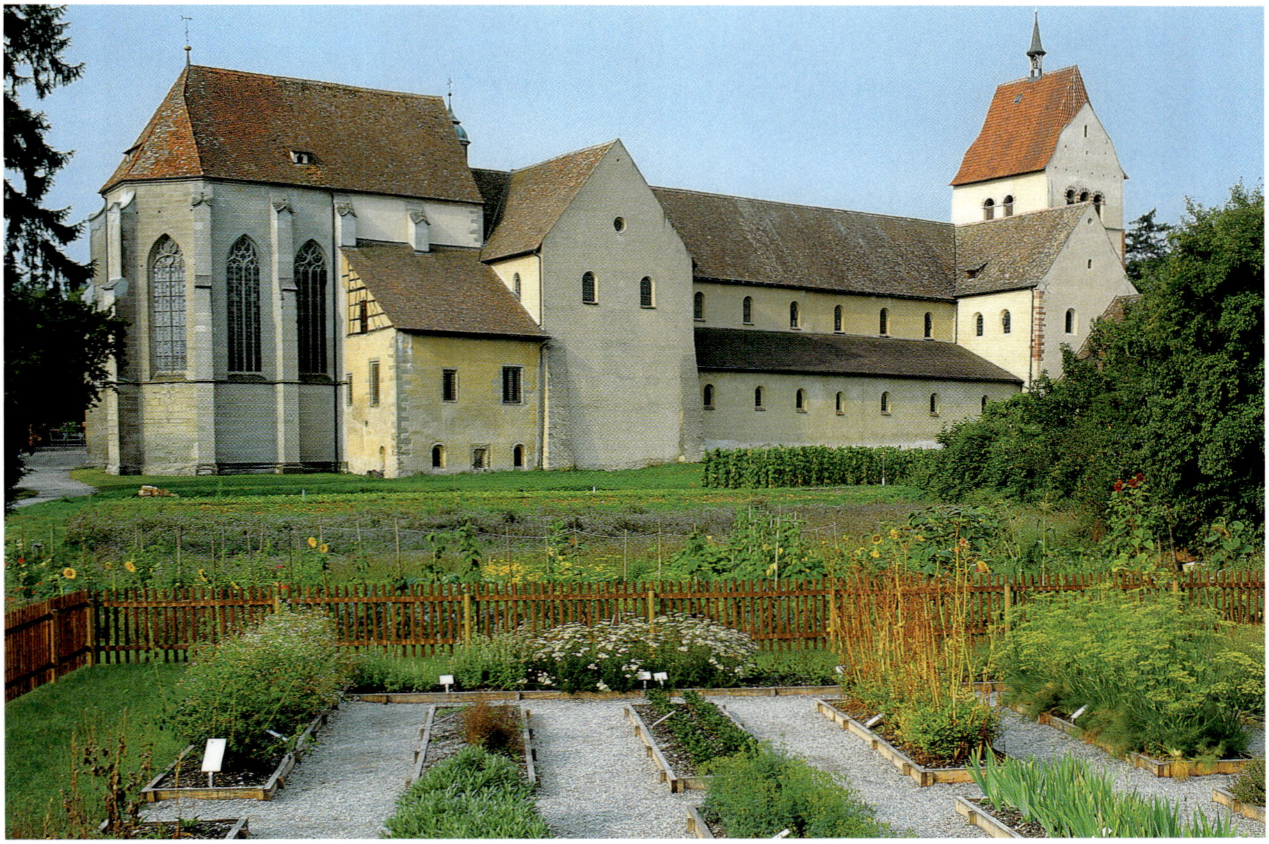

Das erste ausführliche europäische Heilpflanzenbuch schrieb der in Rom wirkende griechische Arzt Pedanios Dioskurides um 60 bis etwa 78 n. Chr. In seiner ›Materia medica‹ fasste er erstmals die Grundzüge der pflanzlichen Arzneimittellehre zusammen. Die ausführliche Beschreibung von rund 600 Kräutern entwickelte sich zu einem Standardwerk, das außerordentlichen Einfluss auf die europäische Medizin haben sollte. Es behielt seine Gültigkeit bis weit ins 18. Jahrhundert hinein, nicht zuletzt auch, weil es für jede Pflanze eine Abbildung besaß und neben den Anwendungen die Synonyme der Pflanzennamen in Griechisch, Latein und Ägyptisch beifügte. Etwa zeitgleich erschien von Plinius dem Älteren (23–79 n. Chr.) die vielbändige Naturkunde ›Naturalis historia‹, in welche die Schriften von mehreren hundert antiken Autoren eingeflossen sind, darunter auch zahlreiche Berichte über den Gebrauch von Heilpflanzen.

Mehr als alle anderen sollte jedoch ein Mann die Geschichte der Medizin für die nächsten anderthalb Jahrtausende prägen: Claudius Galenus von Pergamon, auch Galen genannt. Er lebte etwa von 129 bis 200 n. Chr., war wie fast alle großen Ärzte der Antike Grieche und wirkte unter anderem als Leibarzt des römischen Kaisers Marc Aurel. Galenus stellte als Erster exakte Regeln für die Zubereitung von Arzneimitteln auf und schuf erstmals so etwas wie eine umfassende medizinische Theorie. So beschrieb er systematisch die so genannte Vier-Säfte-Lehre, wissenschaftlich als Humoralpathologie bezeichnet (*humor* = Saft, *pathologia* = Lehre der Krankheiten). Die Idee dazu geht

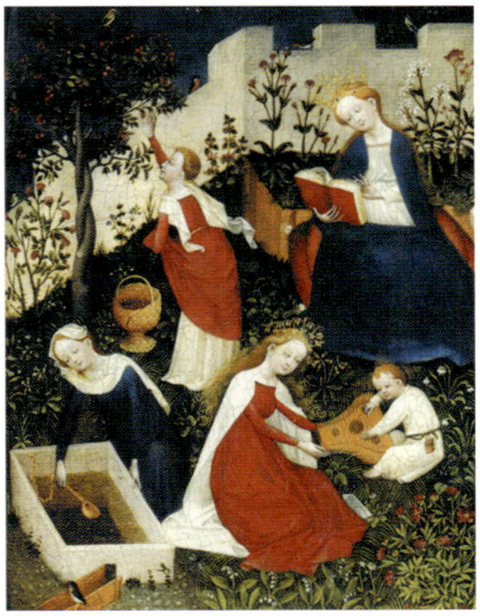

Vorbild für den Kräutergarten auf der Bodensee-Insel Reichenau war das ›Gartengedicht‹ des Abtes Walahfrid Strabo (oben).
Der Paradiesgarten, die idealisierte Darstellung eines Gartens: Im Mittelalter waren Gärten immer von Mauern umgeben (unten).

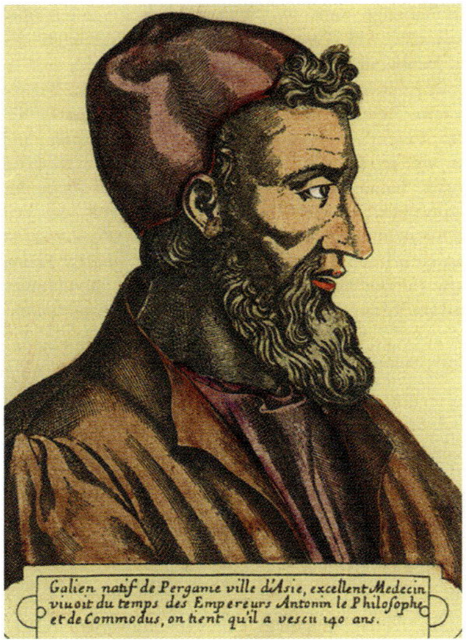
Galien natif de Pergame ville d'Asie, excellent Medecin
viuoit du temps des Empereurs Antonin le Philosophe
et de Commodus, on tient qu'il a vescu 140 ans.

Der berühmte griechische Arzt Galen von Pergamon war kaiserlicher Leibarzt und wichtigster Theoretiker der Antike. Er lebte von 129 bis etwa 200 n. Chr.

bereits auf Aristoteles zurück; sie basiert auf der Annahme, dass die gesamte Natur, ob Mensch, Tier, Pflanze oder Erde, aus einem Gleichgewicht von vier miteinander verbundenen Elementen besteht. Unwohlsein und Krankheit entstehen aufgrund einer Störung des Gleichgewichts, und es ist die Aufgabe des Arztes, es wiederherzustellen. In diese Theorie floss auch der Gedanke des griechischen Arztes Alkmaion (um 600 v. Chr.) ein, Gesundheit liege in der Harmonie von Gegensatzpaaren. Dies findet sich ebenso im Yin-Yang-Prinzip der chinesischen Medizin wieder.

Ora et labora – bete und arbeite

Die griechisch-römische Kultur des Mittelmeerraums ging in den Wirren der Völkerwanderungszeit (5. und 6. Jahrhundert) und der justinianischen Pestwellen (von 543 bis um 700) zugrunde. Die hoch entwickelte Zivilisation der Römer hatte neben straffer Bürokratie und Militärverwaltung, regem Fernhandel, einem Postsystem, Schulen und einer wegweisenden Rechtsprechung auch ein ausgefeiltes Medizinalwesen gekannt – mit Bädern und Kurorten, Fachärzten und Spitälern. Die Ärzteschaft bestand fast ausschließlich aus Griechen: Hippokrates, Dioskurides, Galenus, Soran von Ephesus und viele andere waren Griechen; einige wie Dioskurides und Galenus wirkten auch in Rom. Dieses System brach zusammen, als immer mehr Menschen in den Städten durch Kriegshandlungen oder Pest starben; wer konnte, floh aufs Land. Da es oft um das nackte Überleben ging, verschwanden die meisten Kenntnisse; Analphabetentum breitete sich aus, und die antike Buchkultur in Südeuropa und Nordafrika wurde bis auf kleine Reste vernichtet.
In diesem Chaos sollte es sich als großes Glück erweisen, dass noch vor der Mitte des turbulenten 6. Jahrhunderts ein Mann sein wegweisendes Lebenswerk vollenden konnte: Benedikt von Nursia, der Vater des abendländischen Mönchstums. Benedikt hatte jahrelang in mehreren Klöstern über die Gestaltung des klösterlichen Lebens gewacht und dabei verschiedene Klosterordnungen kennen gelernt, aber auch einige Jahre als Einsiedler verbracht. Um das Jahr 530 gründete er ein eigenes Kloster auf dem Monte Cassino in Süditalien – das Mutterkloster des Benediktinerordens.
Mit seinem Wissen über die Klosterordnungen und basierend auf eigenen Überzeugungen schuf Benedikt eine Ordensregel, die so umfassend und überzeugend war, dass der Papst und Kirchenvater Gregor der Große (540–604) sie als verbindlich für alle Klöster und schließlich sogar für die gesamte römische Kirche erklärte. Dem Ideal einer Synthese zwischen der *vita contemplativa* und der *vita activa* folgend, berücksichtigt die ›Regula Benedicti‹ alle Bereiche des klösterlichen Lebens. Zusammengefasst wurde dies in der griffigen Formel *ora et labora,* »bete und arbeite«. Die Sorge für die Seele (*cura animae*) und den Körper (*cura corporis*) wurde das zentrale Anliegen des klösterlichen Lebens.

Die gemeinsame Wurzel von westlicher, chinesischer und indischer Medizin

Scheinbar unterscheiden sich europäische, indische und chinesische Heilverfahren beträchtlich. Doch es gibt große Gemeinsamkeiten. Etwa die Theorie, dass ein Ungleichgewicht der einzelnen Elemente des Körpers zur Krankheit führt. Wie Galen gliedert auch die indische Heilslehre den Mensch und die Welt in Elemente und Grundprinzipien, die so genannten Bioenergien (Tridoshas): Äther und Luft (Vata), Feuer und Wasser (Pitta) sowie Erde und Wasser (Kapha). Nach ayurvedischer Auffassung ist ein ausgewogenes Gleichgewicht der einzelnen Doshas die Voraussetzung für ein gesundes Leben. Die Chinesen entwickelten das Yin-Yang-Prinzip: Allem Existierenden steht ein Gegenpol gegenüber.

Revolutionäre Ideen

»Die Sorge für die Kranken muss vor und über allen Pflichten stehen«, forderte Benedikt. Dabei sollte nicht nur den Angehörigen des eigenen Ordens geholfen werden, sondern allen, die gesundheitlichen Rat suchten. Dieser Gedanke der Barmherzigkeit und Nächstenliebe, so vertraut er für uns heute ist, war damals revolutionär. Denn Schwache und Kranke hatten in der griechisch-römischen Kultur als selbst verantwortlich für ihr Schicksal gegolten. Und nun kümmerten sich die Christen nicht nur um Kranke, Arme und Schwache, sondern sahen dies als Dienst an Christus selbst. In seiner Ordensregel schrieb Benedikt: »Vor allem bei der Aufnahme von Armen und Fremden zeige man Eifer und Sorge, denn besonders in ihnen wird Christus aufgenommen.« Benedikts Anweisung, Kranke zu versorgen sowie einzelne Mönche dazu auszubilden, führte zur Entstehung der Klosterheilkunde.
Neben Benedikt spielte sein Ordensbruder Cassiodor (490 bis etwa 580) eine bedeutende Rolle bei der Ausgestaltung der klösterlichen Arzneimittellehre. Der herausragende Politiker und Schriftsteller gründete nach seinem Rückzug aus dem Staatsdienst eine Art Mönchsakademie, in der neben den Künsten auch Medizin gelehrt wurde. Ausdrücklich forderte Cassiodor in seinen ›Institutiones‹, einer Art Lehrplan (entstanden um 560), die Mönche auf, die Eigenschaften der Heilkräuter und die Mischung der Arzneien kennen zu lernen und die Werke der griechischen Ärzte Hippokrates, Dioskurides und Galenus in lateinischer Übersetzung zu studieren. Neben den genannten stützten sich die Mönche vor allem auch auf die Lehren des Plinius. Aus dessen umfangreicher ›Naturalis historia‹ wurden alle medizinischen

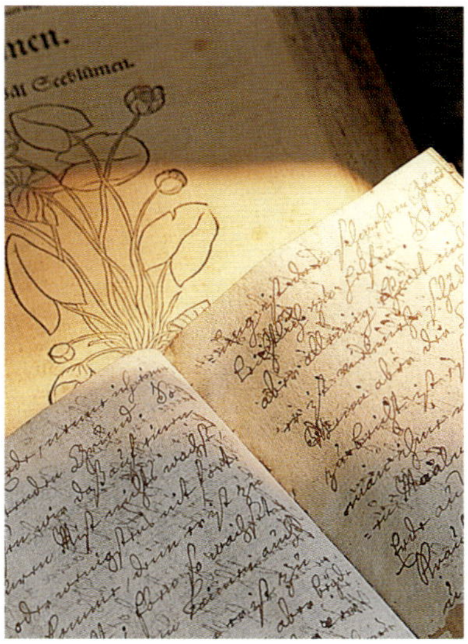

Im Laufe des Mittelalters wurden die Abbildungen in den Kräuterbüchern immer genauer und die Rezepturen immer umfangreicher. Die dargestellten Bücher sind Beispiele aus dem 16./17. Jahrhundert (oben).
Spätantike Pflanzenillustrationen aus der berühmten ›Materia medica‹ des griechischen Arztes Dioskurides (unten).

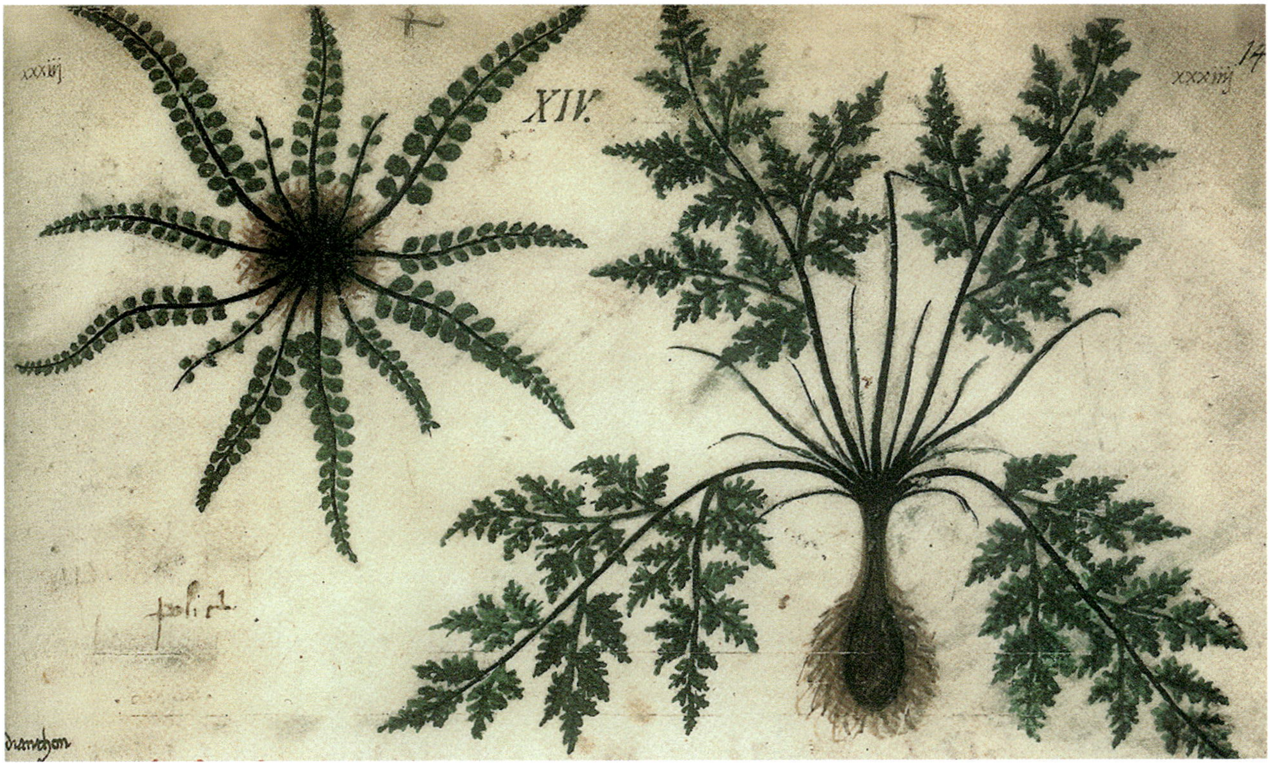

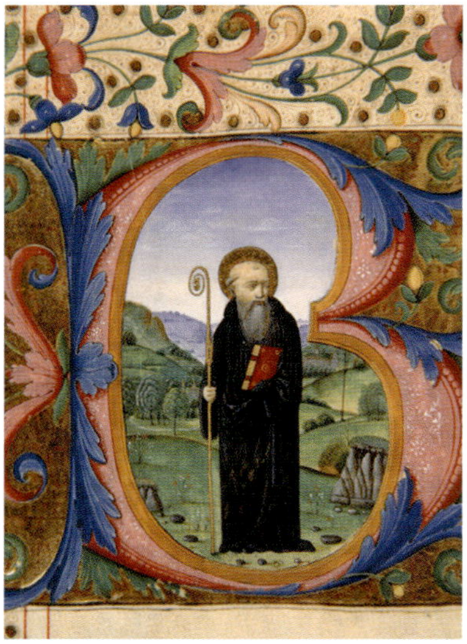

Der Vater des abendländischen Mönchstums: Benedikt von Nursia. Er kam um das Jahr 480 im umbrischen Norcia zur Welt und gründete um 530 auf dem zwischen Rom und Neapel gelegenen Monte Cassino sein Kloster.

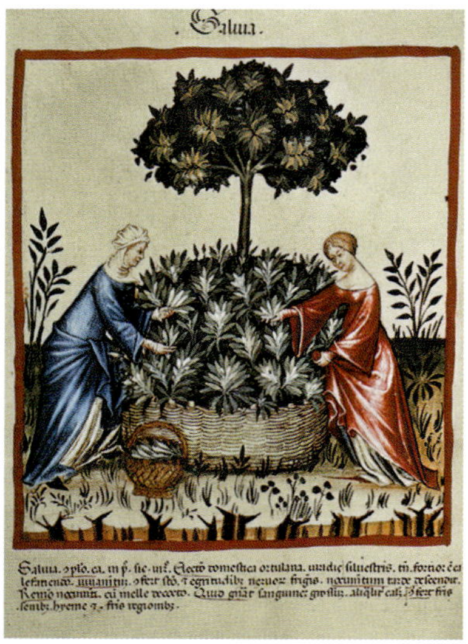

Zwei Damen zupfen Salbei: Diese italienische Buchmalerei (Ende 14. Jahrhundert) stammt aus dem Hausbuch der Familie Cerruti.

Aussagen herausgeschrieben und komprimiert. So entstand schließlich ein Kompendium, das als medizinisches Standardwerk seiner Zeit galt. Während Benedikt mehr den geistlichen Aspekt der Krankenpflege in den Vordergrund stellte, widmete sich Cassiodor bereits der praktischen Ausbildung und Anleitung. Beide Ansätze hatten ihre Berechtigung und sollten die Klostermedizin über viele Jahrhunderte prägen.

Die Rettung des Schrifttums und der Aufstieg der Klöster

Eine weitere von Benedikts Neuerungen sollte sich als die vielleicht folgenreichste seiner Ordensregeln erweisen. Benedikt hatte auch bestimmt, dass innerhalb der Konvente das Lesen und Schreiben gepflegt werden sollte. So waren die Mönche aufgefordert, zu den Mahlzeiten religiös-erbauliche Lesungen zu halten und jährlich mindestens ein Buch zu lesen. Diese Anweisung hatte weitreichende Bedeutung für die Entstehung der Klosterheilkunde und den Aufstieg der Klöster. Während in jener Zeit der Wirren der größte Teil der Bevölkerung im Analphabetentum versank, blieb im Benediktinerorden die Schrift- und Lesefähigkeit erhalten. Die Fähigkeit der Mönche, alte Handschriften zu lesen, abzuschreiben und weiterzuverbreiten, verhalf den Klöstern zu politischer, wissenschaftlicher und gesellschaftlicher Bedeutung. Als die Karolinger, insbesondere Karl der Große, am Übergang vom 8. zum 9. Jahrhundert das Frankenreich neu ordnen und ein Verwaltungssystem aufbauen wollten, gab es kaum noch schriftkundige Gelehrte. Das öffentliche Leben war außerhalb der Klöster, die durch ihre Abgeschiedenheit geschützt waren, durch Kriegswirren und Epidemien bis auf kleine Reste vernichtet. Ebenso schlecht stand es um die literarischen Überlieferungen der Antike. Die neu errichtete Verwaltung und die Diplomatie mussten sich wohl oder übel auf die Klöster und ihre Mönche stützen; nur hier konnten die notwendigen Urkunden und Bekanntmachungen erstellt und gelesen werden.
In dem ›Capitulare de villis‹, den Verordnungen für die Königsgüter, wurde den Klöstern ein wichtiger Stellenwert eingeräumt. Dadurch wuchsen die Klöster zu zentralen Stützen der Reichsreform Karls des Großen heran, und das beschauliche Leben hinter den Klostermauern veränderte sich erheblich. Jetzt wurden in den klostereigenen Gärten systematisch Pflanzen angebaut und Mönche in die Grundlagen der Medizin eingewiesen. Zusätzlich wurde ihnen das Schulwesen und Bereiche aus Politik und Wirtschaft übertragen; die Klöster entwickelten sich zu Stätten der Bildung und Kultur und sogar zu regionalen Machtzentren. Sie stellten die Versorgung des königlichen Hofes sicher, der ja, da Karl keine formelle Hauptstadt hatte, ständig mit einem riesigen Tross im Reich umherreiste.
Damit die Reichsklöster diese Aufgaben zuverlässig leisten konnten, wurden sie mit umfangreichen Besitzungen ausgestattet. Einige Klöster wuchsen so zu kleinen Staaten im Staat heran, die autark verwaltet wurden, wie beispielsweise Fulda, Reichenau und Lorsch, und in denen hunderte von Mönchen lebten, beteten und arbeiteten. Diese Klöster waren also nicht unbedingt ein Ort beschaulicher Ruhe; zumindest außerhalb der eigentlichen Klausur herrschte reges Treiben.

Das Lorscher Arzneibuch

Das erste starke Zeugnis dieses Aufbruchs ist eine Handschrift, die um das Jahr 795 im Kloster Lorsch bei Worms entstand: das ›Lorscher Arzneibuch‹. Das Werk, das heute in der Staatsbibliothek Bamberg aufbewahrt wird, ist das älteste erhaltene medizinische Buch, das auf deutschem Boden geschrieben wurde. Und es ist in mehrfacher Hinsicht hochinteressant.

Es beginnt mit einem ungewöhnlichen Text, nämlich einer ›Rechtfertigung der Heilkunde‹. »Gott hat uns (aus der Erde) die Arznei erschaffen, und ein kluger Mann wird sie nicht verschmähen«, heißt es im Buch Sirach, einem vorchristlichen jüdischen Text. Wieso sahen sich die Verfasser veranlasst, die Medizin in Schutz zu nehmen? Das war zum einen notwendig, weil von vielen Christen alle heidnischen Traditionen abgelehnt wurden – und die großen Ärzte der Antike wie Hippokrates und Galen waren nun einmal keine Christen. Außerdem glaubte man mit Christus den besten Arzt zu haben, neben dem es keiner weiteren Hilfe bedurfte. Und zum Dritten wurde Krankheit – womit man allerdings ein antikes Denkmuster stillschweigend übernahm – für eine Strafe Gottes gehalten, in die der Mensch nicht eingreifen sollte. Diese Einstellung versuchen die Autoren des ›Lorscher Arzneibuchs‹ geschickt auszuhebeln. Mit einer Fülle von Zitaten, vornehmlich aus der Heiligen Schrift, entkräften sie die alten Argumente, schlagen den Gegner mit seinen eigenen Waffen und öffnen der Medizin einen autonomen Raum. Auch spätere medizinische Werke mussten diesen geistig-moralischen Konflikt in irgendeiner Weise aufgreifen.

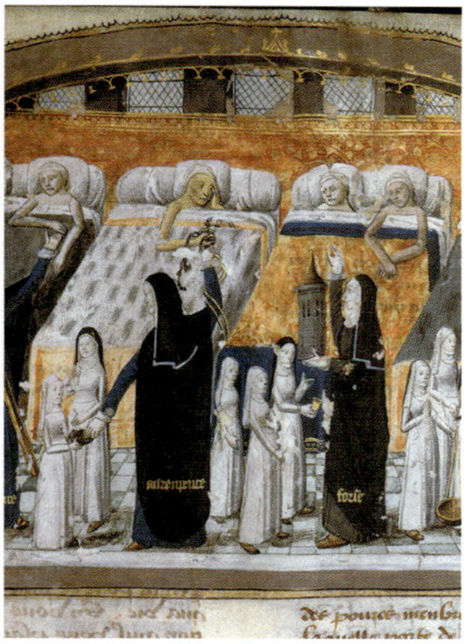

Nonnen bei der Krankenpflege in einem Spital: Sie symbolisieren die Tugenden Klugheit, Mäßigkeit, Tapferkeit und Gerechtigkeit (französische Buchmalerei aus dem Jahr 1482/1483).

Der zweite Text bringt in Form eines Gedichts zwei weitere wichtige Aspekte, die außerdem einen Bezug zum Klostergarten herstellen. Zum einen geht es um eine christliche Ethik, die das ärztliche Handeln regelt; gleich im ersten Vers werden Kosmas und Damian als christliche Ärzte und Märtyrer neben die großen Mediziner der Antike, Hippokrates und Galen, gestellt. Zum andern geht es um eine Pharmazie, die jedem zugänglich sein soll: Man solle nicht nur an die Spezereien denken, die für viel Geld aus dem Orient eingeführt werden mussten, auch die Heimat biete eine Fülle nützlicher und wirkungsvoller Kräuter. So heißt es dazu:

»Wir dagegen erfreuen uns an den gewöhnlichen Kräutern der Wiesen,
welche das flache Land und die hohen Berge hervorbringen.
Seid deshalb gegrüßt, ihr heiligen Berge und Felder der Heimat;
Denn eure Gaben taugen für viele Behandlungen.« (Übers. Ulrich Stoll 1992)

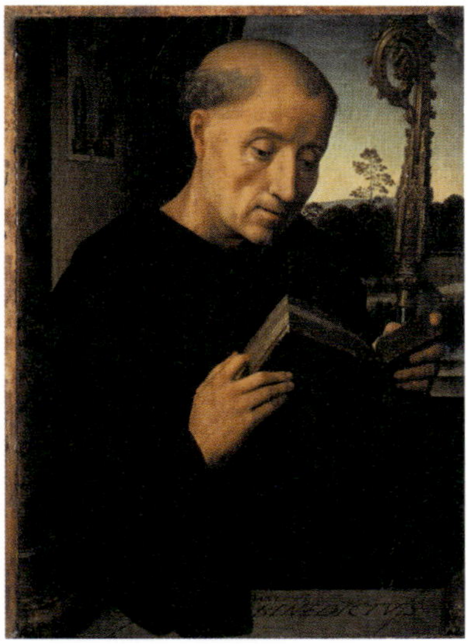

Konzentriertes Studium eines Mönchs: Benedikt von Nursia hatte befohlen, dass jeder Mönch wenigstens ein Buch pro Jahr lesen sollte. Das Problem damals: Bücher mussten erst mühsam abgeschrieben werden.

Von Kopf bis Fuß – Rezepte en masse

Der Hauptteil des ›Lorscher Arzneibuchs‹ besteht – neben einer Reihe kleinerer Texte über beispielsweise Anatomie, unheilvolle Jahrestage und Pflanzenlisten – aus fünf großen Teilen, den so genannten ›Rezeptaren‹, die in der Forschung als Bücher bezeichnet werden. Diese fünf Bücher sind inhaltlich wenig geordnet. Lediglich Buch II bringt einfache Rezepte, die nach Anwendungsgebieten von Kopf bis Fuß sortiert sind: von Kopfschmerz und Haarausfall über Tierbisse bis zu Fußgicht. Buch IV hat als Schwerpunkt die ›Pur-

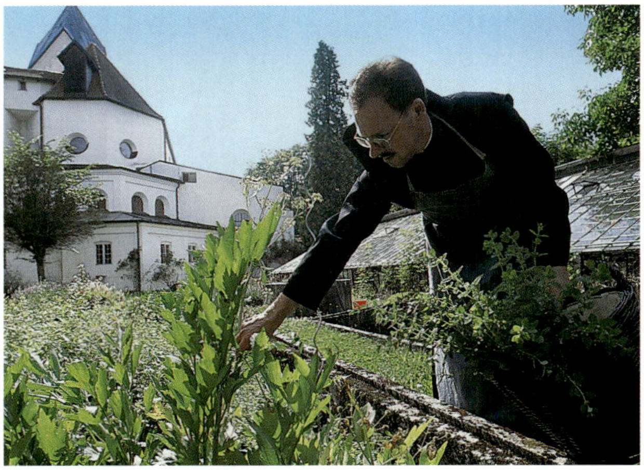

Pater Matthäus erntet im Klostergarten von Scheyern: Dieses Kloster besaß bereits im Hochmittelalter wertvolle medizinische Handschriften.

gation‹, die innere Reinigung der Körpersäfte. Hier finden sich zum Teil sehr aufwendige Rezepte mit außerordentlich teuren exotischen Zutaten. Auch das fünfte Buch bietet komplizierte Rezepte für Salben, Öle, Pillen und Pflaster. Damit die verwendeten Mittel schnell aufgefunden werden konnten, gab es ein umfangreiches Inhaltsverzeichnis. Mit seinem Schwerpunkt auf den Rezepturen ist das ›Lorscher Arzneibuch‹ demnach kein Kräuterbuch, das die Wirkung einzelner Kräuter beschreibt – wie später die Hauptwerke der Kräutermedizin, etwa der ›Macer floridus‹ oder die ›Physica‹ der Hildegard von Bingen. Den Schluss des Werkes bildet der »Brief des erlauchten Anthimus an Theuderich, den König der Franken«; hierbei handelt es sich um eine Diätetik, also eine Nahrungsmittellehre. Besonders empfohlen wird Lammfleisch, aber auch weiche Eier mit ein wenig Salz; hoch gelobt wird der Spargel, und vom Bier heißt es: »Das Trinken von Bier, Met und Wermutwein ist für alle äußerst bekömmlich, weil ein gut gebrautes Bier eine Wohltat bedeutet und seine Wirkung hat, wie auch der Gerstenabsud, den wir herstellen. Doch ist es allgemein von kalter Natur.« Um keine Missverständnisse aufkommen zu lassen: Nach der Regel des heiligen Benedikt stand jedem Mönch ein Viertelliter Wein oder ein halber Liter Bier am Tag zu – mehr nicht!

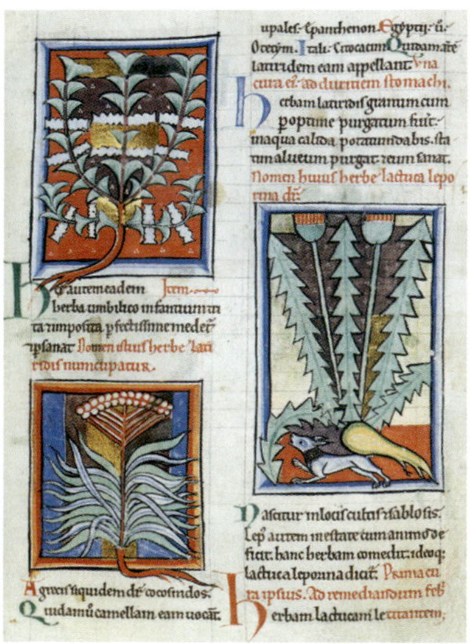

Schematische Pflanzenabbildungen wie in dieser englischen Handschrift (entstanden 1190–1199) sind selten, aber typisch für das hohe Mittelalter.

Die Quellen der Mönche

Woher bezogen die Mönche von Lorsch ihr Wissen? Zwei große Traditionsstränge lassen sich feststellen. Zum einen die Werke der beiden großen griechischen Ärzte: die ›Materia medica‹ des Dioskurides und die zahlreichen medizinischen Schriften des Galenus. Dieses Wissen war von mehreren Autoren in das 8. Jahrhundert weitervermittelt worden, etwa von Oreibasios (4. Jahrhundert) oder von Paulus von Aigina (7. Jahrhundert). Die zweite wichtige Quelle ist die berühmte Naturgeschichte des Plinius. Aus dessen umfassender ›Historia naturalis‹ waren im 4. Jahrhundert die medizinischen Aussagen herausgegriffen und unter dem Titel ›Medicina Plinii‹ zusammengefasst worden, die später, wiederum umgearbeitet, als ›Physica Plinii‹ auftauchten und zu Teilen in das ›Lorscher Arzneibuch‹ eingingen. Dass daneben auch volkstümliche Rezepte in kleinem Umfang eine Rolle gespielt haben könnten, darauf weisen einige wenige althochdeutsche Begriffe hin. Bei der Auswertung der antiken Quellen setzten die mittelalterlichen Mönche jedoch deutliche Schwerpunkte. Während die Antike für die Herstellung von Arzneimitteln häufig auch Organe von Tieren und Mineralien benutzte, konzentrierte sich die Klosterheilkunde vornehmlich auf die Pflanzenwelt.

Das ›Lorscher Arzneibuch‹ enthält einige Sensationen, beispielsweise eine Rezeptur für ein Schlafmittel mit Baldrian (III. Buch, Rezept 35). Bis vor kurzem war man der Auffassung, dass die beruhigende Wirkung des Baldrians erstmals im 18. Jahrhundert erwähnt worden sei. Tatsächlich weiß bereits das ›Lorscher Arzneibuch‹ von dieser Eigenschaft. Das Mittel sollte nicht nur den Schlaf verbessern, sondern auch dazu dienen, eine gute Balance zwischen Tag und Nacht, zwischen Schlafen und Wachen zu erreichen. Wörtlich heißt es: »Allzu viel Schlaf gleicht es mit Wachen aus, bei übermäßiger Schlaflosigkeit sorgt es für den entsprechenden Schlaf, es befreit von Erschöpfung, nimmt die Trägheit (...).« Diese Wirkung haben sowohl die jahrhundertealte Erfahrung als auch die moderne Forschung bestätigt.

Kuriose Rezeptfehler

Die Verbreitung überlieferten Wissens, wie sie in den mittelalterlichen Schriften geschah, warf jedoch ein größeres Problem auf, das sich zunehmend, wenn auch meist unbemerkt, einzuschleichen begann: die Entstehung von Rezeptfehlern bei der Überlieferung. Oftmals hatten es die Mönche beim Lesen und Kopieren nämlich mit nahezu unlesbaren Handschriften zu tun. Rezepte und Beschreibungen wurden häufig bei dürftiger Beleuchtung abgeschrieben, nicht selten von Kurzsichtigen oder Unkundigen. Zudem versuchte man, durch winzige Schrift und Abkürzungen Platz zu sparen. Denn Tierhäute, das Material für Arzneibücher, waren teuer: Für 100 große Blätter waren Häute von 50 Lämmern nötig.

Wieder erblühte Vergangenheit: der prächtige Klostergarten des Klosters Reutberg (Oberbayern).

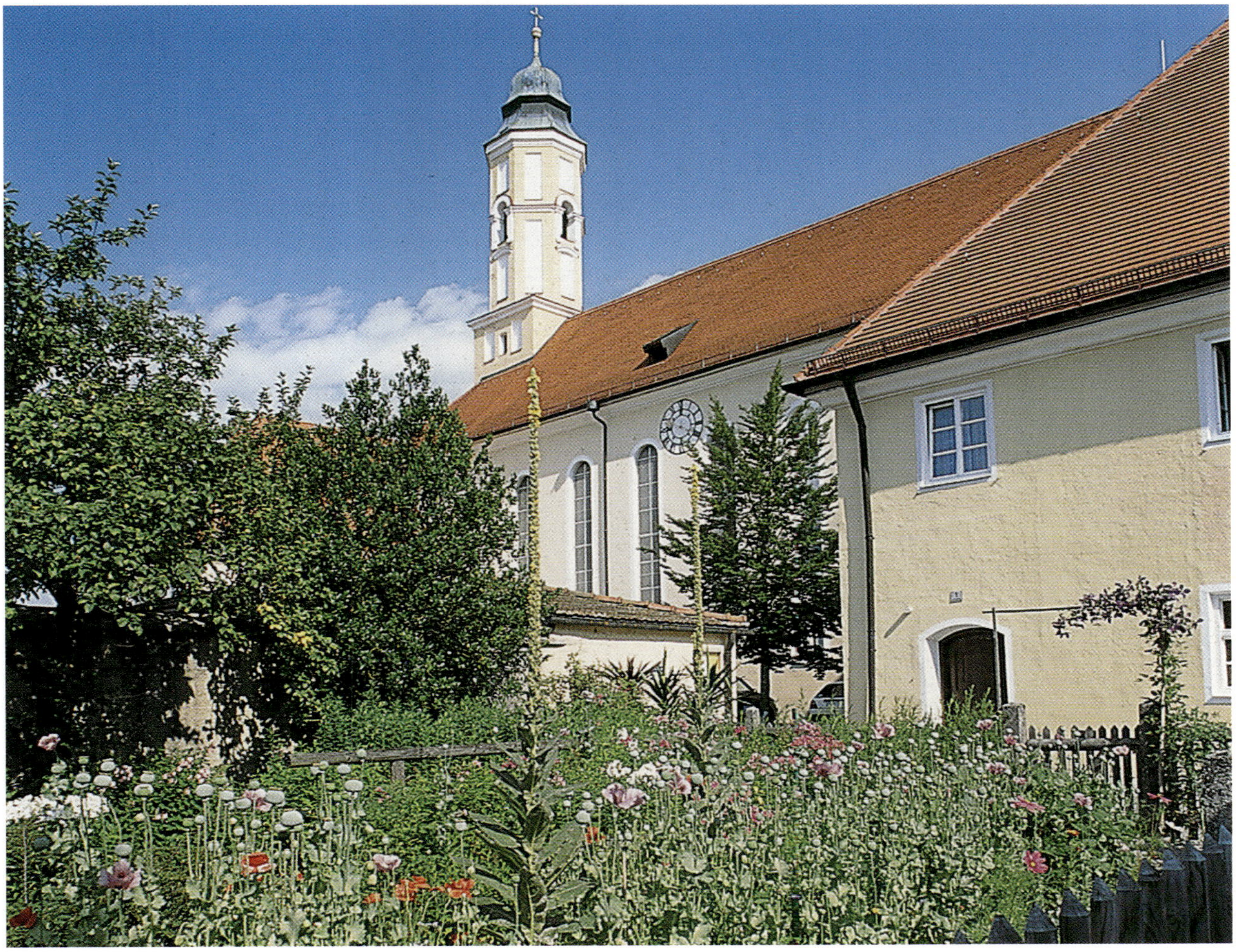

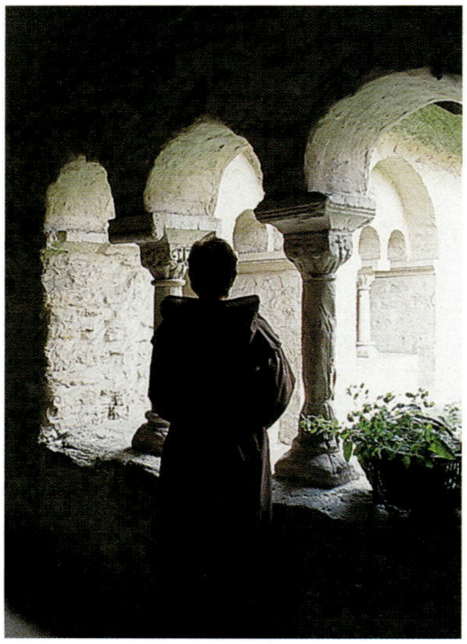

Der Kreuzgang des Klosters Bustorf in Paderborn: Er ist eine Art Kommunikationszentrum des Klosterlebens, während der Klostergarten ein Ort der Arbeit war.

Hatte sich einmal durch Verwechslung oder Unkenntnis ein Fehler eingeschlichen, konnte er eine zähe Existenz entfalten. Ein Paradebeispiel für einen Irrtum, der sich jahrhundertelang durch die verschiedensten, auch die erfolgreichsten Kräuterbücher zog, ist die »Ringelblumen-Rinde«. Die Ringelblume, bekannt als Heilpflanze für Wunden und Entzündungen, ist eine kleine, dem Löwenzahn ähnliche Blume, die niemals verholzt und deshalb auch keine Rinde ausbilden kann. Trotzdem enthielten viele Kräuterbücher Rezepte mit dieser Ingredienz, etwa das Buch des Hieronymus Bock von 1539: »Das Pulver von der Rinden gemischt mit Fenchelsamensaft, Wein und ein wenig Öl, dies alles gesotten biss es dick wirt; danach tu dazu ein wenig Wachs, mach es zu einer Salben und bestreich die Milz damit, desgleichen den kalten Magen, es hilft.« Pflanzenhistoriker haben nach langer Suche den mutmaßlichen Urheber des Fehlers ausfindig gemacht. Johann Wonnecke von Kaub, Autor eines erfolgreichen Arzneimittelbuchs, das um das Jahr 1485 mit dem Titel ›Gart der Gesundheit‹ erschien, hatte das Rezept aus dem Standardwerk seiner Zeit, dem um 1150 erschienenen ›Circa instans‹ der Schule von Salerno, übernommen – nur dass es sich dort auf den grundverschiedenen, im Mittelmeeraum wachsenden Kapernstrauch bezog. Weil aber sowohl der Kapernstrauch als auch die Ringelblume unabhängig voneinander mit demselben Beinamen »Caput monachi« (Mönchskopf) bezeichnet worden waren, unterlief dem Autor die Verwechslung.

Der Klostergarten – Herzstück der Kräuterheilkunde

»Ein umfriedeter Garten ist meine Schwester, meine Gemahlin«, heißt es im ›Hohelied Salomons‹, einem Buch des Alten Testaments, das im Mittelalter sehr populär war. Der Garten war ein Ort des Rückzugs, abgeschottet von der Welt, umgeben von einer starken Einfriedung, die Schutz bot vor Dieben und vor wilden Tieren – es gab ja noch Bären und Wölfe. Der Garten als Herzstück der Außenanlagen eines Klosters war eine historische Reminiszenz an die Tatsache, dass die ersten Klöster von den Benediktinermönchen in Italien gegründet worden waren, wo es die hoch entwickelte Gartenbaukultur der

Ode an einen idealen Garten

Der ›Hortulus‹ Walahfrids beschreibt – besser gesagt: besingt – in 444 lateinischen Hexametern den Aufbau eines idealen Gartens sowie 24 Heilpflanzen in ihrer Gestalt und Heilwirkung: Salbei, Weinraute, Eberraute, Flaschenkürbis, Melone, Wermut, Andorn, Fenchel, Schwertlilie, Liebstöckel, Kerbel, Lilie, Schlafmohn, Muskatellersalbei, Frauenminze, Minze, Poleiminze, Sellerie, Betonie, Odermennig, Ambrosia, Katzenminze, Rettich und Rose. Das Werk war ganz offensichtlich von dem ›Capitulare de villis‹, der Reichsgüterverordnung Karls des Großen, inspiriert, denn die Pflanzen, die Walahfrid beschreibt, finden sich allesamt dort wieder.

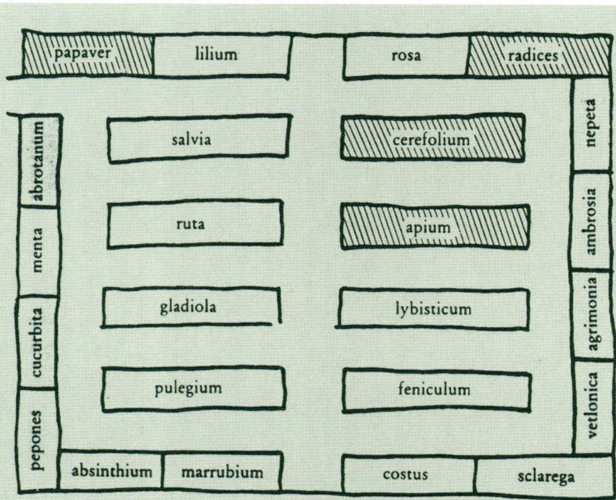

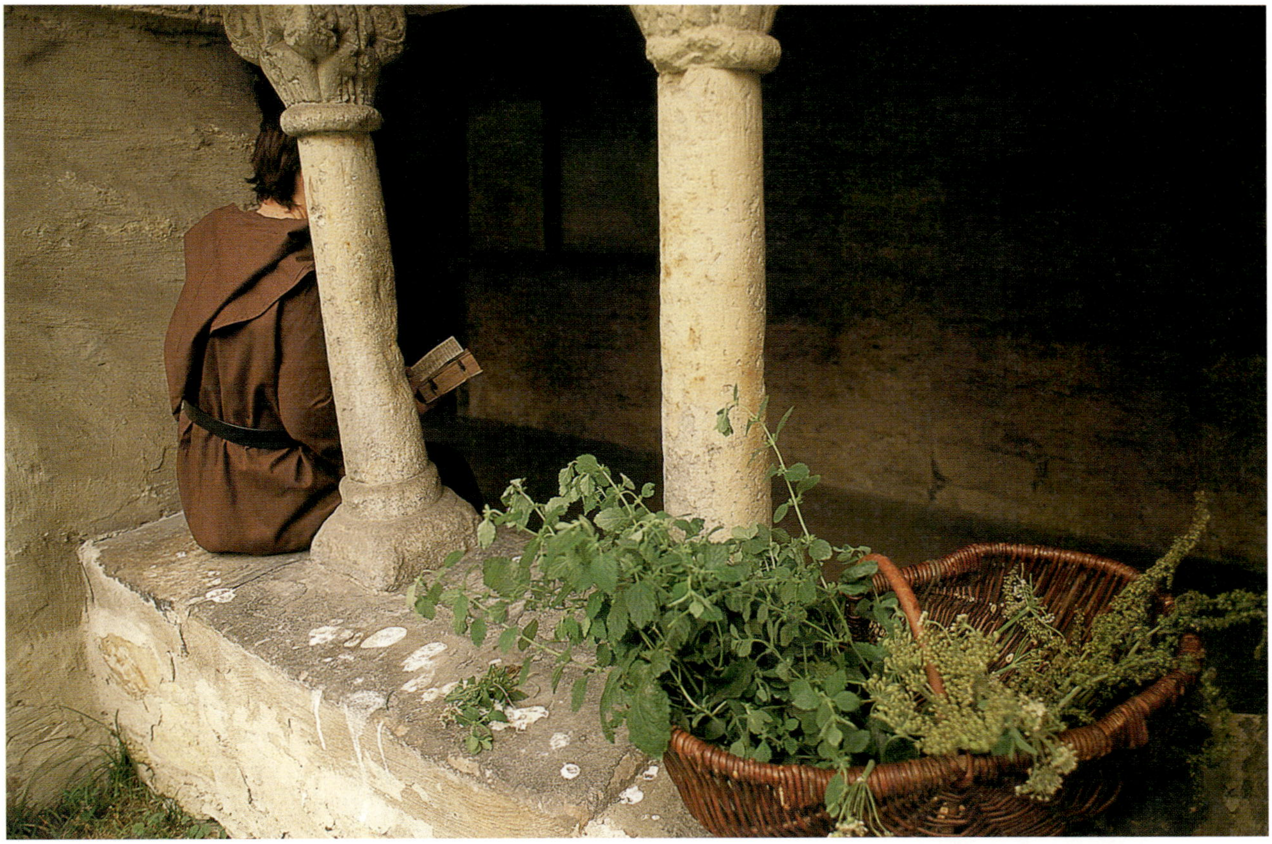

Römer gab. Viele Kenntnisse, die die Römer nicht schon selbst während ihrer Blütezeit über die Alpen gebracht hatten, gelangten im 8. und 9. Jahrhundert durch die Mönche nach Mitteleuropa, wobei sie auch viele mediterrane Pflanzen mitbrachten. Die volkstümlichen Namen einiger Kräuter, wie zum Beispiel Salbei (lat. *salvia*) oder Kamille (lat. *chamomilla*), weisen noch heute auf diese Abstammung hin.

Bei einem Kloster war nicht nur der Garten selbst, sondern die gesamte Anlage von einer Mauer umgeben. Diese hatte neben dem Schutz nach außen noch einen anderen Sinn: Sie definierte den vorwiegenden Lebensraum der Mönche. Ohne Erlaubnis des Priors oder Abtes durfte dieser Bereich nicht verlassen werden. Innerhalb der Klostermauer sollte sich das Leben möglichst ungestört von der Außenwelt vollziehen. Schließlich spielte für das Klosterleben die Idee der Einsiedelei eine große Rolle: Die ersten christlichen Mönche waren Einsiedler gewesen, die sich meist in Höhlen oder Hütten von der Gesellschaft zurückgezogen hatten, um dort ein Leben in Gebet und Meditation zu verbringen. Und aus diesen Gründen sollte innerhalb der Klostermauer der Anbau von Nutzpflanzen betrieben werden.

So entstanden Klostergärten, die man nach ihrer Funktion in Nutzgarten (*hortus*) und Kräutergarten (*herbularius*) trennte. Der Garten war nicht nur in seiner Grundform rechteckig, auch die einzelnen Flächen und Beete waren als Rechtecke oder Quadrate angelegt. Die heutigen geschwungenen Formen kannte man nicht. Die geernteten Pflanzen wurden in speziellen Räumen

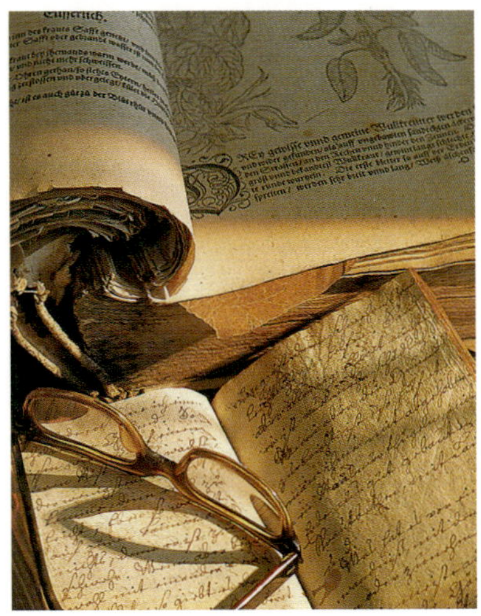

Reiche Ernte: Ein Mönch hat Kräuter zum Trocknen gesammelt (oben). Spätmittelalterliche Zeugnisse der klösterlichen Gartenkultur: Diese Bücher stammen aus der ehemaligen Benediktinerabtei Obertheres bei Bamberg (unten).

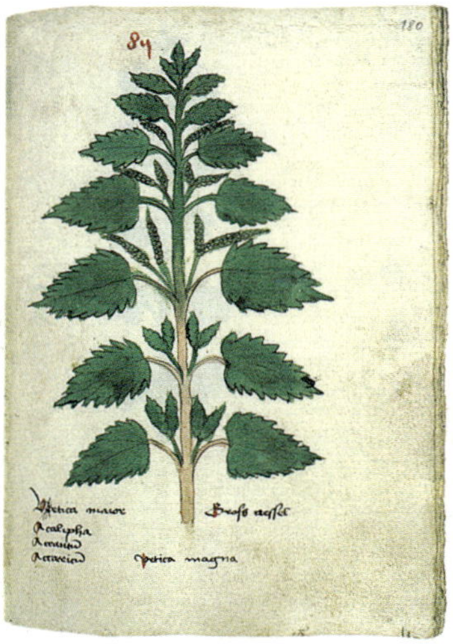

Heiße Pflanzen gegen kalte Krankheiten: Die Brennnessel wurde als Heilmittel zum Beispiel gegen Erkältungskrankheiten wie Husten eingesetzt – aber auch gegen Frigidität und Impotenz (Handschrift aus dem Kloster Ebersberg von 1479).

getrocknet und aufbewahrt. So entstand auch der Begriff Droge, der sich von dem mittelhochdeutschen Wort »drög« (trocken) ableitet. Aus den Trocken- und Vorratsräumen entwickelten sich später die Klosterapotheken. Dort wurden die einzelnen Drogen geschnitten, in Mörsern zerrieben und miteinander gemischt. Die meisten Rezepte enthalten zur Wirkungssteigerung viele Einzelsubstanzen; einige Rezepturen schreiben sogar bis zu 100 verschiedene Pflanzen vor.

Das große Vorbild: der St. Gallener Klosterplan

Dass wir heute so detailliert wissen, wie ein Klostergarten angelegt und was in ihm angebaut wurde, verdanken wir dem Plan eines idealen Klosters, der etwa um 830 niedergeschrieben wurde und als St. Gallener Klosterplan bekannt ist, weil er in der Stiftsbibliothek in St. Gallen aufbewahrt wird. Die meisten Klöster entsprechen im Wesentlichen dieser Vorlage.

Entstanden ist das Dokument, das aus fünf großen zusammengenähten Pergamentstücken besteht, vermutlich im Kloster Reichenau am Bodensee. Der Plan enthält einige sehr durchdachte Vorgaben. So dient der Obstbaumgarten, der am wenigsten Arbeit machte und in dem man sich am ehesten der Kontemplation ergeben konnte, zugleich als letzte Ruhestätte für die Mönche. Der Kräutergarten sollte direkt hinter dem Spital angelegt werden. Auch ein Lagerhaus für die getrockneten Pflanzen war vorgesehen. Aus diesen Gebäudeteilen entwickelten sich später die Hospitäler und Apotheken. Zusätzlich zu dem detaillierten Plan mit der exakten Einteilung des Klostergartens sind in beigefügten Blättern sogar die anzubauenden Pflanzen vorgegeben.

Demnach gab es drei verschiedene Gärten, einen Obst-, einen Gemüse- und einen Arzneipflanzengarten, in dem 16 verschiedene Heilpflanzen in rechteckigen, länglich angelegten Beeten angebaut werden sollten. Pro Beet wurde nur eine Pflanze gesät, um die Reinheit zu garantieren und die Verwechslungsgefahr zu minimieren. So konnte man auch Hilfsjungen in den Garten schicken; statt des komplizierten lateinischen Namens sagte man einfach: »Das erste Beet an der linken Mauer.«

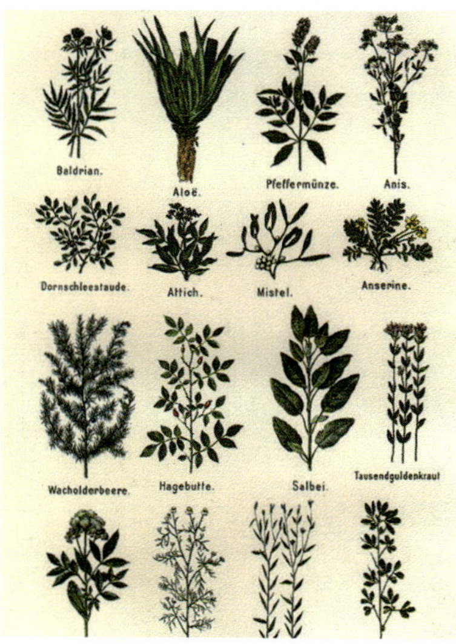

Altbewährte Kräuter aus der Geschichte der Heilkunde (aus ›Bilz Große Illustrierte Hausbibliothek‹ von 1901).

Oasen der Ruhe und Einkehr

Aus diesen Sektoren entwickelten sich in der Neuzeit nach medizinischer Anwendung angelegte Beete, etwa für Verdauungsbeschwerden oder Atemwegserkrankungen. In vielen Klostergärten kann man noch heute die faszinierende Symmetrie der Heilpflanzenbeete bewundern, etwa im Klostergarten von Seligenstadt am Main, der nach Plänen aus der Barockzeit vor wenigen Jahren wieder angelegt worden ist. Mit seinen im Schachbrettmuster geordneten Arzneipflanzenbeeten bietet er einen faszinierenden Anblick: Man kann sich der angenehmen Stimmung, die über diesem Garten liegt, kaum entziehen. Ein Klostergarten hatte also nicht nur hohen medizinischen Nutzen. Gleichzeitig diente er den Mönchen von jeher zur körperlichen und geistigen Erbauung. Er war eine Oase der Ruhe, Meditation und Einkehr. Bei manchem ließ der Garten sogar poetische Seiten anklingen. Die stimmungsvollen Gartengedichte des Walahfrid Strabo sind dafür der beste Beweis.

Walahfrid Strabo – der schielende Mönch

Walahfrids ›Hortulus‹ (auch ›De cultura hortorum‹) zählt zu den bedeutendsten poetischen wie botanischen Werken seiner Zeit und gilt als ausgezeichnetes Zeugnis des Klostergartenbaus. Es ist ein Kuriosum: zugleich ein herausragendes Gedicht und das erste botanische Lehrbuch in deutscher Sprache. Walahfrid Strabo (geboren 808 oder 809; Strabo bedeutet »der Schielende«) war zunächst Mönch im Kloster Reichenau und wurde dann zur Ausbildung nach Fulda geschickt, einer der damaligen europäischen Eliteschulen. Der dortige Abt und spätere Mainzer Erzbischof Hrabanus Maurus befasste sich auch mit Naturkunde. Nachdem Walahfrid sich als sehr begabt erwies, wurde er 829 von Fulda aus nach Aachen an den Königshof gesandt, um dort Karl, einen Sohn Ludwigs des Frommen, auszubilden, der schließlich als Karl der Kahle für kurze Zeit die Kaiserkrone trug. Im Jahr 849 ertrank Walahfrid in den Fluten der Loire. Er war gerade auf einer der beschwerlichen und gefährlichen Reisen zu seinem Zögling Karl.

Wahrscheinlich in Aachen, vielleicht aber auch erst später auf der Reichenau, wo er im Jahr 838 gegen starken politischen Widerstand zum Abt seines Heimatklosters bestimmt worden war, verfasste er seinen ›Hortulus‹ (das Gärtchen): Dieser beschreibt – oder besser: besingt – in 444 Hexametern, die in 27 Kapitel gegliedert sind, den Aufbau eines kleinen Gartens. Ausführlich stellt Walahfrid 24 Pflanzen, ihr Aussehen, ihren Anbau sowie ihre Heilwir-

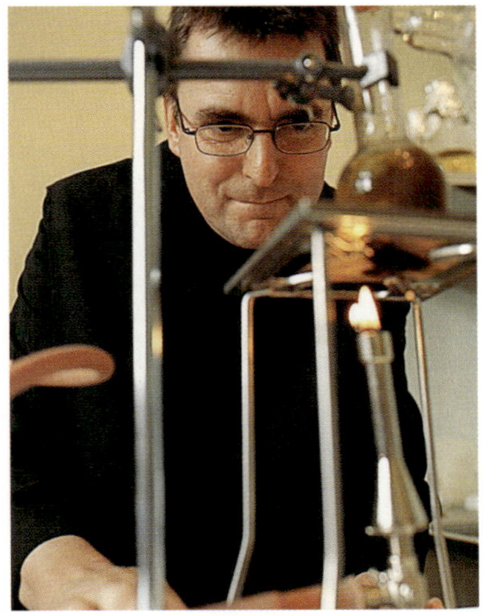

Pater Kilian in seiner Welt: Er stellt Tinkturen her – wie einst. Mit dem Destillierapparat gewinnt er die gewünschten Wirkstoffe (oben).
Aus Sorge um die Kranken richteten die Klöster schon im Laufe des Mittelalters eigene Apotheken ein (unten).

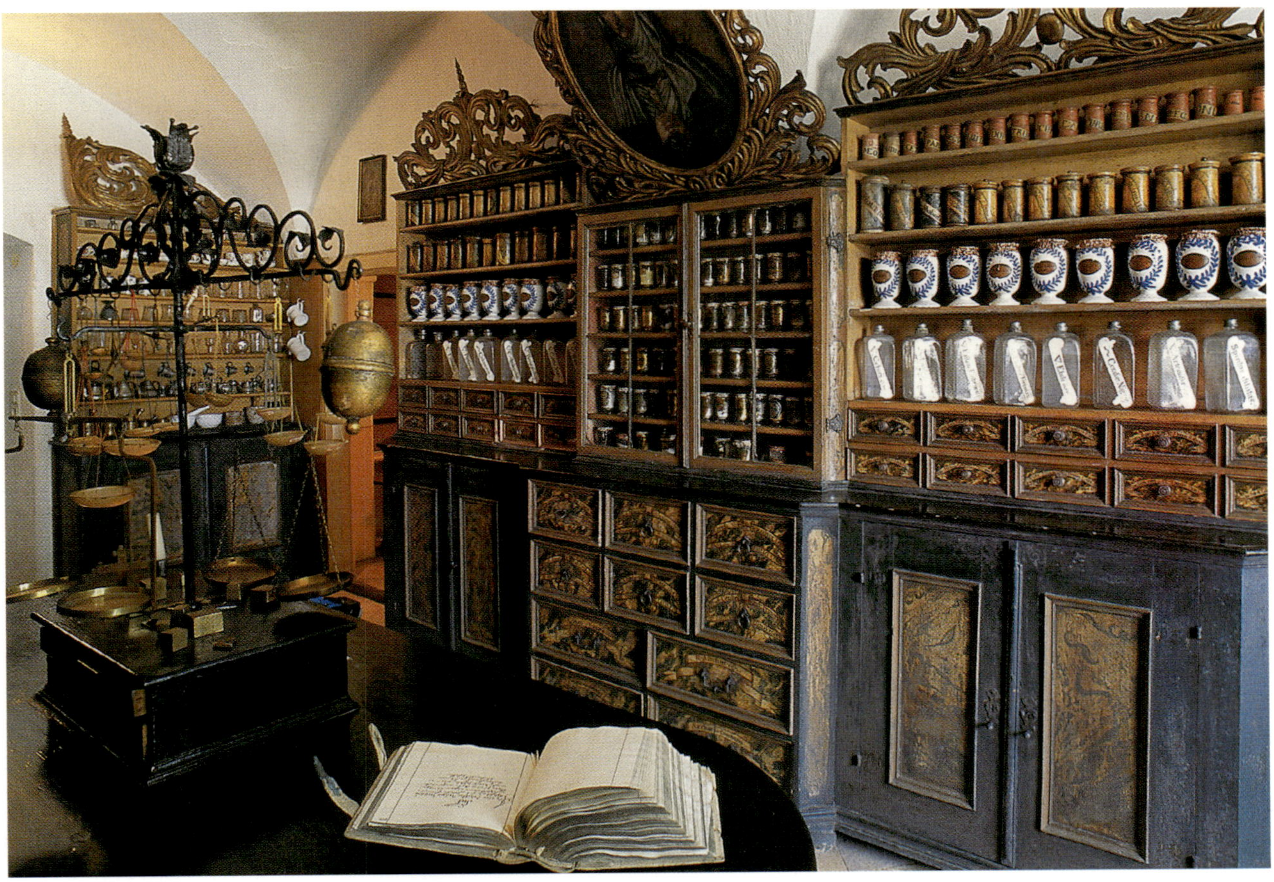

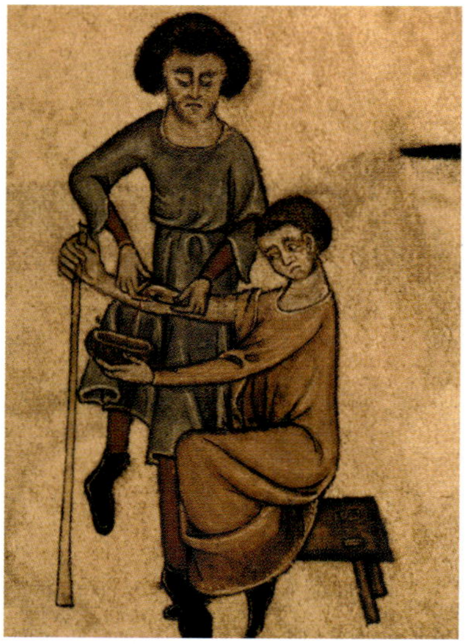

Probates Mittel gegen fast alles: der Aderlass. Durch ihn sollte die Harmonie der Säfte wiederhergestellt werden (Buchmalerei aus England, um 1340).

kung vor. Zwar stützt er sich in erster Linie auf die üblichen antiken Quellen, doch die Genauigkeit seiner Beobachtungen und Beschreibungen spricht dafür, dass er auf reichhaltige eigene Erfahrung zurückgreift.

»Fenchel (...) lockere, so sagt man, die Blähung des Magens und fördere lösend alsbald den zaudernden Gang der lange verstopften Verdauung. Ferner vertreibt die Wurzel des Fenchels, vermischt mit dem Wein, Trank des Leneaeus, und so genossen, den keuchenden Husten.« Walahfrid Strabo (dt. Übertragung)

Der ›Hortulus‹ enthält neben der Beschreibung des therapeutischen Nutzens auch poetische Lobgesänge auf die Schönheit der Pflanzen; und dazu gibt Walahfrid noch praktische Tipps für die Gartenpflege:

»Zerreiße die Schlingen der regellos wuchernden Nesseln, und vernichte die Gänge, bewohnt von dem lichtscheuen Maulwurf, Regenwürmer dabei ans Licht des Tages befördernd.« Walahfrid Strabo (dt. Übertragung)

Ein Klostergarten mit den Pflanzen, die im ›Hortulus‹ beschrieben sind, wurde 1981 auf dem ehemaligen Klostergelände in Lorsch 1981 nachgebaut. Da die Bibliothek des Lorscher Klosters eine Abschrift des ›Hortulus‹ besaß, müssen die Benediktiner von Lorsch das Gedicht gekannt haben. Walahfrids Werk steht sicherlich in Zusammenhang mit dem St. Gallener Klosterplan, denn beide Gärten zeigen nahe Verwandtschaft.

Der ›Macer floridus‹

Erst aus der zweiten Hälfte des 11. Jahrhunderts lässt sich mit dem ›Macer floridus‹ wieder ein neues Buch zur Kräuterheilkunde finden. Ursprünglich mit dem Titel ›De viribus herbarum‹ (Über die Wirkungen der Kräuter) versehen und wahrscheinlich von dem westfränkischen Mönch Odo Magdunensis verfasst, wird es unter dem Namen ›Macer floridus‹ bekannt, was »Macer, der Blumendichter« oder auch »Der wieder erblühte Macer« bedeuten kann. Der Titel ist eine Anspielung auf den antiken Dichter Aemilius Macer aus dem Kreis um Ovid, der jedoch nicht der wirkliche Autor sein kann, schon weil hier das Gartengedicht des Walahfrid zitiert wird. Tatsächlich behandelt Odo nahezu alle Pflanzen, die schon im ›Hortulus‹ angeführt werden, bringt jedoch in einer ersten Fassung gut doppelt so viele und in einer zweiten Fassung dann sogar 77 Pflanzen, die in mehr als 2000 Hexametern beschrieben werden. Obwohl der ›Hortulus‹ und ›De viribus herbarum‹ in Hexametern abgefasst sind und Odo das Gedicht des Walahfrid kannte, zeigt der ›Macer‹ einen ganz anderen Charakter. Während Walahfrid mit dem ›Hortulus‹ ein Kunstwerk schaffen wollte, in dem nebenbei auch medizinische

Die Qualitätenlehre

Nach dieser auf Galen von Pergamon (129 bis 200 n. Chr.) zurückgehenden Lehre sind den Elementen Luft, Wasser, Feuer und Erde verschiedene Qualitäten zugeordnet, etwa »warm«, »trocken«, »kalt« oder »feucht«. Dies übertrug man auf den menschlichen Organismus: So entsprachen den vier Elementen vier Säfte im menschlichen Körper: Blut, Schleim, schwarze und gelbe Galle. Schleim wurde als feucht und kalt bezeichnet. Warm stand für Atmung, Bewegung oder Verdauung. Auch jeder Heilpflanze ordnete man nach diesem Prinzip Qualitäten zu, unterschied dabei aber verschiedene Grade und Übergänge etwa feucht-warme Qualitäten. Eine Krankheit, die durch ein Übermaß an Kälte hervorgerufen wurde, musste mit einer wärmenden Heilpflanze behandelt werden. Wärmende Eigenschaften schrieb man etwa der Melisse zu.

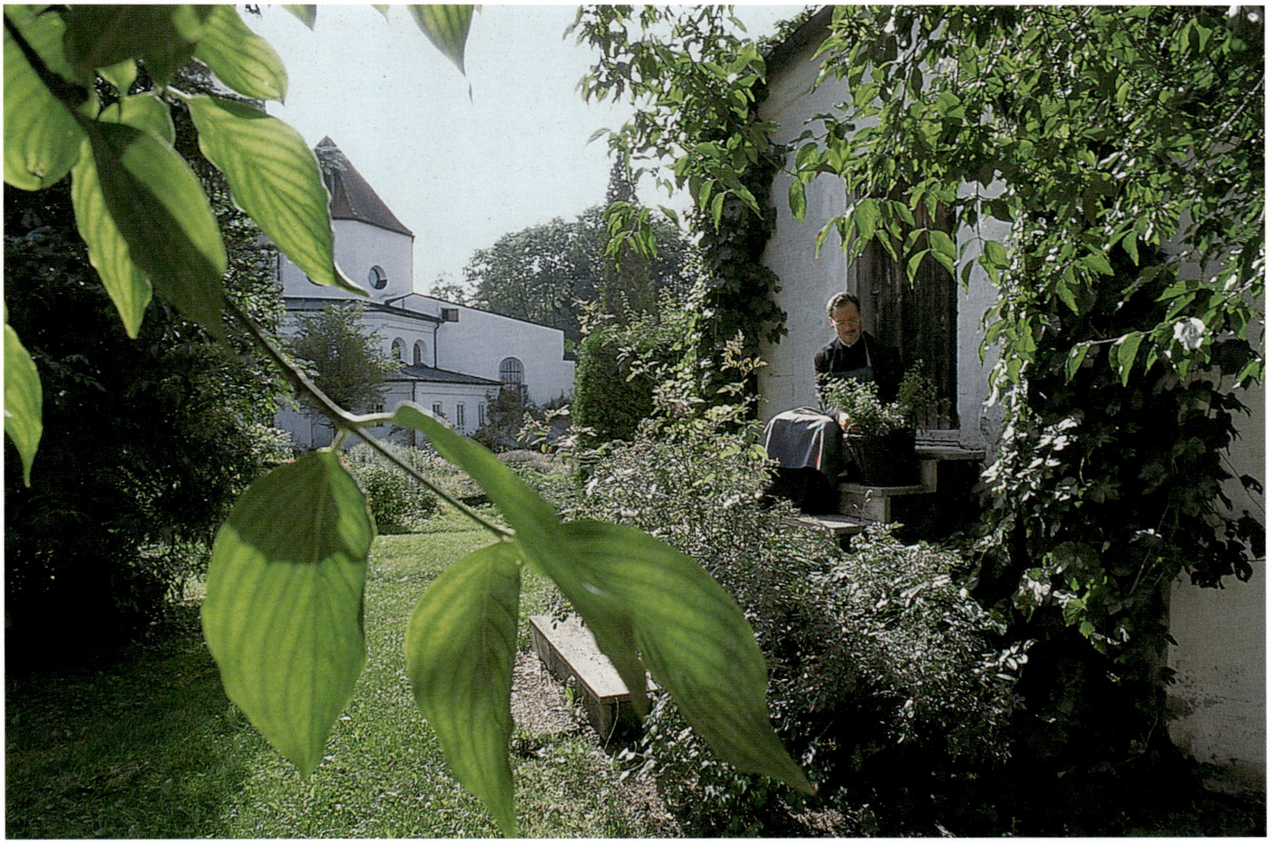

Ora et labora: Der Klostergarten als Ort der Ruhe, Meditation – und der Arbeit. Der klösterliche Tagesablauf war immer schon streng geregelt. Morgens um 3 Uhr war die Nacht zu Ende. Eine Glocke rief zum ersten gemeinsamen Gebet. Für die körperliche Arbeit war die Zeit zwischen 10 und 12 Uhr sowie 14 und 16 Uhr vorgesehen. Mit der Komplet, dem Nachtgebet um 19 Uhr, bereitete man sich auf die Nachtruhe vor.

Hinweise gegeben werden, strebte Odo ein medizinisches Merkgedicht an. Die Schönheit der Blumen scheint ihn nicht zu interessieren, nach dem Namen der Pflanze und der Nennung ihrer Primärqualitäten kommt er gleich auf die medizinischen Anwendungsmöglichkeiten zu sprechen. Der ›Macer‹ erlangte schnell in ganz Europa Bedeutung. Es gab sowohl lateinische Ausgaben als auch volkssprachige Übertragungen, so in England, Frankreich, Dänemark, Spanien, Italien und mehrere auch in Deutschland. Kein anderes Kräuterbuch des Mittelalters erreichte eine derartige Verbreitung. Die einzelnen Kapitel benennen die Pflanze sowie ihre Primärqualitäten (z. B. wärmend oder kühlend, trocknend oder feucht). Bereits im zweiten Vers beginnen dann die Anwendungen und Rezepte.

Die Theorie der vier Körpersäfte

Im ›Macer‹ kommt auch erstmals in einem mittelalterlichen Werk die auf Galenus zurückgehende Humoralpathologie vor, also die Erklärung von Gesundheit durch das Gleichgewicht der vier Körpersäfte zueinander. Der gesunde Mensch, so die Theorie, enthält die vier Säfte Blut, schwarze Galle, gelbe Galle und Schleim in harmonischem Verhältnis. Überwiegt jedoch einer oder mehrere Säfte, kommt es zu einer besonderen charakterlichen und körperlichen Veranlagung. Diese Vorstellung beruht auf einem System, das in der Zeit zwischen 600 und 400 v. Chr. von den Naturphilosophen und Ärzten der Griechen entwickelt wurde. Demnach besteht jedes Lebewesen aus

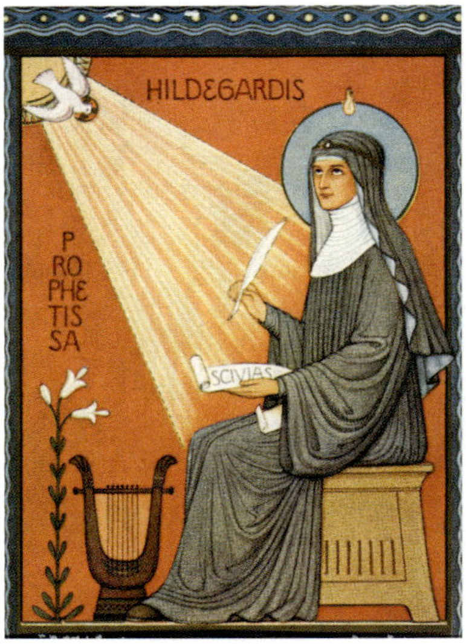

Hildegard von Bingen, die große Frau der Klostermedizin. Die kluge Äbtissin (sie lebte von 1098 bis 1179) brachte neue Pflanzen in die Heilkunde ein.

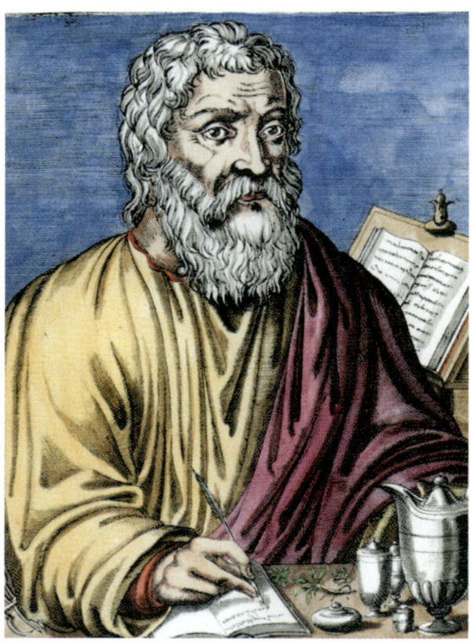

Hippokrates, einer der Urväter der wissenschaftlichen Heilkunde. Der griechische Arzt wurde um 460 v. Chr. auf der Insel Kos geboren. Er wirkte bis 375 v. Chr.

einer Mischung der vier Grundelemente: Wasser, Luft, Feuer und Erde. Jedem Element entspricht ein bestimmter Körpersaft – dem Wasser beispielsweise der Schleim, das so genannte Phlegma. Er wird, so glaubte man, vom Gehirn produziert und äußert sich etwa im Sekret der Nase und im männlichen Samen. Seine Farbe ist weiß, seine Substanz wässrig und kalt. Das Element Luft wird durch das Blut (Sanguis) repräsentiert, das entsprechende Organ ist das Herz; das Blut wird natürlich als rot, flüssig und warm beschrieben. Das Feuer findet seine Entsprechung in der gelben Galle, der Cholera, die von der Leber produziert wird und die Qualitäten heiß und trocken besitzt. Für die Erde steht die gefährliche schwarze Galle, Melancholia genannt; sie kommt aus der Milz und ist nicht nur schwarz, sondern auch kalt und trocken wie der Greis. Diese vier Säfte lassen sich nun auf die Lebensalter beziehen. Das Phlegma ist im Säugling und in der Frau der vorherrschende Saft; das Blut dominiert in der Jugend und die Cholera im erwachsenen Mann, während die Melancholie das Greisenalter beherrscht. Zugleich bestimmen die Säfte auch den Charakter eines Menschen und seinen Gesundheitszustand: Regiert hauptsächlich das Phlegma, der weiße Schleim, so ist der Mensch antriebslos und müde, und der Arzt muss heiße, trockene Arzneimittel verordnen. Am besten bestellt ist es um den Sanguiniker, er wird durch das Blut bestimmt und ist deshalb ein ausgeglichener, freundlicher und fröhlicher Mensch. Allerdings besteht die Möglichkeit, dass das Blut bei ihm in zu großer Menge vorhanden ist. Hier hilft der Aderlass, über den auch die übrigen Säfte reguliert werden können. Sich hüten muss der Choleriker, nicht nur weil er ein Hitzkopf ist, sich schnell vergisst und zur Überreaktion neigt; er schlägt nicht nur leicht zu, ihn bedroht auch der »Schlag«, also der Schlaganfall. Das hitzige Feuer verbrennt zu schnell seine Körperflüssigkeiten, sodass er vom frühen, jähen Tod bedroht ist. Ihm muss man deshalb kühle und feuchte Arzneien geben. Den Melancholiker quält nicht nur der Trübsinn bis hin zur Depression, an ihm nagt auch die Rachsucht; andererseits wird er auch als der intellektuelle Typ beschrieben. Ihn kann man mit warmen und feuchten Mitteln »harmonisieren«.

Die Rolle der Klosterspitäler

Die durch Odo Magdunensis quasi neu begründete Vier-Säfte-Lehre hatte starken Einfluss auf die Klosterheilkunde. Man versuchte das Verhältnis der vier Säfte durch Beeinflussung der Säftequalität und durch Ableiten überschüssiger Säfte wieder auszugleichen. Eine ausgeglichene Verteilung nannte man »Eukrasie«, das Ungleichgewicht »Dyskrasie«. Die schädlichen Säfte versuchte man mittels Einleitungen, Abführmitteln, Schröpfen und vor allem durch Aderlass abzuleiten. Diese Therapien waren während des ganzen Mittelalters verbreitet, auch in den Klosterspitälern. In den meisten Klöstern gab es einen eigens dafür bestimmten Raum.

Was erhoffte man sich vom Aderlassen? Das Abfließen von Blutstauungen sollte Entzündungen hemmen und die lokale Durchblutung verbessern. Der Aderlass diente aber nicht nur dem Kurieren diverser Erkrankungen. Er galt als vorbeugende Maßnahme zur Gesunderhaltung und wurde mitunter so häufig angewendet, dass vor Übertreibungen gewarnt werden musste. Große Operationen überließen die Mönche eher den Wundärzten - ihre Hauptaufgabe war die Pflege des Patienten. Ansonsten konzentrierte sich die Klosterheilkunde auf die Gabe von Heilpflanzen und Mineralien sowie auf Ernährungsberatung und Prophylaxe. Erst wenn alle Mittel versagten, griff man zum Messer. Baden zu Therapiezwecken führt bereits Benedikt von Nursia in seiner Ordensregel an. Im Mittelalter nutzte man Bäder sowohl zur Erhaltung der Gesundheit als auch zur Behandlung von parasitären Hauterkrankungen oder Verdauungsbeschwerden.

Die Klosterspitäler waren eine neue Erscheinung in der Medizin Mitteleuropas. Die Spitäler waren in erster Linie für die Rekonvaleszenz der kranken Ordensbrüder und -schwestern gedacht, waren aber auch der übrigen Bevölkerung zugänglich. Die Kranken wurden mit Fleisch, Käse und Eiern »aufgepäppelt«. Ebenso durften die Patienten Wein trinken, jedoch weniger zum Genuss, sondern als mit Kräutern versetztes Heilmittel. Die gute Pflege der Kranken führte natürlich auch damals schon zu Missbrauch und Simulantentum, wie alte Quellen zu berichten wissen. So nahm der Krankenstand besonders in der Fastenzeit oftmals rapide zu, weil die Kranken auch während dieser Zeit ihre Fleischration bekamen.

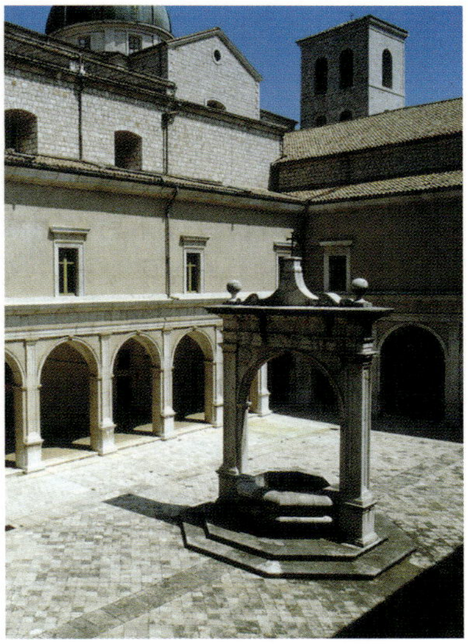

Der Kreuzgang der Abtei Monte Cassino, des Mutterklosters der Benediktiner: Das Kloster wurde um das Jahr 530 von Benedikt von Nursia gegründet.

Die Medizinschule von Salerno

Während das kulturelle Leben in Europa durch interne Auseinandersetzungen immer wieder zurückgeworfen wurde, erlebte gleichzeitig die arabische Kultur eine Blütezeit. Das bemerkenswerte medizinische und botanische Wissen basierte auf griechischen Schriften, die ins Arabische übersetzt und mit eigenen Erfahrungen sowie Anregungen aus Asien verbunden wurden. Der wohl bekannteste Arzt dieser Epoche war Ibn Sina (lateinisiert: Avicenna; um 973 bis 1037), der »Fürst der Ärzte«. Sein Hauptwerk, der riesige ›Canon medicinae‹, zählte trotz seines Umfangs und der teilweise ausschweifenden Textpassagen für Ärzte und Mönche bis weit ins 16. Jahrhundert hinein zu den bedeutendsten Informationsquellen. Der zweite der fünf Bände enthält zahlreiche Pflanzenmonographien und stellt mit 758 Kapiteln die umfangreichste Drogenkunde des Mittelalters dar.

Als die europäischen Gelehrten des hohen Mittelalters allmählich begannen, die arabischen Medizinkenntnisse aufzunehmen und die Texte von Galenus und Hippokrates wiederzuentdecken, kam es auch im europäischen Raum zur Gründung von Krankenhäusern, Medizinschulen und Universitäten. Südlich von Neapel entstand die berühmte Medizinschule von Salerno. Ihre Entstehungsgeschichte liegt weitgehend im Dunkeln. War es zu Anfang eine Versammlung medizinisch interessierter Männer und Frauen? Das in unmittelbarer Nähe liegende benediktinische Mutterkloster Monte Cassino unterhielt in Salerno eine Art Kurbetrieb. Hier unterrichteten und arbeiteten Männer und Frauen unabhängig von ihrer Glaubenszugehörigkeit. Entscheidenden Aufschwung erfuhr die Medizinschule durch den nordafrikanischen Gelehrten Constantinus Africanus. Dieser hatte beinahe 40 Jahre lang als Gewürz- und Arzneipflanzenhändler den gesamten Mittelmeerraum bereist

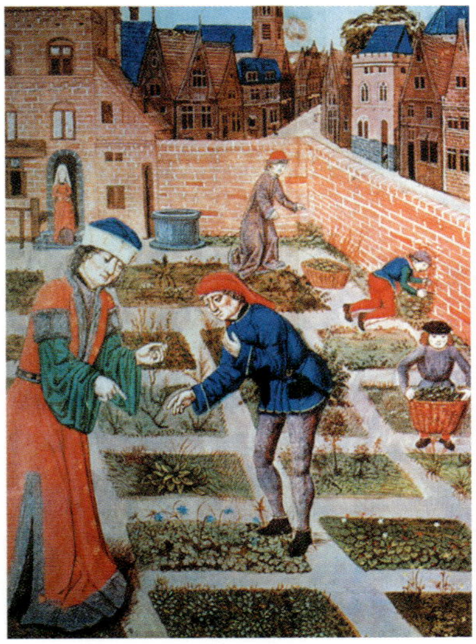

Importe aus dem Süden: Liebstöckel, Salbei oder Thymian gediehen bald nicht nur hinter Klostermauern, sondern auch – wie das Bild aus dem späten Mittelalter zeigt – in den Gärten des Adels.

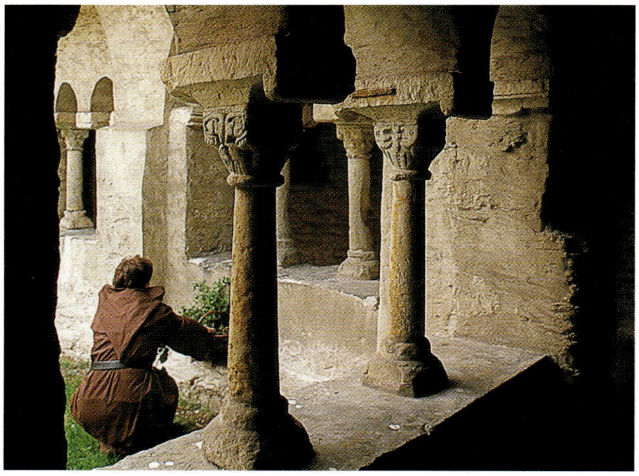

Klosteralltag: Ein Mönch lernt von der Natur. Das Wissen über die Heilpflanzen wuchs enorm durch Übersetzungen aus dem Griechischen und Arabischen im 11. und 12. Jahrhundert. Das gesammelte Wissen ermöglichte die Gründung der ersten medizinischen »Universität« in Salerno.

und nebenbei die antiken und arabischen Quellen der Medizinkunde studiert. Um 1080 setzte er sich als Händler zur Ruhe und trat in das Kloster Monte Cassino ein. Hier verwendete er all seine Energie darauf, die griechischen und arabischen Texte ins Lateinische zu übertragen, womit er die Rolle des Lateins als medizinische Fachsprache begründete. Als er starb, hinterließ er dem Konvent einen riesigen Korpus medizinischer Werke. Mit seinen Übersetzungen wurde die Humoralpathologie vollends bekannt und befruchtete das Denken der Kleriker. Sein wissenschaftliches Vermächtnis wurde zum Grundstock der Schule von Salerno und beeinflusste die abendländische Medizin maßgeblich.

Eigene Beobachtung und Quellenstudium

Das seit jener Zeit zunehmende Wissen über die europäische Pflanzenvielfalt des Mittelalters verdanken wir auch dem Umstand, dass die Klöster immer mehr heimische Pflanzen anbauten und kultivierten. Um den wirksamen Inhaltsstoffen einer Pflanze auf die Spur zu kommen, standen den Mönchen natürlich nicht die präzisen Analysemethoden der modernen Wissenschaft zur Verfügung. Sie waren vielmehr darauf angewiesen, über viele Jahre Erfahrungen zu sammeln und dabei die Eigenschaften der Heilpflanzen nach und nach kennen zu lernen. So kam es nicht selten vor, dass sich ein Klostermediziner zeit seines Lebens nur auf eine Pflanze konzentrierte und deren Anwendungsmöglichkeiten intensiv studierte. Auf der Basis dieser Beobachtungen und nach intensivem Studium der alten Quellen entwickelten die kräuterkundlichen Mönche dann aus verschiedenen Zutaten ihre eigenen Rezepte. Dabei war die Einteilung in Heil- oder Nahrungspflanze fließend. So wurde Knoblauch sowohl als Würzmittel als auch als natürliches Antibiotikum verwendet. Die Blätter des Weißkohls bereitete man als Eintopf zu oder verwendete sie als feucht-kalte Wickel zur Förderung der Durchblutung. Die therapeutische Anwendung von Pflanzen, die landläufig eher als Nahrungsmittel bekannt waren, hat in der Klosterheilkunde lange Tradition.

Weil die exotischen Kräuter, die viele der traditionellen Rezepte vorschrieben, naturgemäß sehr teuer waren, versuchten die Mönche aber schon früh, neben den heimischen auch die importierten Heilpflanzen im kalten Norden zu kultivieren und zu vermehren. Immer wieder erweiterten die Mönche ihr umfangreiches Wissen auch durch den Einfluss asiatischer oder afrikanischer Heilkunst. Ab dem 12. Jahrhundert nahm der Handel mit Asien und Afrika erneut zu. So kamen neue Pflanzen und Arzneien nach Europa, zum Beispiel Ingwer, Kardamom, Muskat und Zimt.

Diagnose: Der Herzog ist schwanger

Aus der ottonischen Zeit (10. Jh.) ist kein eigenständiges Werk der Klostermedizin überliefert. Allerdings lebte und wirkte einer der berühmtesten Mönchsärzte in dieser Zeit: Notker, der Arzt aus St. Gallen. Er unterhielt aus heutiger Sicht eine Prominentenpraxis: Könige und Fürsten ließen sich von ihm behandeln. Der bayerische Herzog Heinrich wollte ihn vor seiner ersten Untersuchung prüfen, und das Resultat ging als Anekdote in die Geschichte ein. Zur »Harnschau« ließ der Herzog dem Arzt Notker nicht eigenen, sondern den Urin eines Kammerfräuleins schicken. Der Mönchsarzt diagnostizierte augenzwinkernd ein Wunder: Der Herzog sei im 8. Monat schwanger. Ertappt und überzeugt von Notkers Kompetenz, bat der Herzog fortan um ärztliche Behandlung.

Hildegard von Bingen – eine ungewöhnliche Frau

Für neue Impulse in der Klosterheilkunde sorgte auch eine Frau, die zwar auf die Theorie der vier Säfte aufbaute, aber eine eigene Heilkunde entwickelte: Hildegard von Bingen (1098–1179), Äbtissin der Klöster Disibodenberg und Rupertsberg. Sie bezeichnete sich selbst als *indocta*, als Ungebildete. Doch das darf man getrost als Koketterie verstehen. Bereits in ihrer ersten Schrift, einer Auslegung der ›Regula Benedicti‹, greift sie in den Anweisungen zur medizinischen Versorgung auf Galenus zurück und beweist somit ausgezeichnete Lateinkenntnisse. Sie verfasste neben anderen Werken auch zwei medizinische Schriften: die ›Physica‹ und die ›Causae et curae‹.

Innerhalb der ›Physica‹ findet sich ein großer Abschnitt zu Heilpflanzen mit der Anwendung ihrer Wirkstoffe in etwa 250 Kapiteln und erstmals mit den volkstümlichen Bezeichnungen. Die deutschen Pflanzen- und auch Krankheitsnamen zeigen, dass Hildegard neben der traditionellen Klostermedizin durchaus auch mit dem volkstümlichen Heilwissen vertraut war. Außerdem stellt sie in ihren Werken Menschen-, Tier- und Pflanzenwelt, also die gesamte Schöpfung, erstmals in einen Kontext. Das Viererschema der Humoralpathologie kombiniert sie mit theologischen und moralischen Erwägungen. So gehört Hildegard zu den ganz wenigen mittelalterlichen Medizinautoren, die in ihren Werken religiös-moralische Betrachtungen mit heilkundlichen Anweisungen verbinden.

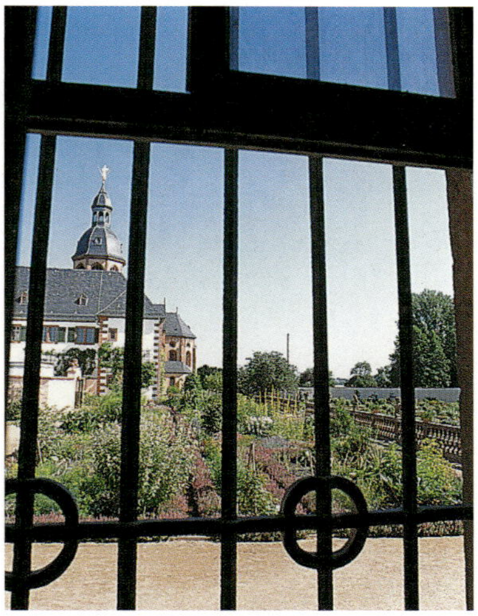

Lohnender Blick zurück: Der Apothekergarten im ehemaligen Kloster Seligenstadt bietet einen aktuellen Überblick über die Vielzahl von Heilkräutern (oben).
Im Franziskanerkloster Wiedenbrück studiert Bruder Bernhold ausgiebig die Werke seiner Vorgänger (unten).

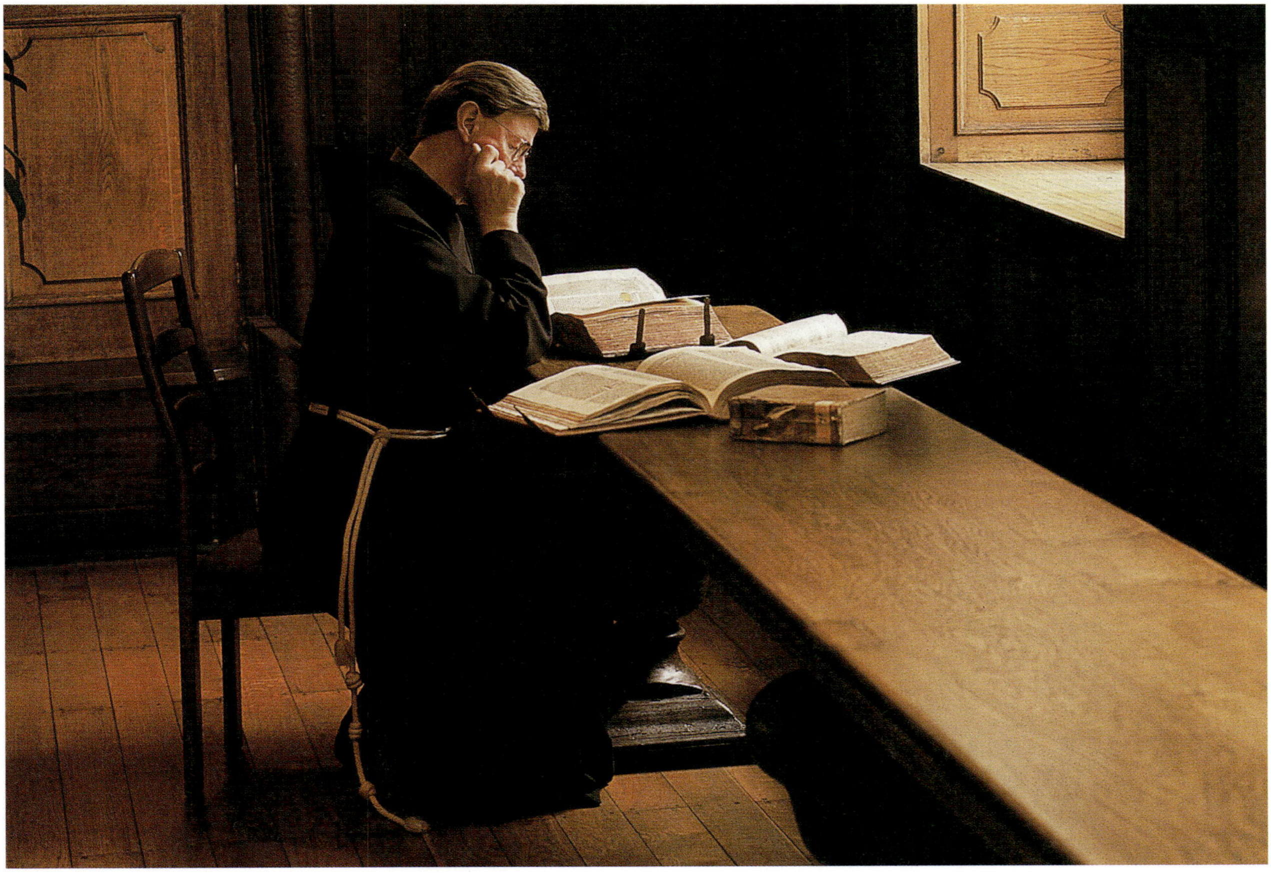

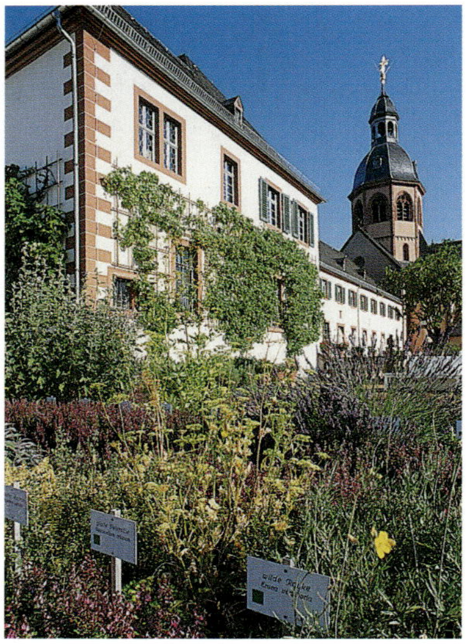

Architektur mit Sinn: Im Idealfall – wie hier in der Benediktinerabtei Seligenstadt (nahe Aschaffenburg) – lag der Klostergarten östlich der Hauptgebäude und in unmittelbarer Nähe des Spitals.

Die einzelnen Pflanzenkapitel fallen bei ihr recht unterschiedlich aus. Während beispielsweise ihre Indikationen für Fenchel nur unwesentlich von denen abweichen, die der ›Macer‹ empfiehlt (vor allem Magen- und Darmbeschwerden), grenzt ihre Darstellung der Kräfte des Heil-Ziest (*Stachys officinalis*) an Magie und Aberglauben, denn diese Pflanze sollte unter anderem Liebeszauber abwehren können.
Während des Mittelalters blieb das Werk Hildegards relativ unbedeutend. Das lag wohl vor allem daran, dass Mitte des 12. Jahrhunderts die ersten großen pharmazeutischen Werke wie das ›Circa instans‹ aus der Medizinschule von Salerno entstanden waren und sich rasch über Europa verbreiteten. Die volkstümliche Hildegard-Verehrung setzte jedoch unmittelbar nach ihrem Tod ein. Papst Gregor IX. bemühte sich bereits 1233 um eine offizielle Heiligsprechung der Äbtissin. Die scheiterte damals aber, weil dafür notwendige Dokumente verloren gegangen waren.

Der Niedergang der Klostermedizin

Bereits im 10. und 11. Jahrhundert begann der Bildungselan der Klosterschulen langsam, aber stetig nachzulassen. Grund dafür war eine Welle von Reformbewegungen, die von dem burgundischen Kloster Cluny ausgingen: Die Reformklöster Cluny und Gorze (im heutigen Frankreich) kämpften gegen die zunehmende Verweltlichung der Klöster. Sie strebten an, sich von ihren weltlichen Aufgaben zumindest teilweise zu befreien und sich wieder stärker auf die in der Ordensregel festgelegten Lebensformen zu konzentrieren; Liturgie und Kontemplation wurden als wichtiger angesehen als Bildung und Wissenschaft. Aus dem Reformgedanken heraus bildeten sich neue Orden. Eine dieser neuen Gemeinschaften wurde nach ihrem Mutterkloster »Citeaux« in Frankreich benannt. Die Zisterzienser errichteten ihre Klöster meist in Talsohlen, wo sie Wasser als Energiequelle für ihre Mühlen nutzten und ihren eigenen Fischteich anlegen konnten. Im 13. Jahrhundert schließlich etablierten sich in den Städten die Bettelorden der Franziskaner und Dominikaner. Auch wenn Bildung und Wissenschaft bei ihnen keine zentrale Rolle mehr spielten, so kümmerten sie sich dennoch weiterhin um die Kranken. Verstärkt wurde diese Entwicklung durch einen Beschluss des Konzils von Clermont im Jahr 1130, der den Mönchen verbot, ärztlich tätig zu sein. Auch wenn dieses Verbot nur zögerlich umgesetzt wurde und es noch lange Zeit berühmte Ausnahmen gab, hatte es doch eine starke Wirkung. Der Epoche der Klosterheilkunde folgte daher die der so genannten scholastischen Medizin, die als eigenständiges Fach an medizinischen Hochschulen gelehrt wurde. Mit dem zunehmenden Ruhm der medizinischen Forschungsanstalten wie der Schule von Salerno verloren die Klöster allmählich ihre Vormachtstellung auf dem Gebiet der Medizin. So begannen viele Klöster schon im 12. Jahrhundert damit, die neuen Schriften aus Salerno in ihre Bibliotheken aufzu-

Regelmäßig pflückt Schwester Leandra Melisse, Minze und Salbei.

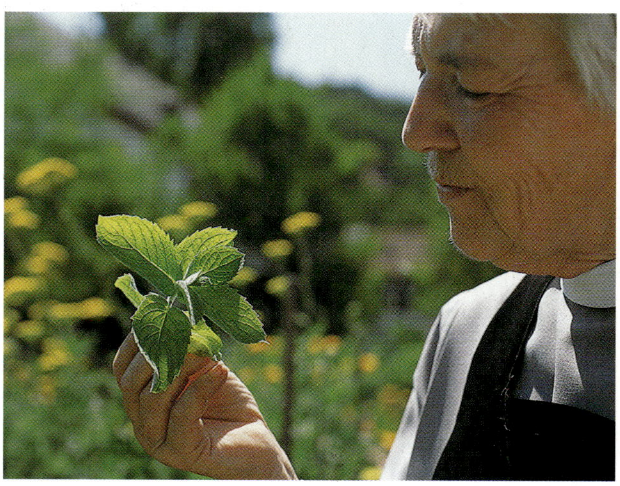

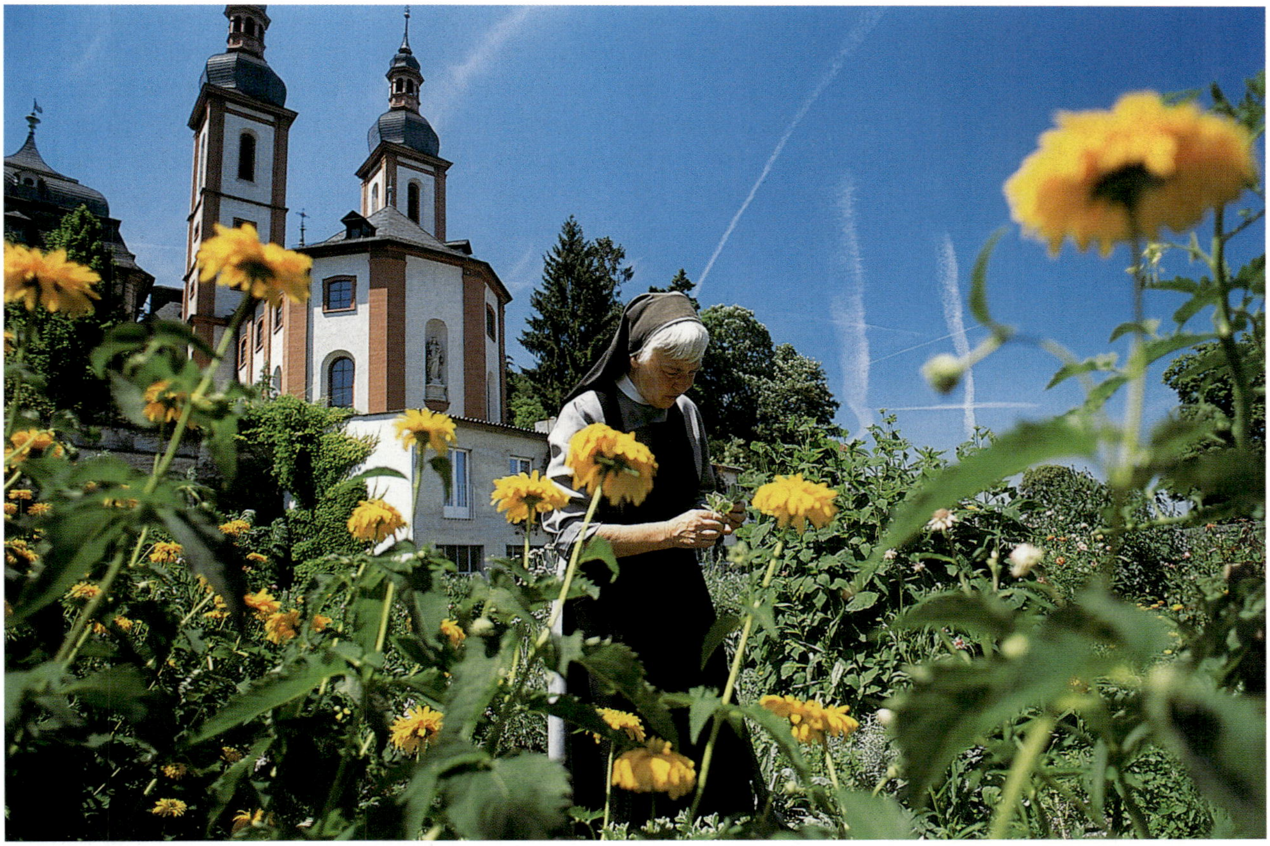

nehmen: Man war bestrebt, auch die neue akademische Medizin zu übernehmen. Ein berühmtes Beispiel für diese Vermischung von klösterlichem Heilwissen und scholastischer Medizin ist Albertus Magnus (um 1200 bis 1280). Der als »Doktor universalis« bezeichnete Dominikaner war Theologe, Philosoph und Naturforscher. Er versuchte, Pflanzen zu klassifizieren, wobei er Schriften aus der Schule von Salerno und vieler anderer Traditionen mit seinen Erkenntnissen zu einem botanischen Kompendium verband, das auch medizinische Aspekte enthält.

Aufwendige Gartenpflege: Nonnen und Mönche besinnen sich wieder auf ihre große Tradition und legen Kräutergärten an (oben).

Im Kloster Oberzell pflegt die Franziskanerin Schwester Leandra liebevoll einen wunderschönen Garten (unten).

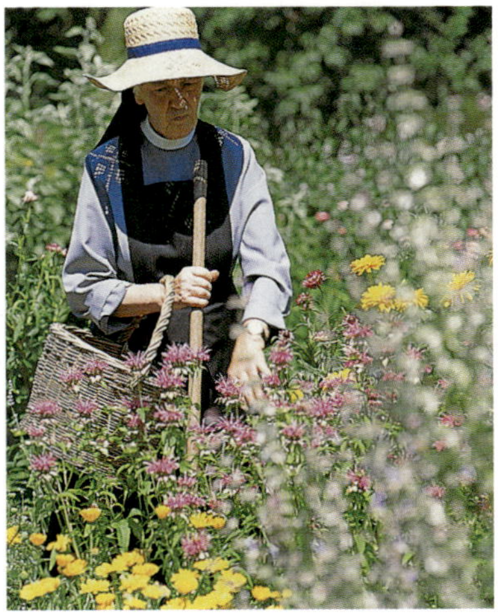

Der »Schwarze Tod«

In der Renaissance, am Übergang vom Mittelalter zur Neuzeit im 13. und 14. Jahrhundert, gaben die Klöster ihre umfassende medizinische Versorgung allmählich auf. Obwohl das medizinische Wissen ständig wuchs, litt die Gesundheit der Bevölkerung. Denn das Klima veränderte sich, es wurde spürbar kälter. Die Folgen: Missernten, Mangelernährung und Schwächung der Menschen. Die Städte waren überfüllt. Die Menschen entsorgten Abfälle, die massenhaft anfielen, nur unzureichend. Selbst einfache Grundregeln der Hygiene wurden nicht beachtet. Durch die Gassen flossen Kloaken, sie verseuchten Flüsse, also das Trinkwasser. Ideale Bedingungen für Infektionen und Ungeziefer. So konnte sich schnell eine Krankheit verbreiten, die im 14. Jahrhundert ganze Städte und Länder entvölkerte: die Pest. Nichts konnte die Seuche aufhalten. »Ich nenne sie das Große Sterben«, schrieb damals der Leibarzt

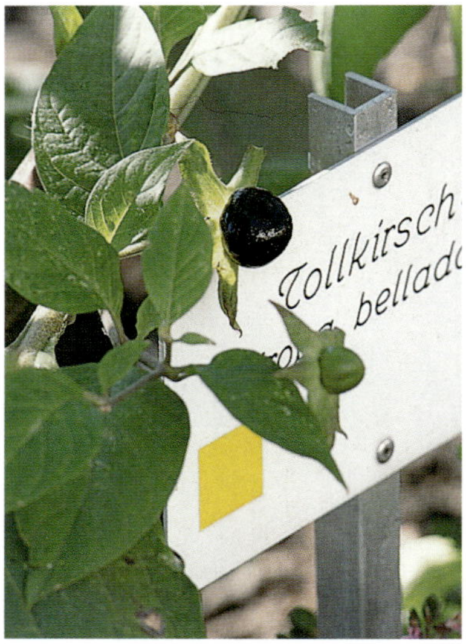

Gefährliche Heiler: Die Klostermedizin nutzte auch die Wirkung von sehr giftigen Pflanzen – wie die Tollkirsche –, um schwere Krankheiten zu bekämpfen.

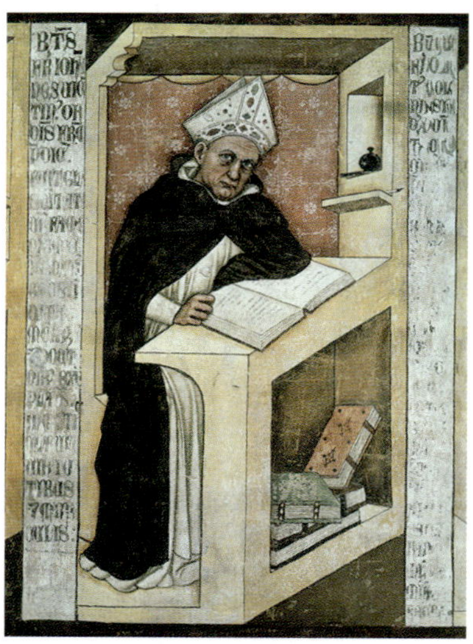

Der Universalgelehrte des Mittelalters: Albertus Magnus, der heilig gesprochene Professor, bei einer Vorlesung. Mit seinem botanischen Werk gab er wichtige Impulse für die Erforschung der Pflanzenwelt.

von Papst Clemens VI.,Guy de Chauliac, »weil sie nahezu den ganzen Erdkreis befallen hat.« Tatsächlich verlor Europa zwischen 1315 und 1317 ein Drittel seiner Bevölkerung. Die Ärzte waren machtlos. Sie versuchten weiterhin, die Körpersäfte durch Aderlass in das richtige Verhältnis zu bringen. Schließlich schrieb man die Ursache der Krankheit einer ungünstigen Konstellation der Planeten zu. Dadurch bekam die Astrologie eine große Bedeutung für das Handeln des Arztes.
Immer mehr kam der Gebrauch von Chemikalien wie Quecksilber und Arsen in Mode, die Verwendung von Heilpflanzen dagegen ging zurück. Und ein Credo von Hippokrates (»Ungewöhnliche Fälle verlangen ungewöhnliche Arzneien«) wurde oftmals zu wörtlich genommen. Das belegt die rasante Zunahme von Abführmitteln und Giften in jener Zeit.

Paracelsus, der Besonnene

Da trat gerade rechtzeitig ein Mahner auf den Plan, der beim Umgang mit Giften zur Vorsicht und richtiger Dosierung riet: ein Arzt und Naturforscher namens Theophrastus Bombastus von Hohenheim, bekannt als Paracelsus. »Die Dosis macht das Gift«, ist sein berühmtester Satz, was heißen soll: Jeder Stoff kann dem Organismus gefährlich werden, wenn er ihm im Übermaß zugeführt wird. Paracelsus, 1493 in Einsiedeln im Kanton Schwyz geboren, studierte im italienischen Ferrara, bevor er sich 1515 auf eine mehr als zehnjährige Wanderschaft durch nahezu alle Länder Europas machte. Paracelsus predigte zeitlebens die Empirie und die praktische Arbeit: Genau beobachten, Erfahrung sammeln, Zeit mit dem Patienten verbringen – das war sein Credo. In seinem naturwissenschaftlichen Weltbild griff er auf eine der ältesten medizinischen Theorien zurück, die Signaturenlehre. Diese besagt, dass bereits die äußere Gestalt einer Pflanze, ebenso ihr Geruch und ihre Farbe Zeichen sind, die auf das Innere, also auf ihre Heilwirkung und die entsprechenden Krankheiten, hinweisen.

»Die Natur zeichnet jegliches Gewächs, so von ihr ausgeht, zu dem, dazu es gut ist.« Paracelsus

Solche Zeichen oder Signaturen von Pflanzen, aber auch von Tieren oder Mineralien, wurden bereits in vorgeschichtlicher Zeit beobachtet, interpretiert und über Jahrtausende überliefert. Das Heilwissen aller Naturvölker beruht auf Erkenntnissen der Signaturenlehre und lässt sich selbst in modernen Kulturen nachweisen. Im Mittelalter gehörte die Signaturenlehre zum Basiswissen jeder medizinischen Ausbildung. Als klassisches Beispiel gilt die Walnuss, deren Schale optische Ähnlichkeiten mit der Gehirnschale und den beiden Gehirnhälften aufweist und somit zur wichtigsten Medizin bei Kopfschmerzen und Epilepsie wurde. Die doldenförmigen Blütenstände des Lungenkrauts wiederum erinnern an verzweigte Bronchialäste, weshalb das Kraut bei Lungenerkrankungen eingenommen wurde. Ein anderes Beispiel ist die Blutwurz, der wegen ihres blutrot gefärbten Wurzelstocks blutungsstillende Eigenschaften zugesprochen wurden.

Der Boom der Kräuterbücher

Mit der Erfindung der Buchdruckerkunst durch Gutenberg im 15. Jahrhundert erlebten die Bücher antiker sowie mittelalterlicher Autoren eine Renaissance. Kräuterbücher wie die ›Materia medica‹ von Dioskurides lagen nun in diversen Übersetzungen wie angelsächsisch, deutsch (1610) und hebräisch vor. Der Abtei St. Quirin in Tegernsee gelang es, die größte Bibliothek Süddeutschlands aufzubauen, ihr medizinisches und naturwissenschaftliches Inventar ist enorm umfangreich. Auch andernorts nahm die Bildung zu. Zahlreiche Bibliotheken entstanden an Universitäten und in Rathäusern, sodass einem ständig wachsenden Publikum die Werke der großen Gelehrten und Heilkundigen zur Verfügung standen.

Im Barockzeitalter erreichte schließlich die Klosterkultur einen weiteren Höhepunkt, der zu einem neuen Engagement der Mönche und Nonnen in Wissenschaft und Medizin führte und vor allem für die Entwicklung der Pharmazie von großer Bedeutung war: Mönche brachten als Missionare europäische Kenntnisse in die neu entdeckten Länder und führten im Gegenzug bis dahin unbekannte Arzneipflanzen und deren Anwendungsmöglichkeiten aus der Neuen Welt nach Europa ein. Der Heilpflanzenanbau und die Klosterapotheken erlebten in dieser Zeit eine solche Blüte, dass noch im 18. Jahrhundert zahlreiche Apotheken gegründet wurden, die neben dem Eigenbedarf der Mönche auch die gesamte Umgebung mitversorgten.

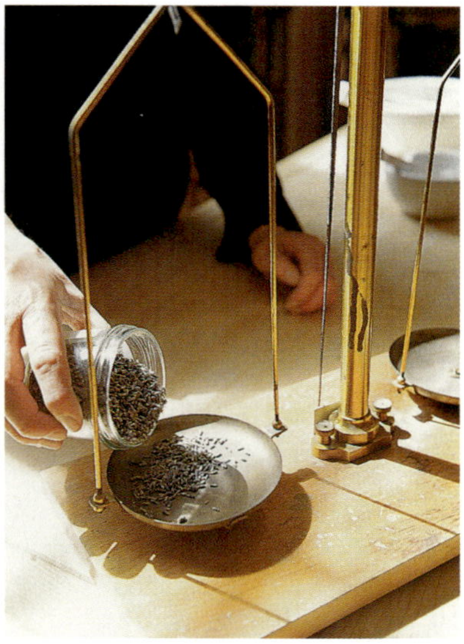

»Die Dosis macht das Gift« – mit ihren alten Waagen konnten die Mönche selbst kleinste Mengen abmessen (oben). Auch die richtige Lagerung der Kräuter in gut verschließbaren Gefäßen war entscheidend (unten).

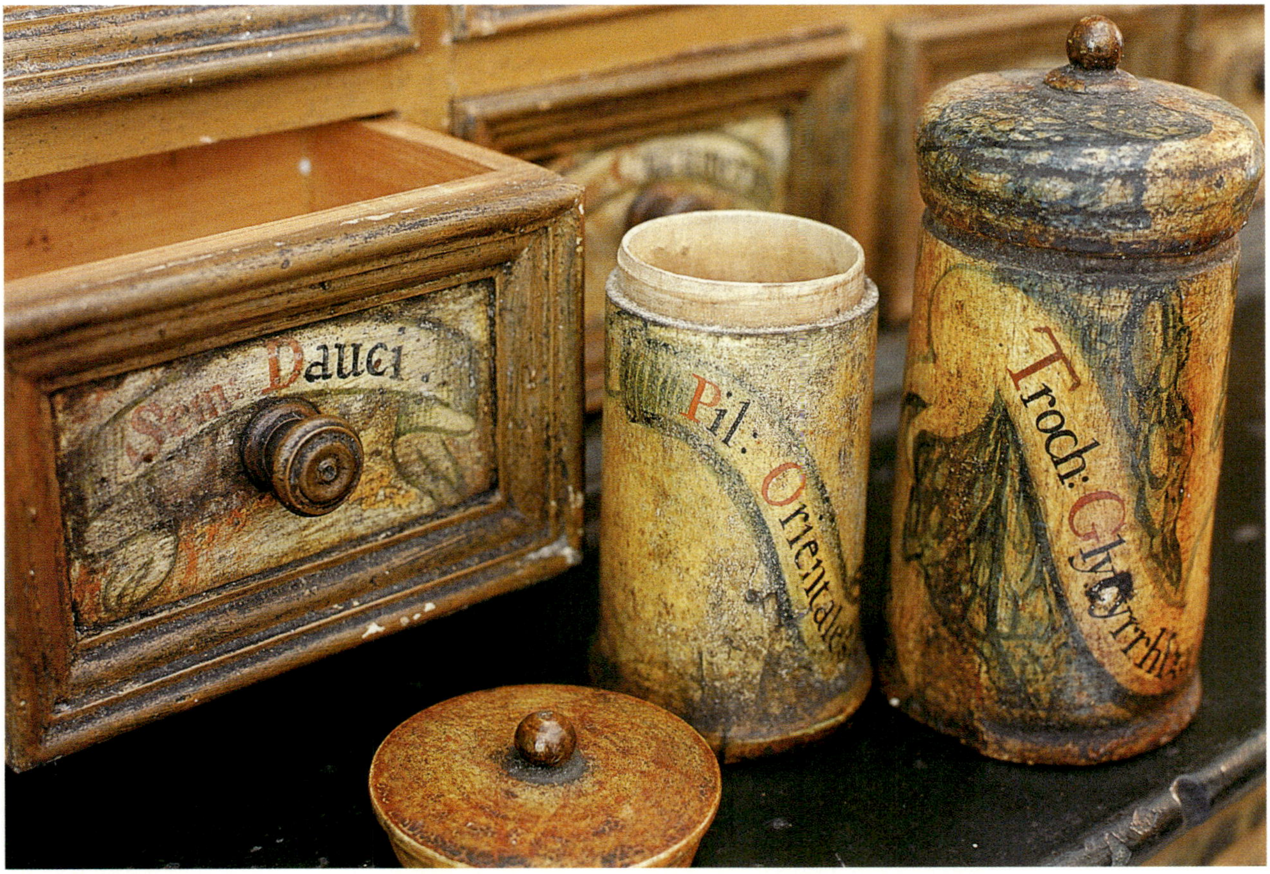

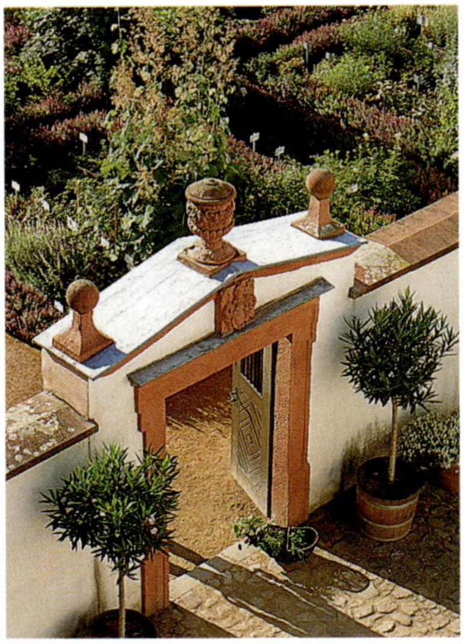

Schmuckes Entree zum Klostergarten: Die Mönche waren immer bemüht, das Nützliche mit dem Schönen zu verbinden – wie hier in der Abtei Seligenstadt.

Die Klöster begannen sogar, pflanzliche Arzneimittel in größerem Umfang herzustellen und auch auszuliefern – sie gelten damit als unmittelbare Vorläufer der heutigen pharmazeutischen Industrie.

Zeitloses Wissen

Erst die Säkularisation in Deutschland im Jahre 1803 beendete die medizinische Versorgung durch die Klöster. Als Ersatz für die französischen Eroberungen links des Rheins wurden damals in Deutschland die Hoheitsrechte und der Besitz von vier Erzbistümern, 18 Bistümern und etwa 3000 Abteien, Stiften und Klöstern vom Kaiser konfisziert und zum großen Teil zerstört. Damit kam hierzulande die Klosterheilkunde zum Erliegen. In anderen Ländern, etwa in Österreich, wurde die Tradition noch weitergeführt. In Italien betreiben heute wieder viele Klöster den Anbau und Verkauf von Arzneipflanzen und ergänzenden Produkten. In entlegenen Gegenden Russlands sichern Klöster die medizinische Versorgung der Landbevölkerung. Und vielerorts in Südamerika und anderen Regionen bieten kirchliche Apotheken oft die einzige Möglichkeit, an Medikamente zu kommen.

Die Spurensuche in den Klosterapotheken und in den Beschreibungen der überlieferten Kräuterbücher steht erst am Anfang. Viele Schätze liegen noch unter verstaubten Buchdeckeln verborgen und warten auf moderne wissenschaftliche Prüfungen. Das Wissen aus der Antike, im Mittelalter in den Klöstern weitergetragen, bestimmt die Phytotherapie bis heute. Noch während des Zweiten Weltkriegs waren rund 90 Prozent aller verschriebenen Medikamente pflanzlichen Ursprungs.

Der Sieg der sanften Medizin

Eine Szene wie vor tausend Jahren: Auf dem Dachboden eines Klosters werden Heilkräuter getrocknet. Im Sommer wurden die duftenden Kostbarkeiten einfach in der Sonne ausgelegt.

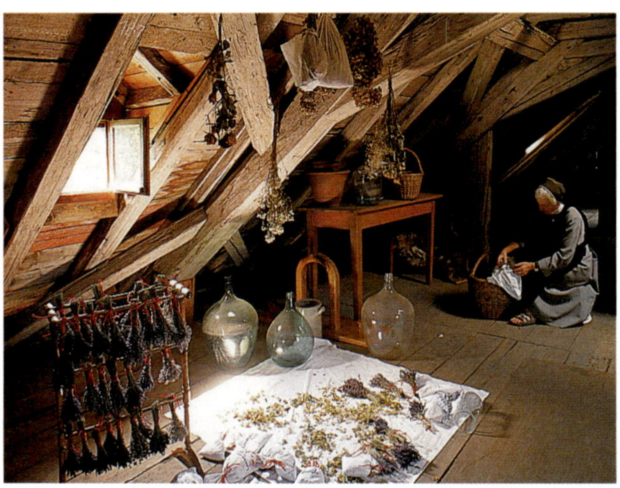

Erst die Entwicklung chemischer Pharmazeutika hat den Gebrauch von Heilpflanzen sowie das Wissen über ihre Anwendung verdrängt. Aber die Fülle von Nebenwirkungen, die dramatisch zunehmenden Resistenzen vieler Bakterienstämme gegen Antibiotika und schreckliche Arzneimittelskandale (z. B. Contergan) haben die Öffentlichkeit sensibilisiert. Das Vertrauen in die Schulmedizin nimmt ab, die Naturmedizin gewinnt an Zulauf. Die Deutschen geben jährlich etwa drei Milliarden Euro für Kräuterarzneien aus; diese gewaltige Nachfrage hat auch das Bundesgesundheitsministerium aufgeschreckt. Ein Expertengremium, die so genannte Kommission E, untersucht Wirksamkeit, Anwendung und Darreichung der Phytopharmaka und veröffentlicht ihre Ergebnisse in aktuellen Berichten.

Die Weltgesundheitsorganisation (WHO) definiert als Phytopharmaka »Arzneimittel, deren wirksame Bestandteile ausschließlich aus pflanzlichem Material bestehen, wie etwa Pflanzenpulver, Pflanzensekrete, ätherische Öle oder Pflanzenextrakte«. Homöopathische Zubereitungen gehören damit ebenso wenig zu den Phytopharmaka wie einzelne Pflanzeninhaltsstoffe (z. B. Menthol,

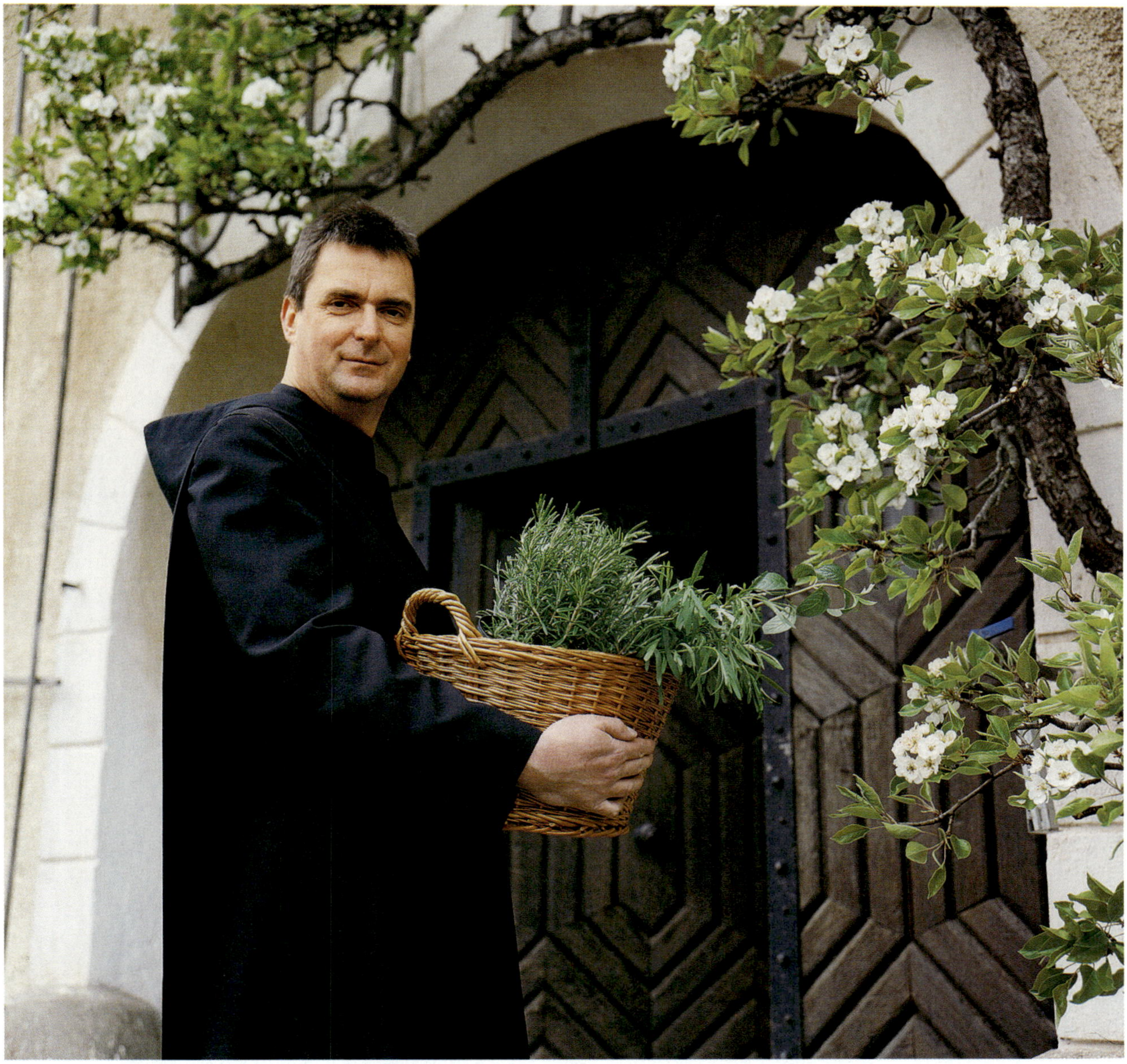

Eugenol und Thymol). Das Expertengremium gibt zum Schutz der Bevölkerung eine so genannte Negativliste von pflanzlichen Heilmitteln heraus, deren Verwendung in Arzneispezialitäten als gefährlich oder ungünstig beurteilt wird. Gleichzeitig wird aber auch die Wirksamkeit von pflanzlichen Stoffen, die nachweislich seit der Antike angewendet werden, wissenschaftlich untermauert. Bei vielen Arzneipflanzen, die durch empirische Beobachtungen Eingang in die Klosterheilkunde fanden, wurde mittlerweile eine hocheffiziente Wirkungsweise unter Laborbedingungen nachgewiesen. Bezeichnenderweise haben sich dabei viele traditionelle Rezepte im Wandel der Jahrhunderte kaum geändert.

Das konzentrierte und modernisierte Wissen um die wirksamsten Juwelen der Klostermedizin halten Sie nun in Ihren Händen.

Klosterheilkunde aus der Praxis: Pater Kilian Saum trägt seinen ganzen Stolz aus dem Klostergarten in einem Weidenkorb. Die Herstellung von Produkten aus Heilkräutern ist zu einer wirtschaftlichen Grundlage für viele Klöster geworden.

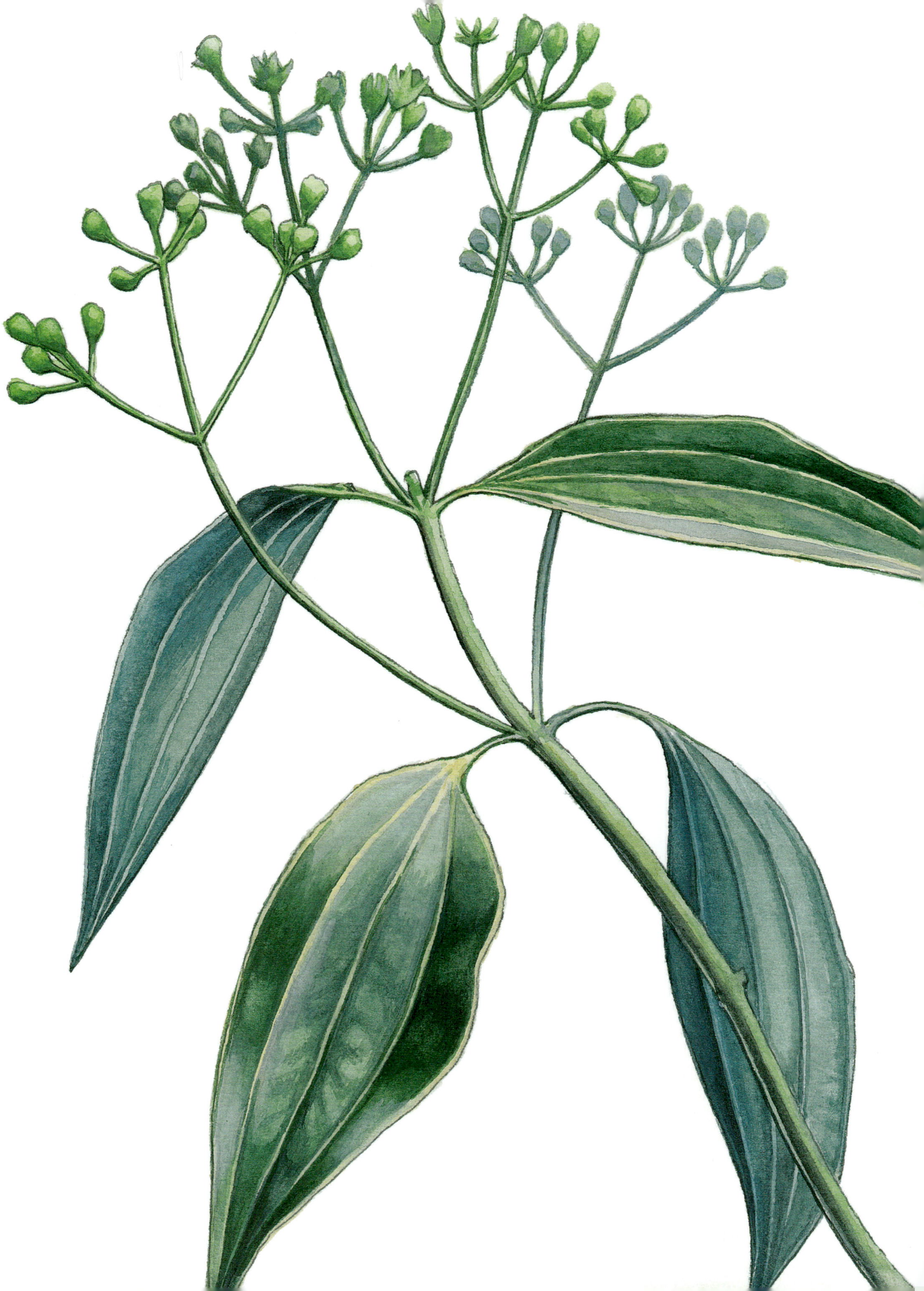

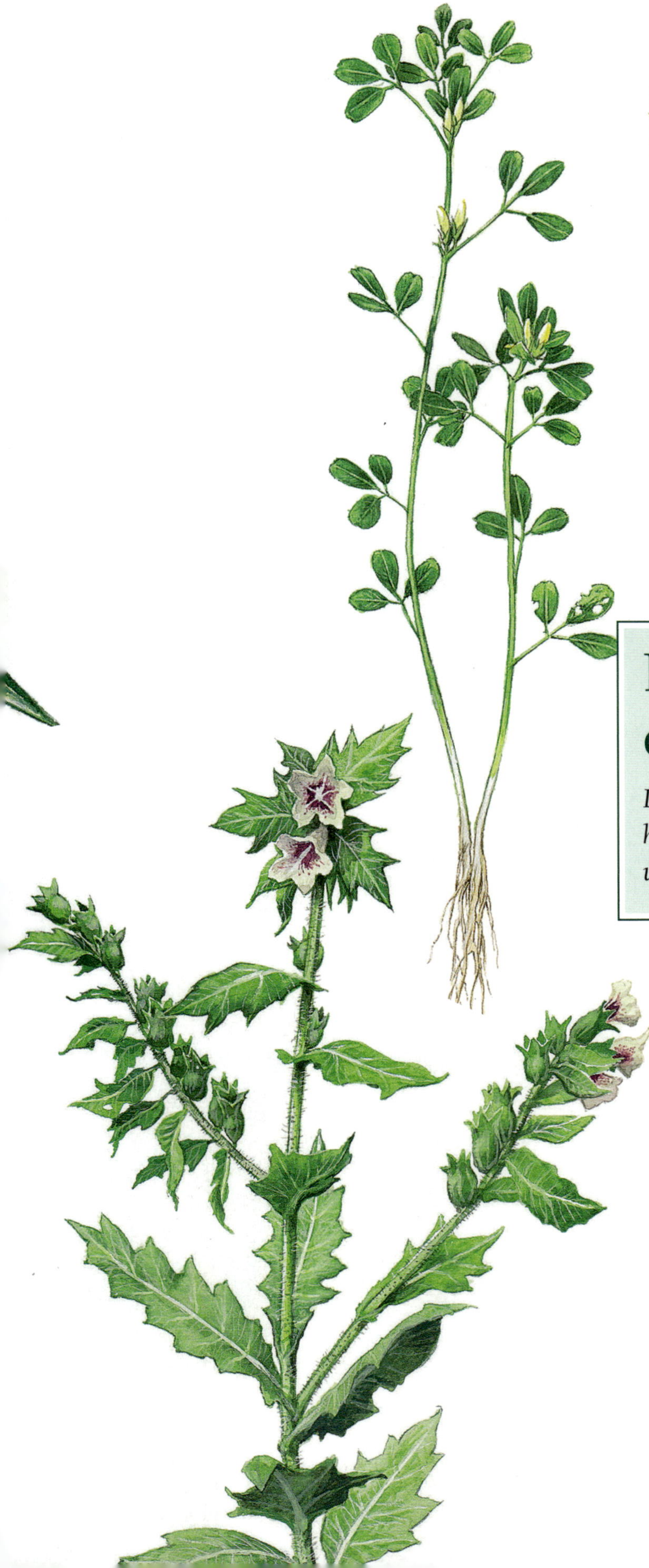

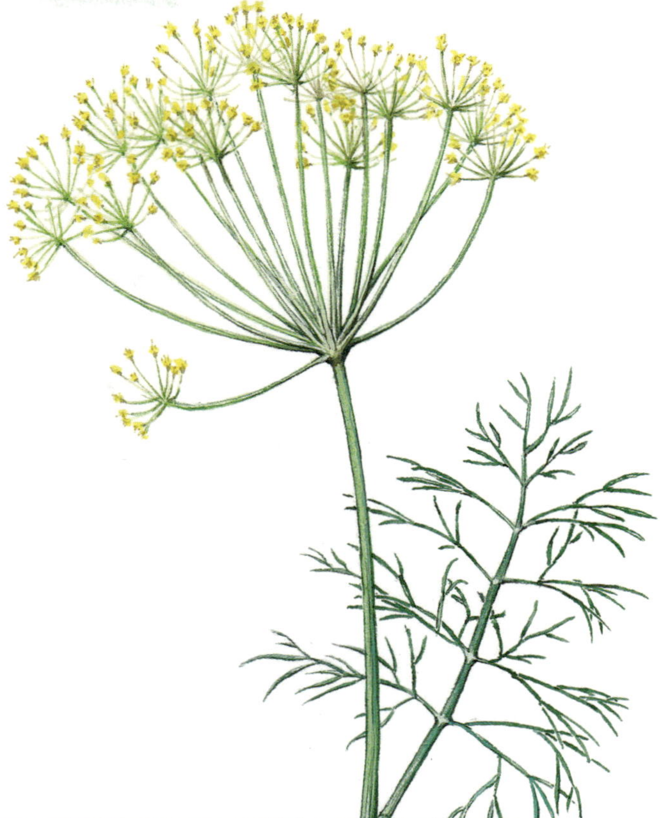

Die Steckbriefe der Heilpflanzen

Die wichtigsten Pflanzen der Klosterheilkunde. Wie sie entdeckt wurden und was sie so wertvoll macht.

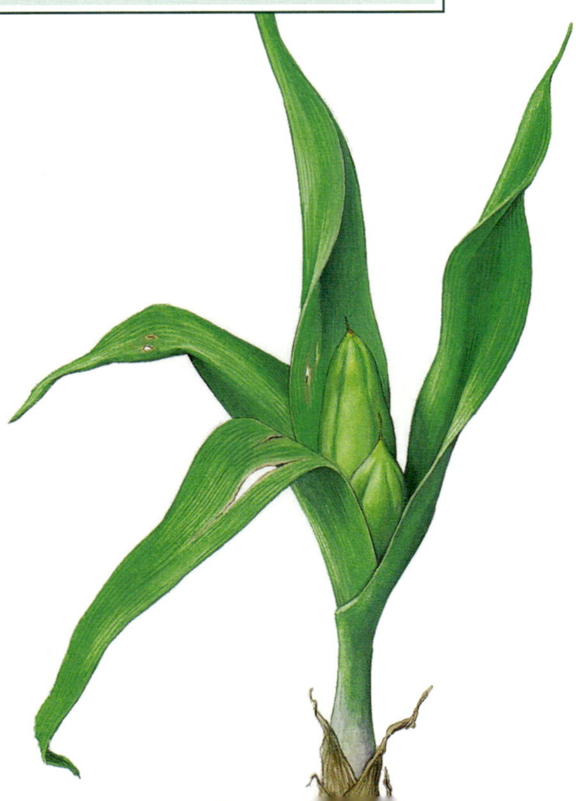

Ackerschachtelhalm Equisetum arvense L.

Die ›Leipziger Drogenkunde‹ zitiert zum Ackerschachtelhalm oder »Pferdeschwanz« den berühmten griechischen Arzt Galen: »Galienus sagt, die Kraft dieser Pflanze ist die, dass sie stopft mit geringer Bitterkeit und deshalb trocknet sie, ohne zu beißen. Und deswegen schließt sie (…) die üblen Wunden und ist für diejenigen geeignet, die Blut speien, und stillt den Fluss des Menstruationsblutes und ist hilfreich bei Darmgeschwüren und dem Fluss des Bauches, und einige sprechen, dass sie damit Wunden in der Blase in kurzer Zeit zusammengehärtet haben. (…) Und wenn man sie zusammen mit Wein verabreicht, hilft es den Leiden der unteren Verdauungsorgane.«

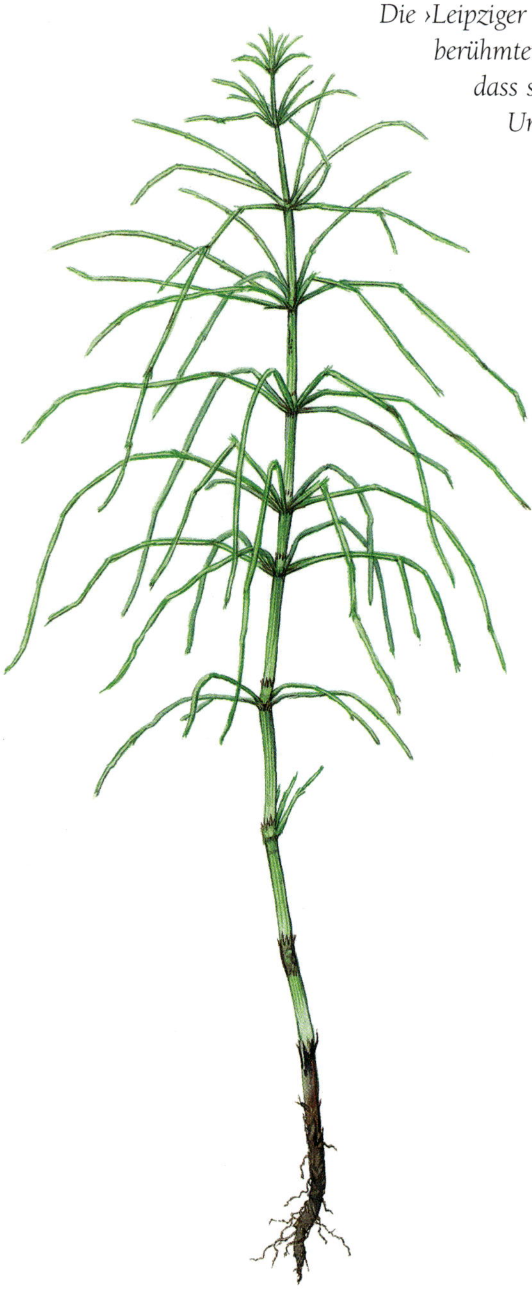

❖ Geschichte

In der Antike war die blutstillende Wirkung des Ackerschachtelhalms geradezu legendär. Plinius, bei dem zum ersten Mal der Name *Equisetum* auftaucht, berichtet, die Kraft Pflanze mit den dünnen, verzweigten Trieben sei so groß, dass es genüge, sie nur in der Hand zu halten, um eine Blutung zu stillen. Auch in den kräuterkundlichen Kompendien der Klostermedizin findet der Ackerschachtelhalm immer wieder lobende Erwähnung. Albertus Magnus und die ›Leipziger Drogenkunde‹ nennen Wundheilung und Blutstillung als die bevorzugten Anwendungsgebiete, lediglich Hildegard von Bingen hält den Ackerschachtelhalm für medizinisch unbrauchbar. Im 18. Jahrhundert setzte man die Pflanze bei Nieren- und Blasenleiden ein, so etwa Friedrich Hoffmann, der Leibarzt des Preußenkönigs Friedrich II. Aber auch im Haushalt spielte der Ackerschachtelhalm eine besondere Rolle. Wegen seines hohen Kieselsäuregehalts polierte man mit ihm das Zinngeschirr, weshalb er bis heute auch »Zinnkraut« genannt wird.

Obgleich man sie bisweilen lediglich als Unkraut bezeichnete, kam die Pflanze noch im ausgehenden 19. Jahrhundert zu größeren Ehren. So berichtet Sebastian Kneipp doch von vielen positiven Heilerfolgen bei blutigem Erbrechen und Harnverhaltung, bei Geschwüren und Wunden. Als Gurgelwasser empfiehlt er den Ackerschachtelhalm zudem bei Zahnfleischentzündungen und Entzündungen des Mund- und Rachenraums. Wegen seiner positiven Wirkung bei »Bluthusten« setzte man das »Zinnkraut« ebenso gegen die damals sehr häufige Tuberkulose ein. Außerdem wurde der Ackerschachtelhalm als Mittel bei vielen Hauterkrankungen und gegen Arteriosklerose getestet. Der unerwartete Ruhm als Arzneipflanze währte im 19. Jahrhundert allerdings nur kurze Zeit. Inzwischen findet der Ackerschachtelhalm von Seiten der Forschung kaum noch Beachtung.

Herkunft und Anbau

Der Ackerschachtelhalm gehört zur Familie der Schachtelhalmgewächse (Equisetaceen), die auf der ganzen Welt mit Ausnahme von Australien, Neuseeland und Tasmanien verbreitet sind und zu den ältesten lebenden Pflanzenarten zählen. In Deutschland gibt es fossile Funde früher Pflanzenvorfahren mit bis zu 10 Meter hohen, verholzten Trieben. Unter den heute noch existierenden 32 Schachtelhalm-Arten ist der Ackerschachtelhalm die wichtigste Heilpflanze. Er wächst auf lehmigem, feuchtem Boden und ist an Böschungen, Wiesenrändern und Ödland weit verbreitet. Es wird jedoch davon abgeraten, ihn wild zu sammeln, da der sehr ähnliche Sumpfschachtelhalm giftig sein soll. Für den arzneilichen Gebrauch wird der Ackerschachtelhalm vor allem aus China importiert.

Verwendete Teile und Inhaltsstoffe

Im zeitigen Frühjahr wachsen die bräunlichen, Sporen tragenden Triebe mit einer endständigen Ähre aus dem Boden. Wochen später sieht man an derselben Stelle die grünen unfruchtbaren Triebe, die in der Heilkunde verwendet werden. Kurz über dem Erdboden werden sie abgeschnitten und an einem luftigen Ort so lange zum Trocknen aufgehängt, bis die Seitenzweige sich leicht abbrechen lassen. Für die Wissenschaft ist die entwässernde Wirkung des Ackerschachtelhalms nur durch ein Zusammenspiel der verschiedenen Pflanzenwirkstoffe erklärbar. Dazu zählen Flavonoide und verschiedene mineralische Bestandteile, wobei Kieselsäure und Kaliumsalze den größten Anteil ausmachen. Die Wirkstoffe lassen sich nur durch längeres Kochen aus dem Kraut herauslösen.

Anwendungsgebiete

Wissenschaftlich anerkannt ist die innerliche Anwendung von Ackerschachtelhalmkraut zur Durchspülungstherapie bei bakteriellen und entzündlichen Erkrankungen der Harnwege, zur Ausschwemmung von Ödemen (vor allem der Beine) sowie zur Prophylaxe und Therapie von Nierengrieß und Gichtattacken. Äußerliche Anwendungen dienen zur unterstützenden Behandlung schlecht heilender Wunden.

Anwendungsform und Dosierung

Ackerschachtelhalm ist ein häufiger Bestandteil von Blasen-, Nieren- und Rheumatees. Aus geschmacklichen Gründen wird er nur selten allein zubereitet, ist dies der Fall, empfiehlt sich eine Tagesdosis von 6 g. Der Tee ist auch wirksam bei stoffwechselbedingten Anschwellungen der Beine. Um eine gute Durchspülungswirkung bei Erkrankungen der Nieren zu erreichen, sollte man mindestens ebenso viele Tassen Wasser wie Tee über den Tag verteilt trinken.

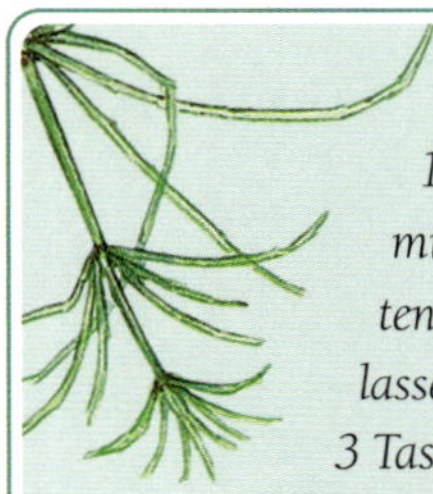

Teezubereitung:

1 Esslöffel Ackerschachtelhalmkraut mit 1 Tasse Wasser übergießen, 5 Minuten kochen, 10 bis 15 Minuten ziehen lassen und abseihen. Über den Tag verteilt 3 Tassen trinken, danach jeweils 1 Glas Wasser trinken.

✦ Zur Förderung der Wundheilung wird Ackerschachtelhalm äußerlich in Form von Bädern und Umschlägen eingesetzt. Für einen Umschlag 10 Teelöffel grob gepulvertes Ackerschachtelhalmkraut mit 1 Liter kochendem Wasser übergießen, 30 Minuten bis knapp unter dem Siedepunkt kochen lassen und abseihen. Einen sterilen Verbandsmull in den Sud tauchen und 2- bis 3-mal täglich als Umschlag auflegen. Für einen Sud als Badezusatz sollte man etwa 200 g Schachtelhalmkraut pro Bad verwenden.

✧ **Gegenanzeigen:** Bei eingeschränkter Herz- und Nierentätigkeit ist von einer längeren Durchspülungstherapie mit dem Tee abzuraten.

✧ Nebenwirkungen sind nicht bekannt.

Aloe – Aloe vera Aloe barbadensis Mill.

»Genießt man die Aloe für sich allein, führt sie den Bauch gelinde ab. Schlechthin sei sie (…) dem Magen freundlich zugeeignet, wohingegen die anderen Abführmittel ja dem Bauch wehtun.« Diese Ausführung findet sich im meistgelesenen Kräuterbuch des Mittelalters, dem ›Macer floridus‹. Außerdem heißt es: »Ihr Pulver befreit frische Wunden vom Eiter, wenn man es aufstreut. (…) Löst man es in Wasser auf und gibt es auf die Lippen und die Nase, hilft dies gegen dortige Eitergeschwüre, nicht weniger auch an den Augen. Stampft man Aloe gut in Wein und bereitet ein Pflaster, so stärkt dies den Haarwuchs und hält alle Haare zurück, die da ausfallen wollen. Zunge, Zahnfleisch und alle Mundbeschwerden erhalten ihren Vorteil, wenn sie mit Aloe, in Wein und Honig gut gestampft, gerieben werden.«

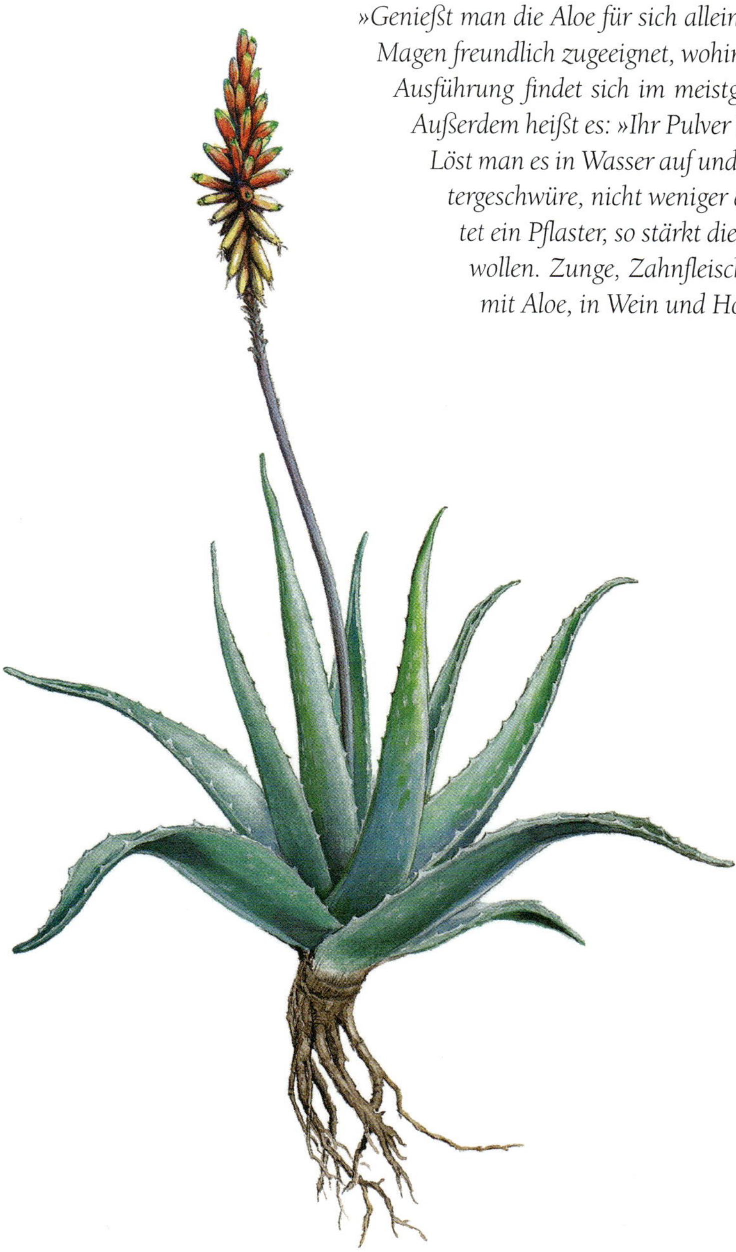

❖ Geschichte

Lange vor Kleopatra entdeckten die alten Ägypter die Heilkraft der Aloe und verwendeten das kühlende, beruhigende Gel ihrer Blätter zur Behandlung von Verbrennungen und Wunden. Selbst Alexander der Große soll einer Legende zufolge das Land gesucht haben, aus dem die Aloe damals verbreitet wurde, und im arabischen Sokrota fündig geworden sein. Die berühmten Ärzte der Antike – Dioskurides und Galen von Pergamon – loben die Aloe bereits als ein besonders wirksames Abführmittel. Auch die Klosterheilkunde setzte die Pflanze schon früh als Mittel gegen Magen- und Darmbeschwerden ein, wie das ›Lorscher Arzneibuch‹ aus der Zeit Karls des Großen mehrfach ausdrücklich bezeugt. In anderen Werken, wie etwa dem ›Macer floridus‹, wird die Aloe nicht nur als Abführmittel, sondern auch zur äußerlichen Behandlung von Wunden und Geschwüren empfohlen – eine Anwendung, die sich in der Erfahrungsheilkunde bis heute bewährt hat. Hildegard von Bingen beschreibt in ihren ›Causae et curae‹ ein Zugpflaster aus Aloe, das Abszesse aufbrechen und den Eiter herausziehen soll. Außerdem führt sie die Heilpflanze – mit Andorn und Süßholz gemischt – auch als Hustenmittel an. Spätestens seit sich das ›Circa instans‹, das pharmazeutische Standardwerk des Mittelalters, ausführlich mit der Heilwirkung der Aloe befasste, gehörte sie zum festen Arzneimittelschatz der mittelalterlichen Medizin. Die Klosterheilkunde betrachtete die Aloe als wärmend und trocknend im zweiten Grad. Da man die Verdauung im Mittelalter als einen Kochvorgang auffasste, sprach man wärmenden Pflanzen wie der Aloe eine abführende Wirkung zu.

Wie der Saft der Aloe gewonnen wurde, beschreibt die ›Leipziger Drogenkunde‹: Man legte die abgeschnittenen Blätter in einen Trog oder in eine Erdgrube, die mit Fellen ausgelegt war. Der Saft floss dann von selbst heraus und wurde entweder in Kesseln über dem Feuer eingedickt oder auf den Fellen in der Sonne getrocknet.

❖ Herkunft und Anbau

Die Aloe ähnelt zwar einem Kaktus, gehört jedoch zur Familie der Liliengewächse (Liliaceen). Mit ihrem Stamm, der mitunter bis zu 6 Meter hoch werden kann, und ihren mächtigen, etwa einen halben Meter langen Blättern ist sie eine recht stattliche Pflanze. Sie stammt ursprünglich aus Afrika (genauer gesagt, vom Kap der Guten Hoffnung) und aus Madagaskar und gelangte über den östlichen Mittelmeerraum nach Europa. Die Curaçao-Aloe *(Aloe barbadensis)* wird auch in den Küstenregionen Venezuelas und in den subtropischen Gebieten der USA angebaut. In Mitteleuropa wird heute die Kap-Aloe *(Aloe capensis)* bevorzugt.

❖ Verwendete Teile und Inhaltsstoffe

In der Heilkunde wird der eingedickte und getrocknete Saft aus den Aloe-Blättern verwendet. Der Saft ist in speziellen Sekretzellen gespeichert, die sich dicht neben den Leitgefäßen der Blätter befinden. Da sie nur durch sehr dünne Zellwände voneinander getrennt sind, kann der Extrakt, der eines der stärksten Abführmittel der Kräuterheilkunde ist, bei Abbrechen des Blattes schnell abfließen. Als wichtigste Wirkstoffe gelten die Anthranoide, die den Darm anregen sollen. Für die Kosmetikindustrie wesentlich sind die Polysaccharide und Salicylsäure, die im Aloe-Gel enthalten sind und schmerz- und entzündungslindernd wirken.

❖ Anwendungsgebiete

Wissenschaftler rätseln noch über die genauen Wirkmechanismen der Aloe vera, obwohl bereits viele ihrer aktiven Inhaltsstoffe identifiziert wurden. Anerkannt ist die innerliche Anwendung des eingedickten Pflanzensafts bei Verstopfung.

✦ In der Erfahrungsheilkunde wird Aloe äußerlich bei Hautproblemen und Wunden eingesetzt. Laut Weltgesundheitsorganisation (WHO) heilen Hautverbrennungen und -verbrühungen ersten und zweiten Grades schneller, wenn sie mit Aloe-Gel behandelt werden. Das Feuchtigkeit spendende Gel wird auch gern in After-Sun-Präparaten und Cremes verarbeitet. Eine wissenschaftlich nachgewiesene Wirkung besitzt vor allem das frische Aloe-Gel der Blätter.

❖ Anwendungsform und Dosierung

Aloe ist als Pulver oder Trockenextrakt sowie als Dick- oder Fluidextrakt erhältlich. Die Aloe-Tinktur wirkt milder als Pulver oder Trockenextrakt. Die Tagesdosis beträgt 50 bis 200 mg Pulver.

✦ Bei äußerlicher Anwendung kann Aloe-vera-Gel wiederholt aufgetragen werden, vor allem bei Verbrennungen. Einen optimalen Heileffekt erzielt man, wenn man das Gel frisch aus den Blättern der Pflanze gewinnt und direkt auf die betroffenen Hautpartien aufträgt.

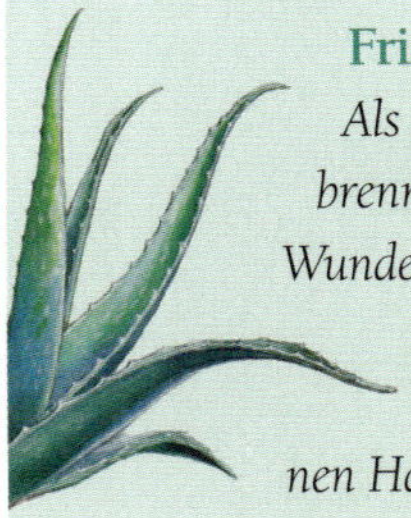

Frisches Aloe-Gel:

Als Erste-Hilfe-Mittel bei leichten Verbrennungen, Verbrühungen und kleinen Wunden einfach ein Aloe-Blatt einritzen und das frische Gel großzügig – am besten 2-mal täglich – auf die betroffenen Hautstellen auftragen.

✧ **Gegenanzeigen:** Bei Darmverschluss und akuten entzündlichen Erkrankungen des Darms sowie bei Kindern unter 12 Jahren und während der Schwangerschaft darf Aloe nicht innerlich angewendet werden.

✧ **Nebenwirkungen:** Als Abführmittel sollte Aloe nicht länger als 2 Wochen eingenommen werden, da es zu Mangelerscheinungen kommen und die Daueranwendung zu einer verstärkten Darmträgheit führen kann. Es empfiehlt sich, Aloe-Präparate nur dann einzunehmen, wenn mildere pflanzliche Mittel wie Flohsamen (siehe Seite 158) keine ausreichende Wirkung zeigen.

Andorn Marrubium vulgare L.

»Soll ich (...) den Andorn besprechen, das wertvolle, kräftig wirkende Kraut. Zwar brennt er scharf im Munde und sein Geschmack unterscheidet sich sehr von seinem Geruch. (...) Er kann jedoch starke Beklemmung der Brust lindern, wenn man ihn als bitteren Trank zu sich nimmt. Sollten die Stiefmütter je feindselig bereitete Gifte mischen (...), so scheucht ein Trank des heilkräftigen Andorns, unverzüglich eingenommen, die drohenden Lebensgefahren.« So beschreibt Walahfrid Strabo Mitte des 9. Jahrhunderts in seinem berühmten ›Hortulus‹ den Andorn. Hildegard von Bingen empfahl im 12. Jahrhundert ein Hustengetränk: »Wer Husten hat, der nehme Fenchel und Dill in gleichem Gewicht und füge ein Drittel Andorn bei, und er koche das mit Wein, siebe alles durch ein Tuch und trinke es.«

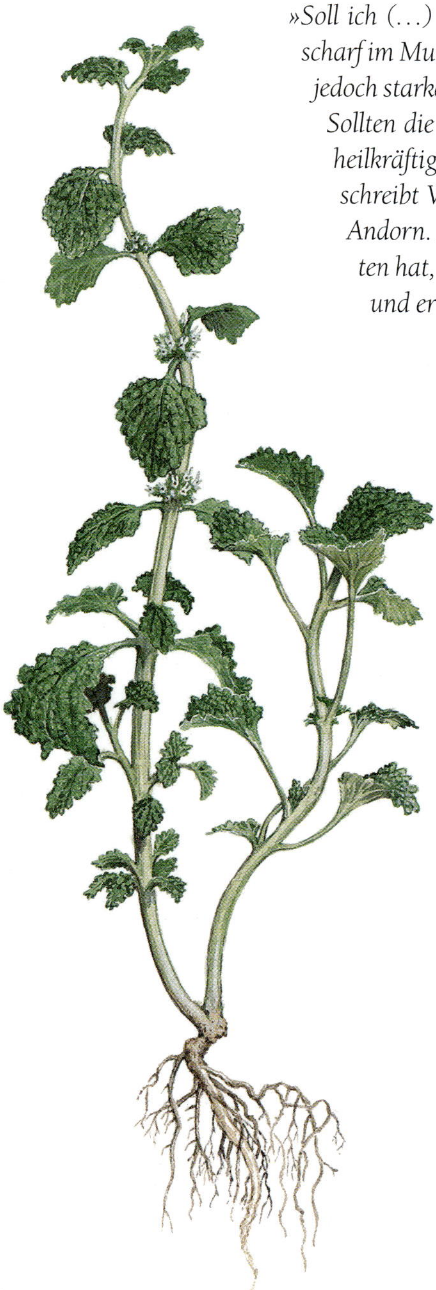

❖ Geschichte

Der Andorn kann auf eine lange Geschichte als Heilpflanze zurückblicken. Er war bereits zur Zeit der Pharaonen gebräuchlich und galt besonders bei Erkrankungen der Atemwege als hilfreiches Heilmittel. Dioskurides betont in seiner ›Materia medica‹ vor allem die Wirksamkeit bei Husten und Asthma, empfiehlt die Pflanze aber auch bei Ohrenleiden, Vergiftungen, Wunden und Geschwüren. Auch in den heilkräuterkundlichen Schriften und Rezeptsammlungen der Klosterheilkunde hatte der Andorn, der im Mittelalter auch »Marrubium« oder »Prassium« genannt wurde, seinen festen Platz. Schon im ›Lorscher Arzneibuch‹ ist er zahlreich vertreten: Hier gehören Verdauungsbeschwerden und Erkältungskrankheiten ebenso zu der breiten Palette seiner Anwendungsgebiete wie Aussatz und Gicht. Gegen Ende des 11. Jahrhunderts führt Odo Magdunensis in seinem ›Macer floridus‹ den Andorn wieder als bewährtes Mittel bei Husten und Asthma an. Dieser Empfehlung schließt sich etwa 70 Jahre später Hildegard von Bingen an. Allerdings fügt die Äbtissin noch hinzu, dass die Pflanze, die von der Klostermedizin als wärmend und trocknend im zweiten Grad eingestuft wurde, auch bei »kranken Eingeweiden« wirkt. Angesichts des hohen Stellenwerts, den der Andorn genoss, verwundert es nicht, dass sich ihm auch Albertus Magnus, Dominikaner und einer der ganz großen Wissenschaftler und Naturforscher des Mittelalters, widmete. Er sah in ihm beinahe ein Universalmittel, empfahl die gefurchten Blätter bzw. das Kraut aber vor allem für eine klare Stimme, gegen aufgeblähte Hämorrhoiden und um die Brust zu reinigen.
Obwohl der Andorn als Heilpflanze längst nicht mehr den hohen Stellenwert früherer Zeiten genießt und zu Unrecht nur noch selten verwendet wird, hat sich die seit dem Mittelalter in der Klosterheilkunde praktizierte Anwendung bei Magen-Darm-Beschwerden und Katarrhen der Atemwege bis heute erhalten.

❖ Herkunft und Anbau

Der Andorn gehört zur Familie der Lippenblütler (Lamiaceen). Das bis zu einem halben Meter hoch wachsende, anspruchslose Kraut besitzt eine spindelige Wurzel mit mehrköpfigem, oft verholzendem Wurzelhals. In wärmeren Gegenden kann der Andorn zu einem Halbstrauch heranwachsen. Er war ursprünglich im Mittelmeerraum beheimatet und wurde vor langer Zeit in Mitteleuropa eingebürgert. Er gedeiht an Wegen, auf Mauern und Schutt, liebt die Wärme und bevorzugt mäßig trockene, nährstoffreiche Böden. Der Anbau als Arzneipflanze erfolgt heute vorwiegend in Osteuropa und Marokko. Geerntet werden die oberen Pflanzenteile zu Beginn der Blüte. Da Andorn heute sehr selten ist, sollte man nur Pflanzen verwenden, die aus dem Heilpflanzenanbau stammen.

❖ Verwendete Teile und Inhaltsstoffe

In der Heilkunde wird das Andornkraut verwendet, das vor allem Gerb- und Bitterstoffe enthält. Darauf weist auch *Marrubium*, der botanische Name der Pflanze, hin (*marrium* = bitter). Tatsächlich sind Andornkraut und seine Zubereitungen sehr bitter. Von der im Körper aus den Wirkstoffen gebildeten Marrubinsäure nimmt man an, dass sie choleretisch wirkt, das heißt, sie soll den Gallenfluss und die Magensaftsekretion anregen und so zu einer besseren Verdauung führen. Ein genauer Wirkmechanismus ist bis heute allerdings noch nicht bekannt.

❖ Anwendungsgebiete

Obwohl der Andorn eine sehr alte Arzneipflanze ist, wurde er wissenschaftlich bislang nur wenig erforscht. Anerkannt ist die Anwendung von Andornkraut bei chronischer Appetitlosigkeit, Reizmagen und Verdauungsbeschwerden sowie als schleimlösendes Mittel bei Katarrhen der Atemwege.

✦ In der Erfahrungsheilkunde wird Andornkraut bei Bronchitis, trockenem Husten und Keuchhusten eingesetzt, aber auch bei Durchfall und Fettleibigkeit. Äußerlich angewendet, soll das Kraut darüber hinaus auch bei Geschwüren und Hautverletzungen entzündungshemmend und allgemein lindernd wirken.

❖ Anwendungsform und Dosierung

Andornkraut ist Bestandteil verschiedener Galle-Leber-Teemischungen und auch in einigen Arzneien aus der Gruppe der Husten- und Magen-Darm-Mittel enthalten. Außerdem verwendet man die Arzneipflanze gern zur Herstellung von Magenbittern, appetitanregenden Weinen und Hustenbonbons.

Teezubereitung:
1 Teelöffel Andornkraut mit 1 Tasse kochendem Wasser übergießen, 5 bis 10 Minuten ziehen lassen und abseihen. Bei Magen-Darm-Beschwerden jeweils 1 Tasse vor den Mahlzeiten, als schleimlösendes Mittel bei Husten mehrmals täglich 1 Tasse mit Honig gesüßt trinken. Zur Appetitanregung bis zu 3-mal täglich 1 Tasse vor den Mahlzeiten trinken.

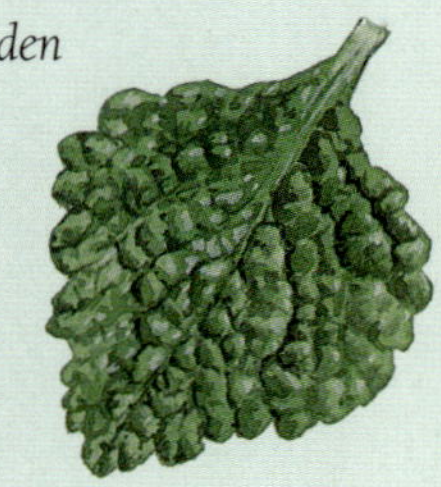

✦ Bei der Teezubereitung beträgt die Tagesdosis 4,5 g. Vom Frischpflanzenpresssaft nimmt man 2 bis 6 Esslöffel täglich ein.

✧ Für Andornkraut sind Gegenanzeigen und Nebenwirkungen nicht bekannt.

Angelika Angelica archangelica L.

In einer anonymen Klosterhandschrift aus dem 15. Jahrhundert steht ein Traktat zum Angelikabrand: »Angelikawasser ist das aller edelste Wasser, das man in Seuchenzeiten haben kann. (...) Vom Angelikawasser am Morgen und am Abend jeweils 2 Lot getrunken ist über alle Maßen gut für die Brust, sei sie von Eiter, von Schleim belastet, das Wasser macht sie wieder weit. Angelikawasser in gleicher Weise getrunken über 12 oder 14 Tage ist sehr gut bei einem schlechten, trägen Magen. Angelikawasser jeden Morgen nüchtern 2 Lot getrunken stärkt den ganzen Leib.«

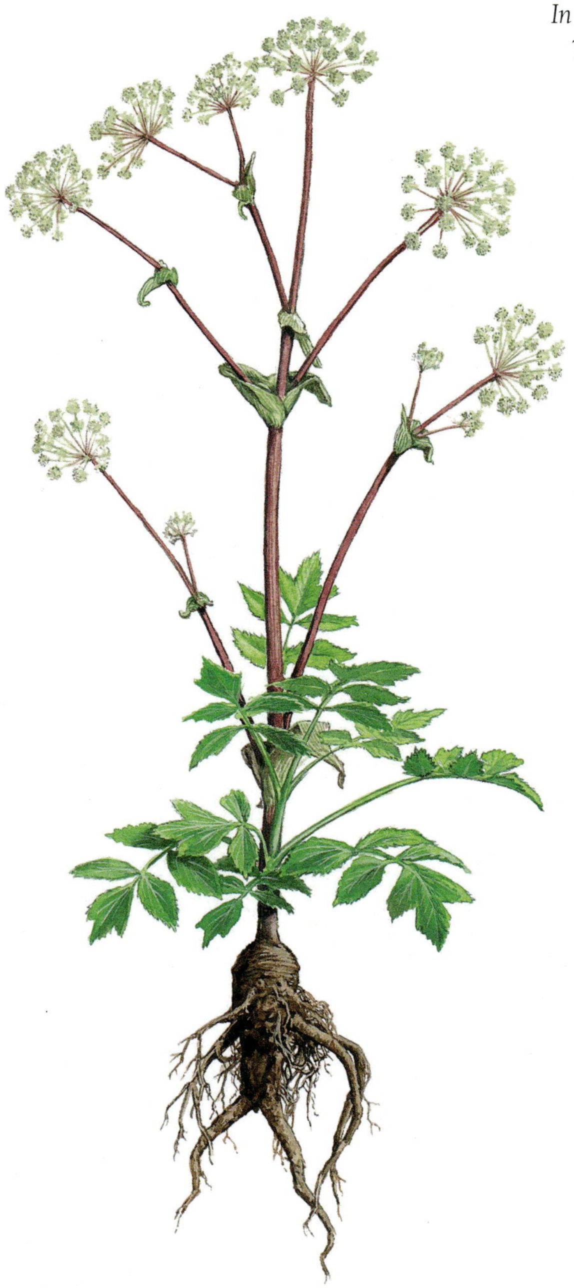

❖ Geschichte

Da die Angelika in nördlichen Breiten beheimatet ist, war sie den griechischen Ärzten der Antike noch nicht bekannt. Auch in den großen kräuterkundlichen Schriften und Rezeptsammlungen der Klostermedizin wie dem ›Macer floridus‹ oder der ›Physica‹ Hildegards von Bingen fehlt die Pflanze noch, während man sie in Norwegen, Island und Grönland bereits im 12. Jahrhundert als Gemüse nutzte. In Mitteleuropa fand die Angelika erst im Zuge der ersten großen Pestwelle 1348/49 weite Verbreitung: Der Legende nach soll damals in der größten Not der Erzengel Raphael höchstpersönlich erschienen sein und sie den Menschen als Schutz vor dem »Schwarzen Tod« gebracht haben. Davon leiten sich auch die zusätzlichen Bezeichnungen »Pestwurz« und *Archangelica* ab (*Archangelus* ist die lateinische Übersetzung von Erzengel). Im Deutschen heißt die Angelika nach dem lateinischen Namen »Engelwurz«; sie hat aber noch viele weitere Volksnamen, was darauf hindeutet, wie sehr die Heilpflanze in der Volksmedizin geschätzt wurde.
Im weiteren Verlauf des 14. Jahrhunderts war die Angelika dann überall gegenwärtig und wurde auch in den Klostergärten angebaut. Über die Anwendungen in der Volksheilkunde als verdauungsförderndes Mittel fand die Pflanze ihren Weg in die Klosterheilkunde und in die akademische Medizin. Die Kräuterbücher rühmten die Angelika besonders als ein Mittel, mit dem man Gift austreiben kann. Ihr würziges ätherisches Öl wurde Bestandteil verschiedener Kräuterbitter und -liköre, wie etwa des Benediktiner- oder des Kartäuserlikörs. Noch Mitte des 16. Jahrhunderts schrieben Ärzte wie etwa Hieronymus Bock (1546) und Leonhart Fuchs (1543) in verschiedenen Werken der Angelika eine Schutzwirkung vor der Pest zu. Nach dem Volksglauben sollte das aromatisch riechende Kraut allgemein vor »böser Zauberei« bewahren. So hing man die Pflanze in Frankreich Kindern als Amulett um den Hals, um sie vor den Machenschaften des Teufels zu schützen.

❖ Herkunft und Anbau

Die Angelika gehört zur Familie der Doldenblütler (Apiaceen) und stammt ursprünglich aus Norwegen und Island, sie kann sogar in Grönland gedeihen. Heute ist sie in allen nördlichen Regionen Europas und Asiens beheimatet. Angelika wächst auf feuchten Wiesen und Flachmooren, an Gräben und Flussufern. In Kulturen wird Angelika vor allem in Polen, Holland und Deutschland (Thüringen) angebaut, seltener in Italien, Belgien, Tschechien und der Slowakei. Im ersten Jahr hat die meist zweijährige Pflanze eine fast rübenförmige Wurzel. Der etwa 5 Zentimeter dicke Wurzelstock, der mit zahlreichen zum Teil zopfigen Wurzeln besetzt ist, entwickelt sich erst im zweiten Jahr. Wie die ganze Pflanze riecht die Wurzel stark würzig.

❖ Verwendete Teile und Inhaltsstoffe

In der Heilkunde wird die Wurzel der Angelika verwendet, die in hoher Konzentration Bitterstoffe und ätherisches Öl enthält. Diese Inhaltsstoffe regen die Magensaftsekretion und den Gallenfluss an und führen auf diese Weise zu einer besseren Verdauung. Angelikawurzel-Extrakte wirken an der glatten Muskulatur der Magen- und Darmwände krampflösend. Außerdem hemmt die Wurzel erwiesenermaßen das Wachstum von Bakterien und Pilzen.

❖ Anwendungsgebiete

Wissenschaftlich anerkannt ist die Anwendung von Angelikawurzel als Bitterstoffmittel bei Reizmagen, Verdauungsschwäche und Appetitlosigkeit. Ebenfalls bestätig wurde, dass die Wurzel die Bildung von Gallensaft und die Nierentätigkeit anregt.

✦ In der Erfahrungsheilkunde wird die Angelikawurzel innerlich zur Behandlung von Erkältungskrankheiten, insbesondere bei Husten eingesetzt. Darüber hinaus gilt sie als geeignetes Mittel bei Brechreiz, Magen- und Darmkrämpfen sowie bei Menstruationsstörungen. Auch als harntreibendes Mittel findet die Angelikawurzel Verwendung, das ätherische Öl soll bei nervös bedingten Schlafstörungen helfen. Äußerlich angewendet, ist Angelika bei Neuralgien und rheumatischen Beschwerden als leicht hautreizendes Mittel hilfreich.

❖ Anwendungsform und Dosierung

Angelikawurzel kann man sowohl als Tee wie auch als Tinktur einnehmen. Die Tagesdosis beträgt 4,5 g (getrocknete Wurzel) bzw. 1,5 g (Tinktur). In Form von ätherischem Öl und Angelikawein wird sie äußerlich angewendet. Angelikawurzel ist auch der Rohstoff für Gewürzextrakte und mehrere, zum Teil sehr bekannte Kräuterschnäpse und Kräuterliköre.

Teezubereitung:

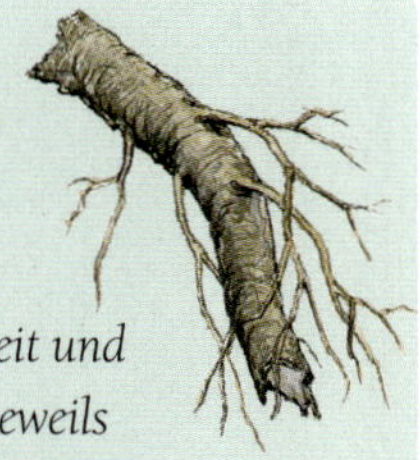

1 Teelöffel zerkleinerte Angelikawurzel mit 1 Tasse kochendem Wasser übergießen, zugedeckt 10 Minuten ziehen lassen und abseihen. Bei Appetitlosigkeit und allgemeinen Verdauungsbeschwerden jeweils 1 Tasse mäßig warm etwa eine halbe Stunde vor den Mahlzeiten trinken.

✧ **Gegenanzeigen:** Angelikawurzel darf nicht bei Magen- oder Darmgeschwür verwendet werden.

✧ **Nebenwirkungen:** Vor allem bei hellhäutigen Menschen kann die regelmäßige Anwendung von Angelikawurzel eine erhöhte Lichtempfindlichkeit bewirken. Deshalb sollte in dieser Zeit auf Sonnenbäder und intensive UV-Bestrahlung verzichtet werden.

Anis Pimpinella anisum L.

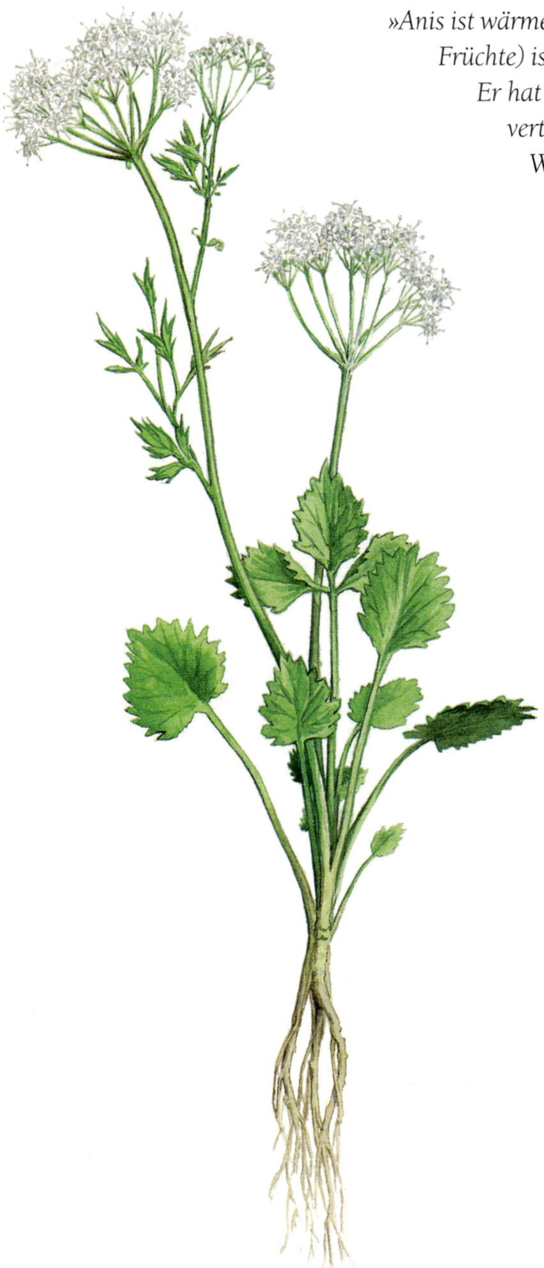

»Anis ist wärmend und trocknend in dem dritten Grade (...). Sein Same (gemeint sind die Früchte) ist äußerst hilfreich, und sein Geschmack ist scharf und ein wenig bitter. (...) Er hat auch die Kraft, dass er den Urin ausleitet und die Blähungen des Bauches vertreibt und die Schmerzen legt und schweißtreibend wirkt. Er wirkt gut bei Wassersucht und nimmt auch den Durst (...), und ist auch ein geeignetes Mittel für die Nieren. Er bindet den Durchfall und hemmt zu starke Monatsblutung. Er fördert die Muttermilch und weckt die Lust.« Diese Anwendungsbereiche des Anis findet man in der ›Leipziger Drogenkunde‹ aus dem 15. Jahrhundert.

❖ Geschichte

Bereits 1500 v. Chr. wird Anis im ›Papyrus Ebers‹, einer der großen Rezeptsammlungen der altägyptischen Medizin, als Heilmittel gegen eine Vielzahl von Erkrankungen empfohlen. So bezeichnen die hippokratischen Schriften den Anis als verdauungsfördernde Pflanze. Dioskurides, Verfasser des bedeutendsten pharmakologischen Werkes der Antike, setzt die Pflanze sowohl als Gegengift bei Schlangenbissen wie auch als Mittel bei Husten ein. In der Klosterheilkunde war Anis als Gewürz und Heilmittel gleichermaßen geschätzt – nicht umsonst wurde der Anbau der Pflanze in den kaiserlichen Gütern unter Karl dem Großen ausdrücklich per Gesetz angeordnet. Welche außergewöhnlichen Heilkräfte man dem Anis zuschrieb, belegt nicht nur der oben zitierte Text, sondern auch schon das berühmte ›Lorscher Arzneibuch‹ aus der Karolingerzeit: Hier findet sich Anis in mehreren Rezepten zur Förderung der Verdauung, aber auch als Mittel gegen Erkrankungen der Atemwege und zur Behandlung von Melancholie. Im 13. Jahrhundert beschreibt der Dominikaner und Naturforscher Albertus Magnus in seinem Pflanzenbuch ›De vegetabilibus‹ unter Anis auch noch Fenchel, Dill und Kümmel, weil sie ganz ähnliche Blätter haben. All diese Pflanzen gehören zu einer Familie und besitzen eine ähnliche Zusammensetzung an Wirkstoffen. So ist es auch zu erklären, dass Anis in manchen Schriften als »römischer Fenchel«, »süßer Fenchel« oder »süßer Kümmel« auftaucht. Die Klosterheilkunde betrachtete die Qualitäten des Anis als wärmend und trocknend im dritten Grad. Damit eignete er sich nach den Vorstellungen der Qualitätenlehre hervorragend zur Behandlung von Verdauungsproblemen wie etwa Blähungen. Dieses Anwendungsgebiet hat sich ebenso wie der bereits aus der Antike überlieferte Einsatz von Anisfrüchten bei Atemwegserkrankungen bis in unsere Tage erhalten. Außerdem galt Anis bis in die Neuzeit hinein in der Volksmedizin als Aphrodisiakum.

Herkunft und Anbau

Der Anis gehört zur Familie der Doldenblütler (Apiaceen) und stammt aus dem Orient, vermutlich aus dem östlichen Mittelmeerraum. Heute wird er in den Mittelmeerländern angebaut, aber auch in den Ländern der früheren UdSSR, in den USA, in Indien und Deutschland. Zu uns gelangt er auch aus Anbauten in der Türkei, in Ägypten und Spanien. Die Pflanze benötigt ein feuchtwarmes Klima und gedeiht sehr gut auf sandigem Boden. Die Dolden werden geerntet, wenn sie sich bräunlich gefärbt haben.

Verwendete Teile und Inhaltsstoffe

In der Heilkunde werden die Anisfrüchte, im Volksmund auch Samen genannt, verwendet. Ihr wichtigster Inhaltsstoff ist das ätherische Öl Anethol. Es wirkt schleim- und krampflösend, indem es in den Lungen die Bronchialsekretion steigert und die schleimabtransportierenden Härchen in den Bronchien aktiviert. Auch seine bakterienhemmende Wirkung ist beachtlich. Vermutlich steigert es außerdem die Sekretion von Speichel und Magensaft.

Anwendungsgebiete

Wissenschaftlich anerkannt ist die Anwendung von Anisfrüchten bei Verdauungsschwäche und Katarrhen der Atemwege. Wegen seiner milden Wirkung findet er vor allem in der Kinderheilkunde Verwendung.

- In der Erfahrungsheilkunde galt Anis als Aphrodisiakum. Zurückzuführen ist dies vermutlich auf die östrogene Wirkung des Anethol, das in der Stillzeit auch die Milchbildung fördern soll. Das ätherische Öl wird äußerlich beispielsweise in Salben für stimulierende Einreibungen eingesetzt.
- In der modernen Kräuterheilkunde wird Anis nur noch selten verwendet. Schuld daran sind zwei starke Mitstreiter: Fenchel und Kümmel. Bei Katarrhen der Atemwege, besonders bei Husten, hat Fenchel die stärkere Wirkung, während Kümmel häufig bei Magenschwäche und Blähungen dem Anis vorgezogen wird. Allerdings schmeckt Letzterer besser, weshalb er auch ein beliebter Bestandteil verschiedener Husten- und Magen-Darm-Teemischungen ist.
- In der Küche wird Anis vor allem als Gewürz in Backwaren und Gemüsen eingesetzt. Als Zutat im Anisschnaps (Pernod oder Ouzo) zeigt er immer noch seine verdauungsfördernde Wirkung.

Anwendungsform und Dosierung

Anisfrüchte können als Tee oder ätherisches Öl eingenommen werden, wobei man das Öl nicht unverdünnt anwenden darf. Die Tagesdosis beträgt 3 g (Früchte) bzw. 0,3 g (Öl).

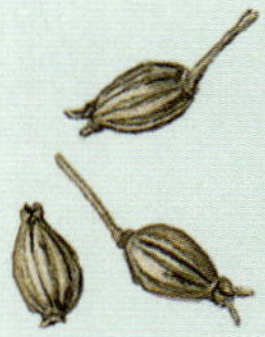

Teezubereitung:

1 gehäuften Teelöffel Anisfrüchte im Mörser zerdrücken, mit 1 Tasse kochendem Wasser übergießen, zugedeckt 10 Minuten ziehen lassen und abseihen. Bei Husten 2- bis 5-mal täglich 1 Tasse mit Honig gesüßt trinken. Für eine optimale Wirkung bei Verdauungsschwäche und Blähungen trinkt man den Tee ungesüßt.

Das im Handel erhältliche Anisöl stammt oft nicht von *Pimpinella anisum*, dem echten Anis, sondern wird aus Sternanisfrüchten gewonnen, da dies wesentlich günstiger hergestellt werden kann und eine ähnliche Zusammensetzung besitzt wie das kostbarere ätherische Öl des echten Anis.

- **Nebenwirkungen:** Sehr selten können allergische Reaktionen der Schleimhäute oder der Atemwege auftreten.
- Gegenanzeigen sind nicht bekannt.

Arnika Arnica montana L.

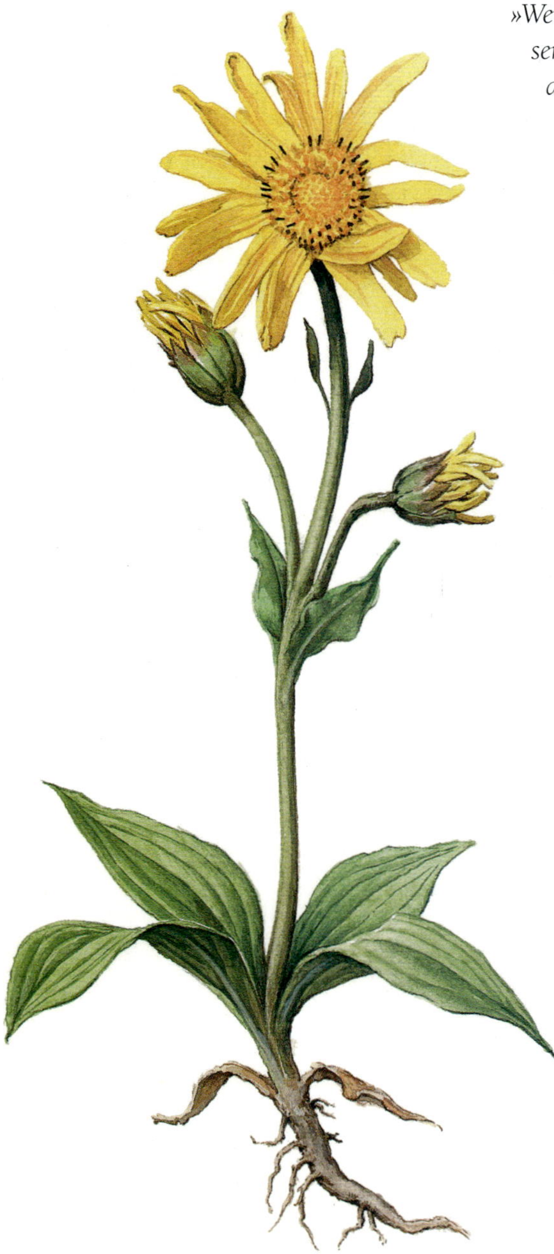

»Wenn zwischen der Haut und dem Fleisch des Menschen Flecken und Blasen hervorbrechen, dann soll Wundkraut in Wasser gekocht und warm aufgelegt werden, und jener wird geheilt werden.« Diese Zeilen aus der ›Physica‹ Hildegards von Bingen werden von der Forschung gern auf die Arnika bezogen. Ausdrücklich erwähnt wird die Pflanze im 16. Jahrhundert zum Beispiel in einer überarbeiteten Fassung von Adam Lonitzers ›Kräuterbuch‹: »Bei den Sachsen gebraucht es (das Kraut) das gemeine Volk, bei denjenigen, die von höher herabgestürzt sind oder sich sonst bei der Arbeit verletzt haben.«

Geschichte

In den medizinischen Werken der Antike sucht man die Arnika vergebens. Vieles spricht dafür, dass sich die vermutlich früheste Erwähnung im oben zitierten 44. Kapitel von Hildegards ›Physica‹ findet. Ganz sicher ist dies aber nicht, da die Äbtissin nicht ausdrücklich von der Arnika, sondern von »Wuntwurz« spricht. Sie gibt in diesem Zusammenhang aber genau diejenigen Anwendungsgebiete an, für die »Bergwohlverleih«, so der deutsche Name der Arnika, berühmt wurde: äußere Verletzungen, Geschwüre, Flecken und Blasen zwischen Haut und Fleisch (gemeint sind Blutergüsse und Ödeme). Namentlich taucht die Arnika erst im 15. Jahrhundert auf, und zwar als Abtreibungsmittel in volkssprachigen Schriften. Die Autoren der ersten gedruckten Kräuterbücher des 16. Jahrhunderts, Bock, Brunfels und Fuchs – drei Ärzte, die als die »Väter der Botanik« bezeichnet werden –, behandeln die Pflanze allerdings nicht, da sie bei ihren antiken Vorbildern nicht zu finden war. Dass sich einzig der Leibarzt von Kaiser Maximilian II., Pietro Andrea Matthioli, in seinem damals sehr berühmten Kräuterbuch (1554 in Prag entstanden) der Arnika widmet, ist auch nur auf einen Irrtum zurückzuführen: Er bezog nämlich fälschlicherweise die Ausführungen, die er bei Dioskurides zum Wasserwegerich fand, auf die Arnika. So erklärt sich auch, warum die traditionellen Anwendungsgebiete des Wasserwegerichs (Vergiftungen, Magen-Darm-Beschwerden) noch weit bis ins 20. Jahrhundert als typisch für die Arnika galten. Die Volksmedizin setzte die Pflanze im 16. Jahrhundert jedoch schon genauso wie heute ein: bei stumpfen Verletzungen, Blutergüssen und entzündlichen Hautveränderungen. Darüber hinaus hatte die Arnika zahlreiche symbolische und magische Bedeutungen. Die goldgelbe Blüte galt etwa als Sinnbild für die Sonne und spielte deshalb im Kult der Sommersonnenwende eine Rolle. Außerdem schätzte man sie als Schutzpflanze vor Blitzschlag.

❖ Herkunft und Anbau

Arnica montana gehört zur Familie der Korbblütler (Asteraceen). Die bis zu einem halben Meter hoch wachsende Pflanze ist nicht sehr anspruchsvoll. Sie war in den Mittelgebirgen Europas einst eine weit verbreitete Blume. Da sie, wie Goethe noch im 19. Jahrhundert berichtete, in riesigen Mengen für die Apotheken gesammelt wurde und auszusterben drohte, wurde sie schließlich unter Naturschutz gestellt. Erst vor wenigen Jahren ist es gelungen, *Arnica montana* für einen ertragreichen Feldanbau zu züchten. Alternativ wurde (und wird) die nordamerikanische Wiesenarnika (*Arnica chamissonis*), die eine ganz ähnliche Zusammensetzung an Wirkstoffen besitzt, für den pharmazeutischen Bedarf kultiviert. Ein Teil der Arnikablüten stammt immer noch aus Importen von Wildvorkommen in Spanien und einigen Balkanländern.

❖ Verwendete Teile und Inhaltsstoffe

In der Heilkunde werden vorwiegend die Blüten der Arnika verwendet, selten auch die Wurzel. Die Pflanze besitzt ein sehr komplexes Gemisch von Inhaltsstoffen, das je nach Herkunft stark variiert. Vor allem sind es Bitterstoffe (Sesquiterpenlactone), Flavonoide und ätherisches Öl. Entsprechend groß ist das Wirkungsspektrum: Arnikablüten wirken entzündungslindernd und keimhemmend, antirheumatisch und gegen Nervenschmerzen (antineuralgisch).

❖ Anwendungsgebiete

Wissenschaftlich anerkannt ist die äußerliche Anwendung von Arnikablüten bei der Behandlung von Verletzungs- und Unfallfolgen wie Blutergüssen, Zerrungen, Prellungen, Quetschungen und Verstauchungen. Auch gegen schlecht heilende Wunden werden Arnikablüten erfolgreich angewendet. Darüber hinaus werden sie bei Frakturödemen, rheumatischen Muskel- und Gelenkbeschwerden und chronisch venöser Insuffizienz sowie zur Behandlung von Insektenstichen eingesetzt. Ein weiteres Anwendungsgebiet sind Schleimhautentzündungen im Mund- und Rachenraum – hier helfen Arnikablüten, indem sie die Durchblutung anregen und so die Abwehrbereitschaft der Schleimhäute steigern.

❖ Anwendungsform und Dosierung

Auszüge aus Arnikablüten werden meist zu Salben verarbeitet und äußerlich angewendet. Umschläge mit Arnika-Tinktur oder einem Aufguss wirken lindernd bei Rheumaschmerzen und stumpfen Verletzungen. Bei Entzündungen im Mund- und Rachenraum verwendet man die 10fach verdünnte Tinktur als Gurgellösung.

Arnika-Umschlag:

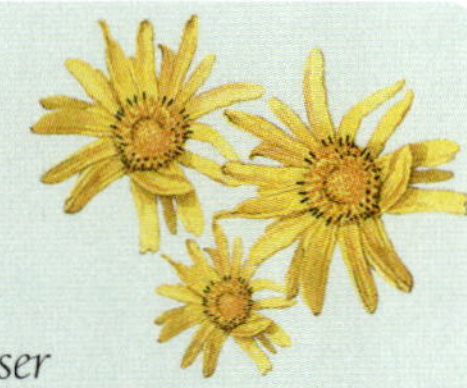

Bei stumpfen Verletzungen wie Prellungen, Quetschungen und Verstauchungen 4 Teelöffel Arnikablüten mit 1 Tasse kochendem Wasser übergießen, 10 Minuten ziehen lassen und abseihen. Ein Leinentuch mit dem abgekühlten Aufguss tränken, leicht auswringen, auf die schmerzende Stelle legen und mindestens 2 Stunden einwirken lassen.

✦ Die innerliche Anwendung, etwa als Tee, wird heute abgelehnt, da Arnika giftig wirkende Stoffe enthält.

✧ **Gegenanzeigen:** Bei einer Allergie gegen Korbblütler darf Arnika nicht angewendet werden.

✧ **Nebenwirkungen:** Bei längerer Anwendung auf verletzter Haut kommt es häufig zu Bläschenbildung und es können Ekzeme auftreten.

Artischocke Cynara scolymus L.

Die medizinischen Wirkungen der Artischocke machte der persische Arzt Avicenna um das Jahr 1000 n. Chr. in Europa bekannt. Er schreibt: »Sie regt den Harnfluss an, wobei übelriechender Harn und Schleim ausgeschieden wird.« Im ›Kräuterbuch‹ des Adam Lonitzer, der als einer der Ersten die Artischocke in deutscher Sprache beschreibt, heißt es einige Jahrhunderte später über ihre Wirkung: »Die Distel und die Artischocke mehren den natürlichen Samen und reizen zu den ehelichen Werken, deshalb gebrauchen die Romanen die Köpfe der Disteln fleißig in der Speise.«

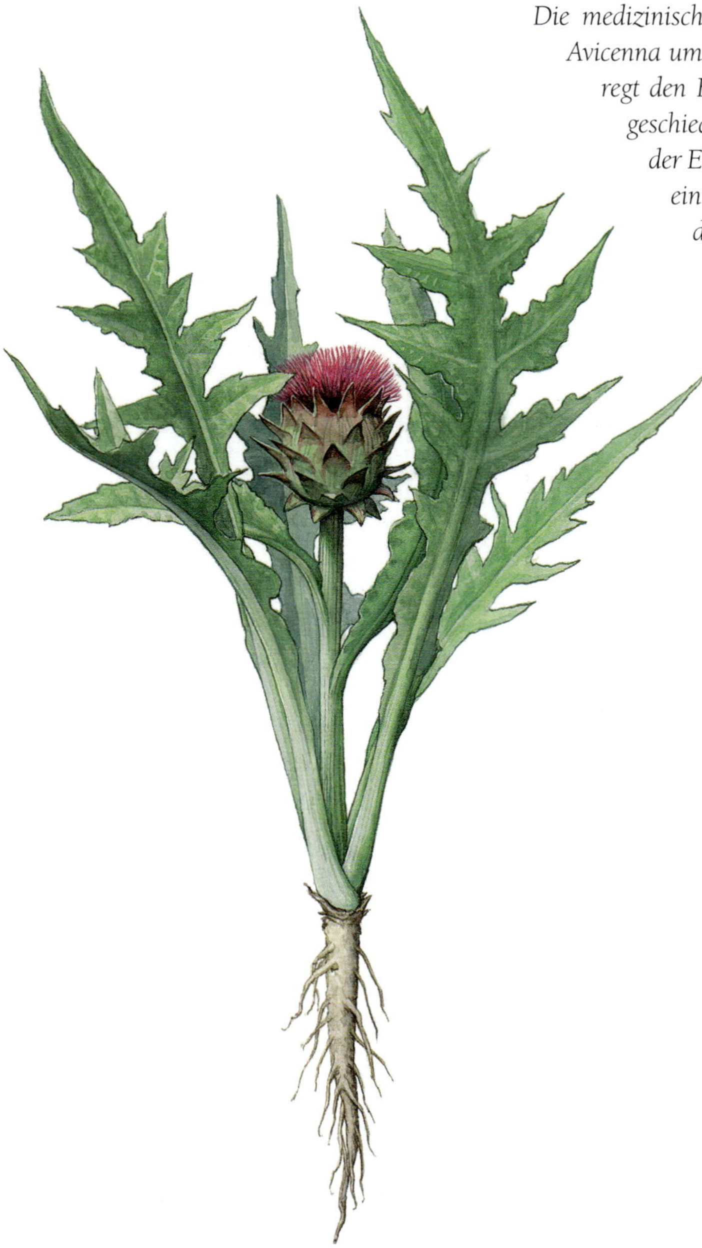

❖ Geschichte

Die Artischocke zählt heute zweifellos zu den wichtigsten Arzneipflanzen der modernen Klosterheilkunde. Wechselvoll und schwer zu erforschen ist jedoch ihre Geschichte. Die Gemüseartischocke, eine besondere Kulturform der *Cynara*, war bereits bei den Griechen und Römern sehr beliebt. Plinius behandelt sie in seiner ›Naturalis historia‹, und der Leibarzt von Kaiser Marc Aurel, der berühmte römische Medicus Galen von Pergamon, empfiehlt einen Sud aus Artischocken und Wein, der harntreibend und desodorierend wirken soll. Zwar führt das überaus bedeutende Arzneibuch aus der Zeit Karls des Großen, das ›Lorscher Arzneibuch‹, die Artischocke noch auf, doch scheint die Pflanze dann für längere Zeit aus dem mitteleuropäischen Arzneipflanzenschatz ganz verschwunden zu sein – wahrscheinlich weil der Anbau der wärmeliebenden Pflanze in den kühleren Regionen nördlich der Alpen nicht gelang. Ohne Probleme ließ sie sich dagegen auf der Iberischen Halbinsel einbürgern, wohin sie im Mittelalter mit den Arabern gelangte. Nicht umsonst leitet sich der Name Artischocke vom arabischen *alharsuf* ab. Über Portugal und Spanien gelangte sie dann ein zweites Mal nach Mitteleuropa und wurde seit dem 15. Jahrhundert in Adelskreisen als Delikatesse sehr geschätzt. Weil sie als warm und feucht galt und damit erhitzend wirkte und die Säfte anregte, erfreute sie sich auch als Aphrodisiakum großer Beliebtheit. Der Normalbürger konnte sich mithilfe der Artischocke jedoch keinen Lustgewinn verschaffen, denn das zart schmeckende Gemüse war schlichtweg zu teuer. Zu neuen medizinischen Ehren kam die Artischocke erst wieder in den letzten Jahrzehnten, als man ihre Heilwirkung bei Magen-Darm-Beschwerden entdeckte und mit der systematisch-wissenschaftlichen Untersuchung ihrer Inhaltsstoffe begann. Für die heutigen Anwendungen der Artischocke nutzte die mittelalterliche Klosterheilkunde die Mariendistel (siehe Seite 136).

❖ Herkunft und Anbau

Die Artischocke gehört zur Familie der Korbblütler (Asteraceen); sie ist eine distelähnliche Pflanze, die bis zu 2 Meter groß werden kann und violette Blüten trägt. Ursprünglich im nördlichen Afrika beheimatet, kam sie erst spät nach Europa. Heute wird sie vor allem im Mittelmeerraum angebaut, da sie am besten auf fruchtbarem Lehmboden in mildem Klima gedeiht.

❖ Verwendete Teile und Inhaltsstoffe

Während die Blütenhüllblätter und der Blütenboden als Gemüse verzehrt werden, setzt man die Blätter der Artischocke für arzneiliche Zwecke ein. Sie enthalten zahlreiche Flavonoide und Bitterstoffe (mit einem sehr hohen Anteil von bis zu 6 Prozent). Diese Stoffe regen den Gallenfluss an und führen so zu einer besseren Fettverdauung. Der Bitterstoff Cynarin soll zudem eine leberschützende Wirkung haben. Die als Delikatesse gehandelten Artischockenherzen enthalten wesentlich weniger Bitterstoffe als die Blätter, besitzen allerdings eine Vielzahl anderer wertvoller Inhaltsstoffe, wie Carotin, Vitamin B, C und E sowie relativ viele Minerale.

❖ Anwendungsgebiete

Wissenschaftlich anerkannt ist die Anwendung von Artischockenblättern bei Magen-Darm-Beschwerden wie Übelkeit, Völlegefühl und Blähungen. Ihre Wirkung ist vor allem belegt, wenn diese durch eine Störung von Leber und Galle verursacht werden. Der Extrakt der Artischockenblätter wirkt außerdem vorbeugend gegen immer wieder auftretende Gallensteine.

✦ Positive Studienergebnisse liegen außerdem für Appetitlosigkeit und arteriosklerotische Krankheitsbilder im frühen Stadium vor, also für krankhafte Verengung und Verstopfung der Blutgefäße.

✦ Mithilfe der Artischockenblätter kann der Cholesterinspiegel durchschnittlich um beachtliche 15 Prozent gesenkt werden.

❖ Anwendungsform und Dosierung

Die Einnahme von Fertigpräparaten ist vorzuziehen, um die richtige Dosierung der Flavonoide und anderer Inhaltsstoffe zu gewährleisten. Artischockenblätter sind in Form von Trockenextrakt Bestandteil zahlreicher Fertigpräparate aus der Gruppe der Leber- und Gallemittel. Im Handel kann man sie in Form von Kapseln, Dragees, Frischpflanzenpresssaft oder alkoholischen Extrakten (Tinkturen) kaufen. Die mittlere Tagesdosis beträgt 6 g, das entspricht etwa 900 mg Trockenextrakt.

✦ Auch wenn die Einnahme von Fertigpräparaten eindeutig im Vordergrund steht, kann bei leichten Verdauungsbeschwerden auch ein Teeaufguss helfen.

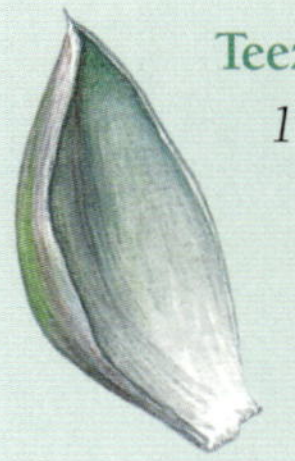

Teezubereitung:

1 Teelöffel Artischockenblätter mit 1 Tasse heißem Wasser übergießen, 10 Minuten ziehen lassen und dann abseihen. Bei Magen-Darm-Beschwerden jeweils 1 Tasse vor den Mahlzeiten trinken.

✦ Als Gemüse zubereitet, besitzen Artischocken nicht den gleichen therapeutischen Effekt wie die pharmazeutischen Präparate, da ein Großteil der Wirkstoffe beim Kochen verloren geht.

✧ **Gegenanzeigen:** Bei Allergien gegen Korbblütler und Artischocken oder bei einem Verschluss der Gallenwege darf die Pflanze nicht angewendet werden.

✧ Nebenwirkungen sind nicht bekannt.

Baldrian Valeriana officinalis L.

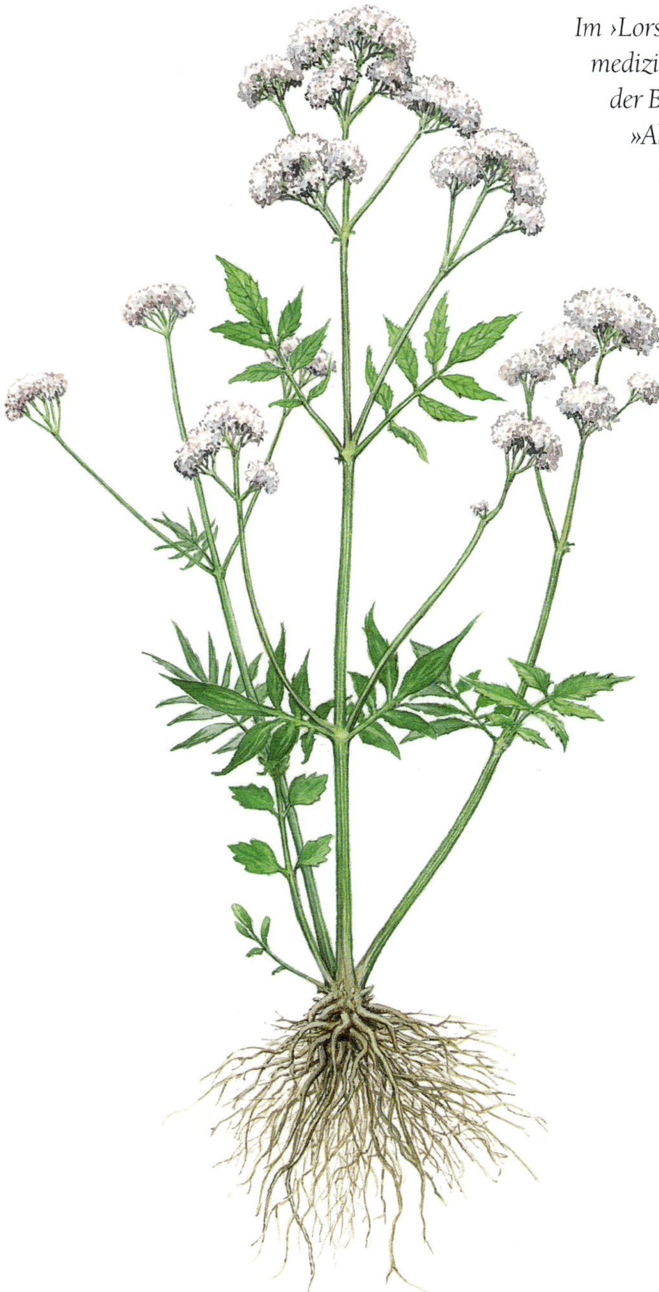

Im ›Lorscher Arzneibuch‹, dem ältesten schriftlichen Zeugnis der Klostermedizin aus der Karolingerzeit, findet sich ein Kapitel zum Schlaf, in dem der Baldrian in einem größeren Rezept genannt wird. Wörtlich heißt es: »Allzu viel Schlaf gleicht das Mittel mit Wachen aus, bei übermäßiger Schlaflosigkeit sorgt es für den entsprechenden Schlaf, es befreit von Erschöpfung, nimmt die Trägheit (...).« Aus dem späten Mittelalter finden sich weitere schriftliche Zeugnisse, die belegen, dass Baldrian der Förderung des Schlafes dient.

❖ Geschichte

Der Baldrian war bereits in der Antike eine geschätzte Arzneipflanze. Plinius und auch Dioskurides loben ihn wegen seiner nachhaltigen Heilkraft. Im Mittelalter galt Baldrian quasi als ein Allheilmittel, denn er hatte damals ein weitaus breiteres Anwendungsspektrum als heute. So wird er in den verschiedensten Quellen als probates Mittel gegen Gelbsucht, Asthma, Husten, Blähungen, Kopfweh, Menstruations- und Verdauungsbeschwerden, Würmer und schlecht heilende Wunden genannt. Hildegard von Bingen stuft den Baldrian als warm und feucht ein. Sie empfiehlt gepulverten Baldrian bei Gicht und Rippen- bzw. Brustfellentzündung. Selbst zur Vorbeugung gegen die Pest galt er als hilfreich. Vielleicht versprach man sich von seinem durchdringenden Geruch – er wurde nicht umsonst häufig als »Stinkwurz« bezeichnet – einen Schutz vor dem »Schwarzen Tod«. Um 1500 rühmte man die Baldrianwurzel plötzlich als vorzügliches Heilmittel gegen Sehschwäche, vorübergehend wurden Augenleiden sogar zu seinem wichtigsten Anwendungsgebiet. So überliefern mehrere Kräuterbücher die Geschichte eines Würzburger Goldschmieds, der mithilfe der gemeinen Baldrianwurzel seine Sehkraft dermaßen geschärft habe, dass er auf eine entzweigebrochene Nadel einen Löwen mit allen erkennbaren Gliedmaßen stechen konnte. Er habe täglich ein wenig des Pulvers dieser Wurzel nüchtern eingenommen und dadurch ein geschärftes Sehvermögen erhalten. Mittlerweile weiß man, dass der Baldrian in diesem Fall wohl nicht die Sehkraft erhöht, sondern die Konzentrationsfähigkeit gesteigert hat. Seine beruhigende und krampflösende Wirkung, für die der Bal-drian heute bekannt ist, galt lange Zeit als eine Entdeckung des 18. Jahrhunderts. Doch einige Quellen – wie etwa der oben zitierte Text aus dem ›Lorscher Arzneibuch‹ – deuten darauf hin, dass diese sehr wohl auch schon in der mittelalterlichen Klosterheilkunde bekannt war.

❖ Herkunft und Anbau

Der Baldrian gehört zur Familie der Baldriangewächse (Valerianaceen) und ist in Europa und Asien heimisch. Im nordöstlichen Amerika wurde die Pflanze eingebürgert. Der Arzneimittelanbau erfolgt vorwiegend in England, Belgien, Deutschland und Osteuropa. Die Blüten besitzen einen angenehmen Duft, während der Wurzelstock sehr streng riecht. Die Wurzel wird erst im zweiten Jahr geerntet, da sie dann eine Vielzahl wichtiger Inhaltsstoffe enthält.

❖ Verwendete Teile und Inhaltsstoffe

In der Heilkunde wird nur die Baldrianwurzel verwendet, als deren Hauptwirkstoffe die im ätherischen Öl enthaltenen Sesquiterpene gelten. Die Wurzeln enthalten außerdem in relativ hoher Konzentration Valerensäure sowie Alkaloide und Lignane. An der beruhigenden und einschlaffördernden Wirkung scheinen fast alle Inhaltsstoffe beteiligt zu sein.

❖ Anwendungsgebiete

Wissenschaftlich anerkannt ist die Anwendung von Baldrian bei Unruhezuständen und nervös bedingten Einschlafstörungen. Studien haben gezeigt, dass sich bei Einnahme von Baldrian die Einschlafzeit verkürzt, das nächtliche Aufwachen vermindert und die Schlafqualität gehoben wird. Dadurch verbessert sich nach 3- bis 4-wöchiger Anwendung auch die Tagesbefindlichkeit. Im Gegensatz zu chemischen Schlafmitteln besteht bei Baldrian keine Suchtgefahr. Er besitzt auch keinerlei narkotische Wirkung, die am folgenden Tag zu Benommenheit führen kann.

✦ In der Erfahrungsheilkunde setzt man Baldrian wegen seiner beruhigenden Wirkung auch bei Magenkrämpfen und Reizmagen sowie bei Übererregbarkeit während der Menstruation ein.

❖ Anwendungsform und Dosierung

Baldrianwurzel-Extrakte sind in zahlreichen Präparaten allein oder in Kombination mit anderen Inhaltsstoffen enthalten. Gebräuchlich sind Tinkturen, Tees, Frischpflanzenpresssäfte und Dragees. Da Baldriantee unangenehm bitter schmeckt, sind Teemischungen empfehlenswert. Ebenfalls aus geschmacklichen Gründen wird der Frischpflanzenpresssaft am besten mit Apfel- oder rotem Traubensaft gemischt.

✦ Wegen des bitteren Geschmacks und zur Sicherung der richtigen Dosierung empfiehlt es sich, auf standardisierte Fertigpräparate zurückzugreifen.

✦ Bei Schlaflosigkeit nimmt man 30 bis 40 Minuten vor dem Schlafengehen 250 bis 500 mg des pulverisierten Baldrianwurzel-Extrakts als Kapsel oder 1 Teelöffel Tinktur. Sollte die niedrige Dosierung keine Wirkung zeigen, kann man täglich ohne Bedenken bis zu 900 mg (2 Esslöffel Tinktur) einnehmen.

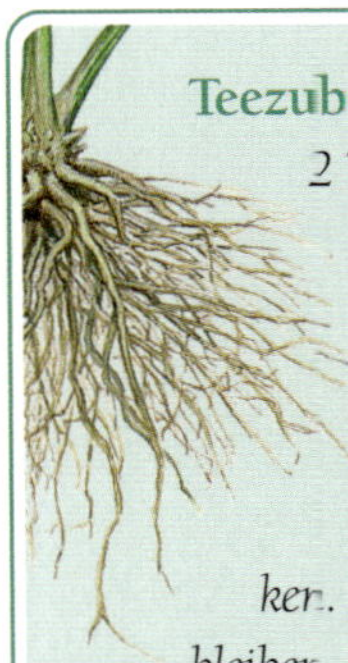

Teezubereitung:

2 Teelöffel zerkleinerte Baldrianwurzel mit 1 Tasse kaltem Wasser übergießen, mindestens 12 Stunden ziehen lassen, abseihen und leicht erwärmen. Bei chronischen Schlafstörungen sollte man mehrere Tassen über den Tag verteilt trinken. Man wird am Tag trotzdem leistungsfähig bleiben. Um den bitteren Geschmack zu verbessern, empfiehlt es sich, den Tee mit Apfelsaft zu mischen.

✧ **Gegenanzeigen:** Keinesfalls sollte man Baldrian mit verschreibungspflichtigen Schlaf- und Beruhigungsmitteln einnehmen. Eine Kombination mit anderen pflanzlichen Sedativa wie Melisse oder Hopfen erscheint dagegen sinnvoll.

✧ Nebenwirkungen sind nicht bekannt.

Beifuß Artemisia vulgaris L.

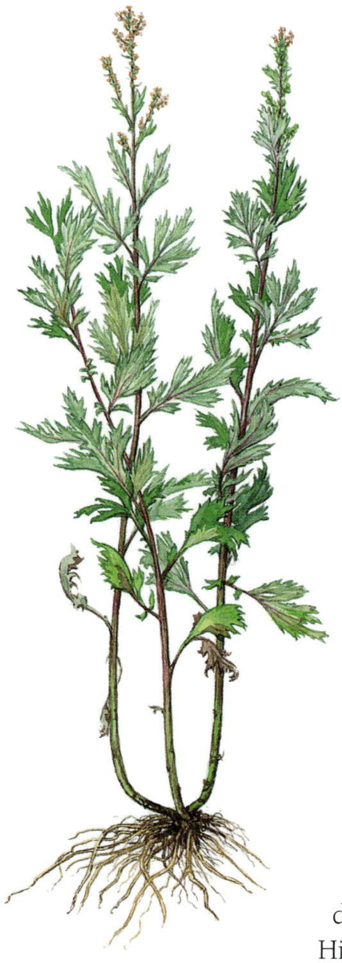

Unter seinem lateinischen Namen »Artemisia« wird der Beifuß im ›Macer floridus‹ aus dem 11. Jahrhundert gleich an erster Stelle behandelt: »Kräuter und ihre Kräfte im Liede besingend, erachte ich's für recht und billig, die Mutter aller Kräuter an den ersten Platz zu stellen. Diana nämlich, griechisch Artemis genannt, soll ihre Heilwirkung als Erste entdeckt haben; und deshalb trägt die Pflanze ihren Namen (...). Vorzüglich heilt die Pflanze alle Frauenleiden. Nimmt man ihre Abkochung ein, so fördert sie den Monatsfluss. Sie tut das auch, wenn die Gebärmutter einen wärmenden Wickel von ihr erhält, oder wenn man sie roh zerrieben in klarem Wein genießt. (...) Sie vertreibt auch Geschwülste, regt den Harnfluss an und treibt Nieren- und Blasenstein aus.«

❖ Geschichte

Die Geschichte des Beifußes als Heilpflanze lässt sich bis in die Antike zurückverfolgen: Dioskurides etwa empfiehlt ein Sitzbad aus abgekochten Beifußblättern bei Verschluss oder Entzündung der Gebärmutter. Auch in späterer Zeit durfte die Pflanze in keinem Werk der Klosterheilkunde fehlen. Hildegard von Bingen stellt in ihrer ›Physica‹ zu Recht Verdauungsprobleme als Hauptanwendungsgebiet von Beifuß in den Vordergrund. Bei der Unterscheidung in heiße und kalte Pflanzen ordnet sie ihn als wärmend und trocknend ein und betont, dass er »kranke Eingeweide heile« und »den schmerzenden Magen wärme«. In vielen Werken ist überliefert, dass man Beifußkraut bei müden Füßen in den Schuh legen solle. Von diesem Brauch lässt sich wohl auch der deutsche Name »Beißfuß« ableiten.

❖ Herkunft und Anbau

Der Gemeine Beifuß gehört zur Familie der Korbblütler (Asteraceen) und ist in Asien, Europa und Nordamerika heimisch. Die ausdauernde Pflanze mit den unscheinbaren gelben oder rötlichen Blüten gedeiht vor allem auf Brachflächen, Schuttplätzen und Bahndämmen sowie an Flussufern. Für den Arznei- und Gewürzhandel wird sie in den osteuropäischen Ländern gesammelt.

❖ Verwendete Teile und Inhaltsstoffe

In der Heilkunde werden die bis zu 70 Zentimeter langen Sprossspitzen des Beifußes verwendet, die man in der Blütezeit sammelt. Hauptwirkstoffe sind Bitterstoffe und ätherisches Öl, das vor allem Campher und Thujon enthält und keim- und pilzhemmend wirkt.

❖ Anwendungsgebiete

In der Erfahrungsheilkunde wird Beifuß als mild wirkendes Mittel zur Verdauungsförderung eingesetzt, da er die Sekretproduktion in Magen und Darm sowie den Gallenfluss anregt. Die Einnahme von Beifuß hat sich außerdem bei Appetitlosigkeit, Übelkeit, Koliken, Erbrechen, Durchfall und starkem Mundgeruch als hilfreich erwiesen. Wegen ihrer milden Wirkung kommt die Pflanze auch in der Kinderheilkunde vor allem bei Bauchkrämpfen gern zum Einsatz.

❖ Anwendungsform und Dosierung

Heute wird Beifuß hauptsächlich als Küchenkraut verwendet, um fette Speisen bekömmlicher zu machen. Für die Zubereitung von Teeaufgüssen nimmt man das Beifußkraut. Darüber hinaus ist Beifuß auch Bestandteil mehrerer Melissengeist-Rezepturen.

✧ **Gegenanzeigen:** Nicht während der Schwangerschaft anwenden, da dies zu einer Fehlgeburt führen kann.
✧ Nebenwirkungen sind nicht bekannt.

Symphytum officinale L. Beinwell

Der ›Gart der Gesundheit‹ beruft sich auf alte Autoritäten, wenn er den Beinwell beschreibt: »Der große Beinwell hat einen kantigen Stamm, zwei Ellen lang. Er (...) besitzt Blätter, die der Ochsenzunge ähneln. Die Wurzel ist außen schwarz und innen weiß und klebrig. (...) Die Wurzel zerstoßen und den Brei auf die gequetschten Glieder gelegt, heile diese schnell. Plinius sagt, dass der Beinwell alle Kräfte besitze, die auch der Kerbel habe. Und das Kraut des Beinwells habe alle Kräfte, die die Wurzel besitzt. Die Wurzel und das Kraut zerstoßen und wie ein Pflaster auf die schwarzen Plattern gelegt, zieht den Eiter heraus und dabei auch das geronnene Blut, das durch Stöße von Stürzen oder Schlägen sich gebildet hat (gemeint ist ein Bluterguss).«

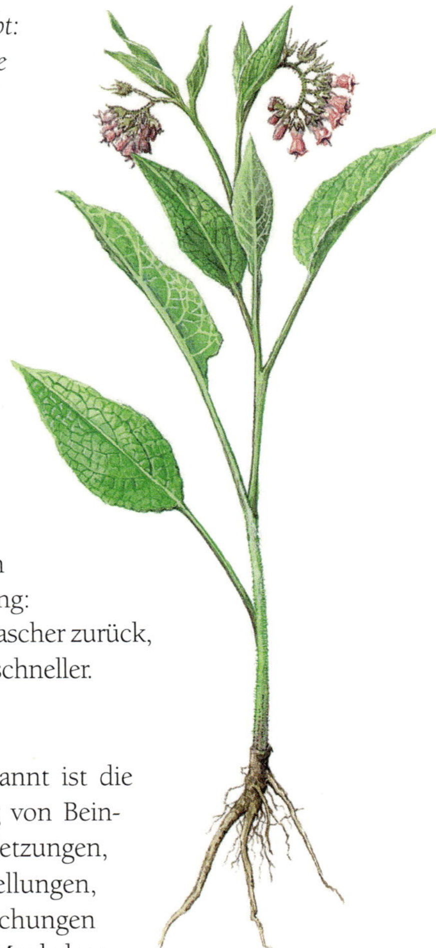

❖ Geschichte

Der Beinwell wurde schon in der Antike zur Heilung von Knochenbrüchen verwendet. Darauf spielt auch sein griechischer Name an, denn *symphytum* bedeutet so viel wie verbinden, zusammenwachsen lassen. Die große Wertschätzung, die ihre antiken Kollegen dem Beinwell entgegenbrachten, teilten auch die Klosterärzte. Neben Entzündungen und Geschwüren blieb die Behandlung von Wunden und Knochenbrüchen das bevorzugte Anwendungsgebiet der Pflanze. Während heute von innerlichen Anwendungen dringend abgeraten wird, zählten sie damals bei Durchfallerkrankungen oder Bronchitis zur breiten Heilpalette des Beinwells.

❖ Herkunft und Anbau

Der Beinwell gehört zur Familie der Raublattgewächse (Boriganaceen) und ist in Europa heimisch. Er wächst in allen gemäßigten Zonen der Erde, unter anderem auch in Westasien, Nordamerika und Australien. Für den arzneilichen Gebrauch wird Beinwell in Kulturen angebaut und nach Deutschland vor allem aus Bulgarien, Polen, Rumänien und Ungarn importiert.

❖ Verwendete Teile und Inhaltsstoffe

In der Heilkunde werden das Kraut und die Wurzel verwendet, die bis zu 1,5 Prozent Allantoin, 30 bis 50 Prozent Schleim- und 2 bis 6 Prozent Gerbstoffe enthalten. Die Wurzel besitzt außerdem geringe Mengen an Rosmarinsäure. Wie die Gesamtheit der Inhaltsstoffe aus der Wurzel wirken, ist noch nicht genau geklärt; von großer Bedeutung dürfte jedoch die Rosmarinsäure sein. Allantoin regt die Durchblutung an und beschleunigt die Zellregeneration. Auch Cholin fördert die Durchblutung: Hämatome bilden sich rascher zurück, verletztes Gewebe heilt schneller.

❖ Anwendungsgebiete

Wissenschaftlich anerkannt ist die äußerliche Anwendung von Beinwell bei stumpfen Verletzungen, also Quetschungen, Prellungen, Zerrungen und Verstauchungen sowie bei Sehnen- und Muskelentzündungen. Gute Erfahrungen hat man mit Beinwell auch bei Muskelkater, Blut- und Reizergüssen gemacht.

❖ Anwendungsform und Dosierung

Beinwell kann äußerlich als Breiumschlag oder Salbe aufgetragen werden. Da die Salben geringe Mengen an lebertoxischen Pyrrolizidinalkaloiden enthalten, dürfen Beinwellpräparate nur auf intakter Haut, keinesfalls auf offenen Verletzungen aufgetragen werden. Die Anwendungsdauer sollte auf 4 bis 6 Wochen beschränkt bleiben. Die pro Tag aufgetragene Dosis darf nicht mehr als 100 mg von diesen Alkaloiden enthalten.

- **Gegenanzeigen:** Nicht anwenden bei Kindern sowie während der Schwangerschaft und Stillzeit.
- Nebenwirkungen sind nicht bekannt.

Benediktenkraut Cnicus benedictus L.

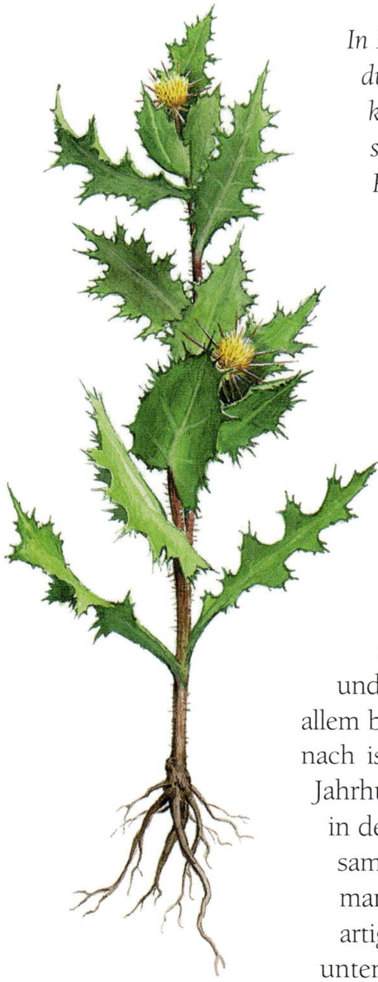

In Mainz erschien 1485 der ›Gart der Gesundheit‹, das erste große deutsche Kräuterbuch, das durchgehend mit Pflanzenabbildungen ausgestattet war. Dort kann man über das Benediktenkraut und seine Wirkungen lesen: »Der Meister Galienus (gemeint ist Galen von Pergamon) schreibt in dem 6. Buch ›Von den einfachen Arzneien‹ (›Simplicium pharmacarum‹) in dem Kapitel von ›Cardus benedictus‹, dass die Natur dieses Krautes die verstopften Organe öffnet und durchdringt und den Harnfluss fördert.« Hieronymus Brunschwig notiert in seinem ›Kleinen Destillierbuch‹ aus dem Jahr 1500 über das gebrannte Wasser aus Benediktenkraut und -wurzel: »Es befreit den Leib von allen bösen, schleimigen Feuchtigkeiten, fördert die Verdauung und wird bei kaltem Magen sehr gerühmt.«

❖ Geschichte

Dioskurides weist in seiner ›Materia medica‹ auf die verdauungsfördernde Wirkung des Benediktenkrauts hin und empfiehlt die Pflanze vor allem bei Magenproblemen. Danach ist das Kraut jedoch viele Jahrhunderte lang nicht mehr in den Herbarien und Rezeptsammlungen zu finden, da man es von anderen distelartigen Gewächsen nicht klar unterschieden hat. Im 16. Jahrhundert widmet der Frankfurter Stadtarzt Adam Lonitzer »Cardobenedikt«, wie die Pflanze dann in der Folgezeit häufig bezeichnet wurde, in seinem ›Kräuterbuch‹ einen ausführlichen Artikel. Demnach soll Benediktenkraut, wenn man es unter Speisen mischt, starke Kopfschmerzen und Schwindel vertreiben, »das Gehör wiederbringen« sowie das Gedächtnis und die Sehkraft stärken. Die Klosterheilkunde stufte die Heilpflanze als wärmend ein; damit wirkte sie nach damaliger Vorstellung vor allem verdauungsfördernd.

❖ Herkunft und Anbau

Das Echte Benediktenkraut gehört zur Familie der Korbblütler (Asteraceen). Die einjährige, distelartige Pflanze, die bis zu einem halben Meter hoch wird, stammt ursprünglich aus dem Mittelmeerraum. Noch heute wird sie in Italien und Spanien angebaut, kommt gelegentlich aber auch in Deutschland als Kulturflüchter vor.

❖ Verwendete Teile und Inhaltsstoffe

In der Heilkunde werden die oberirdischen Pflanzenteile des Benediktenkrauts verwendet, die man zur Blütezeit von Juni bis September erntet. Sie enthalten Bitterstoffe, ätherisches Öl, Flavonoide und Mineralstoffe, darunter vor allem Kalium- und Magnesiumsalze. Diese Inhaltsstoffe fördern die Speichel- und Magensaftsekretion. In Versuchen hat sich herausgestellt, dass sie auch eine hemmende Wirkung gegen die aggressiven Eiterbakterien *Staphylokokkus aureus* und *Staphylokokkus faecalis* haben.

❖ Anwendungsgebiete

Wissenschaftlich anerkannt ist die Anwendung von Benediktenkraut bei Appetitlosigkeit und Verdauungsbeschwerden wie Blähungen und Völlegefühl.

✦ In der Erfahrungsheilkunde wird Benediktenkraut auch zur Steigerung des Gallenflusses genutzt.

❖ Anwendungsform und Dosierung

Benediktenkraut wird am besten als Tee eingesetzt. Die empfohlene Tagesdosis beträgt 4 bis 6 g.

✧ **Gegenanzeigen:** Nicht anwenden sollte man Rezepturen der Pflanze bei einer Allergie gegen Korbblütler (wie etwa auch Arnika, Kamille oder Schafgarbe).

✧ **Nebenwirkungen:** Nach der Anwendung des Krauts sind allergische Reaktionen möglich.

Pimpinella saxifraga L. Bibernelle

»Pimpinella ist heiß und trocken an dem zweiten Grad. Sie ist besonders gut gegen Vergiftung und nimmt alle Unsauberkeit aus dem Leib. Die Wurzel mit Wein gekocht und getrunken, nimmt das schlechte, vergiftete Blut von dem Herzen, durch das gern schwere Krankheit (Pestilenz) entsteht. Mit Senfsamen zu Pulver verarbeitet und mit Essig getrunken, fördert Pimpinella das Schwitzen und zieht die schlechten Säfte heraus. (…) In Wein gekocht, ist sie besonders gut gegen den bösen Husten und befreit die Brust. Mit Wein gesotten, hilft das Kraut den Stein in den Nieren und in der Blase zu brechen.« So werden die Heilwirkungen der Bibernelle im ›Gart der Gesundheit‹ beschrieben.

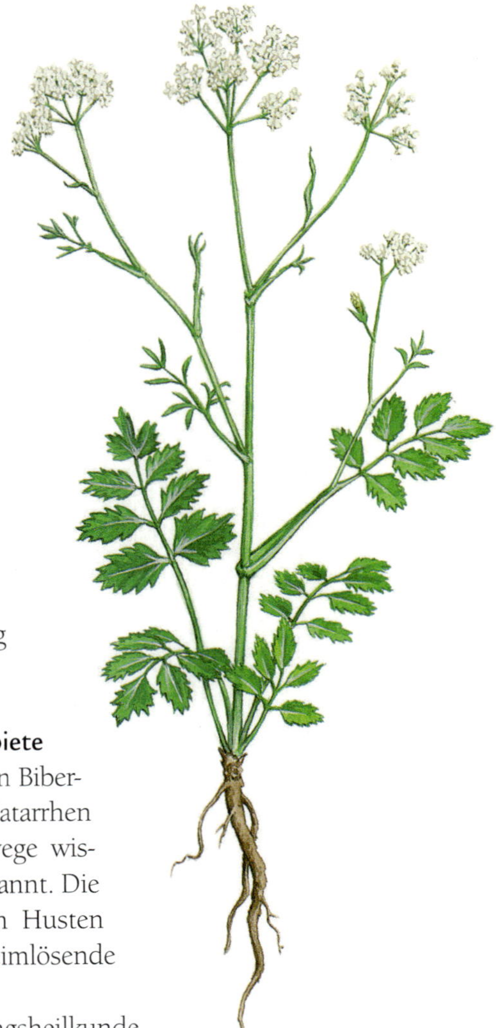

❖ Geschichte

Seit dem frühen Mittelalter gehört die Bibernelle fest zum Reigen der klösterlichen Arzneipflanzen. Nur Hildegard von Bingen spricht ihr eine direkte Heilkraft ab; sie empfiehlt lediglich, die Pflanze zum Schutz vor Dämonen als Amulett um den Hals zu tragen. In anderen kräuterkundlichen Werken der Klosterheilkunde wurde die Bibernelle hingegen vor allem bei Leber-, Gallen- und Nierenleiden empfohlen. Man kannte sie aber auch als Mittel gegen Fieber, Gicht, Sehschwäche und Erkrankungen der Atemwege. Im späten Mittelalter und in der frühen Neuzeit galt die Bibernelle im Volksglauben sogar als Pestmittel.

❖ Herkunft und Anbau

Die Bibernelle gehört zur Familie der Doldenblütler (Apiaceen) und ist in fast ganz Europa und Asien zu finden. Für den arzneilichen Gebrauch wird sie vorwiegend aus dem ehemaligen Jugoslawien eingeführt. Bei der als Heilpflanze genutzten Bibernelle handelt es sich nicht um die unter dem gleichen Namen oder als »Pimpernelle« geläufige Pflanze, die man bei uns vor allem als Salatgewürz nutzt; dies ist *Sanguisorba minor*, ein Rosengewächs.

❖ Verwendete Teile und Inhaltsstoffe

In der Heilkunde wird – heute wie bereits im Mittelalter – die Wurzel der Bibernelle verwendet. Sie enthält ätherisches Öl, Saponine und Gerbstoffe, die gegen entzündliche Erkrankungen der Atemwege, wie etwa Husten, helfen. Der Extrakt aus Bibernellwurzeln stimuliert zudem die Sekretbildung bei Bronchitis, gleichzeitig wird das Sekret an den Lungenbläschen flüssig gehalten.

❖ Anwendungsgebiete

Die Anwendung von Bibernellwurzel ist bei Katarrhen der oberen Atemwege wissenschaftlich anerkannt. Die Wurzel lindert den Husten und hat eine schleimlösende Wirkung.

✦ In der Erfahrungsheilkunde wird die scharf schmeckende Wurzel immer noch zur Förderung der Verdauung eingesetzt und bei entzündlichen Erkrankungen der Mund- und Rachenhöhle verwendet.

❖ Anwendungsform und Dosierung

Bei Katarrh hilft die Bibernellwurzel als Teezubereitung, Gurgelmittel oder Tinktur. Die Tagesdosis beträgt 12 g (Wurzel) bzw. 15 ml (Tinktur; 1:5). Für das Gurgelmittel kombiniert man die Bibernellwurzel gern mit Kamillenblüten oder Blutwurz.

✧ Für die Bibernellwurzel sind Gegenanzeigen und Nebenwirkungen nicht bekannt.

Bilsenkraut Hyoscyamus niger L.

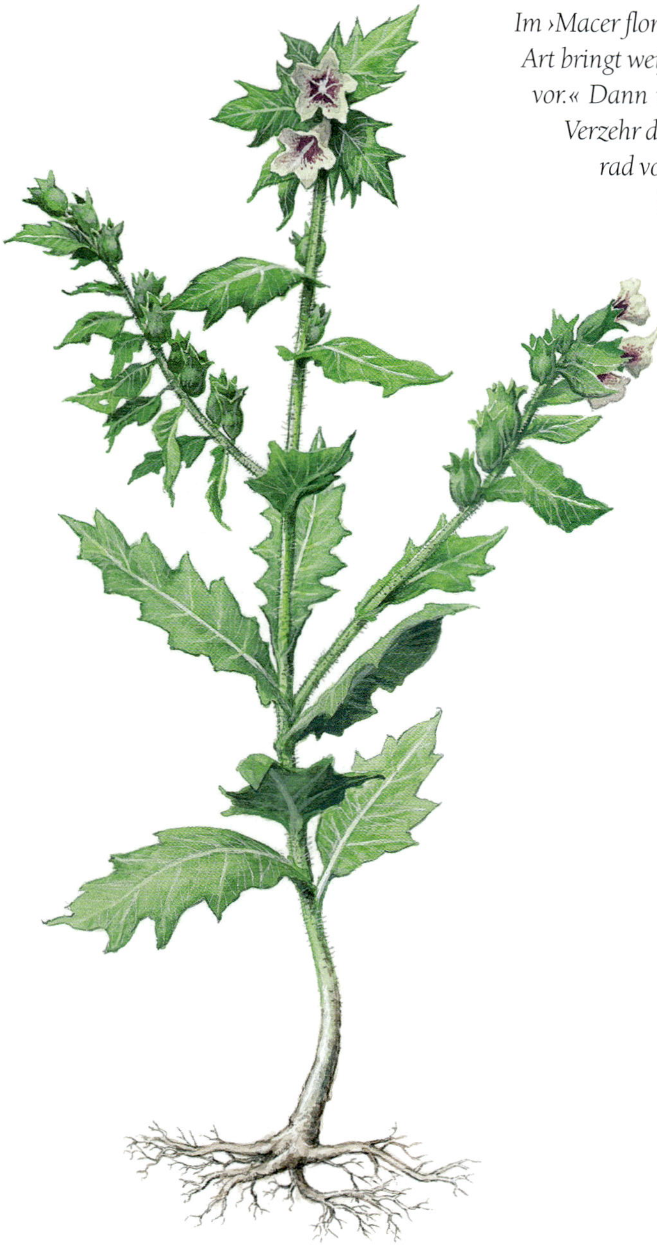

Im ›Macer floridus‹ werden drei Arten von Bilsenkraut unterschieden: »Die erste Art bringt weißen Samen, die zweite hellroten, die dritte schwarzen Samen hervor.« Dann werden zwar einige äußerliche Anwendungen genannt, vor dem Verzehr der Pflanze wird aber ausdrücklich gewarnt. So auch später bei Konrad von Megenberg, der zum Bilsenkraut notiert: »Den Samen soll man keinem Menschen zu essen geben, denn er tötet und bringt die Krankheit der Vergesslichkeit.« Wissenschaftlich anerkannt ist bis heute die Anwendung bei starken Krämpfen im Darmbereich.

❖ Geschichte

Das Bilsenkraut ist ein Beispiel dafür, dass die Klosterheilkunde nicht nur mild wirkende, sondern auch hochgiftige Heilpflanzen kennt, die – bei exakter Dosierung – durchaus hilfreich sein können. Im Altertum wurde Bilsenkraut als Pfeilgift verwendet und zahlreiche Giftmorde sollen auf das Konto des Krauts gegangen sein. Man wusste die Pflanze aber auch schon früh als Arzneimittel zu nutzen: So wurde ihr Samen in altbabylonischer Zeit nachweislich gegen Zahnschmerzen verwendet. Auch der griechische Arzt Dioskurides nennt ein Rezept, demzufolge die Wurzel der Pflanze mit Essig gekocht als Mundspülung bei Zahnschmerzen helfen soll. Er empfiehlt sie auch allgemein zur Schmerzstillung, und zwar sowohl zur innerlichen als auch zur äußerlichen Anwendung in Form von Umschlägen. Die Rezeptur gegen Zahnschmerzen übernimmt Ende des 11. Jahrhunderts Odo Magdunensis in seinem ›Macer floridus‹, der zusätzlich die äußerliche Anwendung bei Ohrenschmerzen und Geschwülsten sowie Gicht empfiehlt. Wer Blut spucken muss, dem rät er sogar zu einem Trank aus Bilsenkraut, weist aber ausdrücklich darauf hin, dass es in zu hoher Dosierung zum »Wahnsinn« führen kann. Bekannt und berüchtigt war das Kraut im Mittelalter auch deshalb, weil es zu den Rauschdrogen zählte und als die »Zauber- und Hexenpflanze« schlechthin galt. Darüber hinaus schrieb man ihm eine stark aphrodisierende Wirkung zu.

In der Klosterheilkunde galt das Bilsenkraut – wie die meisten Giftpflanzen – als in hohem Maße kühlend. Man stellte sich vor, dass die von ihm ausgehende Kälte bei zu hoher Dosierung so stark sei, dass das Blut in Leber und Herz gefriere und der Mensch deshalb sterben müsse. Auch Hildegard von Bingen war die giftige Wirkung des Bilsenkrauts bekannt, denn sie warnt ausdrücklich vor seiner Einnahme. Trotzdem wendete man es in Ausnahmefällen (beispielsweise bei bösartigen Geschwüren) auch innerlich an.

Aufgrund seiner Qualitäten eignete sich Bilsenkraut nach dem System der alten Medizin bei Hautproblemen, nicht jedoch bei offenen Wunden. Daneben kam es bei starkem Durchfall zum Einsatz, indem man aus einer Mischung aus Bilsenkraut, Eiweiß, Frauenmilch und Essig eine Art Pflaster herstellte und dieses auf den Unterbauch legte: Da man glaubte, dass Durchfall durch zu viel Wärme im Körper entstünde, musste er folgerichtig mit einem kühlenden Kraut behandelt werden. Von der schlafbringenden Wirkung des Bilsenkrauts machte die mittelalterliche Chirurgie praktischen Gebrauch und nutzte die Pflanze als Narkotikum: Dazu verarbeitete man das Kraut mit Schlafmohn, Alraunenwurzel und weiteren Ingredienzien zu einem Saft, den man auf einen Schwamm träufelte. Vor der Operation musste der Patient diese Mixtur einatmen. Bei richtiger Anwendung und Dosierung konnte es tatsächlich zu einer stark narkotischen Wirkung kommen; es kam allerdings auch nicht selten vor, dass der Patient nicht mehr erwachte.

❖ Herkunft und Anbau

Das Bilsenkraut gehört zur Familie der Nachtschattengewächse (Solanaceen) und ist eine enge Verwandte von Stechapfel und Tollkirsche, die ebenfalls hochgiftig sind. Die ein- bis zweijährige Pflanze ist in ganz Europa und Asien, aber auch in Nordafrika verbreitet, in Nordamerika und Australien wurde sie eingebürgert. Bilsenkraut steht unter Naturschutz und wurde in die Rote Liste der gefährdeten Pflanzen aufgenommen.

❖ Verwendete Teile und Inhaltsstoffe

Heute werden nur noch die oberirdischen Teile des Bilsenkrauts in der Heilkunde verwendet. Die medizinisch wichtigen Inhaltsstoffe sind Alkaloide (darunter auch die Giftstoffe Scopolamin und Hyoscyamin), die krampflösend auf die Muskulatur des Verdauungstrakts wirken, die Bildung von Speichel, Schweiß und Magensaft hemmen und das zentrale Nervensystem beruhigen. Falsch dosiert führt Bilsenkraut zu Koliken, Schwindelanfällen, Muskelkrämpfen, Halluzinationen und bereits nach wenigen Minuten zu vollständiger Bewusstlosigkeit.

❖ Anwendungsgebiete

Wissenschaftlich anerkannt ist die Anwendung von Bilsenkraut bei starken Krämpfen im Darmbereich.

✦ In der Erfahrungsheilkunde wird es auch zur innerlichen Anwendung bei nervösen Herzbeschwerden eingesetzt. Außerdem gilt es als probates Mittel bei altersbedingtem Zittern, etwa infolge von Parkinson. Auch Krampf- und Reizhusten sollen mit Bilsenkraut gelindert werden. Zur äußerlichen Anwendung wird Bilsenkrautöl bei rheumatischen Schmerzen eingesetzt.

❖ Anwendungsform und Dosierung

Bilsenkraut kann wegen seiner gefährlichen Neben- und Wechselwirkungen nur nach Absprache mit dem Arzt verwendet werden. Auf dem Markt sind Fertigpräparate nicht mehr erhältlich; der Apotheker stellt Rezepturen mit Bilsenkraut daher frisch und in der Regel als Pulver her. Die maximale Tagesdosis beträgt 3,0 g.

✦ Bilsenkrautöl wird auch einigen Salben und Ölen zur äußerlichen Einreibung beigegeben.

✧ **Nebenwirkungen:** Eine Überdosierung von Bilsenkraut kann Schwindel, Erbrechen, Bewusstlosigkeit und Krämpfe auslösen und sogar den Tod zur Folge haben. Gegenanzeigen sind nicht bekannt.

✧ **Wechselwirkungen:** Die Wirkung von Antihistaminika (Antiallergika) und Antidepressiva wird durch Bilsenkraut verstärkt.

Birke Betula pendula ROTH

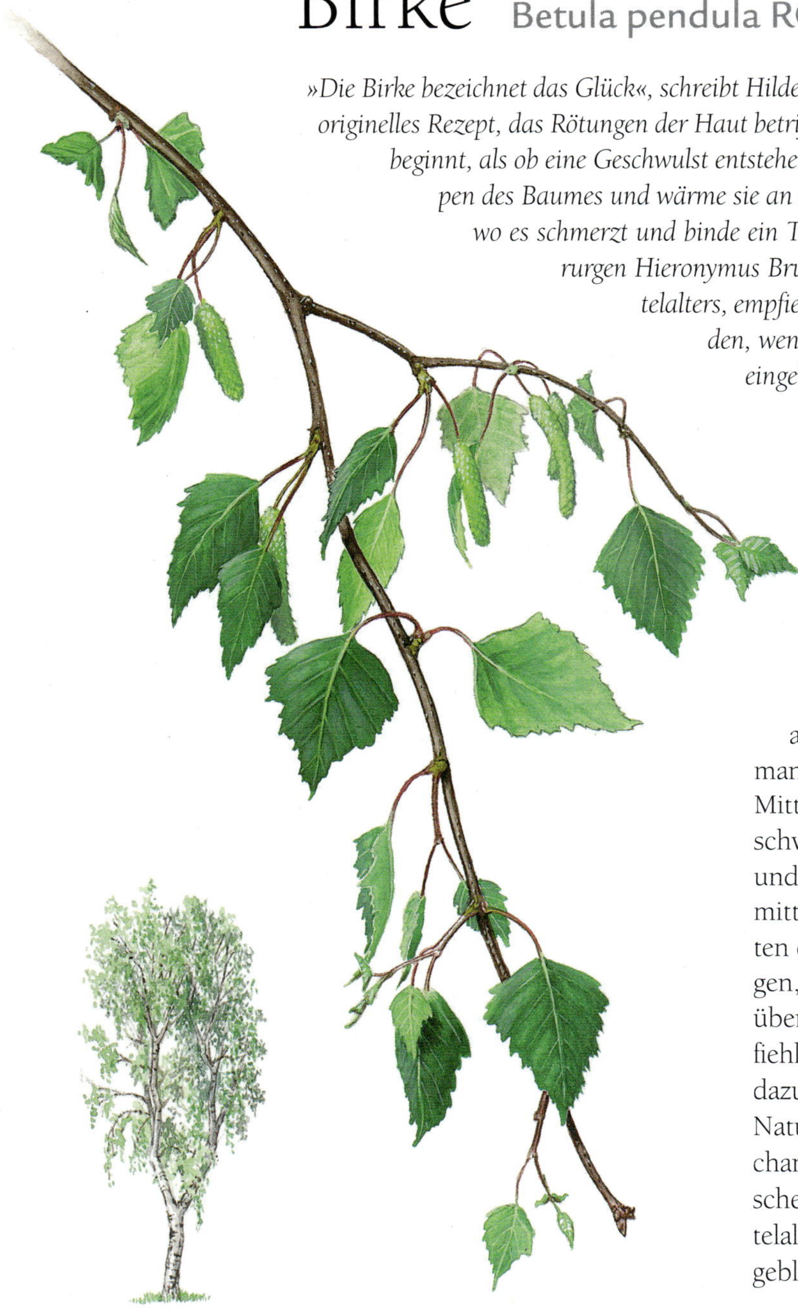

»Die Birke bezeichnet das Glück«, schreibt Hildegard von Bingen. Bei ihren Empfehlungen bringt sie ein originelles Rezept, das Rötungen der Haut betrifft: »Wenn die Haut sich zu röten und beulig zu werden beginnt, als ob eine Geschwulst entstehen und Würmer ausbrechen wollten, nehme er die Knospen des Baumes und wärme sie an der Sonne oder am Feuer. Man lege sie so an die Stelle, wo es schmerzt und binde ein Tuch darum.« Auch das ›Kleine Destillierbuch‹ des Chirurgen Hieronymus Brunschwig, eines der bekanntesten Ärzte des späten Mittelalters, empfiehlt die Anwendung der Birke: »Es ist gut bei allen Wunden, wenn man diese damit auswäscht und in Birkensaftwasser eingelegte Tücher morgens und abends auf die Wunden legt.«

❖ Geschichte

Da sie eher in nördlichen Breiten vorkommt, war die Birke den Griechen und Römern als Arzneipflanze noch nicht bekannt. Lediglich Plinius berichtet, dass die Gallier aus dem klebrigen Birkensaft eine Art Gummi herstellten, den man auch als Pflaster verwendete. In den frühen Werken der Klostermedizin sucht man den Baum vergebens. Wieder einmal scheint Hildegard von Bingen die Erste gewesen zu sein, die die Birke als Arzneimittel nennt. Nach der Äbtissin setzten sich Albertus Magnus und Konrad von Megenberg im 13. und 14. Jahrhundert in ihren Kräuterbüchern mit der Birke auseinander. Vor allem wurde der süße Saft, den man im Frühjahr aus der Rinde »zapfte«, als wirksames Mittel gegen Nierensteinbildung und bei Leberbeschwerden empfohlen. Er sollte auch bei Mundfäule und bei Flecken auf der Haut Linderung bringen. Die mittelalterlichen Autoren waren sich über die Qualitäten der Birke allerdings nicht einig: Hildegard von Bingen, die offensichtlich von der Heilkraft des Baumes überzeugt war, bezeichnet ihn als wärmend und empfiehlt seinen Saft bei Hautkrankheiten. Im Gegensatz dazu führt Konrad von Megenberg in seinem ›Buch der Natur‹ die weiße Rinde auf die Feuchtigkeit zurück und charakterisiert die Birke als kühlend und feucht. Magische Kräfte wurden dem Holz am Übergang vom Mittelalter zur Neuzeit nachgesagt: Hexenbesen waren angeblich immer aus Birkenreisig gebunden.

❖ Herkunft und Anbau

Die Birke gehört zur Familie der Birkengewächse (Betulaceen) und ist in den gemäßigten Zonen Europas und Asiens heimisch. Der sommergrüne, bis zu 25 Meter hohe Baum zeichnet sich durch seine auffällige Rinde aus, die erst braun ist, dann leuchtend weiß wird und später stark nachdunkelt. Die Birke kann auch in sehr feuchtem Gelände überleben, da sie wegen ihres hohen Harzgehaltes überaus widerstandsfähig ist. Sie blüht von April bis Mai, ihre frischen Blätter werden im Mai und Juni gesammelt und an einem luftigen und schattigen Ort getrocknet.

❖ Verwendete Teile und Inhaltsstoffe

In der Heilkunde werden heute fast ausschließlich die Blätter der Birke verwendet, während man früher auch die Rinde, die Knospen und das Harz nutzte. Die Blätter besitzen vor allem Flavonoide, aber auch Salicylsäure-Verbindungen, Vitamin C, Gerb- und Bitterstoffe sowie Harze. Ihre entwässernde Wirkung wird von der Forschung auf die Flavonoide zurückgeführt, wobei der relativ hohe Vitamin-C-Gehalt vermutlich unterstützend wirkt. Junge Blätter haben allgemein einen höheren Gehalt an Flavonoiden als ältere.

❖ Anwendungsgebiete

Wissenschaftlich anerkannt ist die Anwendung von Birkenblättern als nierenanregendes Mittel für eine Durchspülungstherapie der Harnwege bei bakteriellen, entzündlichen und von Krämpfen begleiteten Erkrankungen, aber auch zur unterstützenden Behandlung rheumatischer Beschwerden.

✦ In der Erfahrungsheilkunde ist die Birke ein beliebtes und häufig verwendetes Heilmittel. Hier wird Birkenblättertee bei Rheuma, Gicht, Wassersucht, Nierensteinen und Hautkrankheiten getrunken. Eine Tinktur aus den Knospen des Baumes wird bei Fieber, Magenbeschwerden und äußerlich als Wundheilmittel verwendet. Zur äußerlichen Anwendung werden Birkenblätter als Bäder und Waschungen gegen Hautprobleme eingesetzt. Ob die Blätter allerdings bei Hautausschlag eine Wirkung zeigen, ist wissenschaftlich nicht belegt. Birkensaft wird seit langem bei Frühjahrskuren zur Entwässerung und Entschlackung getrunken, aber auch bei Magen- und Darmkoliken.

❖ Anwendungsform und Dosierung

Birkenblätter sind wegen ihrer harntreibenden Wirkung ein fester Bestandteil in stoffwechselanregenden Teemischungen, die oft bei Rheuma, Gicht und Hautkrankheiten eingesetzt werden. Wegen der enthaltenen Gerbstoffe werden sie außerdem bei Magen- und Darmbeschwerden angewendet. In der Apotheke erhältlich sind Birkenblätter auch in Form von Frischpflanzenpresssaft, Tropfen, Kapseln und Dragees.

✦ Zur Durchspülungstherapie bei einem Harnwegsinfekt empfehlen sich Teezubereitungen aus Birkenblättern. Die Tagesdosis beträgt 6 bis 10 g.

✦ Bei der Anwendung von Birkenblättern sollte immer darauf geachtet werden, dass ausreichend Flüssigkeit zugeführt wird (allerdings keine koffeinhaltigen und alkoholischen Getränke).

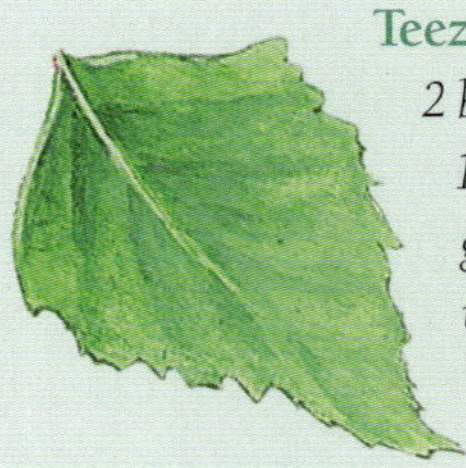

Teezubereitung:

2 bis 3 Teelöffel Birkenblätter mit 1 Tasse kochendem Wasser übergießen, 10 Minuten ziehen lassen und abseihen. Täglich 3- bis 4-mal 1 Tasse trinken, jeweils 1 Glas Wasser nachtrinken.

✧ **Gegenanzeigen:** Eine Durchspülungstherapie auf keinen Fall bei Ödemen infolge von Herzschwäche oder Niereninsuffizienz vornehmen.

✧ Nebenwirkungen sind nicht bekannt.

Blutwurz Potentilla erecta (L.) Raeusch.

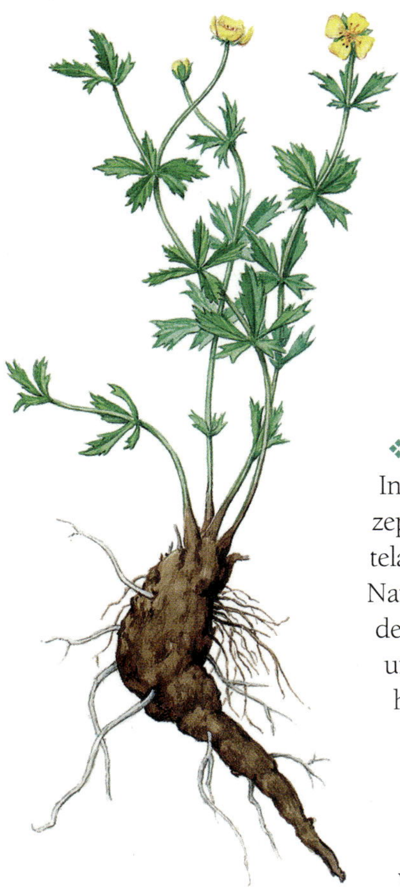

Die ›Leipziger Drogenkunde‹ vergleicht die Blutwurz, die hier »Bistorta« genannt wird, mit Galgant und Ingwer. Danach wird folgendes Rezept empfohlen: »Gegen das Speien, das von einer Krankheit oder von der Hitze der Cholera (starker Durchfall) kommt: Bereite eine Mischung aus dem Pulver der Bistorta und einem Eiweiß zu, koche dies auf einem heißen Ziegelstein und gib es dem Kranken. Gegen den blutigen Durchfall gib die Wurzel in Wegerichsaft. Um übermäßige Menstruationsblutung zu stillen, mache eine Bedampfung mit Regenwasser, in dem die gepulverte Wurzel gekocht wird. (…) Das Pulver der Wurzel härtet auch die Wunden zusammen und verschließt sie.«

❖ Geschichte

In den Herbarien und Rezeptsammlungen des Mittelalters wurden mit dem Namen Blutwurz verschiedene Pflanzen bezeichnet, unter anderem auch die heutige *Potentilla erecta*. Ihr volksmedizinischer Name »Tormentill«, bedeutet übersetzt Kolik, was darauf hinweist, dass man sich von der Pflanze bei krampfartigen Bauchschmerzen Hilfe versprach. Vor allem wurden ihr aber blutungsstillende Eigenschaften zugesprochen – ein Effekt, auf den nach der Signaturenlehre ihr blutrot gefärbter Wurzelstock hindeutet. Man verwendete ihn bei Blutungen aller Art, von Nasenbluten bis zu offenen Wunden und Menstruationsblutungen. Hildegard von Bingen empfiehlt die Pflanze wegen ihrer stopfenden Wirkung auch gegen Krankheiten, die von verdorbenen Speisen herrühren, sowie gegen Durchfall – ein Anwendungsgebiet, das sich bis in unsere Tage erhalten hat.

❖ Herkunft und Anbau

Die Blutwurz gehört zur Familie der Rosengewächse (Rosaceen) und ist in ganz Europa verbreitet. Man findet sie häufig auf Heiden, Waldlichtungen und an Böschungen. Für den arzneilichen Gebrauch wird die Pflanze aus Osteuropa eingeführt.

❖ Verwendete Teile und Inhaltsstoffe

In der Heilkunde wird der Wurzelstock der Blutwurz verwendet, zu deren wichtigsten Inhaltsstoffen Flavonoide und Gerbstoffe zählen. Mit einem 15- bis 20-prozentigen Gerbstoffanteil gilt die Blutwurz sogar als das mit Abstand stärkste Gerbstoffmittel der Kräuterheilkunde. Der Blutwurzwurzelstock wirkt bakterienhemmend und zusammenziehend (adstringierend).

❖ Anwendungsgebiete

Wissenschaftlich anerkannt ist die innerliche Anwendung von Blutwurz bei akutem Durchfall sowie die äußerliche Anwendung bei Schleimhautentzündungen im Mund- und Rachenraum.

✦ Die Erfahrungsheilkunde empfiehlt den Blutwurzwurzelstock auch zur äußerlichen Anwendung bei Wunden, Quetschungen, Blutergüssen, Ekzemen und zur Pflege von aufgesprungenen Händen und Lippen.

❖ Anwendungsform und Dosierung

Zur Behandlung von Entzündungen im Mund- und Rachenraum empfiehlt sich eine Blutwurz-Tinktur bzw. ein lauwarmer Teeaufguss zum Gurgeln oder Spülen. Bei Durchfall besonders wirksam ist die Einnahme von Blutwurz-Pulver, wobei die Tagesdosis von 6 g nicht überschritten werden sollte.

Vorsicht: Bei Durchfall, der länger als 3 bis 4 Tage anhält, ist unbedingt ein Arzt aufzusuchen.

✧ **Nebenwirkungen:** Bei sehr empfindlichem Magen können leichte Beschwerden auftreten.

Trigonella foenum-graecum L. Bockshornklee

Albertus Magnus, einer der bedeutendsten Naturforscher des Mittelalters, schreibt im 13. Jahrhundert in seinem Pflanzenbuch über den Bockshornklee: »Er ist wärmend und trocknend und dennoch nicht frei von überflüssiger Feuchtigkeit. Seine Wirkkraft ist verdauend und lindernd. In ihm vereinigt sich Wärme und klebrige Feuchtigkeit. Durch seine klebrige Feuchtigkeit wird verhindert, dass seine Wärme eine schädliche austrocknende Wirkung ausübt. (…) Er hilft bei Einrissen und Abszessen wegen seiner Schleimigkeit; Bockshornklee bewirkt eine gute Farbe und guten Mundgeruch, aber macht üblen Schweiß am Kopf. Er löst harte schleimige Abszesse auf, lindert sie und lässt sie reifen; er reinigt von Kopfschuppen, wenn man eine Abwaschung mit ihm macht. Er ist gut für diejenigen, die an Hämorrhoiden leiden.«

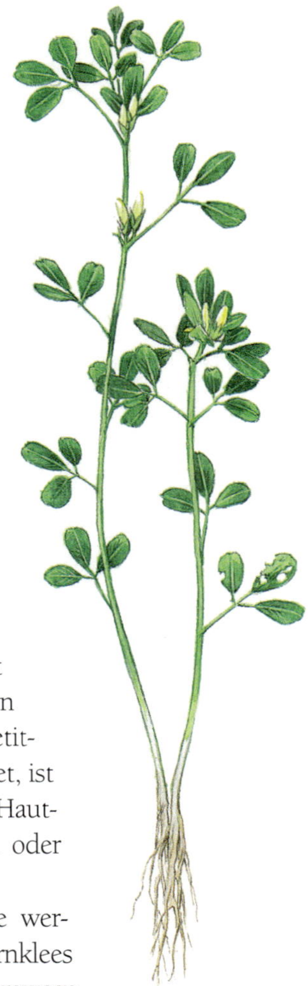

❖ Geschichte

Schon im Altertum spielte der Bockshornklee in Ägypten und im Mittelmeerraum, aber auch in Indien und China als Arzneipflanze eine wichtige Rolle. Nachdem er im frühen Mittelalter auch nördlich der Alpen kultiviert wurde, fand er bald seinen festen Platz in den kräuterkundlichen Schriften der Klostermedizin. Eine außerordentliche Heilkraft wurde vor allem den Samen des Bockshornklees zugesprochen. Sie wurden im Mittelalter vielfältig gegen Fieber, Geschwüre, Brust- und Lebererkrankungen sowie als Abführ- und Hustenmittel eingesetzt. Ähnliche Anwendungsgebiete spricht auch Hildegard von Bingen dem Bockshornklee zu. Sie empfiehlt das in Wein gekochte Kraut und die Samen gegen Fieber und Appetitlosigkeit, während ein Sud aus den Bockshornkleesamen das Haar stärken soll. Da das Pulver der Pflanze sehr aromatisch riecht, wird Bockshornklee bis heute auch als Gewürz verwendet.

❖ Herkunft und Anbau

Bockshornklee gehört zur Familie der Schmetterlingsblütler (Fabaceen) und wächst wild rund um das Mittelmeer bis nach Zentralasien. Charakteristisch für die einjährige Pflanze sind die Fruchthülsen, die die Samen enthalten und in der Form den Hörnern eines Ziegenbocks ähneln.

❖ Verwendete Teile und Inhaltsstoffe

In der Heilkunde werden die Samen des Bockshornklees verwendet, die Schleimstoffe, Proteine, fette Öle, ätherisches Öl, Eisen, Saponine und Bitterstoffe enthalten. Sie wirken schmerzlindernd und zusammenziehend und regen außerdem den Stoffwechsel an.

❖ Anwendungsgebiete

Wissenschaftlich anerkannt ist die innerliche Anwendung von Bockshornkleesamen bei Appetitlosigkeit. Äußerlich angewendet, ist ihre Wirksamkeit bei lokalen Hautentzündungen wie Furunkeln oder Ekzemen erwiesen.

✦ In der Erfahrungsheilkunde werden die Samen des Bockshornklees bei Katarrhen der oberen Atemwege wie Husten und Bronchitis eingesetzt und während der Stillzeit zur Milchbildung empfohlen. Darüber hinaus wird dem Bockshornklee eine blutzuckersenkende Wirkung zugesprochen.

❖ Anwendungsform und Dosierung

Der Tee aus Bockshornsamen wird als Kaltwasserauszug zubereitet. Die Tagesdosis beträgt 6 g. Für äußerliche Anwendungen wird pulverisierter Bockshornsamen als Breiumschlag aufgelegt, der die lokale Durchblutung der betroffenen Hautpartie anregt und die Haut aufweicht.

✧ **Nebenwirkungen:** Bei häufiger äußerlicher Anwendung kann es zu Hautreaktionen kommen.

✧ Gegenanzeigen sind nicht bekannt.

Borretsch Borago officinalis L.

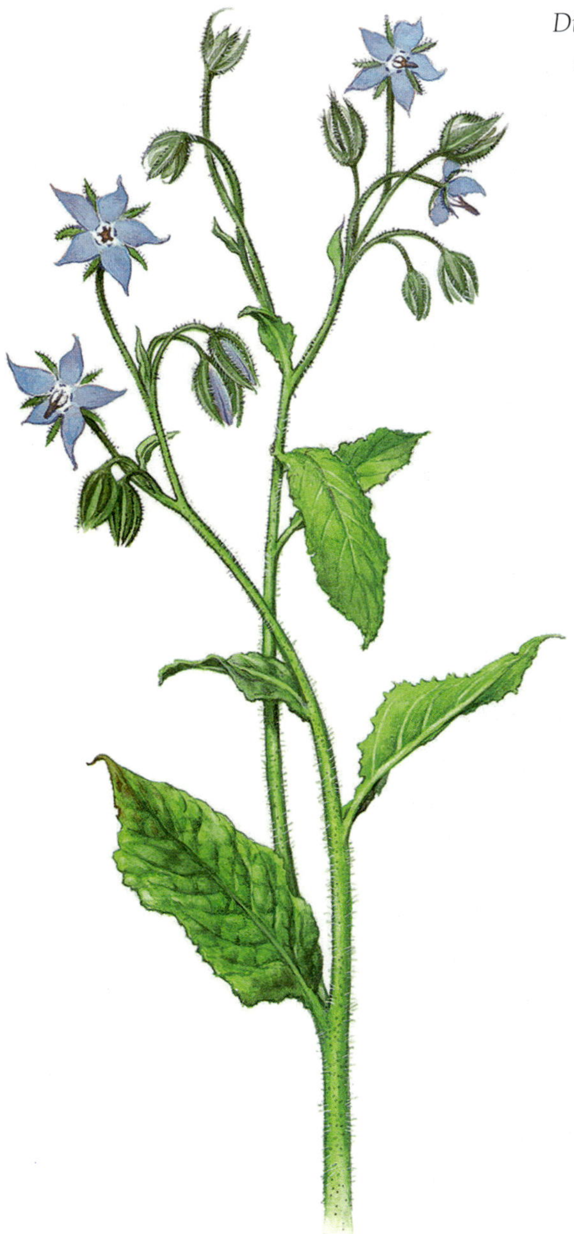

Die ›Leipziger Drogenkunde‹, auch als ›Leipziger Kräuterbuch‹ bezeichnet, äußert sich sehr positiv über die Heilwirkung des Borretsches: »Er ist ein gemeines Kraut, das hat scharfe Blätter und wenn sie grün sind, sind sie am allerbesten für die Arznei geeignet. (…) Der Borretsch bereitet vor allem gutes Blut. Wegen seiner Wirkung ist Borretsch gut den Herzkranken, denjenigen, die leicht in Ohnmacht fallen, und den Melancholikern, wenn sie ihn mit Fleisch essen. Ein einfaches Rezept: ›Borago‹ in Wein gelegt und getrunken macht den Menschen fröhlich und stärkt das Herz.«

Geschichte

Als Arzneipflanze kam dem Borretsch erst im hohen Mittelalter eine gewisse Bedeutung zu. Die antiken Autoren, aber auch die frühe Klosterheilkunde scheinen ihm keine besondere Beachtung geschenkt zu haben, obwohl er als Küchenkraut schon in spätantiker Zeit auch nördlich der Alpen angebaut wurde. Vermutlich war Constantinus Africanus, Händler aus Nordafrika und später Benediktinermönch im Kloster auf dem Monte Cassino, der Erste, der sich im 11. Jahrhundert in seinem Kräuterbuch ›Liber de gradibus‹ (›Von den Graden‹) mit dem Borretsch als Heilpflanze befasste. Ein Jahrhundert später wird die Pflanze in der großen Arzneimittellehre der Medizinschule von Salerno, dem ›Circa instans‹, genannt. Dort heißt es, dass der Borretsch »gutes Blut bereite, wenn man ihn in Wein kocht und dann trinkt«, und man bei Leberbeschwerden die Samen täglich zusammen mit gekochtem Fleisch zu sich nehmen soll. Anders als der ›Circa instans‹, in dem die Verwendung der Pflanzensamen im Vordergrund steht, liefert der ›Gart der Gesundheit‹ im späten 15. Jahrhundert den Hinweis, die rohen Borretschblüten zu essen. Sie würden bei Herzzittern helfen und eine frohe Stimmung erzeugen. Auch Hildegard von Bingen führt den Borretsch als wichtige Heilpflanze auf. Zu seinen Anwendungsgebieten zählt sie unter anderem innere Geschwüre und eine »dämpfige Brust«, worunter ein asthmatisches Lungenleiden mit Atemnot zu verstehen ist. Zudem gibt sie ein Rezept bei »Verdunklung der Augen« an – eine Empfehlung, mit der Hildegard nicht allein dasteht, denn in späteren Werken hieß der Borretsch auch »Augenzier«.

Die Klosterheilkunde stufte den Borretsch als wärmend und feucht ein. Im 15. Jahrhundert wurde er zudem bei Ohnmachts- und Schwindelanfällen empfohlen. Vermutlich erklärt sich auch so, warum Wein, in den man Borretschblätter eingelegt hatte, noch in jüngerer Zeit als Stärkungsmittel getrunken wurde.

❖ Herkunft und Anbau

Der Borretsch gehört zur Familie der Raublattgewächse (Boraginaceen). Die bis zu 70 Zentimeter hohe Pflanze mit ihren blauen bis blauvioletten Blüten wuchs ursprünglich wild in Zentralasien und im Mittelmeerraum. In nördliche Gefilde wurde sie über den Anbau als Gewürzkraut eingeführt. Heute wird sie für den arzneilichen Gebrauch aus den Ländern des ehemaligen Jugoslawien sowie aus Bulgarien, Rumänien und der Türkei importiert, wo sie in Kleinkulturen angebaut wird.

❖ Verwendete Teile und Inhaltsstoffe

Als Arzneipflanze spielt der Borretsch nur noch eine geringe Rolle, vielmehr wird er wegen seines gurkenähnlichen Geschmacks vor allem als Küchenkraut geschätzt. Die Blätter enthalten Gerbstoffe, Kieselsäure, Schleimstoffe und die als lebertoxisch und karzinogen geltenden Pyrrolizidinalalkaloide. Die Giftstoffe sind auch der Grund, warum heute nicht mehr das Kraut, sondern die Borretschsamen bzw. das aus ihm gewonnene Öl genutzt werden. Das Öl enthält neben anderen Stoffen die ungesättigte Gamma-Linolensäure, die die Bildung von entzündungshemmenden und krampflösenden Stoffen im Körper unterstützt. Von der im Borretsch enthaltenen Kieselsäure vermutet man außerdem, dass sie das Wachstum von Haaren und Nägeln fördert und anregend auf den gesamten Stoffwechsel wirkt.

❖ Anwendungsgebiete

Für die erfolgreiche Anwendung von Borretschsamenöl bei Neurodermitis hat die Wissenschaft mittlerweile plausible Erklärungen gefunden: Bei vielen Menschen, die unter dieser Hautkrankheit leiden, wurde ein Enzymdefekt festgestellt, der dazu führt, dass sie keine Gamma-Linolensäure bilden können. Man nimmt an, dass dieser Mangel für die Entstehung von Neurodermitis mit verantwortlich ist. Da Borretschsamenöl gut 20 Prozent Gamma-Linolensäure enthält, kann der Enzymdefekt durch seine regelmäßige Einnahme als Nahrungsergänzungsmittel ausgeglichen werden.

✦ In der Erfahrungsheilkunde werden Wunden mit Borretschblättern behandelt, um Entzündungen zu verhindern. Als Heilmittel bei ermüdeten Augen wird ein Aufguss der Blätter empfohlen, den man als Kompresse auflegt. In Milch eingelegt, sollen frische Borretschblätter zudem bei Nervosität, Herzklopfen und Melancholie hilfreich sein. Ähnlich wie der Eibisch wird das Borretschkraut auch als Schleimdroge bei Husten und Halsentzündungen verwendet, außerdem bei Nieren- und Blasenleiden.

❖ Anwendungsform und Dosierung

Das sehr leicht verderbliche Borretschsamenöl ist in Kapseln abgefüllt im Handel erhältlich; für jede Anwendung sollte es frisch aus einer Kapsel genommen werden. Die Tagesdosis beträgt mindestens 1 g Öl.
Vorsicht: Im Gegensatz zum Borretschsamenöl dürfen Borretschblüten und -kraut nicht über einen längeren Zeitraum angewendet werden, da beide wechselnde Mengen an Pyrrolizidinalalkaloiden enthalten. In Tierversuchen wurde bei diesen Alkaloiden eine krebserregende Wirkung nachgewiesen. Gegen eine sparsame Verwendung als Küchenkraut dürften allerdings keine Einwände bestehen.

✧ Für das Borretschsamenöl sind Gegenanzeigen und Nebenwirkungen nicht bekannt.

Große und Kleine Brennnessel

Urtica dioica L. und Urtica urens L.

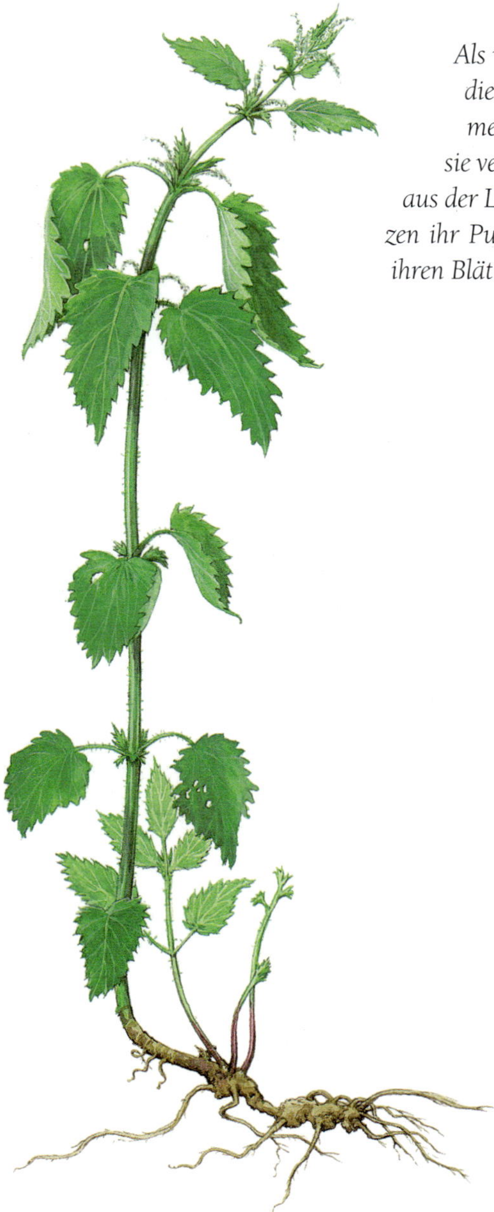

Als vierte Pflanze schreibt Odo Magdunensis in seinem ›Macer floridus‹ über die Brennnessel: »Mit Wein genommen, hilft sie den Gelbsüchtigen. Ihr Samen, mit Honig gereicht, heilt an Bauchgrimmen Leidende. Als Trunk hilft sie verstocktem Husten ab, wenn man sie oft genug genießt. Sie treibt die Kälte aus der Lunge und die Windblähung aus dem Bauch, und zwar bringt diesen Nutzen ihr Pulver (…) mit Wein zum wiederholten Mal getrunken. Ein Pflaster, aus ihren Blättern mit Salz bereitet, (…) reinigt eiternde Wunden.«

❖ Geschichte

Die häufig als lästiges Unkraut verunglimpfte Brennnessel ist eine Heilpflanze mit langer Tradition. Bereits in der Antike geht Plinius in seiner ›Naturalis historia‹ auf ihre brennenden Eigenschaften ein und preist die jungen Brennnesselpflanzen als wohlschmeckendes Gemüse. Dioskurides lobt sie wegen ihrer erweichenden Wirkung und empfiehlt sie zur Behandlung von Drüsenschwellungen, Lungenentzündung, Geschwüren und Furunkeln. Im Laufe des Mittelalters übernahmen die Kräuterbuchautoren nicht nur das Wissen der antiken Mediziner – sie ergänzten auch immer wieder die Palette der Anwendungsgebiete, was nicht verwundert bei einer Pflanze, der man auf Schritt und Tritt begegnet. So wurden rheumatische Erkrankungen, Ischias und Hexenschuss behandelt, indem man die Haut mit frischen Brennnesseln abrieb. Auch die entschlackenden und stoffwechselanregenden Wirkungen der Brennnessel waren bekannt. Hildegard von Bingen empfiehlt die junge Brennnessel als gesundes Gemüse, das nicht roh gegessen, sondern gekocht, den Magen reinigt. Im 13. Jahrhundert berichtet Albertus Magnus Neues von der Brennnessel: Bei ihm findet man Rezepte mit Brennnesselfrüchten, die gegen Asthma helfen sollen. Die stark brennende Pflanze wurde in der Klosterheilkunde als wärmend und trocknend eingestuft, wobei dem Samen (gemeint sind die Früchte) weniger Kraft zugesprochen wurde als den Blättern. Man nutzte sie auch als Aphrodisiakum und beschrieb die Brennnesselsamen darüber hinaus auch als fruchtbarkeitsfördernd. Zudem war die Brennnessel ein beliebtes Arzneimittel bei Halsentzündungen und Husten, dank ihrer harntreibenden Wirkung ließ man sie auch bei Steinleiden heilend eingreifen. Nach der so genannten Signaturenlehre, wonach Pflanzen bei im Aussehen ähnlichen Beschwerden hilfreich sein sollten, wurde die Brennnessel wegen ihrer feinen Härchen auch als Haarwuchsmittel verwendet.

Herkunft und Anbau

Die Große und Kleine Brennnessel gehören zur Familie der Nesselgewächse (Urticaceen). Die Große Brennnessel kann bis zu 1,50 Meter hoch werden, die Kleine nur 45 Zentimeter. Obwohl die beiden Arten sich in ihren Inhaltsstoffen kaum unterscheiden, wird in der Kräuterheilkunde meist die Große Brennnessel verwendet, die weniger aggressiv ist als die kleine Brennnesselart. Sie wächst vor allem an Schuttplätzen, Gräben, Wegrändern und Zäunen. Für den Arzneimittelgebrauch wird die Pflanze vorwiegend aus Wildvorkommen in Mittel- und Osteuropa gesammelt.

Verwendete Teile und Inhaltsstoffe

Die moderne Heilkunde nutzt die Brennnesselfrüchte kaum noch. Neben den bewährten Blättern und dem Kraut ist das Interesse der Forschung in jüngster Zeit zunehmend auf die Wurzel gerichtet. Blätter, Kraut und vor allem die Wurzel enthalten Kaffeoylchinasäuren (darunter die seltene Kaffeoyläpfelsäure), ungesättigte Fettsäuren, Kieselsäure und Mineralsalze wie Kalium und Calcium, die eine entzündungshemmende und entwässernde (diuretische) Wirkung haben.

Anwendungsgebiete

Wissenschaftlich anerkannt ist die innerliche Anwendung von Brennnesselkraut und -blättern bei Harnwegsinfekten sowie zur Vorbeugung und Behandlung von Nierengrieß. Innerlich und äußerlich angewendet, kann man mit Brennnesseln die Behandlung rheumatischer Beschwerden unterstützen.

- Die Brennnesselwurzel wird erst seit kurzem untersucht. Die innerliche Anwendung der Wurzel ist bei Prostatabeschwerden wissenschaftlich anerkannt. Ihre Einnahme führt zu einer Erhöhung der Nierentätigkeit, sodass mehr Flüssigkeit aus dem Körper ausgeschieden und die Restharnmenge verringert wird.
- In der Erfahrungsheilkunde wird Brennnesselkraut zur Anregung der Bauchspeicheldrüse und als blutstillendes Mittel empfohlen. Äußerlich angewendet, soll es die Wundheilung verbessern. Auch zur Pflege der Kopfhaut, gegen Kopfschuppen und fettiges Haar wird Brennnesselkraut eingesetzt.

Anwendungsform und Dosierung

Brennnesselblätter sind ein beliebter Bestandteil von Teemischungen, die gegen Gallen- und Leberbeschwerden sowie gegen Gicht und Rheuma eingesetzt werden. Zur Durchspülungstherapie kann man auch allein aus den Blättern oder der Wurzel einen Tee zubereiten. Dabei sollte die Tagesdosis von 12 g (Blätter) bzw. 6 g (Wurzel) nicht überschritten werden.

Teezubereitung:
1 bis 2 Teelöffel Brennnesselblätter mit 1 Tasse kochendem Wasser übergießen, 10 Minuten ziehen lassen und abseihen. Über den Tag verteilt 3 Tassen trinken. Zur Unterstützung der Durchspülungswirkung sollte man unbedingt zu jeder Tasse Tee 1 Glas Wasser trinken.

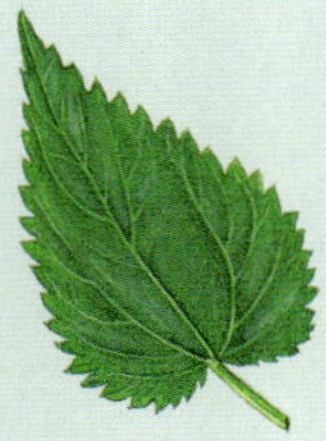

- Brennnesselblätter sind auch als Frischpflanzenpresssaft und in Form von Fertigpräparaten als Tropfen und Kapseln erhältlich. Als entgiftende Frühjahrskur eignet sich Brennnesselsaft hervorragend zur Stimulierung des gesamten Stoffwechsels.

- **Nebenwirkungen:** Bei der häufigeren Anwendung von Brennnesselwurzel kann es zu leichten Magen-Darm-Beschwerden kommen.
- Gegenanzeigen sind nicht bekannt.

Brombeere Rubus fruticosus L.

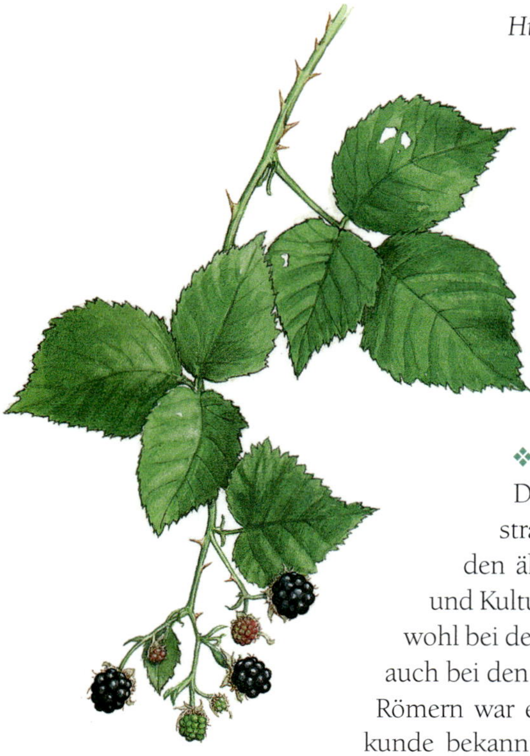

Hildegard von Bingen behandelt den Brombeerstrauch interessanterweise bei den Kräutern und nicht bei den Bäumen und Sträuchern: »Der Brombeerstrauch, an dem die Brombeeren wachsen, ist mehr warm als kalt. Und wenn jemand an der Zunge Schmerzen hat, sodass diese aufschwillt oder Geschwüre hat, dann lasse er seine Zunge mit Brombeere oder mit einem mäßigen Aderlass einschneiden, damit die Flüssigkeit herauskommt. (...) Die Frucht aber, die Brombeere, die sich am Strauch entwickelt, schädigt weder den gesunden noch den kranken Menschen, und sie wird leicht verdaut; aber ein Heilmittel wird in ihr nicht gefunden.«

❖ Geschichte

Der Brombeerstrauch zählt zu den ältesten Arznei- und Kulturpflanzen. Sowohl bei den Ägyptern als auch bei den Griechen und Römern war er in der Heilkunde bekannt. Dioskurides empfiehlt einen Tee aus den Spitzen der Triebe bei Durchfall und starker Monatsblutung. In seiner ›Materia medica‹ findet man weitere typische Anwendungsgebiete, die von den mittelalterlichen Autoren und der Klosterheilkunde übernommen wurden: so etwa der Einsatz als entzündungshemmendes Mittel bei Geschwüren, Brandwunden und Warzen oder als Heilpflanze gegen Brusterkrankungen sowie zur Kräftigung des Zahnfleisches. Der ›Gart der Gesundheit‹ erweitert die breite Palette an Anwendungsgebieten und betrachtet die Beeren zudem als Mittel für »Steinleidende« und zur Entwässerung. Als Badezusatz soll der Saft auch Hautprobleme heilen können.

❖ Herkunft und Anbau

Der Brombeerstrauch gehört zu den Rosengewächsen (Rosaceen) und ist eine Sammelart, die hunderte von Kleinarten umfasst. Er liebt kalkarme, feuchte Böden und gedeiht in lichten Wäldern und an sonnigen Hängen in weiten Teilen Europas, Vorderasiens und Nordafrikas. Importe für den arzneilichen Gebrauch stammen aus ost- und südosteuropäischen Ländern.

❖ Verwendete Teile und Inhaltsstoffe

In der Heilkunde werden nicht die Früchte, sondern die Blätter des Brombeerstrauchs verwendet. Sie enthalten vor allem Flavonoide, etwas Vitamin C, Pflanzensäuren und Gerbstoffe, die für die leicht zusammenziehende (adstringierende) Wirkung verantwortlich sind.

❖ Anwendungsgebiete

Wissenschaftlich anerkannt ist die Anwendung von Brombeerblättern bei akuten Durchfallerkrankungen sowie bei leichten Schleimhautentzündungen im Mund- und Rachenraum.

✦ In der Erfahrungsheilkunde werden Brombeerblätter auch bei Husten und Menstruationsbeschwerden eingesetzt.

❖ Anwendungsform und Dosierung

Bei Durchfall helfen Brombeerblätter als Teeaufguss, der abgekühlt auch zum Gurgeln und Spülen bei entzündeten Schleimhäuten verwendet werden kann. Die Tagesdosis beträgt 4,5 g. Bei Husten empfiehlt sich eine Teemischung mit Huflattich, Spitzwegerich und Lindenblüten, in dem die hustenspezifischen Inhaltsstoffe optimal zur Wirkung kommen. Für im Handel befindliche Fertigmischungen werden die Blätter vorher fermentiert, wodurch sie eine schwärzliche Färbung erhalten und sowohl im Aussehen als auch im Geschmack dem schwarzen Tee ähneln.

✧ Für Brombeerblätter sind Gegenanzeigen und Nebenwirkungen nicht bekannt.

Nasturtium officinale R. Br. Brunnenkresse

Im ›Macer floridus‹ findet man folgendes Rezept zur Brunnenkresse: »Man sagt, dass die Brunnenkresse wärmende, trocknende Kräfte besitzt. Stampft man das Kräutlein frisch, mengt es mit Sauerteig und legt es so auf, heilt es den Milzbrand, den das Volk ›gute Bläschen‹ nennt; nach derselben Behandlung löst sich der Eiter aus einem Furunkel, und mit dem Eiter geht der Schmerz dahin. (...) Kochst du das Kraut oder auch den Samen mit frischer Ziegenmilch und nimmst den Trunk lau zu dir, so muss ein jeder Schmerz, der deine Brust beklemmt, sich legen. Und wenn du den Samen in lauem Wasser stampfst und trinkst, so macht er, wie es heißt, den harten Leib ganz weich. Mit Honig verzehrt, bezähmt der Samen aber deinen Husten.«

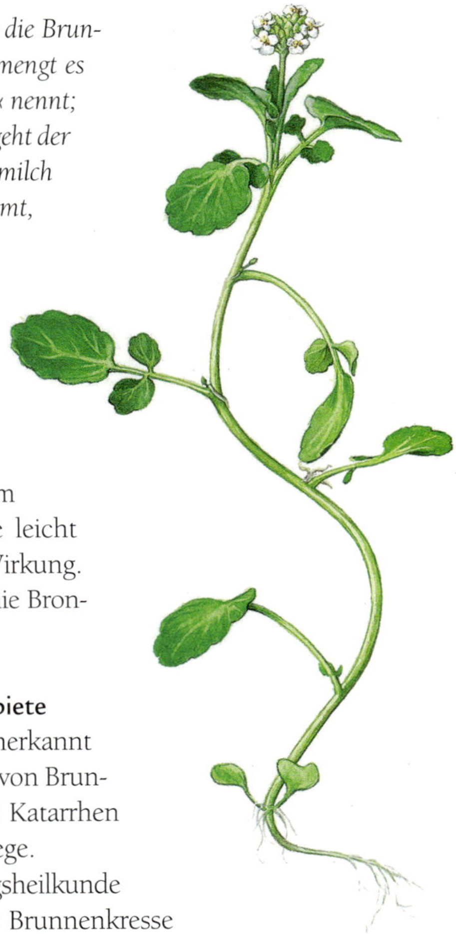

❖ Geschichte

Als Heilpflanze wurde die Brunnenkresse schon in spätantiker Zeit genutzt. Dioskurides beschreibt die Wirkung des Krauts als harntreibend und empfiehlt es als Mittel gegen Leber- und Sonnenbrandflecken. Auch das mittelalterliche ›Lorscher Arzneibuch‹ nennt die Brunnenkresse als bewährte Heilpflanze bei Hautproblemen. Von der Klostermedizin wurden der Brunnenkresse wärmende und trocknende Wirkungsqualitäten zugeschrieben. Daraus ergab sich nach damaliger Vorstellung die Anwendung des Krauts bei Erkrankungen der Leber, des Magen-Darm-Bereichs und der Atemwege. Man schnupfte auch den gepulverten Samen, um »das Gehirn zu reinigen«. Von den überlieferten Indikationsgebieten sind die Atemwegserkrankungen von der modernen Forschung bestätigt worden.

❖ Herkunft und Anbau

Die Brunnenkresse zählt zu den Kreuzblütlern (Brassicaceen) und wächst an Bächen und langsam fließenden Gewässern. Die Pflanze, die je nach Standort verschiedene Wuchsformen ausbildet, ist in ganz Europa verbreitet, in Skandinavien allerdings nur in Südschweden. Für den arzneilichen Gebrauch wird sie aus den Ländern Ost- und Südosteuropas importiert.

❖ Verwendete Teile und Inhaltsstoffe

In der Heilkunde wird das Kraut der Brunnenkresse verwendet. Es enthält Senfölglykoside, aus denen die scharf schmeckenden Senföle gewonnen werden. Die frische Pflanze ist reich an Vitamin C: 100 g enthalten über 80 mg Ascorbinsäure. Außerdem hat das Kraut eine leicht keimhemmende Wirkung. Die Senföle regen die Bronchialsekretion an.

❖ Anwendungsgebiete

Wissenschaftlich anerkannt ist die Anwendung von Brunnenkressekraut bei Katarrhen der oberen Atemwege.

✦ In der Erfahrungsheilkunde wird das Kraut der Brunnenkresse gelegentlich als Wildsalat bei entschlackenden Frühjahrs- oder »Blutreinigungskuren« verwendet. Man setzt es gelegentlich auch zur Unterstützung der Nierenfunktion und als Magenmittel ein.

❖ Anwendungsform und Dosierung

Brunnenkresse wird selten als Tee angewendet, da sie beim Trocknen einen Großteil ihrer Wirkstoffe verliert. Deshalb sollte man das Kraut frisch als Salat anrichten oder als Frischpflanzenpresssaft trinken. Die Tagesdosis beträgt 60 bis 100 ml.

✧ **Gegenanzeigen:** Brunnenkresse sollte nicht über einen längeren Zeitraum eingenommen werden, da das enthaltene Senföl die Magenschleimhaut reizt.

✧ **Nebenwirkungen:** In seltenen Fällen kann es zu Magen-Darm-Beschwerden kommen.

Dill Anethum graveolens L.

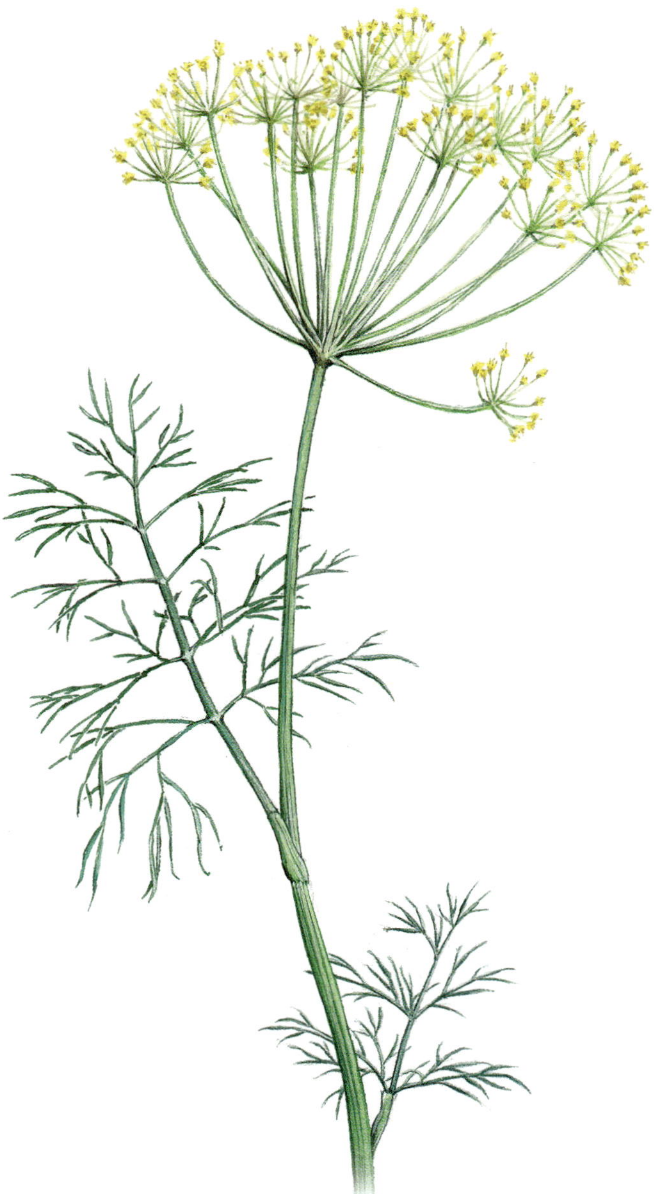

»Muttermilch bis zum Überfluss spendet die Pflanze, abgekocht genossen; ferner vertreibt sie alle Magenleiden, wenn der Kranke von dieser Abkochung drei Becher lau trinkt. Dies führt ein Aufrülpsen herbei, welches anzeigt, dass sich der Magenmund geöffnet hat und die schädliche Windblähung so entwichen ist. Dill treibt den Harn, indem er alle Hindernisse ausräumt.« So beginnt Odo Magdunensis in seinem ›Macer floridus‹ das Kapitel zum Dill.

❖ Geschichte

Der Dill ist nicht nur ein seit alters beliebtes Gewürzkraut, er hat auch als Heilpflanze eine lange Geschichte. So wurde er etwa in der ägyptischen Medizin gegen Kopfschmerzen eingesetzt. Dioskurides notiert in seiner ›Materia medica‹ aus spätantiker Zeit, dass Dill die Nierentätigkeit steigere, bei Erbrechen, Uterusleiden und Hämorrhoiden helfe und die Zeugungskraft unterdrücken könne. Vor allem aber lobt er ihn als vorzügliches Mittel bei Bauch- und Kopfschmerzen. Als linderndes Mittel gegen ebendiese Beschwerden empfiehlt ihn auch das mittelalterliche ›Lorscher Arzneibuch‹ aus der Zeit Karls des Großen, das aber ebenfalls ein breites Anwendungsspektrum von Dill kennt: von Magen- und Verdauungsbeschwerden über Husten bis zu Lungenleiden. Ungewöhnliches weiß Hildegard von Bingen über den Dill, den vermutlich christliche Mönche von Südeuropa nach Deutschland brachten, zu berichten: Bei ihr liest man, dass er den Menschen traurig mache und es nicht gut sei, ihn roh zu essen. Gekocht könne er jedoch die Gicht zurückdrängen und die Sinnes- und Fleischeslust unterdrücken. Mit dieser Beobachtung steht die Äbtissin allerdings gegen andere Überlieferungen der Klosterheilkunde und auch gegen das moderne Wissen. In späteren Werken wurde Dill vornehmlich bei Verdauungsbeschwerden empfohlen, aber auch immer wieder zur Behandlung von Wunden, Geschwüren, Hämorrhoiden und mangelnder Muttermilch eingesetzt. Albertus Magnus führt in seinem Kräuterbuch aus, dass Dill eine schmerzlindernde Wirkung habe und Blähungen zerstreue. Das Öl des Dills mache bereit zu schlafen und lasse die Muttermilch im Überfluss kommen. Heute noch trinken stillende Frauen zur Steigerung der Muttermilch Dilltee. Die ›Leipziger Drogenkunde‹ ordnet den Dill als wärmend und trocknend im zweiten bis dritten Grad ein und erachtet ihn als bestens geeignet »für die Arzneien«. Konkret wird empfohlen, die Früchte und die Spitzen in einem

Getränk zu kochen – dies wirke harntreibend, lege die Bauchschmerzen und beseitige das Niesen. Aber auch bei Feigwarzen und eitrigen Beulen sei in Öl gekochter Dill zur äußerlichen Anwendung hilfreich. Im Volksglauben galt Dill als »Samen des Merkur« und stand – wie andere stark riechende Pflanzen – in dem Ruf, bösen Zauber abzuwehren.

❖ Herkunft und Anbau

Dill gehört – wie Anis, Fenchel oder Kümmel – zur Familie der Doldenblütler (Apiaceen). Er ist in Russland, im Mittelmeerraum und im westlichen Asien heimisch. Wild wachsend kommt er kaum vor, denn er stellt sehr hohe Ansprüche an den Boden: Er benötigt humusreiche Erde und wächst nur an warmen, windgeschützten Standorten. Die Früchte und das Kraut für den arzneilichen Gebrauch werden in einigen osteuropäischen Ländern, in China und Skandinavien angebaut. Die Blätter können jederzeit geerntet werden, die Samen erst, wenn sie sich bräunlich verfärben.

❖ Verwendete Teile und Inhaltsstoffe

In der Heilkunde werden die Dillfrüchte verwendet, die man auch als Samen bezeichnet. Sie enthalten fettes und ätherisches Öl und besitzen eine krampflösende und keimhemmende Wirkung. Mit drei unterschiedlichen Carotinoiden, 7 Prozent Mineralstoffen und etwa 5 Prozent Kalium sowie Calcium und Schwefel hält der Dill einen Spitzenwert an mineralischen Inhaltsstoffen. Das stark duftende ätherische Öl verleiht den Blättern und Samen des Dills sein charakteristisches Aroma und den leicht süßlichen Geschmack.

❖ Anwendungsgebiete

Wissenschaftlich anerkannt ist die Anwendung von Dillfrüchten bei Verdauungsbeschwerden. Das ätherische Öl lindert Darmkrämpfe, Bauchschmerzen und hilft auch bei Koliken.

✦ Dillfrüchte werden heute nur noch selten eingesetzt, da ihr Verwandter, der Kümmel, stärker wirkt. Für diejenigen, die Kümmel nicht mögen, kann Dill bei Verdauungsbeschwerden wie Blähungen aber nach wie vor das Mittel erster Wahl sein.

✦ Die Erfahrungsheilkunde empfiehlt das Dillkraut für einen Tee zur Steigerung der Muttermilch, ähnlich wie auch den Fenchel. Das Kraut und die Früchte gelten außerdem als Mittel bei Schlaflosigkeit. In Osteuropa wird Dill auch zur Beruhigung des Magens und bei Bluthochdruck und Herzbeklemmung eingesetzt. Der Saft von frischen Dillpflanzen soll darüber hinaus bei Hämorrhoiden hilfreich sein.

❖ Anwendungsform und Dosierung

Dillfrüchte werden innerlich angewendet, und zwar als Tee oder ätherisches Öl. Die Tagesdosis beträgt 3 g (Früchte) bzw. 0,3 g (Öl).

✦ Seit langer Zeit verwendet die Erfahrungsheilkunde Dillfrüchte, halb in Wein, halb in Wasser gekocht, als Mittel gegen Bauchschmerzen und Blähungen.

Weinzubereitung:

1 Teelöffel Dillfrüchte im Mörser zerdrücken und in einer Flüssigkeit aus 1 Tasse Wasser und 1 Tasse Weißwein aufkochen, 5 bis 10 Minuten ziehen lassen und abseihen. Den Wein 3-mal täglich vor den Mahlzeiten trinken.

✧ Für die Dillfrüchte sind Gegenanzeigen und Nebenwirkungen nicht bekannt.

Efeu Hedera helix L.

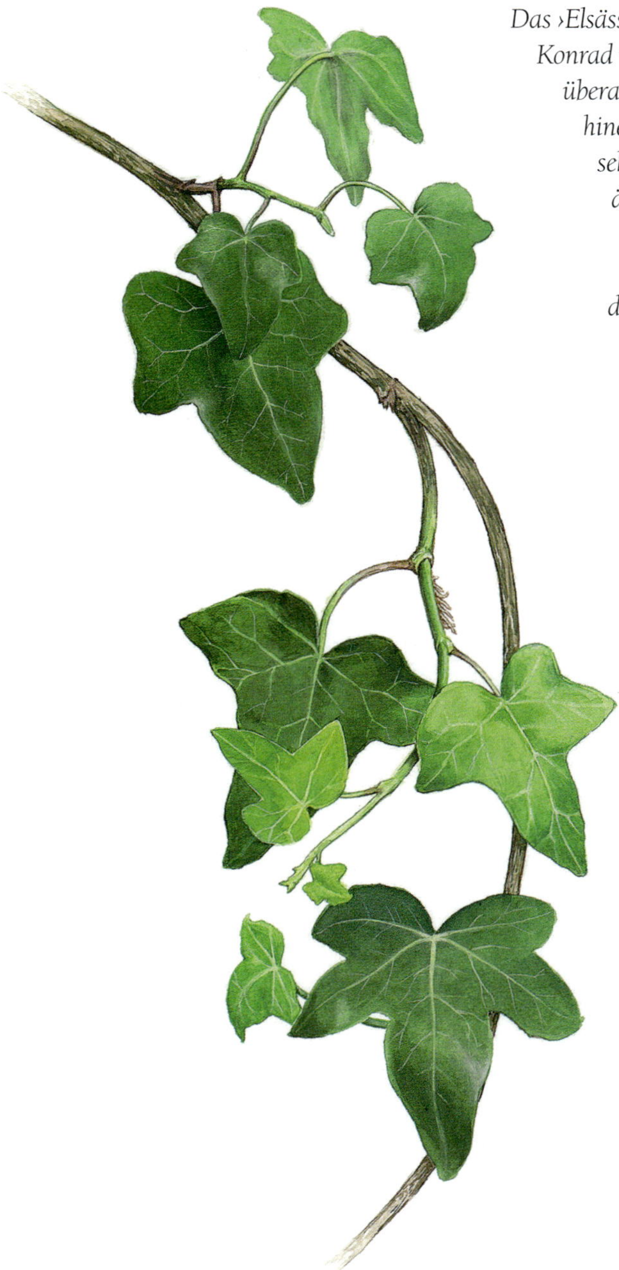

Das ›Elsässische Arzneibuch‹ zitiert in dem Kapitel über den Efeu den Domherrn Konrad von Megenberg: »Efeu hieße besser Schlingbaum, denn er schlingt sich überall auf die Mauern oder Wände, in deren Nähe er wächst und flicht sich hinein mit sehr vielen Wurzeln. Selten trägt er Blüte oder Frucht, weil er sehr kalter Natur ist. Wenn er Früchte trägt, so sind es schwarze Trauben, ähnlich den Weintrauben. Der Baum verdirbt alle anderen Bäume, zu denen er sich gesellt, denn er saugt ihnen alle Feuchtigkeit heraus und trocknet sie aus. (…) Es ist auch gut, mit Efeu zu baden, besonders für diejenigen, die an der ›Räude‹ leiden, es macht die Haut sehr glatt.«

❖ Geschichte

Wie kaum eine andere Heilpflanze ist der Efeu eng mit der europäischen Kunst- und Kulturgeschichte verbunden. Von den Ägyptern als Symbol des Sonnengottes Osiris und von den Griechen als Pflanze des Weingottes Dionysos verehrt, hatte der immergrüne Kletterer auch seinen festen Platz in der antiken Medizin. So widmet ihm Dioskurides in seiner Arzneimittellehre ein großes Kapitel: Vermischt in einer Wachssalbe, sollte Efeu gegen Brandwunden oder bei Geschwüren helfen, zusammen mit anderen Mitteln auch bei Kopf- und Zahnschmerzen. Außerdem galt die Pflanze als wirksames Therapeutikum gegen starken Durchfall und Fieber sowie als Abtreibungsmittel. Allerdings wusste man auch, dass der giftige Efeu für den Menschen durchaus schädlich sein konnte. So warnt Dioskurides ausdrücklich davor, dass die Einnahme des Safts zu Geistesstörungen führen könne.

Die mittelalterliche Klostermedizin ging daher vorsichtiger mit dem Efeu um – viele Werke nahmen ihn gar nicht in ihren Heilpflanzenschatz auf. Das ›Lorscher Arzneibuch‹ nennt allerdings mehrere Rezepturen mit Efeu zur Behandlung von Zahn-, Kopf- und Gliederschmerzen. Hildegard von Bingen verlässt den Pfad der traditionellen Anwendungsbereiche und schreibt dem Efeu, äußerlich angewendet, Heilwirkungen bei der Gelbsucht zu. Von der Äbtissin wird der Efeu als kühlend beschrieben, Konrad von Megenberg stuft ihn sogar als stark kühlend ein – eine Wirkungsqualität, die ihn den Giftpflanzen zuordnet und als ungeeignet für innerliche Anwendungen ausweist. Auch der ›Gart der Gesundheit‹ widmet dem Efeu deshalb nur ein kurzes Kapitel, weist aber darauf hin, dass der Saft aus Efeu das Haupt von »bösen Flüssen« reinige, also bei Erkältungsbeschwerden hilfreich sei.

In der frühen Neuzeit geriet die vorsichtige Verwendung des Efeus etwas in Vergessenheit. Man setzte die Pflanze nicht nur bei Katarrhen, sondern auch gegen

Steinleiden und Gicht sowie äußerlich bei Brandwunden und Geschwüren ein. Noch zu Beginn des 20. Jahrhunderts werden diese Indikationen für den Efeu aufgeführt. Zu neuen Ehren kam die Pflanze erst wieder in jüngster Zeit. Ihre aktuellen Anwendungsgebiete wie Husten und Bronchitis waren der mittelalterlichen Klosterheilkunde noch nicht geläufig.
Im Volksglauben war der Efeu stets fest verankert: Mal diente er als Unglücks-, mal als Glücksbringer, er wurde als Orakel für die Jungfräulichkeit und für das Gelingen der Weinernte genutzt. Noch heute gilt er als Symbol der Heiterkeit und hängt als Kranz gebunden an den Türen vieler Winzer.

❖ Herkunft und Anbau

Der Efeu gehört zur Familie der Araliengewächse (Araliaceen) und wächst in Vorderasien und ganz Westeuropa, in Nord- und Osteuropa findet man ihn hingegen nur vereinzelt. Die Pflanze, die bis zu 20 Meter hoch werden kann, ist ein immergrünes, kletterndes oder kriechendes Holzgewächs, das sich mit Haftwurzeln an Bäumen festhält. In lichten Wäldern wächst Efeu auch als Bodenpflanze und bildet dort Polster. Ältere Pflanzen haben unterschiedliche Blätter, die 3- bis 5-eckig sein können (Schattenblätter) und an den oberen Trieben oft länglich und ganzrandig sind (Lichtblätter). Bei uns wird er häufig an Mauern gepflanzt und rankt an Gebäuden empor.

❖ Verwendete Teile und Inhaltsstoffe

In der Heilkunde werden die Blätter des Efeus verwendet, die vom Frühjahr bis Frühsommer von nichtblühenden Sprossen geerntet werden. Die meisten Wirkstoffe enthalten die Blätter allerdings im Herbst. Zu ihren wichtigsten Inhaltsstoffen gehören Saponine und Flavonoide. Daneben sind auch Glykoside, organische Säuren, Mineralstoffe und Jod enthalten. Die Flavonoide haben eine sekret- und krampflösende Wirkung, während die Saponine auswurffördernd sind und Haut und Schleimhaut reizen. Die Inhaltsstoffe der Efeublätter, vor allem das Hedera-Saponin C, können außerdem das Wachstum von Bakterien, Viren und Pilzen hemmen, haben also einen antibiotischen Effekt.

❖ Anwendungsgebiete

Wissenschaftlich anerkannt ist die innerliche Anwendung von Efeublättern bei Katarrhen der Atemwege. Die auswurffördernde und krampflösende Wirkung des Efeus wird bei Keuchhusten, Bronchitis und chronischen Katarrhen genutzt.
✦ In der Erfahrungsheilkunde werden Efeublätter zur innerlichen Anwendung bei Gicht und Rheuma eingesetzt. Zur äußerlichen Anwendung werden sie als Abkochung gegen Parasiten, wie beispielsweise Läuse, bei Brandwunden und anderen Hautproblemen wie Geschwüren und Entzündungen empfohlen. Allerdings konnten die Wirkmechanismen bislang wissenschaftlich nicht belegt werden.

❖ Anwendungsform und Dosierung

Die innerliche Anwendung der Teezubereitung aus Efeublättern ist nicht sinnvoll, da die Pflanze leicht giftig ist und die durchschnittliche Tagesdosis nur 0,3 g beträgt. Es empfiehlt sich daher, auf standardisierte Fertigpräparate zurückzugreifen. Zubereitungen mit dem Trockenextrakt werden vor allem gegen Atemwegserkrankungen bei Kindern eingesetzt.

✧ **Nebenwirkungen:** Der Saft frischer Efeublätter kann allergische Hautreaktionen verursachen.
✧ Gegenanzeigen sind nicht bekannt.

Eibisch Althaea officinalis L.

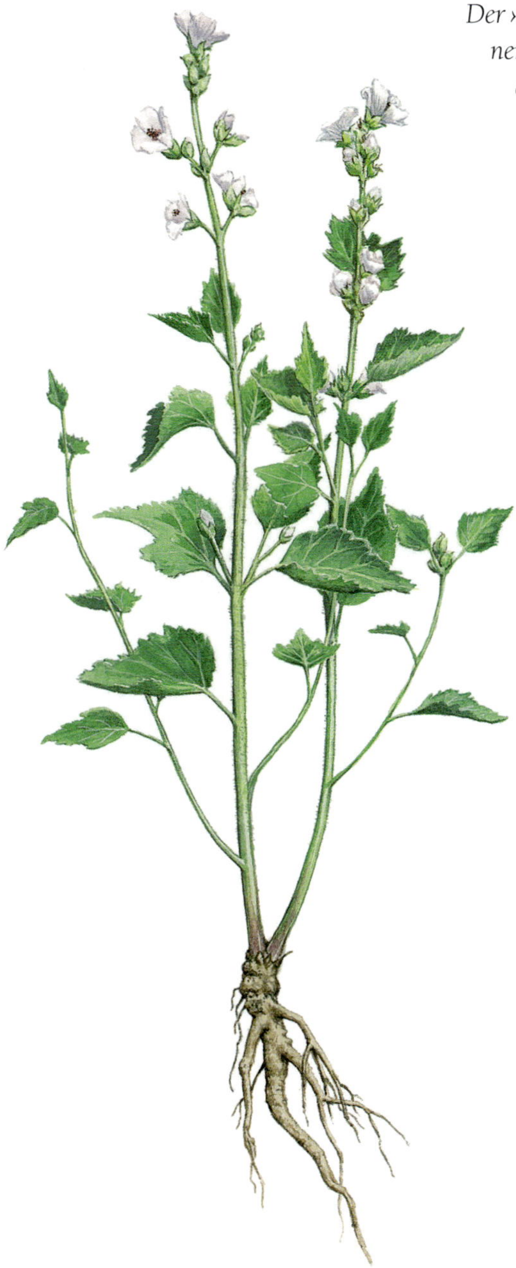

Der ›Macer floridus‹ des Odo Magdunensis erläutert den Namen des Eibischs und nennt typische Anwendungen der Heilpflanze: »Die Althaea ist eine Malvenart, darüber sind sich alle einig. Althaea nennt man sie, weil sie in die Höhe wächst (nach lateinisch: ›in altum‹). Man nennt sie aber auch Eviscus oder Hibiskus, weil ihre Wurzel, wenn man sie zerstampft, wie Vogelleim zu triefen scheint. (...) Ihre Blüten in Met gekocht (...) und mit Wein aufgetragen, reinigen Wunden und sollen schlimme Halsschmerzen vertreiben und heilen in dieser Form auch Prellungen. Sie bringt also Hilfe, wenn sie (...) in lau erwärmendem Wickel den Schmerzensorten aufgelegt wird.«

❖ Geschichte

Anders als Odo Magdunensis in dem oben zitierten Text erklärt Dioskurides in seiner ›Materia medica‹, dass sich der Name *althaia* von *althäeis*, heilsam, herleite, weil der Eibisch so viele Krankheiten heilen könne. Als Beispiele führt er Wunden, Brandwunden, Abszesse und Stiche an. Für die innerliche Behandlung nennt er Zahnschmerzen, Krankheiten der Harnwege, Steinleiden und Durchfall als wichtigste Anwendungsgebiete. Auch Hippokrates rühmte den Eibisch, allerdings vor allem wegen seiner wundheilenden Kräfte. Doch während der Eibisch in der Antike beinahe als Allheilmittel galt, spielte er im ›Lorscher Arzneibuch‹, dem ältesten Werk der Klosterheilkunde, nur noch eine untergeordnete Rolle. Im Laufe des Mittelalters erlebte er jedoch eine Renaissance, denn im ›Macer floridus‹ genießt er als Heilpflanze wieder große Wertschätzung: Zahlreiche äußerliche Verletzungen, Stiche und Bisse, Geschwülste, aber auch Muskelverspannungen und die Beseitigung von Leberflecken werden hier als typische Indikationen aufgeführt. Innerlich sollte der Eibisch, der nach Ansicht der Klosterheilkunde wärmende und trocknende Qualitäten besaß, wie schon 1000 Jahre zuvor bei Dioskurides gegen Blasen- und Steinleiden sowie bei Durchfall eingesetzt werden. Hildegard von Bingen schien die Heilpflanze ebenfalls gekannt zu haben, denn sie gehört noch heute zu den typischen Arten der das Kloster Rupertsberg umgebenden Flora. Erstaunlicherweise kamen gegen Ende des Mittelalters noch weitere Anwendungsbereiche hinzu. So gibt etwa Adam Lonitzer in seinem ›Kräuterbuch‹ ein interessantes Rezept für ein Hustenmittel an: Dafür empfiehlt er, Eibisch mit Isop und Süßholzwurzel in Wasser oder Wein zu kochen. Aus den Klostergärten heraus erlangte der Eibisch schließlich eine weite Verbreitung in die Bauerngärten. So erklärt es sich auch, dass er zu einer der beliebtesten Heilpflanzen in der Volksmedizin wurde.

Herkunft und Anbau

Der Eibisch – auch Weiße Pappel oder Weiße Malve – gehört zur Familie der Malvengewächse (Malvaceen). Die bis zu 1,50 Meter hohe Staude war in ganz Europa bis nach Westasien beheimatet, ist heute jedoch in Westeuropa nur noch selten als Wildpflanze zu finden. Die getrockneten Blätter und die Blüten werden aus dem Kulturanbau in Osteuropa eingeführt, in geringen Mengen auch aus Frankreich, Italien und Belgien. Die wild lebenden Populationen sind geschützt und dürfen nicht gesammelt werden.

Verwendete Teile und Inhaltsstoffe

In der Heilkunde werden zwar auch die Eibischblüten und -blätter, vorwiegend aber die -wurzeln verwendet. In allen Pflanzenteilen sind Schleimstoffe wie Polysaccharide die wichtigsten Inhaltsstoffe: Die Blüten und Blätter enthalten 5 bis 10, die Wurzeln 10 bis 20 Prozent. Diese Inhaltsstoffe haben eine reizlindernde und schleimhautschützende Wirkung. Sie dämpfen außerdem den Hustenreiz und können das Abhusten erleichtern. Weiterhin sind Zucker, Pektin und zahlreiche Mineralstoffe enthalten.

Anwendungsgebiete

Wissenschaftlich anerkannt ist die Anwendung von Eibisch bei Schleimhautreizungen im Mund- und Rachenraum sowie bei dadurch bedingtem trockenem Husten. Auch die Anwendung bei leichter Magenschleimhautentzündung ist mittlerweile von der Forschung bestätigt worden.

✦ In der Erfahrungsheilkunde wird Eibischwurzel mitunter auch als Auflage bei Entzündungen oder Verbrennungen der Haut bzw. Verbrühungen empfohlen. Auch zur Nachbehandlung von Insektenstichen wird Eibisch eingesetzt, allerdings verwendet man dafür die frischen, angequetschten Blätter.

Anwendungsform und Dosierung

Eibischtee wirkt innerlich lindernd bei Husten und Magen-Darm-Störungen, äußerlich kann er als Lösung zum Gurgeln und Spülen eingesetzt werden. Bei der Teezubereitung müssen Blätter, Blüten oder Wurzeln unbedingt zunächst in kaltem Wasser angesetzt werden, da die Schleimstoffe bei starker Wärmezufuhr zerstört würden. Die Tagesdosis der Blätter und Blüten beträgt 5 g, die der Wurzel 6 g.

✦ Die Schleimstoffe des Eibischs können nur einen Schutzfilm auf den Schleimhäuten bilden, wenn man genügend oft kleine Mengen zuführt und möglichst lange im Mund behält.

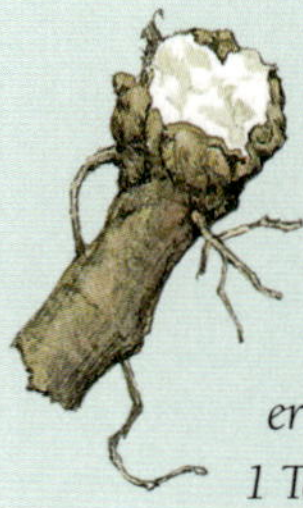

Teezubereitung:
1 Teelöffel zerkleinerte Eibischwurzel in 1 Tasse kaltes Wasser geben, 1 bis 2 Stunden unter gelegentlichem Umrühren ziehen lassen, abseihen und leicht erwärmen. Bei Husten 3- bis 4-mal täglich 1 Tasse schluckweise trinken.

✦ Bei Schleimhautreizungen im Mund- und Rachenraum kann man auch Eibischsirup einnehmen. Hier beträgt die Einzeldosis 10 g. Die Herstellung von Eibischsirup ist etwas zeitaufwendig: Dazu braust man 10 g grob zerkleinerte Eibischwurzel mit lauwarmem Wasser ab und gibt sie in einen Filter, in dem ein kleiner Wattebausch liegt. Eine Mischung aus 5 ml Weingeist sowie 1/4 Liter Wasser herstellen und über die Wurzelstückchen gießen. Die ablaufende Flüssigkeit auffangen und wieder über die Wurzelstückchen gießen. Diese Prozedur 10- bis 15-mal wiederholen und im Verhältnis 1: 2 (Gewichtsteile) mit Zucker mischen (also 10 g Lösung mit 20 g Zucker) und es so lange rühren, bis der Zucker vollständig gelöst ist. Abschließend die Mischung einmal kurz erwärmen.

✧ **Wechselwirkungen:** Die Aufnahme anderer Arzneimittel kann durch den Schutzfilm verzögert werden.

✧ Für Eibischblüten, -blätter oder -wurzeln sind Gegenanzeigen und Nebenwirkungen nicht bekannt.

Eiche Quercus robur L.

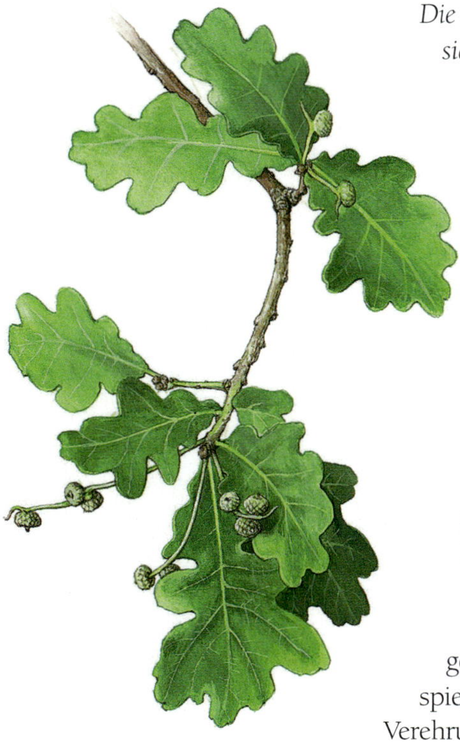

Die Äbtissin Hildegard von Bingen lehnt die Eiche als Heilmittel eindeutig ab und stellt sich mit ihrer Sicht klar gegen die meisten mittelalterlichen Kräuterbuchautoren: »Die Eiche ist kalt, hart und bitter, und doch ist weniges in ihr wirklich brauchbar. Sie bezeichnet die Liederlichkeit. Und sie ist so hart und bitter, dass keine Weichheit an ihr sein kann. Auch die Frucht ist für den Menschen ungenießbar, und nicht einmal die Würmlein fressen ihr Holz gern. Wenn sie es fressen, hören sie schnell auf und gehen ein. Aber es fressen einige wilde Tiere von ihrer Frucht und werden fett, wie die Schweine es sind. Für ein Heilmittel ist weder das Holz noch die Frucht zu gebrauchen.«

❖ Geschichte

Welch hohes Ansehen die Eiche als Heilpflanze bei den meisten Kräuterkundigen vergangener Zeiten genoss, spiegelte ihre kultische Verehrung wider, denn sie galt seit der Antike als »Königin der Bäume«. Eine wichtige Rolle spielte in diesem Zusammenhang wohl die Tatsache, dass Eichenholz Fäulnis und Ungeziefer sehr lange standhält. Im 15. Jahrhundert rühmt die ›Leipziger Drogenkunde‹ die medizinische Wirkung der Eichenfrüchte gegen Durchfall, Erbrechen, übermäßig starke Monatsblutung und Nasenbluten. Außerdem wird berichtet, dass mit einem Mittel aus Eicheln graue Haare schwarz gefärbt werden können. Die großen mittelalterlichen Kräuterbücher bringen eine breite Palette von weiteren Anwendungen für die verschiedenen Pflanzenteile der Eiche, die von Zahnfleischentzündung über Hämorrhoiden bis zu Ausschlägen und offenen Wunden reichen.

❖ Herkunft und Anbau

Die Eiche mit ihren verschiedenen Arten gehört zu den Buchengewächsen (Fagaceen). Der bis zu 40 Meter hohe Baum ist in ganz Europa heimisch und vor allem in Mischwäldern zu finden. Für die Verwendung als Arzneipflanze nutzt man Wildsammlungen in Deutschland sowie Ost- und Südosteuropa.

❖ Verwendete Teile und Inhaltsstoffe

Heute wird in der Heilkunde nur die getrocknete junge Rinde der Eiche verwendet. Sie enthält Gerbstoffe in großen Mengen, die entzündungs- und virenhemmend sowie juckreizlindernd sind. Darüber hinaus stärken sie den Darm und wirken stopfend bei Durchfall.

❖ Anwendungsgebiete

Wissenschaftlich anerkannt ist die innerliche Anwendung von Eichenrinde bei Durchfall sowie die äußerliche Anwendung bei entzündlichen Hauterkrankungen, leichten Entzündungen im Mund- und Rachenraum sowie im Genital- und Analbereich. Darüber hinaus hat sich ihre Anwendung bei Frostbeulen bewährt.

❖ Anwendungsform und Dosierung

Eichenrinde wird innerlich als Tee und äußerlich in Form von Gurgellösungen, Umschlägen, Sitz- und Vollbädern angewendet. Auch zur Bepinselung des Rachenraums wird der Eichenrindentee eingesetzt. Bei Teezubereitungen beträgt die Tagesdosis 3 g. Für Gurgellösungen nimmt man 20 g Eichenrinde auf 1 Liter Wasser, für Bäder 5 g. Nicht längere Zeit anwenden, da Eichenrinde austrocknend wirkt.

✧ **Gegenanzeigen:** Äußerlich nicht bei großflächigen Verletzungen und Ekzemen anwenden.

✧ **Wechselwirkungen:** Bei innerlicher Anwendung kann die Aufnahme von Alkaloiden und anderen basischen Arzneistoffen verzögert oder verhindert werden. Nebenwirkungen sind nicht bekannt.

Verbena officinalis L. Eisenkraut

Odo Magdunensis widmet in seinem ›Macer floridus‹ dem Eisenkraut ein ausführliches Kapitel, in dem er die große Palette der Anwendungsgebiete schildert: »Mit Wein oftmals getrunken, nützt die ›Verbene‹ den Gelbsüchtigen. Sie heilt, mit Wein gestampft und aufgelegt, verderbliche Bisse, doch jeden vierten Tag muss dieses Pflaster erneuert werden. Wälzt man den lauen Saft im Mund, reinigt und heilt er Wunden in der Mundhöhle. Und gleiche Wirkung tut die frische Abkochung des Krautes, denn auch durch sie wird jegliche Eiterfäule im Munde vertrieben, wenn man sie lange lauwarm im Schlund bewegt und dabei gurgelt. Legt man das Kraut gestampft auf eine frische Wunde, verklebt und leimt es diese, und trinkt man es mit Wein, so widersetzt es sich sämtlichen Giften.«

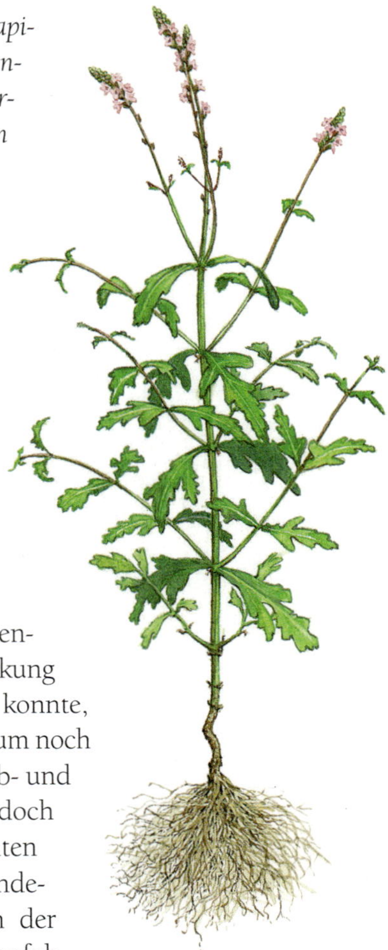

❖ Geschichte

Heute fast völlig in Vergessenheit geraten, genoss das Eisenkraut von der Antike bis zum Mittelalter als Heilpflanze hohes Ansehen. Es galt fast als eine Art Allheilmittel und wurde nicht umsonst auch als »Wunderdroge« bezeichnet. Entsprechend häufig wurde es in kräuterkundlichen Schriften und Rezeptsammlungen bei den verschiedensten Beschwerden empfohlen. Auch Hildegard von Bingen beschreibt das Eisenkraut und ordnet die Pflanze als kühlend ein. Die Äbtissin empfiehlt das gekochte Kraut als Umschlag bei fauligen Wunden und Geschwüren, aber auch bei Entzündungen im Mundraum – eine Anwendung, die sich bei allen Autoren der Klosterheilkunde findet.

❖ Herkunft und Anbau

Das Eisenkraut gehört zur Familie der Eisenkrautgewächse (Verbenaceen). Die ein- bis mehrjährige Pflanze kommt in fast ganz Europa, Nordafrika und Vorderasien wild wachsend vor. Man findet das anspruchslose Kraut an Hecken, Mauern, Schutthalden oder Wegrändern. Ein Anbau in Kulturen findet kaum noch statt, weshalb das Eisenkraut für den arzneilichen Gebrauch aus Wildsammlungen in Südosteuropa stammt.

❖ Verwendete Teile und Inhaltsstoffe

In der Heilkunde werden die während der Blütezeit gesammelten oberirdischen Pflanzenteile des Eisenkrauts verwendet. Sie enthalten Bitter-, Schleim- und Gerbstoffe sowie Kieselsäure und etwas ätherisches Öl. Die Kombination der Wirkstoffe ist wohl dafür verantwortlich, dass Eisenkraut schleimlösend und -fördernd wirkt.

❖ Anwendungsgebiete

Da bislang keine wissenschaftlich belegbare Wirkung nachgewiesen werden konnte, findet das Eisenkraut kaum noch Verwendung. Seine Gerb- und Bitterstoffe können jedoch bei Durchfall und leichten Magenbeschwerden Linderung verschaffen. Auch der schon im Mittelalter empfohlene Einsatz als Gurgelmittel bei Entzündungen im Mund- und Rachenraum ist sinnvoll.

✦ In der Erfahrungsheilkunde wird Eisenkraut auch bei rheumatischen Schmerzen und Menstruationsbeschwerden verwendet. In Kombination mit anderen Pflanzen wird Eisenkraut zudem bei Husten eingesetzt.

❖ Anwendungsform und Dosierung

Für die innerliche und äußerliche Anwendung eignet sich ein Tee aus dem getrockneten Kraut. Als wichtiger Bestandteil ist das Eisenkraut in verschiedenen Fertigpräparaten enthalten, die bei Nasennebenhöhlenerkrankungen eingesetzt werden.

✧ Für Eisenkraut sind Gegenanzeigen und Nebenwirkungen nicht bekannt.

Gelber Enzian Gentiana lutea L.

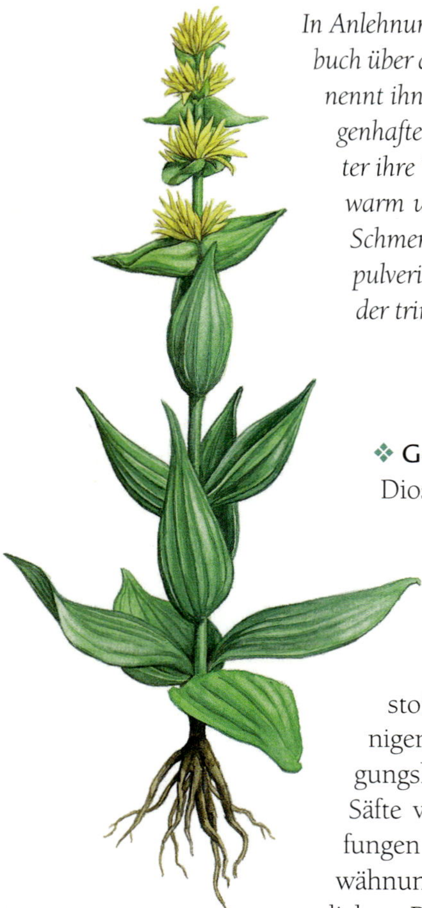

In Anlehnung an die ›Materia medica‹ des Dioskurides schreibt Albertus Magnus in seinem Pflanzenbuch über den Enzian: »Er wächst häufiger in den Bergen und an schattigen und feuchten Orten. Man nennt ihn darum ›Gentiana‹, weil der Erste, der die Wirksamkeit seiner Kräfte entdeckt hat, der sagenhafte (illyrische) König Gentium war. Dieses Kraut nun ist umso besser, je mehr hochrot und härter ihre Wurzel geworden ist, die beinahe holzig wird. Nach ihren natürlichen Eigenschaften ist sie warm und trocken.« Über seine Wirkung weiß Hildegard von Bingen zu berichten: »Wer starke Schmerzen am Herzen erleidet, sodass er glaubt, sein Leben hinge nur noch an einem Faden, der pulverisiere Enzian und esse das Pulver in Suppen, es stärkt sein Herz. Wer Fieber im Magen hat, der trinke pulverisierten Enzian oft in warmem Wein.«

❖ Geschichte

Dioskurides und Galen von Pergamon, die beiden großen Ärzte der Antike, zählen die Enzianwurzel zu den stärksten Bitterstoffmitteln und bescheinigen ihr eine große Reinigungskraft, die »die kranken Säfte verzehre« und »Verstopfungen öffne«. Zahlreiche Erwähnungen in den mittelalterlichen Rezeptbüchern belegen, dass die Heilpflanze auch in dieser Zeit hoch geschätzt war. Von der Klosterheilkunde wurde die Enzianwurzel als wärmend und trocknend im dritten Grad eingestuft. Sie eignete sich damit vor allem zur Behandlung von chronischem Asthma, Leber- und Gallestörungen sowie geradezu als Universalmedizin bei Magen- und Darmbeschwerden.

❖ Herkunft und Anbau

Der bis zu 1 Meter hohe Gelbe Enzian gehört zur Familie der Enziangewächse (Gentianaceen) und ist in den Gebirgsregionen Mitteleuropas heimisch. Da die Bestände in letzter Zeit stark zurückgedrängt wurden, sind wild wachsende Pflanzen mittlerweile streng geschützt. Für den arzneilichen Gebrauch wird der Gelbe Enzian in kleinem Umfang in Deutschland und Frankreich kultiviert.

❖ Verwendete Teile und Inhaltsstoffe

In der Heilkunde wird die oft mehrere Kilogramm schwere Wurzel des Gelben Enzians verwendet, die die Bitterstoffe Amarogentin und Gentiobiose enthält. Diese Stoffe wirken anregend auf die Speicheldrüsen- und Magensaftsekretion, verbessern die Magen-Darm-Bewegung und fördern die Verdauung. Auch die Gallensekretion wird durch den Enzian positiv beeinflusst.

❖ Anwendungsgebiete

Wissenschaftlich anerkannt ist die Anwendung der Enzianwurzel, die als das stärkste einheimische Bitterstoffmittel gilt, bei Appetitlosigkeit und funktionellen Magen-Darm-Beschwerden. Da er kaum Gerbstoffe enthält, führt Enzian nicht zu unerwünschten Nebenwirkungen wie Magenreizungen.

✦ In der Erfahrungsheilkunde wird Enzian als Stärkungsmittel bei allgemeinen Schwächezuständen und zur Genesung nach Krankheiten eingesetzt.

❖ Anwendungsform und Dosierung

Die Enzianwurzel ist Bestandteil vieler pflanzlicher Magen-Darm-Mittel, sie kann aber auch allein als Tee zubereitet werden (Vorsicht: sehr bitter!). Die Tagesdosis beträgt 2 bis 4 g. Man sollte sie nur getrocknet verwenden, da sie frisch z. B. zu Übelkeit führen kann.

✧ **Gegenanzeigen:** Enzianwurzel darf nicht bei Magen- und Zwölffingerdarmgeschwüren anwendet werden, da es sonst zu einer Zunahme der Beschwerden kommt.

✧ Nebenwirkungen sind nicht bekannt.

Fumaria officinalis L. Erdrauch

Die ›Leipziger Drogenkunde‹ erklärt den Namen der Pflanze folgendermaßen: »Sie heißt deshalb Erdrauch, weil sie – wie einige sagen – in ihrer kleinen Art dasteht wie Rauch, der sich aus der Erde löst, und sie heißt auch deshalb so, weil sie von einer groben Feuchtigkeit entsteht, die sich aus der Erde löst und über der Erde hängt.« Über die Wirkungsweise des Erdrauchs und seine Anwendung kann man lesen: »Zum Ersten reinigt er die gelbe Galle, die ›Melancolica‹, zum Zweiten den salzigen Rotz, zum Dritten die übrigen cholerischen Säfte, außerdem hat er eine räumende, lösende Wirkung. Gegen den Schorf (…) stelle auch folgende Salbe her: Nimm Nussöl, feinsten Ruß und erhitze das zusammen, gib dazu Essig und den Saft von Erdrauch in einer größeren Menge als von den anderen Bestandteilen. Der Kranke soll sich damit in dem Bad einsalben.«

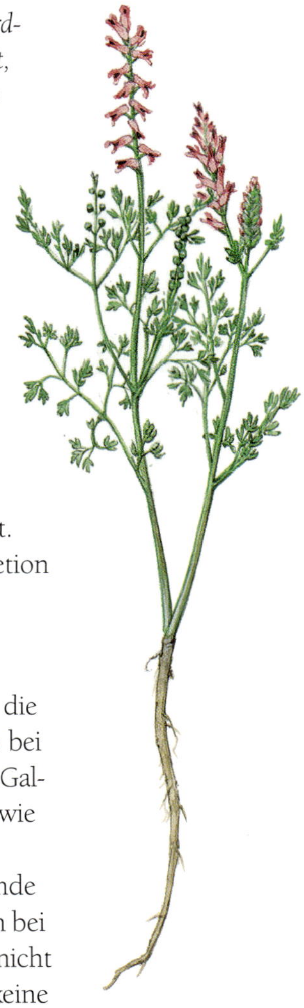

❖ Geschichte

Während die griechischen Ärzte der Antike nur wenig über den Erdrauch wussten, schätzten ihre arabischen Kollegen ihn besonders als Blutreinigungsmittel. Über die Medizinschule von Salerno gelangte dieses Wissen nach Europa, sodass die Pflanze immer wieder in den mittelalterlichen Herbarien auftaucht. Die Klosterheilkunde setzte Erdrauch vor allem bei Hautkrankheiten ein: Aus dem Kraut bereitete man einen Trank, der gegen Juckreiz, Krätze und Schorf helfen sollte – daher auch die aus der Volksmedizin stammende Bezeichnung »Grindkraut«. Daneben nutzte man das Erdrauchkraut zur Stärkung von Leber und Magen sowie als harntreibendes Mittel. Man behandelte mit dem Erdrauchsaft sogar Augenentzündungen und Melancholie sowie Wasseransammlungen und Gicht. Lange Zeit in Vergessenheit geraten, steht der Erdrauch neuerdings wieder im Blickpunkt der Forschung.

❖ Herkunft und Anbau

Der Erdrauch zählt zur Familie der Mohngewächse (Papaveraceen). Die einjährige, sehr zierliche Pflanze, die bis zu 40 Zentimeter hoch wird, ist in Europa und Asien heimisch und wächst häufig an Wegrändern und auf Ödland. Für den arzneilichen Gebrauch wird sie aus osteuropäischen Ländern eingeführt.

❖ Verwendete Teile und Inhaltsstoffe

In der Heilkunde wird das Kraut des Erdrauchs verwendet, das Schleim- und Bitterstoffe, Alkaloide und Flavonoide enthält. Der wichtigste Wirkstoff, Fumarin, hat eine leicht krampflösende Wirkung auf die Gallenwege und den oberen Verdauungstrakt. Außerdem reguliert er die Sekretion des Gallensafts.

❖ Anwendungsgebiete

Wissenschaftlich anerkannt ist die Anwendung des Erdrauchkrauts bei krampfartigen Beschwerden der Gallenblase und der Gallenwege sowie des Verdauungstrakts.

✦ Der in der Erfahrungsheilkunde propagierte Einsatz von Erdrauch bei Hautproblemen erscheint heute nicht als abwegig, obgleich es noch keine erprobte Anwendung gibt. Außerdem wird Erdrauch als harntreibendes und abführendes Mittel genutzt, weshalb er oft auch Bestandteil von so genannten Blutreinigungstees bei Frühjahrskuren ist.

❖ Anwendungsform und Dosierung

Bei Gallenbeschwerden und Verdauungsproblemen wird Erdrauchkraut als Tee zubereitet, der allerdings sehr bitter schmeckt. Um die gewünschte Wirkung zu erreichen, muss der Tee unter Umständen über einen längeren Zeitraum von mehreren Wochen eingenommen werden. Die Tagesdosis beträgt 6 g.

✧ Für das Erdrauchkraut sind Gegenanzeigen und Nebenwirkungen nicht bekannt.

Fenchel Foeniculum vulgare Mill.

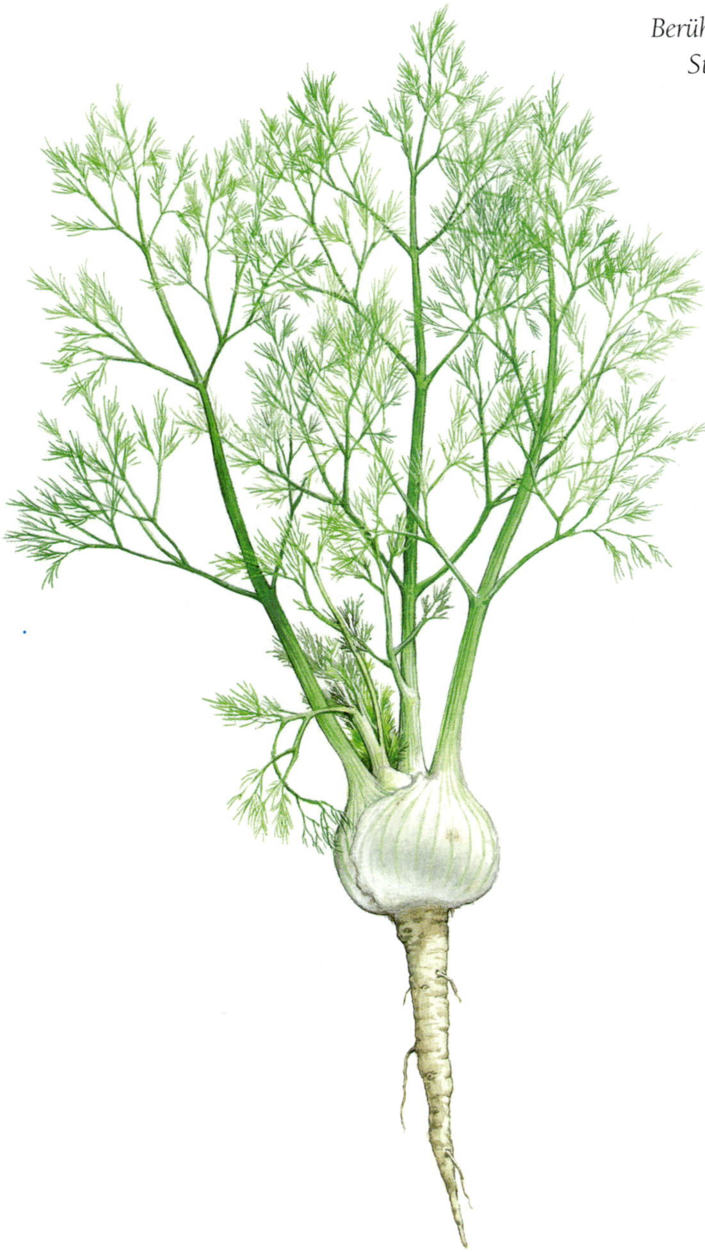

Berühmt ist das Lob auf den Fenchel aus dem ›Hortulus‹ des Walahfrid Strabo: »Nützen soll er den Augen, wenn sie Schatten trügend befallen, und sein Same, mit Milch einer Ziege getrunken, lockere (...) die Blähung des Magens und fördere lösend den zaudernden Gang der lange verstopften Verdauung. Ferner vertreibt die Wurzel des Fenchels (...) den keuchenden Husten.« Walahfrid Strabo nennt damit all die Anwendungsgebiete, die heute noch für den Fenchel zutreffen, nämlich Katarrhe und Verdauungsbeschwerden.

❖ Geschichte

Nicht nur in unseren Breiten, sondern auch in den Hochkulturen Ägyptens, Chinas und Arabiens ist der Fenchel seit dem Altertum eine geschätzte Gewürz- und Heilpflanze. Als typische Anwendungsgebiete in der antiken Medizin nennt Dioskurides in seiner ›Materia medica‹ neben der Förderung der Muttermilch auch Menstruationsbeschwerden, Magen-, Nieren- und Blasenleiden. Dass der Fenchel auch im Mittelalter hohes Ansehen genoss, erkannt man daran, dass er zu jenen Pflanzen gehörte, die nach dem ›Capitulare de villis‹ auf den kaiserlichen Hofgütern der Karolinger zu kultivieren waren. In den oben zitierten Versen des Walahfrid Strabo sind bereits die wichtigsten Anwendungen angeführt, die dem Fenchel von der Klosterheilkunde zugesprochen wurden: Als wärmende und trocknende Pflanze bot sich sein Einsatz vor allem bei Magen-Darm-Problemen und bei Erkrankungen der Atemwege an. Hildegard von Bingen kürt den Fenchel, der mit der Klosterkultur vom Mittelmeerraum über die Alpen gebracht wurde, sogar zu einer ihrer Lieblingspflanzen: Er mache den Menschen fröhlich, vermittle angenehme Wärme, fördere die Verdauung, unterdrücke üblen Mundgeruch und bringe auch die Augen zu klarem Sehen. Mit dieser Empfehlung folgt die Äbtissin einer langen Tradition: Bereits Plinius hatte nämlich beobachtet, dass Schlangen nach der Häutung viel Fenchel fraßen, und schloss daraus, dass die Tiere auf diese Weise ihre Augen schärften. Diese Anwendung ist bis in unsere Zeit nicht in Vergessenheit geraten: In der Erfahrungsheilkunde wird Fenchel nach wie vor als Augenwasser bei Sehstörungen eingesetzt. Im 15. Jahrhundert nennt die ›Leipziger Drogenkunde‹ neben den Früchten auch die Blätter, die Wurzel und sogar die Rinde der Wurzel als besondere Heilmittel. Ein Sud aus der Wurzelrinde helfe bei Blasenstein, während Fenchelgemüse die Fruchtbarkeit fördere – eine Wirkung, die der Pflanze noch zu Beginn des 20. Jahrhunderts zugesprochen wurde. Bis heute konnte der Fenchel seine Spitzenposition als eine der wichtigsten Pflanzen der Klosterheilkunde behaupten, auch wenn bei weitem nicht alle überlieferten Anwendungsgebiete gehalten haben.

❖ Herkunft und Anbau

Der Fenchel gehört zur Familie der Doldenblütler (Apiaceen) und zählt damit zahlreiche aromatische Arznei- und Gewürzpflanzen wie Dill, Anis oder Kümmel zu seinen Verwandten. Für die Heilkunde wird von den verschiedenen Fenchelarten der Bitterfenchel und der Süß- oder Gewürzfenchel verwendet. Die zwei- bis mehrjährige Pflanze hat dunkelgrüne, stark gefiederte Blätter und kann bis zu 1,50 Meter hoch wachsen. Da Fenchel warme, feuchte und kalkhaltige Böden bevorzugt, ist er eher im Mittelmeerraum heimisch. Heute wird er weltweit in allen gemäßigten Zonen kultiviert. Für den arzneilichen Gebrauch wird er aus südeuropäischen Ländern nach Deutschland eingeführt.

❖ Verwendete Teile und Inhaltsstoffe

Die Heilkunde nutzt nicht die Knolle des Fenchels, wie sie der Gemüsehandel anbietet, sondern die Früchte, auch Samen genannt. Sie enthalten ätherisches Öl, Flavonoide und Sterole, die krampflösend, entzündungshemmend und harntreibend wirken. Das Öl der Fenchelfrüchte, das zu 70 Prozent aus Anethol besteht, regt die Bewegung der Flimmerhärchen in den Atemwegen an, wirkt schleimlösend und unterstützt die Magen- und Darmtätigkeit (Motilität). Zudem konnte eine keimtötende Wirkung des Öls nachgewiesen werden.

❖ Anwendungsgebiete

Wissenschaftlich anerkannt ist die Anwendung von Fenchelfrüchten bei Katarrhen der oberen Atemwege sowie bei allgemeinen Verdauungsbeschwerden wie Blähungen und Völlegefühl.

✦ In der Erfahrungsheilkunde wird außerdem die bereits seit der Antike überlieferte Anwendung von Fenchelfrüchten zur Förderung der Muttermilch in der Stillzeit empfohlen. Auch die jahrhundertealte Anwendung, Fenchel äußerlich bei Sehstörungen zu verwenden, ist bis heute in Gebrauch.

❖ Anwendungsform und Dosierung

Für die Atemwege empfiehlt sich die Einnahme von Fenchelhonig oder Fenchelsirup, man kann aber auch einen Tee mit den getrockneten Früchten zubereiten. Die Tagesdosis beträgt 5 bis 7 g (Früchte) bzw. 10 bis 20 g (Fenchelhonig, Fenchelsirup).

✦ Da bei Fencheltee und -honig keine Nebenwirkungen und Gegenanzeigen zu befürchten sind, werden sie besonders gern in der Kinderheilkunde eingesetzt. Insbesondere Kinder sollten Zubereitungen mit Fenchel jedoch nicht über einen längeren Zeitraum einnehmen, da die enthaltenen ätherischen Öle die Magenschleimhaut reizen können.

Teezubereitung:

1 Teelöffel Fenchelfrüchte im Mörser zerdrücken, mit 1 Tasse kochendem Wasser übergießen, zugedeckt 10 Minuten ziehen lassen und abseihen. Bei Atemwegskatarrhen täglich 2 bis 5 Tassen trinken, nach Belieben mit Honig süßen. Bei Verdauungsproblemen mehrmals täglich 1 bis 2 Tassen trinken.

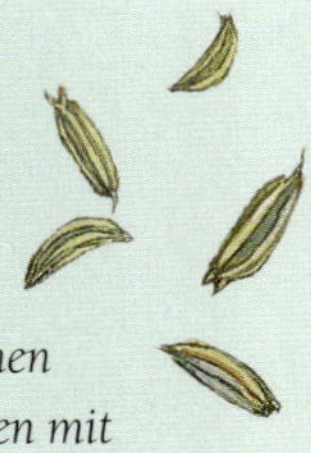

✦ Zur äußerlichen Anwendung dient das Fenchelöl, das in Salben angerührt wird und vor allem bei Säuglingen, die unter Blähungen leiden, zur Massage der Nabelgegend eingesetzt wird.

✧ **Nebenwirkungen:** Reines Fenchelöl sollte nicht in der Schwangerschaft und bei Säuglingen und Kleinkindern angewendet werden. In sehr seltenen Fällen konnten allergische Reaktionen der Haut oder der Atemwege beobachtet werden.

✧ Gegenanzeigen sind nicht bekannt.

Fichte Picea abies (L.) Karst.

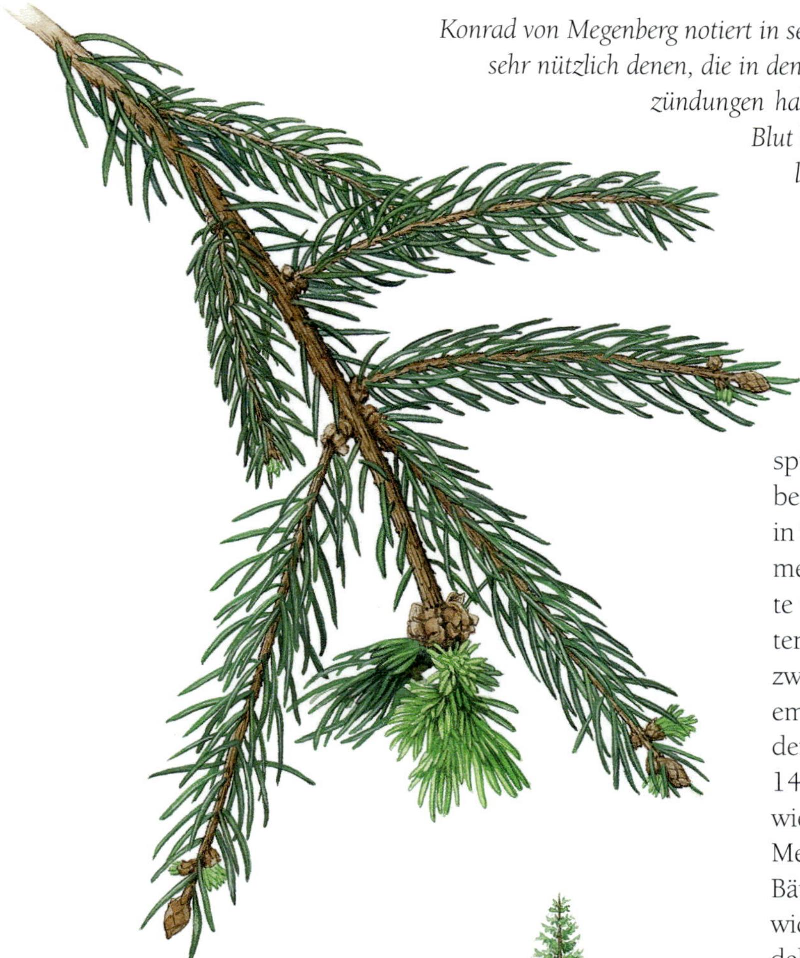

Konrad von Megenberg notiert in seinem ›Buch der Natur‹ über die Fichtenzapfen: »Sie sind sehr nützlich denen, die in den Atemwegen krank sind, und denjenigen, die innere Entzündungen haben durch kalte Feuchtigkeit, und denjenigen (…), die Blut husten. Man soll die Früchte zunächst auf glühende Kohlen legen, bis sie kurz brennen, danach soll man die Rinde abziehen und die nackten Kerne in Wasser legen und gut kochen. Dann soll man sie auf die Glut legen und den Rauch, der von ihnen aufsteigt, soll der Kranke, der den Husten hat, über die Nase einziehen.«

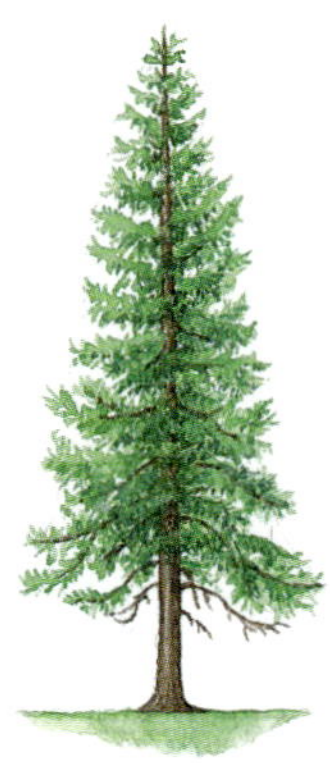

❖ Geschichte

In der alten Medizin war das Harz verschiedener Nadelbäume ein wichtiges Mittel der Heilkunde, das insbesondere zur Behandlung von Wunden diente. Das Harz wurde beispielsweise mit entzündungshemmenden und heilungsfördernden Pflanzen zu einem Brei gekocht und als Pflaster auf die Wunde gelegt. Ansonsten spielten die Bäume in der Klosterheilkunde noch keine bedeutende Rolle. Erst Hildegard von Bingen widmet in ihrer ›Physica‹ den Bäumen ein eigenes Buch, das immerhin beachtliche 63 Kapitel umfasste. Von der Fichte wie auch von der Föhre berichtet sie, dass beide Arten bei Viehseuchen eine große Hilfe seien. In ihrem zweiten heilkundlichen Werk, den ›Causae et curae‹, empfiehlt sie, mit einer Räucherung von Tannenholz den starken Schnupfen einzudämmen. Im 13. und 14. Jahrhundert waren es die großen Enzyklopädisten wie der Dominikaner Albertus Magnus und Konrad von Megenberg, die sich in ihren Schriften auch mit den Bäumen befassten. Bei Konrad von Megenberg wird das wichtigste aktuelle Anwendungsgebiet der Fichtennadeln, nämlich Erkrankungen der Atemwege, bereits genannt – allerdings empfiehlt er die Fichtensamen für die Rezepturen. Die ›Leipziger Drogenkunde‹ führt die gleichen Anwendungsgebiete wie Konrad von Megenberg auf, bringt jedoch zusätzlich noch ein Rezept gegen starken, blutigen Durchfall. Fichtennadeln wurden lange Zeit auch als probates Mittel bei Skorbut und gegen die Schwindsucht (Tuberkulose) angesehen. Die Klosterheilkunde schrieb der Fichte warme und feuchte sowie zusammenziehende Wirkungsqualitäten zu. Allerdings herrschte im Mittelalter lange keine Einigkeit über die Zuordnung der botanischen Namen, weshalb die meisten Autoren nicht eindeutig zwischen den verschiedenen Nadelbäumen unterschieden. So ist es auch zu erklären, dass sie die Anwendungen, die in den antiken Schriften der Pinie zugeschreiben worden waren, ohne weiteres auf die Fichte übertrugen.

Herkunft und Anbau

Die immergrüne Fichte gehört zur Familie der Kieferngewächse (Pinaceen). Von den etwa 50 Kiefernarten wird vor allem die Gemeine Fichte, die auch unter dem Namen Rottanne bekannt ist, für den arzneilichen Gebrauch genutzt. Der bis zu 50 Meter hoch wachsende Nadelbaum, dessen Stamm einen Durchmesser von mehr als 1,50 Metern erreichen kann, liebt gemäßigte, nicht zu heiße Regionen und wächst auf der gesamten Nordhalbkugel – von Nordskandinavien bis Südosteuropa. Die jungen, zarten Fichtennadeln werden im Frühjahr geerntet.

Verwendete Teile und Inhaltsstoffe

In der Heilkunde wird vor allem das Fichtennadelöl eingesetzt, das aus den Nadeln, Zweigspitzen oder Ästen durch Wasserdampf-Destillation gewonnen wird. Es enthält natürliches ätherisches Öl, dessen Inhaltsstoffe vor allem im Vollbad über die Haut und die Lungen aufgenommen werden. Das Öl hat einen schleimfördernden Effekt, regt die Durchblutung an und wirkt auch leicht entzündungshemmend. Die getrockneten Fichtennadeln, die meist rötlich braun bis orangerot gefärbt sind, werden außerdem für Extrakte verwendet. Deren Inhaltsstoffe und Wirkungen sind dieselben wie beim Fichtennadelöl.

Anwendungsgebiete

Wissenschaftlich anerkannt ist die innerliche Anwendung von Fichtennadeln und Fichtennadelöl bei katarrhalischen Erkrankungen der Atemwege sowie die äußerliche Anwendung bei stumpfen Verletzungen, rheumatischen Beschwerden, Gicht und leichten Muskel- und Nervenschmerzen.

✦ Die Erfahrungsheilkunde setzt Fichtennadelöl auch als kreislaufanregendes Mittel zur äußerlichen Anwendung bei Durchblutungsstörungen, Erschöpfungszuständen und allgemeiner Nervenschwäche ein.

Anwendungsform und Dosierung

Zur innerlichen Anwendung bei Katarrhen empfiehlt sich eine Teezubereitung aus Fichtennadeln, die auch häufiger Bestandteil von Hustenmitteln sind. Die Tagesdosis beträgt 5 bis 6 g. Am gebräuchlichsten ist die Inhalation von Fichtennadelöl: Dazu werden einige Tropfen des Öls in eine Schüssel mit heißem Wasser gegeben und die aufsteigenden Dämpfe inhaliert.

✦ Bei äußerlicher Anwendung reibt man Brust und Rücken mit Fichtennadelöl, alkoholischen Lösungen, Salben oder Gel ein.

Fichtennadelbad:
Fichtennadelöl empfiehlt sich besonders für Bäder bei Erkältung und bei rheumatischen Beschwerden. Dabei verwendet man mindestens 2,5 ml Fichtennadelöl pro Bad.

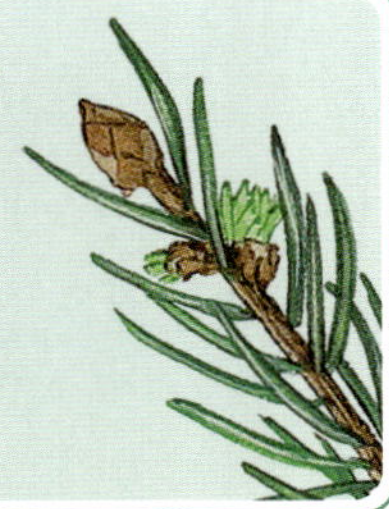

✧ **Gegenanzeigen:** Fichtennadelöl darf nicht bei Asthma bronchiale und Keuchhusten angewendet werden. Für Anwendungen mit Fichtennadeln sind keine Gegenanzeigen bekannt.

✧ **Nebenwirkungen:** Bei sehr hoher Dosierung oder falscher Anwendung kann es durch Fichtennadelöl zu Reizungen der Haut und Schleimhäute kommen, Bronchospasmen können verstärkt werden.

Frauenmantel Alchemilla vulgaris L.

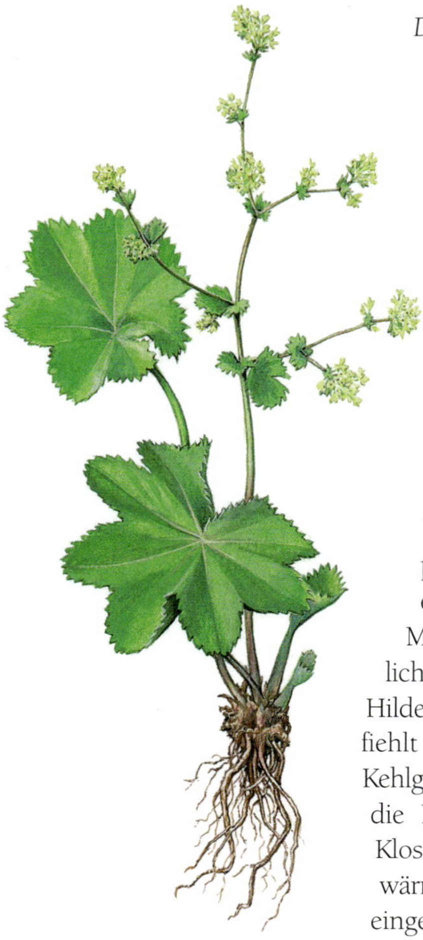

Der ›Gart der Gesundheit‹ bringt für den Frauenmantel, der hier »Sinau« heißt, ein seltsames Wundrezept: »Nimm Sinau, Sanickel (›Sanicula europea‹) und Heidnischwundkraut (›Arabis arenosa‹), koche die in Regenwasser, danach nimm einen langen Regenwurm und zerquetsche den und drücke die Flüssigkeit durch ein Tuch und mische das unter das gekochte Wasser. Dies getrunken stillet alle blutenden Wunden am Leib, welcher Art sie auch sein mögen. Und lege das Kraut äußerlich auf die Wunden wie ein Pflaster, so verheilt die Wunde gut.« Ein weiteres Rezept dient der Behandlung von Epilepsie: »Den Saft von Sinau, dreimal morgens nüchtern getrunken, ist gut für (...) diejenigen, die an der Fallsucht leiden.«

❖ Geschichte

In der Antike wurde Frauenmantel als Heilpflanze nicht genannt; erst aus dem frühen Mittelalter sind schriftliche Quellen überliefert. Hildegard von Bingen empfiehlt das Kraut noch gegen Kehlgeschwüre, doch taucht die Pflanze, die von der Klosterheilkunde als stark wärmend und trocknend eingestuft wurde, in späteren Werken dann immer wieder als Mittel zur Behandlung von Wunden und Magen-Darm-Beschwerden auf. Adam Lonitzer bezeichnet den Frauenmantel in seinem ›Kräuterbuch‹ als »echtes Wundkraut« und rühmt ihn besonders, weil er neben äußeren Wunden auch innere Verletzungen und Brüche sowie »Darmsucht«, also Verdauungsbeschwerden, heilen könne. Gemäß der Signaturenlehre wurde die Pflanze, deren Blätter an einen Frauenmantel erinnern, auch bei Frauenleiden eingesetzt. So galt Frauenmanteltee als hervorragendes Mittel zur Einleitung der Geburt.

❖ Herkunft und Anbau

Der Frauenmantel gehört zur Familie der Rosengewächse (Rosaceen) und kommt überall auf der nördlichen Erdhalbkugel vor. Auffällig sind die silbernen Tröpfchen, die am Morgen auf den Blättern erscheinen und als »Himmelstau« bezeichnet werden. Dabei handelt es sich jedoch lediglich um Wasser, das von der Pflanze selbst ausgeschieden wird. Für den arzneilichen Gebrauch wird Frauenmantel in einigen Ländern Osteuropas angebaut.

❖ Verwendete Teile und Inhaltsstoffe

In der Heilkunde wird das Kraut des Frauenmantels verwendet, das Gerb- und Bitterstoffe, Flavonoide und etwas ätherisches Öl enthält. Für die Wirkung sind vor allem die Gerbstoffe wichtig, die einen leicht zusammenziehenden (adstringierenden) Effekt haben.

❖ Anwendungsgebiete

Wissenschaftlich anerkannt ist die Anwendung von Frauenmantel bei Durchfallerkrankungen.

✦ Die Erfahrungsheilkunde verwendet die Pflanze innerlich bei Husten, Magen-Darm-Beschwerden und Frauenleiden. Äußerlich setzt man sie bei Schleimhautentzündungen im Mund- und Rachenraum, Fluor albus, Wunden und nässenden Ekzemen ein.

❖ Anwendungsform und Dosierung

Frauenmantelkraut wird meist als Tee angewendet, der als Kaltwasserauszug wie auch als Aufguss zubereitet werden kann. Das Kraut ist häufiger Bestandteil von Teemischungen; es sind aber auch Fertigpräparate aus dem Extrakt erhältlich. Die Tagesdosis beträgt 5 bis 10 g.

✧ Für das Frauenmantelkraut sind Gegenanzeigen und Nebenwirkungen nicht bekannt.

Potentilla anserina L. Gänsefingerkraut

»Die Meister sprechen, dass dies ein Kraut sei, das gern an feuchten Stätten wächst. Das Kraut ähnelt sehr dem ›Tanacetum‹, dem Rainfarn.« So beginnt im ›Gart der Gesundheit‹ der Artikel über das Gänsefingerkraut. In dem Kräuterbuch ist es fälschlicherweise als »Grensing« oder »Protentilla« aufgeführt – richtig wäre »Potentilla«. Bei den Anwendungen heißt es: »Wer nicht zu Stuhl gehen kann, aber dennoch alle Zeit das Bedürfnis hat, das ist die Krankheit Tenasmon, der soll dieses Kraut in Wein kochen und es so warm auf den Nabel legen.«

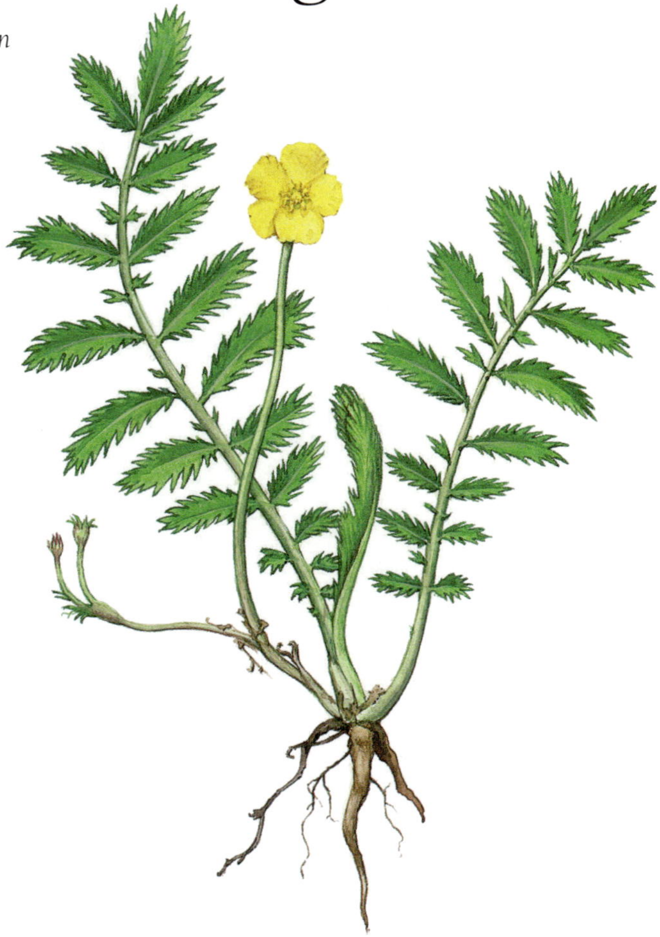

❖ Geschichte

Die Klosterheilkunde des frühen Mittelalters hat sich nur wenig mit dem Gänsefingerkraut befasst. Noch Hildegard von Bingen meint, dass die Pflanze ein Unkraut sei und medizinisch keinen Nutzen bringe. Erst in späteren Kräuterbüchern findet das Gänsefingerkraut auch lobende Erwähnung: Hier wird es innerlich bei Blutungen und Durchfall, äußerlich gegen Entzündungen, Zahn- und Gliederschmerzen empfohlen. Fast schon in den Bereich der Magie gehört ein Hinweis Adam Lonitzers, der rät, das Kraut unter die Fußsohlen zu binden und in die Hände zu nehmen – dies sei gut bei Schwächezuständen und Hitzewallungen.

❖ Herkunft und Anbau

Das Gänsefingerkraut gehört zur Familie der Rosengewächse (Rosaceen). Die kriechende Pflanze mit goldgelben Blüten ist fast weltweit verbreitet. Für den arzneilichen Gebrauch stammt sie aus Kulturen in Polen, Ungarn und Kroatien.

❖ Verwendete Teile und Inhaltsstoffe

In der Heilkunde werden die oberirdischen Pflanzenteile verwendet, die Flavonoide, Bitter- und vor allem Gerbstoffe enthalten und eine zusammenziehende (adstringierende) Wirkung haben.

❖ Anwendungsgebiete

Wissenschaftlich anerkannt ist die innerliche Anwendung von Gänsefingerkraut bei unspezifischen Durchfallerkrankungen mit leichten, krampfartigen Schmerzen und bei Menstruationsbeschwerden sowie die äußerliche Anwendung bei leichten Schleimhautentzündungen im Mund- und Rachenraum.

✦ In der Erfahrungsheilkunde wird das Gänsefingerkraut äußerlich auch zur Behandlung von schlecht heilenden Wunden eingesetzt.

❖ Anwendungsform und Dosierung

Zur innerlichen Anwendung wird Gänsefingerkraut als Tee zubereitet, der abgekühlt auch als Lösung zum Gurgeln und Spülen bei Schleimhautentzündungen dient. Die Tagesdosis beträgt 4 bis 6 g. Außerdem wird Gänsefingerkraut in einigen Teemischungen angeboten.

✧ **Nebenwirkungen:** Bei Reizmagen können die Beschwerden noch verstärkt werden.

✧ Gegenanzeigen sind nicht bekannt.

Galgant *Alpinia officinarum* (L.) HANCE

Im ›Macer floridus‹ kann man über die vielfältigen Wirkungen des Galgants lesen, der dem Ingwer in Geruch und Gestalt ähnelt: »Eine Magenentzündung oder ein Magengeschwür löst Galgant, wenn man ihn einnimmt. Und wenn der Magen voll von kaltem Weißschleim ist, so stärkt er ihn; auch eine in den Därmen eingeschlossene Windblähung verjagt er, hilft der Verdauungskraft auf und heilt das Bauchgrimmen; einen Mundgeruch, der das Maß überschreitet, bessert er sehr, wenn man ihn isst; zuletzt vermehrt er, wenn man ihn genießt, die Liebeskraft und macht die Nieren warm.«

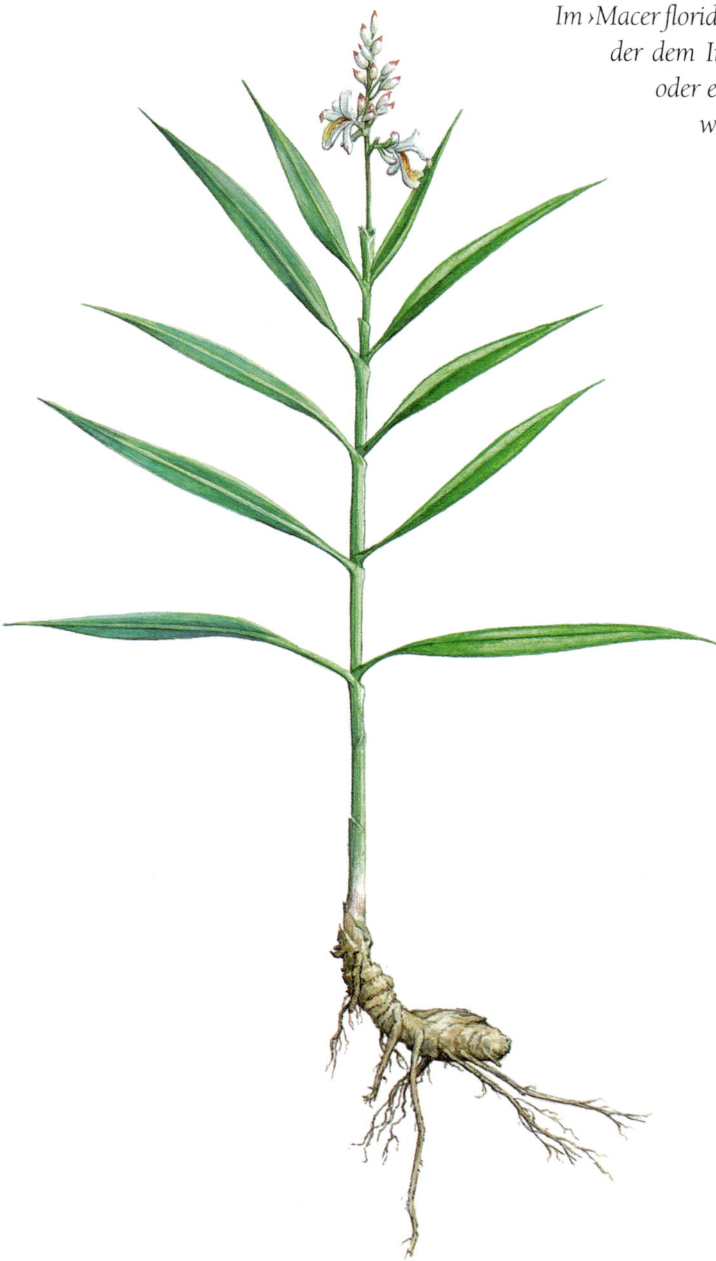

❖ Geschichte

Der Galgant, der in der indischen Ayurveda-Medizin sehr beliebt war, gelangte durch arabische Kaufleute und Ärzte nach Europa, wo er seit dem 9. Jahrhundert mit Sicherheit bekannt war. Verschiedene Quellen belegen, dass sich hohe geistliche und weltliche Würdenträger die seltene Pflanze gegenseitig zum Geschenk machten. Zu der Verbreitung des Galgants als Heilmittel dürften die Schriften der arabischen Ärzte beigetragen haben. Sie priesen die Wurzel fast einhellig als verdauungsförderndes und blähungstreibendes Mittel, das außerdem die Nieren schütze und die Liebeskraft fördere. Die von ihnen empfohlenen medizinischen Anwendungen tauchten im 11. Jahrhundert erstmals in den berühmten Kräuterbüchern der Benediktiner Constantinus Africanus und Odo Magdunensis auf. Kaum 100 Jahre später notiert Hildegard von Bingen in ihrer ›Physica‹, dass Galgant bei Fieber, schwachem Herzen und bei Schmerzen durch »üble Säfte« im Lungenbereich eingesetzt werden solle. In ihren ›Causae et curae‹ empfiehlt die Äbtissin Galgant gegen »schädliche Säfte« in den Eingeweiden sowie gegen Schleim in Nase und Rachen – was eher der traditionellen (und heute noch gültigen) Anwendung entspricht. Welch großer Beliebtheit sich die Pflanze erfreute, belegt auch die etwa zeitgleich entstandene Arzneimittelkunde der Medizinschule von Salerno, das ›Circa instans‹. Hier wird ausführlich von Fälschungen des Galgants berichtet, die in Umlauf waren, und sogar von Methoden, diesen Betrug aufzudecken. Da Galgant über Indien eingeführt werden musste und sehr teuer war, waren Fälschungen ein äußerst lukratives Geschäft. Von den Imitaten spricht selbst noch der ›Gart der Gesundheit‹ im ausgehenden Mittelalter. Hier ist zusätzlich zu den bereits bekannten Anwendungen auch angeführt, dass Galgant das Gehirn stärke, wenn man ihn über die Nase aufnimmt. In der Klosterheilkunde wurde der Galgant als wärmend und trocknend eingestuft und eignete sich damit vor allem als verdauungsförderndes Mittel, das auch die Galle anregen sollte. Außerdem wurde ihm – wie allen »heißen« Gewürzen – eine aphrodisierende Wirkung zugeschrieben.

❖ Herkunft und Anbau

Der Galgantstrauch gehört zu den Ingwergewächsen (Zingiberaceen) und stammt ursprünglich wahrscheinlich aus dem südostasiatischen Raum. In China wird er seit langer Zeit in Kulturen angebaut. Von dort gelangte er zum Anbau nach Indien und Thailand, weshalb er manchmal auch Thai-Ingwer genannt wird. Die Wurzel des etwa 1,50 Meter hohen Strauchs kriecht waagrecht unter der Erde und verzweigt sich sehr stark. Nach einer Wachstumszeit von etwa zehn Jahren wird die Wurzel ausgegraben, in kurze Stücke geschnitten und für die Verwendung als Heilmittel getrocknet.

❖ Verwendete Teile und Inhaltsstoffe

In der Heilkunde wird ausschließlich der Wurzelstock des Galgants verwendet, der ätherisches Öl mit Gingerolen, scharf schmeckende Stoffe wie Galangol, Flavonoide und Gerbstoffe enthält. Diese Inhaltsstoffe wirken krampflösend, bakterien- und entzündungshemmend, und das würzige Aroma regt die Verdauung an. Damit hat der Galgant eine ähnliche Wirkung wie der mit ihm verwandte Ingwer, allerdings schmeckt Galgant etwas schärfer.

❖ Anwendungsgebiete

Wissenschaftlich anerkannt ist die Anwendung des Galgantwurzelstocks bei Appetitlosigkeit und bei Verdauungsbeschwerden wie Blähungen, Völlegefühl und leichten krampfartigen Magen-Darm-Beschwerden.

✦ Die Erfahrungsheilkunde empfiehlt den Galgantwurzelstock auch bei Magersucht, Menstruationsstörungen, Ohnmacht, Schwindelgefühl und Reisekrankheit.

❖ Anwendungsform und Dosierung

Galgantwurzel wird vor allem als Tee, aber auch als Tinktur und als Extrakt in Fertigpräparaten verwendet.

✦ Bei der Teezubereitung ist die Kombination mit anderen Pflanzen sinnvoll, etwa mit Kalmuswurzelstock.

✦ Alternativ kann man 10 Tropfen Galgant-Tinktur (in einer Verdünnung 1:10) 3-mal täglich in etwas angewärmtem Wasser vor den Mahlzeiten einnehmen.

✦ Die Tagesdosis beträgt sowohl für die Galgantwurzel als auch für die Tinktur jeweils 2 bis 3 g.

✦ Galgant findet sich häufig in Likören und Magenbittern. Als Gewürz passt er vor allem zu Gemüse, Kartoffeln und Rindfleisch sowie zu Gerichten aus der asiatischen Küche.

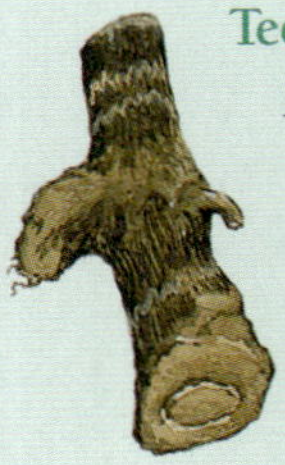

Teezubereitung:
1 Teelöffel fein geschnittenen oder gepulverten Galgantwurzelstock mit 1 Tasse kochendem Wasser übergießen, zugedeckt 5 Minuten ziehen lassen und abseihen. Jeweils 30 Minuten vor den Mahlzeiten 1 Tasse trinken.

✧ **Gegenanzeigen:** Da Galgant die Sekretion der Magensäure anregt, sollte er nicht bei Magen- oder Zwölffingerdarmgeschwüren angewendet werden. Nebenwirkungen sind nicht bekannt.

Gewürznelkenbaum

Syzygium aromaticum (L.) MERRILL et L. M. PERRY

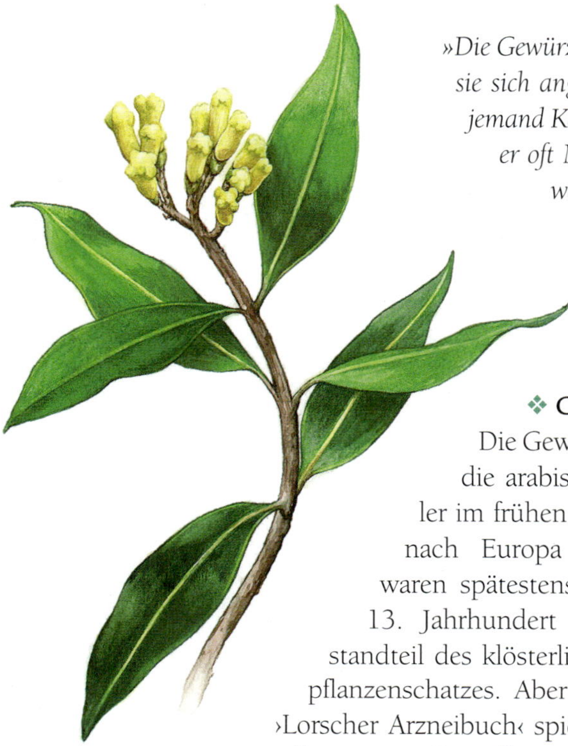

»Die Gewürznelke ist sehr warm und hat auch eine gewisse Feuchtigkeit in sich, durch die sie sich angenehm ausdehnt wie die angenehme Feuchtigkeit des Honigs. Auch wenn jemand Kopfschmerzen hat, sodass ihm der Kopf brummt, wie wenn er taub wäre, esse er oft Nelken, und das mindert das Brummen, das in seinem Kopf ist. (...) Und wenn eine Wassersucht in einem Menschen zu wachsen beginnt, esse jener oft Nelken.« So rühmt Hildegard von Bingen in ihrer ›Physica‹ die Heilkraft der Blütenknospen des Gewürznelkenbaums.

❖ Geschichte

Die Gewürznelken, die arabische Händler im frühen Mittelalter nach Europa brachten, waren spätestens seit dem 13. Jahrhundert fester Bestandteil des klösterlichen Heilpflanzenschatzes. Aber schon im ›Lorscher Arzneibuch‹ spielt die Gewürznelke eine große Rolle. Sie wird hier als probates Mittel bei Magen- und Darmproblemen, Nierensteinen und Menstruationsbeschwerden empfohlen. Die Klosterheilkunde stufte sie als wärmend und trocknend ein, womit sie sich nach damaliger Vorstellung vor allem zur Stärkung der Verdauung eignete. Wie vielen anderen stark duftenden Heilmitteln schrieb man der Gewürznelke auch eine pestabwehrende Kraft zu. Sie galt wegen ihres angenehmen Geruchs auch als hilfreich bei Kopfschmerzen. Im ›Macer floridus‹ des Odo Magdunensis heißt es sogar, dass Gewürznelken die Gedächtniskraft stärken könnten.

❖ Herkunft und Anbau

Der Gewürznelkenbaum gehört zur Familie der Myrtengewächse (Myrtaceen). Der immergrüne Baum, der in allen Teilen ätherisches Öl enthält, ist auf den südostasiatischen Inseln und Halbinseln sowie in Sri Lanka, Malaysia, Madagaskar und Indonesien heimisch. Außerdem wird er in Kulturen auf den ostafrikanischen Inseln Sansibar und Pemba sowie in Südamerika angebaut.

❖ Verwendete Teile und Inhaltsstoffe

In der Heilkunde werden die getrockneten Blütenknospen des Gewürznelkenbaums verwendet, die Gerbstoffe und einen hohen Anteil an ätherischem Öl enthalten. Die Gewürznelken dürfen allerdings nicht zu alt sein: Wenn beim Einkerben der Nelke kein Öl mehr austritt, ist sie unbrauchbar geworden. Gewürznelkenöl besteht vor allem aus Eugenol, das keimtötende und betäubende Eigenschaften besitzt, aber auch leicht ätzend wirkt.

❖ Anwendungsgebiete

Wissenschaftlich anerkannt ist die Anwendung von Gewürznelkenöl bei Schleimhautentzündungen im Mund- und Rachenraum sowie zur lokalen Schmerzstillung in der Zahnheilkunde. In Kombination mit anderen Mitteln wird die Gewürznelke auch zur Förderung der Verdauung und Stärkung des Magens verwendet.

✦ In der Erfahrungsheilkunde ist der Einsatz von Gewürznelken und -öl bei Insektenstichen, Hauterkrankungen und Akne üblich. Sie werden auch als anregendes Magen- und Kräftigungsmittel genutzt.

❖ Anwendungsform und Dosierung

Zur Behandlung von Schleimhautentzündungen wird 5- bis 10-prozentiges Nelkenöl z. B. mit Olivenöl verdünnt. In der Zahnheilkunde setzt man Zubereitungen mit bis zu 30-prozentigem Öl ein.

✧ **Nebenwirkungen:** In konzentrierter Form kann Gewürznelkenöl zu Gewebereizungen führen.

✧ Gegenanzeigen sind nicht bekannt.

Avena sativa L. Hafer

Adam Lonitzer rühmt in seinem ›Kräuterbuch‹ die Qualitäten des Hafers als Lebens- und Arzneimittel: »Er ist ein nützliches Getreide für Mensch und Tier. Auch als Speise ist er eine edle Arznei, sorgt für täglichen Stuhlgang, füllt den Bauch und ergibt eine kräftige Nahrung. Er hat die Eigenschaft, die Körpersäfte zu durchdringen und die harten Geschwüre zu verzehren, wenn man das Mehl von Hafer wie ein Pflaster darauf gibt. Dies ist besonders bei Fisteln gut. (...) Hafermehl ist auch dazu geeignet, das Angesicht des Menschen schön zu machen, dazu wird es mit Bleiweiß vermengt. Mit dieser Mischung wäscht man oftmals das Gesicht. Gebranntes Hafermehl mit Honigwasser getrunken, vertreibt den chronischen Husten.«

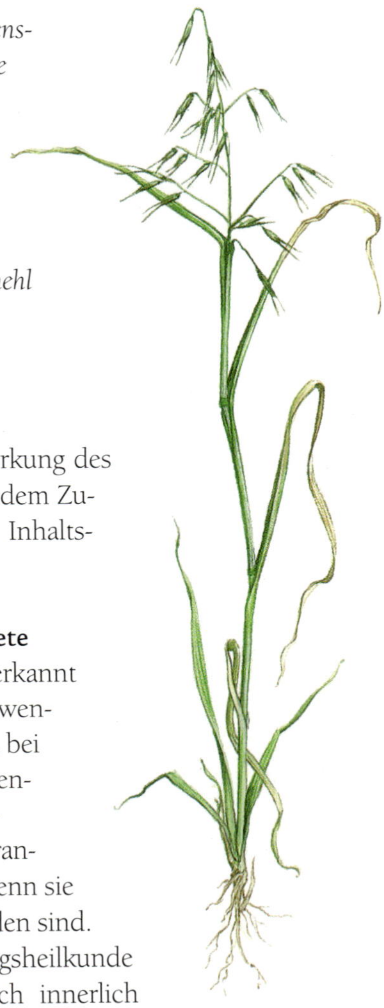

❖ Geschichte

Während der Hafer bereits den griechischen Ärzten der Antike als Heilmittel bekannt war, verachteten ihn – laut Plinius – die Römer. Der berühmte Naturforscher berichtet, dass Haferbrei vornehmlich eine Speise der Germanen sei. Erst die mittelalterliche Klostermedizin schenkte dem Hafer wieder größere Beachtung. Schon damals stand – wie heute – die äußerliche Anwendung bei Hautkrankheiten im Vordergrund. So wurde Hafer vor allem für erweichende Umschläge bei Geschwüren genutzt. Bei Hildegard von Bingen genießt das Getreide, dem sie eine wärmende Wirkung zuschreibt, einen besonders hohen Stellenwert: Die Äbtissin empfiehlt es über die gängigen Anwendungen hinaus als nervenstärkendes Mittel und lobt den Nutzen des Haferstrohs bei Schwächezuständen.

❖ Herkunft und Anbau

Der Hafer zählt zu den Süßgräsern (Poaceen) und stammt vermutlich aus Kleinasien. Seit rund 2000 Jahren wird er, nachdem er zunächst als nicht erwünschter Begleiter anderer Getreidearten auftauchte, vorwiegend in den nördlichen Breitengraden Europas angebaut. Heute gedeiht er weltweit in allen gemäßigten Zonen und wächst in Höhen bis zu 1600 Metern.

❖ Verwendete Teile und Inhaltsstoffe

In der Heilkunde wird vor allem das Haferstroh verwendet, das Kieselsäure, Flavonoide, größere Mengen an Zink, Saponine und das Alkaloid Avenin enthält. Die zusammenziehende (adstringierende) und entzündungshemmende Wirkung des Hafers lässt sich aus dem Zusammenspiel dieser Inhaltsstoffe erklären.

❖ Anwendungsgebiete

Wissenschaftlich anerkannt ist die äußerliche Anwendung von Haferstroh bei gesteigerter Talgdrüsenproduktion und entzündlichen Hauterkrankungen, vor allem wenn sie mit Juckreiz verbunden sind.

✦ In der Erfahrungsheilkunde wird Haferstroh auch innerlich als Beruhigungsmittel und – neuerdings wieder – als Gicht- und Rheumamittel sowie bei Lähmungen und Lebererkrankungen eingesetzt. Haferflocken sollen bei Schwächezuständen und Diabetes nützlich sein.

❖ Anwendungsform und Dosierung

Bei entzündlichen Hauterkrankungen wird ein Aufguss aus Haferstroh (100 g Haferstroh auf 2 bis 3 Liter Wasser) als Badezusatz verwendet.

✦ Haferschleim (in Wasser gekochte Haferflocken) hat sich als bewährtes Mittel bei Magen-Darm-Erkrankungen bis in unsere Zeiten erhalten.

✧ Für das Haferstroh und die -flocken sind Gegenanzeigen und Nebenwirkungen nicht bekannt.

Herbstzeitlose Colchicum autumnale L.

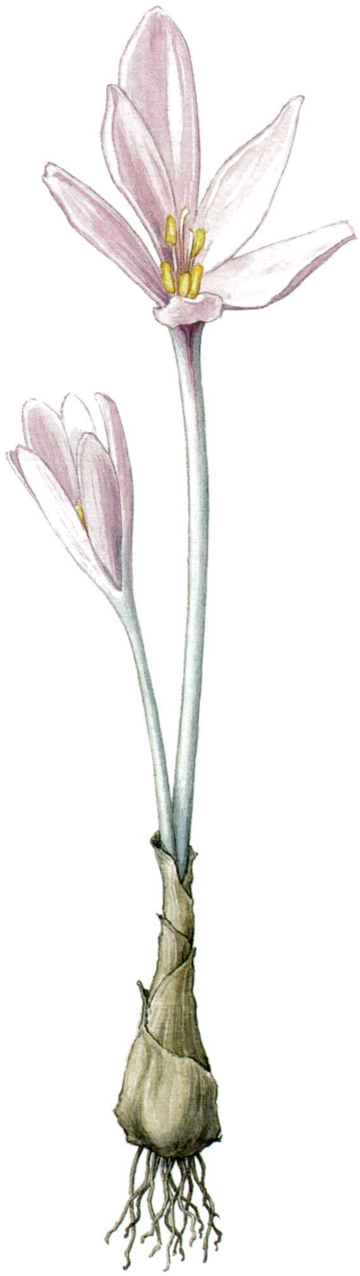

Natürlich setzte sich die mittelalterliche Klosterheilkunde auch intensiv mit giftigen Pflanzen auseinander. So gehörte zum Beispiel die Herbstzeitlose jahrhundertelang zum festen Kanon der Kräuterbücher. Damals wie heute wurden Extrakte der Pflanze gegen Gicht eingesetzt, obwohl man sich der Gefahren schon in früheren Zeiten durchaus bewusst war. So warnte etwa Hildegard von Bingen ausdrücklich vor der Herbstzeitlose: »In ihr ist weder Heil noch Gesundheit, und sie taugt keinem Menschen zum Essen (...). Und wenn ein Mensch sie isst, davon stirbt er oft, weil darin mehr Gift als Gesundheit ist.«

❖ Geschichte

Einem Bericht zufolge soll Karl der Große durch das Samenpulver der Herbstzeitlose von Hautkrebs geheilt worden sein. Dieser Bericht ist alles andere als unglaubwürdig, da es noch gar nicht lange her ist, dass Colchicin, das Alkaloid der Herbstzeitlose, in der Krebstherapie eingesetzt wurde. Es behindert tatsächlich massiv die Zellvermehrung, jedoch sind die Nebenwirkungen derart heftig, dass man diese Therapieform wieder aufgegeben hat. Trotzdem ist die Herbstzeitlose als Heilpflanze weiterhin in Gebrauch. Schon im Mittelalter wusste man aber, welch gefährliches und schädliches Wiesenkraut die Herbstzeitlose ist: Innerlich eingenommen, kann bereits die winzige Menge von 20 Milligramm für einen erwachsenen Menschen tödlich sein. Hildegard von Bingen bezeichnet die Pflanze in ihrer ›Physica‹ als kühlend und trocknend – Wirkungsqualitäten, die man damals beinahe allen giftigen Pflanzen zuordnete. Dass sie ihr außerdem den Beinamen »Heilhaupt« gibt, ist eine Anspielung darauf, dass die Herbstzeitlose als weit verbreitetes Mittel gegen Kopfläuse galt. Obwohl man in den mittelalterlichen Rezeptbüchern immer wieder Warnungen vor dem innerlichen Gebrauch der Herbstzeitlose findet, wird dennoch als wichtigstes Anwendungsgebiet die Gicht genannt, wofür Colchicin, der Hauptwirkstoff der Herbstzeitlose, auch heute noch innerlich eingesetzt wird. Allerdings verwendete man die Herbstzeitlose nur in geringsten Mengen und meist in Kombination mit anderen Heilmitteln. Nach damaliger Vorstellung sollte die Herbstzeitlose auch bei hohem Fieber hilfreich sein. Zur äußerlichen Anwendung setzten die mittelalterlichen Klosterärzte die Pflanze bei Fisteln, Ausschlägen und anderen Hautproblemen ein. Man verwendete vor allem die unterirdischen Fruchtknoten, die den Samen enthalten. Im Volksglauben galt die Herbstzeitlose als giftiges »Hexenkraut«. Man nahm an, dass Hexen in der Walpurgisnacht auf die Wiesen gingen, um aus ihren Blüten und Blättern einen Hexensalat zuzubereiten, mit dem sie Tiere und Menschen vergiften würden. Die Herbstzeitlose wurde auch als Schutzpflanze vor »Krankheiten des Winters« angesehen und zur Vorhersage des Wetters herangezogen: Blühte sie früh, so wies dies auf einen besonders strengen Winter hin.

❖ Herkunft und Anbau

Die Herbstzeitlose ähnelt in ihrem Aussehen zwar einem Krokus, gehört aber zur Familie der Liliengewächse (Liliaceen). Sie gedeiht in fast ganz Europa auf feuchten und gedüngten Wiesen. Sie ist eine ausdauernde Knollenpflanze, die eine botanische Besonderheit darstellt: Im Herbst kommen die Blüten ohne jedes Blattwerk hervor, weshalb die Pflanze auch »nackte Hure« genannt wurde. Erst im darauffolgenden Frühjahr erscheinen dann die Blätter und Kapselfrüchte mit den Samen. Die im Volksmund außerdem üblichen Beinamen der Herbstzeitlose, »Giftkrokus« oder »Hennengift«, charakterisierten sie ebenfalls treffend, denn sie ist höchst giftig.

❖ Verwendete Teile und Inhaltsstoffe

In der Heilkunde werden die Samen, Knollen und Blüten der Herbstzeitlose verwendet. Hauptwirkstoff ist das in allen Pflanzenteilen enthaltene Alkaloid Colchicin – ein Zellgift, das entzündungshemmend und schmerzlindernd wirkt und die Vermehrung rasch wachsender Zellen bremst oder zum Stillstand bringt.

❖ Anwendungsgebiete

Wissenschaftlich anerkannt ist die Anwendung der Herbstzeitlose zur Therapie von akuten Gichtanfällen. Dabei blockiert das Zellgift Colchicin die Vermehrung von Abwehrzellen, welche die für die Gicht verantwortlichen Harnsäurekristalle aufnehmen und infolgedessen entzündungsfördernde Stoffe freisetzen.

✦ Ein weiteres anerkanntes Anwendungsgebiet der Herbstzeitlose ist das so genannte »Familiäre Mittelmeerfieber« (auch »Maltafieber«), eine schwere Infektionskrankheit, bei der es zu Gefäß- und Gelenkscheibenentzündungen sowie zu schweren Nierenschäden durch Ablagerungen kommt.

❖ Anwendungsform und Dosierung

Als äußerst giftige Pflanze ist die Herbstzeitlose in keinem Fall zur Selbstbehandlung geeignet. Die Dosierung gehört unbedingt in die Hand eines Arztes, der auch entscheidet, ob man bei akuten Gichtanfällen die Herbstzeitlose als Frischpflanzenpresssaft oder als Extrakt einnimmt. Der Frischpflanzenpresssaft wird aus den frischen Blüten der Pflanze gewonnen, der Extrakt aus den Samen. Die Tagesdosis des enthaltenen Colchicins beträgt 6 bis maximal 8 mg, wobei man zunächst stündlich ungefähr 1 mg, ab der fünften Stunde etwa 0,5 bis 1 mg jede zweite Stunde einnimmt. Sobald die Beschwerden nachlassen, muss Colchicin sofort abgesetzt werden.

✧ **Gegenanzeigen:** Während der Schwangerschaft und bei älteren Menschen darf man die Herbstzeitlose nur mit größter Vorsicht einsetzen, ebenso bei Herz-, Nieren- und Magen-Darm-Erkrankungen.

✧ **Nebenwirkungen:** Die Einnahme kann zu Übelkeit, Erbrechen, Durchfall und Bauchkrämpfen führen. Bei längerer Anwendung können Blutarmut (Anämie), Blutungen, Infektionen und Nierenschäden bis hin zu Nierenversagen auftreten.

Hirtentäschel

Capsella bursa-pastoris (L.) MEDICUS

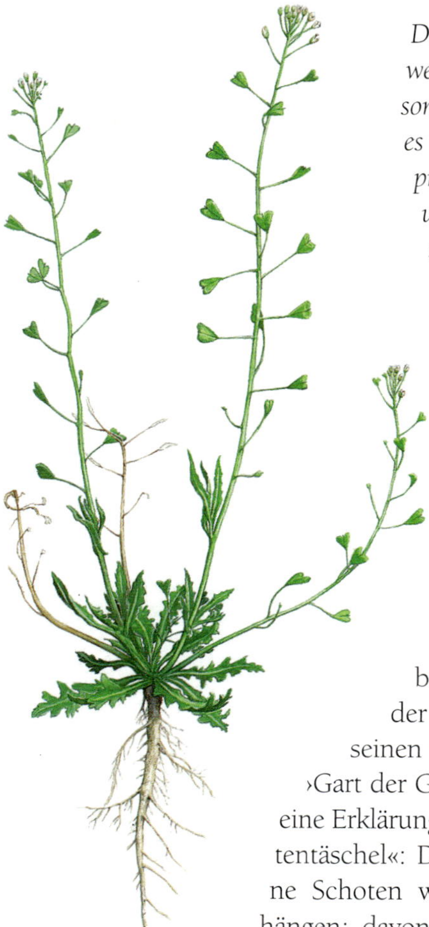

Der Frankfurter Arzt Adam Lonitzer beschreibt Mitte des 16. Jahrhunderts die üblichen Anwendungen des Hirtentäschelkrauts in der Klosterheilkunde: »Welcher aus der Nasen oder sonst am Leib sehr blutet, der nehme dieses Krautes Saft und streiche den Saft um die Nase, es verstopft das Blut und kühlt die hitzige Ader. (...) Wer viel Eiter in den Ohren hat, der presse dieses Kraut und lasse den gewonnenen Saft warm in die Ohren, es nimmt den Eiter und seinen Ausfluss ohne jeden Zweifel hinweg. Dieses Kraut ist den Frauen gut, die zu starke Monatsblutung haben, wenn man es gestampft hinten auf die Lenden legt.«

❖ Geschichte

Dieses Kraut mit dem ungewöhnlichen Namen wurde weder in der Antike noch in der Frühzeit der Klostermedizin beachtet, obwohl es in der Volksmedizin bereits seinen festen Platz hatte. Im ›Gart der Gesundheit‹ findet sich eine Erklärung für den Namen »Hirtentäschel«: Die Pflanze habe »kleine Schoten wie Taschen« an sich hängen; davon leite sich der Name ab. Die Klosterheilkunde betrachtete Hirtentäschel als kühlend und trocknend und verwendete es gegen die unterschiedlichsten »Ausflüsse«: bei blutenden Wunden, Nasenbluten, einer triefenden Nase, eitrigen Hauterkrankungen und zu starker Monatsblutung. Nachdem die Pflanze mehrere Jahrhunderte lang in Vergessenheit geraten war, wurde sie aus Mangel an Alternativen zur Zeit des Ersten Weltkriegs von der Forschung wiederentdeckt.

❖ Herkunft und Anbau

Das Hirtentäschel gehört zur Familie der Kreuzblütler (Brassicaceen) und ist in Europa heimisch. Die anspruchslose zweijährige Pflanze kann man häufig auf Äckern und Schuttplätzen, an Zäunen und Mauern finden. Für den arzneilichen Gebrauch wird das Hirtentäschel, das am besten im Frühjahr geerntet wird, vor allem aus Osteuropa importiert.

❖ Verwendete Teile und Inhaltsstoffe

In der Heilkunde wird das Kraut des Hirtentäschels verwendet. Es enthält Flavonoide, Aminosäuren, Proteine, größere Mengen an Kalium- und Calciumsalzen sowie ein Peptid, das eine blutstillende und gebärmutterzusammenziehende Wirkung hat. Allerdings kann der Wirkstoffgehalt des Krauts je nach Standort stark schwanken.

❖ Anwendungsgebiete

Wissenschaftlich anerkannt ist die innerliche Anwendung von Hirtentäschelkraut zur Regulierung von übermäßig starker oder langer Monatsblutung sowie die äußerliche Anwendung bei Nasenbluten und bei blutenden oberflächlichen Hautverletzungen.

❖ Anwendungsform und Dosierung

Bei Wunden und Nasenbluten wird das Kraut in Form einer Teekompresse angewendet. Bei Menstruationsbeschwerden trinkt man den frisch zubereiteten Tee. Die Tagesdosis beträgt 10 bis 15 g. Hirtentäschelkraut wird zudem in Kombination mit anderen Heilpflanzen in Herz- und Kreislauftees eingesetzt, als Extrakt auch in urologischen Arzneimitteln.

✧ Für das Hirtentäschelkraut sind Gegenanzeigen und Nebenwirkungen nicht bekannt.

Sambucus nigra L. Schwarzer Holunder

Hildegard von Bingen beschreibt eine interessante Schwitzkur bei Gelbsucht: In einem Dampfbad soll man Holunderblätter auf die erhitzten Steine legen und das Ganze mit Wasser begießen. »Dann lege man Holundersprossen in reinen Wein, damit dieser den Geschmack annimmt, und davon trinke man während dem Bade mäßig. Und wenn man aus dem Bad herauskommt, lege man sich ins Bett, um zu schwitzen.« Ausführlich befasst sich auch die ›Leipziger Drogenkunde‹ mit dem Holunder: »Sambucus, Hollendorn, (…) ist ein Baum, dessen mittelste Rinde und auch die Früchte, Blüten und Blätter für die Arznei geeignet sind. Und die Blätter haben eine ausräumende Kraft; sie purgieren vornehmlich die Schleime.« Das bedeutet, dass Holunder zum Beispiel bei Erkältungskrankheiten eingesetzt werden kann.

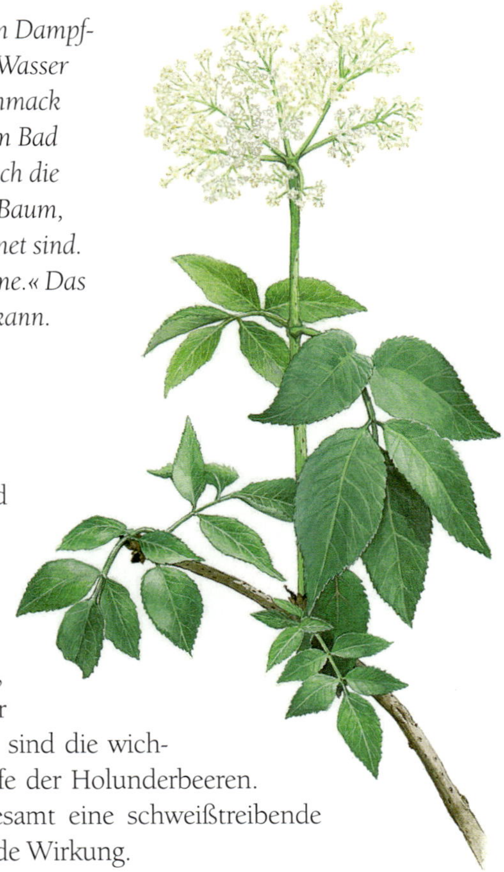

❖ Geschichte

In der Antike wurden Wurzeln, Blätter und Beeren des Holunders therapeutisch vor allem als schleim- und galleabführendes, aber auch als gynäkologisches Mittel eingesetzt. Dioskurides notiert in seiner ›Materia medica‹ weitere interessante Rezepte: Gegen Schlangenbisse empfiehlt er in Wein gekochte Holunderwurzeln, gegen Geschwüre Umschläge aus den Blättern. Die kräuterkundlichen Schriften der Klosterheilkunde lobten den Holunder fast als »Universalmedizin«. Er wurde als wärmend und trocknend beschrieben und galt als abführend, entwässernd, fiebersenkend, schmerzlindernd und magenstärkend. Dass der Holunder auch im Volksglauben verankert war, bezeugt der sonst sehr sachliche Naturforscher Albertus Magnus. Er beschreibt, dass man ein Brechmittel erhalte, wenn man die innere Rinde des Holunders von unten nach oben abschabt; von oben nach unten abgeschabt, ergebe die Rinde dagegen ein Abführmittel.

❖ Herkunft und Anbau

Der Schwarze Holunder gehört zur Familie der Geißblattgewächse (Caprifoliaceen) und ist in beinahe ganz Europa, Asien und Nordafrika heimisch. Für den Einsatz als Heilmittel wird der Holunder aus einigen osteuropäischen Ländern importiert.

❖ Verwendete Teile und Inhaltsstoffe

In der Heilkunde werden die Holunderblüten und -beeren verwendet. Die Blüten enthalten ätherisches Öl (bis zu 0,2 Prozent) mit einem hohen Anteil an freien Fettsäuren, Flavonoiden, Gerb- und Schleimstoffen, die die Bronchialsekretion steigern. Flavonoide, Folsäure, Vitamin C, Zucker und Fruchtsäuren sind die wichtigsten Inhaltsstoffe der Holunderbeeren. Sie besitzen insgesamt eine schweißtreibende und schleimlösende Wirkung.

❖ Anwendungsgebiete

Wissenschaftlich anerkannt ist die Anwendung von Holunderblüten und -beeren bei Erkältungskrankheiten und Fieber als schweißtreibendes Mittel und zur Steigerung der Bronchialsekretion.

✦ Die Erfahrungsheilkunde nutzt die Holunderblüten auch bei Rheuma, Ischias und Neuralgien.

❖ Anwendungsform und Dosierung

Holunderblüten werden für eine Schwitzkur als Tee getrunken. Sie sind auch in Teemischungen gegen Erkältungskrankheiten enthalten; oft werden sie mit Lindenblüten kombiniert. Die Tagesdosis beträgt 10 bis 15 g. Zur Vorbeugung und Stärkung trinkt man den Saft aus eingekochten Beeren (täglich 1 bis 2 kleine Gläser).

✧ Für die Holunderblüten und -beeren sind Gegenanzeigen und Nebenwirkungen nicht bekannt.

Hopfen Humulus lupulus L.

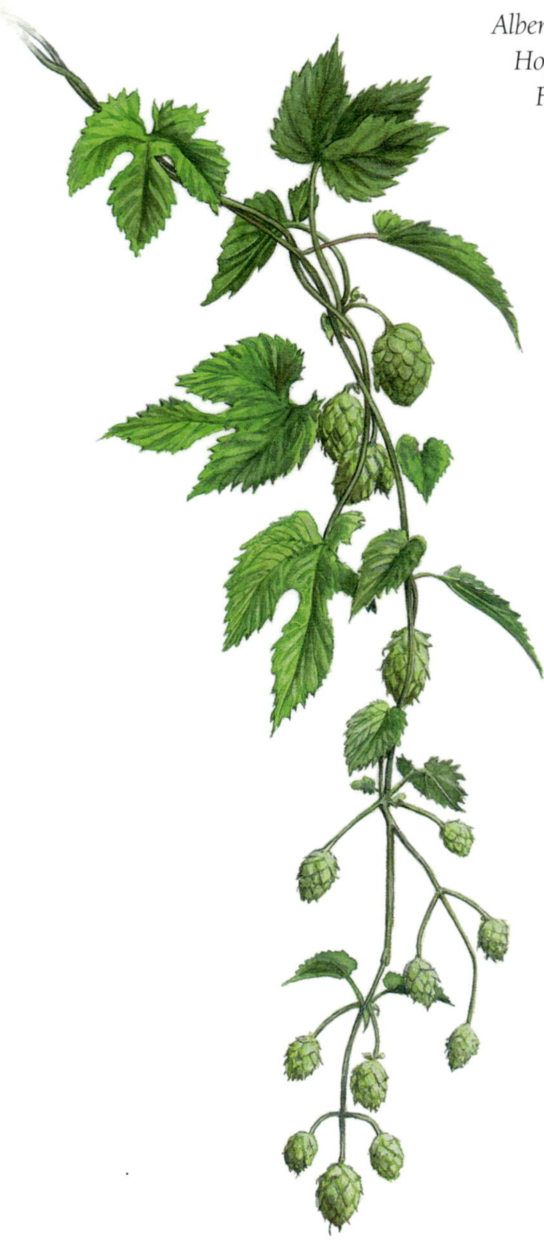

Albertus Magnus führt in seinem Pflanzenbuch ›De vegetabilibus‹ aus: »In der Hopfenblüte entsteht und reift ein winziges Korn. (…) Die Blüte bewahrt die Flüssigkeiten, in die sie gemischt wird, vor Fäulnis, allerdings macht sie den Kopf schwer.« Am Übergang zur Neuzeit schreibt Adam Lonitzer: »Der zahme Hopfen wird in Deutschland, Polen und Böhmen mit allem Fleiß gesät, wächst an den dafür gesetzten Stangen in die Höhe, und bekommt im Heumonat (Juni) seine Blüten, die man für das Bier zu verwenden pflegt.« Er meint außerdem: »Hopfen vertreibt die Melancholie und das schwere Gemüt aus dem Leib.«

❖ Geschichte

Als ausgesprochene Weinliebhaber schenkten die Römer dem Bier und damit auch dem Hopfen keine große Beachtung, Plinius erwähnte lediglich, dass er an Weiden hinaufklettere. Der Hopfen gehört zu den jüngeren Kulturpflanzen: Im Frankenreich wurde er nachweislich erst seit dem 8. Jahrhundert angebaut. Zu dieser Zeit kamen Mönche auf die Idee, Hopfen für die Bierzubereitung zu nutzen. Aus der Beobachtung, dass Hopfenzapfen sehr lange haltbar und gegen Fäulnis resistent waren, schlossen sie, dass sie sich zur Konservierung eignen müssten, und setzten sie mit Erfolg beim Bierbrauen ein. Es waren also tatsächlich Mönche, die erstmals Hopfen zum Bier gaben und damit das Reinheitsgebot des Herzogs Georg des Reichen von 1497 teilweise vorwegnahmen, welches 18 Jahre später für ganz Bayern verbindlich wurde. Wie mittelalterliche Quellen bezeugen, machte man damals auch den Wein mit Hopfen haltbarer, während der arzneiliche Einsatz zunächst noch keine große Rolle spielte. Im 11. Jahrhundert war es Hildegard von Bingen, die sich auch für die medizinischen Verwendungszwecke interessierte. In ihrer ›Physica‹ betont sie den beruhigenden Effekt des Hopfens, hebt aber gleichzeitig hervor, dass er die Eingeweide beschwere und den Menschen traurig mache. Entscheidend für die Entwicklung des Hopfens zu einer wichtigen Arzneipflanze waren jedoch arabische Ärzte. Insbesondere Ibn Baytar (gest. 1248) machte auf die verdauungsfördernde und beruhigende Wirkung der Hopfenzapfen aufmerksam. Im Laufe der Jahrhunderte gerieten die Heilanzeigen immer umfangreicher, sodass Adam Lonitzer am Übergang zur Neuzeit für den Hopfen eine breite Palette an Anwendungsgebieten notieren konnte. Er empfiehlt die Pflanze, die von der Klosterheilkunde als wärmend und trocknend beschrieben wurde, bei eitrigen Ohren, Asthma, Gelb- und Wassersucht sowie Milzleiden. Nach der Signaturenlehre galt die Pflanze wegen ihrer haarigen Stängel und Blätter wie die Brennnessel als Haarwuchsmittel. Beim einfachen Volk war der Hopfen zu allen Zeiten sehr geschätzt. Er wurde bei Leber- und Magenleiden, Wassersucht, Gicht, als Beruhigungsmittel, aber auch als Anaphrodisiakum immer wieder empfohlen.

❖ Herkunft und Anbau

Der bis zu 6 Meter hoch wachsende Hopfen gehört zur Familie der Hanfgewächse (Cannabaceen). Die Pflanze wächst wild in Auwäldern, am Waldrand und im Gebüsch auf feuchten und nährstoffreichen Böden. Für das Brauwesen und die Arzneimittelherstellung wird der Hopfen in fast ganz Europa, Westasien und Nordamerika angebaut. Geerntet wird die Kletterpflanze kurz vor der vollen Reife im Spätsommer, damit die Drüsenschuppen nicht abfallen.

❖ Verwendete Teile und Inhaltsstoffe

In der Heilkunde werden die Hopfenzapfen verwendet. Ihre Schuppen tragen die Hopfendrüsen, die die wesentlichen Wirkstoffe enthalten: die Bitterstoffe Humulon und Lupulon, denen ein beruhigender und schlafördernder Effekt zugesprochen wird. Zudem wirken sie bakterienhemmend und regen die Magensaftsekretion an. Daneben finden sich Gerb- und Aromastoffe, Flavonoide und ätherisches Öl.

❖ Anwendungsgebiete

Wissenschaftlich anerkannt ist die Anwendung von Hopfenzapfen bei Unruhe- und Angstzuständen sowie bei Schlaflosigkeit.

✦ In der Erfahrungsheilkunde wurde und wird Hopfen bei Verdauungsstörungen, Blasen- und Nierenleiden angewendet, aber auch bei Menstruationsbeschwerden und im Klimakterium. Nach den Ergebnissen wissenschaftlicher Studien ist auf jeden Fall der Einsatz bei Verdauungsbeschwerden und Blasenleiden sinnvoll.

❖ Anwendungsform und Dosierung

Bei den Darreichungsformen des Hopfens gibt es verschiedene Möglichkeiten: als geschnittene Heilpflanze oder als Pflanzen- bzw. Trockenextraktpulver für Aufgüsse oder Abkochungen. Die Einzeldosis beträgt 0,5 g. Häufig wird Hopfen auch anderen Teemischungen wie Magen- und Schlaftees beigegeben.

✦ Hopfentee wird bei Schlafstörungen, Unruhe- und Angstzuständen empfohlen. Die Wirkung kann gesteigert werden, wenn man die Hopfenzapfen mit Baldrian oder Melisse mischt.

Teezubereitung:
1 Teelöffel Hopfenzapfen mit 1 Tasse kochendem Wasser übergießen, zugedeckt 10 Minuten ziehen lassen und abseihen. Mittags und abends je 1 Tasse trinken.

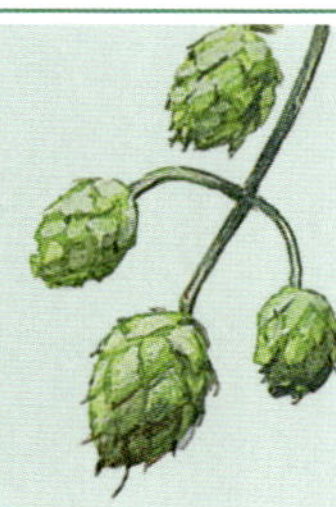

✦ Da die Wirkstoffe des Hopfens leicht an die Luft abgegeben werden, kann auch ein Schlafkissen – ein mit Hopfenzapfen gefülltes Baumwollkissen – hilfreich sein. Die Wirkung hält ungefähr 1 Woche an, dann muss man die Füllung erneuern.

✦ Als Einschlafhilfe kann auch Bier getrunken werden, in dem prozentual oft mehr Hopfen enthalten ist als in manchem Arzneimittel. Ob für den einschlaffördernden Effekt vorwiegend der Hopfen oder doch der Alkohol verantwortlich ist, konnte bislang nicht geklärt werden. Auf jeden Fall ist zu beachten, dass Biergenuss das Durchschlafen stören kann.

✧ Für die Hopfenzapfen sind Gegenanzeigen und Nebenwirkungen nicht bekannt.

Huflattich Tussilago farfara L.

Der Huflattich hieß früher auch »Brandlattich«, »Rosshuf«, »Eselshuf« sowie »Tussilago« im Lateinischen. So ist im ›Gart der Gesundheit‹ zu lesen: „Wer sich verbrannt hat, der lege die Blätter des Huflattichs auf die Verletzung.« Und auch Adam Lonitzer erklärt in seinem ›Kräuterbuch‹: »Brandlattich hat Blätter, die gleichen einem Rosshuf, gegen der Erden sind sie aschenfarben.« Bei den Wirkungen heißt es: »Löscht alle Hitze der Leber, des Magens und Fieber, je vier Löffel voll getrunken, auch außen als Umschlag. Ein Rauch von den gedörrten Blättern dieses Krauts durch den Hals eingezogen, hilft bei trockenem Husten und Brustbeklemmung.«

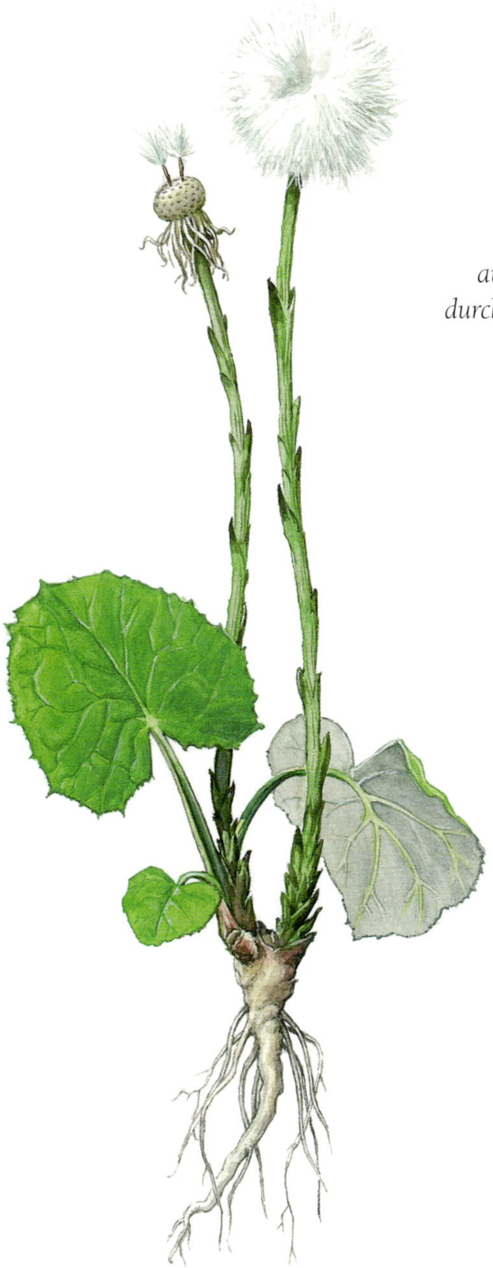

❖ Geschichte

Der Huflattich findet seit langer Zeit als Hustenmittel Verwendung, darauf weist schon der lateinische Name hin, der wohl aus einer Verbindung der Wörter *tussis* (Husten) und *ago* (ich vertreibe) entstanden ist, was so viel wie Hustenvertreiber heißt. In seiner ›Materia medica‹ empfiehlt bereits Dioskurides, bei trockenem Husten und Atembeschwerden den Rauch der angezündeten Blätter des Huflattichs zu inhalieren. Darüber hinaus hebt er die kühlende und entzündungshemmende Wirkung der Blätter hervor, die er zur äußerlichen Anwendung auch als Umschlag bei Hautentzündungen einsetzt. In den Hauptwerken der Klosterheilkunde wurde der Huflattich zunächst nur bei Hildegard von Bingen angeführt. Erstaunlicherweise verlässt die Äbtissin dabei den Pfad der Überlieferung und preist die Pflanze nicht etwa als Husten-, sondern als Lebermittel. Ihre Empfehlung, den Huflattich bei Leberverhärtung einzusetzen, bleibt jedoch ein Einzelfall und beruht vermutlich sogar auf einer Verwechslung. Dagegen rückte im Laufe des Mittelalters ein anderes Anwendungsgebiet in den Blickpunkt des Interesses, das schließlich so bedeutend war, dass es sogar im deutschen Namen der Pflanze, »Brandlattich«, seinen Ausdruck fand. Im ›Gart der Gesundheit‹ kann man nachlesen, dass die Wirkung der Huflattichblätter als kühlend und feucht empfunden wurde, weshalb man sie nach dem Prinzip der Qualitätenlehre gegen »heiße« Krankheiten einsetzte. Damit waren neben dem Fieber auch alle »brennenden Hautkrankheiten« wie Brandwunden durch Feuer oder Sonne, Insektenstiche, Tierbisse und Schürfwunden gemeint. Noch Sebastian Kneipp lobt den Huflattich nicht nur als Heilpflanze gegen Husten und Engbrüstigkeit, sondern empfiehlt seine Blätter auch als Umschlag bei offenen Beinen und Geschwüren. Bis heute wird der Huflattich bei Entzündungen der Schleimhaut verwendet – und als Hustenmittel ist er schon seit der Antike ein bewährter Helfer.

❖ Herkunft und Anbau

Der Huflattich gehört zur Familie der Korbblütler (Asteraceen) und ist in fast ganz Europa verbreitet. Man findet ihn auch in Nordasien und Nordamerika. Seine Blütenköpfe sind leuchtend gelb und duften nach Honig, seine Stängel sind schuppig und behaart. Die mehrjährige Pflanze, die in hiesigen Breiten zu den ersten Frühlingsboten zählt, bevorzugt Ödland, Bahndämme, Kiesgruben, Acker- und Wegränder. Das Kraut für den arzneilichen Gebrauch stammt aus Wildsammlungen in Italien und Osteuropa.

❖ Verwendete Teile und Inhaltsstoffe

In der Heilkunde werden vor allem die Blätter des Huflattichs, ganz selten noch die Blüten verwendet. Die wichtigsten Inhaltsstoffe der Blätter sind Gerb-, Bitter- und Schleimstoffe sowie Flavonoide, die eine bakterienhemmende und reizlindernde Wirkung besitzen. Außerdem aktivieren die Stoffe das Flimmerepithel, das mit seinen vielen Härchen die Schleime aus den Atemwegen abtransportiert. Die Schleimstoffe legen sich wie ein Schutzfilm auf die Schleimhäute, wo sie lokal reizmildernd wirken und den Einfluss entzündungserregender Stoffe abmildern. Der zähe Bronchialschleim wird verflüssigt und schneller nach außen transportiert, sodass das Abhusten erleichtert wird. Huflattich enthält, je nach Provenienz, Pyrrolizidinalkaloide, die eine gewisse lebertoxische und krebserregende (kanzerogene) Wirkung haben. In jüngster Zeit ist es allerdings gelungen, alkaloidfreie Huflattichpflanzen zu züchten.

❖ Anwendungsgebiete

Wissenschaftlich anerkannt ist die Anwendung von Huflattichblättern bei Schleimhautentzündungen im Mund- und Rachenraum. Am häufigsten werden die Blätter bei trockenem Husten und allgemein bei Katarrhen der Atemwege eingesetzt. Auch auf gereizte Schleimhäute des Magen-Darm-Trakts hat Huflattich nachweislich eine positive Wirkung.

✦ In der Erfahrungsheilkunde wird der Huflattich auch als Stärkungsmittel für Kinder genutzt. Äußerlich sollen die Huflattichblätter hilfreich bei Hautproblemen und entzündeten Krampfadern sein.

❖ Anwendungsform und Dosierung

Huflattich kann in verschiedenen Zubereitungen eingenommen werden, bei Husten vor allem als Tee aus den Blättern. Außerdem wird Huflattich als Tinktur oder Frischpflanzenpresssaft eingesetzt. Die Tagesdosis liegt bei 4 bis maximal 6 g. Die Anwendungsdauer sollte 4 bis 6 Wochen nicht überschreiten.

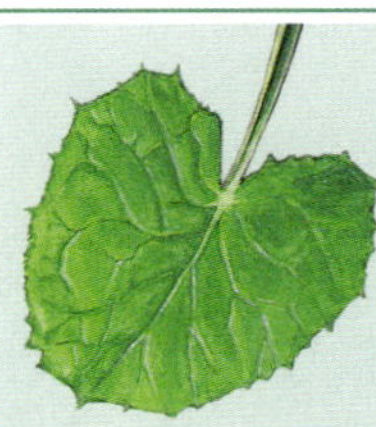

Teezubereitung:
2 Teelöffel Huflattichblätter mit 1 Tasse kochendem Wasser übergießen, 10 Minuten ziehen lassen und abseihen. Täglich 2- bis 3-mal 1 Tasse trinken, die erste am besten unmittelbar nach dem Aufstehen, damit sich der angesammelte Schleim besser lösen kann.

✧ **Gegenanzeigen:** Nicht während der Schwangerschaft und Stillzeit anwenden.

✧ **Nebenwirkungen:** Bei Daueranwendung von pyrrolizidinalkaloidhaltigen Pflanzen ist eine lebertoxische und krebserregende Wirkung nicht auszuschließen. Neue Züchtungen enthalten allerdings keine nachweisbaren Mengen an Pyrrolizidinalkaloiden.

Ingwer Zingiber officinale ROSCOE

Hildegard von Bingen gibt in ihrer ›Physica‹ ein Rezept für Ingwertörtchen an, das bei Magenbeschwerden angewendet werden soll: »Auch wer unter Verstopfung im Magen und im Bauch leidet, der pulverisiere Ingwer und mische dieses Pulver mit ein wenig Saft von Ochsenzunge. Und aus diesem Pulver und Bohnenmehl mache er Törtchen, und er backe sie in einem Ofen bei leichter Hitze. Und man esse diese Törtchen oft nach dem Essen und auch nüchtern, es mindert das stinkende Übel im Magen.«

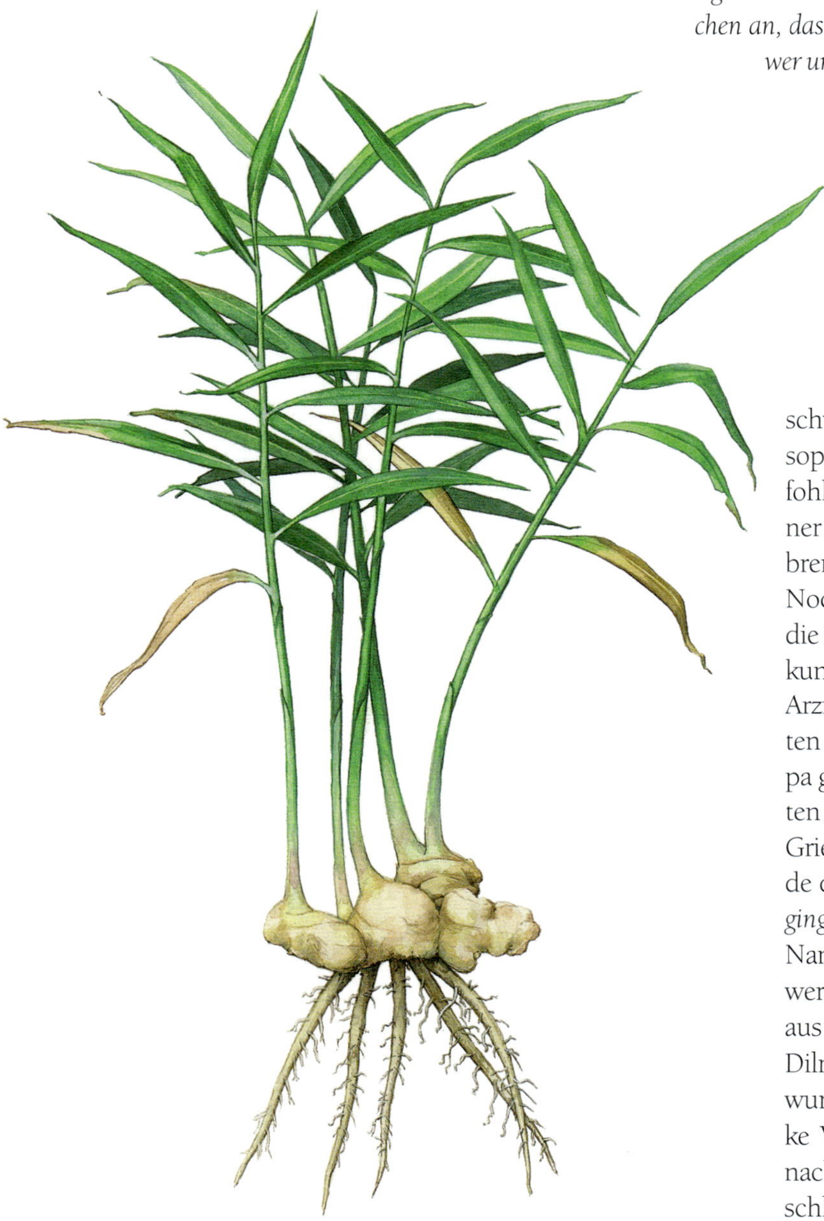

❖ Geschichte

Der in Asien beheimatete Ingwer spielte seit dem Altertum in der chinesischen und indischen Medizin eine wichtige Rolle und war in der Spätantike auch in Europa weit verbreitet. Alle bedeutenden griechischen und römischen Ärzte schrieben über die Heilwirkungen der Wurzel und verwendeten sie gegen Verdauungsbeschwerden und Linsentrübung. Der chinesische Philosoph Konfuzius (551–479 v. Chr.) soll außerdem empfohlen haben, Ingwer auf Reisen mitzunehmen. Jede seiner Mahlzeiten, so wird überliefert, musste mit der brennend-scharf schmeckenden Knolle gewürzt sein. Noch heute ist er das wichtigste pflanzliche Mittel gegen die Symptome der Reisekrankheit. Auch die Klosterheilkunde nutzte Ingwer von Anfang an, wie das ›Lorscher Arzneibuch‹ beweist: Dort gehört er zu den am häufigsten genannten Heilpflanzen. Im mittelalterlichen Europa glaubte man sogar, die Pflanze stamme aus dem Garten Eden. Ingwer kommt von lateinisch *zingiber*, bei den Griechen hieß die Pflanze *ziggiberi*. Im Arabischen wurde der Ingwer *gingebil* genannt, was sich wiederum von *gingi* herleitet, wie die Araber Indien nannten. Mit dieser Namenskette kann man auch den Handelsweg des Ingwers nachvollziehen. Die Pflanze kam möglicherweise aus dem südlichen China. Über die alte Hochkultur von Dilmun, dem heutigen Bahrein am Persischen Golf, wurde der Ingwer per Schiff eingeführt und an die antike Welt weitergegeben. Mit den Griechen gelangte er nach Italien, und römische Soldaten waren es, die ihn schließlich über die Alpen brachten. In der Klosterheilkunde wurde Ingwer als wärmend und feucht klassifiziert und durch die Jahrhunderte als ausgezeichnetes Mittel zur Verdauungsförderung bei Blähungen, Verstopfung und Magenkrämpfen sowie zur Reinigung von schleimigen Säften bei Husten und anderen Erkrankungen der Atemwege geschätzt. Er sollte außerdem bei Leberleiden, Augentrübung und Halsgeschwüren hilfreich sein und wurde auch als Gegenmittel bei Vergiftungen eingesetzt. Darüber hinaus galt er – wie alle »heißen« Gewürzpflanzen – als Aphrodisiakum, wie Ibn-al-Baytar, Avicenna und Constantinus Africanus schreiben. Hildegard von Bingen empfiehlt allerdings einen vorsichtigen Umgang mit der Pflanze. Ihrer Meinung nach schade der Ingwer gesunden Menschen, weil er sie unwissend, matt und zügellos mache. Nur kränkelnde, schwache Menschen sollten Ingwer als Arzneimittel verwenden.

❖ Herkunft und Anbau

Ingwer, Galgant und Javanische Gelbwurz sind nahe Verwandte, die als Ingwergewächse (Zingiberaceen) bezeichnet werden. Die ursprüngliche Herkunft ist nicht genau geklärt. Möglicherweise hat die Ingwerpflanze im Bismarck-Archipel im westlichen Pazifik ihre Heimat, auf jeden Fall wird sie schon seit alters in China, Malaysia und Indien angebaut und vornehmlich als Gewürz gehandelt. Die geschmacklich besten Knollen kommen heute jedoch nicht aus Asien, sondern aus Jamaika. Der Ingwer besitzt einen weit verzweigten Wurzelstock, aus dem sich über 1 Meter hohe Triebe bilden. Die in der Heilkunde verwendeten Pflanzen werden in China, Indien, der Karibik und den USA kultiviert.

❖ Verwendete Teile und Inhaltsstoffe

Sowohl in der Heilkunde als auch in der Küche wird der Wurzelstock des Ingwers verwendet. Er enthält ätherisches Öl und Scharfstoffe wie Gingerol und Shogaol. Das ätherische Öl wirkt dämpfend auf das zentrale Nervensystem. Daneben fördern die Inhaltsstoffe die Sekretion des Speichels sowie des Magen- und Gallensafts. Sie sind darüber hinaus entzündungshemmend, fördern die Darmfunktion und lindern die Übelkeit. Die Scharfstoffe regen die Wärmerezeptoren in der Magenschleimhaut an und steigern die Darmtätigkeit.

❖ Anwendungsgebiete

Wissenschaftlich anerkannt ist die innerliche Anwendung von Ingwerwurzel bei funktionellen Störungen des Magen-Darm-Trakts, die nicht auf konkret fassbare organische Erkrankungen zurückgehen. Zu dem Anwendungsspektrum gehört auch die Übelkeit, die infolge der Reisekrankheit auftritt.

✦ In der Erfahrungsheilkunde wird Ingwer auch zur Appetitanregung und zur Stärkung des Herz-Kreislauf-Systems genutzt. Da er die Speichelsekretion fördert und außerdem entzündungshemmend und fiebersenkend wirkt, wird er darüber hinaus bei Husten und anderen Erkältungskrankheiten eingesetzt. Belegt ist auch seine Verwendung bei Kopf- und Zahnschmerzen.

❖ Anwendungsform und Dosierung

Bei Brechreiz empfiehlt es sich, 1 g frisch gepulverte Ingwerwurzel mit etwas Flüssigkeit einzunehmen. Die Tagesdosis beträgt 2 bis 4 g. Bei Verdauungsbeschwerden und gegen Brechreiz kann Ingwer auch als Tee getrunken werden.

Teezubereitung:
1 Teelöffel grob gepulverte Ingwerwurzel mit 1 Tasse heißem Wasser übergießen, zugedeckt 5 bis 10 Minuten ziehen lassen und dann abseihen. Bei Magen-Darm-Beschwerden vor den Mahlzeiten jeweils 1 Tasse trinken.

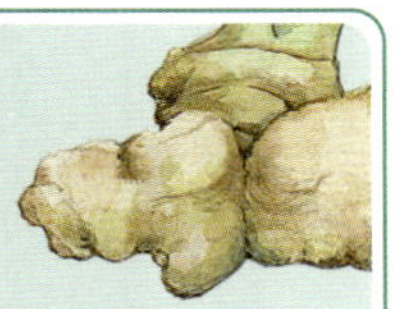

✦ Darüber hinaus kann Ingwer als Tinktur gegen Reisekrankheit verwendet werden: 20 Tropfen Ingwer-Tinktur (1:5) in 1 Glas lauwarmem Wasser 30 Minuten vor den Mahlzeiten bzw. vor Reiseantritt einnehmen. Wer zu Blähungen neigt oder unter schwachem Magen leidet, für den ist auch der regelmäßige Einsatz von Ingwer als Gewürz sinnvoll.

✦ Gegen Kopf- und Zahnschmerzen werden Ingwerwurzelstücke gekaut.

✧ Für die Ingwerwurzel sind Gegenanzeigen und Nebenwirkungen nicht bekannt.

Johannisbeere Ribes nigrum L. und Ribes rubrum L.

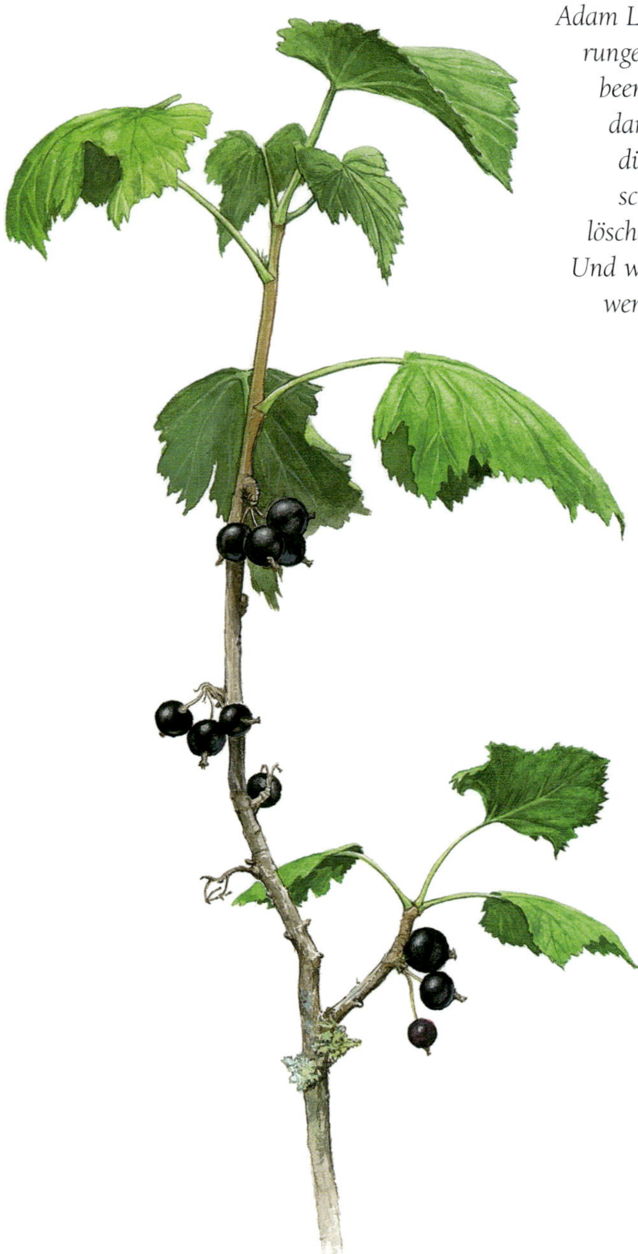

Adam Lonitzer berichtet von den gärtnerischen und medizinischen Erfahrungen mit der Roten Johannisbeere: »Sie wachsen auf wie die Stachelbeeren (...). Ihre bleichgelben gestirnten Blüten bringen sie im Mai, daraus werden erst grüne runde, dann schöne hellrote Beeren, die an dünnen, langen Stielen hängen und einen lieblichen weinsauren Geschmack haben.« Bei den Anwendungen heißt es, dass sie den Durst löschen, der durch die Hitze der Cholera oder die Galle entstanden ist. Und weiter ist zu lesen: »Man macht sie in Zucker ein, für die Kinder, wenn sie die Purpeln oder Röte haben«.

Geschichte

Die Rote Johannisbeere gelangte wahrscheinlich über die Araber in den europäischen Arzneipflanzenschatz. In den antiken Schriften finden sich keine Angaben über ihre Heilwirkungen. Den ersten Hinweis auf ihre medizinische Anwendung überliefert der berühmte persische Arzt und Philosoph Avicenna (980–1037), der übrigens Vorbild für die Hauptfigur des Romans ›Der Medicus‹ war. Avicennas umfangreiches Lehrbuch, der ›Canon medicinae‹, der damals grundlegend für das Medizinstudium in Europa war, wurde im 12. Jahrhundert ins Lateinische übersetzt. Die Erfahrungen aus dem Orient mit der Roten Johannisbeere als Heilpflanze konnte man sich außerdem durch die Übersetzung der arabischen Arzneimittellehre ›Aggregator‹ Ende des 13. Jahrhunderts zunutze machen. Der Strauch erlangte den endgültigen Durchbruch in der Klosterheilkunde, als er 1485 von dem Arzt Johann Wonnecke beschrieben wurde. Der Mainzer Stadtarzt übernahm in seinem ›Gart der Gesundheit‹, dem ersten bekannten gedruckten Kräuterbuch, genau jene Anwendungsgebiete, die bereits bei Avicenna oder auch im ›Aggregator‹ zu finden sind. Die Wirkungsqualitäten der Früchte des Johannisbeerstrauchs beschreibt er als kühlend und trocknend mit zusammenziehender Kraft. Neben dem oben zitierten Heileffekt bei Hautkrankheiten, insbesondere bei Kindern, wurde die Anwendung der Johannisbeere außerdem bei Erbrechen, Herzproblemen und zur besseren Durchblutung empfohlen. Zwar beschreiben die Kräuterbücher des späten Mittelalters auch die Heilwirkungen der Schwarzen Johannisbeere, doch war diese Sorte, die im Volksmund auch »Stinkbeere« hieß, wegen ihres unangenehmen Geruchs weit weniger verbreitet. Weil man die Abkochung der Blätter der Schwarzen Johannisbeere gegen Krämpfe und vor allem auch gegen Gichtanfälle verwendete, wurde sie auch als »Gichtbeere« oder »Gichtstrauch« bezeichnet.

❖ Herkunft und Anbau
Die beiden Arten der Johannisbeere gehören zur Familie der Stachelbeergewächse (Grossulariaceen). Die sommergrünen Sträucher, die bis zu 2 Meter hoch werden können und im Gegensatz zur Stachelbeere gänzlich ohne Stacheln sind, wachsen in feuchten Gebüschen, in Auwäldern, Flachmooren und Sümpfen. Beide Arten werden in Nordasien sowie in Mittel- und Nordeuropa in Kulturen angebaut. Für den arzneilichen Gebrauch wurden die Johannisbeeren vor allem aus Polen, Ungarn und Rumänien importiert.

❖ Verwendete Teile und Inhaltsstoffe
In der Heilkunde wird heute – anders als in früheren Zeiten – vorwiegend die Schwarze Johannisbeere verwendet, und zwar sowohl ihre Früchte als auch die Blätter. Die Blätter enthalten vor allem Flavonoide, Gerbstoffe, Vitamin C und etwas ätherisches Öl. Sie wirken harntreibend (diuretisch) und aquaretisch, das heißt, sie erhöhen die Harnmenge. Die Früchte der Schwarzen und Roten Johannisbeere sind besonders reich an Vitamin C, enthalten darüber hinaus aber auch B-Vitamine, Gerb- und Mineralstoffe. In den Kernen der Früchte beider Johannisbeersorten findet sich Gamma-Linolensäure, die für die Bekämpfung von Entzündungen wichtig ist.

❖ Anwendungsgebiete
In der Erfahrungsheilkunde werden die Blätter der Schwarzen Johannisbeere wegen ihrer entwässernden bzw. harntreibenden Wirkung zu Durchspülungstherapien bei entzündlichen Erkrankungen der Harnwege, zur Vorbeugung von Nierengrieß, bei Rheuma und Gicht eingesetzt. Seltener verwendet man die Blätter bei Krampfhusten, Durchfall und zur Wundbehandlung.

✦ Die vitaminreichen Johannisbeerfrüchte gelten als Stärkungsmittel bei fiebrigen Erkrankungen und ihr Saft wird auch oft zur Vorbeugung gegen Erkältungskrankheiten getrunken.

✦ Johannisbeerkernöl wird durch Pressung und Aufbereitung der Kerne gewonnen. Es enthält Gamma-Linolensäure und wird daher häufig bei Neurodermitis verwendet. Bei einem Großteil der Neurodermitiker liegt ein erblich bedingter Enzymdeffekt vor, der dazu führt, dass sie keine Gamma-Linolensäure bilden können. Durch die regelmäßige Einnahme von Johannisbeerkernöl als Nahrungsergänzungsmittel kann dieser Enzymdefekt ausgeglichen werden.

Teezubereitung:
1 bis 2 gehäufte Teelöffel Schwarze Johannisbeerblätter mit 1 Tasse kaltem Wasser übergießen und langsam bis zum Sieden erhitzen. Danach den Tee sofort absehen und davon täglich 2- bis 3-mal 1 Tasse trinken.

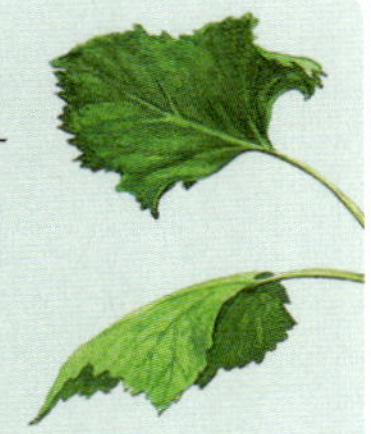

❖ Anwendungsform und Dosierung
Zur Durchspülungstherapie haben sich Teezubereitungen mit Schwarzen Johannisbeerblättern bewährt. Durch das Erhitzen geht auch der unangenehme Geruch verloren, der Tee ist sehr wohlschmeckend.

✦ Die Früchte können auch in Form von Frischpflanzenpresssaft eingenommen werden. Bei Husten, Heiserkeit, akutem und chronischem Durchfall nimmt man mehrmals täglich 1 Esslöffel ein.

✧ Für die Schwarze Johannisbeere sind Gegenanzeigen und Nebenwirkungen nicht bekannt.

Johanniskraut Hypericum perforatum L.

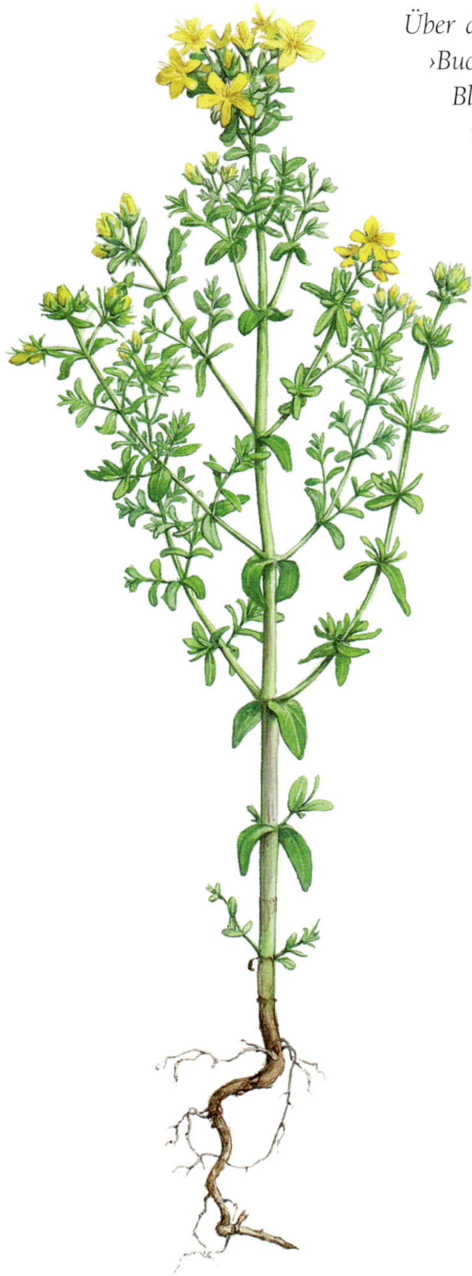

Über die berühmte Heilpflanze äußert sich Konrad von Megenberg in seinem ›Buch der Natur‹: »Corona regis, das heißt Königskrone, ist ein Kraut, das viele Blätter an einem Stängel hat, die haben eine Gestalt wie die Thymianblätter und sind alle durchlöchert (…). Deshalb heißen sie auch in Latein ›perforata‹, das heißt: die Durchlöcherte, und in Griechisch heißt es ›hypericon‹. Das Kraut hat die Art, dass es das Herz stärkt und Leber und die Nieren reinigt und die Geschwüre heilt und ganz besonders die großen unreinen Geschwüre, die auf Latein Annuates heißen, außerdem wirkt es gegen Vergiftung. Das Kraut heißt auch Sankt Johannikraut.«

❖ Geschichte

Seit den Anfängen war das Johanniskraut eng mit dem Christentum verbunden – nicht umsonst leitet sich sein Name von Johannes dem Täufer ab. Der Legende nach soll das Blut des geköpften Märtyrers in die gelben Blüten des Johanniskrauts geflossen sein. Wenn man die Blüten zerreibt, tritt ein rötlicher Saft aus, weshalb die Pflanze im Volksmund auch immer noch »Johannisblut« heißt. Wegen ihrer strahlenförmigen Blütenstände galt die Pflanze außerdem seit alters als Symbol für Licht und Helligkeit, man hielt sie für eng mit den positiven Kräften des Himmels verbunden. Das Johanniskraut gehört heute zu den ganz großen Arzneipflanzen, es spielte aber auch in früheren Zeiten keine geringe Rolle. Dabei ist seine Geschichte in der Heilkunde nicht einfach zu verfolgen. Dioskurides überliefert in seiner ›Materia medica‹, dass seine Zeitgenossen die Pflanze – mit Honigwasser getrunken – bei Brandwunden und Ischias verwendet haben. Überraschenderweise findet sich im ältesten erhaltenen Werk der Klosterheilkunde, dem ›Lorscher Arzneibuch‹, eine ganz andere Indikation: Johanniskraut wird hier gegen die Melancholie empfohlen, was genau dem wichtigsten aktuellen Anwendungsgebiet entspricht. Als Pflanze mit großer christlicher Tradition wurde das Johanniskraut am Übergang zur Neuzeit auch als Requisit der Exorzisten zur Teufelsaustreibung verwendet. Man mischte es in Öle, mit denen der vom »Teufel Besessene« gesalbt wurde, und bezeichnete es daher auch als *fuga daemonum*, was so viel wie Dämonenflucht oder Teufelsflucht heißt. Vermutlich hing dies damit zusammen, dass man im Volksglauben hinter bedrückenden Stimmungen und Gefühlen den Teufel vermutete. Außerdem schätzt man Johanniskraut vom späten Mittelalter bis heute als besonders wirksame Pflanze bei der Wundbehandlung. Außerdem wurde es gegen Rheuma, Gicht und Menstruationsbeschwerden verwendet.

❖ Herkunft und Anbau

Das Johanniskraut gehört zur Familie der Hartheugewächse (Hypericaceen) und ist in ganz Europa heimisch. Von eng verwandten, unwirksamen Arten kann man das Echte Johanniskraut zum einen durch die zwei Längsleisten des Stängels unterscheiden, zum anderen durch die hellen, kleinen Punkte der Blätter, die deutlich werden, wenn man sie gegen das Licht hält. Johanniskraut wächst auf trockenen Böden, an Böschungen, Weg- und Straßenrändern, Heiden und Trockenrasen. Als Arzneipflanze wird es in Ungarn, Südafrika, Neuseeland und im westlichen Asien angebaut.

❖ Verwendete Teile und Inhaltsstoffe

In der Heilkunde werden die oberirdischen Teile des Johanniskrauts verwendet, die zur Hochblütezeit der Pflanze gesammelt werden. Zu den Inhaltsstoffen zählen Hypericine, Flavonoide (2 bis 4 Prozent), Gerbstoffe (6 bis 15 Prozent) und ätherisches Öl. Obwohl das Johanniskraut zu den Heilpflanzen zählt, die von der Wissenschaft am intensivsten untersucht wurden, sind die genauen Wirkmechanismen bis heute unklar. Als sicher gilt, dass das Hypericin für den nervenberuhigenden Effekt verantwortlich ist. Die gesamte Wirkstoffkombination vermindert den Anstieg von Cortisol bei Stress und beeinflusst die Melatonin-Ausschüttung. Das rote Johanniskrautöl besitzt eine entzündungshemmende Wirkung.

❖ Anwendungsgebiete

Die große Bedeutung des Johanniskrauts spiegelt auch die immense Anzahl der wissenschaftlich anerkannten Anwendungen wider: Innerlich hilft es nicht nur bei psychovegetativen Störungen, Angstzuständen, nervöser Unruhe und depressiven Verstimmungen; das Johanniskrautöl wird auch zur Stärkung der Verdauung und bei Verdauungsbeschwerden eingesetzt.

✦ Äußerlich angewendet, wird Johanniskrautöl bei scharfen und stumpfen Verletzungen und Verbrennungen ersten Grades empfohlen sowie gegen Muskelschmerzen. Der ölige Auszug aus den Blüten des Johanniskrauts beruhigt trockene Haut, lindert Reizungen und kann Heilungsprozesse beschleunigen.

❖ Anwendungsform und Dosierung

Johanniskraut ist in Form von Tee, Kapseln, Dragees, Tropfen und Saft erhältlich, die Johanniskraut-Extrakt allein oder in Kombination mit anderen Substanzen enthalten. Seit kurzem darf Johanniskraut zur innerlichen Anwendung nur noch in Apotheken verkauft werden, die eine ausreichende Dosierung gewährleisten.

✦ Zur Beruhigung bei nervös bedingten Schlafstörungen, Angstzuständen und Depressionen ist eine Teezubereitung hilfreich. Die Tagesdosis beträgt 2 bis 4 g.

✦ Zur äußerlichen Anwendung eignet sich das Öl, bei Wunden Johanniskraut-Tinktur.

Teezubereitung:

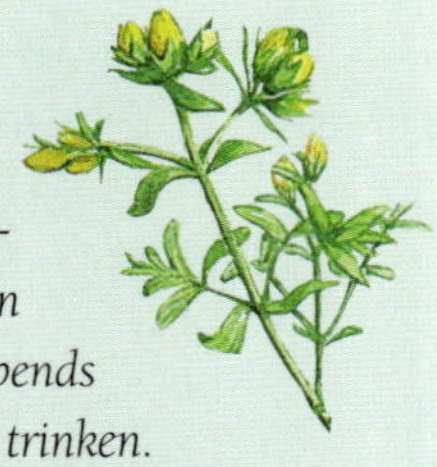

Bei Nervosität 2 gehäufte Teelöffel Johanniskraut mit 1 Tasse Wasser übergießen, zugedeckt unter gelegentlichem Umrühren 20 Minuten kochen lassen und abseihen. Morgens und abends 1 bis 2 Tassen frisch zubereiteten Tee trinken. Die Wirkung tritt erst nach 2 bis 4 Wochen ein.

✧ **Gegenanzeigen:** Johanniskraut darf nicht gemeinsam mit den bei schweren endogenen Depressionen üblicherweise verschriebenen Antikoagulanzien eingenommen werden.

✧ **Nebenwirkungen:** Bei hellhäutigen Menschen kann es zu einer erhöhten Lichtempfindlichkeit kommen. Betroffene sollten deshalb während einer Therapie mit Johanniskraut Sonnenbäder vermeiden.

✧ **Wechselwirkungen:** Neuere Forschungen haben ergeben, dass hoch dosierte Johanniskraut-Extrakte Wechselwirkungen mit anderen Medikamenten haben können, da Johanniskraut den Wirkstoffspiegel verschiedener Medikamente beeinflusst. Deshalb sollte man unbedingt den Arzt befragen.

Kalmus Acorus calamus L.

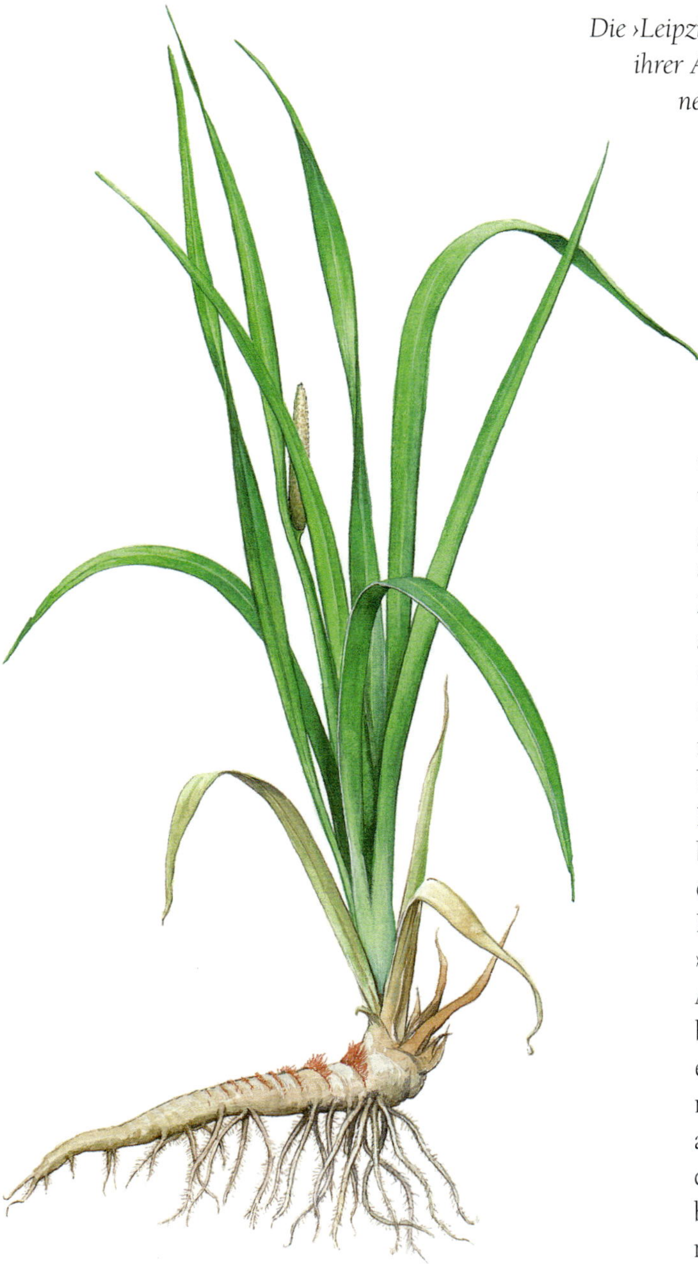

Die ›Leipziger Drogenkunde‹ bietet eine Beschreibung der Pflanze und ihrer Anwendungsgebiete: »Calmus aromaticus ist die Wurzel eines Strauches, der einem Halm gleicht und innen hohl ist. (...) Um die Verdauung zu stärken, gib zu dem Pulver des Calmus Zimtpulver, dieses Pulver ist auch gut gegen Herzkrankheit. Für diese Beschwerden koche Calmus aromaticus in Rosenwasser und läutere damit den Wein des Kranken. Gegen den Stuhlzwang bereite einen Umschlag (...) und lege ihn auf den Anus.«

❖ Geschichte

Es gibt wohl keine andere Heilpflanze, deren Verwendung sich nachweislich so weit zurückverfolgen lässt, wie der Kalmus. Schon die Ägypter kannten und nutzten ihn, und er findet sich auch in der Bibel, wo er als Bestandteil des heiligen Salböls in den Büchern Mose genannt wird. In seiner ursprünglichen Heimat Südchina und Indien wurde er sehr früh als Heil- und Gewürzpflanze geschätzt. Wegen ihres sinnlichen Duftes galt die Kalmuswurzel im Orient darüber hinaus schon seit alters als beliebtes Aphrodisiakum. In spätantiker Zeit beschreibt der Arzt und Gelehrte Dioskurides in seiner ›Materia medica‹ den *akoron*, wie Kalmus auf Griechisch heißt, und vergleicht seine Wurzel und Blätter mit denen der Schwertlilie. Er empfiehlt ihn als Heilmittel bei Lungen-, Brust- und Leberleiden, aber auch bei Tierbissen. Frauen sollte Kalmus bei entzündlichen Erkrankungen der Geschlechtsorgane in Form von Sitzbädern helfen. Über das illustrierte Kräuterbuch ›Pseudo-Apuleius‹ aus dem 3. oder 4. Jahrhundert fand die Pflanze Eingang in die frühe Klosterheilkunde. Das ›Lorscher Arzneibuch‹ übernimmt genau diejenigen Anwendungsgebiete, die schon in der Antike beschrieben wurden. Dann verschwand der Kalmus jedoch für einige Jahrhunderte aus den mitteleuropäischen Herbarien und Rezeptsammlungen. Erst mit der Übersetzung arabischer Texte ins Lateinische bekam er im ausgehenden Mittelalter wieder einen Platz in den Arzneibüchern der Klosterheilkunde. Kalmus wurde allgemein als wärmend und trocknend bezeichnet, er galt als harntreibend, verdauungs- und menstruationsfördernd. Seinen Rauch zu inhalieren, sollte außerdem gegen Husten helfen; ganz im Vordergrund stand jedoch die Stärkung eines »kalten Magens«. Der ›Gart der Gesundheit‹ nennt neben Verdauungsbeschwerden ein weiteres Anwendungsgebiet; demnach wurde Kalmuswurzel in Rosenwasser gekocht und der Sud bei »Herzzittern« getrunken. Noch im 16. Jahrhundert schreibt

Adam Lonitzer, dass Kalmus »in allen Apotheken sehr im Gebrauch sei« und empfiehlt ihn gegen jene Krankheiten, die schon seit der Antike überliefert waren.

❖ Herkunft und Anbau

Der bis zu 1 Meter hohe Kalmus gehört zur Familie der Aronstabgewächse (Araceen). Er gedeiht auf sumpfigen oder sehr feuchten Böden an Gräben und Ufern. Die Pflanze stammt ursprünglich aus Ostasien und wurde spätestens im 16. Jahrhundert in Europa eingeführt. In freier Natur findet man die Pflanze selten – der im Handel befindliche Kalmus kommt aus dem Anbau in Kulturen. Für den Arzneimittelgebrauch wird er aus Indien, Kanada, dem ehemaligen Jugoslawien und Russland importiert.

❖ Verwendete Teile und Inhaltsstoffe

In der Heilkunde wird der Wurzelstock des Kalmus verwendet, der ätherisches Öl, Stärke, Bitter-, Gerb- und Schleimstoffe enthält. Die Inhaltsstoffe wirken krampflösend, sekretanregend, reizlindernd, appetitanregend, zusammenziehend (adstringierend) und durchblutungsfördernd. Sie stimulieren Leber, Galle und Bauchspeicheldrüse, die unwillkürlichen Muskelbewegungen von Magen und Darm werden dabei normalisiert. Die meisten Unterarten des Kalmus enthalten jedoch das krebserregende Beta-Asaron. Deshalb sollte man sich unbedingt genau an die niedrige Dosierung der Kalmuswurzel halten. Zwar enthält die amerikanische Varietät ein betaasaronfreies Öl, doch leider ist ihr Anbau in den USA verboten. In Deutschland wird mittlerweile eine betaasaronfreie Sorte angebaut. Allerdings wird es noch Jahre dauern, bis sie für den Arzneibedarf eingesetzt werden kann, da die Anzahl der kultivierten Pflanzen momentan noch nicht ausreicht.

❖ Anwendungsgebiete

Es gibt keine wissenschaftlich anerkannten Empfehlungen zur medizinischen Verwendung der Kalmuswurzel, obwohl es sich um eine wichtige Arzneipflanze in der Erfahrungsheilkunde handelt. Hier wird Kalmus als Bitterstoffmittel *(Amarum aromaticum)* bei Appetitlosigkeit, Gastritis, Völlegefühl und nervösem Reizmagen eingesetzt. Vor allem bei Magen-Darm-Beschwerden, die infolge einer Überlastung des vegetativen Nervensystems entstehen, hat sich der Kalmus bewährt. Daneben wird die Anwendung der Wurzel mitunter bei Erschöpfungszuständen sowie zur Stärkung nach Infektionskrankheiten empfohlen.

❖ Anwendungsform und Dosierung

Bei Verdauungsbeschwerden wird Kalmus als Tee eingenommen. Die Tagesdosis beträgt maximal 2 Teelöffel geschnittenen oder gepulverten Wurzelstock.

Teezubereitung:
1 Teelöffel fein geschnittene oder gepulverte Kalmuswurzel mit 1 Tasse kochendem Wasser übergießen, 5 bis 10 Minuten ziehen lassen und abseihen. Täglich 2-mal 1 Tasse lauwarm vor den Mahlzeiten trinken.

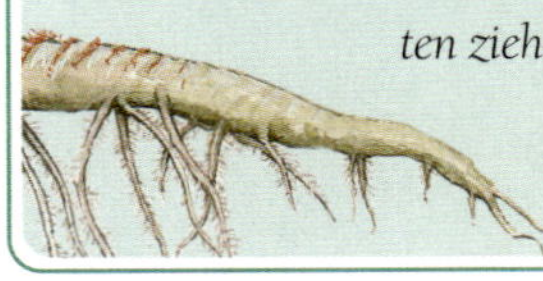

✦ Kalmuswurzel wird auch kandiert als Süßigkeit gehandelt und kann anstelle von Ingwer beim Kochen verwendet werden.

✧ **Gegenanzeigen:** Da die Kalmuswurzel je nach Züchtung unterschiedliche Mengen des krebserregenden Beta-Asaron enthält, sollte man sich präzise an die niedrige Dosierung halten. Von Kalmusbädern oder Einreibungen mit dem ätherischen Öl ist nach momentanem Erkenntnisstand abzuraten. Ebenso wird vor dem Dauergebrauch vor allem der betaasaronhaltigen Unterarten gewarnt. Während der Schwangerschaft darf Kalmus auf keinen Fall verwendet werden. Nebenwirkungen sind nicht bekannt.

Kamille Matricaria recutita L.

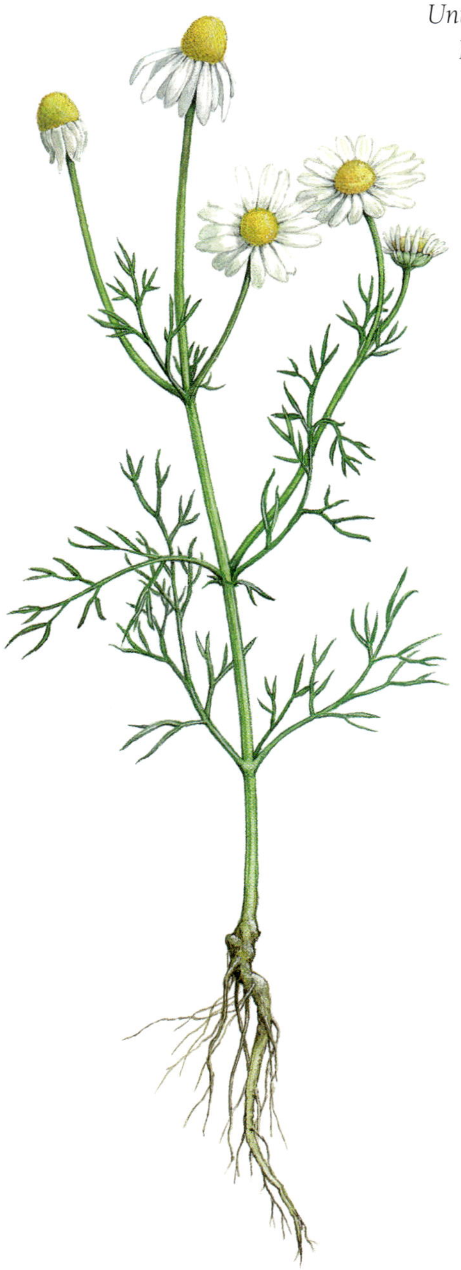

Unter anderem kann man im ›Macer floridus‹ zur Kamille lesen: »Sie treibt den Harn, zerbricht die Blasensteine und sorgt für ordentlichen Monatsfluss, sobald man die Gebärmutter erwärmt mit der Abkochung des Krauts oder dies wiederholt mit Wein genießt. Es beruhigt auch das Grimmen, und eine Aufblähung des Magens vertreibt man durch den Trunk. Ferner tilgt es Schuppen und Leberflecken im Gesicht, sofern du es gestampft alleine auflegst oder mit Honig verquickst. Die Abkochung, getrunken, nützt den Gelbsüchtigen und hilft ganz wunderbar bei Beschwerden der Leber. Mit Wein getrunken, soll das Kraut die Leibesfrucht austreiben.«

❖ Geschichte

Die Kamille ist eine uralte Heilpflanze. Im alten Ägypten war ihr Ansehen so hoch, dass man sie – wohl wegen ihres gelben Blütenbodens – als Blume des Sonnengottes verehrte. Man erachtete sie sogar als »Pflanzendoktor«, da man annahm, dass sie andere Pflanzen, die in ihrer Nähe wuchsen, gesund erhalte. Bei Dioskurides steht sie als unterstützendes Mittel bei der Geburt, bei Blasenentzündung, Blähungen und Leberleiden in medizinischen Diensten. Der »Vater der Kräuterheilkunde« schreibt ihr auch eine urin- und steinaustreibende Wirkung zu. In vielen Rezeptsammlungen und Herbarien der Klosterheilkunde wurde die Kamille zum »Allheilmittel« schlechthin erkoren. Bereits zur Zeit Karls des Großen bereiteten die Mönchsärzte ein Kamillenöl zu, mit dem sie Mundspülungen gegen schmerzendes und entzündetes Zahnfleisch vornahmen. Auch in späterer Zeit wurden die heilenden Eigenschaften der Kamille viel gepriesen, wobei die Anwendungsgebiete immer umfangreicher gerieten. So kann man bei Konrad von Megenberg nachlesen, dass die Kamille kräftigend wirke, das Hirn stärke und die schlechten Säfte aus dem Haupt entferne. Die ›Leipziger Drogenkunde‹ lobt die Heilpflanze, die allgemein als wärmend und trocknend eingestuft wurde, geradezu überschwänglich: Sie erweiche die harten Glieder, lindere die Schmerzen und vertreibe das Fieber, das durch die »cholerischen Feuchtigkeiten« entstehe. Noch im 16. Jahrhundert kommt Hieronymus Bock zu dem Schluss, dass die Kamille das gebräuchlichste Heilkraut überhaupt sei, da sie gegen nahezu alle Beschwerden eingesetzt werde. Strittig ist die Frage, welche der verschiedenen Kamillenarten in den alten Kräuterbüchern gemeint ist. Meist wurde hier zwischen Pflanzen mit weißen, gelben und purpurfarbenen Blättern unterschieden. Es ist jedoch davon auszugehen, dass die immer wieder gelobte Heilpflanze mit unserer Echten Kamille übereinstimmt, die vermutlich erst mit den Benediktinern in hiesige Breiten gelangte.

Herkunft und Anbau

Die Echte Kamille gehört zur Familie der Korbblütler (Asteraceen) und war ursprünglich in Süd- und Osteuropa sowie in Vorderasien beheimatet. Heute kommt die einjährige, anspruchslose Pflanze mit den weiß-gelben Blüten wild wachsend in fast ganz Europa, West- und Mittelasien vor. Sie wächst an Äckern, Wegrändern, Böschungen, Schuttplätzen sowie auf Brachland. Für den arzneilichen Gebrauch wird sie in vielen Ländern in Kulturen angebaut. Importe stammen vorwiegend aus Argentinien, Bulgarien, Ungarn sowie in kleineren Mengen aus Spanien und Tschechien.

Verwendete Teile und Inhaltsstoffe

In der Heilkunde werden die Blüten der Kamille verwendet, die als wichtigste Inhaltsstoffe ätherische Öle – vor allem Chamazulen und Bisabolol –, Flavonoide, Cumarine sowie Schleimstoffe enthalten. Diese Stoffe wirken beruhigend, entzündungshemmend, wundheilungsfördernd und krampflösend. Außerdem schützen sie die Schleimhäute und können Geschwüren im Magen-Darm-Bereich vorbeugen. Erwiesen ist auch, dass Kamillenblüten einige Bakterien und Pilze in ihrem Wachstum hemmen.

Anwendungsgebiete

Wissenschaftlich anerkannt ist die äußerliche Anwendung von Kamillenblüten bei Haut-, Schleimhaut- und Zahnfleischentzündungen sowie bei entzündlichen Erkrankungen und Reizungen der Atemwege. Zur innerlichen Anwendung hat sich die Kamille als wirkungsvoll bei Magen- und Darmkrämpfen erwiesen.

✦ In der Erfahrungsheilkunde haben sich Inhalationen und Spülungen bei entzündlichen Erkrankungen der Atemwege und bei Hautproblemen im Anal- und Genitalbereich bewährt. Auch oberflächliche Hautverletzungen sprechen auf die keimhemmenden und beruhigenden Wirkstoffe der Kamillenblüten an.

✦ Dass die Kamille in der Erfahrungsheilkunde als »Frauenpflanze« zum Beispiel gegen Menstruationsbeschwerden eingesetzt wird, macht schon ihr botanischer Name deutlich: *Matricaria* leitet sich vom lateinischen *mater*, Mutter, ab.

Anwendungsform und Dosierung

Während man für die Teezubereitung Kamillenblüten verwendet, greift man für die äußerliche Anwendung besser auf industriell hergestellte wässrig-alkoholische Auszüge zurück – sie sind effektiver, weil sie wesentlich mehr ätherisches Öl enthalten.

✦ Kamillentee beruhigt den Magen, löst Verkrampfungen und krampfartige Unterleibsbeschwerden. Die Tagesdosis beträgt 9 bis 12 g.

Teezubereitung:
1 gehäuften Esslöffel Kamillenblüten mit 1 Tasse kochendem Wasser übergießen, zugedeckt 10 Minuten ziehen lassen und abseihen. Täglich 3- bis 4-mal 1 Tasse zwischen den Mahlzeiten trinken.

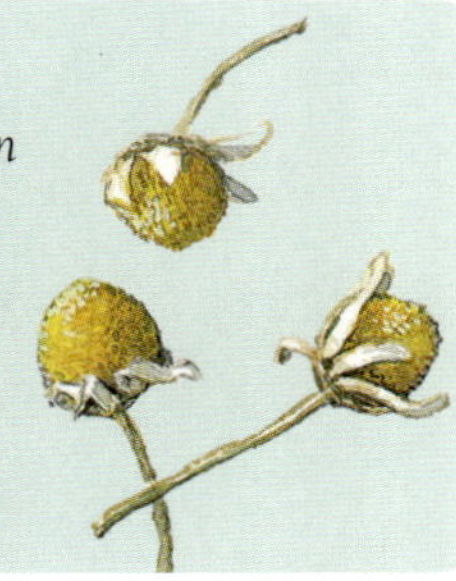

✦ Zum Gurgeln oder Spülen, etwa bei Zahnfleischentzündungen, kann man die Teezubereitung durch Zugabe eines wässrig-alkoholischen Auszugs verstärken.

✦ Bei entzündlichen Erkrankungen im Genitalbereich empfiehlt sich ein Sitzbad: Dafür nimmt man etwa 50 g Kamillenblüten und setzt sie mit 1 Liter Wasser an.

✧ Für die Kamillenblüten sind Gegenanzeigen und Nebenwirkungen nicht bekannt.

Kampferbaum Cinnamomum camphora (L.) SIEBOLD

Die ›Leipziger Drogenkunde‹ berichtet über den aus dem Kampferbaum gewonnenen Campher: »Wenn man vom Campher ausreichend in den Sirup gegen die beißenden Krankheiten im Kopf gibt, dann erzeugt es ausreichendes Niesen, wenn man Campherpulver mit Rosenöl vermischt und eine Feder hineintaucht und damit das Gemisch in die Nasenlöcher streicht. Und es ist nützlich bei starkem Fieber, denn es vermindert die Hitze und die Schwellungen.« Gut 100 Jahre zuvor hatte der Arzt Matthaeus Silvaticus notiert, er kenne keine andere Pflanze, die eine solch wunderbare Wirkung besitze wie der Kampfer.

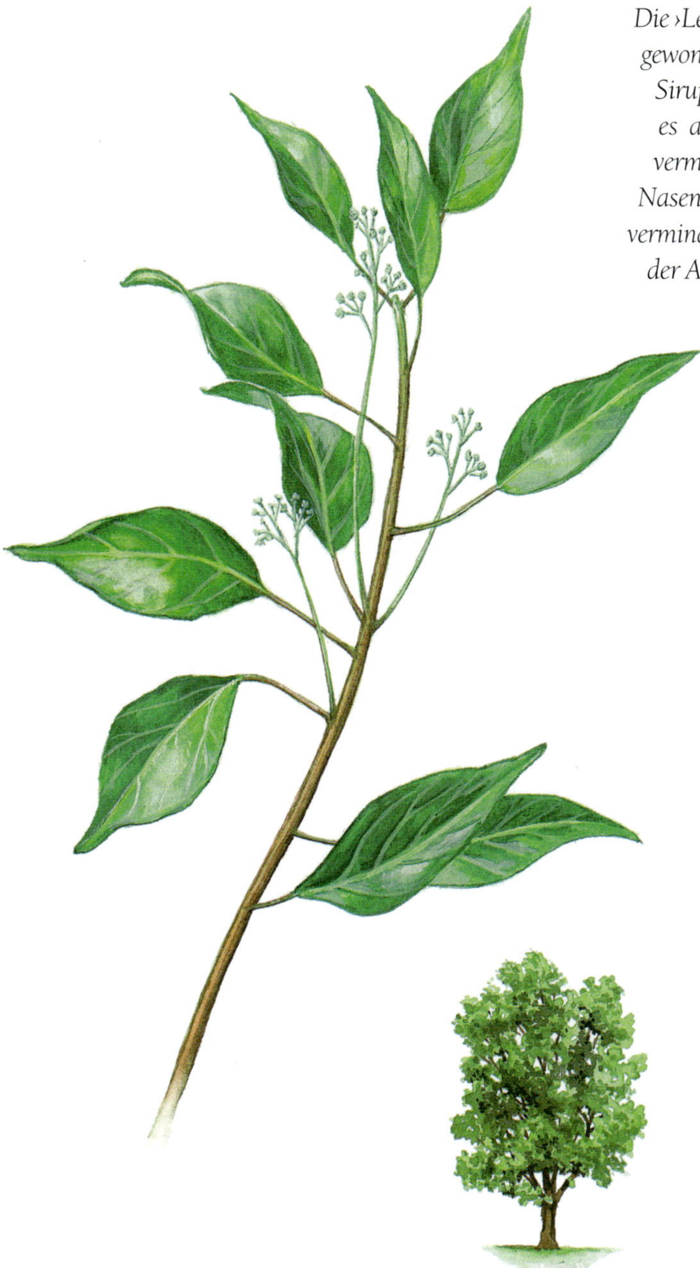

❖ Geschichte

Wie man den Campher aus dem Harz des mächtigen Kampferbaums gewinnt, war in China schon im Altertum bekannt. Als Heilmittel kam der Campher über Indien auf dem Seeweg zur arabischen Halbinsel und von dort über das Mittelmeer nach Europa. Welch hohe Wertschätzung er bei den Arabern genoss, belegt der Koran, der ihn als Gewürz im Getränk der Seligen anführt. Die ersten schriftlichen Zeugnisse über die medizinische Nutzung des Camphers in Europa stammen aus dem 6. Jahrhundert. Zu dieser Zeit setzte man ihn gegen Gicht und Rheuma ein. Für die Klosterheilkunde wurde er im 11. Jahrhundert von dem Araber Constantinus Africanus entdeckt, der in das Benediktinerkloster auf dem Monte Cassino eintrat und griechische und arabische Texte zur Heilkunde ins Lateinische übersetzte. Über die berühmte Medizinschule von Salerno fand dieses therapeutische Wissen weite Verbreitung in der abendländischen Medizin. Wegen des langen Transportwegs war Campher allerdings sehr teuer. Der Chinareisende Marco Polo berichtet sogar, dass Campher in Gold aufgewogen wurde. Erst im 16. Jahrhundert sank der Preis, weil andere Sorten in den Handel kamen. In der Klosterheilkunde wurde Campher als stark kühlend eingestuft und nach der Qualitätenlehre gegen »heiße« Krankheiten eingesetzt, wozu im Mittelalter nicht nur Fieber, sondern auch Geschwüre, Durchfall und Schmerzen zählten. Er wurde aber auch bei Augenkrankheiten, Nasenbluten und als Anaphrodisiakum empfohlen. Zu den Bewunderern der außerordentlichen Heilkraft des Camphers zählt auch Hildegard von Bingen, die ihm eine allgemein stärkende Wirkung bescheinigt. Wie »Sonne den trüben Tag erleuchtet«, so stärke er die Kranken und nehme ihnen die Schwachheit. Richtig erkennt auch sie, dass Campher ein Produkt ist, das von einem Baum ausgeschwitzt wird. Allerdings empfiehlt die Äbtissin, Campher nur mit anderen Mitteln oder verdünnt einzunehmen.

Herkunft und Anbau

Der Kampferbaum gehört zur Familie der Lorbeerbaumgewächse (Lauraceen). Der knorrig verzweigte, bis zu 40 Meter hohe Baum mit einer Stammstärke von bis zu 5 Metern war ursprünglich in Japan, Südchina und auf Taiwan beheimatet. Heute wird er in Sri Lanka und Ostafrika in Kulturen angebaut. Häufig wird Campher auch aus alten Wildbeständen gewonnen.

Verwendete Teile und Inhaltsstoffe

In der Heilkunde wird der Campher verwendet, der sich aus dem Campheröl absetzt. Dieses ätherische Öl ist in allen Teilen des Kampferbaums enthalten und wird durch Destillation gewonnen: Dazu wird das Holz zu Spänen zerkleinert und mit Wasserdampf destilliert. Aus dem so gewonnenen Rohöl kristallisiert sich der Campher aus, der anschließend durch Abschleudern in der Zentrifuge gereinigt werden muss. Der Gehalt an Campheröl steigt mit dem Alter der Bäume, für die Camphergewinnung sollte der Baum mindestens 60 Jahre alt sein (der untere Stamm enthält den höchsten Anteil). Wenn man Campher verdünnt in einer niedrigen Konzentration auf die Haut aufträgt, hat er eine schmerzlindernde Wirkung. In höheren Konzentrationen führt er zu starken Hautreizungen. Durch die Reizung wird reflektorisch die Durchblutung gesteigert und der Kreislauf angeregt. Außerdem wirkt Campher krampflösend auf die Bronchien und verflüssigt das Sekret, sodass das Abhusten erleichtert wird.

Anwendungsgebiete

Wissenschaftlich anerkannt ist die äußerliche Anwendung von Campher bei Muskelrheumatismus, Herzbeschwerden und Katarrhen der Atemwege sowie zur Regulierung des Kreislaufs bei niedrigem Blutdruck (Hypotonie). Obgleich ebenfalls anerkannt, ist die innerliche Anwendung allerdings kaum noch üblich, da die Einnahme von etwa 20 g reinem Campher bei einem Erwachsenen zum Tod führen kann.

✦ In der Erfahrungsheilkunde wird Campher zur äußerlichen Anwendung auch bei stumpfen Verletzungen eingesetzt. Außerdem dient er als Einreibemittel bei Nerven- und Zahnschmerzen.

Anwendungsform und Dosierung

Zur äußerlichen Einreibung bei Nervenschmerzen, Prellungen, Quetschungen und Zerrungen, rheumatischen Schmerzen und Erkrankungen der Atemwege wie Husten und Bronchitis wird entweder der Campherspiritus (mit einem Campheranteil von 10 Prozent) genommen oder eine Salbenzubereitung (mit einem Campheranteil von 10 bis 20 Prozent) verwendet. Sowohl Campherspiritus als auch campherhaltige Salbe werden für eine optimale Wirkung 2-mal täglich auf die betroffenen Hautflächen aufgetragen.

✦ Camphersalben enthalten meist noch weitere Bestandteile wie Rosmarin-, Lavendel- und Thymianöl, Menthol und Latschenkiefernöl.

✧ **Gegenanzeigen:** Campher darf nicht auf offene Wunden, Verbrennungen und Verbrühungen aufgetragen werden. Auch bei Säuglingen und Kleinkindern dürfen Campher und campherhaltige Salben nicht im Gesichtsbereich angewendet werden, da die Gefahr eines Kratschmer-Reflexes besteht, einer Atemdepression, die bis zum Ersticken führen kann.

✧ **Nebenwirkungen:** Brennen und Entzündungen auf der Haut sind möglich.

Kardamom Elettaria cardamomum (L.) MATON

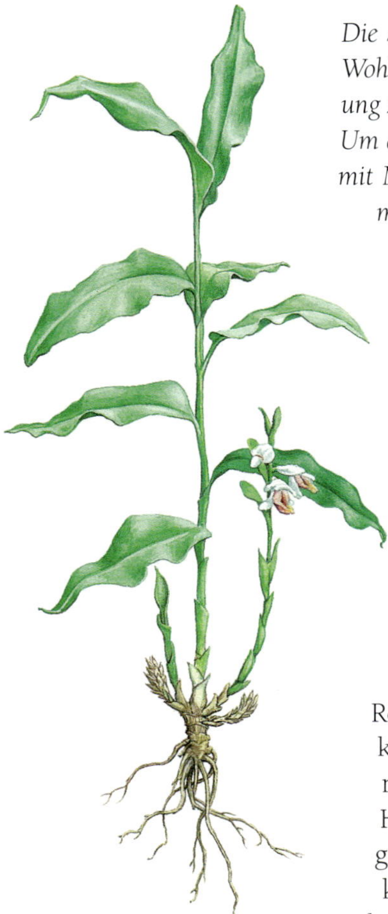

Die ›Leipziger Drogenkunde‹ berichtet über Kardamom: »Es hat Kraft zu stärken durch seinen Wohlgeruch und löst durch seine Qualitäten auf. Zur Krankheit des Magens und um die Verdauung zu stärken, gib das Pulver von Cardamome mit den Früchten von Anis in Trank oder Speise. Um den Appetit zu wecken und gegen das Erbrechen aus kalten Ursachen, vermische das Pulver mit Minzensaft und tauche darin die Speise und gib sie so dem Leidenden. Oder koche Cardamompulver mit (…) Minze in Essig und tauche einen Schwamm hinein und leg ihn auf den Magenmund (Magengrube). Gegen Erkältung gib pulverisierten Kardamom in die Nasenlöcher. Handelt es sich aber um Rheuma, so gib das Pulver von Kardamom zusammen mit Moschusöl in eine Eierschale (…) und salbe damit das Haupt des Kranken.«

❖ Geschichte

In der Antike kam der Kardamom vom Indus über Kabul und Kandahar bis nach Babylon und von dort aus über Syrien ins Römische Reich. Wie Dioskurides berichtet, schätzte man seine Heilkraft bei Husten, Nierenleiden, Magenschmerzen und Bauchkrämpfen. In der mittelalterlichen Klosterheilkunde wurde der Kardamom als wärmend und trocknend klassifiziert, weshalb ihn der dominikanische Gelehrte Albertus Magnus im 13. Jahrhundert gegen den »feuchten Kopf«, also gegen Fieber, empfiehlt. In erster Linie aber war Kardamom, der in Indien traditionell Bestandteil von Curry-Mischungen ist, ein wichtiges Magenmittel. Er wurde auch gegen rheumatische Schmerzen verwendet und galt nicht zuletzt – wie viele Gewürze – als aphrodisierend und potenzsteigernd.

❖ Herkunft und Anbau

Die ursprüngliche Heimat der Kardamompflanze waren die Höhenlagen der Bergwälder an der Malabarküste Westindiens und Sri Lankas. Das Hauptanbaugebiet ist heute Südindien; hier werden 80 Prozent des Weltbedarfs geerntet. Außerdem wird Kardamom in Vietnam, Tansania, Guatemala und Papua-Neuguinea angebaut.

❖ Verwendete Teile und Inhaltsstoffe

In der Heilkunde werden fast ausschließlich die Samen des Kardamoms genutzt, die als Hauptwirkstoff ätherisches Öl enthalten. Geruch und Geschmack des Öls stimulieren die Verdauungssäfte und regen die Magen-Darm-Bewegung an. Da auf diese Weise auch die Durchblutung des Verdauungstrakts erhöht wird, können blähende Gase leichter abgebaut werden.

❖ Anwendungsgebiete

Wissenschaftlich anerkannt ist die Anwendung von Kardamomsamen bei Verdauungsbeschwerden, insbesondere bei Blähungen und Vollegefühl.

✦ In der Erfahrungsheilkunde werden die Kardamomsamen zur Beseitigung von Mundgeruch gekaut oder man spült bzw. gurgelt mit einer Lösung aus verdünnter Kardamom-Tinktur.

❖ Anwendungsform und Dosierung

Als Tee zubereitet, helfen die zerkleinerten Kardamomsamen bei Verdauungsbeschwerden besonders erfolgreich in Kombination mit Kümmel- und Fenchelfrüchten. Gegen leichtere krampfartige Beschwerden sowie zur Anregung der Verdauungssäfte hat sich zudem eine Teemischung aus Kardamomsamen und Orangenschalen bewährt. Die Tagesdosis des Kardamomsamens beträgt 1,5 g.

✧ **Gegenanzeigen:** Bei Gallenstein sollte man Kardamom nur nach Rücksprache mit dem Arzt anwenden.

✧ Nebenwirkungen sind nicht bekannt.

Anthriscus cerefolium L. Kerbel

Die heilenden Eigenschaften des Kerbels werden schon von Walahfrid Strabo gepriesen: »Spreitet der Kerbel, dies Kraut Mazedoniens, schwächliche Zweige, mag er in zahlreichen Dolden geringe Samen nur liefern, mildert er doch, jahraus, jahrein, Armut bedürftiger Leute mit seinen reichlichen Gaben, und es fehlt ihm, als leichtes Mittel zur Hand, auch die Kraft nicht, Bächlein des Blutes, rieselnd über den Körper, zu stillen. Auch wenn der Leib von lästigen Schmerzen gequält wird, legt man nicht ohne Erfolg einen Umschlag darüber.« Mit dem Umschlag gegen Leibschmerzen spricht Walahfrid Strabo damals schon ein heute noch zutreffendes Anwendungsgebiet des Kerbels an – die Unterstützung der Verdauung.

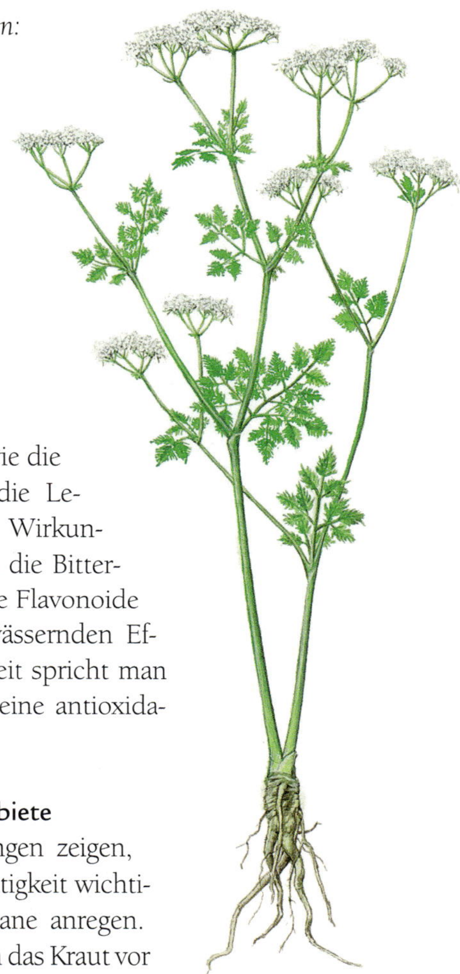

❖ Geschichte

Obwohl die antiken Autoren den Kerbel kaum beachteten, gehörte das Kraut zu den großen Heilpflanzen der Klostermedizin. Bereits in der Karolingerzeit wird es im Inventar der kaiserlichen Hofgüter erwähnt und das ›Lorscher Arzneibuch‹ empfiehlt eine Salbe aus Kerbel und Schweinefett gegen Schwellungen und Geschwüre. Spätere kräuterkundliche Kompendien nennen Magenschmerzen, Verdauungsbeschwerden, Milz- und Leberleiden, Fieber, Erbrechen und Hautentzündungen als typische Anwendungsgebiete des Kerbels, der allgemein als wärmend und trocknend eingestuft wurde. Nach Hildegard von Bingen ist der Kerbel, der in den Klöstern als Gewürz für die Fastenzeit diente, als Nahrungsmittel untauglich. Als Heilmittel schreibt sie ihm die Kraft zu, Verletzungen der Eingeweide zu kurieren.

❖ Herkunft und Anbau

Der Kerbel gehört zur Familie der Doldenblütler (Apiaceen) und ist in Südosteuropa und Kleinasien beheimatet. Für den arzneilichen Gebrauch wird der Gartenkerbel verwendet und nicht der ebenfalls verbreitete, verwandte Wiesenkerbel. Das Gewürzkraut wird weltweit kultiviert.

❖ Verwendete Teile und Inhaltsstoffe

In der Heilkunde wird das Kraut des Kerbels verwendet, das Flavonoide, Bitterstoffe, ätherisches Öl und nach neueren Erkenntnissen auch Cumarinderivate in den Blättern enthält. Von der Hauptkomponente der Cumarine ist bekannt, dass sie krampflösend und harntreibend wirkt sowie die Gallenblase und die Leber anregt. Diese Wirkungen werden durch die Bitterstoffe verstärkt. Die Flavonoide haben einen entwässernden Effekt. In jüngster Zeit spricht man dem Kerbel auch eine antioxidative Wirkung zu.

❖ Anwendungsgebiete

Wie gute Erfahrungen zeigen, kann Kerbel die Tätigkeit wichtiger Entgiftungsorgane anregen. Deshalb eignet sich das Kraut vor allem zu so genannten Frühjahrskuren für die Entgiftung der Nieren sowie von Leber und Galle. Auch zur Unterstützung der Verdauung kann Kerbel eingesetzt werden.

❖ Anwendungsform und Dosierung

Zur Durchspülungstherapie bzw. zur Entgiftung nimmt man Kerbel am besten mehrmals täglich als Tee ein. Die Tagesdosis des Krauts beträgt 5 g. Um einen noch besseren Durchspülungseffekt zu erzielen, sollte man viel Wasser dazu trinken.

✧ **Gegenanzeigen:** Das Kerbelkraut nicht während der Schwangerschaft und bei entzündlichen Nierenerkrankungen anwenden.

✧ Nebenwirkungen sind nicht bekannt.

Keuschlamm Vitex agnus-castus L.

Konrad von Megenberg notiert in seinem ›Buch der Natur‹ über den Keuschlamm: »Er hat den Namen darum, weil er den Mensch keusch macht wie ein Lämmlein, denn er zieht das Unkraut der unkeuschen Lüste mit den Wurzeln aus, indem er die unkeuschen Säfte mit seiner Hitze verzehrt. (...) Das bezeugt Galen, der da von den Bürgern der Stadt Athen in Griechenland schreibt, dass die ehrbaren Damen die Blätter des Baumes in ihren Häusern ausstreuten, damit sie und ihre Männer um so keuscher lebten. (...) Gebe Gott, dass weniger Weinreben und mehr solche Bäume auf der Welt wüchsen.«

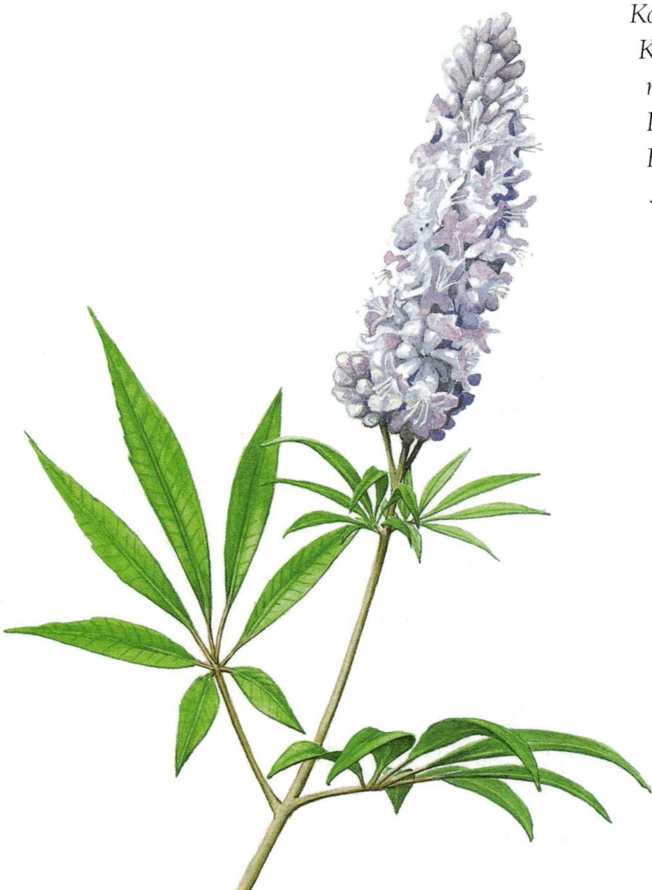

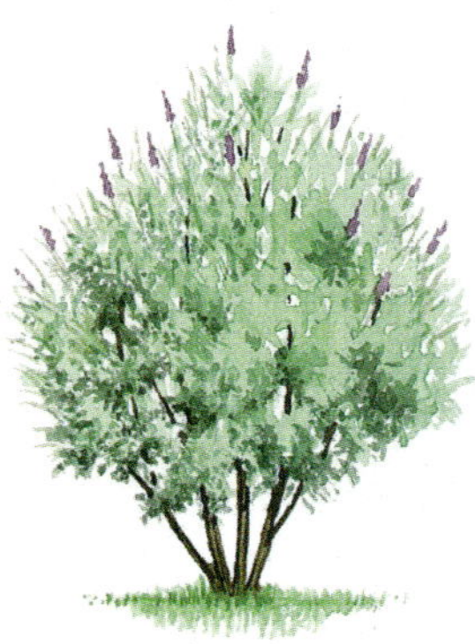

❖ Geschichte

Auch wenn der Keuschlamm heute nicht mehr so bekannt ist, hat der weidenartige Strauch eine lange Kulturgeschichte. Schon in der griechischen Mythologie spielte er eine wesentliche Rolle: So soll die Zeusgattin Hera, die Hüterin der Ehe, unter einem Keuschlammstrauch geboren worden sein. Als Heilpflanze wird der Keuschlamm bereits in den hippokratischen Schriften aus dem 5. Jahrhundert v. Chr. erwähnt – aus dem Holz des Strauches wurde üblicherweise die Statue des griechischen Gottes der Heilkunde, Asklepios, geschnitzt. Bei Dioskurides kann man nachlesen, dass die Frauen im antiken Hellas Keuschlamm auf ihren alljährlichen Festen zu Ehren der Fruchtbarkeitsgöttin Demeter nutzten, um während der Feiern jedweden Versuchungen und geschlechtlichen Begierden zu widerstehen. Nicht umsonst heißt die Pflanze im Lateinischen *agnus castus*, »keusches Lamm«, was im Deutschen zu Keuschlamm zusammengefasst wurde. Als Pflanze, die dämpfend auf die sexuellen Gelüste wirkt, war der Keuschlamm von jeher auch aufs Engste mit dem klösterlichen Leben verbunden: Die Ordensleute nutzten ihn als Anaphrodisiakum zur Wahrung ihres Keuschheitsgelübdes, weshalb die Pflanze bis heute auch unter dem Namen »Mönchspfeffer« bekannt ist. Trotz dieser nicht unbedeutenden Rolle sucht man den Keuschlamm in den frühen kräuterkundlichen Werken der Klosterheilkunde vergebens. Constantinus Africanus, Mönch im Kloster Monte Cassino, behandelt die Pflanze ganz kurz in seinem ›Liber de gradibus‹, dem Buch zu den Wirkungen der Arzneimittel. Erst durch das ›Circa instans‹, die in Salerno um 1150 entstandene »Standarddrogenkunde des Mittelalters«, wurde der Keuschlamm dann endgültig zu einer bekannten Heilpflanze in Europa. Neben der anaphrodisierenden Wirkung werden hier Gebärmuttererkrankungen, die Förderung der Muttermilch sowie Milz- und Wassersucht als typische Anwendungsgebiete angeführt. Als

Umschlag sollten Blätter und Blüten des Keuschlamms, der in der Klosterheilkunde als sehr wärmend und trocknend eingestuft wurde, gegen Kopfschmerz, »Unsinnigkeit« und giftige Tierbisse nützlich sein. Der Keuschlammstrauch wurde im Mittelalter häufig mit der Weide verglichen, denn seine Zweige sind ähnlich biegsam wie die der Weide, weshalb sie auch für Flechtwerk genutzt wurden. Da die Samen Pfefferkörner ähneln, haben sie in den Mittelmeerländern lange Zeit als Pfefferersatz gedient. Nachdem er lange in Vergessenheit geraten war, findet der Keuschlamm seit kurzem seitens der Wissenschaft wieder größere Beachtung. Dabei steht vor allem seine Anwendung bei Frauenleiden, die schon der mittelalterlichen Klosterheilkunde bekannt war und nun von der Forschung bestätigt wird, im Mittelpunkt des Interesses.

❖ Herkunft und Anbau

Der Keuschlamm gehört zur Familie der Eisenkrautgewächse (Verbenaceen). Der 3 bis 5 Meter hohe, dicht verästelte Strauch besitzt schmale, lange Fiederblätter die fünf- bis siebenfach handförmig geteilt sind und den Blättern der Hanfpflanze ähnlich sehen. Er trägt zartblaue Blüten, die lange Blütenstände bilden. Sein Verbreitungsgebiet reicht vom Mittelmeerraum bis nach Indien. Für die Verwendung als Heilmittel stammen Keuschlammfrüchte vor allem aus Wildsammlungen in Albanien und Marokko.

❖ Verwendete Teile und Inhaltsstoffe

In der Heilkunde werden die Früchte des Keuschlamms verwendet. Neben fettem und ätherischem Öl, Flavonoiden und Bitterstoffen enthalten sie Iridoide und Diterpene, die vermutlich eine regulierende Wirkung auf den Prolaktinspiegel haben, also auf ein Hormon, das für die Entwicklung der Milchdrüsen am Ende einer Schwangerschaft zuständig ist.

❖ Anwendungsgebiete

Keuschlammfrüchte sind ein recht gebräuchliches Mittel in der Frauenheilkunde. Wissenschaftlich anerkannt ist die Anwendung von Präparaten aus Extrakten der Keuschlammfrüchte bei Menstruationsstörungen, wie etwa bei verlängerter und verstärkter Monatsblutung, bei ausbleibender Menstruation oder prämenstruellem Syndrom. Daneben hat sich ihre Anwendung bei schmerzhaften, geschwollenen Brüsten (Mastodynie) bewährt. Auch bei Wechseljahrsbeschwerden können Keuschlammfrüchte helfen.

✦ In der Erfahrungsheilkunde wird Keuschlamm in der Phase des Abstillens eingesetzt.

✦ Die in Antike und Mittelalter immer wieder betonte Dämpfung des Sexualtriebs bei Einnahme der Keuschlammfrüchte war keine Legende – die Wirkmechanismen (nämlich eine Beeinflussung der entsprechenden Hormone) lassen sich von der modernen Forschung durchaus erklären.

❖ Anwendungsform und Dosierung

Keuschlammfrüchte werden vor allem als Fertigpräparate in Form von wässrig-alkoholischem Extrakt eingesetzt. Die Tagesdosis beträgt 30 bis 40 mg. Um die richtige Dosierung zu gewährleisten, empfiehlt sich ausschließlich die Einnahme von standardisierten Fertigpräparaten.

✧ **Gegenanzeigen:** Nicht anwenden während Schwangerschaft und Stillzeit.

✧ **Nebenwirkungen:** Gelegentlich kommt es zu juckendem Hautausschlag.

Knoblauch Allium sativum L.

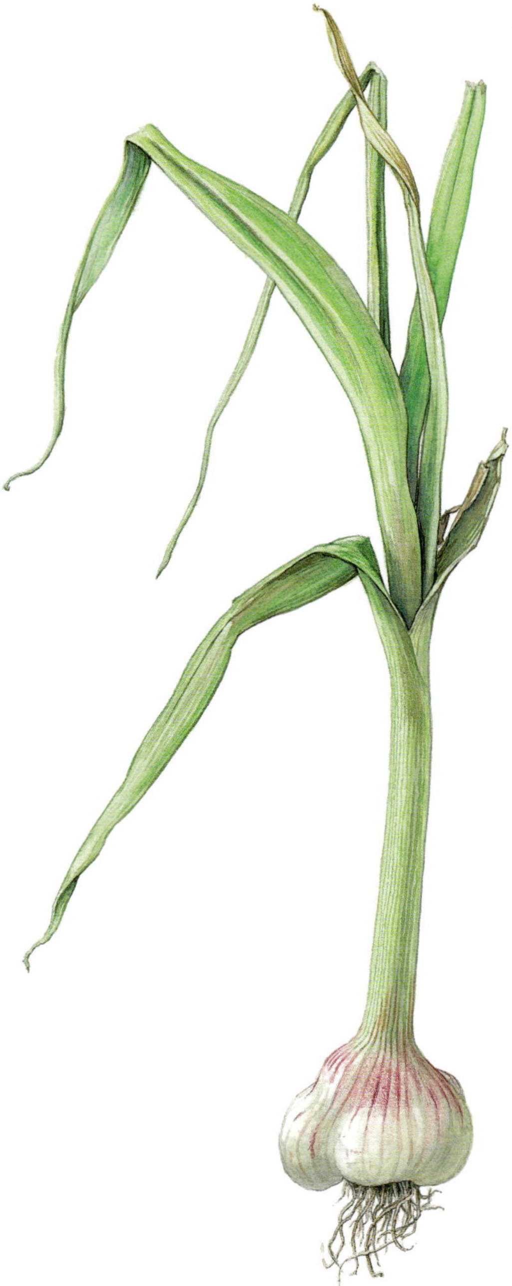

»Knoblauch ist der Theriak der Bauern«, schreibt Konrad von Megenberg in seinem ›Buch der Natur‹. Der Theriak, das berühmteste Arzneimittel der Antike und des Mittelalters, war eine komplizierte und teure Mischung verschiedener Ingredienzien, zu denen das Fleisch giftiger Schlangen, bevorzugt das von Vipern, zählt. Knoblauch galt also als Ersatz für den Theriak: »Knoblauch hat die Kraft zu erwärmen und zu trocknen und ist gut gegen alle kalten Gifte. (...) Gekocht stärkt Knoblauch die Brust und die Stimme, schließt den Leib auf und stärkt die Verkochung der Speise im Magen und verzehrt schlechte Getränke und üble Säfte.«

❖ Geschichte

Der Knoblauch zählt zu den ältesten Heilpflanzen. Bereits im alten Ägypten bekamen die Arbeiter, die zum Bau der Pyramiden herangezogen wurden, eine feste Ration Knoblauch zugeteilt, um gesund und leistungsfähig zu bleiben. Auch bei den griechischen Ärzten der Antike finden sich umfangreiche Beschreibungen zu seinen Heilwirkungen. Dioskurides verschreibt Knoblauch nicht nur zur Stärkung der Verdauung, sondern auch als Mittel gegen Vergiftungen, die von Tier- und Schlangenbissen, aber auch von verdorbenem Wasser herrühren konnten. Darüber hinaus lobt der römische Arzt die Pflanze als Mittel bei Erkältungskrankheiten und Hautproblemen. Diese Indikationen wurden im Mittelalter beibehalten – so unterscheiden sich die Anwendungsgebiete des Knoblauchs im ›Macer floridus‹ nur wenig von den Empfehlungen des Dioskurides. Hildegard von Bingen liefert einen neuen Aspekt: Sie betont, dass nur der roh verzehrte Knoblauch seine Kräfte vollständig weitergeben könne, und empfiehlt, ihn lediglich in geringen Mengen zu essen, »damit das Blut im Menschen nicht übermäßig erwärmt werde«. Der spätmittelalterliche ›Gart der Gesundheit‹ preist den Knoblauch gegen zahlreiche Krankheiten an, jedoch vor allem zur äußerlichen Anwendung. So soll er hilfreich bei Geschwüren sowie gegen Kopfläuse und Haarausfall sein. Für eine glatte Haut soll man eine Salbe aus Knoblauch, Honig und Butter zubereiten, mit der man sich nach dem Bade einreibt. Eine andere knoblauchhaltige Salbe wird gegen Kopfschmerzen angewendet. Knoblauch wurde in der Klosterheilkunde als wärmend und trocknend eingestuft. Des Öfteren kann man in den mittelalterlichen Rezeptbüchern lesen, dass er durchaus auch als Aphrodisiakum verwendet wurde. Wahrscheinlich schon seit Urzeiten rankte sich um den stark riechenden Knoblauch viel Aberglaube: So hängte man ihn über die Türen und in die Fenster, um Dämonen und Vampire fern zu halten.

❖ Herkunft und Anbau

Der Knoblauch zählt zu den Lauchgewächsen (Alliaceen), die wiederum zur Familie der Liliengewächse (Liliaceen) gehören. Im Frühling wächst aus der Zwiebel ein beblätterter, aufrechter Blütenschaft, der bis zu 1 Meter hoch werden kann. Die Hauptzwiebel wird von mehreren Nebenzwiebeln (Zehen) umgeben. Die Pflanze bevorzugt einen sonnigen und humusreichen Boden. Wahrscheinlich stammt der Knoblauch aus Zentral- und Ostasien. Heute wird er auf der ganzen Welt angebaut; größter Produzent ist China, gefolgt von Indien, Thailand, Ägypten, Südkorea, Spanien, der Türkei und den USA.

❖ Verwendete Teile und Inhaltsstoffe

In der Heilkunde wird die Knoblauchzehe verwendet, die als Hauptwirkstoffe Saponine, die schwefelhaltige Aminosäure Alliin, Vitamine und Selen enthält. Besonders bedeutsam ist das Alliin. Aus dieser geruchslosen Substanz entsteht beim Zerkleinern der Zehen das Allicin, das für den typischen Geruch des Knoblauchs verantwortlich ist. Beim leichten Erwärmen der Knoblauchzehen zusammen mit Öl bildet sich aus dem Allicin ein weiterer Wirkstoff, das Ajoen. Die Inhaltsstoffe können Bakterien und Pilze bekämpfen (antibakterielle und antimykotische Wirkung). Darüber hinaus verdünnen sie das Blut und steigern die Auflösung von Blutgerinnseln. Damit verlängert Knoblauch die Gerinnungszeit des Blutes. Außerdem hat er eine leicht fett- und cholesterinsenkende Wirkung: Mit der Einnahme von Knoblauch kann der Cholesterinwert um bis zu knapp 10 Prozent gesenkt werden.

❖ Anwendungsgebiete

Wissenschaftlich anerkannt ist die Anwendung von Knoblauch zur unterstützenden Therapie bei erhöhten Blutfettwerten und zur Vorbeugung vor altersbedingten Gefäßveränderungen. Heute wird Knoblauch vor allem als Mittel gegen Bluthochdruck und Arterienverkalkung eingesetzt. Im Zentrum stehen also Vorsorge und Bekämpfung von Alterserscheinungen.

✦ In der Erfahrungsheilkunde verwendet man Knoblauch auch zur Behandlung von infektiösen Darmerkrankungen. Der regelmäßige Verzehr von Knoblauch und den übrigen Allium-Gewächsen (z. B. Zwiebeln) dürfte auch einen gewissen Schutz vor Magen-Darm-Erkrankungen bieten, die durch Viren, Bakterien und Pilze verursacht werden.

✦ Auch die äußerliche Anwendung von Knoblauch bei Warzen und Herpes hat sich bewährt.

❖ Anwendungsform und Dosierung

Die medizinische Dosis liegt bei 4 g frischem Knoblauch, das entspricht etwa 2 bis 3 Zehen pro Tag. Er sollte am besten roh in kleine Stückchen geschnitten, auf Brot oder in Salaten gegessen werden oder zusammen mit Öl nur leicht erwärmt werden: So entfalten sich seine Wirkstoffe am besten.

✦ Wem die Ausdünstung unangenehm ist, kann Knoblauchpulver oder Knoblauchdragees verwenden. Fertigpräparate sollten möglichst 2 g Knoblauchpulver als Tagesdosis enthalten.

✦ Bei äußerlichen Anwendungen gegen Warzen, Herpes und Pilze zerdrückt man die geschälte Knoblauchzehe und trägt den Brei auf die betroffenen Stellen auf.

✧ **Nebenwirkungen:** Bei der Anwendung mit therapeutischer Dosierung wird der typische Knoblauchgeruch über Haut und Atem freigesetzt. Bisweilen kommt es zu leichten Magen-Darm-Beschwerden.

✧ Gegenanzeigen sind nicht bekannt.

Königskerze Verbascum densiflorum Bertol.

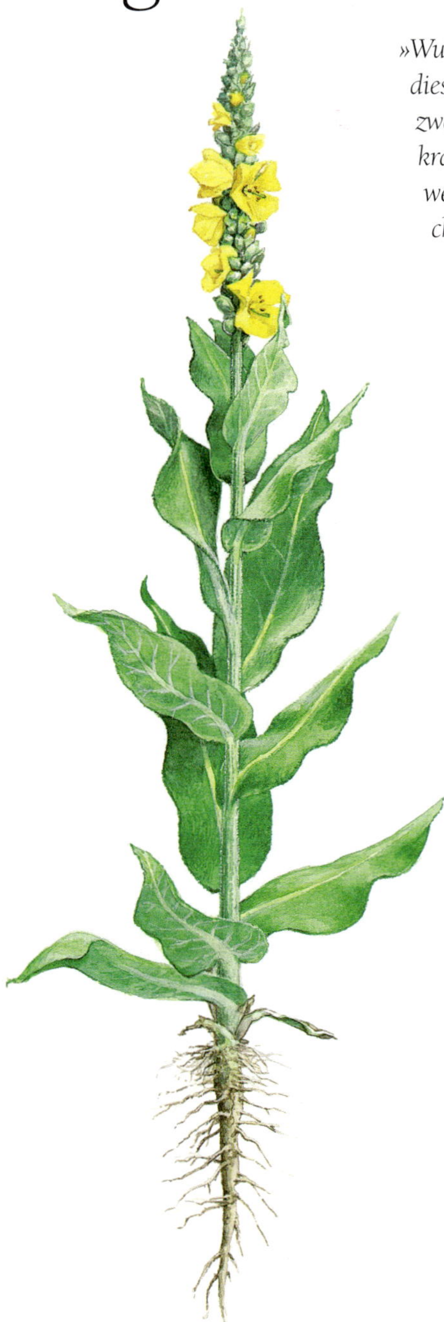

»Wullena«, Wollblume, heißt die Königskerze bei Hildegard von Bingen, die diese Pflanze in ihren ›Causae et curae‹ und der ›Physica‹ beschreibt. In ihrem zweiten Werk führt sie die Pflanze unter anderem als Mittel gegen Erkältungskrankheiten an: »Aber auch wer in der Stimme und in der Kehle heiser ist und wer in der Brust Schmerzen hat, der koche Königskerze und Fenchel in gleichem Gewicht in gutem Wein, und er seihe das durch ein Tuch und trinke es oft, und er wird die Stimme wieder erlangen, und er heilt die Brust.« Ein weiteres Rezept lautet: »Koche Königskerze mit Fleisch oder mit Fischen ohne andere Kräuter, und esse das oft, es stärkt das Herz und macht fröhlich.«

❖ Geschichte

Die Königskerze kann auf eine lange Tradition als Heilpflanze zurückblicken: Mit ihr und ihrer Wirkung befassten sich schon die großen Ärzte der Antike. Vermutlich forderte die Pflanze allein schon wegen ihres auffallenden Aussehens und ihrer besonderen Form zur arzneilichen Verwendung heraus. Ihre Blüten und Wurzeln wurden gegen Durchfall und Krämpfe, bei Quetschungen und chronischem Husten eingesetzt, mit den Blättern stellte man Umschläge für Geschwüre, Verbrennungen, Ödeme und Augenentzündungen her. Mit Harz oder Wachs getränkt, nutzte man den Stängel der Königskerze als Fackel oder Lampendocht, weshalb die Pflanze den griechischen Beinamen *lychnitis*, dem Leuchten dienend, hatte. Im Mittelalter hieß sie auch *Candela*, also Kerze. Ihr botanischer Name *Verbascum* könnte eine Verstümmelung des lateinischen *barbascum*, von *barba*, Bart, sein. In den Rezeptsammlungen der Klosterheilkunde taucht die Königskerze eher selten auf. Offensichtlich war sie im Mittelalter stärker im Volksglauben verankert denn als Arzneipflanze. So sollte sie etwa Blitzeinschlag und andere Formen von Unheil abwehren und vor Krankheiten schützen. Wenn von ihr in den klösterlichen Schriften die Rede ist, wird meist von einem anderen medizinischen Gebrauch als in der Antike berichtet. So empfiehlt Hildegard von Bingen die Pflanze nicht nur – wie oben zitiert – gegen Heiserkeit und Brustschmerz, sondern lobt sie vor allem als anregendes Mittel: Man solle die Königskerze mit Fleisch, Fisch oder Küchlein essen, das stärke das Herz und mache es fröhlich. Wichtige kräuterkundliche Schriften wie das ›Circa instans‹ oder die ›Leipziger Drogenkunde‹ aus dem 15. Jahrhundert stellen andere Anwendungsgebiete in den Vordergrund. Hier wird die Königskerze als kühlend und trocknend beschrieben und ihre Wirkung bei Hämorrhoiden, Stuhlzwang und Durchfall gepriesen. Im Laufe der Jahrhunderte hat sich die Pflanze vor allem als Hustenmittel bewährt.

❖ Herkunft und Anbau

Die Großblütige Königskerze gehört zur Familie der Rachenblütler (Scrophulariaceen). Ihr Hauptverbreitungsgebiet ist Mitteleuropa, sie kommt aber auch in vielen Gegenden Südeuropas und Nordafrikas vor. Im ersten Jahr bildet die Königskerze auf dem Boden eine große Blattrosette mit behaarten Blättern, aus der aufrechte, kräftige Stängel wachsen, die zwischen 1 und 2 Meter hoch werden können. Die Pflanze ist recht anspruchslos: Sie gedeiht auf Schuttplätzen und an Waldrändern auf trockenem, steinigem Boden – am besten in sonnigem Klima. Die Pflanzen für den arzneilichen Gebrauch werden in Kulturen vor allem in Ägypten, Bulgarien, Tschechien und der Slowakei angebaut.

❖ Verwendete Teile und Inhaltsstoffe

In der Heilkunde werden die Blüten der Königskerze verwendet, die Schleimstoffe, Flavonoide, Saponine und Iridoide sowie in kleineren Mengen ätherisches Öl enthalten. Die wichtigsten Wirkstoffe sind die Schleimstoffe und Saponine. Die Schleimstoffe bewirken eine Reizlinderung der entzündeten Schleimhäute, während die Iridoide Erkältungsschleim in den Bronchien lösen und damit das Abhusten erleichtern. Letztere haben eine entzündungshemmende Wirkung.

❖ Anwendungsgebiete

Wissenschaftlich anerkannt ist die Anwendung von Königskerzenblüten bei Katarrhen der oberen Atemwege, also vor allem bei Husten und Bronchitis.

✦ In der Erfahrungsheilkunde wird die Königskerze daneben nach wie vor bei Hämorrhoiden und Durchfall eingesetzt sowie als harntreibendes Mittel, gegen rheumatische Schmerzen und bei verschiedenen Beschwerden im Bereich des Ohres (wie Ohrenschmerzen und chronische Mittelohrentzündung). Außerdem werden Auszüge als Bäder zur Behandlung von juckenden Hautkrankheiten verwendet.

❖ Anwendungsform und Dosierung

Bei Husten und Erkältungskrankheiten empfiehlt sich eine Teezubereitung. Die Tagesdosis beträgt 3 bis 4 g, wobei die Königskerzenblüten meist zur Verstärkung der Wirkung mit anderen Pflanzen in Hustentees kombiniert werden: Gut in die Teemischung passen beispielsweise Huflattich, Anis, Eibisch-, Süßholz- oder Veilchenwurzel.

✦ Auch in Hustensäften und Hustentropfen werden Extrakte der Königskerzenblüten zusammen mit anderen Pflanzenauszügen kombiniert.

Teezubereitung:
1 Esslöffel Königskerzenblüten mit 1 Tasse kochendem Wasser übergießen, 10 bis 15 Minuten ziehen lassen und abseihen. Mehrmals täglich 1 Tasse trinken.

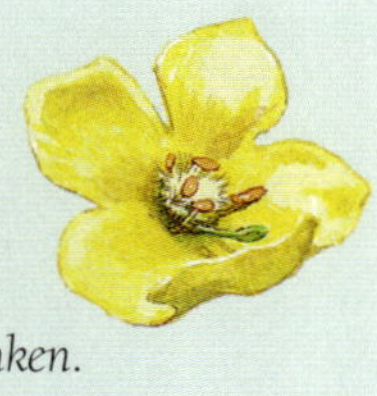

✦ In der Erfahrungsheilkunde wird gegen Ohrenbeschwerden das Öl eingesetzt: Dazu gibt man 1 Hand voll Königskerzenblüten mit 100 ml Olivenöl in eine Glasflasche. Die Flasche stellt man an einen besonders sonnigen Platz im Freien und schüttelt sie regelmäßig. Nach 3 bis 4 Wochen Einwirkzeit kann man das Öl abseihen, füllt es für eine lange Haltbarkeit in eine möglichst dunkle Flasche und kann es direkt verwenden.

✧ Für die Königskerzenblüten sind Gegenanzeigen und Nebenwirkungen nicht bekannt.

Kohl, Weißkohl Brassica oleracea L.

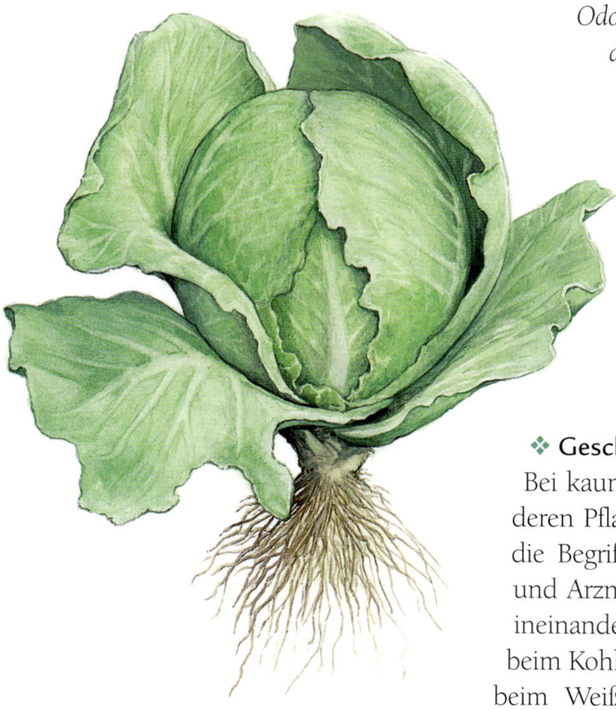

Odo Magdunensis beruft sich auf Cato, wenn er in seinem ›Macer floridus‹ über die große Tradition des Kohls als Heilpflanze schreibt: »Obgleich Kohl weit und breit wächst, ist sein Gebrauch doch heilbringend bei vielen Leiden. Cato überliefert, dass die Römer 600 Jahre lang schon Kohl als Medizin nutzten, lange bevor durch die Ärzte Roms die Anwendung von Kohl als Medizin beschrieben wurde. So bot den Römern in der alten Zeit ihr Garten Speis und Arznei. (...) Weiterhin gibt Cato an, dass Kohl Krankheiten der Gelenke heile und Fisteln und verrenkten Gliedern helfe und dass er alle Arten von Geschwülsten (...) lindern könne.«

❖ Geschichte

Bei kaum einer anderen Pflanze gehen die Begriffe Lebens- und Arzneimittel so ineinander über wie beim Kohl, vor allem beim Weißkohl. Die Griechen und Römer nutzten die Kohlblätter äußerlich als Wundverband bei Ödemen, Gicht und Karbunkeln, innerlich wurden sie gegen Bauchgrimmen und Durchfall angewendet. Auch bei den mittelalterlichen Autoren findet der Weißkohl, der von der Klosterheilkunde als wärmend und trocknend beschrieben wurde, immer wieder lobende Erwähnung. Innerlich wie äußerlich angewendet, sollte er die »schlechten Säfte« lösen, die nach damaliger Ansicht verantwortlich für Entzündungen waren. Damit eignete sich Kohl vor allem zur Heilung von Geschwüren und Schorf, außerdem empfahl sich sein Einsatz bei Würmern und Menstruationsbeschwerden. Lediglich Hildegard von Bingen äußert sich kritisch über die verschiedenen Kohlarten. Sie rät nur gesunden Menschen, Kohl zu essen. Anleitungen für äußere Anwendungen sucht man bei ihr vergebens.

❖ Herkunft und Anbau

Der Kohl gehört zur Familie der Kreuzblütler (Brassicaceen) und gedeiht in Europa von den Mittelmeerküsten bis nach Irland. Als Arzneipflanze eignet sich besonders der Weißkohl mit seinen großen, saftreichen Blättern, der – wie alle Kohlsorten – vom Wildkohl abstammt.

❖ Verwendete Teile und Inhaltsstoffe

In der Heilkunde werden die Blätter des Weißkohls verwendet, die Spurenelemente, Mineral- und Ballaststoffe sowie Vitamine (A, B-Komplex und C) enthalten. Ein berühmter Inhaltsstoff ist der so genannte Anti-Ulkus-Faktor, der bei der Behandlung von Magengeschwüren eingesetzt wird. Wichtig sind auch Senfölglykoside, die – nimmt man Kohl in sehr großen Mengen zu sich – die Anreicherung von Jod in der Schilddrüse hemmen.

❖ Anwendungsgebiete

In der Erfahrungsheilkunde ist eine Kur mit Weißkohlsaft üblich, um den Heilungsprozess bei saurem Aufstoßen, Schleimhautentzündungen, Zwölffingerdarmgeschwüren und Magenleiden zu unterstützen. Äußerlich werden Kohlblätter zur Behandlung von Hautentzündungen und bei Geschwüren, Gürtelrose, Röteln und anderen Ausschlägen verwendet.

❖ Anwendungsform und Dosierung

Bei einer Saftkur zur unterstützenden Behandlung von Magenleiden wird täglich insgesamt 1 Liter Frischpflanzenpresssaft portionsweise jeweils nach dem Essen über einen Zeitraum von 3 bis 6 Wochen getrunken.

✦ Bei Hautentzündungen legt man Kohlblätter direkt auf die betroffenen Hautpartien.

✧ **Gegenanzeigen:** Bei Schilddrüsenerkrankungen die Saftkur nur nach Absprache mit dem Arzt anwenden.

✧ **Nebenwirkungen:** Bei innerlicher Anwendung können Blutungen auftreten.

Coriandrum sativum L. Koriander

Adam Lonitzer schreibt in seinem ›Kräuterbuch‹: »Coriander (…) wächst gern in Gärten und manchmal auch außerhalb der Gärten von selbst. Das Kraut stinkt übel, der Same ist ganz rund, von gutem Geruch, dieser ist der Apotheker Himmelbrot. Seine Kraft und Wirkung: Der Same in Wein oder Essig gebeizt und wieder gedörrt, ist edel für den Magen, um giftige Dämpfe niederzudrücken, gepulvert mit oder ohne Zucker eingenommen. Mit süßem Wein getrunken, tötet er die Würmer und fördert die Monatsblutung der Frauen.« Etwas kritischer äußert sich der ›Gart der Gesundheit‹, der folgende Warnung gibt: »Das Kraut des Korianders ist zu nichts zu gebrauchen, wegen des bösen Geruchs, den es in sich trägt, denn dieser Geruch ist dem Haupt schädlich.«

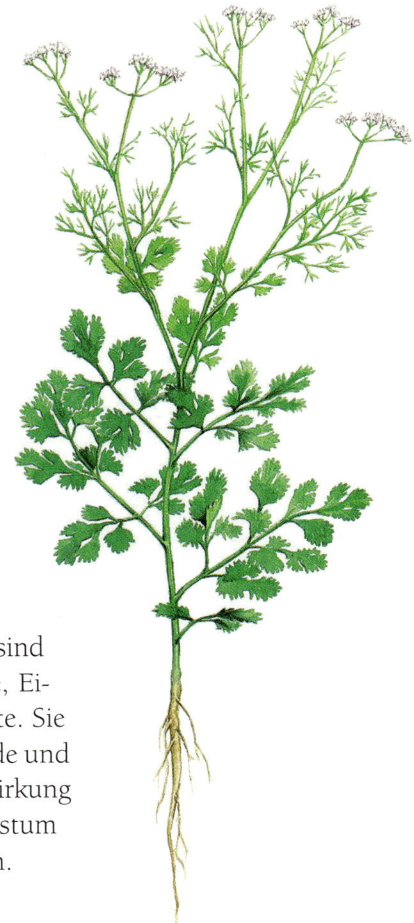

❖ Geschichte

Der Koriander, der im Deutschen auch »Wanzenkraut« oder »Wanzendill« hieß, zählt zu den ältesten Gewürzen. Er wird nicht nur im Alten Testament erwähnt, sondern auch in ägyptischen Papyrusschriften sowie alten chinesischen und indischen Medizinbüchern. In der Klosterheilkunde herrschte über die Qualitäten des Korianders Unklarheit – man beurteilte ihn bisweilen als leicht wärmend, dann aber auch als kühlend und feucht. Einigkeit herrschte jedoch darüber, dass sein gekochter Saft, in größeren Mengen getrunken, tödlich sei. Der Streit um die Wirkungsqualitäten des Korianders und seine vermeintlich tödliche Wirkung lassen sich wahrscheinlich damit erklären, dass er in den frühen Schriften mit dem Schierling verwechselt wurde, der ebenfalls zu den Doldenblütlern gehört. Koriander wurde vor allem gegen »im Körper aufsteigende Dämpfe«, also heftiges Aufstoßen, eingesetzt.

❖ Herkunft und Anbau

Der Koriander gehört zur Familie der Doldenblütler (Apiaceen) und ist in Nordafrika und Vorderasien heimisch. Die Pflanze wird in vielen Ländern, unter anderem in Marokko und Ägypten, in Kulturen angebaut. Da sie viel Sonne zur Reife benötigt, ist ihr Anbau in unseren Breiten selten erfolgreich.

❖ Verwendete Teile und Inhaltsstoffe

In der Heilkunde werden die vollständig ausgereiften Früchte des Korianders (im Volksmund auch Samen genannt) verwendet, die in unreifem Zustand unangenehm riechen.
Im Gegensatz zu den meisten Doldenblütlern zerfallen die Korianderfrüchte nicht in Teilfrüchte. Ihre wichtigsten Inhaltstoffe sind ätherisches Öl, fette Öle, Eiweiße und Kohlenhydrate. Sie haben eine krampflösende und verdauungsfördernde Wirkung und hemmen das Wachstum von Bakterien und Pilzen.

❖ Anwendungsgebiete

Wissenschaftlich anerkannt ist die Anwendung von Korianderfrüchten bei Appetitlosigkeit und Verdauungsbeschwerden mit leichten krampfartigen Schmerzen, Völlegefühl und Blähungen.

❖ Anwendungsform und Dosierung

Bei Appetitlosigkeit und Verdauungsbeschwerden ist eine Teezubereitung aus den frisch zerdrückten Früchten hilfreich. Es empfiehlt sich, Koriander mit Kümmel- und Fenchelfrüchten zu kombinieren, die ebenfalls krampflösend wirken.

✦ Als Gewürz ist Koriander immer noch fester Bestandteil der orientalischen Küche.

✧ Für die Korianderfrüchte sind Gegenanzeigen und Nebenwirkungen nicht bekannt.

Kümmel Carum carvi L.

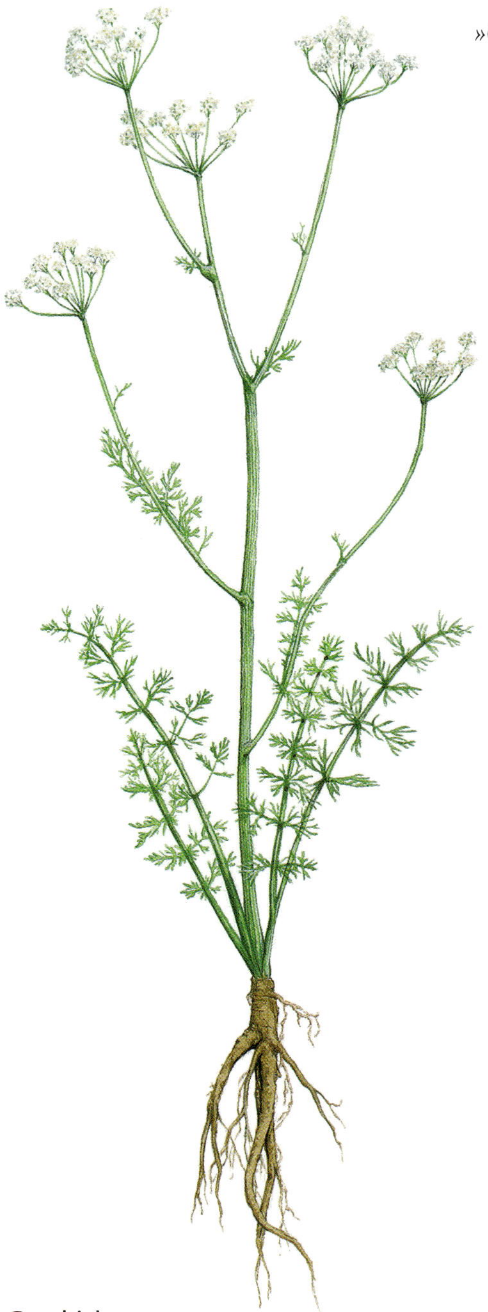

»Carvi« oder »Carwe« nennt die ›Leipziger Drogenkunde‹ den Kümmel: »Er hat die Kraft, dass er ausräumt, zerteilt und beschleunigt und treibt die Blähungen aus, und zwar (…) alle Teile der Pflanze. Und die Früchte treiben den Harn aus und haben einen guten Geruch und erhitzt sind sie dem Magen gut. Man gibt ihn in die Arznei, die die Speise ausführt. Und seine Kraft ist die gleiche wie die des Anis. Man isst seine Wurzel gekocht, wie die Pastinake. Sein Pulver in der Speise genommen, stärkt die Verdauung und führt die Blähung hinaus und in die Suppen gegeben, erweckt es den Appetit.«

❖ Geschichte

Während heute unter Kümmel – *Carum carvi* – die Samen des Wiesenkümmels verstanden werden, bezog sich in der Antike der fast gleich lautende Name *kymion* auf den nahe verwandten Kreuzkümmel. Die antiken Ärzte und Gelehrten nutzten diese Kümmelsorte als Mittel gegen Nasenbluten, Oberbauch- und Atembeschwerden. In mittelalterlichen Texten wird nicht immer deutlich unterschieden, welche Kümmelsorte gemeint ist. Auch in den ›Capitulare de villis‹, den Verordnungen Karls des Großen für die Königsgüter, werden noch beide Kümmelarten aufgeführt. Das deutsche Wort Kümmel stammt von lateinisch *cuminum* (Kreuzkümmel) ab, deshalb findet man die Namen »Kümmel« und »Cuminum« für beide Pflanzen. Wenn aber, wie in der ›Leipziger Drogenkunde‹, von »Carvi« oder vom »Feldkümmel« die Rede ist, dann ist sicher unser Echter Kümmel oder Wiesenkümmel gemeint. In der Klosterheilkunde galten Druck- und Völlegefühl, Blähungen, Aufstoßen, Koliken und Erbrechen als seine Hauptanwendungsgebiete. Hildegard von Bingen beschreitet mit ihren Ausführungen zum Kümmel neue Wege: Erstaunlicherweise rät sie nämlich Herzkranken vom Kümmel ab; ferner ist sie der Ansicht, dass Kümmel den Geist kläre, womit möglicherweise aber eine allgemeine Stimmungsaufhellung gemeint ist, die mit dem Abklingen von Oberbauchbeschwerden einhergeht. Das ›Elsässische Arzneibuch‹ aus dem 15. Jahrhundert legt die Pflanze vor allem denjenigen ans Herz, die dazu neigen, schnell dick zu werden. Hier wird auch ein Arzt zitiert, der die heilsamen Kräfte des Kümmels so hoch schätzte, dass er annahm, ohne seine Anwendung würde man an Seuchen und Fieber erkranken. Die Wirkungsqualitäten des Samens wurden als sehr wärmend und trocknend beschrieben. Damit beurteilte man Kümmel als das stärkste verdauungsfördernde Gewächs unter den Doldenblütlern – eine Einschätzung, die die moderne Forschung bestätigt hat.

❖ Herkunft und Anbau

Der Kümmel gehört zur Familie der Doldenblütler (Apiaceen) und ist in Mitteleuropa heimisch. Die mehrjährige Pflanze, die bis zu 1 Meter hoch werden kann, gedeiht auf Wiesen, Weiden und an Wegrändern und bevorzugt sonnige Plätze mit feuchtem, tiefem Boden. Die Früchte zerfallen im reifen Zustand in zwei Teilfrüchte, die ein sichelförmiges Aussehen haben. Man findet Kümmel zwar häufig wild wachsend, für den arzneilichen Gebrauch wird er aber in Kulturen beispielsweise in Deutschland, den Niederlanden, Polen und Ägypten angebaut.

❖ Verwendete Teile und Inhaltsstoffe

In der Heilkunde werden die Früchte des Kümmels, im Volksmund auch Samen genannt, verwendet. Ihr Hauptwirkstoff ist das ätherische Öl, das bis zu 60 Prozent aus Carvon besteht. Die übrigen Inhaltsstoffe wie Kohlenhydrate, Monoterpene und Flavonoide spielen kaum eine Rolle. Das ätherische Öl regt die Magensaftsekretion an und hat einen krampflösenden Effekt auf Magen und Darm. Auch die Ausscheidung von Gallensaft wird durch das ätherische Öl angeregt. Es kann aber auch mit beachtlicher Wirkung Pilze bekämpfen.

❖ Anwendungsgebiete

Wissenschaftlich anerkannt ist die Anwendung von Kümmelfrüchten bei Verdauungsbeschwerden wie Völlegefühl, leichten Krämpfen im Magen-Darm-Bereich und Blähungen. Speziell gegen Blähungen gilt Kümmel als das wichtigste pflanzliche Heilmittel. Deshalb wird Kümmel gern auch beim Kochen verwendet, wobei er die Verträglichkeit blähender Speisen, wie etwa Kohl oder frisch gebackenes Brot, verbessern soll.

✦ In der Erfahrungsheilkunde werden Kümmelfrüchte vor allem zur Förderung der Muttermilch empfohlen. Kümmel ist auch für Säuglinge und Kleinkinder geeignet, die an Verdauungsbeschwerden leiden. Außerdem sollen die Kümmelfrüchte hilfreich bei nervösen Herz- und Magenbeschwerden sein.

✦ Äußerlich angewendet wird Kümmelöl bei rheumatischen Beschwerden, wobei man sich seine durchblutungsfördernden Eigenschaften zunutze macht.

❖ Anwendungsform und Dosierung

Bei Blähungen und krampfartigen Magen-Darm-Beschwerden empfiehlt sich eine Teezubereitung. Dabei müssen die Kümmelfrüchte unmittelbar vor der Verwendung angestoßen oder zerdrückt werden, damit sich ihr ätherisches Öl im Wasser lösen kann. Eine genaue Tagesdosis muss nicht eingehalten werden. Kümmel-Extrakt ist auch in etlichen Magenmitteln enthalten. Dabei kombiniert man ihn gern mit Fenchel und Anis, gegen Blähungen und abgehende Winde auch zusätzlich mit Kamille, Pfefferminze und Baldrian.

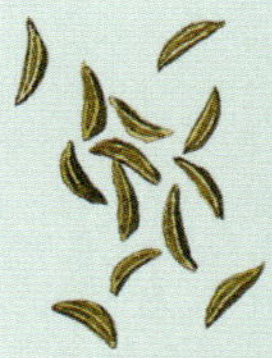

Teezubereitung:
1 bis 2 Teelöffel Kümmelfrüchte im Mörser zerdrücken, mit 1 Tasse kochendem Wasser übergießen, zugedeckt 10 Minuten ziehen lassen und abseihen. Bei Magen- oder Darmbeschwerden täglich 1- bis 3-mal 1 Tasse schluckweise trinken.

✦ Zur Beseitigung von Mundgeruch kaut man einige Kümmelsamen. Es gibt aber auch Mundwässer, die Kümmel enthalten und zum Gurgeln oder Spülen verwendet werden können.

✦ Für den äußerlichen Gebrauch bei rheumatischen Schmerzen sind verschiedene Mittel mit Kümmelöl im Handel erhältlich. Damit werden die betroffenen Stellen 2- bis 3-mal täglich eingerieben.

✧ Für die Kümmelfrüchte sind Gegenanzeigen und Nebenwirkungen nicht bekannt.

Kürbis Cucurbita pepo L.

Adam Lonitzer beschreibt die Kürbisse in seinem ›Kräuterbuch‹ folgendermaßen: »Etliche sind rund, lang, gekrümmt oder gebogen wie Hörner, etliche schlecht, andere kräftig, groß oder klein, je nachdem auf welchem Erdreich er wächst. Er ist eine angenehme Speise in heißen Ländern. Solches Gewächs wird fast in allen Gärten und an den Zäunen gefunden. Kraft und Wirkung: Etliche purgieren sich mit Kürbissen, sie höhlen einen frischen Kürbis aus, trinken am Morgen nüchtern Wein daraus, der die Nacht über darin gestanden hat. Das abgeschälte Fleisch der Kürbisse ist gut für brennende Augen und brennende Lähmungen.«

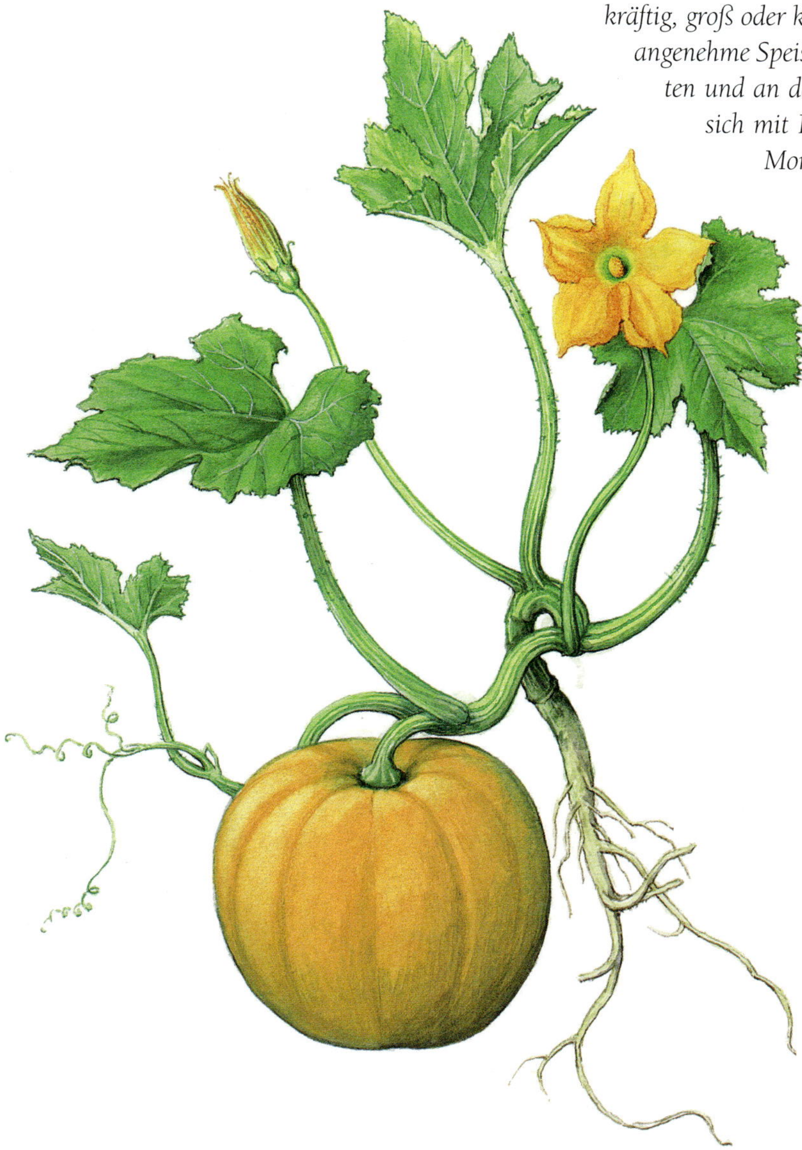

❖ Geschichte

Der Kürbis, den die Heilkunde heute verwendet, kam erst durch Christoph Kolumbus in die Alte Welt. Bereits um 800 n. Chr. wurde im Frankenreich auf Anweisung Karls des Großen jedoch der Flaschenkürbis *(Cucurbita lagenaria)* in den Reichsgütern angebaut. Er hatte auch einen festen Platz in den heilkundlichen Schriften des Mittelalters. Der Flaschenkürbis zählt sogar zu den 24 ausgewählten Pflanzen, die der Abt Walahfrid Strabo in seinem ›Hortulus‹ in Hexameter-Versen beschreibt. In der täglichen Praxis der Klosterheilkunde war der Flaschenkürbis allerdings eine der eher selten eingesetzten Heilpflanzen. Er wurde als sanft kühlend und feucht eingestuft und bot sich daher als probates Mittel gegen die »Hitze« innerer Organe, insbesondere der Leber, der Nieren und der Blase, an. Von der Medizinschule von Salerno ist ein damals berühmtes harntreibendes Rezept überliefert: Danach sollte man die Kerne von Melone, Gurke und Flaschenkürbis zu gleichen Teilen zerreiben und mit Rosen- oder Veilchenöl vermischen. Als Trank wurde diese Mischung zum Heilmittel gegen die so genannten heißen Krankheiten schlechthin, besonders natürlich gegen Fieber. Ganz anders wird die Wirkung des Kürbis im ›Circa instans‹ und dem ›Gart der Gesundheit‹ betrachtet: Beide betonen die säfteausleitende Wirkung des Kürbissamens, die besonders für die Harnwege und bei »Verstopfung« von Leber und Milz zum Tragen kommt, wobei hier mit Verstopfung wahrscheinlich ein Mangel an Gallenflüssigkeit gemeint ist. Der ›Gart der Gesundheit‹ aus dem 15. Jahrhundert empfiehlt den Kürbis, wohl aber den Flaschenkürbis, darüber hinaus auch zur äußerlichen Anwendungen bei gichtartigen Beschwerden sowie zur Behandlung von Zahn- und Ohrenschmerzen. Im 19. Jahrhundert entdeckten Ärzte dann eine weitere Wirkung des Gartenkürbis: gegen Bandwürmer. Dieses Anwendungsgebiet ist bis heute in der Erfahrungsheilkunde erhalten.

Herkunft und Anbau

Der Gartenkürbis gehört zur Familie der Kürbisgewächse (Cucurbitaceen) und stammt ursprünglich aus Texas bzw. Mexiko. Bereits im 16. Jahrhundert wurde die Pflanze überall an sonnigen Standorten in Europa angebaut und in den verschiedensten Formen und Farben gezogen. Für die medizinische Verwendung hat sich eine spezielle Variante vom Gartenkürbis, der »Steirische Ölkürbis«, besonders bewährt. Bedingt besitzen auch die Samen von Feigenblatt-, Riesen- und Moschuskürbis die entsprechenden Inhaltsstoffe und werden daher zur Gewinnung des Kürbiskernöls angebaut. Kürbissamen für den arzneilichen Gebrauch werden aus Österreich, Ungarn und Mexiko importiert.

Verwendete Teile und Inhaltsstoffe

In der Heilkunde werden die Kürbissamen, volkstümlich auch Kerne genannt, und deren kalt gepresstes Öl verwendet. Die für den arzneilichen Gebrauch bevorzugte Variante, der »Steirische Ölkürbis«, hat weiche, grün gefärbte Samenschalen. Zu den Inhaltsstoffen zählen fette Öle mit wertvollen Fettsäuren, Pflanzenhormone (Phytosterole), Vitamin E, Carotinoide, Magnesium und das Spurenelement Selen. Einzigartig ist die Aminosäure Cucurbitin, die aktiv gegen Eingeweidewürmer wirkt. Kürbissamen sind eine gesunde Delikatesse als Oxidationsschutz und Entzündungshemmer für die Zellen. Sie haben sich aber auch als Mittel bei Prostatahyperplasie (gutartige Prostatavergrößerung) bewährt, da die im Kürbissamen enthaltenen Phytosterole regulierend auf den Hormonspiegel wirken. Andere Inhaltsstoffe – vermutlich die essenzielle Fettsäure Linolensäure und Vitamin E – sind außerdem für die Stärkung der Blasenmuskulatur verantwortlich.

Anwendungsgebiete

Wissenschaftlich anerkannt ist die Anwendung von Kürbissamen bei Reizblase und einer gutartigen Vergrößerung der Prostata, die häufig bei Männern um das fünfzigste Lebensjahr beginnt. Eine optimale Wirkung erreicht man in einem frühen Stadium der Prostatavergrößerung, in dem das Urinieren noch weitgehend beschwerdefrei ist und keine Restharnbildung vorliegt.

✦ In der Erfahrungsheilkunde werden Kürbissamen auch gegen Bettnässen bei Kindern eingesetzt, wenn keine organischen Leiden zugrunde liegen. Auch bei verzögertem Harnlassen, bei Harnstrahlschwächung, Restharngefühl und Inkontinenz empfiehlt die Erfahrungsheilkunde die Kürbissamen. Darüber hinaus sollen sie bei der Bekämpfung von Eingeweidewürmern, vor allem Bandwürmern, hilfreich sein.

Anwendungsform und Dosierung

Kürbissamen können auch als Granulat oder Kürbiskern-Extrakt eingenommen werden. Bei einer Kuranwendung gegen Prostatabeschwerden beträgt die Tagesdosis der Samen 10 bis 20 g.

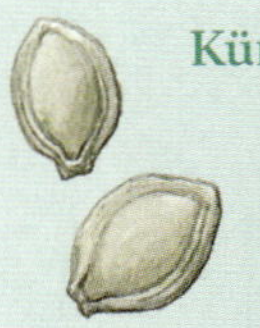

Kürbissamen-Kur:

2 Esslöffel Kürbissamen jeweils morgens und abends zerkaut mit 1 Glas Wasser einnehmen. Die Anwendung kann nur dann erfolgreich sein, wenn sie 3 Monate lang durchgehalten wird.

✦ Zur Bekämpfung von Eingeweidewürmern nimmt man 6 Esslöffel Kürbiskernöl auf einmal ein, dabei kann gutes Kürbiskernöl aus dem Lebensmittelhandel verwendet werden. Alternativ kann man als Kur 2 Wochen lang täglich 1 Hand voll Kürbissamen mit 1 Glas Milch einnehmen.

✧ Für die Kürbissamen sind Gegenanzeigen und Nebenwirkungen nicht bekannt.

Lavendel Lavandula angustifolia Mill.

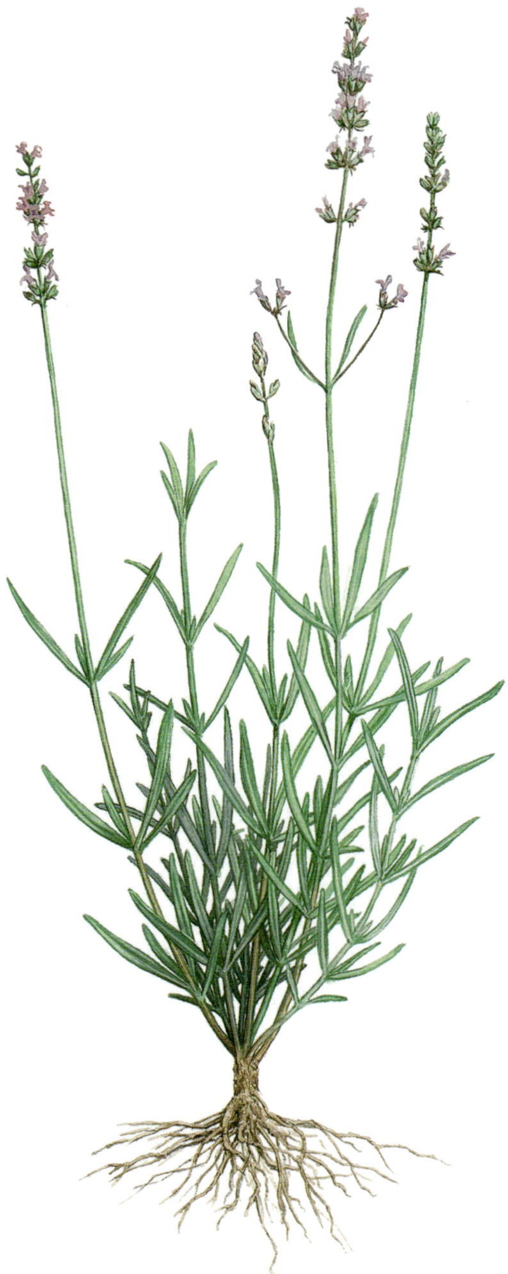

Im ›Macer floridus‹ behandelt Odo Magdunensis mehrere Arten des Lavendels. Zu seinen Wirkungen heißt es: »Er kräftigt die Leber, mäßigt den Magenschmerz und reinigt die Nieren durch den Harn. Beißenden und stechenden Schmerz in den Eingeweiden behebt er. Und trinkt man ihn, so pflegt er die Windblähung (…) hinauszutreiben. Auch einen starken Fluss aus der Gebärmutter dämmt sie, mit einem Wollzäpfchen von unten eingeführt. Mit kaltem Wasser gereicht, soll sie das Herzzittern beruhigen, ferner hemmt sie den Brechreiz.«

❖ Geschichte

Obwohl der Lavendel eine Pflanze des Mittelmeerraums ist, wurde er von den antiken Autoren kaum beachtet. Die Entdeckung seiner Heilkräfte scheint ein Verdienst der Klostermedizin gewesen zu sein. Hildegard von Bingen erwähnt in ihrer ›Physica‹ unter dem Namen »Lavandula« den Echten Lavendel, rät jedoch von einer innerlichen Anwendung ausdrücklich ab. Dafür rühmt sie seinen starken Duft und empfiehlt ihn gegen Läuse. Im späten Mittelalter beschreibt der ›Gart der Gesundheit‹ den Lavendel als eine Pflanze, die von Maria, der Mutter Gottes, besonders geschätzt wurde, weil sie zu einem keuschen Leben führe. Außerdem sollte Lavendel die Kleidung vor »unflätigen Tieren« bewahren – eine Erkenntnis, die bis heute Gültigkeit hat, denn nach wie vor hängt man Lavendelsträuße als Schutz vor Ungeziefer in die Kleiderschränke. Im ›Gart der Gesundheit‹ ist ferner zu erfahren, dass Lavendel sogar als Mittel gegen Schlaganfall galt. Woher sich der Name der Pflanze ableitet, darüber wurden die verschiedensten Vermutungen angestellt. Hieronymus Bock, einer der »Väter der Botanik«, vertritt in seinem Kräuterbuch die wohl am meisten verbreitete Theorie, wonach er auf dem lateinischen *lavare*, waschen, basiere, da man Lavendel gern dem Waschwasser oder Bädern zusetzte. Die Wirkungsqualitäten der Pflanze erachtete die Klosterheilkunde als wärmend und trocknend, die mittelalterlichen Ärzte verwendeten ihn gegen Blähungen und starke Monatsblutung. Interessant ist der Hinweis auf die beruhigende und schmerzstillende Wirkung, die sich in dem oben zitierten Text von Odo Magdunensis findet und die die heute wichtigste Anwendung des Lavendels beschreibt. Auch im Volksglauben spielte die Heilpflanze eine besondere Rolle, da sie wegen ihres schweren Dufts als dämonenabwehrend galt. Einer Modewelle aus dem 16. Jahrhundert ist es zu verdanken, dass Lavendel bis heute in den Bauerngärten gepflanzt wird.

❖ Herkunft und Anbau

Der Lavendel gehört zur Familie der Lippenblütler (Lamiaceen) und stammt ursprünglich aus dem westlichen Mittelmeergebiet, wo er immer noch in großem Stil angebaut wird. Berühmt sind die Lavendelfelder der Provence in Frankreich, aber auch in Spanien und Südosteuropa gibt es große Kulturen. Geerntet werden die violetten Blüten, wenn sie sich gerade öffnen. Man schneidet sie mit den Stängeln ab und trocknet sie an einem schattigen Ort.

❖ Verwendete Teile und Inhaltsstoffe

In der Heilkunde werden ausschließlich die Lavendelblüten verwendet, die vor allem ätherisches Öl (darunter auch Campher) enthalten. Außerdem besitzen sie milde Lamiaceen-Gerbstoffe (insbesondere Rosmarinsäure) sowie Cumarine und Flavonoide. Innerlich angewendet, wirkt Lavendel beruhigend und entblähend auf den Magen-Darm-Trakt und kann möglicherweise auch die Sekretion des Gallensafts erhöhen. Äußerlich angewendet, regt das Lavendelöl den Kreislauf an und fördert die Durchblutung.

❖ Anwendungsgebiete

Wissenschaftlich anerkannt ist die innerliche Anwendung von Lavendelblüten bei Befindlichkeitsstörungen wie Einschlafstörungen und Nervosität sowie bei funktionellen Oberbauchbeschwerden, Reizmagen, Blähungen und nervösen Darmbeschwerden. Als Badezusatz ist Lavendel auch zur äußerlichen Behandlung von funktionellen Kreislaufstörungen anerkannt.

✦ In der Erfahrungsheilkunde werden Lavendelblüten darüber hinaus zur innerlichen Anwendung als krampflösendes Mittel sowie zur Entwässerung eingesetzt. Zur äußerlichen Anwendung wird Lavendel auch bei der Behandlung von Wunden empfohlen.

❖ Anwendungsform und Dosierung

Zur Nutzung der beruhigenden Wirkung des Lavendels gibt es verschiedene Darreichungsformen: Bei nervösen Unruhezuständen und Schlafstörungen sind Teezubereitungen die gebräuchlichsten Anwendungen. Die Tagesdosis beträgt 3 bis 5 g.

✦ Als Alternative zum Tee kann man auch 1 bis 4 Tropfen Lavendelöl auf 1 Stück Würfelzucker einnehmen. Bei Einschlafstörungen reicht es manchmal schon, 1 Tropfen Lavendelöl auf das Kopfkissen zu träufeln. Auch werden Kopfkissen mit Lavendelblüten gefüllt. Die Wirkung hält etwa einen Monat an.

Teezubereitung:
2 Teelöffel Lavendelblüten mit 1 Tasse heißem Wasser übergießen, 5 Minuten ziehen lassen und abseihen. Vor dem Schlafengehen 2 Tassen trinken. Um die beruhigende Wirkung zu verstärken, ist die Kombination mit Baldrianwurzel sinnvoll.

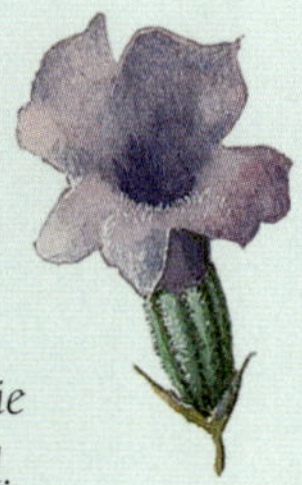

✦ Bei Einschlafproblemen von Säuglingen und Kleinkindern hat es sich bewährt, ein Lavendelsträußchen oder Stoffsäckchen mit Lavendelblüten in der Nähe des Bettchens aufzuhängen.

✦ Bei einem Lavendelbad kann man sich nicht nur den beruhigenden Effekt der Heilpflanze zunutze machen; das Bad kann genauso gut belebend bei Kreislaufstörungen oder heilungsfördernd bei Hautproblemen wirken: 100 g Lavendelblüten werden mit 2 Liter heißem Wasser übergossen, 5 Minuten ziehen lassen und abseihen. Der Sud wird ins 37 bis 38 °C warme Badewasser gegeben.

✧ Für die Lavendelblüten sind Gegenanzeigen und Nebenwirkungen nicht bekannt.

Lein Linum usitatissimum L.

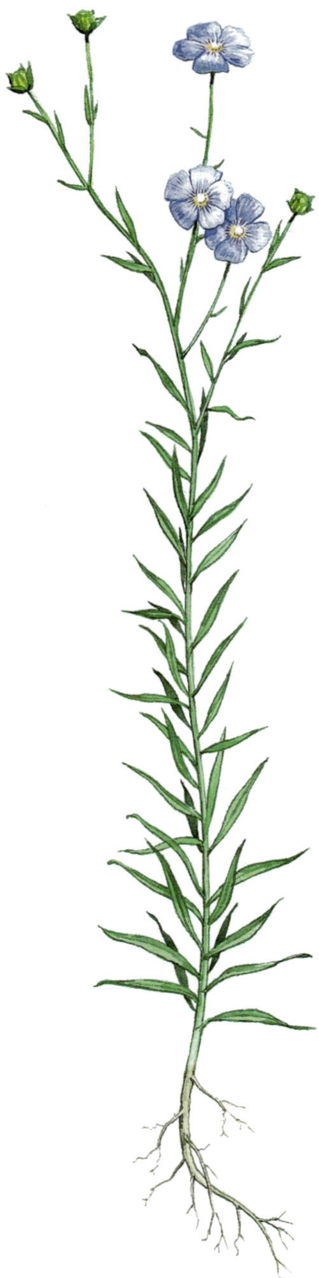

In der ›Physica‹ Hildegards von Bingen finden sich zwei Kapitel zum Leinsamen mit verschiedenen Rezepten zur äußerlichen Anwendung: »Der Leinsamen ist warm und taugt nicht zum Essen. Wer aber in der Lunge Schmerzen hat, der koche Leinsamen in Wasser und tauche ein leinenes Tuch in jenes Wasser ein, und ohne jenen Samen lege er das Tuch auf die schmerzende Seite, und der Schmerz, obwohl er sehr stark ist, wird etwas gemildert und lässt schließlich nach. – Und wer irgendwo an seinem Körper durch Feuer gebrannt wurde, der koche Leinsamen in Wasser bei großer Hitze und tauche ein leinenes Tuch in das Wasser, und lege es warm auf die Stelle, wo er gebrannt wurde.«

❖ Geschichte

Schon etwa 3000 v. Chr. wurde der Lein, auch als Flachs bekannt, als Nahrungsmittel in Ägypten angebaut, und ungefähr 1000 Jahre später entwickelten die Menschen am Nil die Leinweberei. So wurde eine der ältesten Kulturpflanzen wohl zunächst zur Herstellung von Geweben genutzt, bevor man ihre heilenden Eigenschaften erkannte. Von den antiken Ärzten erwähnt Dioskurides die medizinischen Qualitäten des Leinsamens und empfiehlt ihn innerlich wie äußerlich zur »Erweichung von Geschwüren«, als Umschlag zur Linderung von Sonnenbrand, gegen Husten, als Abführmittel und als Sitzbad bei Gebärmutterentzündungen. Im Mittelalter steht in den Texten Hildegards von Bingen die äußerliche Anwendung bei Brustkrankheiten und Wunden ganz im Vordergrund. Leinsamen galt als wärmend und feucht und wurde von der Klosterheilkunde kaum innerlich eingesetzt. Konrad von Megenberg vergleicht den Lein mit der Kamille: Er reinige Wunden und Geschwüre und lindere dabei die Schmerzen, allerdings nicht so stark wie die Kamillenblüten. Der ›Gart der Gesundheit‹ warnt sogar ausdrücklich davor, Leinsamen zu essen, da er den ganzen Leib aufquellen lasse. Auch in diesem Werk überwiegen die äußerlichen Anwendungen. So wird ein Verband aus Leinsamen und Leintüchern gegen Verbrennungen beschrieben. Erst im 16. Jahrhundert führten Ärzte wie Adam Lonitzer in ihren Schriften die antiken Anwendungen von Dioskurides und die mittelalterlichen von Hildegard von Bingen zusammen.

❖ Herkunft und Anbau

Der Echte Lein (Flachs) gehört zur Familie der Leingewächse (Linaceen). Als Kulturpflanze ist er wieder neu entdeckt worden, nachdem sein Anbau in Mitteleuropa mit der Einführung der Baumwolle und der Kunstfasern und der daraus resultierenden stark rückläufigen Nachfrage nach Leinöl beinahe ganz eingestellt worden war. Heute findet man die blau, gelegentlich auch weiß blühende Pflanze weltweit nur in Kulturen. Die wichtigsten Anbauländer sind Belgien, Marokko, Argentinien, Indien und Ungarn. Während der Reife der Pflanze entsteht eine rundliche Kapsel, die etwa zehn flache, glänzende Samen enthält, die im September im voll ausgereiften Zustand geerntet werden.

❖ Verwendete Teile und Inhaltsstoffe

In der Heilkunde wird der reife Samen des Leins verwendet. Wichtigster Wirkstoff sind die Ballaststoffe, die etwa 25 Prozent der Inhaltsstoffe enthalten, darunter schwer verdauliche Schleimstoffe (Polysaccharide), Zellulose, Proteine und fettes Öl (30 bis 45 Prozent). 100 g der Schleimstoffe in der Samenschale können bis zu 3 Liter Wasser binden, weshalb Leinsamen in erster Linie ein Füllstoffmittel ist. Klinische Studien lassen vermuten, dass der Verzehr von Leinsamen einen Schutz vor Darm- und Brustkrebs darstellen könnte. Eine mögliche Erklärung könnte sein, dass die Darmflora aus dem Leinsamen den Stoff Lignan produzieren kann, der für ein gesundes Darmmilieu wichtig ist.

❖ Anwendungsgebiete

Wissenschaftlich anerkannt ist die innerliche Anwendung von Leinsamen bei Reizdarm, Verstopfung und Magenschleimhautentzündung sowie die äußerliche Anwendung bei Entzündungen der Haut sowie bei Furunkeln und Geschwüren.

✦ Dank seiner regulierenden Wirkung auf die Darmtätigkeit kann Leinsamen nicht nur bei Verstopfung, sondern auch bei Durchfall helfen. Die Samen, die unverdaut in den Dickdarm gelangen, verändern dort die Druckverhältnisse, was zu einer Dehnung der Darmwand und einer Förderung des Ausscheidungsvorgangs bei Verstopfung führt. Dieser Effekt kann auch bei Durchfall genutzt werden, weil der Leinsamen gleichzeitig Wasser bindet und dem Stuhl auf diese Weise Flüssigkeit entzogen wird.

✦ In der Erfahrungsheilkunde wird der Schleim innerlich bei Gastritis sowie Magen- und Zwölffingerdarmgeschwüren angewendet. Äußerlich kommt er bei Schmerzen, Rheuma, Blasen- und Nierenleiden zum Einsatz.

❖ Anwendungsform und Dosierung

Bei Verstopfung oder Durchfall empfiehlt sich eine Leinsamen-Kur. Während der Therapie sollten unbedingt 1 1/2 bis 2 Liter Flüssigkeit getrunken werden, da es bei zu geringer Flüssigkeitszufuhr zu Blähungen kommen kann bzw. sich bei Verstopfung die Beschwerden noch verstärken können.

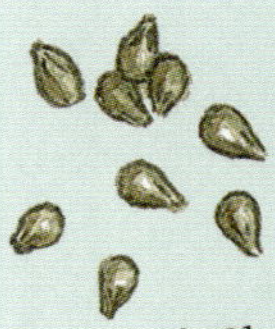

Leinsamen-Kur:
Bei Verstopfung täglich 2- bis 3-mal 1 bis 2 Esslöffel frisch angequetschte Leinsamen einnehmen. Dazu sollten möglichst 1 bis 2 Gläser Flüssigkeit (am besten lauwarmes Wasser) getrunken werden.

✦ Schleimzubereitungen mit Leinsamen wirken beruhigend auf die entzündeten Schleimhäute bei Reizmagen sowie Magen- und Zwölffingerdarmgeschwüren. Im Gegensatz zur Verstopfung wird in diesen Fällen geschroteter oder zerkleinerter Leinsamen genommen und abgekocht: Für eine optimale Wirkung täglich 2- bis 3-mal 2 bis 3 Esslöffel warm einnehmen.

✦ Für die äußerliche Anwendung bei Schmerzen, Nieren- und Blasenleiden wird mit heißen Auflagen gearbeitet: 50 g gequetschten Leinsamen in ein Leinsäckchen geben, 10 Minuten in heißes Wasser hängen, leicht ausdrücken und sehr warm auflegen.

✧ **Gegenanzeigen:** Nicht anwenden bei drohendem oder bereits bestehendem Darmverschluss oder bei einer Verengung der Speiseröhre.

✧ Nebenwirkungen sind nicht bekannt.

Liebstöckel Levisticum officinale W.D.J. KOCH

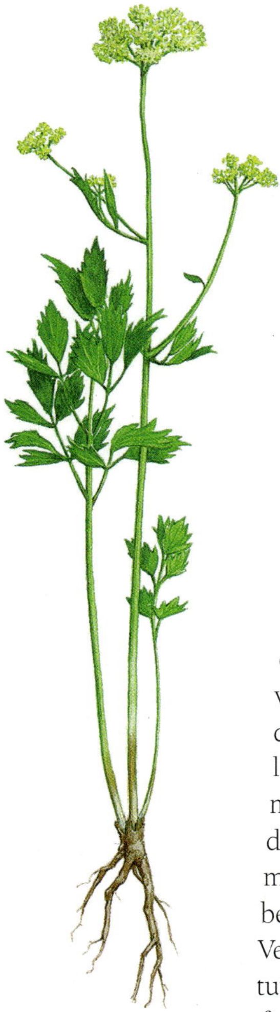

In seinem Lehrgedicht, dem ›Macer floridus‹, lobt Odo Magdunensis den Liebstöckel wegen seiner verdauungsfördernden Kräfte: »Mit Wein genossen, heilt das Liebstöckel einen geblähten Magen, unterstützt die Verdauungskraft und hilft auch allen Leiden der Gedärme, treibt ferner den Harn und sorgt für geordnete Monatsblutung. Das ganze Kraut, gestampft und in Wein aufgelöst, heilt Giftbisse, sobald man's trinkt und dazu einen Teil des gestampften Krautes auflegt.« Und weiter heißt es: »Gegessen und getrunken nützt es sehr, wenn man an Bauchgrimmen leidet; nicht weniger, wenn man die Abkochung der Wurzel trinkt. Doch heilt die Abkochung (der Tee) nicht nur das Grimmen, sondern allen bereits genannten Leiden hilft der Trunk.«

❖ Geschichte

Liebstöckel ist nicht nur ein Küchengewürz, sondern eine alte und immer noch aktuelle Arzneipflanze. Allerdings wurde sie nicht als Aphrodisiakum verwendet, wie man aufgrund des Namens »Liebstöckel« vielleicht vermuten könnte. Vielmehr setzte die Klosterheilkunde die Pflanze, die allgemein als wärmend und trocknend beschrieben wurde, als Arzneimittel bei Verdauungsschwäche und Erkältungen ein. Hildegard von Bingen empfiehlt Liebstöckel bei Schmerzen der Halsdrüsen und gegen Husten. Das Liebstöckelkraut nutzte man auch zur Hautpflege. In mehreren Schriften heißt es, dass ein Wasserbad mit dem Kraut die Schweißporen öffne und den Schweiß herausziehe. Die Wurzel galt, getrocknet und pulverisiert, als Ersatz für den in früheren Zeiten teuren Pfeffer.

❖ Herkunft und Anbau

Der Liebstöckel gehört zur Familie der Doldenblütler (Apiaceen). Die ausdauernde Pflanze, die bis zu 2 Meter hoch werden kann, war ursprünglich in Südeuropa, West- und Kleinasien heimisch. Seit dem Mittelalter wird sie in Europa angebaut und wurde später auch nach Nordamerika gebracht. In Deutschland ist Thüringen das Hauptanbaugebiet. Für den arzneilichen Gebrauch und auch als Gewürz wird Liebstöckel aus Polen, den Niederlanden und einigen Balkanländern eingeführt.

❖ Verwendete Teile und Inhaltsstoffe

In der Heilkunde wird nur noch die Liebstöckelwurzel verwendet, mit dem würzigen Kraut aromatisiert man lediglich Tees und Magenbitter. Der wichtigste Inhaltsstoff der Wurzel ist das ätherische Öl, das eine harntreibende und entwässernde Wirkung hat und leichte krampfartige Schmerzen im Magen-Darm-Trakt lindert.

❖ Anwendungsgebiete

Wissenschaftlich anerkannt ist die Anwendung der Liebstöckelwurzel zur Durchspülungstherapie bei entzündlichen Erkrankungen der Harnwege und zur Vorbeugung von Nierengrieß.

✦ In der Erfahrungsheilkunde nutzt man Liebstöckel zudem bei Verdauungsbeschwerden sowie als schleimlösendes Mittel bei Katarrhen der Atemwege.

❖ Anwendungsform und Dosierung

Zur Durchspülungstherapie trinkt man Teezubereitungen aus der Liebstöckelwurzel. Die Tagesdosis beträgt 4 bis 8 g. Um einen optimalen Durchspülungseffekt zu erzielen, sollte man zu dem Tee viel Wasser trinken.

✧ **Gegenanzeigen:** Nicht anwenden bei Entzündungen der Nieren oder eingeschränkter Nierentätigkeit sowie während der Schwangerschaft.

✧ **Nebenwirkungen:** Bei längerer Anwendung kann es zu Lichtempfindlichkeit kommen.

Tilia cordata Mill. und Tilia platyphyllos Scop. Linde

Hildegard von Bingen schreibt der Linde eine große wärmende Kraft zu: »Die Linde hat große Wärme, und jene Wärme ist ganz in der Wurzel, und sie steigt in die Zweige und in die Blätter auf. (…) Und der Mensch der Herzschmerzen hat, nehme die innere Wurzel und das Mark der Wurzel und pulverisiere es und esse jenes Pulver oft mit Brot, und es wird ihm im Herzen besser gehen. (…) Und im Sommer, wenn du schlafen gehst, lege frische Lindenblätter auf deine Augen und bedecke das ganze Gesicht damit, es macht deine Augen klar und rein. Und wer Gicht hat, der nehme von der Erde, welche um die Wurzel der Linde liegt, und bring sie ins Feuer und mach sie glühend. Und im Dampfbad gieße man Wasser darüber und bade so. Er tue dies über neun Tage, und er wird geheilt werden.«

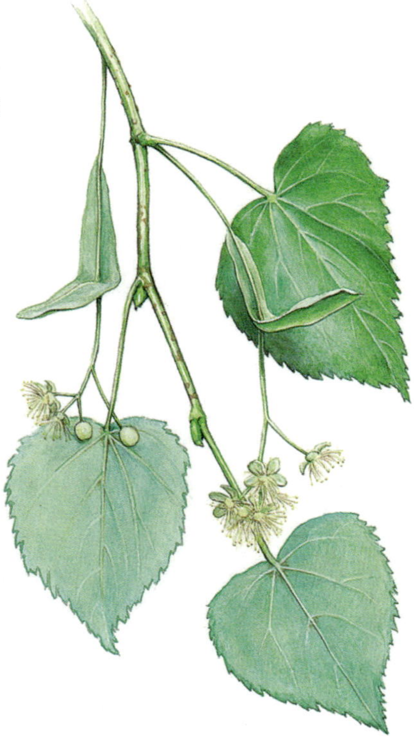

❖ Geschichte

Zur arzneilichen Verwendung der Linde finden sich nur wenige schriftliche Überlieferungen aus Antike und Mittelalter. Die große Ausnahme ist Hildegard von Bingen, die in den Wurzeln und dem Holz die eigentlichen Heilkräfte vermutet, wobei sie dem Holz geradezu magische Kräfte zuschreibt. So empfiehlt sie die verschiedenen Pflanzenteile nicht nur als Mittel gegen Gicht; ein Ring aus Lindenholz sollte ihrer Ansicht nach vor vielen gefährlichen Krankheiten schützen. Im ausgehenden Mittelalter ist erstmals von einer harntreibenden Wirkung der Linde – genauer der Lindenblätter – die Rede. Die Lindenblüten wurden erstaunlich spät, erst im 18. Jahrhundert, als Arzneimittel entdeckt.

❖ Herkunft und Anbau

Man unterscheidet zwei verschiedene Arten, die Winter- und die Sommerlinde, die beide zur Familie der Lindengewächse (Tiliaceen) gehören. Im Gegensatz zur Sommer- hat die Winterlinde kleinere Blätter, die auch nicht die für die Sommerlinde typischen weißen Haarbüschel aufweisen, und reichere Blüten. Linden wachsen in fast ganz Europa, Kleinasien und China in sommerwarmen Laubmischwäldern.

❖ Verwendete Teile und Inhaltsstoffe

In der Heilkunde werden von beiden Lindenarten die Blütenstände (einschließlich des Hochblatts) verwendet. Sie enthalten ätherische Öle, Flavonoide sowie Schleim- und Gerbstoffe. Die Inhaltsstoffe haben einen schweißtreibenden Effekt. Aufgrund des Schleim- und Gerbstoffgehalts wirken Lindenblüten auswurffördernd und reizlindernd. Darüber hinaus sollen sie die körpereigenen Abwehrkräfte aktivieren.

❖ Anwendungsgebiete

Wissenschaftlich anerkannt ist die Anwendung von Lindenblüten für Schwitzkuren, zur Vorbeugung und Frühbehandlung von Erkältungskrankheiten und gegen trockenen Reizhusten.

✦ In der Erfahrungsheilkunde werden die Lindenblüten auch bei Blasen- und Nierenleiden sowie zur Beruhigung bei nervösen Unruhezuständen verwendet.

❖ Anwendungsform und Dosierung

Eine Teezubereitung mit Lindenblüten zur Behandlung, aber auch bereits zur Vorbeugung von Erkältungskrankheiten ist die gebräuchlichste Anwendung. Die Tagesdosis beträgt 2 bis 4 g.

✦ Für eine Schwitzkur werden 1 bis 2 Tassen Tee eingenommen. Anschließend führt man dem Körper zusätzliche Wärme zu, in dem man sich ins Bett legt, mit mehreren Decken zudeckt oder bei stabilem Kreislauf vorher ein warmes Bad nimmt (siehe Seite 467).

✧ Für Lindenblüten sind Gegenanzeigen und Nebenwirkungen nicht bekannt.

Löwenzahn Taraxacum officinalis WEBER ex WIGGERS

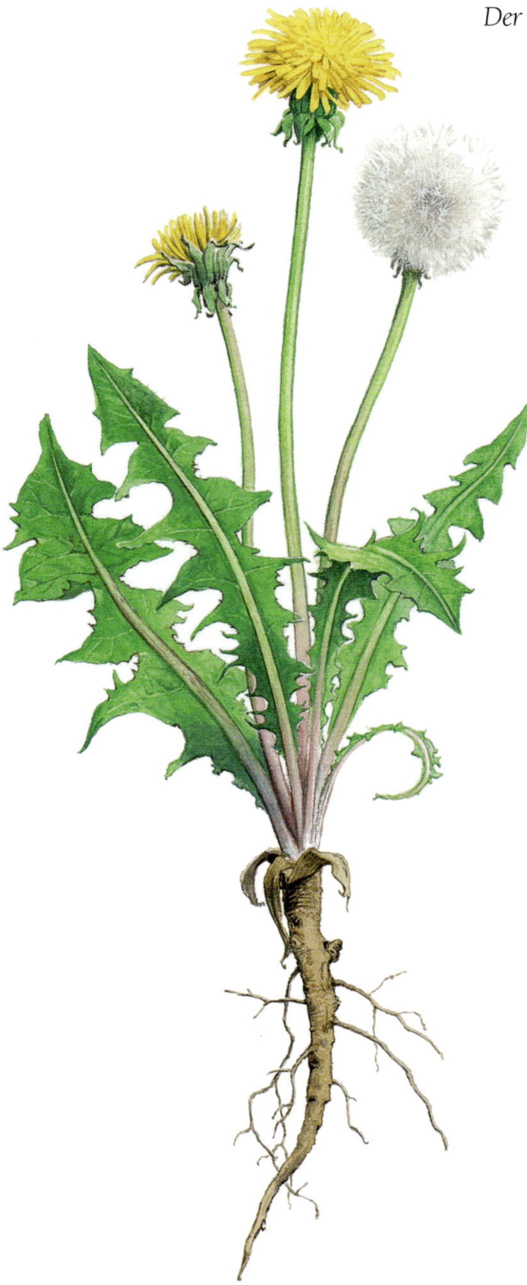

Der Arzt und Botaniker Leonhart Fuchs beschreibt den Löwenzahn, der bei ihm »Pfaffenröhrlein« heißt, botanisch korrekt als eine spezielle Art der Wegwarte: »Das Pfaffenröhrlein breitet sich mit seinen vielen Blättern (...) in Kreisform auf der Erde aus. Seine zerkerbten Zähne ähneln den großen Zähnen der Säge. Pfaffenröhrlein gekocht und getrunken, stopfen den Bauchfluss. Mit Linsen gekocht und getrunken, sind sie gut denjenigen, die die rote Ruhr haben. Wenn der männliche Same ausbleibt, dann soll er von den Pfaffenröhrlein trinken. Sie sind auch gut für diejenigen, die Blut speien.«

❖ Geschichte

Die mittelalterliche Frühlingswiese war wohl nicht von gelben Löwenzahnblüten übersät. Zumindest schweigen sich die alten Texte darüber gänzlich aus. Fast scheint es so, als hätte es den Löwenzahn damals in Europa noch nicht gegeben. Seine Geschichte als Heilpflanze lässt sich in den arabischen Raum zurückverfolgen: Der botanische Name *Taraxacum*, der heute in der Wissenschaft gültig ist, findet sich bereits in der lateinischen Übersetzung des ›Canon medicinae‹, den im 11. Jahrhundert der arabische Arzt Avicenna verfasste. Auch wenn der Löwenzahn durchaus bei der äußerlichen Behandlung etwa gegen Insektenstiche als Erfolg versprechend galt, stand die innerliche Anwendung stets im Vordergrund. Avicenna bezeichnet die Kräfte des Löwenzahns als kühlend und »öffnend«, also säfteausleitend. Demnach bot sich der Löwenzahn als probates Mittel gegen innerliche Wasseransammlungen und zur Unterstützung der Leberfunktion an. *Taraxacum* wurde möglicherweise aus den arabischen Wörtern *tarak* und *sahha* gebildet, was so viel wie »pissen lassen« bedeutet. Tatsächlich wird Löwenzahn heute vor allem als abführendes und entwässerndes Mittel zur Entschlackung eingesetzt. Erst im Spätmittelalter wird die Pflanze dann in den deutschsprachigen Kräuterbüchern behandelt. Man empfahl ihre Anwendung bei Fieber, Durchfall, Gallen- und Leberleiden sowie Seitenstechen. Auch zu kosmetischen Zwecken wurde der Löwenzahn genutzt: Das Destillat aus dem Kraut und der Wurzel galt als Gesichtsreinigungsmittel, um rote Flecken und Sommersprossen zu behandeln. Zahlreich sind die Namen des Löwenzahns im Volksmund, die von »Milchstöck« und »Milidistel«, die auf den enthaltenen Milchsaft anspielen, bis hin zu »Augenwurzel« reichen. Man glaubte nämlich, Augenleiden durch das Tragen von Löwenzahn-Amuletten heilen zu können. Weit verbreitet war auch die Annahme, mit dem Milchsaft Warzen beseitigen zu können.

❖ Herkunft und Anbau

Der mehrjährige, bis zu 40 Zentimeter hohe Löwenzahn gehört zur Familie der Korbblütler (Asteraceen). Die leuchtend gelben Blütenköpfe sitzen am Ende eines hohlen Stängels, der – wie auch Blätter und Wurzel – einen weißen Milchsaft enthält. Die Pflanze wächst in allen gemäßigten Gebieten der nördlichen Erdhalbkugel, man findet sie auf Wiesen und Weiden, in Gärten und Parkanlagen. Für den arzneilichen Gebrauch wird Löwenzahn aus Bulgarien, Rumänien, Ungarn, Polen und den Ländern des ehemaligen Jugoslawien importiert. Erntezeit ist vor der Blüte von April bis Mai. Die ausgegrabenen Wurzeln, an denen sich noch die Blattrosette befindet, werden der Länge nach gespalten und an einem luftigen Ort zum Trocknen aufgehängt.

❖ Verwendete Teile und Inhaltsstoffe

In der Heilkunde werden alle Pflanzenteile des Löwenzahns verwendet, wobei Wurzel und Kraut besonders reich an Inhaltsstoffen sind. Heute wird bevorzugt das Kraut allein geerntet, während früher der Löwenzahn samt Wurzel gestochen wurde. Das Kraut enthält Sesquiterpen-Bitterstoffe, Flavonoide, Aminosäuren, Mineralstoffe und Spurenelemente wie Zink und Kupfer. Die Wurzel enthält zudem außergewöhnlich große Mengen an Kalium, Kohlenhydrate (z. B. Inulin), Carotinoide, Vitamin C und E sowie einen Vitamin-B-Komplex. Löwenzahn wirkt galletreibend, entwässernd, nierenanregend und leicht abführend. Die entwässernde Wirkung ist vor allem auf das Kalium zurückzuführen.

❖ Anwendungsgebiete

Wissenschaftlich anerkannt ist die Anwendung von Löwenzahnwurzel und -kraut bei Appetitlosigkeit, Verdauungsbeschwerden und zur Förderung des Gallenflusses in Form einer besseren Gallenblasenentleerung. Möglicherweise könnte so auch der Bildung von Gallensteinen entgegengewirkt werden.

✦ Die Erfahrungsheilkunde macht sich die nierenanregende Wirkung des Löwenzahns zunutze und wendet ihn als entschlackendes Mittel bei so genannten Frühjahrs- und Herbstkuren an. In diesem Sinne wird die Pflanze auch bei Rheuma und Gicht eingesetzt.

❖ Anwendungsform und Dosierung

Zur Anregung der Verdauung, aber auch bei Entwässerungskuren sind Teezubereitungen mit Löwenzahnkraut (samt Wurzel) die gebräuchlichste Anwendung. Die Tagesdosis beträgt 3 bis 4 g. Löwenzahn ist darüber hinaus als Frischpflanzenpresssaft erhältlich und auch Bestandteil von so genannten »Blutreinigungstees« und vieler Präparate aus der Gruppe der Gallenwegstherapeutika, Magen- und Darmmittel. Wegen der entwässernden Wirkung empfiehlt es sich, Löwenzahn-Präparate und -Tee nicht am Abend einzunehmen.

Teezubereitung:
Zur Anregung der Verdauung und zum leichten Entwässern 2 Teelöffel Löwenzahnkraut und -wurzel mit 1 Tasse kaltem Wasser übergießen, kurz aufkochen, 10 Minuten ziehen lassen und abseihen. Täglich 2- bis 3-mal 1 Tasse vor den Mahlzeiten trinken, jeweils 1 Glas Wasser nachtrinken.

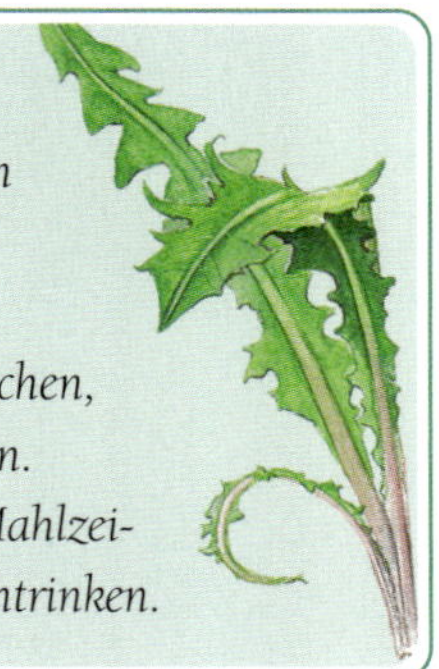

✧ **Gegenanzeigen:** Liegt eine Entzündung der Galle, ein Gallensteinleiden oder ein Gallengangs- oder Darmverschluss vor, sollte man die Anwendung vorher möglichst mit dem Arzt abklären.

✧ **Nebenwirkungen:** Bei frischen Pflanzen kommen ganz selten Kontaktallergien durch den Milchsaft vor. Sehr empfindliche Personen reagieren auf Löwenzahntee oder -saft mit saurem Aufstoßen.

Mädesüß Filipendula ulmaria L.

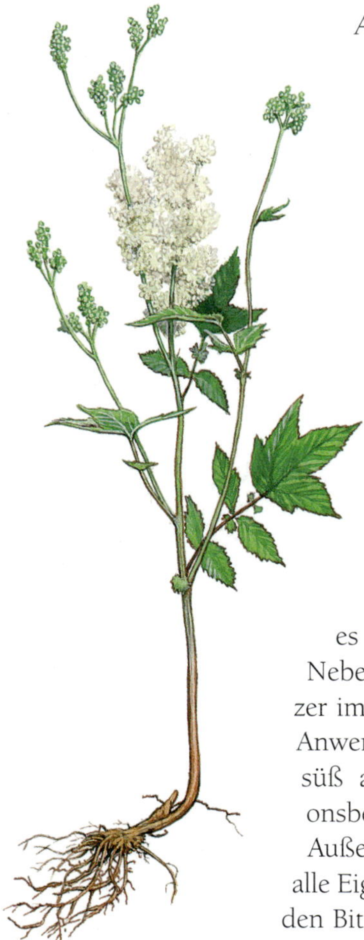

Adam Lonitzer beschreibt in seinem ›Kräuterbuch‹ zwei Arten des Mädesüß, das er als »Geißbart« bezeichnet. Wahrscheinlich meint er den Knollen- und den Wiesen-Geißbart: »Geißbart hat zwei Arten. Die erste und häufigere Art wächst auf Wiesen und in Hecken; die zweite wächst in finsteren Wäldern. (...) Beide Geißbartarten sind wärmend und trocknend, sie können sowohl innerlich als auch äußerlich angewendet und aufgelegt werden. (...) Die Wurzel in Honigwasser gesotten, erweicht den Bauch und führt überschüssige Galle aus. Mit rotem Wein gekocht und den Sud getrunken, ist der Geißbart bei der roten Ruhr (blutigem Durchfall) nützlich. Das zerkleinerte Kraut mit Mehl gemischt und aufgelegt, löst Beulen auf und zieht Pfeile, Spreißel und Dornen heraus.«

❖ Geschichte

Über den medizinischen Gebrauch von Mädesüß in Antike und Mittelalter gibt es nur spärliche Quellen. Neben den von Adam Lonitzer im obigen Zitat genannten Anwendungen wurde Mädesüß auch gegen Menstruationsbeschwerden empfohlen. Außerdem sollte die Pflanze alle Eigenschaften besitzen, die den Bitterstoffmitteln zugesprochen wurden, wie es in einem älteren Kräuterbuch heißt, also sowohl die Magensaftsekretion als auch den Gallenfluss anregen. Erst in der Neuzeit ist die Verwendung als schweißtreibendes, schmerz- und krampfstillendes Mittel belegt. Der Name »Mädesüß« hat übrigens keine Beziehung zu »Mädchen«, sondern weist darauf hin, dass die Blüten früher zum Süßen des Mets verwendet wurden.

❖ Herkunft und Anbau

Das bis zu 2 Meter hoch wachsende Mädesüß gehört zur Familie der Rosengewächse (Rosaceen). Es gedeiht auf nährstoffreichen, feuchten Wiesen, an Bachufern und in Gräben und ist in fast ganz Europa und von Sibirien bis Kleinasien beheimatet, nur in den südlichen Regionen des Mittelmeers fehlt es. Für den arzneilichen Gebrauch wird das Mädesüß aus Südosteuropa importiert. Geerntet werden Blätter, Blüten und Sprossspitzen zur Blütezeit (Juli bis August), bevor sich zu viele Früchte ausgebildet haben.

❖ Verwendete Teile und Inhaltsstoffe

In der Heilkunde werden die Blüten, selten auch das Kraut des Mädesüß verwendet. Diese Pflanzenteile enthalten als Hauptwirkstoffe Flavonoide, Gerbstoffe und Salicylsäure-Verbindungen, die schweißtreibend, fiebersenkend und entzündungshemmend wirken.

❖ Anwendungsgebiete

Wissenschaftlich anerkannt ist die Anwendung von Mädesüßblüten und -kraut zur unterstützenden Behandlung von Erkältungskrankheiten.

✦ In der Erfahrungsheilkunde verwendet man die Pflanze wegen ihrer harntreibenden Wirkung auch bei Gicht, rheumatischen Beschwerden sowie Blasen- und Nierenleiden. In Notzeiten wurde Mädesüß auch als Gemüse gegessen.

❖ Anwendungsform und Dosierung

Mädesüßblüten oder -kraut werden meist in Kombination mit anderen Pflanzen in Erkältungs-, Blasen- und Nierentees eingesetzt. Die Tagesdosis der Blüten beträgt 2,5 bis 3,5 g, die des Krauts 4 bis 5 g.

✧ **Gegenanzeigen:** Mädesüßblüten oder -kraut nicht anwenden bei Salicylsäure-Empfindlichkeit.

✧ **Nebenwirkungen:** Bei Überdosierung kann es zu Magenbeschwerden und Übelkeit kommen.

Ruscus aculeatus L. Mäusedorn

Ausführlicher als alle anderen schreibt der Arzt Johann Wonnecke von Kaub im ›Gart der Gesundheit‹ über den Mäusedorn: »Die Frucht und die Blätter haben eine milde Wärme, wie Galen und Hippokrates in ihren Schriften bezeugen. (…) Den Saft von den Blättern im Mund gehalten, nimmt Fäulnis darin und heilt sofort. Dieser Saft mit Milch angewärmt und um die Augen aufgetragen, reinigt, lindert und klärt das Sehvermögen. Dieser Saft mit Zucker getrunken, beseitigt das Blutspeien und bricht den Stein in den Lenden. Den Saft von diesem Kraut gekocht und getrunken, bringt (…) die Feuchtigkeit, die Menstruation genannt wird. Das Pulver von der Wurzel dieser Pflanze auf üble Wunden gestreut, in denen faules Fleisch wuchert, heilt diese sehr bald.«

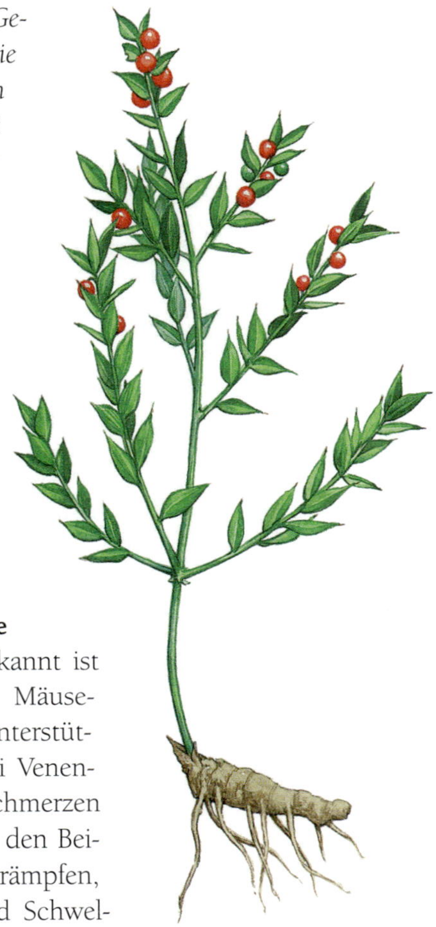

❖ Geschichte

Schon in der Antike nutzte man die jungen unterirdischen Sprossen des Mäusedorns, eines Verwandten des Spargels, als Gemüse. Auch die Blütenknospen, die wie Kapern verwendet wurden, landeten in der Küche. Die getrockneten Äste wurden zu Kehrbesen verarbeitet oder als Schutz gegen Mäuse in die Speisekammer gelegt. Spätestens seit Dioskurides verwendete man den Mäusedorn auch medizinisch bei Leberleiden, Harnwegsbeschwerden und Menstruationsproblemen. Dass er im Mittelalter darüber hinaus als probates Mittel bei Sehschwäche und schlecht heilenden Wunden galt, belegt der oben zitierte ›Gart der Gesundheit‹.

❖ Herkunft und Anbau

Der Mäusedorn gehört zu den Spargelgewächsen (Asparagaceen) und gedeiht im Mittelmeerraum, in Frankreich und Nordafrika bis nach Vorderasien. Der immergrüne Strauch besitzt kleine Laubblätter und spitz zulaufende Kurztriebe. Die grünlich weißen Blüten bilden als Frucht rote Beeren, die auf einem Blatt zu sitzen scheinen. Da die Pflanze unter Naturschutz steht, darf sie nicht aus Wildbeständen gesammelt werden.

❖ Verwendete Teile und Inhaltsstoffe

In der Heilkunde wird der Wurzelstock mit den anhängenden Wurzeln verwendet. Obwohl die Inhaltsstoffe des Mäusedorns bislang noch nicht umfassend untersucht worden sind, gilt als sicher, dass insbesondere die Steroidsapogenine Ruscogenin und Neoruscogenin maßgeblich an der Wirkung beteiligt sind. Sie besitzen einen venentonisierenden und entzündungshemmenden Effekt.

❖ Anwendungsgebiete

Wissenschaftlich anerkannt ist die Anwendung von Mäusedornwurzeln zur Unterstützung der Therapie bei Venenleiden, die sich in Schmerzen und Schweregefühl in den Beinen sowie in Wadenkrämpfen, Brennen, Juckreiz und Schwellungen äußern. Daneben hat sich auch der Einsatz bei Hämorrhoiden und zur Vorbeugung und Behandlung von Ödemen (krankhaften Wasseransammlungen) als sinnvoll erwiesen.

❖ Anwendungsform und Dosierung

Um die richtige Dosierung zu gewährleisten, sollte man ausschließlich Fertigpräparate verwenden. Je nach Präparat und Schwere der Erkrankung nimmt man täglich 2 bis 3 Kapseln ein. Die Therapie hat nur dann Erfolg, wenn sie über mehrere Monate erfolgt. Mäusedorn ist auch in einigen Kombinationspräparaten, Brausetabletten, Salben und Gelen enthalten.

✧ **Nebenwirkungen:** In seltenen Fällen wurden Magenbeschwerden sowie Übelkeit beobachtet. Gegenanzeigen sind nicht bekannt.

Maiglöckchen Convallaria majalis L.

Zum Maiglöckchen bringt Adam Lonitzer im 16. Jahrhundert ein interessantes, aber nicht ungefährliches Rezept: »Maienblumen sind kalt und feucht im zweiten Grad. Die Blüten wirken stärker als das Kraut. Diese Blüten beize vier Wochen lang in Wein, dann seihe den Wein ab, destilliere ihn fünfmal durch einen Alembic. Dieser destillierte Wein ist besser als Gold. Wer diesen Wein mit sechs Pfefferkörnern und ein wenig Lavendelwasser einnimmt, der muss sich in diesem Monat nicht vor dem Schlaganfall fürchten. Von diesem Wein alle Morgen ein Löffel voll getrunken ist gut gegen die Darmgicht. In der gleichen Weise genutzt, ist er auch denjenigen sehr nützlich, die ein Geschwür hinten am Hirn haben.«

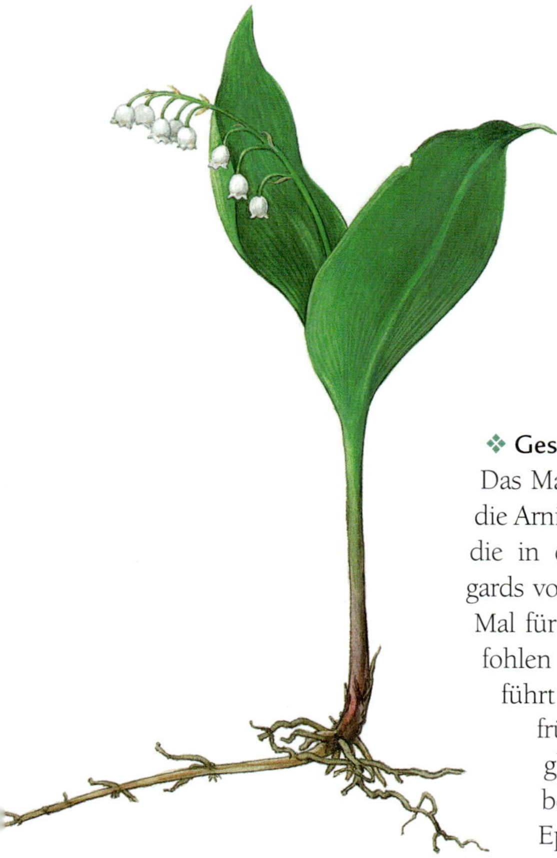

❖ Geschichte

Das Maiglöckchen zählt wie die Arnika zu jenen Pflanzen, die in den Schriften Hildegards von Bingen zum ersten Mal für die Heilkunde empfohlen werden. Die Äbtissin führt »Meygilana«, so der frühere Name des Maiglöckchens, als Mittel bei Geschwüren und Epilepsie an. In späteren Rezeptsammlungen der Klosterheilkunde findet man immer wieder Zubereitungen mit Maiglöckchen, die das Gehirn betreffen. Nach mittelalterlicher Vorstellung waren Epilepsie und Schlaganfall eng verwandte Krankheiten, da sie sich in plötzlichen Attacken äußern. Dem Maiglöckchen wurden kühlende und feuchte Eigenschaften zugesprochen, womit es zum Kreis der Giftpflanzen zählte. Erst im 16. Jahrhundert erkannte man die herzstärkende Wirkung des Maiglöckchens, das damals sogar zur Symbolpflanze für den Arzt avancierte.

❖ Herkunft und Anbau

Die zur Familie der Maiglöckchengewächse (Convallariaceen) gehörende Pflanze wächst in den gemäßigten Regionen Europas und Asiens, in Nordamerika wurde sie eingebürgert. Das europäische *Convallaria majalis* und das asiatische *Convallaria keiskei* werden arzneilich genutzt. Die botanische Bezeichnung *Convallaria* ist ein Kunstwort, das aus dem Namen *Lilium convallium* gebildet wurde, was übersetzt »Lilie der Täler« bedeutet.

❖ Verwendete Teile und Inhaltsstoffe

In der Heilkunde wird das Kraut des Maiglöckchens verwendet, das etwa 40 verschiedene herzwirksame Glykoside enthält, darunter das Hauptglykosid Convallatoxin in den Pflanzen Nordwesteuropas und das Convallosid in den Pflanzen Osteuropas. Die Glykoside unterstützen die Herzfunktion, indem sie die Kontraktionskraft des Herzmuskels erhöhen sowie die Frequenz des Herzschlags und die Erregungsleitung im Herz herabsetzen.

❖ Anwendungsgebiete

Wissenschaftlich anerkannt ist die Anwendung von Maiglöckchenkraut bei leicht eingeschränkter Herzleistung und Altersherz. Außerdem sind Maiglöckchen bei Kreislaufstörungen hilfreich.

❖ Anwendungsform und Dosierung

Da das Maiglöckchen giftig ist, darf es auf keinen Fall als Hausmittel angewendet werden. Das Kraut selbst wird so gut wie gar nicht mehr genutzt, vielmehr werden seine Glykoside in geringen Mengen in Fertigpräparaten wie Dragees und Lösungen verarbeitet.

✧ **Gegenanzeigen**: Nicht anwenden bei Kaliummangel und Einnahme anderer Herzglykoside.

✧ **Nebenwirkungen:** Es können Herzrhythmusstörungen, Erbrechen und Übelkeit auftreten.

Malve

Malva sylvestris L. und Malva neglecta Wallr.

Odo Magdunensis führt in seinem ›Macer floridus‹ eine große Anzahl äußerlicher Anwendungen der Malve auf: »Mit den gestampften Blättern und ein wenig Salz vertreibst du Augengeschwüre; mit Malvensaft heilst du die Bienenstiche; und wenn du Öl damit verquickst und deinen Leib bestreichst, wird dir gar keine Biene Schaden bringen. Gib Malve, die in Harn gekocht ist, auf dein Haupt, wenn du schändliche Kopfgrindflecken und Schuppen (...) dort vertreiben willst; verquickst du aber abgekochte Malvenblätter mit Olivenöl, kannst du mit diesem Pflaster Antoniusfeuer löschen und auch Brandwunden hervorragend lindern.« Auch einige innerliche Anwendungen nennt er: »Verhärtungen in der Gebärmutter erweicht die Abkochung und nützt ganz wunderbar bei Krankheitsfällen an den Därmen.«

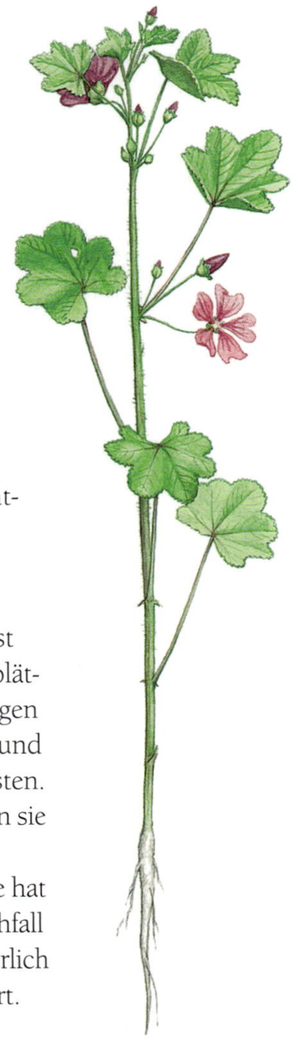

❖ Geschichte

Die Malve, die in Südeuropa zu den ältesten Nutzpflanzen gehört, war bereits im Altertum ein geschätztes Heilmittel. Die antiken Ärzte verwendeten den Pflanzenschleim als inneren Schutz gegen Gifte und setzten die Blätter als Umschlag zur Behandlung von Wunden ein. Der mittelalterliche ›Macer floridus‹ erklärt den Namen der Malve als eine Verbindung der lateinischen Wörter *mollire* (erweichen) und *alvus* (Bauch) und kennzeichnet sie damit als Abführmittel. Dazu bereitete man die frischen oberirdischen Teile als Gemüse zu. Darüber hinaus versprach man sich von der Malve bei Schwindsucht, Fieber und Augengeschwüren Heilung.

❖ Herkunft und Anbau

Als Heilpflanzen gelten die rosa bis weiß blühende Weg-Malve *(Malva neglecta)* und die größere Wilde Malve *(Malva sylvestris)* mit dunkelvioletten bis weißen Blüten. Sie gehören zur Familie der Malvengewächse (Malvaceen) und sind in den subtropischen und gemäßigten Zonen verbreitet. Beide Arten bevorzugen trockene, kalkhaltige und stickstoffreiche Böden. Für den arzneilichen Gebrauch werden sie aus Bulgarien, Albanien und Marokko importiert.

❖ Verwendete Teile und Inhaltsstoffe

In der Heilkunde werden Blüten und Blätter der Wilden Malve und die Blätter der Weg-Malve verwendet. Wichtigste Wirkstoffe sind die reizlindernden und hustenstillenden Schleimstoffe. Vor allem in den Blättern sind auch etwas Gerbstoffe enthalten, die für die mild adstringierende (zusammenziehende) Wirkung verantwortlich sind.

❖ Anwendungsgebiete

Wissenschaftlich anerkannt ist die Anwendung von Malvenblättern bei Schleimhautreizungen im Mund- und Rachenraum und damit verbundenem Reizhusten. Als mildes Adstringens werden sie auch bei Angina eingesetzt.

✦ In der Erfahrungsheilkunde hat sich Malve innerlich bei Durchfall und Reizmagen sowie äußerlich zur Wundbehandlung bewährt.

❖ Anwendungsform und Dosierung

Malvenblätter und -blüten werden als Tee zubereitet, der abgekühlt bei Schleimhautreizungen im Mund- und Rachenraum zum Gurgeln und Spülen verwendet wird. Malventee selbst empfiehlt sich besonders bei Magenbeschwerden. Die Tagesdosis der Blätter und Blüten beträgt jeweils 5 g.

✦ Als Hustentee geeignet ist eine Mischung aus gleichen Teilen Malve und Schlüsselblumenwurzel. Diese mild wirkende Teemischung ist auch für die Behandlung von Kindern sehr gut geeignet.

✧ Für Malvenblätter und -blüten sind Gegenanzeigen und Nebenwirkungen nicht bekannt.

Mariendistel Silybum marianum (L.) Gaert.

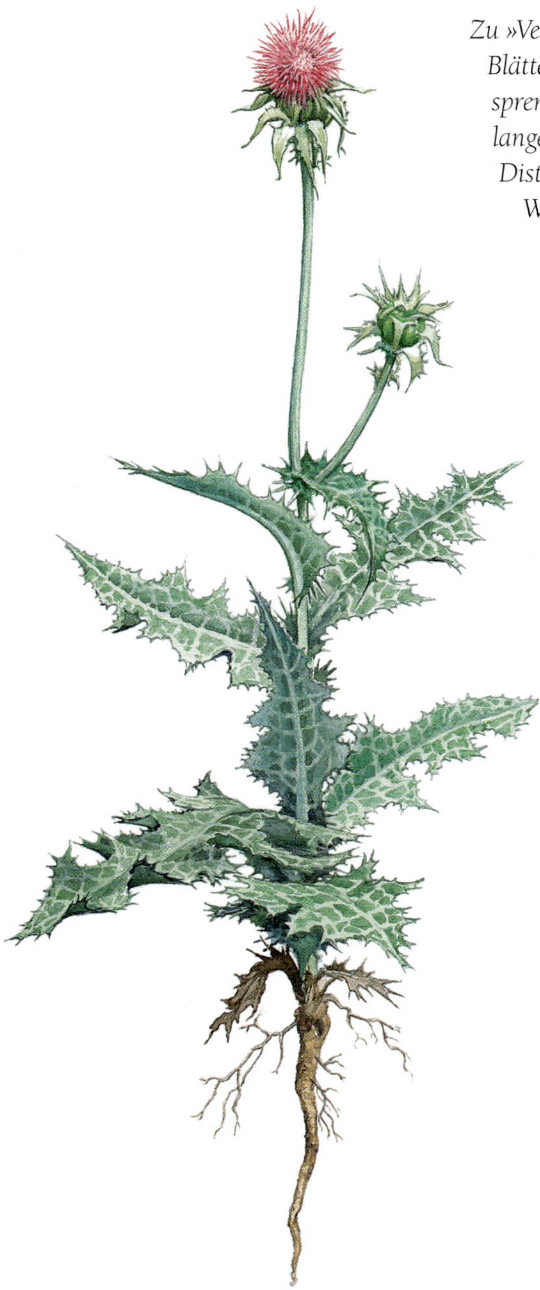

Zu »Vehedistel« schreibt Adam Lonitzer: »Sie hält stets Wasser auf den breiten Blättern am Stängel, sie sind scharf, stachlig mit vielen weißen Flecklein besprengt. Sie trägt auf allen Ästlein stachlige, rosenrote Köpfe, ringsherum mit langen Dornen besetzt. Kraft und Wirkung: Wurzel und Same von diesen Disteln sind warm und trocken, haben etwas zusammenziehende Natur. Ein Wasser von den Blättern gebrannt, davon getrunken, legt das Seitenstechen (...). Ist gut für alles Gift im Leib, gegen Pestilenz und anderes. Ein Tuch, in das Destillat von Mariendistel getaucht und aufgelegt, ist gut gegen Ohnmacht und Schwachheit und für die entzündete Leber.«

❖ Geschichte

Die Mariendistel wird zwar von den Botanikern und Ärzten der Antike genannt, viel erfährt man allerdings nicht über diese Pflanze. So weiß der griechische Arzt Dioskurides über *silybon* nur, dass sie ein Dornengewächs ist, das noch jung gekocht mit Öl und Salz als Gemüse dient und die Wurzel mit Honigmet als Brechmittel verwendet wird. Plinius erwähnt darüber hinaus ihre galletreibende Wirkung, weist aber darauf hin, dass sie in der Heilkunde nicht häufig eingesetzt wird. Das in der Antike genannte *silybon* wurde wahrscheinlich von heilkundigen Mönchen im Mittelalter über die Alpen gebracht und hatte bald einen festen Platz im klösterlichen Heilmittelschatz. Den Namen »Mariendistel« erhielt die Pflanze wegen ihrer milchweißen Streifen, die einer Legende zufolge von der Milch der heiligen Maria stammen: Beim Stillen des Jesuskinds sollen einige Milchtropfen auf die Blätter der Pflanze gefallen sein. Hildegard von Bingen bezeichnet die Mariendistel – wie später Adam Lonitzer – als »Vehedistel«, wobei »veh« für bunt, gefleckt steht und ebenfalls auf ihre weiß gefleckten Blätter hinweist. Beide Autoren empfehlen die Pflanze, deren Wurzel als entwässernd und milchfördernd galt, bei Seitenstechen, womit früher meist Lungen- oder Rippenfellentzündung gemeint war. Interessanterweise beruft sich Hildegard von Bingen dabei nicht auf das überlieferte Wissen aus der Antike, sondern stützt sich bei der Beurteilung der Heilkräfte der Mariendistel auf die medizinischen Erfahrungen ihrer nächsten Umgebung. Wichtiges Prinzip für die Anwendung der Pflanze war zweifellos die Signaturenlehre, die auf dem Analogieschluss beruhte, dass Ähnliches durch Ähnliches geheilt werde, dass also die stechende Distel das Stechen im Leib heilen könne. Einen ersten Hinweis auf das heute wichtigste Anwendungsgebiet der Mariendistel, ihre leberunterstützende Wirkung, gibt der ›Gart der Gesundheit‹ aus dem 15. Jahrhundert. Er betont, dass die Mariendistel besonders bei Vergiftungen hilfreich sei. Auf diese Indikation kam man erst wieder im 18. Jahrhundert zurück und verwendete die Mariendistel dann vorwiegend als Mittel bei Lebererkrankungen. Noch Mitte des 19. Jahrhunderts befassten sich verschiedene Mediziner mit ihrer Wirkung bei Leberleiden und berichteten von sehr positiven Ergebnissen. Daneben setzte man die Pflanze auch als Heilmittel gegen Blähungen, Verstopfungen und bei Hämorrhoiden ein. Die leberschützende Wirkung der Mariendistel hat sich in jüngster Zeit in zahlreichen wissenschaftlichen Untersuchungen bestätigt.

❖ Herkunft und Anbau

Die Mariendistel gehört zur Familie der Korbblütler (Asteraceen) und ist in Südeuropa, Südrussland, Nordafrika und Kleinasien heimisch. Hierzulande wird sie in erster Linie kultiviert, wächst aber auch wild an warmen und trockenen Plätzen. Die Mariendistel ist eine stattliche Distel (sie kann bis zu 1,50 Meter hoch werden) mit grünweiß marmorierten, dornig gezähnten Blättern und purpur blühenden, kugelförmigen Körbchenblüten. Aus dem befruchteten Blütenstand entwickeln sich die hartschaligen Früchte mit einer seidigen, weiß glänzenden Haarkrone. Die Blütezeit der Pflanze reicht von Juli bis August.

❖ Verwendete Teile und Inhaltsstoffe

In der Heilkunde werden die Früchte der Mariendistel verwendet, die in den Monaten August bis September geerntet werden können. Sie enthalten den wichtigsten Wirkstoff, das Silymarin – ein Gemisch aus drei Flavonoiden –, darüber hinaus Bitterstoffe, fettes Öl, Eiweiß und etwas Schleim sowie Vitamin E. Silymarin schützt die Leber vor Giften, indem es die Reparaturmechanismen in den Leberzellen aktiviert und die Bildung von neuen Leberzellen anregt. Dabei verändert das Silymarin die Zellmembran der Leberzellen so, dass die Gifte nicht in das Innere eindringen können. Möglicherweise beeinflusst es auch den Cholesterinstoffwechsel der Leber und schützt die Magenschleimhaut. Zusammen mit dem Vitamin E fängt es schädliche freie Radikale ab.

❖ Anwendungsgebiete

Wissenschaftlich anerkannt ist die Anwendung von standardisierten Zubereitungen der Mariendistelfrüchte bei chronisch-entzündlichen Lebererkrankungen (z. B. bei Hepatitis) und degenerativen Prozessen wie Leberzirrhose. Bei alkoholbedingten Leberschädigungen normalisieren sich die Leberwerte schneller. Außerdem lindert die Mariendistel in jeder Zubereitungsform Verdauungsbeschwerden.

✦ Selbst bei einer lebensgefährlichen Vergiftung durch den Grünen Knollenblätterpilz kann der Extrakt aus der Mariendistel als intravenöse Infusion die Lebergifte des Pilzes verdrängen und so den Zelltod verhindern.

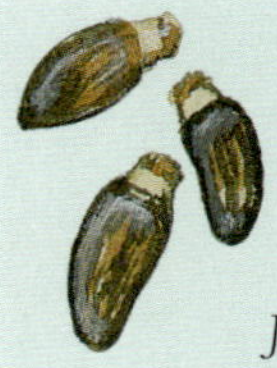

Teezubereitung:

Der Tee aus den Früchten der Mariendistel schmeckt fettig, daher empfiehlt sich eine Mischung mit Fenchelfrüchten. Jeweils 1 Teelöffel Fenchel- und Mariendistelfrüchte im Mörser zerdrücken, mit 1/8 l heißem Wasser übergießen, zugedeckt 10 Minuten ziehen lassen und abseihen. Jeweils nach dem Essen 3-mal täglich 1 Tasse trinken.

❖ Anwendungsform und Dosierung

Ein Tee aus Mariendistelfrüchten lindert zwar Verdauungs- und Gallenblasebeschwerden, aber die leberregenerierende und -schützende Wirkung ist nur für die konzentrierten Zubereitungen belegt. Zudem ist Silymarin schlecht wasserlöslich – ein Tee enthält damit nur geringe Mengen des wichtigsten Wirkstoffs. Die Tagesdosis der Extrakte liegt anfangs bei 400 mg, im weiteren Verlauf der Behandlung bei 200 mg.

✧ Für Mariendistelfrüchte sind Gegenanzeigen und Nebenwirkungen nicht bekannt.

Melisse Melissa officinalis L.

Im ›Macer floridus‹ heißt die Melisse »Barrocum« oder »Melissophyllon«: »Kocht man den Saft (der Melisse) mit Salz, dient er zur Reinigung der Frau; und dieser Trunk verjagt auch eine schädliche Blähung. Trinkt man die Abkochung des grünen Krauts wiederholt, hilft sie den lang schon an Blutstuhl und Bauchgrimmen Leidenden, gleichfalls den Kranken, die mit Asthma und mit Atemnot zu kämpfen haben; ferner reinigt sie Geschwüre und lindert alle Leiden der Gelenke; (...) behält man die Abkochung der Melisse im Mund, lindert das die Zahnschmerzen.«

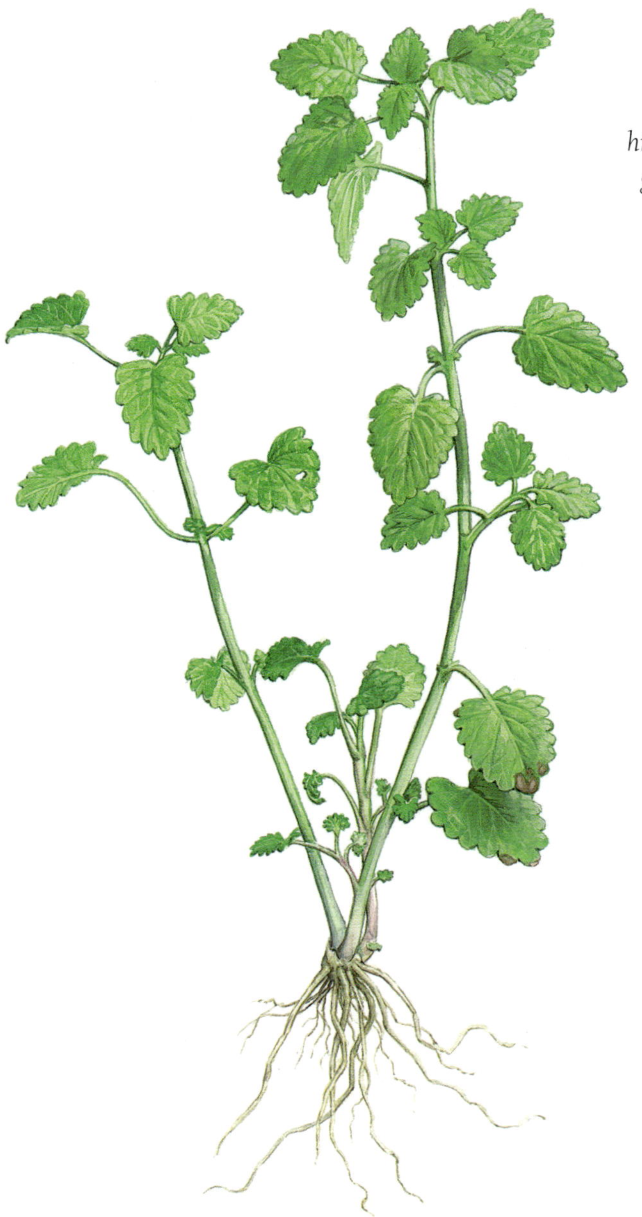

❖ Geschichte

Die Melisse, die von vielen als die zentrale Pflanze der Klosterheilkunde betrachtet wird, fehlt überraschenderweise in den frühen arzneikundlichen Werken der Mönche. Das ›Lorscher Arzneibuch‹ aus der Zeit Karls des Großen erwähnt die Melisse mit keinem Wort, obwohl dort insgesamt über 500 Pflanzen aufgeführt werden. Auch im Pflanzengedicht des Walahfrid Strabo und im St. Gallener Klosterplan sucht man sie vergebens. Vermutlich kam die Melisse erst im 10. oder 11. Jahrhundert mit den Arabern nach Europa und wurde dort vor allem in Klostergärten angebaut, worauf auch ihr späterer Beiname »Pfaffenkraut« schließen lässt. Im Altertum galt die Pflanze als Heilmittel bei Frauenleiden, giftigen Tierbissen und Zahnschmerzen. Als stark duftender Lippenblütler wurde sie aber auch als Bienenfutterpflanze gezogen. So wundert es nicht, dass Odo Magdunensis die Melisse in seinem ›Macer floridus‹ unter dem griechischen Namen *Melissophyllon,* »Bienenblatt«, anführt. Explizit von der Melisse ist erstmals im ›Circa instans‹ die Rede; hier fällt auch der Name »Citrina«, die Zitronige, der die Pflanze besonders gut charakterisiert. Hildegard von Bingen lobt die Melisse vor allem, weil sie »das Herz fröhlich mache«. Von der beruhigenden Kraft der Melisse, die allgemein als wärmend und trocknend galt, ist die Äbtissin so überzeugt, dass sie meint, die Pflanze »trage die Kräfte 15 anderer Kräuter in sich«. Ab dem Spätmittelalter hieß die Melisse dann auch »Mutterkraut«, weil die Frauenheilkunde sie als Arzneipflanze immer mehr schätzte. Die Bezeichnungen »Herzkraut« oder »Herzenstrost«, die man in späteren Werken der Klosterheilkunde findet, deuten darauf hin, dass Melissezubereitungen zudem bei Herzklopfen und Herzbeschwerden eingesetzt wurden. Dieses Anwendungsgebiet lässt sich durch die Signaturenlehre erklären, wonach Heilmittel bei in Aussehen oder Auftreten ähnlichen Beschwerden hilfreich sind: Bei der Melisse ist dies die herzähnliche Form ihrer Blätter.

Tatsächlich wirkt ihr ätherisches Öl beruhigend bei Herzproblemen. In erster Linie wurde die Melisse als Destillat eingenommen – heute noch ein klassisches Mittel der Klosterheilkunde, nicht zuletzt durch den im Jahr 1611 von den Karmeliterinnen erfundenen »Klosterfrau Melissengeist«. Jedoch wird dieses klösterliche Produkt heute vorwiegend aus dem ähnlich duftenden Citronellöl hergestellt, das im Citronellgras, einer indischen Grasart, enthalten ist.

❖ Herkunft und Anbau

Als Arzneipflanze nutzt man bei uns vorwiegend die Zitronenmelisse, in der Schweiz oft die Goldmelisse. Beide gehören zur Familie der Lippenblütler (Lamiaceen). Sie stammt aus Westasien und dem östlichen Mittelmeerraum. In Mitteleuropa wächst sie nicht wild, sondern wird in Kulturen vor allem in Sachsen-Anhalt, Thüringen, Franken und anderen süddeutschen Regionen angebaut, in Westeuropa besonders in Spanien und Südfrankreich sowie in mehreren Ländern Osteuropas. Die ausdauernde, bis zu 90 Zentimeter hohe Pflanze hat weißlich gelbe oder weiße Blüten; ihre Blätter riechen vor der Blütezeit, die von Juli bis August dauert, zitronenartig. Die jungen Blätter können laufend geerntet werden; zum Trocknen schneidet man die Stängel kurz vor der Blüte.

❖ Verwendete Teile und Inhaltsstoffe

In der Heilkunde werden die Blätter der Melisse verwendet. Ihr wichtigster Inhaltsstoff ist das ätherische Öl, in dem zahlreiche Bestandteile gefunden wurden, u. a. Citronellal und Citral. Leider ist das Öl nur in sehr geringen Mengen (0,05 bis 0,8 Prozent) in den Blättern enthalten, weshalb Melissenöl sehr teuer ist – 1 Liter kostet auf dem Weltmarkt etwa 3000 Euro. Daher ist in vielen Produkten nur sehr wenig (oder auch gar kein) Öl von *Melissa officinalis* enthalten, sondern ein zugelassener Ersatz, das Citronellöl bzw. »Indische Melissenöl«, das aus dem Citronellgras gewonnen wird. Außerdem besitzt die Melisse milde Gerbstoffe, Bitterstoffe und Flavonoide. Sie hat eine krampflösende und beruhigende Wirkung sowie einen schwach bakterien- und virenhemmenden Effekt.

❖ Anwendungsgebiete

Wissenschaftlich anerkannt ist die Anwendung von Melissenblättern bei Magen-Darm-Beschwerden, die nicht durch organische Krankheiten hervorgerufen sind, und bei nervös bedingten Einschlafstörungen.

✦ In der Erfahrungsheilkunde werden Melissenblätter auch bei nervösen Herzbeschwerden, Leber- und Gallenleiden und als Stärkungsmittel in Erkältungszeiten empfohlen. Die ausgleichende Wirkung des Melissenöls nutzt man außerdem in Badezusätzen und Salben. Selten wird der Melissenextrakt auch zur Behandlung von Herpes labealis genutzt.

❖ Anwendungsform und Dosierung

Um die beruhigende Wirkung der Melisse zu nutzen, sind Teezubereitungen die gebräuchlichste Anwendung. Die Tagesdosis beträgt 4 g.

Teezubereitung:

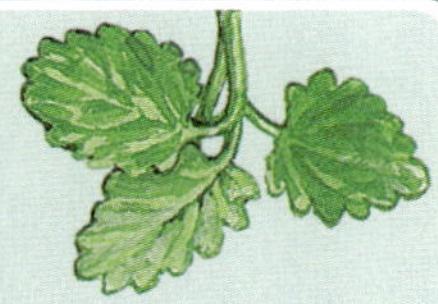

Bei Magen-Darm-Beschwerden
2 Teelöffel Melissenblätter mit 1 Tasse kochendem Wasser übergießen, zugedeckt 5 Minuten ziehen lassen und abseihen. Mehrmals täglich zu und nach den Mahlzeiten 1 Tasse trinken.

✦ Melissenblätter werden ebenfalls in Form von Frischpflanzenpresssaft angeboten, von dem man 2 bis 4 Esslöffel täglich einnimmt. Optimal für Kinder sind 2 bis 3 Teelöffel Melissensaft.

✦ Melissenblätter können auch als Zusatz für ein Vollbad genommen werden: 50 bis 60 g Melissenblätter in 1 Liter Wasser zum Kochen bringen, 10 Minuten ziehen lassen und abseihen. Den Sud ins 38 °C warme Badewasser geben.

✧ Für Melissenblätter sind Gegenanzeigen und Nebenwirkungen nicht bekannt.

Minze Mentha arvensis L. und Mentha piperita L.

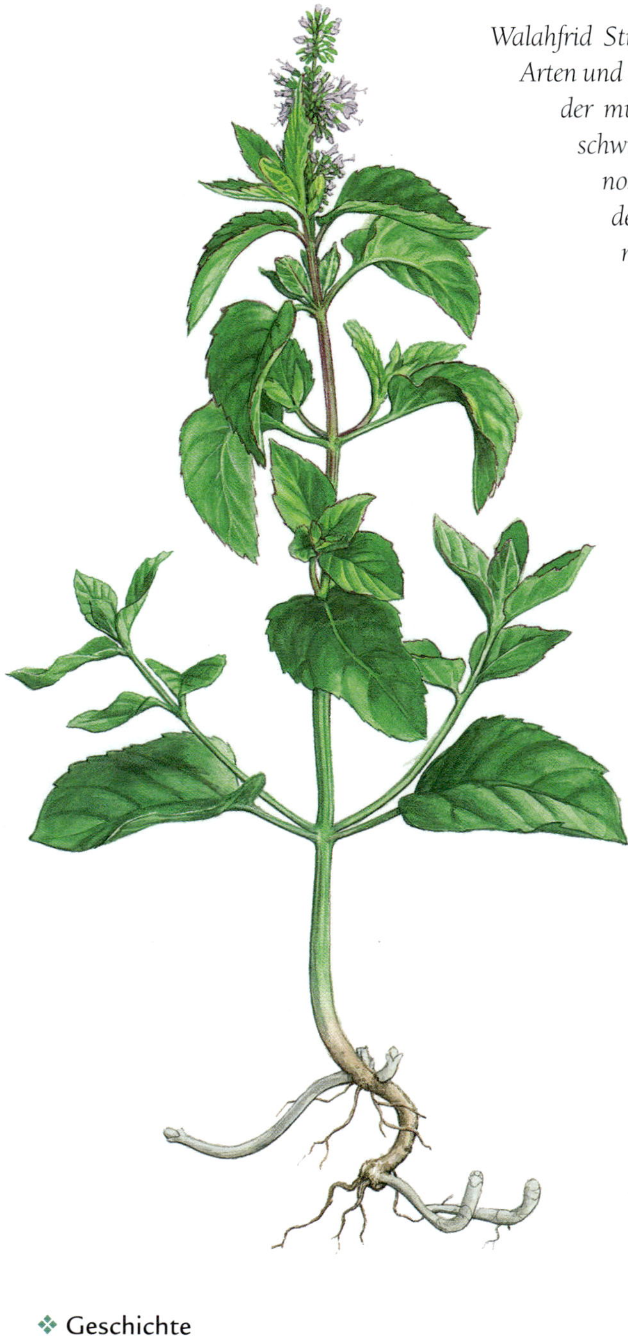

Walahfrid Strabo dichtet zu den Minze-Arten: »Wenn aber einer die Kräfte, Arten und Namen der Minze vollständig aus dem Gedächtnis nennen könnte, der müsste auch sagen können, wie viele Fische im Roten Meer wohl schwimmen oder wie viele Funken Vulcanus, der Schmelzgott von Lemnos schickt in die Lüfte empor aus den riesigen Essen des Ätna.« Zu den Heilwirkungen heißt es: »Eine nützliche Art soll die raue Stimme, so sagt man, wieder zu klarem Klang zurückzuführen vermögen, wenn ein Kranker, den häufig Heiserkeit quälend belästigt, trinkend einnimmt als Tee ihren Saft auf nüchternen Magen.«

❖ Geschichte

Die zahlreichen Arten der Minze sind tatsächlich kaum aufzuzählen – wie Walahfrid meint –, und es ist ein schwieriges Unternehmen, die einzelnen Arten in den historischen Texten auseinander zu halten. Sicher ist jedoch eines: Die Echte Pfefferminze hat es im Mittelalter noch nicht gegeben. Sie wurde zum ersten Mal im Jahr 1696 von einem englischen Wissenschaftler beschrieben. Andere Minze-Arten nutzte schon die Antike, insbesondere die Grüne Minze, die Bachminze und die Edelminze. Der Name Minze stammt angeblich von der Nymphe Mintha ab. Nach einer griechischen Sage soll die Nymphe von der eifersüchtigen Persephone in diese Pflanze verwandelt worden sein. Dioskurides empfiehlt eine Kulturform der Minze als wirksames Mittel gegen Blutspucken und Brechreiz. Er verwendet sie außerdem als Aphrodisiakum, aber auch als Umschlag bei Abszessen. Plinius fügt noch eine Reihe weiterer Anwendungsbereiche hinzu: Kopfgrind, Verstauchungen, Brüche, Gicht, Atemnot und Durchfall. In der Klosterheilkunde spielte Minze ebenfalls eine wichtige Rolle. Unterschiedliche Minze-Arten wurden nicht nur im ›Capitulare de villis‹ Karls des Großen erwähnt, sondern auch im St. Gallener Klosterplan angeführt. Es scheint kaum eine Krankheit gegeben zu haben, bei der die Pflanze nicht hilfreich sein sollte. Minze wurde als wärmend und trocknend betrachtet, womit sie sich nach mittelalterlicher Ansicht vor allem zur Stärkung der Verdauung eignete. Die Palette der Heilbereiche geriet im Laufe der Jahrhunderte immer umfangreicher. Häufig wird Minze in den Quellen bei Zahnfleischproblemen empfohlen, aber auch bei verstopfter Leber und Milz sowie verhärteten Brüsten beim Stillen. Mit dem Auftauchen der Echten Pfefferminze gewann diese rasch an Bedeutung: Man nutzte sie zunächst ebenso wie die Ackerminze gegen Magenkrämpfe, Blähungen, Halsschmerzen und Husten und setzte sie äußerlich bei Kopfschmerzen und Geschwüren ein.

Herkunft und Anbau

Die Minze-Arten gehören zur Familie der Lippenblütler (Lamiaceen). Die Ackerminze ist in fast ganz Europa verbreitet. Die Echte Pfefferminze kann nur in Kulturen gezogen werden, denn sie ist eine Kreuzung der Grünen Minze und der Bachminze und entwickelt sich in der freien Natur wieder in ihre Wildform zurück. In großem Umfang wird Pfefferminze in Bayern und Thüringen angebaut sowie in den Balkanländern, vor allem in Bulgarien und Griechenland. Eine gewisse Rolle spielt auch die Krauseminze oder Spearmint-Minze, die ebenfalls in Kulturen herangezogen wird.

Verwendete Teile und Inhaltsstoffe

In der Heilkunde werden von allen Minze-Arten die Blätter bzw. das daraus gewonnene Öl verwendet. Das ätherische Öl der Ackerminze besteht zu 42 Prozent aus freien Alkoholen (vor allem Menthol) sowie Gerbstoffen und Flavonoiden. Das ätherische Öl der Echten Pfefferminze hat einen noch höheren Anteil an Menthol, das kühlend, desinfizierend, krampflösend und durchblutungsfördernd wirkt.

Anwendungsgebiete

Wissenschaftlich anerkannt ist die innerliche Anwendung von Ackerminze bei Magen-, Darm- und Gallenbeschwerden und bei Katarrhen der oberen Atemwege sowie die äußerliche Anwendung bei Schmerzen, insbesondere Kopfschmerzen. Die Wirksamkeit der Echten Pfefferminze ist bei krampfartigen Beschwerden im oberen Verdauungstrakt und in den Gallenwegen, bei Reizmagen, Erkältungskrankheiten und Entzündungen der Mundschleimhaut nachgewiesen.

✦ In der Erfahrungsheilkunde wird die Pfefferminze auch bei juckenden Hauterkrankungen angewendet. Die Krauseminze wird nur bei Magenbeschwerden und Blähungen empfohlen, das ätherische Öl auch bei Erkältungskrankheiten.

Anwendungsform und Dosierung

Bei Problemen im Magen-Darm-Bereich empfiehlt sich eine Teezubereitung mit Pfefferminzblättern. Die Tagesdosis beträgt 3 bis 6 g.

✦ Zur innerlichen Anwendung bei Verdauungsbeschwerden werden 3 Tropfen ätherisches Öl der Acker- oder Pfefferminze in 1 Glas Wasser eingenommen. Die Tagesdosis beträgt 6 Tropfen.

✦ Bei Erkältungskrankheiten haben sich Inhalationen mit dem ätherischen Öl bewährt.

✦ Bei Kopfschmerzen reibt man die Schläfen mit 3 bis 4 Tropfen Pfefferminz- oder Minzöl ein.

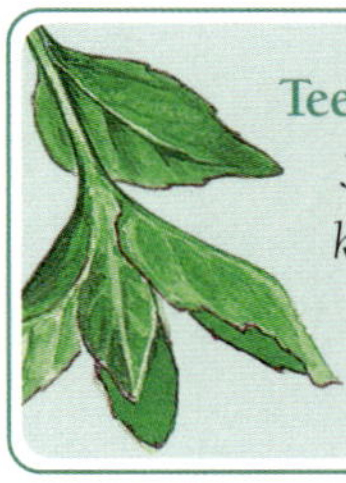

Teezubereitung:
3 Teelöffel Pfefferminzblätter mit 1 Tasse kochendem Wasser übergießen, zugedeckt 10 Minuten ziehen lassen und abseihen. Täglich 2- bis 4-mal 1 Tasse trinken.

✧ **Gegenanzeigen:** Bei Gallensteinleiden die Anwendung mit dem Arzt abklären. Das ätherische Öl darf nicht auf verletzte Haut oder Schleimhäute aufgetragen werden. Bei Säuglingen und Kleinkindern darf es nicht im Gesichtsbereich angewendet werden, da es unter Umständen den Kratschmer-Reflex auslöst, eine Atemdepression, die zum Ersticken führen kann.

✧ **Nebenwirkungen:** Bei empfindlichem Magen können Magenbeschwerden auftreten.

Möhre Daucus carota L.

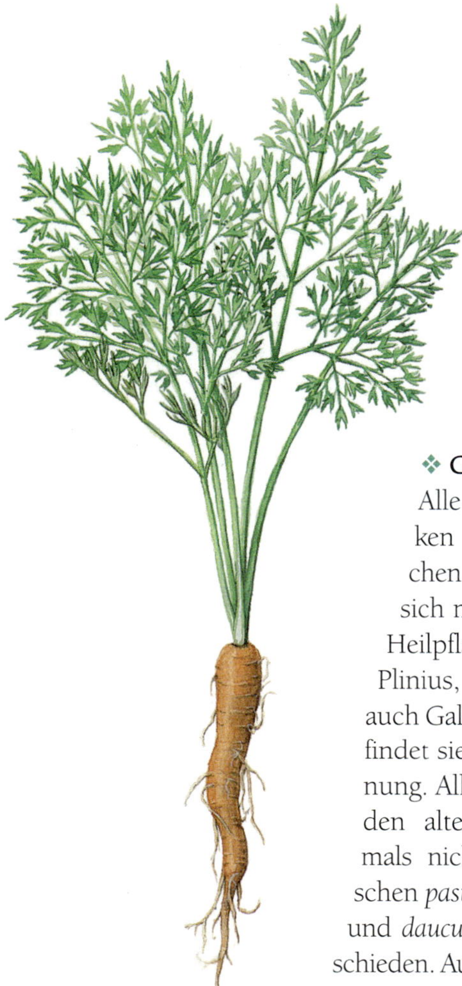

Im ›Macer floridus‹ werden der Möhre zahlreiche Heilwirkungen zugeschrieben: »Kochst du die Wurzel in Met, wird die Abkochung viel Nutzen bringen: Trinkt man sie, lindert sie die Beschwerden von Milz und Leber, behebt auch die Schmerzen der Lendenleidenden. Kochst du diese Wurzel in Milch, hilft ihre Abkochung Asthmatikern, seien sie noch so chronisch leidend, und auch Durchfallkranken. (…) Reichlich genossen, entzündet sie sogar den Liebestrieb. Wenn du mit Möhrenwurzel deine Zähne ringsum reibst, soll auch der gewaltigste Zahnschmerz sehr häufig verringert werden. Trinkt man Möhrensamen mit Wein, zähmt er die Wirkung der schrecklichen Skorpionstiche.«

❖ Geschichte

Alle wichtigen antiken und mittelalterlichen Autoren haben sich mit der Möhre als Heilpflanze befasst. Bei Plinius, Dioskurides und auch Galen von Pergamon findet sie lobende Erwähnung. Allerdings wurde in den alten Schriften oftmals nicht deutlich zwischen *pastinaka* (Pastinake) und *daucus* (Möhre) unterschieden. Auch Pietro Andrea Matthioli, der Leibarzt Kaiser Maximilians II., stellt der Möhre ein gutes Zeugnis aus: Sie sei eine »anmutige Speiß«, die gut verdaut werden könne, den Stuhlgang erleichtere und den Ehemann lustig mache. Nur Hildegard von Bingen meint, dass Möhren lediglich dazu taugen, den Bauch zu füllen. Adam Lonitzer empfiehlt die Möhre hingegen bei trockenem Husten und Asthma, bei Blasen- und Nierenleiden und zur Unterstützung der Leber. Dass man der Möhre allgemein eine aphrodisierende Wirkung zusprach, hing mit der Form, der »Signatur«, zusammen.

❖ Herkunft und Anbau

Aus der Wilden Möhre, einer der vielen Doldenblütler (Apiaceen), die in fast ganz Europa heimisch sind, gingen schon frühzeitig verschiedene Gartenformen hervor, die sich gegenüber den Wildformen vor allem durch eine größere, schmackhafte Wurzel auszeichnen – die Karotte, Rübe oder Möhre. Bei uns ist die Möhre vor allem als Kulturpflanze bekannt, sie wächst aber auch wild auf feuchten Wiesen.

❖ Verwendete Teile und Inhaltsstoffe

In der Heilkunde wird die Wurzel (Rübe) verwendet, deren Carotinoide die Zellen vor freien Radikalen schützen. Die Rübe enthält viel Pektin, weshalb sie den überreizten Magen beruhigt und den Aufbau der Darmflora unterstützt. Außerdem enthält die Rübe ätherisches Öl, Flavonoide, Vitamin B 1, B 2 und C sowie Mineralstoffe, darunter vor allem Kalium.

❖ Anwendungsgebiete

Wissenschaftlich anerkannt ist die Möhre als therapeutisches Nahrungsmittel bei Essstörungen von Säuglingen und Kindern sowie bei Vitamin-A-Mangel.

✦ Die Erfahrungsheilkunde setzt Möhren bei überreiztem Magen-Darm-Trakt ein. Bei regelmäßigem Verzehr sollen Möhren auch die Lernfähigkeit verbessern.

❖ Anwendungsform und Dosierung

Kinder sollten frisch gepressten Möhrensaft einnehmen. Wenn man 1 Teelöffel Vitamin C und 1 Esslöffel Weizenkeimöl hinzufügt, wird nicht nur die Haltbarkeit der Carotinoide, sondern auch ihre Wirkung gesteigert. Grundsätzlich gilt, dass der Körper die Carotinoide umso besser aufnehmen kann, je stärker die Möhre zerkleinert wird.

Agrimonia eupatoria L. Odermennig

Ein ausführliches Kapitel zu fast allen im Mittelalter bekannten Anwendungen des Odermennigs steht im ›Gart der Gesundheit‹: »Odermennig ist gut denjenigen, die von giftigen Tieren, zum Beispiel von Schlangen, gebissen worden sind; sie sollen den Pflanzensaft trinken. (…) Der Saft von Odermennig getrunken, vertreibt die starken Bauchschmerzen. Odermennig grün und frisch zerstoßen und auf die Ekzeme gelegt, wo sich der Wolf gebildet hat, heilt den Kranken. Odermennig mit Essig vermischt, vertreibt die Warzen, wenn man ihn wie ein Pflaster darauf legt. Wer eine kranke Milz hat, der nutze Odermennig und Hirschzunge in der Speise, er wird gesund werden. Die Wurzel des Odermennigs mit Wein gekocht, ist gut für die gelähmten Glieder.«

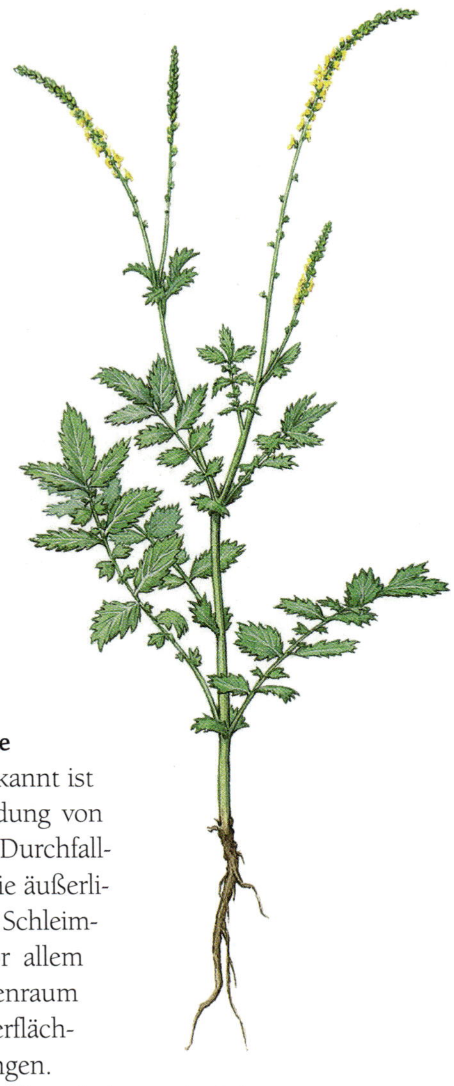

❖ Geschichte

Der Odermennig ist eine Arzneipflanze mit langer Tradition: Er wurde bereits in der Antike als Mittel gegen schwer heilende Geschwüre verwendet. Laut Dioskurides wurde sie damals *sarkokolla* (aus *sarx*, Fleisch, und *kolla*, Leim) genannt, weil sie das Fleisch zusammenleimen könne. Auch die mittelalterlichen Klosterärzte empfahlen den Odermennig vor allem bei Stichverletzungen und zur Behandlung von schlecht heilenden Wunden. Außerdem gewann er als Heilpflanze gegen Magen- und Verdauungsbeschwerden, Milzleiden, Fieber und Leberverhärtung im mittelalterlichen Arzneimittelkanon einen immer größeren Stellenwert. Zwar entdeckte man in der frühen Neuzeit noch einige andere Indikationen, aber die beiden traditionellen Hauptanwendungsgebiete Magen und Haut haben bis heute noch Gültigkeit.

❖ Herkunft und Anbau

Odermennig gehört zur Familie der Rosengewächse (Rosaceen) und wächst in fast ganz Europa. Man findet ihn auf mageren Wiesen, an Wald- und Wegrändern. Für den arzneilichen Gebrauch wird die Pflanze aus Ungarn, Bulgarien und Kroatien importiert. Um einen optimalen Wirkstoffgehalt zu gewährleisten, erntet man das blühende Kraut etwa im Juli.

❖ Verwendete Teile und Inhaltsstoffe

In der Heilkunde wird das Kraut des Odermennigs verwendet, das Gerbstoffe, Flavonoide und etwas ätherisches Öl enthält. Die Inhaltsstoffe wirken schmerzlindernd, wundheilend und schleimhautschützend. Der alkoholische Auszug aus dem Kraut soll antivirale Eigenschaften haben.

❖ Anwendungsgebiete

Wissenschaftlich anerkannt ist die innerliche Anwendung von Odermennigkraut bei Durchfallerkrankungen sowie die äußerliche Anwendung bei Schleimhautentzündungen vor allem im Mund- und Rachenraum und bei leichten oberflächlichen Hautentzündungen.

✦ In der Erfahrungsheilkunde hat sich Odermennigtee bei Gallenleiden und Appetitlosigkeit bewährt.

❖ Anwendungsform und Dosierung

Bei Haut- oder Schleimhautentzündungen bereitet man einen Aufguss zur äußerlichen Anwendung und behandelt die betroffenen Stellen mit der lauwarmen bis kühlen Abkochung. Bei Magen- und Durchfallerkrankungen wird Odermennigkraut als Tee zubereitet. Die Tagesdosis beträgt 3 bis 6 g.

✧ Für das Odermennigkraut sind Gegenanzeigen und Nebenwirkungen nicht bekannt.

Petersilie Petroselinum crispum (Mill.) NYMAN ex HILL

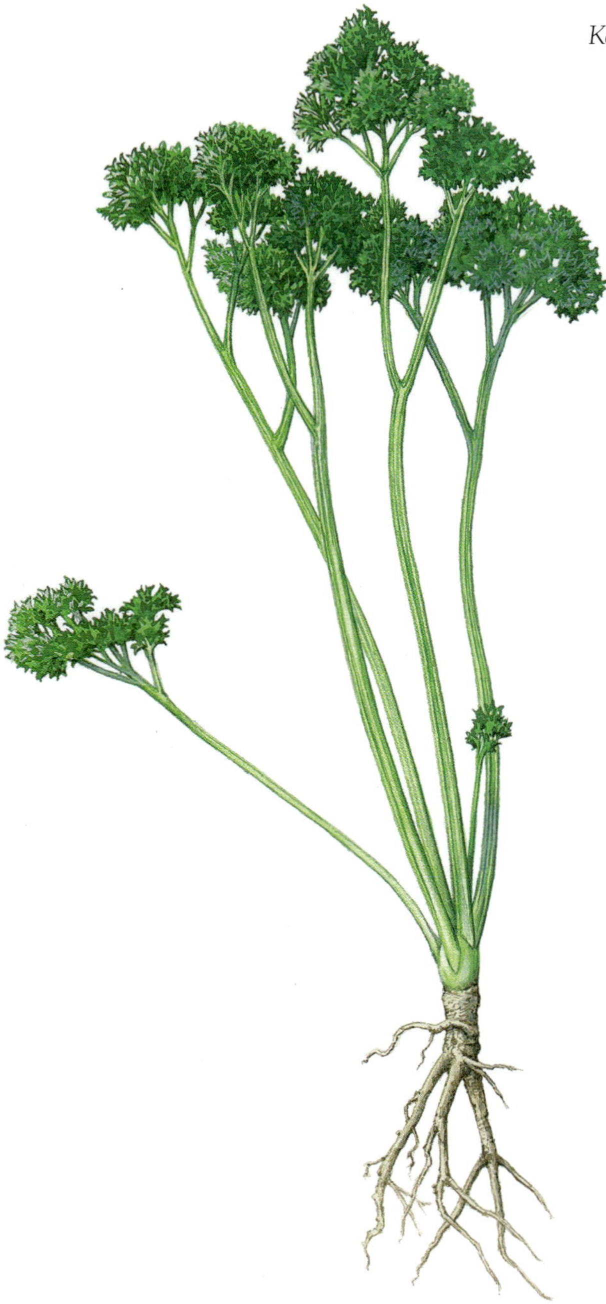

Konrad von Megenberg schreibt in seinem ›Buch von der Natur‹: »Petrosilium heißt Petersilie. Das Kraut hat die Kraft zu erhitzen und zu trocknen wie das ›Circa instans‹ sagt, und hat zwei Arten, die wilde und die Gartenart. Die Gartenart eignet sich besser zur Arznei und hat die Kraft, den Harn auszuscheiden und ist gut für den Harnstein, sowohl das Kraut als auch die Wurzel. Und wer das Kraut in anderen Speisen isst, dem stärkt es die Verkochung des Essens im Magen. Die Petersilie besitzt die meisten Kräfte, die der Sellerie hat und ist ihm auch an der Gestalt ähnlich.«

❖ Geschichte

Anders als heute war die Petersilie in antiker Zeit eher als Arzneipflanze denn als Küchenkraut geschätzt. Im alten Rom gab man sie den Gladiatoren vor dem Kampf, da man glaubte, dass sie nicht nur ihren Mut, sondern auch das Volumen ihres Bizepsmuskels verdoppeln würde. Für die griechischen Gelehrten und Ärzte war sie das Heilkraut mit der stärksten harntreibenden Wirkung. Daraus leitete man ab, dass sie auch bei Harnsteinen und gegen Wassersucht hilfreich sei. Diese Wirkung ist es, der die Petersilie ihren Namen verdankt, der vom griechischen *petroselinon* abstammt. *Petro* spielt auf die steinbrechende Wirkung an, *selinon* auf die Pflanzenfamilie, zu der die Petersilie gehört. Sie wurde auch als »kleiner Sellerie« bezeichnet. Dioskurides lobt die Petersilie in seiner ›Materia medica‹ als menstruationsförderndes und blähungstreibendes Mittel, außerdem empfiehlt er sie gegen Seiten-, Nieren- und Blasenschmerzen. In Deutschland wurde das Kraut schon sehr früh angebaut: Im ›Capitulare de villis‹ Karls des Großen wird die Petersilie als Kulturpflanze für den Gemüsegarten erwähnt. Die Klosterheilkunde übernahm zunächst die aus der antiken Medizin überlieferten Anwendungen. Erst durch die Einflüsse der Medizinschule von Salerno, die der Klostermedizin neue Impulse gab, kamen Mitte des 12. Jahrhunderts weitere Heilgebiete hinzu, nämlich Leberbeschwerden und eine Vielzahl verschiedener Hautkrankheiten: So legte man einen Brei aus frisch zerdrückter Petersilie auf Geschwüre und Mückenstiche. Der ›Gart der Gesundheit‹ überliefert außerdem zwei Rezepte gegen die »Hitze des Fiebers«. Danach soll ein Salat aus Petersilienblättern und Sauerampfer mit Essig hergestellt werden, alternativ könne man auch Petersiliensamen, Blattsalatsamen, Brunnenkresse und Lauch mit Essig und Öl vermengt zu sich nehmen. Als Heilmittel gebrauchte man damals vorwiegend die Wurzel, manchmal auch die Früchte. Im 16. Jahrhundert war die Petersilie bereits ein beliebtes Küchenkraut, wie die ersten gedruckten Kräuterbücher bezeugen. In der Volksmedizin galten die Samen als sehr wirksames Abtreibungsmittel für Frauen und als Potenzmittel für Männer.

❖ Herkunft und Anbau

Die Petersilie gehört zur Familie der Doldenblütler (Apiaceen). Die meist zweijährige, mitunter auch mehrjährige Pflanze stammt aus dem südöstlichen Mittelmeergebiet und wird heute weltweit angebaut. Nach Deutschland wird sie zur Ergänzung der eigenen Kulturen vorwiegend aus Ungarn, Tschechien und der Slowakei importiert. Man unterscheidet zwei Unterarten: die Blattpetersilie mit einer glatten oder krausen Blattform und die Wurzelpetersilie. Die Blätter beider Arten können laufend geerntet werden, die Wurzeln werden im Herbst ausgegraben. Petersilie blüht nach Frosteinwirkung in der Regel von Juni bis Juli des zweiten Jahres.

❖ Verwendete Teile und Inhaltsstoffe

In der Heilkunde werden vor allem die Wurzeln und das Kraut der Petersilie verwendet. In allen Pflanzenteilen speichert die Petersilie während sämtlicher Wachstumsphasen ätherisches Öl mit harntreibender und verdauungsanregender Wirkung. In diesem Petersilienöl ist Phenylpropan, »Petersilien-Apiol«, enthalten, das in hohen Dosen giftig ist: Es löst Krämpfe im Uterus aus und schädigt Leber, Nieren und Herz. Angesichts dieser Risiken kann die therapeutische Anwendung von Petersilienfrüchten, die einen besonders hohen Gehalt an ätherischem Öl besitzen, heute nicht mehr vertreten werden.

❖ Anwendungsgebiete

Wissenschaftlich anerkannt ist die Anwendung von Petersilienkraut und -wurzel zur Durchspülungstherapie der Nieren bei Harnwegserkrankungen und zur Vorbeugung und Behandlung von Nierengrieß. Auch bei Magen-Darm-Beschwerden sowie zur Förderung der Verdauung hat sich Petersilie als nützlich erwiesen.

✦ In der Erfahrungsheilkunde wird die Petersilienwurzel bei Menstruationsbeschwerden und zur Förderung der des Milchflusses eingesetzt.

❖ Anwendungsform und Dosierung

Die Pflanze ist zerkleinert als Kraut oder Wurzel für Aufgüsse und als Extrakt erhältlich. Als Teezubereitung eignet sie sich gut als entwässerndes Heilmittel zur Durchspülungstherapie bei Nierenerkrankungen. Die Tagesdosis beträgt 6 g.

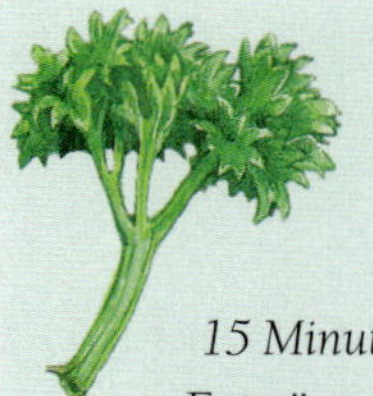

Teezubereitung:
1 Esslöffel Petersilienkraut und -wurzel mit 1 Tasse kochendem Wasser übergießen, zugedeckt 10 bis 15 Minuten ziehen lassen und abseihen. Bei einer Entwässerungskur 3-mal täglich 1 Tasse trinken und jeweils 2 Gläser Wasser nachtrinken.

✧ **Gegenanzeigen:** Zubereitungen aus Petersilienwurzel oder -kraut sollte man während der Schwangerschaft nicht übermäßig verwenden, da ein Abort ausgelöst werden kann. Auch bei durch Herz- oder Nierenerkrankungen hervorgerufenen Ödemen sollen die Zubereitungen nicht angewendet werden.

✧ **Nebenwirkungen:** Wer lichtempfindlich ist, sollte auf einen guten Sonnenschutz achten, da die in der Petersilie enthaltenen Furanocumarine die Hautempfindlichkeit erhöhen können.

Quendel Thymus serpyllum L.

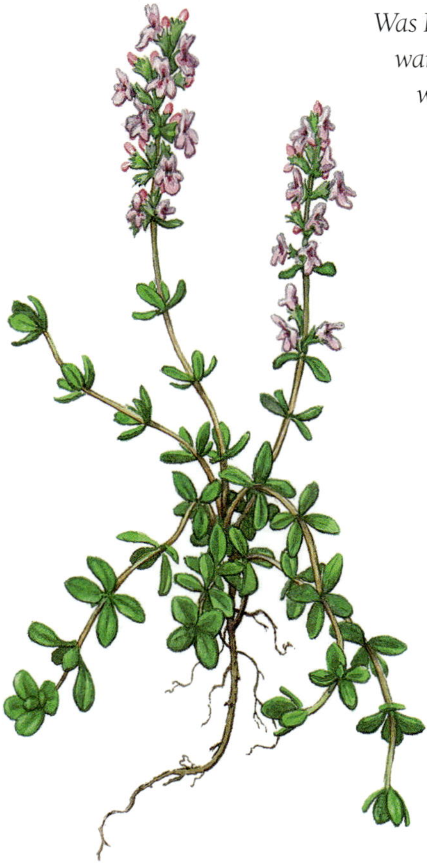

Was Hildegard von Bingen über den Quendel schreibt, hat bis heute Gültigkeit: »Der Quendel ist warm und gemäßigt, und ein Mensch, der krankes Fleisch am Leibe hat, sodass sein Fleisch wie die Krätze ausblüht, der esse oft Quendel, entweder mit Fleisch oder im Mus gekocht, und das Fleisch seines Körpers wird innerlich geheilt und gereinigt werden. Aber wer die kleine Krätze, das heißt den kleinen Grind hat, der zerstoße Quendel mit frischem Fett, und mache daraus eine Salbe, und er salbe sich damit, und er wird die Gesundheit erlangen. Und wenn das Gehirn krank und wie leer ist, dann pulverisiere er Quendel, und dieses Pulver vermische er mit Semmelmehl in Wasser, und so mache er Törtchen, und er esse sie oft, und sein Gehirn wird sich besser befinden.«

❖ Geschichte
Die Quellen über die Verwendung des Quendels in antiker Zeit sind widersprüchlich. Gesicherte Zeugnisse liegen erst aus der Zeit der Klosterheilkunde von Hildegard von Bingen und Odo Magdunensis vor. Verwendet wurde die als wärmend und trocknend eingestufte Pflanze in erster Linie bei Hautkrankheiten, Bisswunden und Kopfschmerzen, später auch bei Epilepsie. Seit dem 15. Jahrhundert setzte man Quendel verstärkt in der Frauenheilkunde ein, weshalb er auch als Marienpflanze galt und unter anderem als »Liebfrauenbettstroh« bezeichnet wurde. Der ›Gart der Gesundheit‹, entstanden um 1480, bringt gleich im ersten Kapitel die heute noch wichtigste Anwendung: Demnach soll Quendel bei *catarrus* helfen, »dem Fluss des Hauptes, der von der Kälte kommt«.

❖ Herkunft und Anbau
Der Quendel gehört zur Familie der Lippenblütler (Lamiaceen) und wird als naher Verwandter des Thymians auch »Sandthymian« genannt. Die niedrige Staude mit den zuweilen kriechenden Stängeln wächst an warmen, sonnigen Böschungen, Mauern und Wegrändern und ist in fast ganz Europa und Asien heimisch. Für den arzneilichen Gebrauch wird der Quendel aus der Ukraine und einigen Balkanländern eingeführt.

❖ Verwendete Teile und Inhaltsstoffe
In der Heilkunde wird das Kraut des Quendels verwendet. Es enthält neben Gerbstoffen und Flavonoiden vor allem ätherisches Öl, das auch für den aromatischen Geruch der Pflanze verantwortlich ist. Die Inhaltsstoffe wirken verdauungsfördernd, krampflösend und harntreibend. Außerdem kann man mit dem ätherischen Öl Bakterien und manche Viren bekämpfen.

❖ Anwendungsgebiete
Wissenschaftlich anerkannt ist die Anwendung von Quendel bei Katarrhen der oberen Atemwege, etwa bei Husten und Bronchitis.

✦ In der Erfahrungsheilkunde wird er innerlich bei entzündlichen Erkrankungen der Harnwege, des Darms und zur Anregung der Verdauung eingesetzt. Äußerlich wendet man ihn bei Abszessen, Juckreiz, Rheumaschmerzen und Verstauchungen an.

❖ Anwendungsform und Dosierung
Bei Katarrhen empfiehlt sich eine Teezubereitung mit Quendelkraut. Die Tagesdosis beträgt 4 bis 6 g. Einen Auszug aus dem Kraut oder das ätherische Öl nutzt man für Umschläge und Bäder.

✧ Für das Quendelkraut sind Gegenanzeigen und Nebenwirkungen nicht bekannt.

Raphanus sativus L. Schwarzer Rettich

Hildegard von Bingen notiert in ihrer ›Physica‹: »Der Rettich ist mehr warm als kalt. Nachdem er ausgegraben ist, soll man ihn unter der Erde an einem feuchten Ort für zwei oder drei Tage liegen lassen, damit sein Grün gemäßigt werde, auf dass es umso besser sei zu essen. Und gegessen reinigt er das Gehirn und vermindert die schädlichen Säfte der Eingeweide. Wenn ein starker und fetter Mensch Rettich isst, heilt er ihn und reinigt ihn innerlich. Den Kranken aber und den sehr Mageren schädigt er (…). Wer viel Schleim in sich hat, pulverisiere den Rettich, koche Honig in Wein und schütte dieses Pulver hinein. Etwas abgekühlt trinke er es nach dem Essen, und dieses Pulver wird ihn vom Schleim reinigen.«

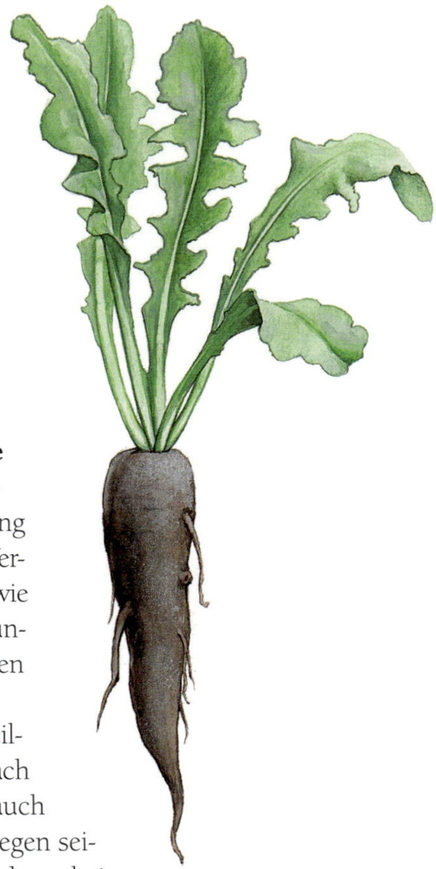

❖ Geschichte

Der Rettich war schon in der Antike eine verbreitete Nutzpflanze. Die alten Ägypter gaben den Arbeitern beim Bau der Pyramiden Rettich und Knoblauch zur Stärkung zu essen, damit sie gesund und leistungsfähig blieben. In den mittelalterlichen Klostergärten wurde Rettich sowohl als Gemüse wie auch als Heilpflanze angebaut. In seinem ›Hortulus‹ lobt Walahfrid Strabo die ausgezeichnete Wirkung der mächtigen Wurzel gegen Husten. Hildegard von Bingen empfiehlt Rettich bei Erkältungskrankheiten und zur Förderung der Verdauung. Dabei merkt sie an, dass man durch häufigen Genuss abnehmen würde.

❖ Herkunft und Anbau

Der Rettich gehört zur Familie der Kreuzblütler (Brassicaceen). Er ist ursprünglich keine einheimische Pflanze, sondern gelangte von Vorderasien über den Mittelmeerraum in hiesige Breiten. Weltweit wird er in verschiedenen Arten angebaut, die Ernte erfolgt im Herbst. Der Schwarze Rettich ist schärfer als der Weiße und enthält auch mehr Wirkstoffe.

❖ Verwendete Teile und Inhaltsstoffe

In der Heilkunde wird die Rettichwurzel verwendet, die vor allem Senfölglykoside enthält, aus denen Senföl gewonnen wird. Daneben finden sich geringe Mengen an ätherischem Senföl. Das Öl hat einen schleimlösenden Effekt und regt die Verdauungssäfte in Mund, Magen und Galle an. Eine bakterienhemmende Wirkung konnte ebenfalls nachgewiesen werden.

❖ Anwendungsgebiete

Wissenschaftlich anerkannt ist die Anwendung der Rettichwurzel bei Verdauungsbeschwerden wie Verstopfung und Blähungen sowie bei Katarrhen der oberen Atemwege.

✦ In der Erfahrungsheilkunde wird Rettich nach wie vor bei Husten (auch Keuchhusten) sowie wegen seiner gallefördernden Wirkung bei Gallen- und Leberbeschwerden eingesetzt. Außerdem nutzt man die Pflanze als appetitförderndes Mittel.

❖ Anwendungsform und Dosierung

Rettich wird zur Förderung der Verdauung und bei Gallenbeschwerden als Frischpflanzenpresssaft getrunken. Die Tagesdosis beträgt 50 bis 100 ml. Bei Husten empfiehlt es sich, Rettich mit Zucker einzunehmen. Dazu einen kleinen Teil des Rettichs abschneiden, die Wurzel aushöhlen, mit Zucker füllen und mit dem abgeschnittenen Rettichstück wieder zudecken. 3 bis 4 Stunden ziehen lassen.

✧ **Gegenanzeigen:** Man sollte die Pflanze nicht bei Gallensteinen einsetzen. Da das Senföl die Magenschleimhäute reizen kann, sollte man es nicht länger als 4 Wochen täglich anwenden.

✧ Nebenwirkungen sind nicht bekannt.

Ringelblume Calendula officinalis L.

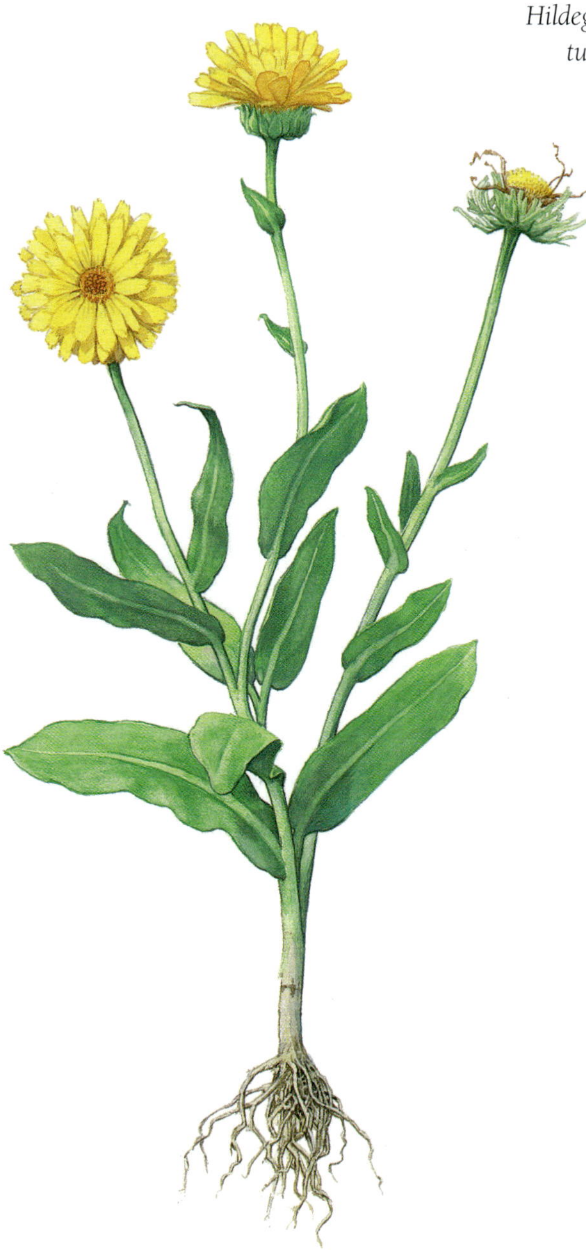

Hildegard von Bingen empfiehlt die Ringelblume innerlich gegen Vergiftungen, äußerlich bei Hautproblemen: »Und wer den Grind am Kopf hat, der nehme Blüten und Blätter der Ringelblume und drücke den Saft davon aus, und dann bereite mit diesem Saft und etwas Wasser und mit Semmelmehl oder mit Roggenmehl einen Teig. Dann lasse er damit seinen ganzen Kopf mit Tuch und Mütze verbunden, bis er sich erwärme und bis der Teig aufbricht, danach nehme er ihn weg. Dies tue er über neun Tage hinweg.«

❖ Geschichte

Obwohl die Ringelblume im Mittelmeerraum häufig vorkommt, wurde sie anscheinend von der antiken Medizin nicht genutzt. Möglicherweise ist das *klymenon*, dessen Saft Dioskurides wegen seiner zusammenziehenden Eigenschaften bei Nasenbluten, Magenleiden und als Wundmittel empfiehlt, identisch mit *Calendula officinalis*. In den Klostergärten spielte die Ringelblume zunächst keine große Rolle. Das erste medizinische Werk, das eindeutig diese Heilpflanze nennt, ist wieder einmal die ›Physica‹ Hildegards von Bingen. Die Äbtissin bezeichnet die Pflanze als »Ringele« und verwendet sie gegen Verdauungsstörungen und Ekzeme. Das oben zitierte Rezept bei Grind erweitert Hildegard noch um die Zugabe von Speck – dies gilt übrigens noch heute als äußerst hilfreich, denn Schweinefett hat sich als sehr gutes Auszugsmittel für die Ringelblume erwiesen. Auch der berühmteste Gelehrte des Dominikanerordens, Albertus Magnus, behandelt die Ringelblume in seinem botanischen Werk. Er verwendet sie äußerlich – wie schon vor ihm die Äbtissin – bei Wunden und innerlich als Saft gegen Milz- und Leberbeschwerden. Sowohl bei Hildegard von Bingen als auch bei Albertus Magnus wird die Ringelblume als kühlend und feucht bezeichnet, weshalb sie gerade bei Brandwunden als besonders geeignet galt. Bis heute haben sich diese Anwendungsgebiete bei Entzündungen und zur Förderung der Verdauung bewährt. Adam Lonitzer fügte dieser Palette an Anwendungen im 16. Jahrhundert außerdem Zahnschmerzen hinzu. Nach einem bei ihm überlieferten Rezept werden die Ringelblumenblüten pulverisiert, in Baumwolle gewickelt und auf die schmerzende Stelle gelegt. Bei weiteren Rezepten Lonitzers – aber auch in anderen Kräuterbüchern des 15. bis 17. Jahrhunderts – soll die Rinde der Ringelblume verwendet werden, was kurios ist, da die Ringelblume nach botanischem Verständnis gar keine Rinde besitzt. Hier liegt vielmehr eine Verwechslung vor: Da sowohl die Ringelblume als auch der Kapernstrauch im Volksmund als »Mönchskopf« bezeichnet wurden, unterschied ein Arzt damals nicht zwischen den Anwendungen – ein Fehler, der sich wie ein roter Faden durch die kräuterkundlichen Schriften zieht.

❖ Herkunft und Anbau

Die Ringelblume gehört zur Familie der Korbblütler (Asteraceen). Der deutsche Name Ringelblume ist vermutlich von den teilweise geringelten Früchten der Pflanze abgeleitet. In den leuchtend gelben Blütenkörbchen der einjährigen Pflanze entwickeln sich bei der Reife verschiedene Fruchtformen, von denen vor allem die inneren einer zusammengerollten Raupe ähnlich sind. In Europa gibt es zwei Calendula-Arten: Angebaut wird besonders die Garten-Ringelblume *(Calendula officinalis)*. Die Garten-Ringelblume und die Acker-Ringelblume *(Calendula arvensis)* sind auch im gesamten Mittelmeerraum zu finden. Der Anbau in Kulturen für die arzneiliche Verwendung erfolgt in Ägypten, Ungarn und der Slowakei, in kleinen Mengen auch in Deutschland.

❖ Verwendete Teile und Inhaltsstoffe

In der Heilkunde werden nur die Ringelblumenblüten verwendet, die als Wirkstoffe vor allem fettes und ätherisches Öl, Carotinoide, Flavonoide, Saponine und Polysaccharide enthalten. Ringelblumenblüten bieten ein kompliziertes Vielstoffgemisch, dessen Wirkmechanismen bis heute von der Wissenschaft nicht vollständig geklärt werden konnten. Gesichert ist jedoch, dass die Ringelblumenblüten wegen ihrer entzündungshemmenden und granulationsfördernden (die Neubildung von Wundgewebe anregenden) Eigenschaften die Wundheilung unterstützen und beschleunigen können.

❖ Anwendungsgebiete

In der Kräuterheilkunde hat die Ringelblume einen festen Platz. Wissenschaftlich anerkannt ist die äußerliche Anwendung von Ringelblumenblüten bei entzündlichen Veränderungen der Mund- und Rachenschleimhaut. Außerdem wird die Anwendung bei Wunden mit schlechter Heilungstendenz empfohlen.

✦ In der Erfahrungsheilkunde finden sich – bei äußerlicher Anwendung – ebenfalls alle Arten von Haut-, besonders Wundbehandlungen, einschließlich Flechten, Sonnenbrand und Akne. Innerlich angewendet, sollen Ringelblumenblüten eine leicht krampflösende Wirkung haben und den Gallenfluss fördern. Auch als Blutreinigungsmittel und bei Menstruationsschmerzen werden die Ringelblumenblüten eingesetzt.

❖ Anwendungsform und Dosierung

Ringelblumenblüten werden in erster Linie als Zusatzstoff in Cremes verwendet. Sie finden sich nicht nur in Salben (vor allem zur Babypflege), sondern auch in Seifen, Shampoos, Badeölen und Sonnenschutzmitteln.

✦ Bei Entzündungen im Mund- und Rachenraum hat sich besonders eine Gurgellösung mit Ringelblumenblüten bewährt.

Gurgellösung:
1 bis 2 Teelöffel Ringelblumenblüten mit 1 Tasse kochendem Wasser übergießen, 10 Minuten ziehen lassen und abseihen. Mehrmals täglich gurgeln oder spülen.

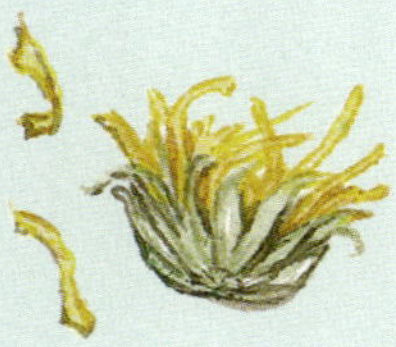

✦ Die Ringelblumenabkochung ist nicht nur als Gurgellösung sehr gut geeignet, sondern auch zur Reinigung von verschmutzten Wunden.

✧ **Gegenanzeigen:** Allergiker sollten Ringelblume nur mit Vorsicht anwenden.

✧ Nebenwirkungen sind nicht bekannt.

Rizinus Ricinus communis L.

Bereits Dioskurides kannte die Rizinuspflanze: »Es ist ein Baum von der Größe einer kleinen Feige, hat der Platane ähnliche, aber größere, glattere und schwärzere Blätter. Stamm und Zweige sind hohl wie beim Rohr, der Same steckt in rauhen Trauben, ausgeschält gleicht er der Zecke. Aus diesem wird das so genannte Rizinusöl gepresst. (...) Werden 30 Stück Samen gereinigt, fein gestoßen und genossen, so führen sie Schleim, Galle und Wasser durch den Bauch ab (...). Die gestoßenen Samen als Umschlag aufgetragen, lassen Finnen (Knötchen bei Akne) und Sommersprossen verschwinden.«

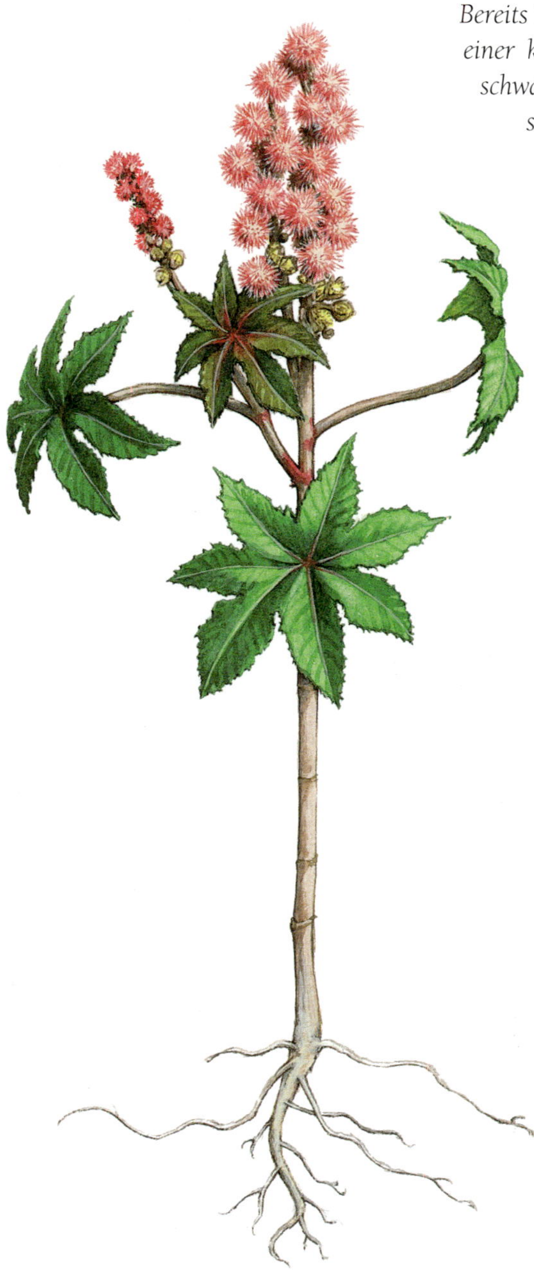

❖ Geschichte

Bereits 4000 v. Chr. gelangte die Rizinuspflanze aus Zentralafrika oder Kleinasien nach Ägypten, wo man sie später in Kulturen anbaute. Das Öl des Rizinus wurde zur Beleuchtung der Lampen in den Tempelanlagen verwendet. In dem ältesten altägyptischen Arzneibuch, dem um 1500 v. Chr. entstandenen ›Papyrus Ebers‹, ist überliefert, dass Rizinus auch als Mittel gegen Verstopfung bekannt war. In dieser Rezeptsammlung wird er mehrfach zur »Entleerung des Bauches« und zur Behandlung von Bauchschmerzen aller Art empfohlen. In antiker Zeit verwendet Dioskurides die Heilflanze immer noch gegen genau diese Beschwerden.

In den mittelalterlichen Arznei- und Kräuterbüchern taucht als Synonym für Rizinus immer wieder »Wunderbaum« auf, ein Hinweis auf das schnelle Wachstum der Pflanze. Der Rizinus hatte zudem sogar eine religiöse Bedeutung: Er war auch unter dem Namen »Palma Christi« bekannt, womit keine Palme, sondern die ausgestreckte Hand Jesu gemeint war, an die man sich durch die Form der Blätter erinnert fühlte.

Medizinisch wurde das Rizinusöl weiterhin als Abführmittel verwendet. Die Ärzte und Mönche der Klosterheilkunde bezeichneten es als starkes »Purgiermittel«, also ein Mittel zur inneren Reinigung. Diese hatten in der Heilkunde des Hochmittelalters und der frühen Neuzeit einen besonderen Stellenwert, da man hoffte, durch die Reinigung mit starken Abführmitteln den Körper von Krankheitsstoffen zu befreien. Der ›Gart der Gesundheit‹ schreibt den Rizinussamen auch eine aphrodisierende Wirkung für Männer zu. Dort ist ferner zu lesen, dass die zerstoßenen Blätter als Pflaster auf Geschwüre gelegt werden sollen, um die Heilung zu beschleunigen. Im 16. Jahrhundert lobt Adam Lonitzer das Rizinusöl außerdem als Heilmittel gegen Flechten und andere Hauterkrankungen. Rizinus ist übrigens der lateinische Name für Zecke, da der Samen der Pflanze diesem Tier sehr ähnlich sieht.

Herkunft und Anbau

Rizinus gehört zur Familie der Wolfsmilchgewächse (Euphorbiaceen) und wächst in Indien in kurzer Zeit zu einem über 10 Meter hohen Baum heran. Da es vom Standort abhängt, wie sich die Pflanze entwickelt, wächst sie in Südeuropa nur als Strauch und im gemäßigten Mitteleuropa mit Frost im Winter nur als einjähriges Kraut. Weltweit gibt es über 20 Varietäten, die sich im Aussehen ihrer Fruchtkapseln unterscheiden. Sind die Früchte reif, werden die ölhaltigen Samen aus den Fächern der Fruchtkapsel geschleudert. Die Herkunft des Rizinusbaums ist nicht genau bekannt, entweder stammt er aus Afrika oder aus Indien. Heute wird er in wärmeren Ländern wie Indien, China und Brasilien in großem Stil angebaut.

Verwendete Teile und Inhaltsstoffe

In der Heilkunde wird das Öl verwendet, das über ein aufwendiges Verfahren aus den Rizinussamen gewonnen wird. Die Samen enthalten neben ihrer Hauptkomponente, den fetten Ölen, auch hochgiftige Lectine (an Zucker gebundene Proteine), die komplett entfernt werden müssen. Eines dieser Lectine ist das Rizin, welches einer der giftigsten Substanzen aus der Natur ist: Etwa 10 Samen sind für einen erwachsenen Menschen tödlich. Bei der Gewinnung des Öls durch kalte Pressung verbleibt das Gift zunächst im Samenrückstand, weshalb die Schleimstoffe und Säuren anschließend entfernt und das Öl mit Wasserdampf behandelt werden muss. Das Öl besteht zu 85 bis 90 Prozent aus Rizinolsäure, die eine abführende Wirkung hat.

Anwendungsgebiete

Wissenschaftlich anerkannt ist die seit der Antike überlieferte abführende Wirkung des Rizinusöls. Es wird auch bei Nahrungsmittelvergiftungen verwendet.
✦ In der Kosmetik wird das Rizinusöl bei sehr trockener Kopfhaut eingesetzt, da es besser als anderes Öl in die Zwischenräume der Hornschicht eindringen kann. Es ist deshalb ebenfalls gut geeignet für die Körperpflege, die Haut und die Haare werden weich und geschmeidig, zudem hat es – wie alle Öle – eine schützende und abdeckende Wirkung.

Anwendungsform und Dosierung

Um unerwünschte Nebenwirkungen zu vermeiden, wird Rizinusöl bei akuter Verstopfung zunächst in niedrigen Dosen verabreicht: Man beginnt am ersten Tag mit 2 ml Rizinusöl; tritt keine Wirkung ein, werden am nächsten Tag 3 ml eingenommen. Die maximale Tagesdosis beträgt 5 ml. Bei stärkerer Dosierung tritt die Wirkung nach 2 bis 4 Stunden ein, bei niedrigerer Dosierung kann es verzögert nach 8 Stunden zu einer Darmentleerung kommen.
✦ Das Rizinusöl ist Grundlage von öligen Augentropfen und dient in der Kosmetik als Ölkomponente für Cremes und Salben sowie als konsistenzerhöhender Zusatz für Cremes, Salben und transparente Seifen.

✧ **Gegenanzeigen:** Rizinusöl darf nicht bei chronischer Verstopfung und Darmverschluss angewendet werden. Schwangere und Kinder unter 12 Jahren sollten auf jeden Fall auf die Einnahme von Rizinusöl verzichten.
✧ **Nebenwirkungen:** Bei hoher Dosierung kann es zu Krämpfen und Reizung der Darmschleimhaut kommen. Bei äußerlicher Anwendung wurden in seltenen Fällen Hautausschläge beobachtet.

Rosen Rosa gallica L. und Rosa centifolia L.

Hildegard von Bingen bemerkt zur Rose: »Die Rose ist kalt, und diese Kälte hat eine nützliche Mischung in sich. Am frühen Morgen oder wenn der Tag schon angebrochen ist, nimm ein Rosenblatt, lege es auf deine Augen. Es zieht den Saft, das ist das Triefen, heraus und macht sie klar. Aber auch wer etwas Geschwüre an seinem Körper hat, lege Rosenblätter darauf und es zieht ihnen den Schleim heraus. Und wer jähzornig ist, der nehme die Rose und weniger Salbei und zerreibe es zu Pulver. Und in jener Stunde, wenn der Zorn ihm aufsteigt, halte er es an seine Nase.«

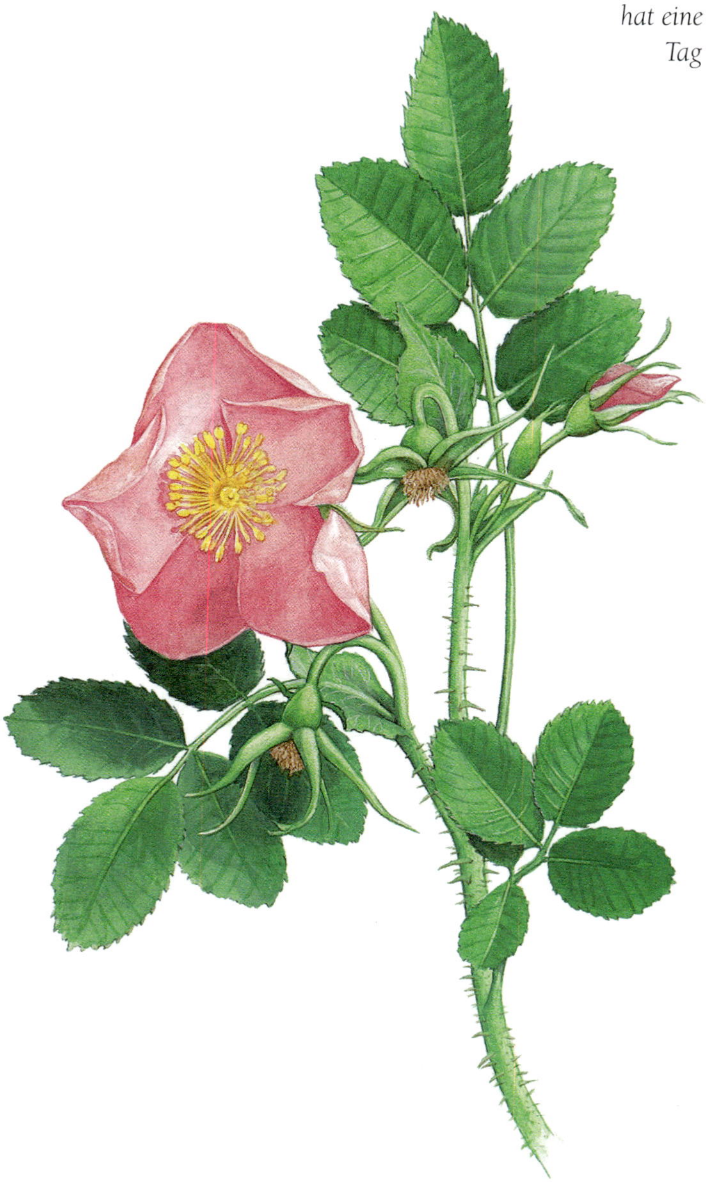

❖ Geschichte

Die Rose galt in vielen Kulturen als die Königin der Blumen. Nach einer antiken Sage soll sie als Rest der ersten Morgenröte zurückgeblieben sein, nach einer anderen entstand sie gemeinsam mit der Venus aus dem Meerschaum. Bereits in der Antike gab es viele Züchtungen von der Rose. Die griechischen Ärzte wie Dioskurides und Galen bevorzugten die wilden Formen. Sie nutzten vorwiegend die Essigrose (*Rosa gallica*), die Hundertblättrige Rose (*Rosa centifolia*) und die Heckenrose (*Rosa corymbifera*). Besonders wichtig war und ist die Essigrose, eine uralte Rosenart, die über den Handelsweg aus dem Morgenland nach Mitteleuropa gelangte.

Auch in der Klosterheilkunde war die Rose eine überaus beliebte Arzneipflanze. Weil ihr kühlende und trocknende Kräfte zugeschrieben wurden, setzte man sie im Mittelalter vor allem gegen Fieber, »erhitzte Verdauungsorgane« (also Durchfall), Brandwunden und eiternde Verletzungen ein, wie man beispielsweise im ›Macer floridus‹ nachlesen kann. Aus ihren Blättern wurden Salben für die Augen zubereitet und, in Wein gekocht, verwendete man sie bei Ohren- und Kopfschmerzen sowie bei Magenfäule, Haut- und Zahnfleischentzündungen. Darüber hinaus galt die Rose wohl wegen ihres lieblichen Duftes als probates Heilmittel gegen Depressionen. Eine besondere Rolle spielte vom Mittelalter bis ins 20. Jahrhundert das Rosenöl, das die Grundlage für eine große Anzahl von Rezepten zur äußerlichen und innerlichen Anwendung war. Aus Rosenblüten und Olivenöl hergestellt, wurde Rosenöl zwar auch allein aufgetragen, bevorzugt aber zusammen mit Veilchenöl und anderen Pflanzen eingenommen. In dieser Zubereitung setzte man es vor allem bei Fieber ein, doch auch zur Wundbehandlung war es ein geschätztes Mittel. Abgesehen vom Rosenöl kannte man auch viele Rezepturen mit Rosensirup, Rosenhonig, Rosenessig und vor allem mit Rosenwasser, einem Destillat aus den frischen Blütenblättern.

❖ Herkunft und Anbau

Die Rose ist in fast ganz Europa, Westasien und Nordafrika zu Hause. Die Essigrose *(Rosa gallica)* ist in Süd- und Mitteleuropa bis nach Kleinasien heimisch. Der Strauch wird bis zu 1,50 Meter hoch, liebt lichte Laubwälder und Wegränder und gedeiht besonders auf Kalkböden. Die Essigrose, die Stammpflanze vieler späterer Zierarten unserer Gärten, ist in den Alpen bis in eine Höhe von 1300 Metern zu finden. Die Hundertblättrige Rose *(Rosa centifolia)* ist eine Kulturform der Essigrose aus dem Altertum und kommt heute in warmen Gegenden noch wild wachsend vor. Die Hundsrose *(Rosa canina)* ist in fast ganz Europa, Westasien und Nordafrika verbreitet. Importe für den arzneilichen Gebrauch stammen aus den verschiedensten Ländern wie Chile, China, Russland, Polen, Ungarn und Bulgarien.

❖ Verwendete Teile und Inhaltsstoffe

In der Heilkunde verwendet man die Blütenblätter beider Rosenarten. Wichtige Inhaltsstoffe sind die Anthocyane, die auch für die Rotfärbung der Blätter verantwortlich sind. Wirksam ist das ätherische Öl, das Geraniol, Nerol und Citronellol enthält (in den frischen Blättern aber nur etwa 0,2 Prozent) und einen leicht entzündungshemmenden Effekt hat. Außerdem besitzt die Rose heilende Gerbstoffe, die trocknend und zusammenziehend (adstringierend) wirken. Neben den Blütenblättern der Hundertblättrigen Rose und der Essigrose finden seit einiger Zeit auch die Scheinfrüchte der Hundsrose *(Rosa canina)*, die Hagebutten, Einsatz in der Heilkunde. Sie sind reich an Vitamin C und steigern die Abwehrkräfte des Körpers.

❖ Anwendungsgebiete

Wissenschaftlich anerkannt ist die Anwendung von Rosenblütenblättern bei leichten Schleimhautentzündungen im Mund- und Rachenraum.

✦ In der Erfahrungsheilkunde werden die Blütenblätter wegen ihrer Gerbstoffe bei Durchfall, aber auch bei Erkältungskrankheiten verwendet. Äußerlich setzt man sie bei Schmerzen und leichten Wunden ein. Hagebutten finden hauptsächlich zur Vorbeugung und Behandlung von Erkältungskrankheiten Verwendung.

❖ Anwendungsform und Dosierung

Zur Behandlung von Entzündungen kann Rosenblütentee zum Gurgeln und Spülen oder zu Waschungen eingesetzt werden.

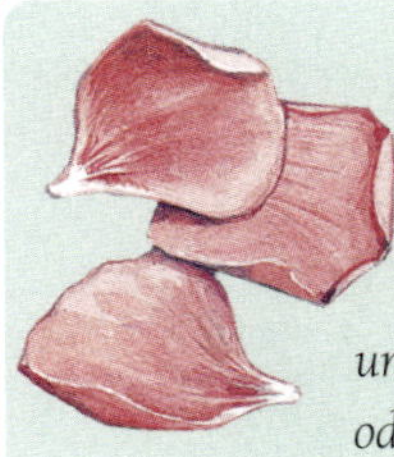

Gurgellösung:
1 Teelöffel Rosenblütenblätter mit 1 Tasse heißem Wasser übergießen, zugedeckt 10 Minuten ziehen lassen und abseihen. Mehrmals täglich gurgeln oder den Mund spülen.

✦ Rosenblütenblätter werden auch gern Teemischungen beigefügt, um sie optisch und geschmacklich ansprechender zu machen.

✦ Zur Kühlung (etwa bei Fieber), bei leichten Verletzungen und zur Hautpflege ist Rosenöl ein wunderbares, wenn auch teures Mittel: Wegen des geringen Anteils an ätherischem Öl werden für 1 kg Rosenöl etwa 5000 kg Blütenblätter benötigt.

✦ Wie man Rosenöl selbst herstellen kann, wird bereits von Odo Magdunensis im ›Macer floridus‹ beschrieben. Er rät, 30 g gereinigte Blütenblätter mit etwa 330 ml Olivenöl zu vermischen und in einem Gefäß gut verschlossen etwa eine Woche in die Sonne zu stellen.

✦ Bei Erkältungskrankheiten werden Hagebutten vor allem als Teezubereitung eingesetzt.

✧ Für Rosenblütenblätter sind Gegenanzeigen und Nebenwirkungen nicht bekannt.

Rosmarin Rosmarinus officinalis L.

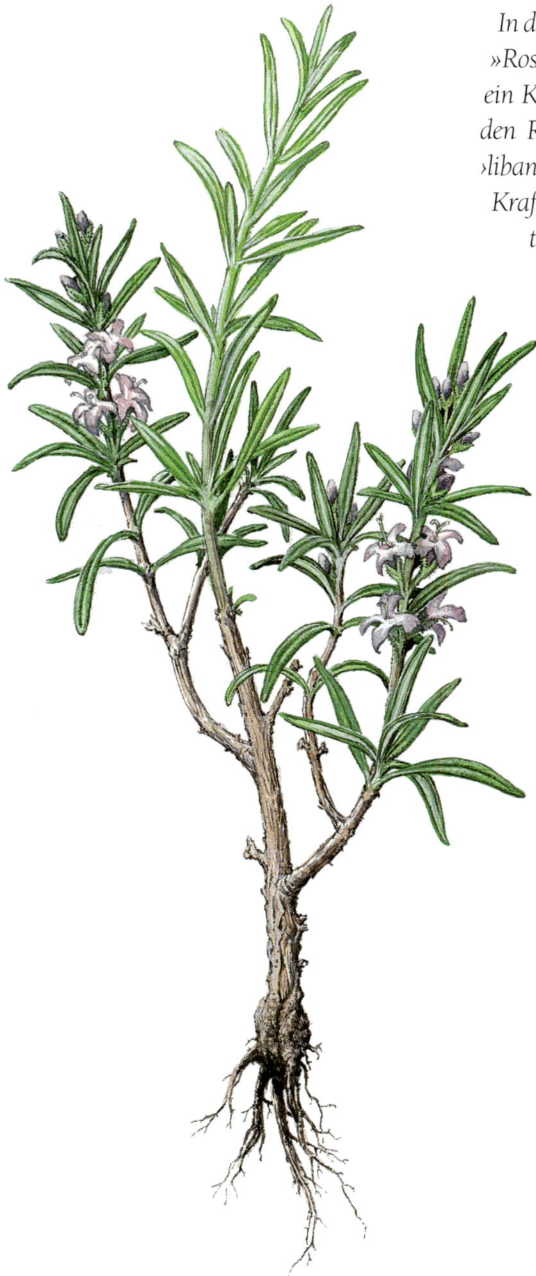

In der ›Leipziger Drogenkunde‹ findet man ein großes Kapitel zum Rosmarin: »Rosmarinus heißt meerische Rose, ist heiß und trocken. Manche sagen es sei ein Kraut, andere, es sei ein Strauch. (...) Und wenn man vom Rosmarin in den Rezepten liest, so soll man die Blüten nehmen. Aber wenn man findet ›libanotides‹ oder ›dentrolibanum‹, so nimmt man die Blätter. Und sie haben Kraft zu stärken durch ihren Wohlgeruch und lösen auf durch ihre Wärme, trocknen, reinigen und verzehren. (...) Und haben die Kraft, die Schweißporen zu öffnen durch ihre Wärme. Gegen die Ohnmacht und die Herzschwäche gib die Blüten mit Wein.«

❖ Geschichte

Obwohl Rosmarin aus dem Mittelmeerraum stammt, scheint er in der Medizin der Antike keine besondere Rolle gespielt zu haben. Dioskurides erwähnt die Pflanze in seinen heilkundlichen Schriften lediglich beiläufig und schreibt ihr erwärmende Eigenschaften und eine Heilwirkung bei Gelbsucht zu. Es ist ein Verdienst der Klosterheilkunde, Rosmarin als Arzneipflanze entdeckt zu haben. Bereits das ›Lorscher Arzneibuch‹ nennt die Pflanze, die offensichtlich mit den römischen Soldaten oder durch Mönche über die Alpen gelangte, in einem Rezept gegen Erschöpfung und Schmerzen. Den Erfolg des Rosmarins zu Heilzwecken bestätigt nicht nur der Befehl Karls des Großen, dieses Kraut auf seinen Krongütern anbauen zu lassen; auch im berühmten St. Gallener Klosterplan wird Rosmarin mit angeführt. Im Laufe der Jahrhunderte avancierte das Kraut zu einer der beliebtesten Arzneipflanzen, wie noch im 15. Jahrhundert die oben zitierte ›Leipziger Drogenkunde‹ bezeugt. So entstanden viele kleine medizinische Traktate, die mit den Wunderkräften des Rosmarins fast alle Beschwerden heilen wollten: Er wurde als Anregungs- und Stärkungsmittel gepriesen, galt aber auch bei Magenverstimmungen, Appetitlosigkeit, Blähungen, Leberleiden, Frauenkrankheiten, Asthma und Rheuma als hilfreiches Heilmittel. Weil man davon ausging, dass wohlriechende Räucherungen die als Auslöser der Pestepidemie geltende »verdorbene Luft« verbesserten, wurde Rosmarin außerdem als Räuchermittel gegen den Schwarzen Tod eingesetzt. Auch zur äußerlichen Anwendung wurde das Kraut gerühmt und bei Muskelschmerzen und Nervenlähmungen eingesetzt. Es verwundert nicht, dass ein solch angesehenes Heilmittel auch im Volksglauben fest verankert war: Wie vielen anderen aromatischen Pflanzen schrieb man dem Rosmarin eine Schutzfunktion vor bösen Geistern zu. Man sah ihn als Begleiter für den gesamten Lebensweg an, und bei der Taufe trug der Pate einen kleinen Rosmarinzweig in der Hand.

❖ Herkunft und Anbau

Der Rosmarin gehört zur Familie der Lippenblütler (Lamiaceen). Der immergrüne, aber frostempfindliche Strauch kann bis zu 1 Meter hoch werden und wächst an warmen, sonnigen Standorten. Wild wachsend kommt er vor allem an trockenen Hängen in den Mittelmeerländern reichlich vor. Er wird z. B. in Spanien, Italien und Südfrankreich angebaut, woher auch das beste Rosmarinöl kommen soll.

❖ Verwendete Teile und Inhaltsstoffe

In der Heilkunde werden die nadelförmigen Rosmarinblätter und das aus ihnen gewonnene Öl verwendet. Die Blätter enthalten ätherisches Öl, Gerb- und Bitterstoffe, Flavonoide, Triterpensäuren sowie Triterpenalkohole. Das Rosmarinöl besteht fast ausschließlich aus Terpenen, eine Hauptkomponente ist Campher (bis zu 25 Prozent). Die Blätter haben eine schwach bakterien- und virenhemmende Wirkung und einen krampflösenden Effekt. Durch die Bitterstoffe werden Appetit und Magensaftsekretion sowie in geringem Maße die Bildung von Gallensaft angeregt. Das Öl regt zusätzlich das zentrale Nervensystem an und hat eine leicht durchblutungsfördernde Wirkung.

❖ Anwendungsgebiete

Wissenschaftlich anerkannt ist die innerliche Anwendung von Rosmarinblättern und -öl bei Verdauungsbeschwerden wie Völlegefühl, Blähungen und leichten krampfartigen Magen-, Darm- und Gallestörungen. Äußerlich wird Rosmarin zur unterstützenden Behandlung von Muskel- und Gelenkrheumatismus und bei Kreislaufbeschwerden infolge niedrigen Blutdrucks empfohlen. Das Öl wird bei Erschöpfungszuständen, zur Förderung der Hautdurchblutung und zur unterstützenden Therapie von Zerrungen, Prellungen und Verstauchungen genutzt.

✦ In der Erfahrungsheilkunde wird Rosmarin bei Frauenleiden wie »Fluor albus« (weißlicher Ausfluss), nervösen Wechseljahrsbeschwerden und Problemen bei der Menstruation eingesetzt. Außerdem werden die Rosmarinblätter für Umschläge bei schlecht heilenden Wunden und gegen Ekzeme genutzt.

❖ Anwendungsform und Dosierung

Die Rosmarinblätter kann man als Teezubereitung, aber auch als ätherisches Öl verwenden. Bei den Blättern beträgt die Tagesdosis 4 bis 6 g. Bei innerlichem Gebrauch nimmt man 3- bis 4-mal täglich 3 bis 4 Tropfen auf Zucker, in Honig oder in einem warmen Getränk ein. Die Tagesdosis beträgt 10 bis 20 Tropfen.

Teezubereitung:

1 Teelöffel Rosmarinblätter mit 1 Tasse kochendem Wasser übergießen, zugedeckt 10 Minuten ziehen lassen und abseihen. Bei Erschöpfung nach grippalen Infekten täglich 3 bis 4 Tassen trinken.

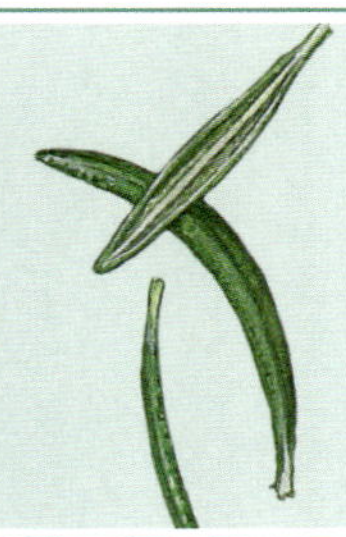

✦ Bei Rheuma und Kreislaufbeschwerden hat sich ein Bad mit Rosmarinöl bewährt: 10 bis 15 Tropfen Rosmarinöl mit 1 Becher Sahne mischen und in das 38 °C warme Badewasser geben. 20 bis 30 Minuten baden. Aber: Rosmarinbäder sollten wegen der anregenden Wirkung nicht am Abend vor dem Schlafengehen angewendet werden.

✦ Zur Anregung bei Kreislaufschwäche empfiehlt sich auch eine Aromatherapie mit Rosmarinöl.

✦ Bei Verdauungsbeschwerden und Erschöpfungszuständen ist Rosmarinwein beliebt, den man im Handel beziehen oder selbst herstellen kann: 20 g Rosmarinblätter lässt man in 1 Liter Weißwein 1 Woche ziehen und seiht sie dann ab. Täglich werden 2- bis 3-mal 20 ml eingenommen.

✦ Zur äußerlichen Anwendung bei Zerrungen und Verstauchungen sowie zur Hautdurchblutung wird Rosmarin auch in Salben und Hautölen verwendet.

✧ **Gegenanzeigen:** Rosmarinöl und -wein sollten nicht während der Schwangerschaft eingenommen werden. Ebenso ist von einer dauerhaft hoch dosierten Anwendung abzuraten.

✧ Nebenwirkungen sind nicht bekannt.

Salbei Salvia officinalis L.

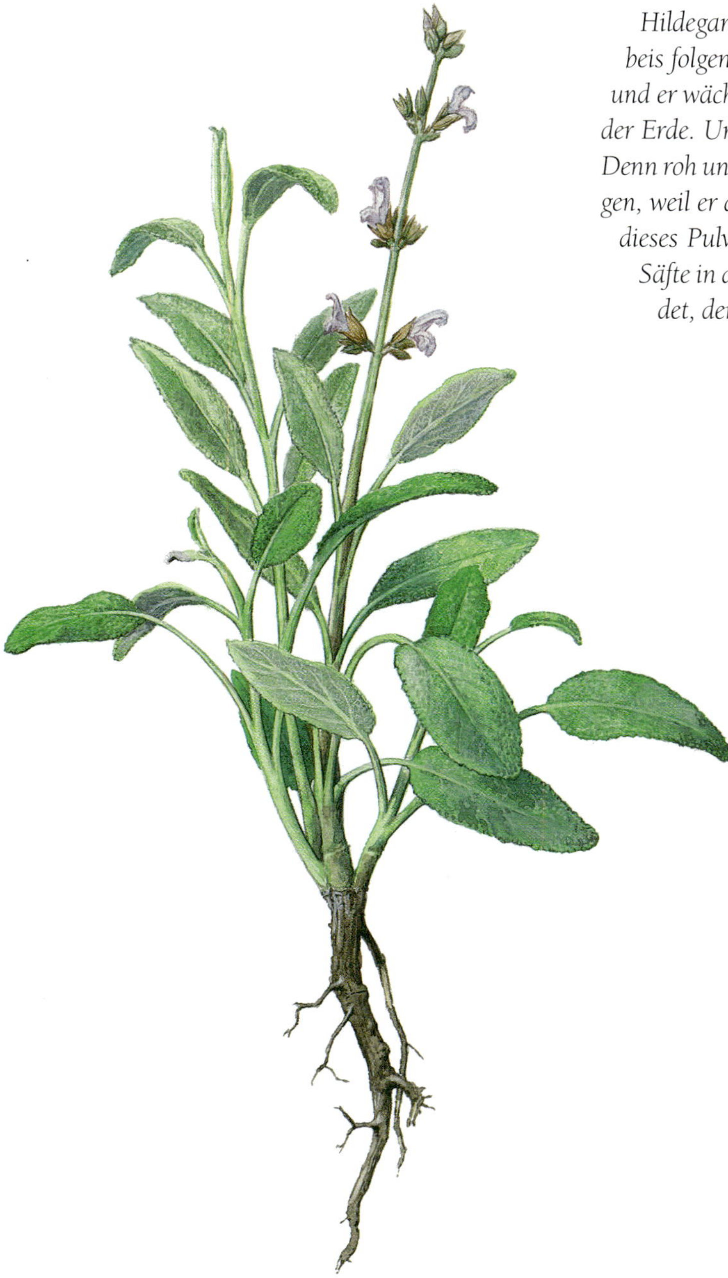

Hildegard von Bingen beschreibt in ihrer ›Physica‹ die Kräfte des Salbeis folgendermaßen: »Der Salbei ist von warmer und trockener Natur, und er wächst mehr infolge der Sonnenwärme als infolge der Feuchtigkeit der Erde. Und er ist nützlich gegen die kranken Säfte, weil er trocken ist. Denn roh und gekocht ist er gut für jenen zu essen, den schädliche Säfte plagen, weil er diese unterdrückt. Nimm aber Salbei und pulverisiere ihn, iss dieses Pulver mit Brot, und es vermindert den Überfluss der schlechten Säfte in dir. Und wer von irgendeiner schmutzigen Sache Gestank erleidet, der stecke Salbei in die Nase, und es nützt ihm.«

❖ Geschichte

Seit der Antike galten die Blätter des Salbeis als Sinnbild für das ewige Leben und wurden entsprechend vielseitig eingesetzt. Bereits im alten Ägypten sollte Salbeisaft unfruchtbaren Frauen zu Kindern verhelfen. Dioskurides lobt die harntreibende, menstruationsfördernde, wundheilende und blutstillende Kraft der Pflanze. Und Plinius schätzt darüber hinaus ihre wundreinigende Wirkung bei Schlangenbissen. Die umfassende Heilkraft der Pflanze als Universalmedizin klingt schon in ihrem botanischen Namen an, denn *salvia* lässt sich von *salvare*, heilen, ableiten. Auch in der Klosterheilkunde war und ist der Salbei als Arzneipflanze sehr beliebt: Karl der Große befahl seinen Anbau im ›Capitulare de villis‹, und auch im Kräutergarten des berühmten St. Gallener Klosterplans war er vertreten. Walahfrid Strabo war so begeistert von den Heilkräften des Salbeis, dass er ihn in seinem ›Hortulus‹ gleich an erster Stelle nennt und ihm sogar zutraut, die meisten Gebrechen der Menschen heilen zu können. Bei Walahfrid sind die Hauptindikationen Schwindel, Verdauungsbeschwerden, Husten, Magenschmerzen, Epilepsie und schlecht heilende Geschwüre. Zur Vorbeugung und Nachbehandlung eines Schlaganfalls galt Salbei bei dem Reichenauer Abt anscheinend sogar als das Mittel erster Wahl. In der Folgezeit wurden in den mittelalterlichen Rezeptsammlungen seitenlange Aufzählungen der Heilgebiete des Salbeis angegeben. Welch großes Ansehen die Pflanze genoss, belegt auch das ›Regimen sanitatis salernitanum‹, dessen Lob auf den Salbei in der Frage gipfelt: »Warum stirbt denn überhaupt der Mensch, dem Salbei im Garten wächst? Salbei schafft Remedur, Salbei, der Rat der Natur!« Spätestens seit dem 15. Jahrhundert ist auch eine kosmetische Anwendung belegt: So heißt es etwa im ›Gart der Gesundheit‹, dass Salbei den Haarwuchs fördere. Mit Salbeiblättern färbte man nicht nur Stoffe, sondern auch die Haare, was je nach Verfahren eine gelbe oder graue bzw.

graugrüne Tönung ergab. Außerdem ist belegt, dass man die Blätter gern als »Zahnbürste« nutzte, was nach heutiger Kenntnis der entzündungs- und bakterienhemmenden Wirkstoffe durchaus Sinn macht.

❖ Herkunft und Anbau

Der Salbei gehört zur Familie der Lippenblütler (Lamiaceen) und ist im gesamten Mittelmeerraum heimisch. Der nach unten verholzende Halbstrauch bevorzugt sonnige Standorte mit trockenem Boden. Seine grünlich grauen Blätter sind länglich, die Blüten violettblau. Für den arzneilichen Gebrauch wird Salbei aus den südosteuropäischen Ländern eingeführt.

❖ Verwendete Teile und Inhaltsstoffe

In der Heilkunde werden vor allem die Salbeiblätter, selten auch die -blüten verwendet. Man erntet die Blätter vor der Blütezeit und trocknet sie an einem schattigen Platz. Sie enthalten als Hauptwirkstoffe ätherisches Öl, Gerb- und Bitterstoffe sowie Flavonoide, die bakterien- und virenhemmend, zusammenziehend (adstringierend), verdauungsfördernd und schweißhemmend wirken. Außerdem besitzen die Salbeiblätter Glykoside, auf die ihre antioxidative Wirkung zurückgehen soll.

❖ Anwendungsgebiete

Wissenschaftlich anerkannt ist die äußerliche Anwendung von Salbeiblättern bei Zahnfleischentzündungen, Schleimhautentzündungen im Mund- und Rachenraum, Entzündungen der Darmschleimhaut, Durchfällen und Verdauungsbeschwerden wie Blähungen. Die innerliche Anwendung von Salbei ist bei vermehrter Schweißsekretion hilfreich.

✦ In der Erfahrungsheilkunde wird Salbei auch als Hilfe zum Abstillen empfohlen, weil er die Milchsekretion hemmen soll. Darüber hinaus wird er bei Asthma, Bronchialkatarrhen, Diabetes, Herzschwäche und Kopfschmerz eingesetzt.

❖ Anwendungsform und Dosierung

Salbeiblätter können als Tee (Tagesdosis 4 bis 6 g), ätherisches Öl (Tagesdosis 0,1 bis 0,3 g) und Tinktur (Tagesdosis 2,5 bis 7,5 g) eingenommen werden.

✦ Bei Entzündungen im Hals- und Rachenraum haben sich Spülungen mit Salbeitee bewährt, mit dem man mehrmals täglich gurgeln sollte. Die Tagesdosis beträgt 4 bis 6 g. Die Wirkung der Spülung kann man verstärken, wenn man die Salbeiblätter zu gleichen Teilen mit Kamillenblüten mischt.

Teezubereitung:
2 Teelöffel Salbeiblätter mit 1 Tasse kochendem Wasser übergießen, zugedeckt 10 Minuten ziehen lassen und abseihen. Bei Verdauungsstörungen wie Blähungen 3-mal täglich 1 Tasse jeweils vor den Mahlzeiten trinken.

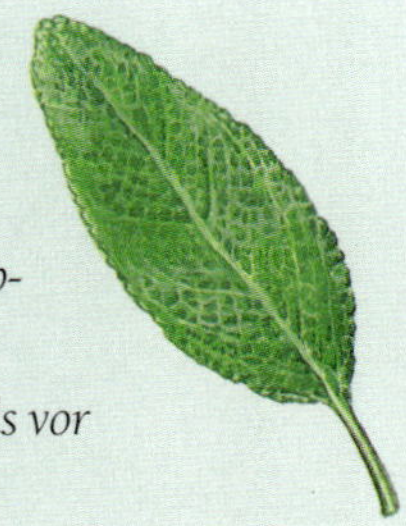

✦ Bei Erkältungskrankheiten setzt man den Extrakt aus den Salbeiblättern oder das ätherische Öl in Bonbons und als Badezusätze ein.

✦ Gegen übermäßige Schweißsekretion nimmt man bei der Teezubereitung 2 bis 3 Teelöffel Salbeiblätter pro Tasse. Diese recht hohe Dosierung, die für den gewünschten Effekt erforderlich ist, wird jedoch bei empfindlichem Magen nur schlecht vertragen.

✧ **Gegenanzeigen:** Das reine ätherische Öl und alkoholische Extrakte sollte man nicht während der Schwangerschaft einnehmen. Es empfiehlt sich, Salbei nicht länger als 4 Wochen ohne Unterbrechung anzuwenden.

✧ **Nebenwirkungen:** Bei Überdosierung (15 g) und Daueranwendung können negative Begleiterscheinungen wie Krämpfe, Hitze- und Schwindelgefühl auftreten.

Sandwegerich Plantago psyllium L.

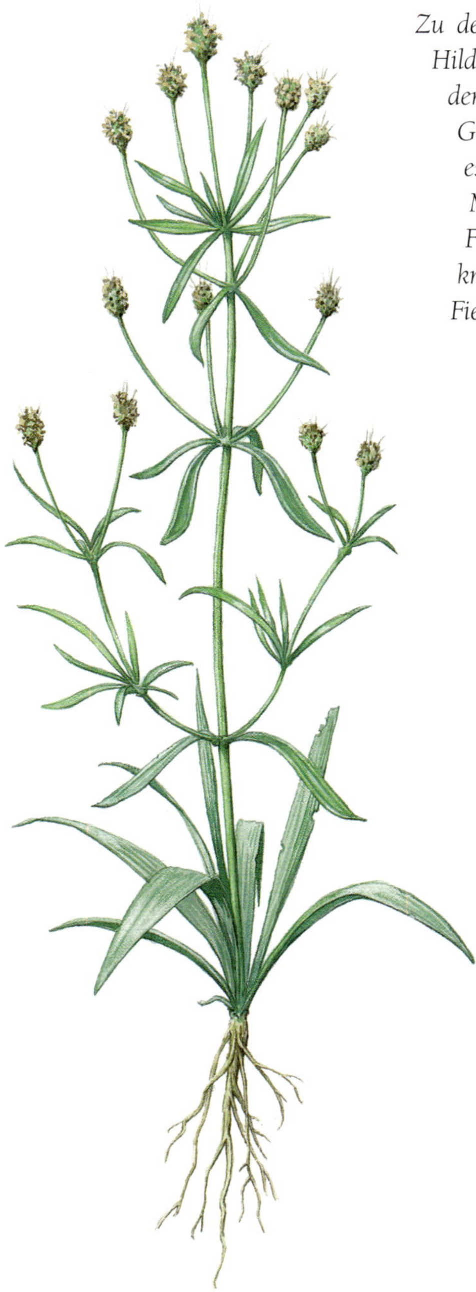

Zu den fast überschwänglich gepriesenen Heilpflanzen in der ›Physica‹ der Hildegard von Bingen gehört das »Psillium«, der Flohsamen (Flohkraut), von dem sie meint: »Das Psillium ist von kalter Natur (...). Den bedrückten Geist eines Menschen macht es durch seine angenehme Mischung froh, und es fördert und stärkt sein Gehirn, sowohl durch Kälte als auch durch seine Mischung zur Gesundung. Aber auch wer Fieber im Magen hat, koche Flohkraut in Wein, und, nach dem Abgießen des Weins, gebe er das Flohkraut in ein Tuch und binde es so warm auf seinen Magen, und er wird die Fieber in seinem Magen vertreiben.«

Geschichte

Schon bei den Griechen der Antike wurde der Sandwegerich als Flohkraut und seine Samen als Flohsamen bezeichnet, weil sie dem Aussehen nach an Flöhe erinnerten. Es hieß, dass es in den Häusern, in die frisches Flohkraut gebracht wurde, keine Flöhe gäbe. Die griechischen Ärzte waren sich aber auch der Heilwirkung des Sandwegerichs bewusst und nutzten vor allem die Flohsamen als Heilmittel. So empfiehlt Dioskurides in seiner ›Materia medica‹, dem wichtigsten pharmazeutischen Werk der damaligen Zeit, einen breiigen Umschlag aus Flohsamen wegen seiner kühlenden Wirkung bei Hautkrankheiten, Verletzungen und Gicht. Außerdem lobt er seine Wirkung bei Asthma und Magenbeschwerden. Im 12. Jahrhundert sorgte das ›Circa instans‹, die »Standarddrogenkunde des Mittelalters«, dafür, dass die Flohsamen in ganz Europa bekannt wurden. Die Klosterheilkunde betrachtete sie als feucht und kühlend. Wegen dieser Wirkungsqualitäten wurden sie innerlich besonders bei Fieber und Durchfall empfohlen, äußerlich bei Nasenbluten sowie bei »Trockenheit der Zunge« (also rauem Hals) und gegen Husten. Gegen Durst und Trockenheit im Mund legte man die Flohsamen unter die Zunge, wo man sie möglichst lange behalten sollte. Die Ausführungen des ›Circa instans‹ aufgreifend, beschreibt Albertus Magnus gegen Ende des 13. Jahrhunderts den in seinen Augen erstaunlichen Effekt, dass geröstete Flohsamen, mit Rosenöl vermischt, den Bauch bei Durchfall zusammenzögen, während der Schleim der Samen, vermischt mit Veilchenöl, abführend wirke. Auch nach heutigem Wissen sind Flohsamen tatsächlich sowohl bei Durchfall als auch bei Verstopfung hilfreich. Adam Lonitzer steht in seinem ›Kräuterbuch‹ der innerlichen Anwendung von Flohsamen kritisch gegenüber. Er empfiehlt lediglich, den Schleim, der beim Auskochen der Flohsamen entsteht, äußerlich als eine Art Pflaster aufzulegen, um Schmerzen zu stillen oder Blasen zu behandeln.

❖ Herkunft und Anbau

Verschiedene Wegerich-Arten (Plantaginaceen) sind die Stammpflanzen der Flohsamen. Der früher verwendete Sandwegerich wächst in Mitteleuropa. Heute werden jedoch für den arzneilichen Gebrauch fast ausschließlich die Samen des Indischen Sandwegerichs *(Plantago indica)*, die so genannten Indischen Flohsamen, verwendet, die aus Mittelasien importiert werden.

❖ Verwendete Teile und Inhaltsstoffe

So wie man im Mittelalter die Samen des Sandwegerichs in der Heilkunde verwendete, setzt man heute analog den Samen und die Samenschalen des Indischen Sandwegerichs ein. Verantwortlich für den therapeutischen Effekt sind hauptsächlich die enthaltenen Schleimstoffe (Polysaccharide), die vor allem in den Samenschalen gespeichert sind. Deshalb werden in der Heilkunde inzwischen fast nur noch diese genutzt. Die Schleimstoffe des Indischen Flohsamens zeichnen sich durch ein besonders hohes Quellvermögen aus: Sie können bis auf das 15fache Volumen aufquellen, ihre Schalen sogar auf das 40- bis 100fache. Flohsamen und -schalen regen nicht nur die Darmtätigkeit an, sondern wirken auch auf zweifache Weise darmschützend: Die Quellstoffe binden Cholesterin und zahlreiche Darmabfälle bis hin zu Giften an sich, darüber hinaus verkürzen sie die Verweildauer des Speisebreis und damit auch die Kontaktzeit mit krebserregenden Stoffen. Es kommt zu einer Verbesserung der Darmflora, da das Darmmilieu saniert wird.

❖ Anwendungsgebiete

Wissenschaftlich anerkannt ist die Anwendung von Indischen Flohsamen und -schalen bei chronischer Darmträgheit (habituelle Obstipation), da sie eine sehr milde, aber wirkungsvolle Verdauungshilfe sind. Außerdem unterstützen sie die Funktionsfähigkeit des Darms bei Analfisteln und Hämorrhoiden und während der Schwangerschaft. Gut erprobt ist der Einsatz der Samenschalen auch bei Reizdarm und Durchfall. Wegen ihrer quellenden Wirkung werden sie zudem gern bei Fastenkuren eingesetzt, um eventuell auftretenden Hungergefühlen entgegenzuwirken (siehe Seite 392).

❖ Anwendungsform und Dosierung

Flohsamen und -schalen sind ein idealer Ballaststoff, da sie im Gegensatz zu Weizen- oder Haferkleie nicht zu einer Gewichtszunahme führen. Wichtig ist allerdings, dass man bei der Einnahme von Flohsamen und -schalen immer ausreichend Wasser trinkt, da es sonst leicht zu Verstopfung kommen kann. Die Wirkung stellt sich zu Beginn der Einnahme unter Umständen erst nach 12 bis 24 Stunden ein, in seltenen Fällen sogar erst nach 2 Tagen. Andere Medikamente sollte man erst 1 Stunde später einnehmen, da die Aufnahme ihrer Wirkstoffe durch die Flohsamen bzw. -schalen verhindert werden kann. Die Einzeldosis der Indischen Flohsamen beträgt 10 g, die der Flohsamenschalen 5 g.

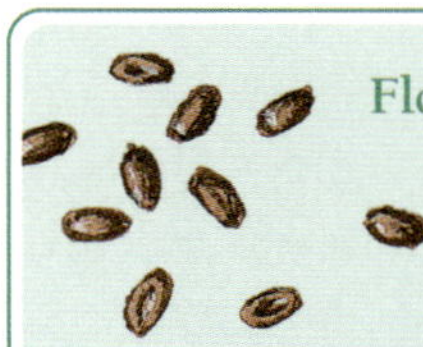

Flohsamen-Kur:
2 Esslöffel grob zerkleinerte Indische Flohsamen in 1 Glas Wasser geben und sofort trinken. Täglich 3-mal zu den Mahlzeiten einnehmen. Dazu muss viel getrunken werden, wenigstens 1/4 bis 1/2 Liter, jedoch keine Milch, da diese nicht zur Quellung führt.

✧ **Gegenanzeigen:** Nicht anwenden bei Verengungen von Speiseröhre oder Magen- und Darm-Trakt, bei drohendem oder vorliegendem Darmverschluss sowie schwer einstellbarem Diabetes mellitus. Insulinpflichtige Diabetiker sollten mit dem Arzt klären, ob eine Reduzierung der Insulindosis erforderlich ist.

✧ **Nebenwirkungen:** In seltenen Fällen kann es zu allergischen Reaktionen kommen.

Schafgarbe Achillea millefolium L.

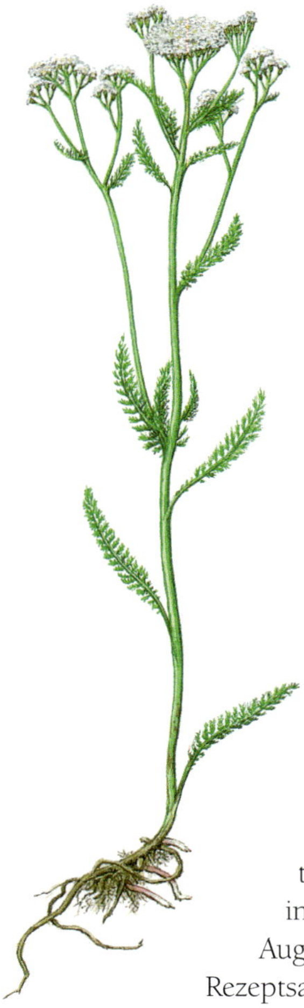

Adam Lonitzer nennt die Schafgarbe in seinem ›Kräuterbuch‹ einfach »Garbe«: »Die Garbe ist von trocknender Qualität, zieht zusammen, trocknet und heilt, äußerlich und innerlich ist sie für alle Wunden dienlich. Gequetscht und auf die Wunden gelegt, bewahrt sie diese vor Geschwulst. Mit Butter gebeizt und auf den Backen gelegt, nimmt sie das Zahnweh hinweg. Wer nur mit Mühe harnen kann, der trinke die Garbe mit Essig. Garbe ist auch gut gegen den Stein, wenn man sie trinkt. Die frische Garbe, gestoßen und auf Wunden gelegt, trocknet diese und zieht sie zusammen, stillt auch übermäßige Menstruationsblutungen. Man kann das Kraut auch allein oder zusammen mit anderen in Wein kochen. Dieser Wein getrunken (...), löst das geronnene Blut und treibt Spulwürmer und Giftstoffe aus dem Leib und stillt den Bauchschmerz.«

❖ Geschichte

Bereits bei Dioskurides taucht die Schafgarbe als »Tausendblättriges Soldatenkraut« auf, wohl weil sie wegen ihrer blutstillenden Wirkung bei Kriegern und Soldaten zur Wundheilung eingesetzt wurde. Hildegard von Bingen führt die Pflanze in ihren Schriften als Mittel bei äußerlichen und innerlichen Verletzungen sowie bei Augenentzündungen an. In anderen Rezeptsammlungen des Mittelalters reichen die Anwendungsgebiete von Epilepsie über Zahnschmerzen bis zu Koliken und Verdauungsbeschwerden. Dass die Schafgarbe außerdem häufig gegen Frauenleiden verwendet wurde, darauf deuten ihre im Volksmund gebräuchlichen Namen »Frauenkraut« und »Frauendank« hin.

❖ Herkunft und Anbau

Die Schafgarbe (auch »Tausendblatt«) gehört zur Familie der Korbblütler (Asteraceen) und ist in Europa, Nordasien und Nordamerika heimisch. Die bis zu 80 Zentimeter hohe Pflanze wächst an Wegrändern zwischen Wiesenblumen und an Böschungen. Ein Anbau arzneilich hochwertiger Pflanzen ist noch nicht gelungen. Für die Verwendung als Heilmittel werden daher Pflanzen aus Wildsammlungen in Deutschland sowie ost- und südosteuropäischen Ländern bezogen.

❖ Verwendete Teile und Inhaltsstoffe

In der Heilkunde werden das Kraut und die an Wirkstoffen reicheren Blüten der Schafgarbe verwendet. Diese Pflanzenteile enthalten neben Bitter-, Gerb- und Mineralstoffen vor allem ätherisches Öl, das krampflösend und entzündungshemmend wirkt. Außerdem hemmt das ätherische Öl das Wachstum von Bakterien und Pilzen. Die Bitterstoffe können die Sekretion der Gallensäure anregen und sind für die appetitfördernde Wirkung verantwortlich.

❖ Anwendungsgebiete

Wissenschaftlich anerkannt ist die innerliche Anwendung von Schafgarbe bei Appetitlosigkeit und krampfartigen Verdauungsbeschwerden. Äußerlich wird sie bei Menstruationsstörungen und bei entzündlichen Erkrankungen der Haut und Schleimhäute eingesetzt.

✦ In der Erfahrungsheilkunde wird das Schafgarbenkraut auch zur Wundbehandlung und bei blutenden Hämorrhoiden verwendet.

❖ Anwendungsform und Dosierung

Bei Verdauungsbeschwerden wird Schafgarbenkraut als Tee eingenommen. Die Tagesdosis beträgt 4,5 g. Für entzündungshemmende Sitzbäder und Spülungen sollte man den wässrig-alkoholischen Extrakt verwenden.

✧ **Gegenanzeigen:** Bei empfindlichen Personen kann die äußerliche Anwendung des Schafgarbenkrauts allergische Hautreaktionen auslösen.

✧ Nebenwirkungen sind nicht bekannt.

Prunus spinosa L. Schlehdorn

Hildegard von Bingen behandelt den Schlehdornstrauch in ihrer ›Physica‹ im Kapitel Bäume: »Und die Frucht des Schlehdorns, nämlich die Schlehen, süße mit Honig und iss sie oft (...), dann wird die Gicht in dir weichen. Aber wer im Magen schwach ist, der (...) koche sie in Wasser und esse sie oft, dies führt den Unrat und den Schleim vom Magen ab. Und wenn er ihre Kerne mitisst, wird es ihm nicht schaden. Und wenn Krebse (...) den Menschen in seinem Körper zernagen, nehme er die inneren Kerne der Schlehen.« Mit Krebsen sind allgemein Parasiten gemeint, die im Mittelalter weit verbreitet waren.

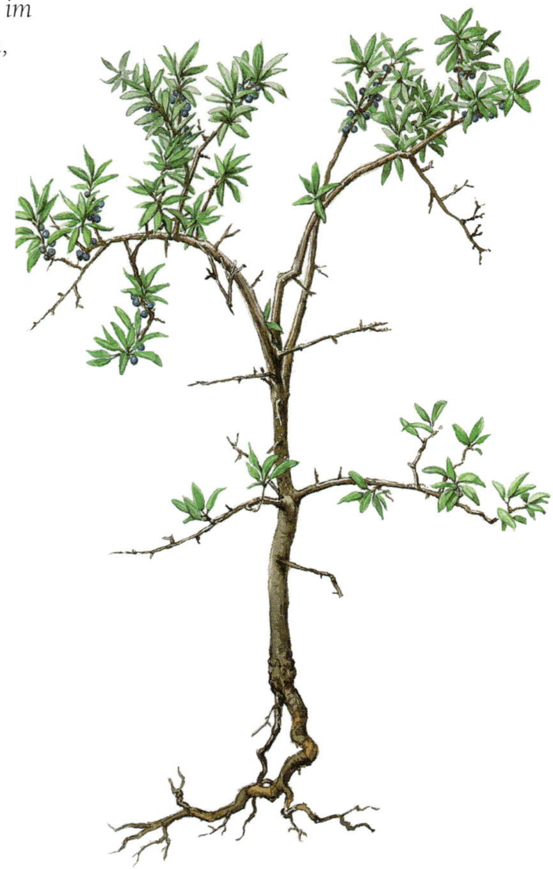

❖ Geschichte

Die antiken Ärzte schenkten der Schlehe keine große Aufmerksamkeit, der eingedickte Fruchtsaft war jedoch ein allgemein bekanntes Heilmittel gegen die Ruhr. Wesentlich größere Bedeutung erlangte der Schlehdorn in der Heilkunde des Mittelalters. Neben Hildegard von Bingen hat sich auch Konrad von Megenberg mit dem Strauch befasst. Von ihm ist ein Mittel gegen Durchfall überliefert. Man nutzte verschiedene Teile der Pflanze, neben den Früchten auch die Blüten, die Wurzel und die innere, gelbe Rinde. Die Blüten wurden allgemein bei Herz- und Magendrücken, der Beerensaft bei Zahnfleischentzündungen verwendet. Die Rinde wurde unter anderem gegen Wechselfieber eingesetzt.

❖ Herkunft und Anbau

Der Schlehdorn gehört zur Familie der Rosengewächse (Rosaceen) und ist in ganz Süd- und Mitteleuropa sowie in Nordafrika und Vorderasien auf kalkreichen Böden zu finden. Der Strauch wird bis zu 3 Meter hoch und trägt zahlreiche Seitenzweige, die in spitzen Dornen auslaufen. Die dunkelblauen Früchte sind erst nach Frostnächten im Herbst genießbar.

❖ Verwendete Teile und Inhaltsstoffe

In der Heilkunde werden die Früchte und Blüten des Schlehdorns verwendet. Die Blüten enthalten Flavonglykoside und Amygdalin, die abführend und harntreibend wirken. In den Früchten finden sich Gerbstoffe, Amygdalin, Säuren und Vitamin C, die eine zusammenziehende (adstringierende) Wirkung haben.

❖ Anwendungsgebiete

Wissenschaftlich anerkannt ist die äußerliche Anwendung der Früchte bei leichten Schleimhautentzündungen im Mund- und Rachenraum.

✦ In der Erfahrungsheilkunde wird die innerliche Anwendung der Blüten bei Magen-Darm-Beschwerden, Erkältungskrankheiten und Wassersucht sowie bei Nieren- und Blasenleiden empfohlen.

❖ Anwendungsform und Dosierung

Für Mundspülungen und als Gurgelmittel mit einer Abkochung von Schlehdornfrüchten beträgt die Tagesdosis 2 bis 4 g. Bei der Teezubereitung aus den Blüten gegen Magen-Darm-Beschwerden sollte die Tagesdosis 4 gehäufte Teelöffel nicht überschreiten.

✧ Für Schlehdornfrüchte und -blüten sind Gegenanzeigen und Nebenwirkungen nicht bekannt.

Schlüsselblume Primula veris L.

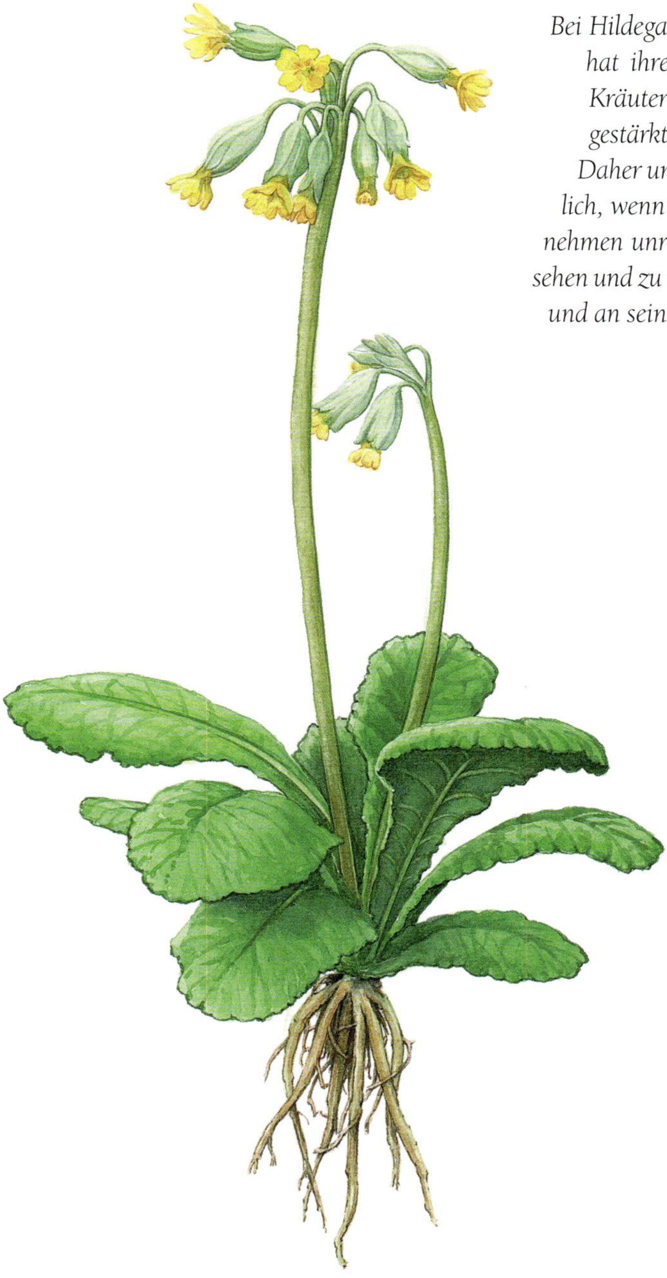

Bei Hildegard von Bingen heißt die Schlüsselblume »Himmelsschlüssel«: »Sie hat ihre ganze Grünkraft vom Scheitelstand der Sonne. Denn gewisse Kräuter werden vornehmlich von der Sonne, andere aber vom Mond (...) gestärkt. Dieses Kraut empfängt hauptsächlich von der Sonne seine Kräfte. Daher unterdrückt es die Melancholie im Menschen. Die Melancholie nämlich, wenn sie im Menschen aufsteigt, macht ihn traurig und in seinem Benehmen unruhig und lässt ihn Wort gegen Gott aussprechen, was die Geister sehen und zu ihm eilen (...). Daher lege dieser Mensch das Kraut auf das Fleisch und an sein Herz, damit es davon warm werde.«

❖ Geschichte

Die Schlüsselblume ist eine nordische Pflanze und war deshalb der antiken Literatur und Medizin nicht bekannt. Bereits in ihrem botanischen Namen *Primula ve-ris*, die Frühlingsbotin, klingt an, dass sie in früheren Zeiten im Volksglauben als Schutz- und Fruchtbarkeitsmittel galt. In ihrer ›Physica‹ verwendet Hildegard von Bingen die Schlüsselblume – wie aus dem oben zitierten Anwendungsbeispiel deutlich wird – nur äußerlich. Dagegen beschreibt der ›Gart der Gesundheit‹, das erste gedruckte deutsche Kräuterbuch mit Abbildungen, dann zusätzlich auch innerliche Anwendungen der Heilpflanze. Hier wird empfohlen, die Schlüsselblume bei Lähmungen und Gicht zu verwenden. In den späteren Schriften der Klosterheilkunde wird sie unter verschiedenen Namen gegen unterschiedliche Beschwerden aufgeführt. Bei Otto Brunfels heißt sie in seinem ›Kräuterbuch‹ »Herba paralysis«, weil sie gegen Schlaganfall verwendet wurde, und »Arthica«, weil sie zudem eines der wichtigsten Mittel gegen die Gicht war. Häufig setzten die Ärzte und Mönche der frühen Neuzeit sie auch als herzstärkendes Mittel, bei Erkältungskrankheiten, gegen Harnsteine und zur Wundbehandlung ein. Das Destillat aus ihren Blüten, das so genannte Schlüsselblumenwasser, erfreute sich besonders als Gesichtswasser großer Beliebtheit, wurde aber auch als Magenmittel angeprießen und es hieß, dass es gegen Kopfschmerzen wirksam sei, die aus einer Verkühlung herrührten. Dass man die Schlüsselblumen auch als Heilmittel gegen Gelbsucht empfahl, geht auf die Signaturenlehre zurück. Diese Lehre folgt dem Prinzip, dass Ähnliches durch Ähnliches – in diesem Fall die gelben Blüten – geheilt werden könne. Aberglaube spielte bei der Anwendung der Schlüsselblume in der Volksheilkunde mit: Das Einnehmen von drei Blüten galt nämlich als Schutz gegen Fieber und Dämonen. Als Fruchtbarkeitsmittel und um Krankheiten abzuwehren, sollten am Palmsonntag geweihte Schlüsselblumen helfen.

❖ Herkunft und Anbau

Die Schlüsselblume gehört zur Familie der Primelgewächse (Primulaceen) und ist in fast ganz Europa sowie in Vorder- und Zentralasien verbreitet. Die beliebte Frühlingsblume, die sonnige Hänge bevorzugt, steht unter Schutz. Die Pflanzen für den arzneilichen Gebrauch werden unter anderem in der Türkei und in Bulgarien in Kulturen angebaut.

❖ Verwendete Teile und Inhaltsstoffe

In der Heilkunde werden kaum noch die Blüten, sondern vor allem die Wurzel der Schlüsselblume verwendet. Die Blüten erntet man im Frühjahr, die Wurzeln hingegen erst im Herbst. Ihre Hauptwirkstoffe sind die Saponine, es finden sich aber auch Flavonoide, ätherisches Öl sowie Gerbstoffe und Kieselsäure. Die Saponine reizen die Magenschleimhaut, wodurch als Reflex das unwillkürliche Nervensystem angeregt wird. Es kommt zu einer Steigerung des Bronchialsekrets und zur Förderung des Auswurfs. Die Blüten enthalten Flavonoide und Saponine und wirken ebenfalls sekretsteigernd und auswurffördernd.

❖ Anwendungsgebiete

Wissenschaftlich anerkannt ist die Anwendung von Schlüsselblumenwurzel und -blüten bei Katarrhen der Atemwege, vor allem bei Husten und Bronchitis.

✦ In der Erfahrungsheilkunde wird die Schlüsselblumenwurzel auch bei Gicht, Rheuma, Keuchhusten und Asthma sowie bei nervösen Beschwerden (z.B. Zittern und Magenkrämpfe) eingesetzt. Darüber hinaus wird sie bei Migräne und Herzschwäche empfohlen. Ähnliche Anwendungsbereiche kennt die Erfahrungsheilkunde auch für die Blüten, hinzu kommen noch Kopfschmerzen, Schlaflosigkeit und Angstzustände. Das Tonikum soll bei Schwindelgefühl hilfreich sein.

❖ Anwendungsform und Dosierung

Schlüsselblumenwurzel kann gepulvert oder zerkleinert bei Erkältungskrankheiten als Tee eingenommen werden. Die mittlere Tagesdosis beträgt 1 g, in akuten Fällen kurzzeitig 2 bis 4 g. Man kann sie aber auch als Extrakt (Tagesdosis 0,5 g), Sirup (Tagesdosis 0,5 bis 1 g) oder Tinktur (Tagesdosis 0,5 bis 1 g) verwenden. Um die Wirkung der Teezubereitung zu verstärken, empfiehlt sich eine Mischung mit anderen Heilpflanzen, z. B. mit Anis- oder Fenchelfrüchten.

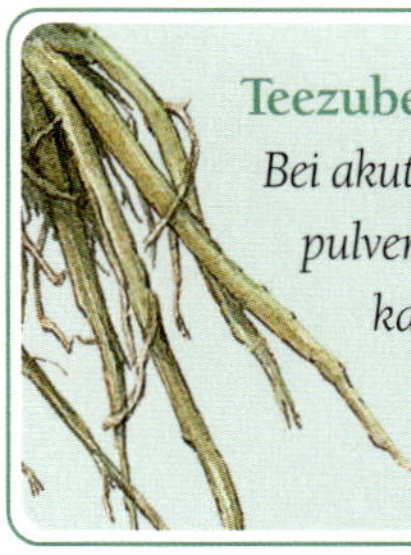

Teezubereitung:
Bei akuten Katarrhen der Atemwege 0,5 g gepulverte Schlüsselblumenwurzel mit 1/4 Liter kaltem Wasser übergießen, aufkochen, 5 Minuten ziehen lassen und abseihen. Alle 2 Stunden 1 Tasse trinken.

✦ Für Kinder ist der Tee von Schlüsselblumenblüten wegen seiner milden Wirkung besonders gut verträglich: 2 Teelöffel Blüten mit 1/4 Liter kochendem Wasser übergießen, 5 Minuten ziehen lassen und abseihen. Mit Honig süßen und mehrmals täglich 1 Tasse trinken.

✧ **Nebenwirkungen:** Schlüsselblumenblüten können bei empfindlichen Personen bereits durch Berühren allergische Reaktionen wie Hautrötung und Bläschenbildung hervorrufen. Bei Überdosierung kann es zu Übelkeit, Brechreiz und Durchfall kommen.

✧ Gegenanzeigen sind nicht bekannt.

Schöllkraut Chelidonium majus L.

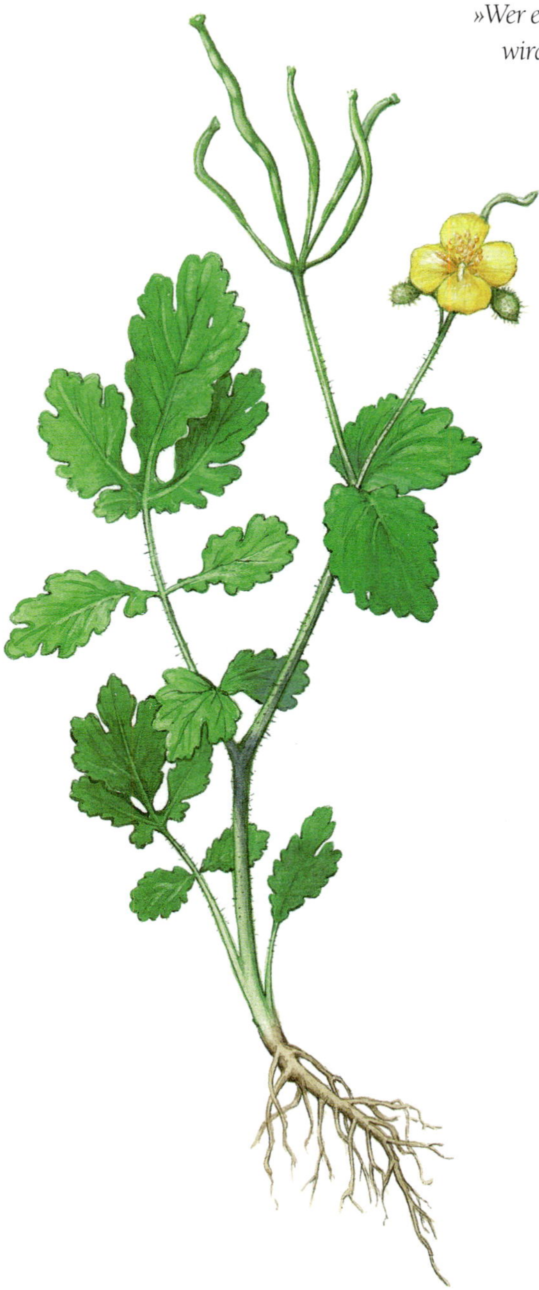

»Wer etwas Unreines isst, trinkt oder berührt, wovon er geschwürig im Körper wird, der nehme altes Fett, gebe genug Saft von Schöllkraut bei und zerstoße es mit dem Fett und zerlasse es zusammen in einer Schüssel, und damit salbe man sich mit Talg.« Dies schreibt Hildegard von Bingen über die Heilpflanze, die bei ihr »Grindkraut« heißt. Im berühmten ›Macer floridus‹ heißt es: »Bereitet man aus Schöllkrautblättern, zerstoßen und gestampft, mit Wein ein Pflaster, soll es die Male auf der Haut beseitigen.«

❖ Geschichte

Das Schöllkraut wird bereits bei Dioskurides erwähnt, auf den auch der heute in der Wissenschaft gebräuchliche botanische Name der Pflanze zurückgeht. Der griechische Arzt berichtet nämlich in seiner ›Materia medica‹, dass die Pflanze mit dem Eintreffen der Schwalben zu blühen beginne und mit ihrem Abzug verwelke. So erklärt es sich, warum sich *Chelidonium* vom griechischen *chelidon* (Schwalbe) ableitet. Dioskurides selbst empfiehlt Schöllkraut bei Sehschwäche, Gelbsucht und Hautausschlägen. Wie die häufige Nennung des Schöllkrauts in den mittelalterlichen Schriften deutlich macht, war die Heilpflanze auch in der Klosterheilkunde sehr geschätzt und beliebt. In Anlehnung an Dioskurides nennt Odo Magdunensis in seinem ›Macer floridus‹ die Sehschwäche als erste Anwendung und gibt darüber hinaus ein Rezept für Leberkranke. Schöllkraut wurde von den mittelalterlichen Mönchen und Ärzten aber auch als Gurgelmittel, zu Kopfwaschungen, zur Behandlung von Hautausschlägen und krebsartigen Geschwüren, bei Koliken und Gelbsucht verwendet. Die Anwendung bei Gelbsucht und anderen Leberleiden ist vor allem durch die Signaturenlehre begründet: Der gelbe Saft, der besonders aus den Stängeln austritt, erinnerte an die Gelbe Galle, einen der vier Körpersäfte der Vier-Säfte-Lehre. Während das Schöllkraut von den meisten mittelalterlichen Autoren sowohl äußerlich als auch innerlich angewendet wurde, warnt Hildegard von Bingen vor seinem innerlichen Gebrauch – zu Recht, wie man heute weiß. Denn in größeren Mengen eingenommen, kann Schöllkraut Erbrechen, heftige Durchfälle und Magen-Darm-Entzündung hervorrufen. Trotz zahlreicher anderer Anwendungsbereiche stand noch im 16. und 17. Jahrhundert der Einsatz der Pflanze bei Augenkrankheiten bis zum Glaukom (»Star«) ganz im Vordergrund – so etwa in Adam Lonitzers ›Kräuterbuch‹. Dieser führt aber auch ein interessantes Rezept bei

Hautkrankheiten, speziell bei »Aussatz« an: Danach sollte der Saft der Wurzel auf die Haut gestrichen und zudem neun Tage lang zusammen mit einem Erdrauchsirup jeden Morgen und Abend getrunken werden. Mit »Aussatz« wurden damals verschiedene Hautkrankheiten bezeichnet, so auch Akne oder Neurodermitis.

Herkunft und Anbau

Das Schöllkraut ist ein Verwandter des Mohns und gehört zur Familie der Mohngewächse (Papaveraceen). Es wächst vorzugsweise an Mauern, auf Schutthalden, an Wegrändern und Zäunen. Die je nach Standort bis zu 1 Meter hohe Pflanze ist in Mittel- und Nordasien sowie in Europa verbreitet, auch in Nordamerika wurde sie inzwischen eingebürgert. Die im Handel befindlichen Pflanzen für den arzneilichen Gebrauch kommen vorwiegend aus Osteuropa.

Verwendete Teile und Inhaltsstoffe

In der Heilkunde werden die oberirdischen Pflanzenteile des Schöllkrauts verwendet, die von Frühjahr bis Sommer geerntet werden können. Früher nutzte man auch die Wurzel, die heute wegen ihrer teilweise giftigen Inhaltsstoffe nur noch bei industriell hergestellten Extrakten eine Rolle spielt. Die wichtigsten Inhaltsstoffe des Schöllkrauts sind seine Alkaloide, insbesondere Copsicin. Im Kraut können bis zu 1,5 Prozent Alkaloide enthalten sein, in der Wurzel 2 bis über 3 Prozent. Diese Stoffe haben einen krampflösenden Effekt auf die Verdauungsorgane, außerdem werden ihnen entzündungshemmende, den Gallenfluss anregende sowie leicht schmerzlindernde und beruhigende Eigenschaften nachgesagt. Der gelbliche Milchsaft des Schöllkrauts enthält als Wirkstoffe auch proteolytische Enzyme, die Eiweiß spalten können.

Anwendungsgebiete

Wissenschaftlich anerkannt ist die Anwendung von Schöllkraut bei krampfartigen Beschwerden im Bereich der Gallenwege sowie von Magen und Darm.

✦ Recht bekannt ist der in der Erfahrungsheilkunde übliche äußerliche Einsatz des Milchsafts der Pflanze gegen Warzen – sie hieß deshalb in manchen Gegenden früher auch »Warzenkraut«. Die Wirkung lässt sich sogar naturwissenschaftlich erklären: Eines der Alkaloide, das Chelidonin, hemmt das Zellwachstum, andere Stoffe reizen die Haut. Darüber hinaus könnte bei der Virenhemmung auch die eiweißspaltende Wirkung der Enzyme eine Rolle spielen.

Anwendungsform und Dosierung

Schöllkraut war lange Zeit Bestandteil von Leber- und Gallentees. Da die getrocknete Pflanze schnell ihre Wirkstoffe verliert, ist der Einsatz von apothekenpflichtigen Fertigpräparaten notwendig. Es sind Kapseln, Dragees, Tabletten und Tropfen erhältlich.

✦ Zur Behandlung von Warzen wird der frische gelbliche Milchsaft aus den Stängeln direkt auf die Warze geträufelt oder getupft.

✧ **Gegenanzeigen:** Nicht innerlich anwenden bei Leber- oder Gallenentzündung. Außerdem sollte Schöllkraut grundsätzlich nicht länger als 4 Wochen ohne Unterbrechung verwendet werden.

✧ **Nebenwirkungen:** Bei starker Überdosierung kann es zu einer arzneimittelbedingten Gelbsucht kommen.

Sellerie Apium graveolens L.

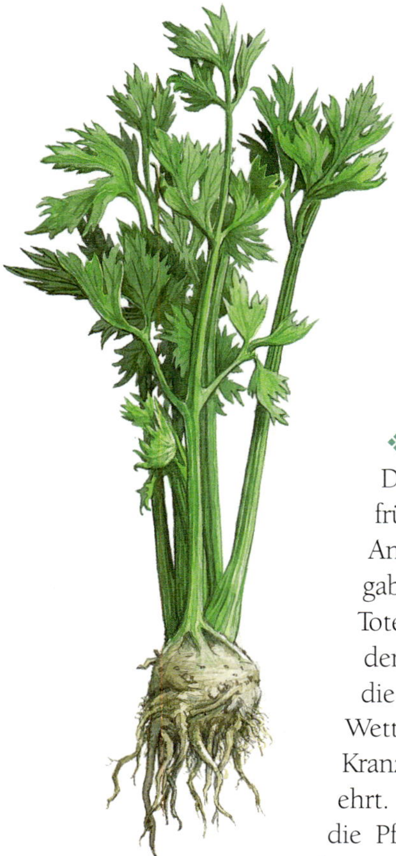

Walahfrid Strabo zählt den Sellerie zu den Gemüse- und Heilpflanzen: »Zwar ist in unseren Gärten die Sellerie billig geworden. (...) Dennoch bietet sie aus eigener Kraft zahlreiche Mittel wirksamer Hilfe. Denn wenn ihre Samen zerrieben du einnimmst, soll dies die quälenden Leiden der Blase beheben. Isst man sie jedoch selbst mit dem zarten Trieb, so verdaut sie Reste von Speisen, die noch im Innern des Magens rumoren. Wenn den Tyrannen des Körpers würgender Brechreiz belästigt, trinke man Sellerie gleich mit herbem Essig und Wasser.«

❖ Geschichte

Der Sellerie genoss in früheren Zeiten hohes Ansehen: Die Ägypter gaben die Pflanze ihren Toten mit ins Grab, bei den Griechen wurden die Sieger sportlicher Wettkämpfe mit einem Kranz aus Sellerielaub geehrt. Hippokrates preist die Pflanze für Fälle, »in denen die Nerven flattern«, als besonders heilsame Nahrung. Erst im Mittelalter wurde der Sellerie aus Italien über die Alpen nach Mitteleuropa gebracht und alsbald in den mittelalterlichen Heilpflanzenschatz aufgenommen. Sowohl im ›Hortulus‹ des Wahlafrid Strabo als auch im St. Gallener Klosterplan und im ›Capitulare de villis‹ findet er lobende Erwähnung. Die Pflanze wurde als stark wärmend und trocknend eingestuft und allgemein als Mittel zur inneren Reinigung, gegen Blähungen, für geschwollene Brüste und als Aphrodisiakum eingesetzt.

❖ Herkunft und Anbau

Der Sellerie gehört zur Familie der Doldenblütler (Apiaceen). Die Gemüsepflanze, die bis zu 1 Meter hoch werden kann, kommt als wild wachsende Pflanze vor allem an salzhaltigen Standorten vor. Für den arzneilichen Gebrauch wird der Sellerie aus Frankreich, Ungarn, Indien, China und den Niederlanden importiert.

❖ Verwendete Teile und Inhaltsstoffe

In der Heilkunde wird die gesamte Pflanze – also die Knolle und die grünen Blätter – verwendet. Die wichtigsten Inhaltsstoffe sind ätherisches Öl, Bitterstoffe und insulinähnliche Hormone. Die Kombination dieser Stoffe sorgt dafür, dass Sellerie das Verdauungs- und Nervensystem anregt. Außerdem soll er harntreibend, blutdrucksenkend und antirheumatisch wirken.

❖ Anwendungsgebiete

Obwohl die Wirkungsweise des Selleries wissenschaftlich nicht erwiesen ist, kennt die Erfahrungsheilkunde eine Reihe von Anwendungsgebieten, bei denen eine innere Reinigung erwünscht ist. Dazu gehören Bluthochdruck, Gallenstauungen, Diabetes, Fettsucht, Verstopfung und Ödeme. Bei Gicht und rheumatischen Beschwerden wird Sellerie ebenfalls eingesetzt, weil er die Ausscheidung von Harnsalzen unterstützt. Bei Arthritis, einem weiteren Anwendungsgebiet, macht man sich den entsäuernden Effekt des Selleries zunutze.

❖ Anwendungsform und Dosierung

Sellerie wirkt am besten als frisch gepresster Saft: Dafür die geschälten Knollenstücke im Mixer zerkleinern, auspressen und täglich 4 Esslöffel vor dem Essen einnehmen. Eine Teezubereitung aus Selleriegrün hilft bei Magenschmerzen.

- **Gegenanzeigen:** Nierenkranke sollten Sellerie nicht in großen Mengen zu sich nehmen.
- Nebenwirkungen sind nicht bekannt.

Schwarzer und Weißer Senf

Brassica nigra L. und Sinapis alba L.

Odo Magdunensis rühmt die Wirkungen des Senfs ganz besonders: »Unter den Kräutern, welche Pythagoras lobte, soll er ›Sinapis‹, dem Senf, den ersten Rang zugewiesen haben. Wärmend und trocknend ist Senf im vierten Grad. Deshalb verdünnt er zähklebrige Säfte und zieht sie ab. Ja, er verbrennt sogar die Haut, so groß ist die Macht seiner Wärme; und zwar soll seine größte Wirkungskraft im Samen stecken. Genießt man ihn, schärft er die Sinne, wirkt auf den Leib abführend, zerreibt Nieren- und Blasensteine, purgiert durch den Harn und behebt Menstruationsprobleme. (…) Verzehrt man ihn, stärkt er den Magen und beruhigt das Keuchen.«

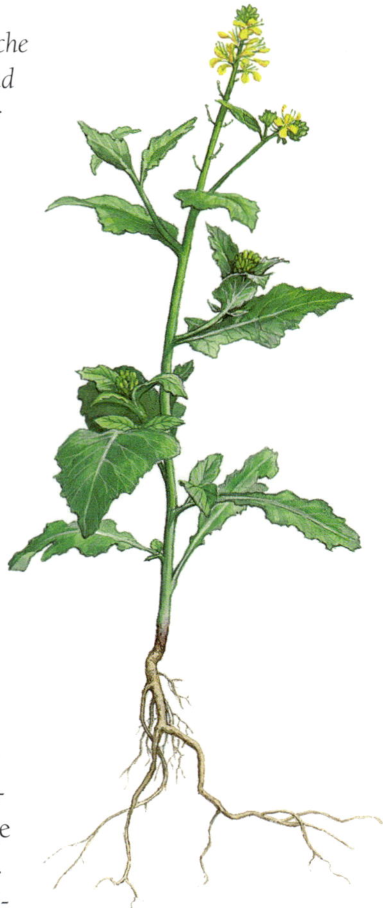

❖ Geschichte

Die Geschichte des Senfs als Arzneipflanze lässt sich bis in die Antike zurückverfolgen. Dioskurides empfiehlt ihn bei Milz- und Leberleiden, Haarausfall und Epilepsie, Galen von Pergamon nennt Erfrierungen, Lungenentzündung und Lähmungen als typische Einsatzgebiete. Mit Beginn der Klosterkultur wurde der Schwarze Senf auch nördlich der Alpen angebaut. Seine Wirksamkeit wird in fast allen mittelalterlichen Kräuterbüchern in langen Abhandlungen gepriesen. Der ›Gart der Gesundheit‹ nennt gegen Entzündungen im Rachenraum ein Rezept, für das man Wasser mit gequetschten Senfsamen und Honig mischt. Hieronymus Bock bescheinigt dem Senf in seinem ›Kräuterbuch‹ – wie damals allgemein anerkannt – eine magenstärkende und hirnreinigende Wirkung. Alleine steht er allerdings mit seiner Empfehlung da, dass zwei Senfkörner, am Morgen eingenommen, vor einem Schlaganfall schützen könnten.

❖ Herkunft und Anbau

Man unterscheidet den Schwarzen und den Weißen Senf, die beide zur Familie der Kreuzblütler (Brassicaceen) gehören. Den bekannteren Schwarzen Senf baut man hierzulande in Kulturen an. Für den arzneilichen Gebrauch wird er außerdem aus Rumänien, Polen, Pakistan, Indien, der Türkei und China importiert.

❖ Verwendete Teile und Inhaltsstoffe

In der Heilkunde werden die Samen beider Senfsorten verwendet. Sie enthalten fettes Öl, Schleimstoffe und vor allem Senfölglykoside, die durch Enzyme in Zucker und Senföl aufgespalten werden. Das Öl regt die lokale Durchblutung an und wirkt hautreizend und -reinigend.

❖ Anwendungsgebiete

Wissenschaftlich anerkannt ist die äußerliche Anwendung von Senfsamen bei chronisch degenerativen Gelenkerkrankungen wie Arthritis, Katarrhen der Atemwege und Weichteilrheumatismus.

✦ In der Erfahrungsheilkunde werden Senfsamen auch bei Neuralgien und Harnwegsinfektionen eingesetzt. Bewährt hat sich außerdem ein Senfwickel bei grippalen Infekten und Bronchialkatarrhen.

❖ Anwendungsform und Dosierung

Senfsamen, die man in der Apotheke als Senfmehl bekommt, werden ausschließlich äußerlich in Form von Umschlägen, Wickeln oder Fußbädern angewendet. Man benötigt 60 bis 240 g. Senfspiritus ist lediglich bei rheumatischen Beschwerden gebräuchlich.

✧ **Gegenanzeigen:** Nicht anwenden bei Kindern unter 6 Jahren und bei Nierenerkrankungen.

✧ **Nebenwirkungen:** Bei längerer Anwendung kann es zu Haut- und Nervenschäden kommen.

Sennespflanze Cassia angustifolia VAHL

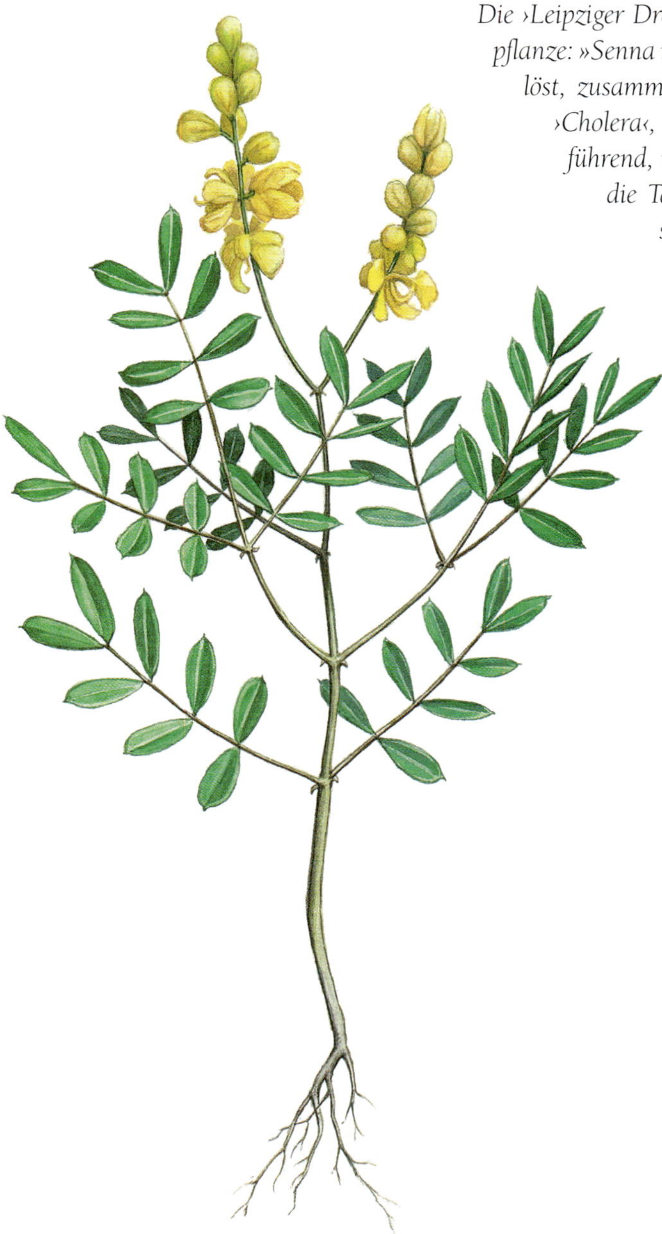

Die ›Leipziger Drogenkunde‹ nennt zahlreiche Anwendungsgebiete der Sennespflanze: »Senna ist wärmend und trocknend (...). Sie hat die Kraft, dass sie auflöst, zusammenzieht und reinigt, vornehmlich die ›Melancholia‹ und die ›Cholera‹, sodann die anderen Säfte. Auch ist Sennes ein wenig abführend, wenn man es alleine als Tee verabreicht.« Erstaunlich ist hier die Tatsache, dass die abführende Wirkung der Sennesblätter als schwach bezeichnet wird. Nach dem derzeitigen Verständnis gehören Sennesblätter zu den stärker wirkenden Abführmitteln, man nutzt heute allerdings mehr die Früchte.

Geschichte

In den Schriften der antiken Ärzte wird die Sennespflanze nicht erwähnt. Erst ihre arabischen Kollegen berichten im 9. und 10. Jahrhundert von ihren Wirkungen – so etwa Isaak Judaeus, ein jüdischer Arzt in Ägypten, dessen Schriften im Mittelalter auch in Europa hohes Ansehen genossen. Die Araber verwendeten die Hülsen der Früchte bei Augenleiden und Lepra. Durch Mönche wie den aus Nordafrika stammenden Constantinus Africanus fand die Pflanze Eingang in die Klosterheilkunde. Auf die arabische Herkunft deutet noch der Name hin, denn »Senna« oder »Sennes« leitet sich von arabisch *sanâ* ab. Besonders geschätzt war die »Senna de Meccha«, die Sennespflanze aus Mekka. Die berühmte Medizinschule von Salerno führt in ihrer großen Arzneimittelkunde ›Circa instans‹ bereits genau jene Anwendungsgebiete an, die dann später auch in der ›Leipziger Drogenkunde‹ oder bei Adam Lonitzer zu finden sind. Der therapeutische Einsatz der Sennespflanze, die von der Klosterheilkunde als wärmend und trocknend eingestuft wurde, blieb also jahrhundertelang unverändert: Es war vor allem ihre reinigende Wirkung, die von den Ärzten und Mönchen immer wieder geschätzt wurde. Was sich jedoch änderte, waren die Säfte: Wollte man den Körper mithilfe der Sennesblätter zunächst von gelber und schwarzer Galle reinigen, so waren es später Schleim und Galle. Nach damaliger Vorstellung galt die Ausgewogenheit der vier Säfte als Grundvoraussetzung für Gesundheit, ein Ungleichgewicht machte den Körper anfällig für Krankheiten. Durch die Reinigung mit Sennesblättern sollte sich zudem das physische und psychische Wohlbefinden erhöhen und damit zusätzlich ein gesunder Schlaf gefördert werden. Allerdings warnt der ›Gart der Gesundheit‹ vor einer Überdosierung. Man solle nicht mehr als ein »Quintin« zu sich nehmen – dieses alte Apothekergewicht entspricht knapp 4 Gramm. Im 16. Jahrhundert wurden die Sennesblätter auch bei Lungen- und

Leberleiden und bei Grind eingesetzt. Zur gleichen Zeit begann man, die Pflanze in Italien anzubauen. Der Versuch erbrachte jedoch nicht die gewünschte Qualität, sodass man weiterhin auf den Fernhandel aus Arabien angewiesen war. Auch im 19. Jahrhundert stand die Reinigung, die *purgans*, wie sie beim Heilfasten erreicht werden sollte, immer noch ganz im Vordergrund der Anwendungen.

❖ Herkunft und Anbau

Bei »Sennes« oder »Senna« handelt es sich um zwei verschiedene Ausgangspflanzen: Alexandrina-Senna *(Cassia senna)* und Tinnevelly-Senna *(Cassia angustifolia)*. Beide sind gelb blühende Sträucher aus der Familie der Schmetterlingsblütler (Fabaceen). Die Heimat von Tinnevelly-Senna ist die arabische Halbinsel und Somalia, sie wird in Südindien in Kulturen angebaut. Alexandrina-Senna ist hauptsächlich in Ostafrika zu finden und wird im Sudan und Oberägypten als Kulturpflanze angebaut.

❖ Verwendete Teile und Inhaltsstoffe

Von beiden Pflanzenarten werden in der Heilkunde sowohl die Blätter als auch die Früchte verwendet. In der Wirkungsweise besteht zwischen den Pflanzen kein Unterschied. Die wichtigsten Inhaltsstoffe der Blätter sind – neben Schleimstoffen und Flavonoiden – die Anthranoide, die man auch in der Aloe findet. Sie bewirken, dass vermehrt Wasser in den Darm ausgeschieden wird, sodass ein erhöhter Füllungsdruck entsteht und die Verweildauer des Speisebreis entsprechend verkürzt wird. Außerdem regen sie die Darmbewegungen an. Die Sennesfrüchte enthalten dieselben Inhaltsstoffe wie die Blätter, allerdings in einer etwas anderen Zusammensetzung. Obgleich der Anthranoid-Gehalt höher ist als in den Blättern, sind sie in der Wirkung milder und zeigen weniger Nebenwirkungen.

❖ Anwendungsgebiete

Wissenschaftlich anerkannt ist die Anwendung von Sennesblättern und -früchten bei Verstopfung und zur Reinigung des Darms bei diagnostischen oder operativen Maßnahmen sowie bei Hämorrhoiden.

❖ Anwendungsform und Dosierung

Zur Linderung von Verdauungsbeschwerden können Sennesblätter als Tee (am besten als Kaltwasserauszug) zubereitet werden. Die Tagesdosis beträgt 2 bis 4 g. Auch in Form von Trockenpulver oder -extrakt sind die Blätter für die Teezubereitung geeignet.

✦ Wegen ihrer milderen Wirkung sind Sennesfrüchte den -blättern vorzuziehen. Die Früchte werden in der Apotheke auch in Form von Flüssigextrakt und Tabletten angeboten.

✧ **Gegenanzeigen:** Nicht anwenden während der Schwangerschaft, bei Darmverschluss und akuten entzündlichen Erkrankungen des Darms. Sennesblätter und -früchte dürfen nicht länger als 1 bis 2 Wochen eingenommen werden. Eine Daueranwendung kann zu einer Verstärkung der Darmträgheit führen.

✧ **Nebenwirkungen:** Es kann zu allergischen Reaktionen, krampfartigen Magen-Darm-Beschwerden und kolikartigen Magenschmerzen kommen. Bereits bei normaler Dosierung kann sich der Harn rot färben – eine jedoch völlig harmlose Reaktion. Zu hohe Dosierungen können Durchfall verursachen.

Spargel Asparagus officinalis L.

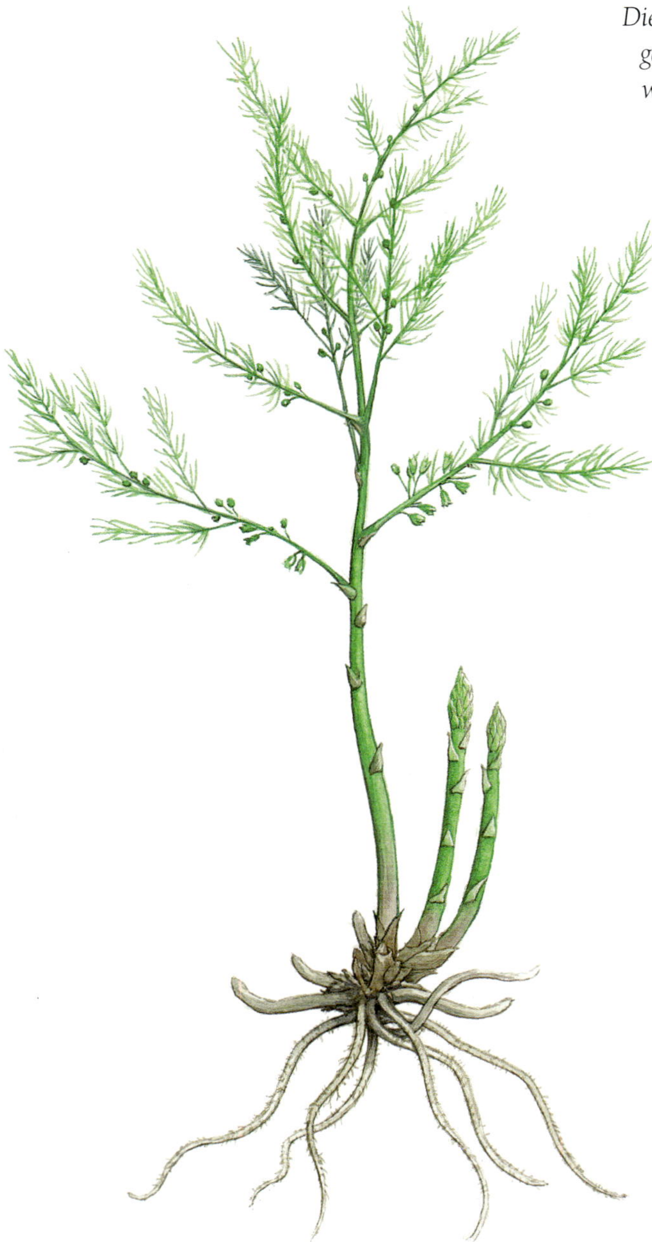

Die ›Leipziger Drogenkunde‹ erläutert Aussehen und Wirkung des Spargels in einem kürzeren Kapitel: »Der Spargel ist ein Strauch und ist wärmend und trocknend, und seine Blätter sind sehr klein und prickeln wie der Dornstrauch und er hat räumende Kraft. Seine Frucht und der Same sind für die Arznei geeignet. Seine Frucht (…) ist gut gegen die Verstopfung der Milz und der Leber, und gegen Harnzwang und Harnverhalten und gegen Magen- und Darmschmerzen. Der Wein oder das Wasser, darin der Spargelsame gekocht wurde, ist gut zu den vorgenannten Krankheiten.«

❖ Geschichte

Im alten China wurde Spargel bereits vor 5000 Jahren gegen Husten, Geschwüre und bei Harnproblemen verordnet. Der römische Autor Cato nannte Spargel, der in der Antike rund um das Mittelmeer als Gemüse- und Arzneipflanze gezogen wurde, »eine Schmeichelei des Gaumens«, und laut Plinius war er »die zuträglichste Speise für den Magen«. Wie Dioskurides berichtet, nutzten die griechischen Ärzte die Spargelwurzel als Heilmittel bei Erkrankungen der Harnwege, der Milz und der Leber. Erst im Mittelalter gelangte der Spargel über die Alpen und wurde bald von der Klosterheilkunde entdeckt. Im 12. Jahrhundert war das ›Circa instans‹ der Medizinschule von Salerno für die Anwendungen des Spargels maßgeblich, dessen Anweisungen auch die oben zitierte ›Leipziger Drogenkunde‹ übernommen hat. Verwunderlich ist die Tatsache, dass nunmehr die Früchte verwendet werden und von der Wurzel überhaupt nicht mehr die Rede ist, obwohl die Früchte giftig sind. Im späten Mittelalter wurden schließlich Wurzel, Kraut und Samen genutzt. Im 16. Jahrhundert finden sich Hinweise, dass Spargelsprosse in Kulturen angebaut wurden und sowohl als Gemüse wie auch als Arzneimittel Verwendung fanden. Man kochte Spargelstangen in Wein, die den Bauch erweichen und den Harn treiben sollten. In der Goethezeit entdeckte man den Spargel schließlich als »Blutreinigungsmittel« und verwendete ihn besonders zur Erleichterung bei rheumatischen Erkrankungen. Man empfahl den Patienten, täglich ein Pfund Spargelgemüse zu essen.

❖ Herkunft und Anbau

Der Spargel gehört zur Familie der Liliengewächse (Liliaceen) und war ursprünglich in Südeuropa, Vorderasien und Nordafrika heimisch. Als Kulturpflanze ist er in fast allen Ländern mit gemäßigtem und warmem Klima verbreitet. Die Gemüsepflanze besteht aus einem holzigen Wurzelstock mit schwammigen Wurzeln, den

Sprossknospen, die im Frühjahr als »Spargelstangen« (die Sprosse) austreiben. Diese Sprosse wachsen sehr schnell, weil sie sich von Nährstoffen, die sich im vorhergehenden Sommer im Wurzelstock und in den dicken Wurzeln abgelagert haben, ernähren können. Sobald sie aus dem Boden herausragen, beginnen sie zu grünen. Die über 1 Meter hohen Stängel verzweigen sich und sind mit ganz feinen Blättchen versehen, die an Fenchel oder Dill erinnern. Aus den grün-weißen Blüten entwickeln sich rote Beeren, die schwarze Samen haben.

❖ Verwendete Teile und Inhaltsstoffe

In der Heilkunde wird der Wurzelstock des Spargels verwendet. Er enthält Flavonoide, Saponine, Kohlenhydrate, Aminosäuren, Vitamine und Mineralstoffe (insbesondere Kaliumsalze) sowie fettes und ätherisches Öl. Die Kombination der Wirkstoffe sorgt für die harntreibende Wirkung des Spargelwurzelstocks. In gewisser Weise kann man auch die frischen Spargelsprossen zu den Arzneimitteln zählen. Sie enthalten sehr wenig Nährstoffe (nur 12 bis 20 Kalorien pro 100 g), dafür aber reichlich Wasser (bis zu 94 Prozent), Ballaststoffe, Vitamine und Mineralstoffe. Ihre Wirkung ist schwach abführend und ebenfalls harntreibend. Der nach Spargelgenuss auftretende typische Geruch des Harns wird durch schwefelhaltige Verbindungen hervorgerufen, die im Stoffwechselprozess entstehen.

❖ Anwendungsgebiete

Wissenschaftlich anerkannt ist die Anwendung des Spargelwurzelstocks zur Durchspülungstherapie bei entzündlichen Erkrankungen der ableitenden Harnwege und zur Vorbeugung vor Nierengrieß.

✦ In der Erfahrungsheilkunde wird Spargelwurzelstock bei Frühjahrskuren zum Abnehmen und Entwässern – insbesondere bei Zuckerkranken und schweren Hautkrankheiten – sowie zur »Blutreinigung« eingesetzt. Zudem wird er als Potenzmittel empfohlen und erfolgreich bei Verstopfung, Leber- und Milzleiden, Gicht, rheumatischen Beschwerden, Ödemen sowie Gelbsucht verwendet. In der Erfahrungsheilkunde gilt neben dem Wurzelstock auch das Spargelkraut als Mittel zur »Blutreinigung« und zum Entwässern.

❖ Anwendungsform und Dosierung

Die innerliche Anwendung des Spargelwurzelstocks als Tee ist zwar üblich, aber kaum sinnvoll, da sich die für einen therapeutischen Effekt empfohlene Tagesdosis von 45 bis 60 g mit der üblichen Teedosierung nicht erreichen lässt. Daher sollte man den Spargelwurzelstock bei der Teezubereitung möglichst mit stärker entwässernden Pflanzen (wie etwa Ackerschachtelhalmkraut, Birkenblätter oder Brennnesselwurzel) mischen.

Teezubereitung:

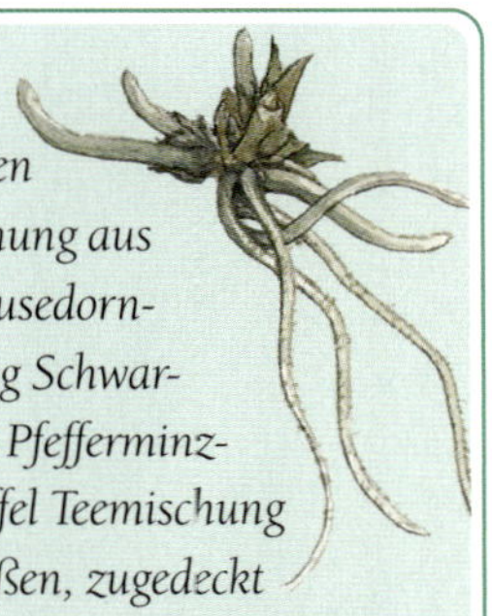

Lassen Sie sich bei Nierensteinleiden von Ihrem Apotheker eine Teemischung aus 25 g Spargelwurzelstock, 25 g Mäusedornwurzel, 20 g Brennnesselkraut, 20 g Schwarzen Johannisbeerblättern und 10 g Pfefferminzblättern zusammenstellen. 2 Teelöffel Teemischung mit 1 Tasse kaltem Wasser übergießen, zugedeckt kurz aufkochen, 10 Minuten ziehen lassen und abseihen. Täglich 3- bis 5-mal 1 Tasse nach den Mahlzeiten trinken.

✦ Aus Dosisgründen ist auch von Fertigpräparaten, die den Spargelwurzelstock allein enthalten, abzuraten. Auch hier empfiehlt es sich, auf Mittel zurückzugreifen, die den Spargelwurzelstock mit stärker wirksamen Pflanzen kombinieren.

✦ Eine Kur mit dem kalorienarmen Spargelgemüse ist wegen der schwach abführenden Wirkung ebenfalls sinnvoll, sollte aber auf die Dauer von maximal 10 Tagen beschränkt bleiben.

✧ **Gegenanzeigen:** Den Spargelwurzelstock nicht anwenden bei einer entzündlichen Nierenerkrankung.

✧ **Nebenwirkungen:** In sehr seltenen Fällen kann es zu allergischen Hautreaktionen kommen.

Spitzwegerich Plantago lanceolata L.

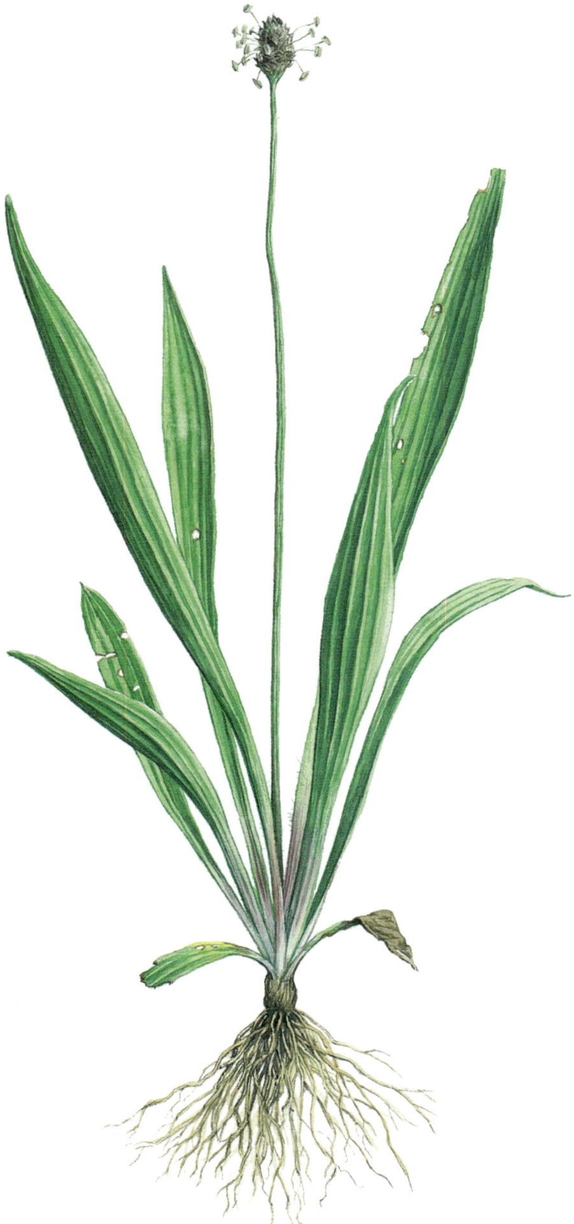

Im ›Macer floridus‹ wird der Wegerich so vorgestellt: »Das Kraut (...) nennen die Griechen ›Arnoglossa‹, Schafszunge, denn seine Blätter gleichen der Zunge eines Lamms. Davon gibt es zwei Arten: die größere nennt man Breitwegerich, die andere Klein- oder Spitzwegerich, denn sie reckt sich mit spitzen Blättern hoch. Als kühlend und trocknend ordnet man Spitzwegerich im dritten Grade ein. Mit Honig vermischt, trocknet der Wegerich nässende und reinigt eiternde Wunden. Mit Essig und Salz gekocht und gegessen, zähmt er den übergroßen Durchfall.«

❖ Geschichte

Erste schriftliche Überlieferungen zur Verwendung des Spitzwegerichs als Arzneipflanze stammen aus der assyrischen Medizin. Auch in antiker Zeit war er eine sehr geschätzte und viel gerühmte Heilpflanze. Dioskurides unterscheidet in seiner ›Materia medica‹ zwei unterschiedliche Arten und beschreibt ausführlich deren Heilwirkungen, wobei er Spitzwegerichblätter vor allem als Auflage bei Hautkrankheiten empfiehlt. Der vermutete Heileffekt bei Hautproblemen rührt wahrscheinlich daher, dass Wegerich selbst auf viel benutzten Wegen durch Hufe und eisenbeschlagene Räder nicht zu vertreiben war. Daraus schloss man, dass die robuste Pflanze auch wirksam bei Verletzungen sein müsste. Als Gemüse mit Salz und Essig gekocht, sollte Wegerich bei Magenkrankheiten und sogar gegen die Ruhr helfen. Dioskurides' Zeitgenosse Plinius empfiehlt den Saft des Wegerichs gegen Skorpionstiche, Schlangenbisse und Rheuma. Auch die mittelalterliche Klostermedizin unterschied zwischen Breit- und Spitzwegerich, wobei Letzterem im ›Macer floridus‹ größere Heilkräfte eingeräumt werden. Im ›Gart der Gesundheit‹ wird der Spitzwegerich insbesondere bei Blasenkrankheiten, der Breitwegerich bei verschiedenen Durchfallerkrankungen als hilfreich gelobt. Hildegard von Bingen rät bei Gicht, geschwollenen Drüsen und Knochenbrüchen zu Wegerich, der als starker Einlauf sogar ein Gegenmittel bei »Liebeszauber« sein soll. Die Kräfte der Pflanze wurden in den Kräuterbüchern der Klostermedizin als kühlend, trocknend und zusammenziehend beschrieben. In der Erfahrungsheilkunde waren die Blätter des Wegerichs fast weltweit das wichtigste Mittel bei Entzündungen, Wunden und Geschwüren. Doch auch Schwindsucht, Husten, Fieber, Durchfall und Blutarmut zählten zu den oft angeführten Anwendungsgebieten. Aus dem Volksglauben ist überliefert, dass Spitzwegerich, da er so oft getreten werde, gegen Fußleiden und Fußmüdigkeit helfen solle. Deshalb legte man sich Spitzwegerichblätter gern in die Schuhe. Außerdem trug man die Wurzel als Schutz vor Drüsenleiden als Amulett um den Hals.

❖ Herkunft und Anbau

Die Wegerichgewächse bilden eine eigene Familie (Plantaginaceen), zu der neben dem Spitz- und dem Breitwegerich auch der Sandwegerich gehört. Wohl ursprünglich auf der nördlichen Erdhalbkugel heimisch, sind sie heute weltweit verbreitet. Der Spitzwegerich unterscheidet sich von den anderen Wegerich-Arten durch seine langen, schmalen Blätter, deren Blattnerven deutlich zu sehen sind. Sie stehen in einer Blattrosette, aus der sich blattlose Stängel erheben. Obwohl die Pflanze häufig vorkommt, wird sie für den arzneilichen Gebrauch bei uns in Kulturen angebaut, um einen hohen Wirkstoffgehalt zu gewährleisten. Importe stammen zudem aus Anbauten aus den Niederlanden und osteuropäischen Ländern.

❖ Verwendete Teile und Inhaltsstoffe

In der Heilkunde werden ausschließlich die Blätter des Spitzwegerichs verwendet. Zu den wichtigsten Inhaltsstoffen gehören Iridoidglykoside, Schleim- und Gerbstoffe, Flavonoide, Phenylethanoide – darunter insbesondere Acteosid –, Kieselsäure und Mineralstoffe. Die Kombination der Inhaltsstoffe sorgt dafür, dass Spitzwegerich die Blutgerinnung beschleunigen kann. Die Schleimstoffe haben einen reizlindernden Effekt, während die Gerbstoffe zusammenziehend (adstringierend) und die Iridoide bakterienhemmend wirken. Das Acteosid hat eine ödemhemmende und antioxidative Wirkung. Der Gehalt an Iridoiden hängt sehr vom Alter der Pflanzen ab – in jungen Blättern kann er bis zu 9 Prozent betragen, in alten Blättern ist er sehr niedrig.

❖ Anwendungsgebiete

Wissenschaftlich anerkannt ist die innerliche Anwendung von Spitzwegerichblättern bei Katarrhen der Atemwege sowie die äußerliche Anwendung bei Schleimhautentzündungen im Mund- und Rachenraum und bei entzündlichen Veränderungen der Haut.

✦ In der Erfahrungsheilkunde werden Spitzwegerichblätter auch gegen Husten, Asthma, Hämorrhoiden, Furunkeln und Durchfall sowie zur ersten Wundversorgung bei Hautverletzungen eingesetzt.

❖ Anwendungsform und Dosierung

Spitzwegerichblätter können bei Erkältungskrankheiten und Durchfall als Tee, Sirup oder Frischpflanzenpresssaft eingenommen werden. Die Tagesdosis beträgt 6 g (Blätter) bzw. 3 Esslöffel (Saft und Sirup).

Teezubereitung:
2 gehäufte Teelöffel Spitzwegerichblätter mit 1 Tasse kaltem Wasser übergießen, 1 bis 2 Stunden ziehen lassen, abseihen und leicht erwärmen. Mehrmals täglich 1 Tasse trinken.

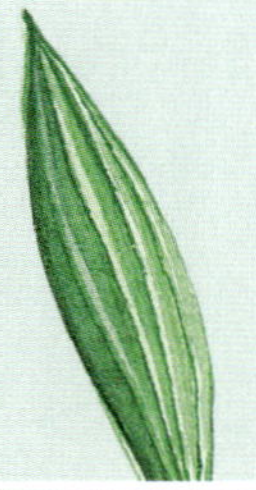

✦ Bei Entzündungen der Mund- und Rachenschleimhaut wird der Tee als Gurgellösung verwendet. Gebräuchlich sind in solchen Fällen aber auch Sirup, Flüssigextrakt, Frischpflanzenpresssaft oder Pastillen.

✦ Bei Furunkeln und Hämorrhoiden nutzt man den Tee zu Waschungen der betroffenen Hautpartien.

✦ Zur ersten Wundversorgung und bei Insektenstichen können Spitzwegerichblätter – zerrieben oder gekaut – auch direkt aufgelegt werden.

✧ Für Spitzwegerichblätter sind Gegenanzeigen und Nebenwirkungen nicht bekannt.

Steinklee Melilotus officinalis (L.) Pall.

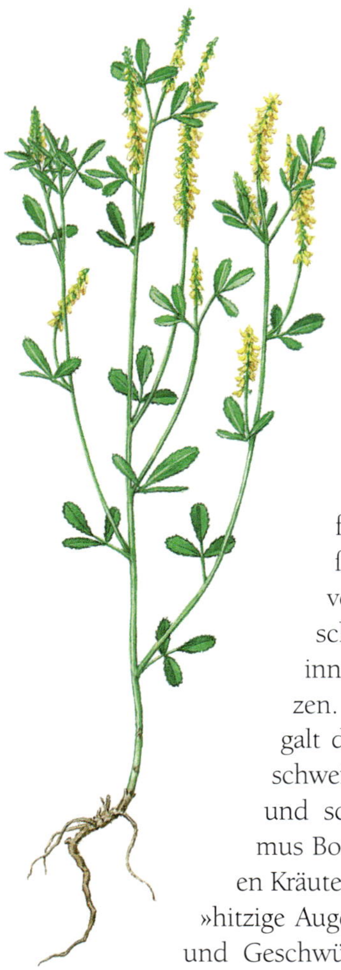

In der ›Leipziger Drogenkunde‹ kann man Folgendes über den Steinklee und seine Wirkung erfahren: »Melilotum ist wärmend und trocknend in dem ersten Grad und ist eine Art des Klees, der sehr angenehm riecht. Und es handelt sich um ein Kraut, dessen Same auch Melilotus genannt wird, und es heißt auch ›Corona regia‹, das bedeutet Königskrone. Man gibt den Samen mit der Schale in die Arzneimittel (...). Und er hat die Kraft zu stärken wegen seines Wohlgeruchs und räumt durch seine feine Substanz, und deshalb stärkt der Wein, in dem er gekocht wurde, die Verdauung, vertreibt die Blähung und öffnet die Verstopfung der Nieren und der Blase. Der Same in Suppe, Speise oder Trank gegeben, macht einen guten Geschmack und Duft.«

❖ Geschichte

Schon Dioskurides empfiehlt den Steinklee äußerlich zur Erweichung von Geschwüren, bei Ausschlägen und Grind sowie innerlich bei Magenschmerzen. In der Klosterheilkunde galt die Pflanze als harn- und schweißtreibend, wundheilend und schmerzstillend. Hieronymus Bock führt in seinem ›Neuen Kräuterbuch‹ Ohrenschmerzen, »hitzige Augen«, Uterusverhärtungen und Geschwüre als typische Anwendungsgebiete an. In der Volksmedizin war Steinklee eines der am häufigsten verwendeten Mittel gegen Hämorrhoiden und Krampfadern. Er wurde zudem gern zur Abwehr von Motten in die Kleiderschränke gehängt.

❖ Herkunft und Anbau

Steinklee zählt zur Familie der Schmetterlingsblütler (Fabaceen) und kann bis zu 1,50 Meter hoch werden. Man unterscheidet den Echten Steinklee *(Melilotus officinalis)* und den Hohen Steinklee *(Melilotus altissimus)*, die in ihrer Wirkung jedoch sehr ähnlich sind. Beide Arten sind in Europa und Asien verbreitet. Während der Echte Steinklee vor allem auf stickstoffreichen Böden wächst, bevorzugt der Hohe Steinklee feuchte und salzhaltige Standorte. Für den arzneilichen Gebrauch kommen beide Arten vor allem aus Kulturen in Osteuropa. Der botanische Name *Melilotus* bedeutet Honigklee und bezieht sich auf die hellgelben Blüten.

❖ Verwendete Teile und Inhaltsstoffe

In der Heilkunde wird das blühende Kraut des Steinklees verwendet, dessen Hauptwirkstoff Cumarin beim Trocknen freigesetzt wird. Außerdem enthält das Kraut Flavonoide und Saponine, die eine entzündungshemmende und venenabdichtende Wirkung haben.

❖ Anwendungsgebiete

Wissenschaftlich anerkannt ist die innerliche Anwendung des Steinkleekrauts bei Schmerzen und Schweregefühl in den Beinen und zur Behandlung bei Lymphstauungen und Hämorrhoiden. Äußerlich wird es bei Prellungen und Verstauchungen angewendet.

✦ In der Erfahrungsheilkunde wird Steinklee auch als harntreibendes Mittel eingesetzt.

❖ Anwendungsform und Dosierung

Empfehlenswert für eine optimale Wirkung ist die Einnahme von Fertigpräparaten bei einem Cumarin-Mindestgehalt von 3 bis 30 mg. Bei Venenproblemen kann Steinkleekraut auch als Tee eingenommen werden. Zur äußerlichen Anwendung helfen Salben oder ein Breiumschlag, der auf die betroffenen Stellen gelegt wird.

✧ **Nebenwirkungen:** In seltenen Fällen können bei der Einnahme von Steinkleekraut Kopfschmerzen auftreten. Gegenanzeigen sind nicht bekannt.

Viola tricolor L. Stiefmütterchen

Odo Magdunensis preist in seinem ›Macer floridus‹ das Veilchen in Aussehen, Duft und Wirkung ganz besonders: »Weder die Pracht der Rose noch die Lilie kann die duftenden Veilchen übertreffen in Gestalt, Geruch und Wirkungsmacht. Ihre Tugend wird als kühlend und befeuchtend im ersten Grad eingestuft. (…) Stampft man die Veilchen und legt sie auf, lindern sie entzündete Körperstellen. Dem, der getrunken hat und nun am Rausch leidet sowie an schwerem Kopf, dem verjagt diese Qual der Duft von Veilchen: Er braucht nur an ihnen zu riechen oder sein Haupt mit ihnen zu bekränzen. (…) Trinkt man das grüne Veilchenkraut oder die Blüte, getrocknet oder das frische Kraut, treibt sie die schädliche Gelbgalle reinigend aus dem Magen aus.«

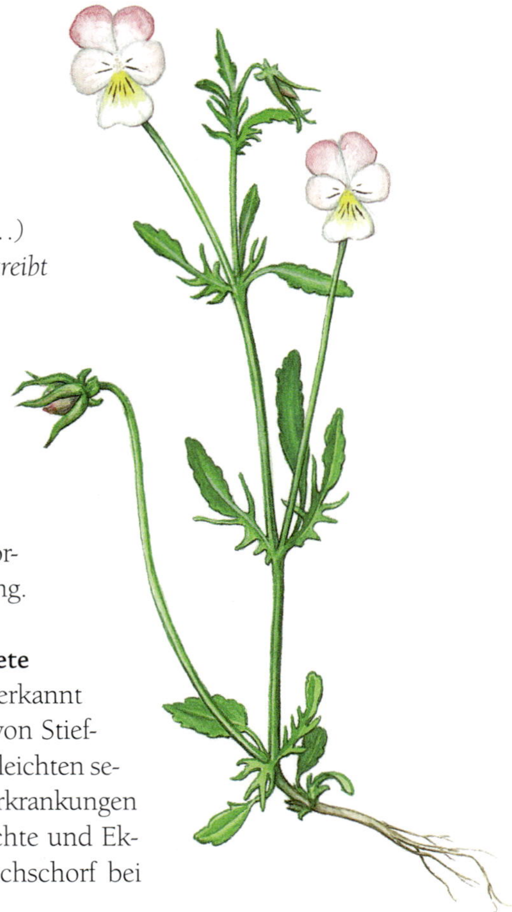

❖ Geschichte

Im Mittelalter zählten die Veilchen-Arten zum Kreis der großen Arzneipflanzen: Sie wurden bei Kinderkrankheiten, gegen Kopfschmerzen, Epilepsie und Husten empfohlen. Von überragender Bedeutung war auch das Veilchenöl, das allein oder zusammen mit Rosenöl eine wichtige Grundlage für die Herstellung von komplexen Arzneimitteln war. Es kam bei fast allen äußerlichen Krankheiten und Verletzungen zum Einsatz und wurde wegen seiner kühlenden Wirkung auch bei Fieber angewendet. Außerdem sollte es bei allen Schmerzen im Kopfbereich hilfreich sein und auch das Einschlafen verbessern. Erst im 16. Jahrhundert wird das Stiefmütterchen im ›Kräuterbuch‹ des Leonhart Fuchs klar von den übrigen Veilchen-Arten unterschieden.

❖ Herkunft und Anbau

Das Wilde Stiefmütterchen gehört zur Familie der Veilchengewächse (Violaceen) und ist in allen gemäßigten Zonen Europas und Asiens heimisch. Die einjährige Pflanze, von der es eine Vielzahl an Unterarten gibt, wächst bevorzugt an Äckern und auf trockenen Wiesen, ist aber auch in Gärten zu finden. Für den arzneilichen Gebrauch wird die Pflanze vor allem in Kulturen in Frankreich und den Niederlanden angebaut, zum Teil stammen sie auch aus Wildsammlungen.

❖ Verwendete Teile und Inhaltsstoffe

In der Heilkunde wird das blühende Kraut des Stiefmütterchens verwendet, das vor allem Flavonoide, Sa-ponine, Schleimstoffe, Salicylsäure-Derivate und Vitamin C enthält. Diese Inhaltsstoffe haben eine entzündungshemmende, kortisonähnliche Wirkung.

❖ Anwendungsgebiete

Wissenschaftlich anerkannt ist die Anwendung von Stiefmütterchenkraut bei leichten seborrhoischen Hauterkrankungen (wie Akne, Grindflechte und Ekzene) sowie bei Milchschorf bei Kleinkindern.

✦ In der Erfahrungsheilkunde ist das Kraut wegen seiner milden Wirkung besonders bei der Behandlung von Kindern geschätzt, wo es unter anderem bei Windeldermatitis eingesetzt wird. Außerdem hat es sich bei Husten, Halsschmerzen, Fieber, Rheuma, Gicht und Arteriosklerose bewährt. Auch als Blutreinigungsmittel soll es wirksam sein.

❖ Anwendungsform und Dosierung

Bei Hautkrankheiten sind entweder Teeaufgüsse, Umschläge oder Sitzbäder mit Stiefmütterchenkraut hilfreich. Bei Erkältungskrankheiten trinkt man den Stiefmütterchentee allein oder mit anderen Pflanzen, wie etwa Lindenblüten, gemischt.

✧ Für das Stiefmütterchenkraut sind Gegenanzeigen und Nebenwirkungen nicht bekannt.

Süßholz Glycyrrhiza glabra L.

Die ›Leipziger Drogenkunde‹ vermerkt zur Wirkung des Süßholzes: »Liquiritia oder Lakritze ist in ausgeglichener Weise wärmend und feucht. Einige sagen, es sei eine Wurzel, einige, es sei ein Strauch oder ein Zweig. Aber es ist die Wurzel eines kleinen Krautes oder Baumes. (...) Ihre Kochung in Wasser ist gut gegen alle Gebrechen der Brust, und ganz besonderes denjenigen, die an der Rippen- oder Brustfellentzündung leiden. Der Wein, in dem sie gekocht wurde, ist gut gegen Husten.«

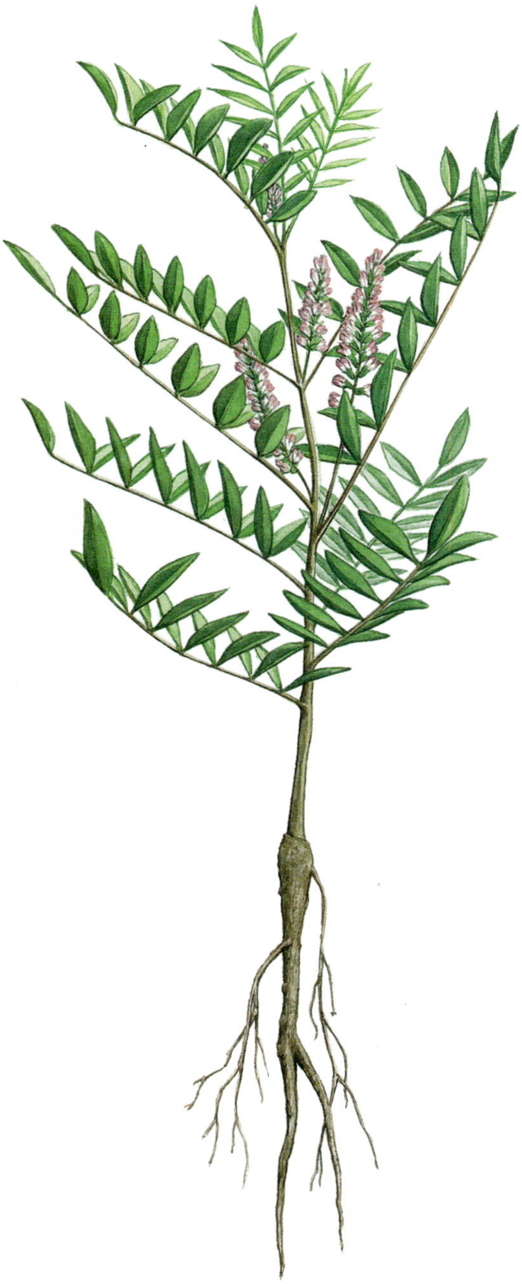

❖ Geschichte

Die Süßholzwurzel, deren Saft für das allseits beliebte Lakritz verantwortlich ist, war schon den Ägyptern wohl bekannt. Sie nutzten die Wurzel als Grabbeigabe, um die Pharaonen auf ein Leben im Jenseits vorzubereiten. Die Griechen gaben ihr den Namen *Glycyrrhiza* (*glykys* = süß, *rhiza* = die Wurzel), aus dem sich im Mittelalter das lateinische *liquiritia* entwickelte. Bereits Dioskurides beschreibt die Heileffekte der Pflanze recht ausführlich: Die breite Palette der Anwendungsgebiete reichte von Husten, Heiserkeit, Asthma und Brustbeschwerden bis hin zu Leber-, Blasen- und Nierenleiden. Außerdem empfiehlt er die Pflanze – mit Honig vermengt – zur Wundbehandlung. In der frühen Phase der Klosterheilkunde wurde Süßholz kaum beachtet, wahrscheinlich weil es besonders nördlich der Alpen nur schwer zu bekommen war. Erst mit Constantinus Africanus, der das mittelalterliche Heilwissen durch Übersetzungen aus dem Arabischen bereicherte, mit dem ›Circa instans‹ und der ›Physica‹ Hildegards von Bingen wurde es in der Heilkunde wieder stärker präsent. Heiserkeit, Husten, Brustschmerzen, Seitenstechen, Lungenleiden, Verdauungsbeschwerden sowie Nieren- und Blasenleiden blieben auch im Mittelalter die bevorzugten Anwendungsgebiete der Wurzel. Bemerkenswert ist, dass Hildegard von Bingen Süßholz auch für eine auf die Psyche wirkende Pflanze hält. Nach Meinung der Äbtissin sollte Süßholz mild stimmen und Tobsucht unterdrücken – vermutlich, weil die Wurzel von jeher als Mittel gegen die Tollwut galt. Vom einfachen Volk wurde Süßholz seit dem Spätmittelalter auch als Pulver zur Wundbehandlung geschätzt.

❖ Herkunft und Anbau

Süßholz ist eine mehrjährige, verholzende Staude aus der Familie der Schmetterlingsblütler (Fabaceen). Neben einer Pfahlwurzel entwickelt die Pflanze ein weit verzweigtes Wurzelsystem. Die Staude erreicht eine

Höhe von mehr als 1 Meter. Süßholz war ursprünglich im Mittelmeergebiet, in Kleinasien und Russland heimisch. In Deutschland kommt die Pflanze an wenigen Plätzen verwildert vor – das Ergebnis eines jedoch erfolglosen Versuchs, sie auch bei uns anzubauen. Für den arzneilichen Gebrauch erfolgt der Anbau in Kulturen: Man unterscheidet zwischen Süßholz aus Spanien, Südfrankreich und Italien, der so genannten Spanischen Ware, und Süßholz aus dem Wolgagebiet, dem Irak sowie aus China, der Russischen Ware.

❖ Verwendete Teile und Inhaltsstoffe

Von der Süßholzstaude wird in der Heilkunde nur die Wurzel verwendet. Zu ihren wirksamen Inhaltsstoffen zählen vor allem Saponine (2 bis 15 Prozent), darunter Glycyrrhizin, Flavonoide (darunter Liquiritin), Cumarine, Phytosterole und Schleimstoffe (etwa 10 Prozent). Das Glycyrrhizin hat eine entzündungshemmende und schleimhautschützende Wirkung. Eine Erhöhung der Schleimhautsekretion kann ebenso beobachtet werden wie eine auswurffördernde und krampflösende Wirkung. Die Gesamtheit der Inhaltsstoffe ist hilfreich bei der Regeneration einer entzündeten Magenschleimhaut und dient der Vorbeugung von Magengeschwüren.

❖ Anwendungsgebiete

Wissenschaftlich anerkannt ist die Anwendung von Süßholzwurzel bei Katarrhen der Atemwege. Außerdem ist sie eines der wenigen hilfreichen Mittel bei Magen- und Darmgeschwüren, da sie eine Abheilung der Geschwüre beschleunigen kann.

✦ In der Erfahrungsheilkunde wird der Saft der Süßholzwurzel bei Sodbrennen und säurebedingten Magenbeschwerden verwendet.

❖ Anwendungsform und Dosierung

Süßholzwurzel ist in zahlreichen Teemischungen enthalten und kann bei Magen- und Darmgeschwüren sowie bei Erkältungskrankheiten auch allein als Tee zubereitet werden. Aus geschmacklichen Gründen empfiehlt es sich, geschälte Wurzelstücke zu verwenden. Die Tagesdosis beträgt 5 bis 15 g, die Anwendung sollte auf 6 Wochen beschränkt bleiben.

✦ Gegen Gastritis und Magengeschwüre nimmt man Süßholz auch als Sirup oder Saft ein: Dabei wird 1 g Süßholzsaft in 100 ml heißem Wasser aufgelöst und 2- bis 3-mal täglich eingenommen. Eine arzneiliche Wirkung haben sogar Lakritzstangen und lakritzhaltige Produkte der Süßwarenindustrie, die aus den getrockneten, geschälten Wurzeln gewonnen werden: Die Einnahme von Lakritzstangen kann die Behandlung von entzündlichen Prozessen im Magen- und Zwölffingerdarm unterstützen. Süßwaren sollten allerdings nur 200 mg Glycyrrhizinsäure pro 100 g enthalten.

✦ Während der Anwendung von Süßholz auf möglichst kaliumreiche Kost achten (z. B. getrocknete Aprikosen oder Brennnesseltee).

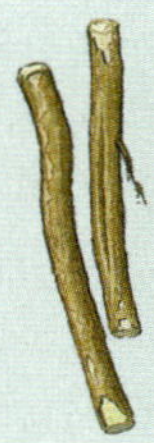

Teezubereitung:
Bei Magen- und Darmgeschwüren 1 knappen Teelöffel zerkleinerte Süßholzwurzel mit 1 Tasse kochendem Wasser übergießen, 15 bis 20 Minuten ziehen lassen und abseihen. Täglich 3- bis 5-mal 1 Tasse trinken.

✧ **Gegenanzeigen:** Nicht anwenden bei chronischer Leberentzündung, Leberzirrhose, Diabetes, Bluthochdruck und Kaliummangel sowie während der Schwangerschaft und Stillzeit.

✧ **Nebenwirkungen:** Bei hoch dosierter Anwendung über einen Zeitraum von 6 Wochen kommt es zu Ödembildung und Bluthochdruck.

✧ **Wechselwirkungen:** Nicht anwenden, wenn Digitalis-Präparate oder Saluretika eingenommen werden.

Taubnessel Lamium album L.

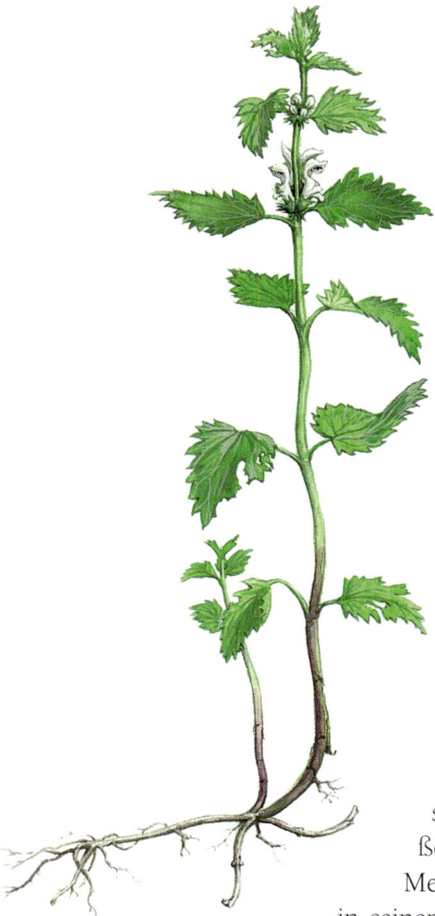

Als eine der wenigen Schriften der Klosterheilkunde widmet der ›Gart der Gesundheit‹ der Taubnessel ein eigenes Kapitel: »Die Meister sagen, dass diese Nesseln eine andere Natur haben als die Brennnesseln, denn sie sind nicht so heiß und trocken. Mit diesen Nesseln macht man die Haare gelb, indem man sie in eine Lauge legt und die Haare damit wäscht. Die Wurzel in Wein gekocht und den Wein getrunken, nimmt den Stein in den Lenden. (...) Für die faulenden Wunden am Leib nimm das Pulver von gedörrten Taubnesseln mit Osterluzei.«

❖ Geschichte

Bei den antiken Autoren und in den meisten Werken der Klosterheilkunde fand die Taubnessel keine Beachtung. Im 13. Jahrhundert zählte Albertus Magnus zu den ersten Gelehrten, die sich zu der Taubnessel äußerten. Auch Konrad von Megenberg führt die Pflanze in seinem weit verbreiteten ›Buch der Natur‹ an, jedoch nur im Zusammenhang mit der Brennnessel und ohne ein eigenes medizinischen Anwendungsgebiet zu nennen. Beim einfachen Volk hingegen erfreute sich die Pflanze großer Beliebtheit. Sie galt als Heilmittel gegen den »weißen Fluss« der Frauen und wurde bei Blutarmut, Hautunreinheiten und Lungenkrankheiten verwendet. Als besonders wirkungsvoll wurde ihr Einsatz bei Wunden, Geschwüren und blutigem Durchfall erachtet.

❖ Herkunft und Anbau

Die Taubnessel ähnelt zwar den Nesseln, gehört jedoch zur Familie der Lippenblütler (Lamiaceen). Sie ist in Europa und Nordasien heimisch und wächst bevorzugt an Wegrändern und auf Schuttplätzen. Für den arzneilichen Gebrauch wird die von April bis Oktober blühende Pflanze aus Osteuropa importiert.

❖ Verwendete Teile und Inhaltsstoffe

In der Heilkunde werden die weißen Blüten der Taubnessel verwendet, die, wenn sie voll aufgeblüht sind, sorgfältig ausgezupft und anschließend rasch getrocknet werden. Die Blüten enthalten vor allem Iridoide, verschiedene Säuren (z. B. Rosmarinsäure) und Flavonoide. Die Inhaltsstoffe wirken zusammenziehend (adstringierend), entzündungshemmend, sekretionshemmend, gewebeverdichtend, schleimhautschützend und juckreizlindernd.

❖ Anwendungsgebiete

Wissenschaftlich anerkannt ist die innerliche Anwendung von Taubnesselblüten bei Katarrhen der oberen Atemwege, insbesondere Husten und Bronchitis, sowie bei der Behandlung von Magen-Darm-Beschwerden. Erwiesen ist auch die äußerliche Anwendung bei leichten Schleimhautentzündungen im Mund- und Rachenraum und oberflächlichen Entzündungen der Haut.

✦ In der Erfahrungsheilkunde werden sie gelegentlich bei Schmerzen vor der Menstruation und Wechseljahrsbeschwerden eingesetzt.

❖ Anwendungsform und Dosierung

Bei Magen-Darm-Beschwerden und Atemwegserkrankungen empfiehlt sich eine Teezubereitung. Die Tagesdosis beträgt bei innerlicher Anwendung 3 g, bei äußerlichem Gebrauch 5 g.

✧ Für Taubnesselblüten sind Gegenanzeigen und Nebenwirkungen nicht bekannt.

Tausendgüldenkraut

Centaurium erythraea (L.) Pers.

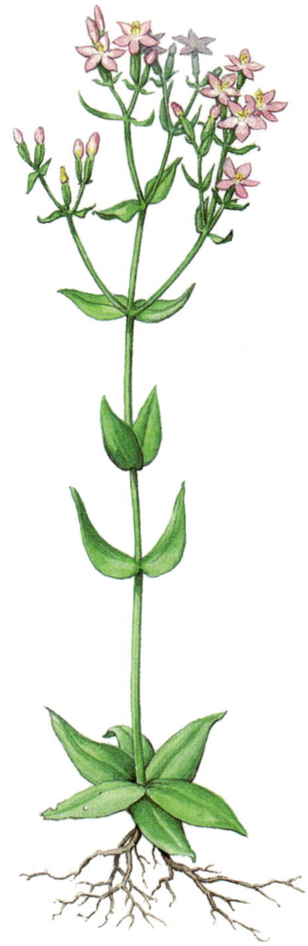

Albertus Magnus erläutert in seinem Pflanzenbuch, dass es mehrere Arten des Tausendgüldenkrauts, gibt: »Jede Art von ihr jedoch ist wärmend und trocknend: In jeder ist abwischende und zusammenziehende Wirkung, große Schärfe und austrocknende Wirkung. (…) In frischem Zustand macht sie Wunden rein und verschließt alte Geschwüre, in trockenem Zustand zerrieben und als Pflaster aufgelegt, festigt sie Fisteln und alte Geschwüre. Sie hilft auch bei Verstopfung der Leber und bei Verhärtung der Milz. Sie ruft auch die Monatsblutung hervor, sie zieht den Fötus aus, sie tötet die Würmer und sie bewirkt noch mehrere andere Dinge entsprechend den Zubereitungen der Ärzte.«

❖ Geschichte

In der Antike hieß das Tausendgüldenkraut *Centaurion*, weil es mit dem heilkundigen Kentaur Chiron in Verbindung gebracht wurde. Plinius schrieb der Pflanze wundersame Heilkräfte zu, denn er meinte, dass sie zerschnittenes Fleisch beim Kochen wieder zusammenfügen könne. Auch der deutsche Name deutet auf das hohe Ansehen als Arzneipflanze hin: Darin klingt noch an, dass man seine Heilkraft für so groß erachtete, dass sie mit 1000 Gulden nicht zu bezahlen sei. In der Antike wurde das Kraut vor allem als wundreinigendes und -heilendes Mittel, aber auch gegen Nervenleiden, Sehschwäche, Fieber und Verstopfung eingesetzt. Diese Indikationen findet man auch in den mittelalterlichen Herbarien und Rezeptbüchern wieder.

❖ Herkunft und Anbau

Das Tausendgüldenkraut gehört zur Familie der Enziangewächse (Gentianaceen). Die zweijährige Pflanze ist in fast ganz Europa, Nordafrika und -amerika heimisch. Während sie einst weit verbreitet war, ist sie mittlerweile eine Seltenheit geworden und steht deshalb unter Naturschutz. Für den arzneilichen Gebrauch wird das Tausendgüldenkraut aus Marokko, einigen Balkanländern sowie aus Bulgarien und Ungarn importiert.

❖ Verwendete Teile und Inhaltsstoffe

In der Heilkunde wird das blühende Tausendgüldenkraut verwendet, das Flavonoide sowie Bitter- und Gerbstoffe enthält. Die Bitterstoffe wirken verdauungsanregend auf Magen, Pankreas, Galle und Darm, stimulieren den Appetit und haben einen anregenden Effekt bei Schwächezuständen. Außerdem soll die Pflanze entzündungshemmend, schmerzlindernd und fiebersenkend wirken.

❖ Anwendungsgebiete

Wissenschaftlich anerkannt ist die Anwendung des Krauts bei Verdauungsbeschwerden, vor allem wenn sie auf einem Mangel an Verdauungssäften beruhen. Als Bitterstoffmittel (*Amarum aromaticum*) regt das Tausendgüldenkraut nachweislich den Appetit an und stärkt den Magen.

✦ In der Erfahrungsheilkunde wird Tausendgüldenkraut auch als Mittel gegen Leber- und Gallebeschwerden und als allgemein stärkende Pflanze bei nervösen Erschöpfungszuständen und nach Infektionskrankheiten empfohlen.

❖ Anwendungsform und Dosierung

Das mild wirkende Bitterkraut wird in den meisten Fällen mit stärker verdauungsfördernden Heilkräutern wie Kümmel, Fenchel oder Kamille kombiniert. Zur Beruhigung der Magennerven empfiehlt sich eine Teemischung mit Baldrian und Johanniskraut. Die Tagesdosis beträgt 6 g.

✧ Für das Tausendgüldenkraut sind Gegenanzeigen und Nebenwirkungen nicht bekannt.

Thymian Thymus vulgaris L.

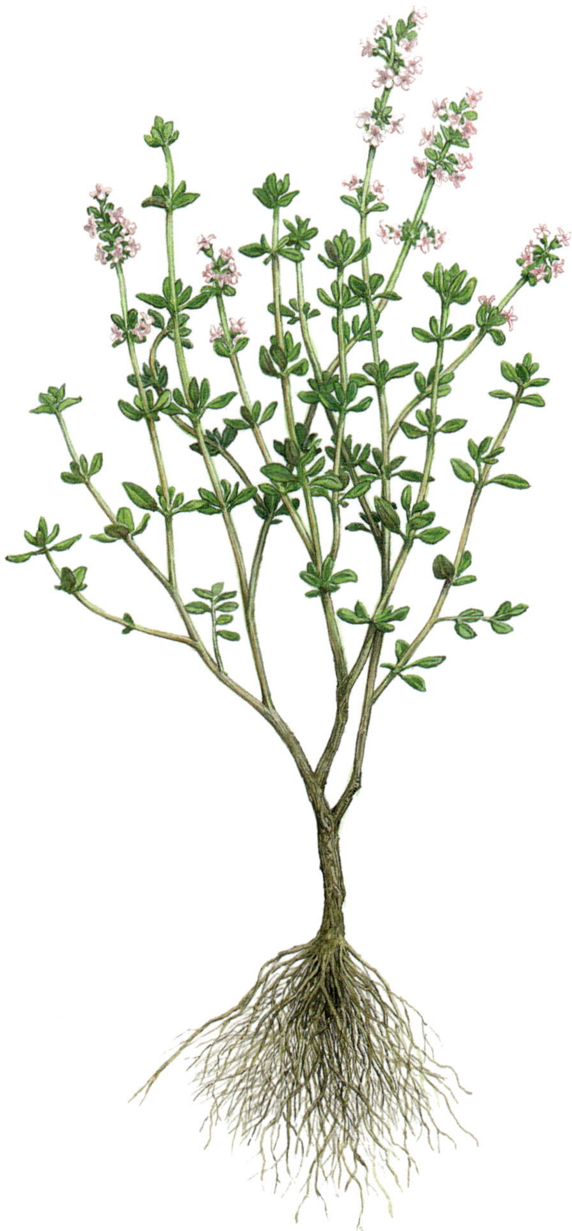

Über die heilenden Kräfte des Thymians weiß Hildegard von Bingen Folgendes zu berichten: »Thymian ist wärmend und trocknend, und (…) nimmt durch seine Wärme und seine Stärke die Fäulnis der schmerzenden Geschwüre weg. (…) Man nehme Thymian, die ganze Pflanze mit der daran hängenden Erde, koche sie und bereite sich damit ein Schwitzbad, und dies gebrauche man oft, und die Wärme und Trockenheit des Krauts mit der trockenen erhitzten vorgenannten Erde, mindert die schlechten Säfte.«

❖ Geschichte

Seit mehr als 4000 Jahren wird das stark duftende Kraut als Gewürz- und Arzneipflanze verwendet. Dem intensiven Aroma verdankt es wahrscheinlich auch seinen Namen, denn Thymian leitet sich vermutlich von griechisch *thyein*, räuchern oder Rauchopfer darbringen, bzw. von *thymíama*, Räucherwerk, ab. Bereits Plinius nutzte eine Thymianart als Heilmittel und setzte sie gegen Schlangenbisse und Skorpionstiche ein. Nach Dioskurides hilft Thymian bei Asthma, löst den Schleim in Rachen und Magen, vertreibt den Bandwurm und fördert Harn und Menstruation. Äußerlich kam Thymian in der antiken Medizin bei Warzen, Hämorrhoiden, Ödemen und Ischias zum Einsatz. Im frühen Mittelalter wurde das Kraut, abgesehen vom ›Lorscher Arzneibuch‹, kaum genannt. Dafür wird es hier fast als Allheilmittel für die unterschiedlichsten Krankheiten beschrieben: bei Leber- und Milzproblemen, zur Förderung der Verdauung und gegen Magenschmerzen. Vor allem wegen seiner Heilkräfte bei Keuchhusten rühmte Hildegard von Bingen den Thymian. Ihre mittelalterlichen Kollegen empfahlen ihn bei Asthma, Atemnot, Vergiftungen, gegen Würmer und zur »Austreibung der toten Geburt«. Einen noch höheren Stellenwert erhielt der Thymian in der Heilkunde, als man zu Beginn des 18. Jahrhunderts seinen wichtigsten Wirkstoff, das Thymol, entdeckte, das man zunächst für Campher hielt. Aus dem frühen 20. Jahrhundert liegen sogar Berichte über Erfolge bei der Bekämpfung von Lepra mit Thymol in Sesamöl vor.

❖ Herkunft und Anbau

Der mehrjährige Thymian gehört zur Familie der Lippenblütler (Lamiaceen). Die frostempfindliche Pflanze braucht einen trockenen, sonnigen Platz und ist im Mittelmeerraum beheimatet. Bei uns kommt sie gelegentlich in der freien Natur vor, nachdem sie aus Anbauten in Kulturen und Gärten verwilderte. Den ganzen Sommer über können frische Zweige gepflückt werden, wobei sie kurz vor der Blüte am aromatischsten sind. Für den arzneilichen Gebrauch stammt der Thymian zum größten Teil aus Kulturen in Deutschland, kleinere Mengen werden aus Spanien, Polen und Ungarn eingeführt.

❖ Verwendete Teile und Inhaltsstoffe

In der Heilkunde wird das Thymiankraut verwendet, das reich an ätherischem Öl, Flavonoiden und Gerbstoffen ist. Das ätherische Öl mit dem wichtigsten Inhaltsstoff Thymol wirkt schleim- und krampflösend. Außerdem aktiviert es direkt die Schleim abtransportierenden Härchen in den Bronchien, ist wirksam gegen Bakterien und Viren und fördert zudem die Durchblutung der Haut.

❖ Anwendungsgebiete

Wissenschaftlich anerkannt ist die innerliche Anwendung von Thymiankraut bei Katarrhen der oberen Atemwege, Bronchitis und Keuchhusten.

✦ Die Erfahrungsheilkunde empfiehlt es äußerlich zur unterstützenden Behandlung bei rheumatischen Beschwerden, Hautproblemen und entzündlichen Erkrankungen im Mund- und Rachenraum. Innerlich angewendet, soll Thymiankraut zur Durchspülung der Harnwege und bei Appetitlosigkeit nützlich sein. Sinnvoll ist die innerliche Anwendung des Krauts auch zur Stärkung des Magens sowie als Wurmmittel.

❖ Anwendungsform und Dosierung

Bei Erkrankungen der Atemwege wird Thymiankraut gern allein als Tee oder in Mischungen von so genannten Brust- und Hustentees verwendet. Flüssigextrakte können als Fertigpräparate ebenfalls mehrmals täglich eingenommen werden. Die Tagesdosis beträgt 10 g.

✦ Zum Inhalieren bei Entzündungen im Mund- und Rachenraum nicht mehr als 2 Tropfen Thymianöl in heißes Wasser geben und 15 bis 20 Minuten einatmen. Alternativ bietet sich eine Gurgellösung an; dafür mit einem Aufguss aus 5 g Thymiankraut in 100 ml warmem Wasser gurgeln. Anstelle der Lösung kann man auch 10-fach verdünnte Thymian-Tinktur verwenden.

✦ Zur Förderung der Durchblutung bei rheumatischen Beschwerden kann man 10 ml Thymianöl mit 90 ml Weizenkeimöl oder 40-prozentigem Alkohol mischen und die betroffenen Körperstellen damit einreiben.

✦ Bei Hautproblemen, die durch Viren, Pilze oder Bakterien ausgelöst sind, ist es ratsam, eine 5-prozentige Verdünnung mit einer Alkohol-Wasser-Lösung zur Reinigung 2-mal täglich aufzutragen; bei Warzen mehrmals täglich auftragen.

Teezubereitung:
2 Teelöffel Thymiankraut mit 1 Tasse kochendem Wasser übergießen, zugedeckt 5 Minuten ziehen lassen und abseihen. Mehrmals täglich 1 Tasse möglichst heiß trinken.

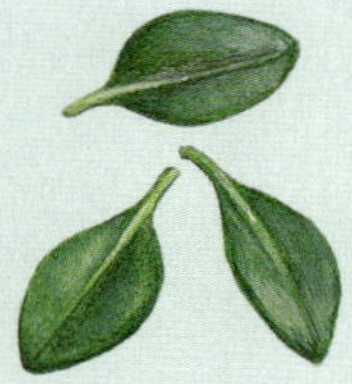

✧ **Gegenanzeigen:** Das ätherische Öl nicht während der Schwangerschaft anwenden.

✧ **Nebenwirkungen:** Von einer dauerhaften äußerlichen Anwendung des ätherischen Öls in Form von Bädern oder großflächigen Einreibungen ist abzuraten, da das Thymol stärkere Hautreaktionen wie Brennen und extreme Rötung hervorrufen kann.

Vogelknöterich Polygonum aviculare L.

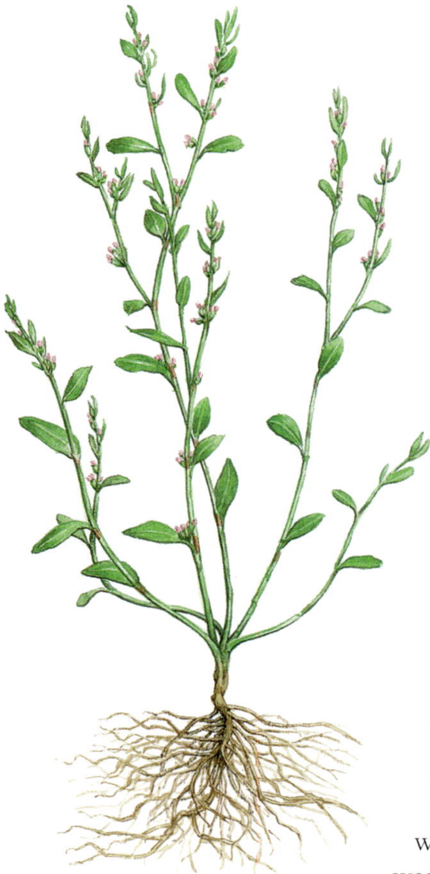

Adam Lonitzer nennt den Vogelknöterich in seinem ›Kräuterbuch‹ »Weggras« und »Wegtritt«: »Verirrt sich auf der Erden, sodass man einmal darüber fällt. Weggras ist trocken und kalt, stopft Blut- und Bauchfluss, wenn man den roten Wein trinkt, in dem es gekocht wurde. Von seinem Saft trinken ist gut bei Blutspeien, stillt die Durchläufe des Bauches (Durchfall) zusammen mit dem Erbrechen. Der Saft getrunken und äußerlich auf den Bauch geschmiert, ist gut für den Harnzwang und heilt giftige Bisse. Der Saft mit Wein und Honig gekocht und aufgelegt, heilt neue Wunden. (...) Wegtritt mit Wein und Wasser getrunken ist gut gegen die Kälte, das Fieber und giftige Tierbisse. Es treibt den Harn und reinigt die Blase.«

❖ Geschichte

Bei dem botanischen Namen der Pflanze *Polygonum aviculare* ist vor allem an *poly*, viel, zu denken, denn schier zahllos sind die Namen, die man dem Knöterich allein schon in Antike und Mittelalter gegeben hat. *Polygonum* etwa bedeutet »viele Knie«, was auf die Pflanze bezogen »viele Knoten« heißt. Dioskurides lobt den Vogelknöterich in seiner ›Materia medica‹ bei Blutspeien, Bauchfluss und Cholera. Hildegard von Bingen empfiehlt, die Pflanze in Wein einzulegen und dann als Fiebermittel zu verwenden. Die mittelalterlichen Kräuterbuchautoren beschreiben die Heilkraft des Vogelknöterichs als stopfend, zusammenziehend, wundheilend, stein- und grießtreibend. Die wichtigste Eigenschaft war jedoch die Blutstillung – sowohl bei äußeren als auch bei inneren Blutungen sowie bei zu starker Monatsblutung.

❖ Herkunft und Anbau

Der Vogelknöterich gehört zur Familie der Knöterichgewächse (Polygonaceen) und ist in fast ganz Europa verbreitet. Er wächst zwischen grobem Kies genauso wie auf fruchtbaren Ackerboden, je nach Standort ragt er bis zu 40 cm hoch oder kriecht am Boden entlang.

❖ Verwendete Teile und Inhaltsstoffe

In der Heilkunde wird das Kraut des Vogelknöterichs verwendet, das vor allem Flavonoide, Cumarine, Kieselsäure, Schleim- und Gerbstoffe enthält. Die Kombination der Inhaltsstoffe ist dafür verantwortlich, dass das Kraut sekretlösend wirkt und das Abhusten von festsitzendem Schleim erleichtert. Vermutlich bewirken vor allem die Gerb- und Schleimstoffe, dass Entzündungen im Mund- und Rachenraum schneller abklingen.

❖ Anwendungsgebiete

Wissenschaftlich anerkannt ist die innerliche Anwendung von Vogelknöterichkraut bei leichten Katarrhen der Atemwege, insbesondere Husten, sowie die äußerliche Anwendung bei Schleimhautentzündungen im Mund- und Rachenraum.

✦ Die Erfahrungsheilkunde nutzt das Vogelknöterichkraut unter anderem als Blutstiller und zum Entwässern bei Nieren- und Steinbeschwerden, Gicht und rheumatischen Beschwerden. Gelegentlich wird es außerdem gegen Menstruationsbeschwerden und Hämorrhoiden empfohlen.

❖ Anwendungsform und Dosierung

Vogelknöterichkraut ist nur noch selten Bestandteil von Hustentees. Dennoch ist es sinnvoll, eine Teezubereitung zur Unterstützung bei Bronchialkatarrhen zu trinken. Die Tagesdosis beträgt 4 bis 6 g.

✧ Für das Vogelknöterichkraut sind Gegenanzeigen und Nebenwirkungen nicht bekannt.

Juniperus communis L. Wacholder

Die ›Leipziger Drogenkunde‹ beschreibt vor allem die Heilwirkung des Wacholders bei Durchfall: »Der Wacholderbaum ist wärmend und trocknend in dem dritten Grad, und wenn man es in den Rezepten findet, so soll man die Frucht nehmen. In dem Maien soll man sie sammeln und zwei Jahre behalten sie ihre Wirksamkeit. Und ihre Kraft ist, dass sie auflösen und verzehren. Gegen den Bauchfluss der von dem Durchfall kommt, der im Magen und den Därmen haftet, koche die Frucht in Regenwasser, und der Leidende soll sich bis zum Nabel in diese Abkochung setzen und den Unterleib mit dem Wasser abreiben.« Sehr ausführlich werden auch die Anwendungsgebiete des ätherischen Öls beschrieben: »Gegen den kalten asthmatischen Husten, der von der Erkältung herkommt, gib das Öl in der Speise oder in anderer Weise. Und gib auch den Wein, in dem Wacholderbeeren und trockene Feigen gekocht wurden.«

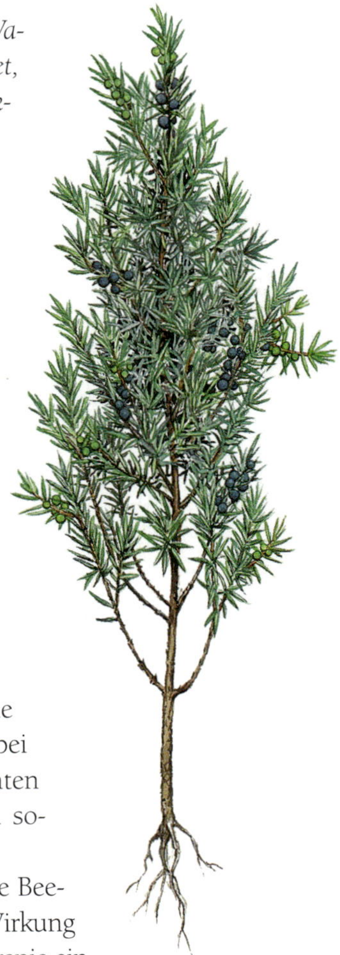

❖ Geschichte

Die Wacholderbeeren waren bereits den Ärzten der Antike bekannt. Hippokrates verwendet sie äußerlich zur Behandlung von Fisteln und Wunden und innerlich zur Geburtsbeschleunigung. Dioskurides verweist vor allem auf die wassertreibende Wirkung der Pflanze. Im Mittelalter rühmt Hildegard von Bingen die Beeren ebenfalls als harntreibendes Mittel sowie für die Behandlung von Lungenleiden und Fieber. Im 14. Jahrhundert spielte das Wacholderholz bei der Bekämpfung der Pest eine wichtige Rolle: Die Ärzte empfahlen, überall Räucherungen mit dem Holz vorzunehmen, um die »verpestete Luft« zu reinigen. Diese Maßnahme hatte wohl immerhin die Wirkung, dass die Flöhe der Wanderratte, die eigentlichen Überträger der Krankheit, die verräucherten Räume gemieden haben.

❖ Herkunft und Anbau

Der Wacholder gehört zur Familie der Zypressengewächse (Cupressaceen) und ist in Europa, Nordasien und -amerika heimisch. Heute stammen die Beeren vor allem aus dem Anbau in Italien und Kroatien. Wacholder wächst an sonnigen Hängen und in lichten Nadelwäldern. Die Beeren, die man nur an den weiblichen Pflanzen findet, benötigen 2 bis 3 Jahre zur Reife.

❖ Verwendete Teile und Inhaltsstoffe

In der Heilkunde werden die Beeren verwendet, die viel ätherisches Öl enthalten – mit Alpha-Pinen als Hauptkomponente. Das Öl stärkt die Verdauungsorgane und fördert die Durchspülung von Nieren und Harnwegen. Zusammen mit Flavonoiden sorgt es für eine krampflösende Wirkung. Gerbstoffe unterstützen den positiven Effekt auf Magen und Darm.

❖ Anwendungsgebiete

Wissenschaftlich anerkannt ist die Anwendung von Wacholderbeeren bei Verdauungsbeschwerden mit leichten Krämpfen im Magen-Darm-Bereich sowie bei Blähungen.

✦ Die Erfahrungsheilkunde setzt die Beeren wegen ihrer harntreibenden Wirkung zur kurzfristigen Durchspülungstherapie ein.

❖ Anwendungsform und Dosierung

Zur Förderung der Verdauung kann man 10 Wacholderbeeren über den Tag verteilt kauen, jedoch nicht als Daueranwendung, sondern kurmäßig über einige Tage. Die Beeren sind ansonsten nur noch in wenigen Blasen- und Nierentees enthalten, da ihre nierenanregende Wirkung bei hohen Dosierungen von Wissenschaftlern als bedenklich eingestuft wurde.

✧ **Gegenanzeigen:** Wacholderbeeren nicht anwenden bei entzündlichen Nierenerkrankungen und während der Schwangerschaft.

✧ **Nebenwirkungen:** Eine Daueranwendung in hoher Dosierung kann selbst gesunde Nieren schädigen und auch Magen und Darm reizen.

Wegwarte Cichorium intybus L.

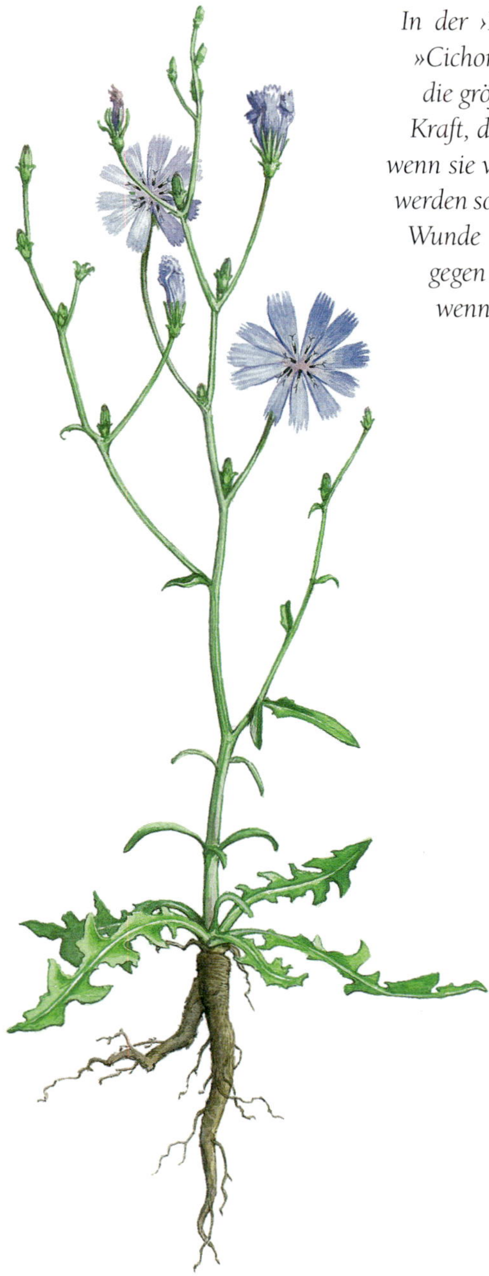

In der ›Leipziger Drogenkunde‹ ist unter »Sponsa solis«, »Sonnenbraut« oder »Cichorea« nachzulesen: »Es ist kalt und feucht in dem zweiten Grad, frisch hat es die größte Kraft, getrocknet hat es weniger bis gar keine Wirkung. Und es hat die Kraft, dass es den Giften widersteht. Deshalb reiben die Wiesel und andere Tiere, wenn sie von einem giftigen Tier verwundet wurden, die Wunde an dem Kraut und werden so bald gesund. Gegen den Biss giftiger Tiere lege das Kraut zerrieben auf die Wunde und trinke auch den Saft. Das Kraut gekocht und gegessen (…), ist gut gegen die Verstopfung der Milz und der Leber aus heißen Ursachen. Es hilft auch, wenn du das Kraut (unterwegs) zerreibst und es dem Kranken zu essen gibst.«

❖ Geschichte

Von Dioskurides und Plinius ist überliefert, dass die Ägypter die Wegwarte, die damals auch als »Zichorie« bezeichnet wurde, als ein magenstärkendes Gemüse genutzt haben sollen. Dioskurides selbst beschreibt ihre Wirkungen als kühlend, zusammenziehend und verdauungsstärkend. In den ersten Jahrhunderten der Klosterheilkunde fand die Pflanze keine besondere Beachtung. Erst Hildegard von Bingen befasst sich ausführlicher mit der Wegwarte. Als Heilpflanze empfiehlt die Äbtissin sie bei Heiserkeit und für eine gute Verdauung. Sie nennt aber auch einen »magischen« Aspekt: Wer die Wegwarte bei sich trage, sei auf Herrschaft aus und ziehe sich deshalb den Hass anderer Menschen zu. Die weitere Geschichte der Pflanze ist schwierig zu verfolgen, da beinahe alle Namen, die die mittelalterlichen Autoren für die Wegwarte kannten (unter anderem waren »Sonnenwirbel«, »Cichorea« oder »Ringelkraut« geläufig), auch für die Ringelblume benutzt wurden. Dementsprechend gingen auch die Beschreibungen der Heilwirkungen ineinander über. Dass Ringelblume und Wegwarte im Mittelalter kaum auseinander gehalten wurden, ist umso erstaunlicher, als dass sie sich nicht nur in der Farbe ihrer Blüten deutlich unterscheiden. Bis weit in die Neuzeit hinein galt die Wegwarte als ein gesundes Lebensmittel, sowohl gekocht als Gemüse wie auch geröstet als Kaffee-Ersatz. Darüber hinaus wurde sie als Magen- und Lebermittel geschätzt, dem auch positive Wirkungen auf die Blutgefäße, gegen Hämorrhoiden und für die Haut zugesprochen wurden.

❖ Herkunft und Anbau

Wie der Löwenzahn gehört die Wegwarte zur Familie der Korbblütler (Asteraceen). Die ein- bis zweijährige Pflanze wird bis zu 1 Meter hoch und ist in Europa bis weit in den Norden, in Nordafrika und in Vorderasien heimisch. In Amerika, Australien und Neuseeland wurde sie angesiedelt. Sie bevorzugt trockene Standorte und wächst häufig an Wegrändern sowie auf Getreideäckern und Brachland. Die Wegwarte blüht von Juli bis September. Das oberirdische Kraut wird bereits während der Blütezeit im Juli geerntet, die Wurzel dagegen erst im Spätherbst. Pflückt man einen Zweig ab, so tropft weißer Milchsaft (Latex) heraus. Charakteristisch sind die meist zartblauen Blüten, die wie eine Zunge geformt sind (Zungenblüten).

❖ Verwendete Teile und Inhaltsstoffe

In der Heilkunde werden die Wurzeln und Blätter der Wegwarte verwendet, die als Hauptwirksubstanzen Bitterstoffe enthalten und verdauungsfördernd wirken. Die Wurzel enthält zudem Gerbstoffe und Kohlenhydrate, die Blätter Flavonoide. Aufgrund ihrer Inhaltsstoffe gilt die Wegwarte als bitteres Anregungs- und Kräftigungsmittel *(Tonikum amarum)*.

✦ Der in der Küche als Salat oder Gemüse bekannte Chicorée sind die während des Winters aus den Rüben ausgetriebenen Knospen.

❖ Anwendungsgebiete

Wissenschaftlich anerkannt ist die Anwendung von Wegwartenwurzeln und -blättern als bitteres Anregungsmittel, das bei Blähungen, Magen- und Verdauungsbeschwerden, Appetitlosigkeit sowie mangelndem Gallenfluss hilft.

✦ In der Erfahrungsheilkunde wird die Wegwarte nicht nur zur Behandlung von Leber- und Gallenstörungen, sondern auch bei allgemeinen Schwächezuständen sowie Hautunreinheiten verwendet. Gelegentlich setzt man die Wegwarte auch als Abführmittel (insbesondere bei Kindern) sowie als Mittel zur Linderung von rheuma-tischen Beschwerden und Gicht ein.

❖ Anwendungsform und Dosierung

Wegwartenkraut ist häufiger Bestandteil in verdauungsstärkenden Teemischungen, kann aber auch allein verwendet werden. Die Tagesdosis beträgt 3 g.

✦ Die Teemischung für eine entlastende Frühjahrskur besteht zu gleichen Teilen aus Wegwarten- und Löwenzahnkraut mit Wurzel und Pfefferminzblättern. Die Kur sollte 2 bis 3 Wochen dauern, wobei täglich 2 Tassen ungesüßter Tee getrunken werden. Für die reinigende Wirkung ist es nötig, zusätzlich viel Wasser zu trinken, damit der Körper noch stärker entgiftet wird.

✦ Eine optimale abführende Wirkung erreicht man mit dem Frischpflanzenpresssaft.

✦ In der Erfahrungsheilkunde spielt auch der aus der Wegwartenwurzel gewonnene »Zichorienkaffee« als anregendes, koffeinfreies Getränk eine Rolle.

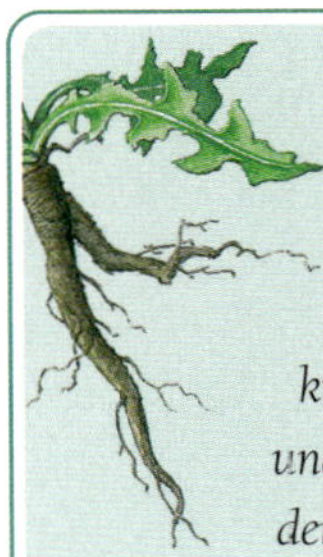

Teezubereitung:

1 Teelöffel Wegwartenkraut (mit oder ohne Wurzelstücke) mit 1 Tasse kochendem Wasser übergießen, 20 Minuten knapp unter dem Siedepunkt kochen lassen und abseihen. Täglich 2- bis 3-mal jeweils vor den Mahlzeiten 1 Tasse schluckweise trinken.

✧ **Gegenanzeigen:** Bei Gallensteinleiden sollte die Anwendung nur nach Rücksprache mit dem Arzt erfolgen. Nicht einnehmen bei Allergien gegen Korbblütler.

✧ **Nebenwirkungen:** In seltenen Fällen kann es zu allergischen Hautreaktionen kommen.

Weiden Salix-Arten

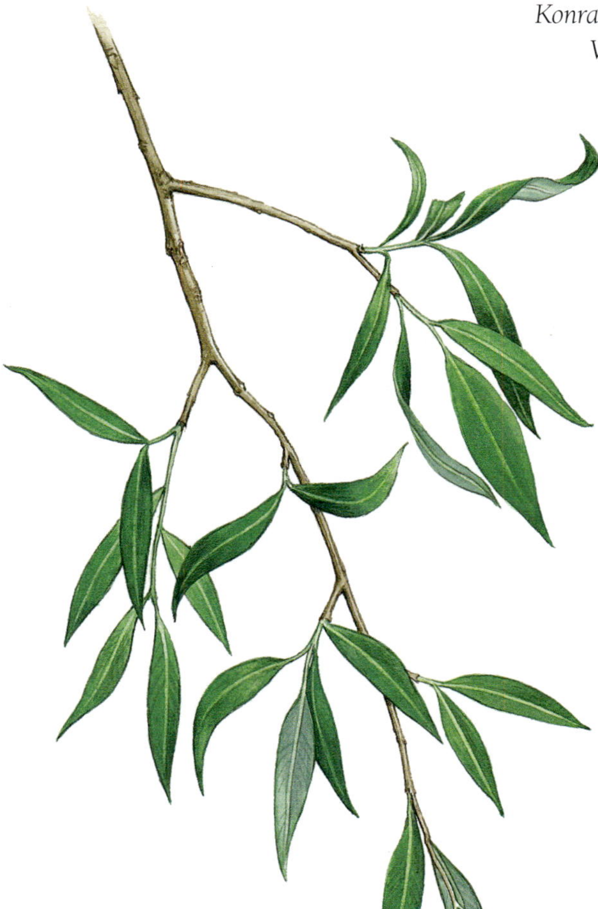

Konrad von Megenberg berichtet in seinem ›Buch der Natur‹ über die Weide: »Salix heißt die Weide, und das bedeutet so viel wie Springerin, weil der Baum schnell hochschießt und wächst. Er wächst auch gern an feuchten Orten. (…) Wer die Blüten im Getränk zu sich nimmt, der wird unfruchtbar (…). Die Rinde und die Blätter haben die Kraft, dass sie zusammenziehen und stark machen. Den Saft, den man aus den Blüten dieser Bäume drückt, gibt man demjenigen zu trinken, der vom Fieber hitzig ist, das hilft ihm.«

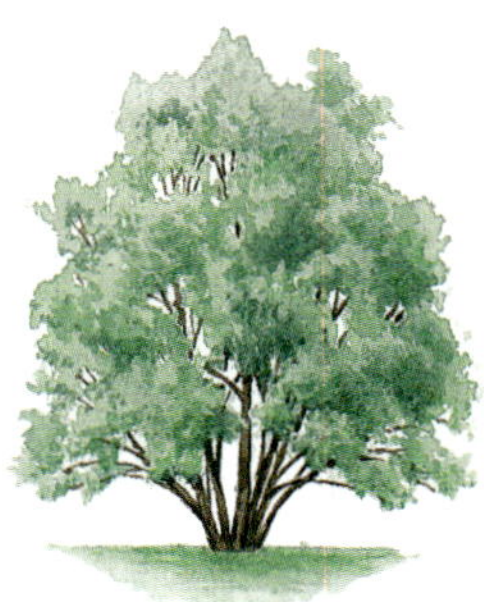

❖ Geschichte

Anders als Konrad von Megenberg im oben zitierten Text ausführt, kommt *Salix* nicht von lateinisch *saltare*, sondern leitet sich von dem indogermanischen Wort *sal*, grau, ab. Aber nicht nur der Name, auch die Verwendung des Baumes in der Heilkunde reicht bis ins Altertum zurück. Dioskurides führt aus, dass die Rinde, Blätter und Früchte der Weide eine zusammenziehende Wirkung besitzen. Der Saft der Blätter wird von dem griechischen Arzt bei Ohrenleiden empfohlen, die Rinde bei Hautverhärtungen und Grind. Die fein geriebenen Blätter mit etwas Pfeffer gemischt und in Wein getrunken, sollen angeblich die Empfängnis verhüten. Die mittelalterlichen Mönche und Ärzte verwendeten die Weide sowohl als Mittel gegen Fieber als auch bei Schmerzen. Bei Adam Lonitzer liest man, dass ihr Einsatz sogar bei schweren, sehr schmerzhaften Gichtanfällen, die man früher »Podagra« nannte, als schmerzlindernd empfunden wurde. Somit waren bereits im Mittelalter die beiden wichtigsten heute noch gebräuchlichen Anwendungsgebiete bekannt, auch wenn das Anwendungsspektrum damals noch größer war: Der ›Gart der Gesundheit‹ hebt die trocknenden Eigenschaften der Weide hervor und betont, dass die Rinde wirkungsvoller als die Blätter und Blüten sei. Die Kraft der Weidenrinde sollte insbesondere bei »fließenden und feuchten Geschwüren« von Nutzen sein. Die pulverisierte Asche wurde zusammen mit Essig zu einer Wundauflage vermengt und aufgestrichen. Ähnlich wie dem Keuschlamm sprach man auch der Weide eine dämpfende Wirkung auf die sexuelle Erregbarkeit zu. Die Frage, ob sie tatsächlich diesen Effekt hat, beschäftigte selbst die moderne Wissenschaft. Noch im 20. Jahrhundert gab es Forscher, die die anaphrodisierende Wirkung für stärker als die fiebersenkende hielten. In den letzten Jahrzehnten steht nun wieder die alte Anwendung zur Schmerzbekämpfung und Fiebersenkung im Vordergrund der Anwendungen.

Herkunft und Anbau

Für die Verwendung in der Heilkunde eignen sich verschiedene der zahlreichen Arten der Weidengewächse (Saliciaceen). Allein in Deutschland gibt es über 25 Arten und viele Bastarde. Der Formenreichtum ist außerordentlich, manche Arten kriechen, kaum 10 Zentimeter hoch, über den Boden oder über Felsen, andere wachsen zu stattlichen Bäumen heran. Gemeinsames Kennzeichen ist das Erscheinen der Blüten, der »Weidenkätzchen«, im zeitigen Frühjahr noch vor den Blättern. Weiden sind zweihäusig, d. h., es gibt weibliche und männliche Bäume, wobei man Letztere an den gelblichen Blüten erkennt. Die Weiden sind in Europa, Asien und teilweise auch in Nordamerika heimisch. Sie bevorzugen feuchte Standorte und wachsen vor allem an Flüssen, in Auwäldern, an feuchten Wiesen und Waldrändern. Für den arzneilichen Gebrauch wird die Weide aus den Ländern des ehemaligen Jugoslawien, aus Bulgarien, Ungarn und Rumänien eingeführt.

Verwendete Teile und Inhaltsstoffe

In der Heilkunde wird die Rinde von zwei- bis dreijährigen Weidenzweigen verwendet, die im Frühjahr ganz leicht von den Ästen abgezogen werden kann. Sie wird geschnitten, gepulvert und getrocknet. Ihr wichtigster Wirkstoff ist das Salicin, das in der Leber zu Salicylsäure umgewandelt wird. Diese Säure hemmt Entzündungen, kann Kopfschmerzen lindern und das Fieber senken, da sie eine schweißtreibende Wirkung hat. Außerdem lindert sie die Schmerzen bei rheumatischen Beschwerden. Für die Wirkungen der Weidenrinde mitverantwortlich sind außerdem Gerbstoffe, Flavonoide und Kaffeesäurederivate. Sie sorgen dafür, dass Weiden antioxidative Eigenschaften besitzen, also als Radikalfänger wirken.

Bereits im 19. Jahrhundert gelang die synthetische Herstellung der Salicylsäure, die dann zur Acetylsalicylsäure weiterentwickelt wurde. Da die Einnahme von Acetylsalicylsäure (Wirkstoff des Aspirins) bei empfindlichem Magen zu starken Beschwerden bis hin zu Magenbluten führen kann, empfiehlt sich in solchen Fällen alternativ eine Zubereitung aus Weidenrinden-Extrakt, der diese Nebenwirkungen nicht hervorruft.

Anwendungsgebiete

Wissenschaftlich anerkannt ist die Anwendung von Weidenrinde bei fiebrigen Erkrankungen. Sie eignet sich besonders für die längere Einnahme als Schmerzmittel bei rheumatischen Beschwerden. Da außerdem eine entwässernde Wirkung festgestellt wurde, ist auch ihre Anwendung bei Gicht sinnvoll.

Anwendungsform und Dosierung

Zur Linderung von Schmerzen und bei fiebrigen Erkrankungen ist vor allem ein Tee aus Weidenrinden empfehlenswert. Die Tagesdosis beträgt 6 bis 12 g. Weidenrinde wird auch in Teemischungen wie Erkältungs-, Grippe- und Rheumatees angeboten. Außerdem gibt es Weidenrinde als Fertigpräparat in Form von Dragees.

Teezubereitung:
1 Teelöffel klein geschnittene Weidenrinde mit 1 Tasse kochendem Wasser übergießen, 20 Minuten ziehen lassen und abseihen. Bei akuten Schmerzen 5 bis 9 Tassen über den Tag verteilt trinken.

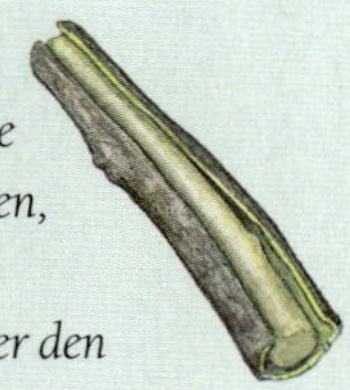

Gegenanzeigen: Bei spastischer Bronchitis und Asthma bronchiale sollte auf Weidenrinde verzichtet werden, da es durch die Salicylate zu einer Verstärkung kommen kann. Weidenrindentee nicht während der Schwangerschaft trinken.

Nebenwirkungen: In ganz seltenen Fällen können bei der Einnahme von Weidenrinden-Zubereitungen Magen-Darm-Beschwerden auftreten.

Weihrauchbaum

Boswellia serrata Roxb. ex Colebr.

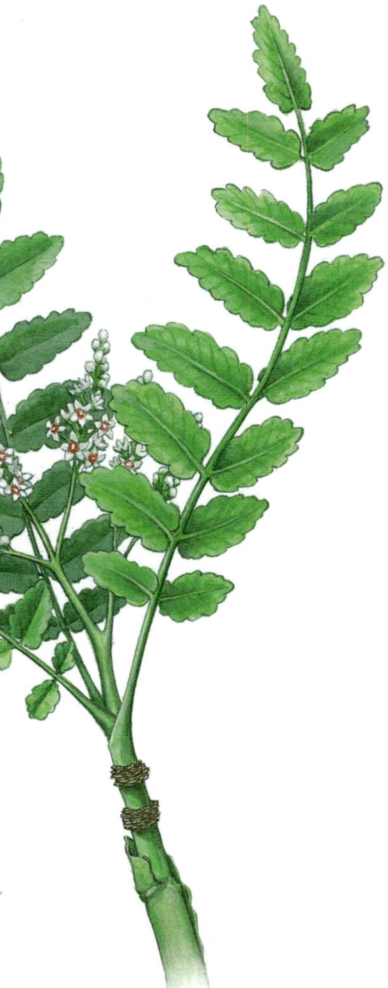

Den Weihrauch verwendet Hildegard von Bingen folgendermaßen: »Der Weihrauch ist mehr warm als kalt, und sein Geruch steigt ohne Feuer empor (…). Nimm daher Weihrauch und pulverisiere ihn, gib dem etwas Feinmehl bei und Eiweiß, und mache so Törtchen (…). Bringe sie oft an deine Nase, und ihr Geruch stärkt dich, erhellt deine Augen und füllt dein Gehirn.«

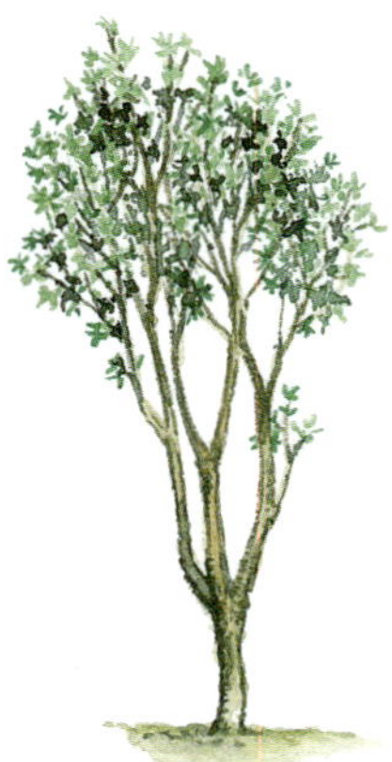

❖ Geschichte

Weihrauch gehörte zu den kostbarsten Gütern des Altertums, gerade deshalb wurde er in den kultischen Handlungen nahezu aller Religionen den Göttern geopfert. Bereits im ›Papyrus Ebers‹ aus der Zeit um etwa 1500 v. Chr. beschrieben Priester im alten Ägypten die segensreichen Wirkungen der Harze, die aus dem Weihrauch gewonnen werden und sowohl bei der Einbalsamierung der Toten eine wichtige Rolle spielten als auch zur Behandlung von Wunden und Hautausschlägen genutzt wurden. Nicht umsonst bedeutet die ägyptische Bezeichnung für Weihrauch »Gottesduft« oder »Duft, der göttlich macht«. In den hippokratischen Schriften gehört der Weihrauch sogar zu den meistgenannten Heilmitteln. Die griechischen Ärzte der Antike beschrieben die Wirkungen des Weihrauchs als wärmend, trocknend, betäubend und zusammenziehend und setzten ihn vor allem zur Blutstillung und Wundheilung ein. Auch in der mittelalterlichen Klosterheilkunde war Weihrauch, der als wärmend und trocknend eingestuft wurde, ein begehrtes Mittel zur Wundbehandlung. Man verwendete ihn aber auch gegen Husten, Erbrechen, Ruhr und zahlreiche Hautkrankheiten. Odo Magdunensis notiert in seinem berühmten ›Macer floridus‹ außerdem, dass der Duft von Weihrauch die »Gedächtnisstärke des Gehirns« steigere. In einer Rezeptur heißt es, dass die Weihrauchkörner die »bösen Säfte aus dem Haupt treiben« sollen und dass diese Reinigung eine schwere Zunge leicht mache. Da Weihrauch zur damaligen Zeit sehr teuer war, verführte er oftmals zu Fälschungen: Dazu sammelte man Fichtenharz und lagerte es über längere Zeit in Ameisenhaufen. Durch die Verbindung mit Ameisensäure erhielt es eine gewisse Ähnlichkeit mit dem Weihrauchharz. Erst im Laufe des 19. Jahrhunderts ging die Beliebtheit des Weihrauchs allmählich wieder zurück. Zwar waren noch um die Wende zum 20. Jahrhundert »Lebenselixiere« mit Weihrauch im Handel erhältlich, dennoch verschwand er beinahe völlig aus der Heilkunde. Seit wenigen Jahren rückt der Weihrauch allerdings wieder vermehrt in das Interesse der Forscher, die ihm viel versprechende Eigenschaften zuschreiben.

❖ Herkunft und Anbau

Die wichtigsten Stammpflanzen des Weihrauchs bzw. des Olibanumharzes sind drei Bäume aus der Familie der Balsamstrauchgewächse (Burseraceen): der arabische Weihrauchbaum und zwei weitere Boswellia-Arten aus Somalia. Bevorzugt wird mittlerweile *Boswellia serata Roxb. ex Colebr.*, ein kleiner Baum, der in Indien heimisch ist und den heute verwendeten »Indischen Weihrauch« liefert. Zur Gewinnung des Harzes werden im Frühjahr die Stämme eingeschnitten. Der in den Zellzwischenräumen befindliche Saft erhärtet sich an der Luft zu einem Gummiharz.

❖ Verwendete Teile und Inhaltsstoffe

In der Heilkunde wird der Weihrauch, das aus dem Stamm der Boswellia-Art gewonnene Harz, verwendet. Er enthält Boswelliasäuren und ätherisches Öl. Die Inhaltsstoffe haben eine schmerzlindernde, entzündungs- und bakterienhemmende Wirkung und können bei der Behandlung verschiedener chronischer Erkrankungen, wie etwa Asthma bronchiale, helfen. Das ätherische Öl soll zudem beruhigend wirken.

❖ Anwendungsgebiete

Obwohl der Weihrauch eine sehr alte Arzneipflanze ist, hat man erst vor kurzem damit begonnen, ihn wissenschaftlich intensiv zu erforschen. Untersuchungen, die sich an den Empfehlungen der ayurvedischen Medizin orientierten, haben ergeben, dass die Einnahme von Weihrauch-Extrakt bei chronisch-entzündlichen Magen-Darm-Erkrankungen wirkungsvoll ist. Auch zur unterstützenden Behandlung bei chronisch-entzündlichen Gelenkerkrankungen (Polyarthritis) und zur Wundbehandlung ist die Anwendung von Weihrauchextrakt angeraten. Wie aktuelle Studien zeigen, hat der Extrakt außerdem unter anderem einen Heileffekt bei Asthma bronchiale, Hautkrankheiten, Nervosität, leichten Depressionen sowie Altersdemenz.

❖ Anwendungsform und Dosierung

Um die Dosissicherheit zu gewährleisten, stehen Fertigpräparate zur Verfügung. Weitere sinnvolle Anwendungsformen sind derzeit nicht bekannt. Von den auf die Boswelliasäuren eingestellten Weihrauch-Trockenextrakten nimmt man bei entzündlichen Erkrankungen der Gelenke bis zu 3-mal täglich 400 mg ein.

✦ Die beruhigende Wirkung bei Nervosität und leichter Depression kann durch eine Aromatherapie erreicht werden. Dazu 3 bis 4 Tropfen Weihrauchöl in ein Duftlämpchen oder in eine Wasserschale geben und auf den Heizkörper stellen oder einige Tropfen Weihrauchöl in das Badewasser geben und wenigstens 20 Minuten darin baden.

✧ **Nebenwirkungen:** In seltenen Fällen können Magen-Darm-Beschwerden, Übelkeit, Schwindel und allergische Reaktionen auftreten. Durch einige im Weihrauch enthaltene Stoffe kann es auch zu gesteigerten Entzündungsreaktionen kommen, weshalb die Wirkung der Einnahme ärztlich kontrolliert werden muss.

✧ Gegenanzeigen sind nicht bekannt.

Weißdorn Crataegus monogyna Jacq.

Weißdorn hieß im Mittelalter »Bedegar«, »Hagedorn« oder auch schon Weißdorn. Kornrad von Megenberg bezeichnet ihn in seinem ›Buch der Natur‹ als Baum: »Der Baum hat seinen Stamm voll kurzer weißer oder rötlicher Dornen und trägt Blätter wie der Rosendorn. Die Blätter des Hagedorns haben einen Weingeschmack, besonders im Frühjahr, wenn sie noch ganz jung sind. Sein Same ist von heißer feiner Kraft.« Über seine Wirkung berichtet der ›Gart der Gesundheit‹: »Ein Trank von den Früchten beseitigt Lähmungen an den Händen und Füßen bei jungen Menschen.«

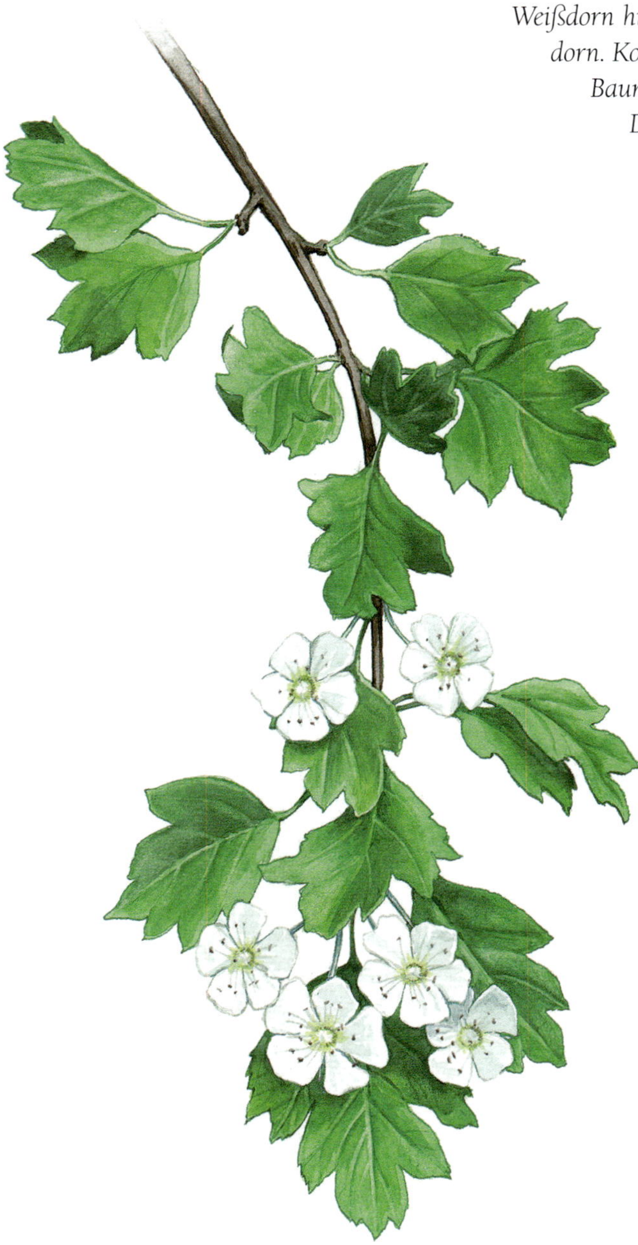

❖ Geschichte

Der Weißdorn durchlief in den letzten 2000 Jahren eine sehr wechselhafte Geschichte innerhalb der medizinischen Epochen. Die großen Ärzte der Spätantike kannten und nutzten seine Heilkräfte. Nach Plinius sollten die Beeren bei Schlangenbissen helfen, Dioskurides nennt vor allem die Früchte als hilfreich gegen Durchfall. Die fein gestoßene Wurzel sollte – äußerlich als Umschlag angewendet – Splitter und Dornen herausziehen. Die mittelalterliche Klostermedizin scheint dem Weißdorn zunächst keine besondere Beachtung geschenkt zu haben. Hildegard von Bingen widmet ihm in ihrer ›Physica‹ nur ein sehr kurzes Kapitel, in dem sie behauptet, dass der Strauch bei keiner Krankheit helfe. Es ist der Medizinschule von Salerno zu verdanken, dass der Weißdorn wieder in die abendländische Heilkunde zurückkehrte, wobei man sich völlig an den aus der Antike überlieferten Anwendungsgebieten orientierte. Die ›Leipziger Drogenkunde‹ und auch spätere Werke der Klosterheilkunde bezeichnen den Weißdorn als kühlend und von mittelmäßiger Feuchtigkeit, seine Kraft wird als zusammenziehend und stärkend beschrieben. Nach mittelalterlicher Vorstellung vertrieb er zusammenfließende Säfte und Geschwüre, die durch überflüssige Säfte entstanden: Innerlich angewendet, sollte er daher bei Durchfall und Magenkrämpfen wirken, äußerlich bei Geschwüren und als blutstillendes Mittel. Aus heutiger Sicht interessant ist ein Hinweis aus dem ›Gart der Gesundheit‹, nach dem ein Trank aus den Früchten des Weißdorns »die Lähmung von Händen und Füßen wegnehme«, womit vermutlich die durchblutungsfördernde Wirkung des Weißdorns gemeint ist. Obwohl diese Eigenschaft auch heute noch in der Heilkunde eine Rolle spielt, wird doch deutlich, dass der Weißdorn zu den Heilpflanzen gehört, die heute ein ganz anderes Anwendungsspektrum besitzen als von der Antike bis zur frühen Neuzeit.

❖ Herkunft und Anbau

Die Weißdorn-Arten gehören zur Familie der Rosengewächse (Rosaceen). Die mittelgroßen Sträucher oder kleinen Bäume gedeihen in ganz Europa und im östlichen Mittelmeerraum. Sie wachsen an sonnigen Hängen und in Laub- und Föhrenwäldern. Im Frühjahr werden die Blüten und Blätter gesammelt, die rasch bei milder Wärme getrocknet werden. Für die Verwendung in der Heilkunde eignen sich viele Arten, zumal der Weißdorn leicht bastardisiert, sodass eine exakte Bestimmung sehr schwierig oder gar unmöglich ist. Für den arzneilichen Gebrauch wird er aus ost- und südosteuropäischen Ländern eingeführt.

❖ Verwendete Teile und Inhaltsstoffe

In der Heilkunde werden die Früchte, Blätter und Blüten des Weißdorns verwendet. Die genaue Zusammensetzung der Inhaltsstoffe ist selbst in der gleichen Pflanzenart oft sehr unterschiedlich, es sind jedoch vor allem Procyanidine und Flavonoide für die Wirkung verantwortlich. Diese Inhaltsstoffe führen zu einem gesteigerten Koronardurchfluss und infolgedessen zu einer verbesserten Durchblutung des Herzmuskels. Außerdem nimmt der Gefäßwiderstand in den peripheren Arterien ab, wodurch insgesamt eine bessere Durchblutung entsteht. Darüber hinaus soll Weißdorn allgemein die Leistungsfähigkeit des Herzens steigern.

❖ Anwendungsgebiete

Wissenschaftlich anerkannt ist die innerliche Anwendung von Weißdorn zur unterstützenden Behandlung bei Herzinsuffizienz im Stadium II (Beschwerden wie Herzrasen und Atemnot nur bei stärkerer körperlicher Belastung). Vermutlich ist Weißdorn aber auch bei fortgeschrittenen Formen der Herzinsuffizienz nützlich – unter Umständen auch in Verbindung mit chemischen Herzmitteln. Es läuft eine sehr aufwendige, über einen langen Zeitraum angelegte Studie, die überprüfen soll, ob Weißdorn die Lebenszeit günstig beeinflusst.

✦ In der Erfahrungsheilkunde wird Weißdorn bei funktionellen Herzbeschwerden, koronarer Herzkrankheit sowie Herzrhythmusstörungen empfohlen. Auch auf Altersherzbeschwerden – infolge Durchblutungsstörungen und Herzmuskelschwäche – sowie Herzmuskelschäche nach Infektionskrankheiten soll sich die Einnahme der Weißdornfrüchte positiv auswirken. Die Früchte werden außerdem bei erhöhtem Blutdruck und gegen Arteriosklerose eingesetzt.

❖ Anwendungsform und Dosierung

Zur Stärkung der Herz-Kreislauf-Funktion ist eine Teezubereitung aus Weißdornblättern und -blüten ratsam. Die Tagesdosis beträgt 5 g.

Teezubereitung:
2 Teelöffel Weißdornblätter mit 1 Tasse kochendem Wasser übergießen, 15 Minuten ziehen lassen und abseihen. Täglich 3- bis 4-mal 1 Tasse trinken.

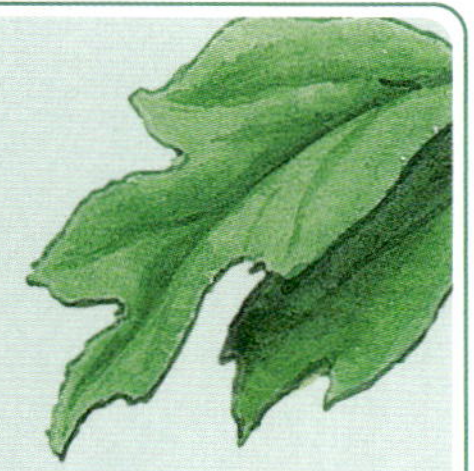

✦ Zur Erhöhung der Schlagkraft des Herzens, zur Linderung von Herzrasen und zur besseren Versorgung des Herzens mit Sauerstoff sind Fertigpräparate (Kapseln, Tabletten oder Tropfen) aus Dosisgründen die sicherste Lösung. Die Weißdornfrüchte werden als Saft eingenommen.

✧ Für Weißdornblätter, -blüten und -früchte sind Gegenanzeigen und Nebenwirkungen nicht bekannt.

Wermut Artemisia absinthium L.

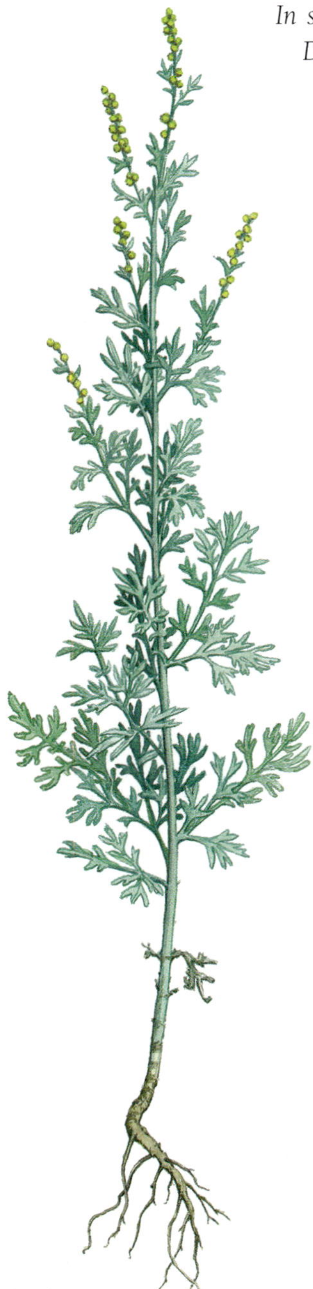

In seinem ›Hortulus‹ preist Walahfrid Strabo die Heilkraft des Wermuts: »Brennenden Durst zu bezwingen und Fieberglut zu vertreiben, diese Wirkung durch rühmliche Kraft kennt man lang aus Erfahrung. Auch wenn plötzlich vielleicht der Kopf dir hämmert in scharfem stechendem Schmerz (…), wende an ihn dich um Hilfe und koche des laubigen Wermuts bitteres Grün; dann gieße den Saft aus geräumigem Becken und überspüle damit den höchsten Scheitel des Hauptes. Hast du mit dieser Brühe die feinen Haare gewaschen, lege dir auf, daran denke, zusammengebundene Blätter, und eine mollige Binde umschlinge das Haar nach dem Bade. Ehe noch zahlreiche Stunden im Laufe der Zeiten verrinnen, wirst du dies Mittel bewundern.«

❖ Geschichte

Kaum eine andere Heilpflanze hat eine so wechselhafte Rolle in der Kulturgeschichte gespielt wie der Wermut. Wie die anderen bekannten Arten der Gattung *Artemisia*, Beifuß und Eberraute, gehörte er zu den bedeutendsten Pflanzen der antiken Medizin. Die damaligen Ärzte, die den Wermut beinahe als Universalheilmittel betrachteten, empfehlen ihn als appetitanregend, verdauungsfördernd, blähungs- und harntreibend sowie menstruationsfördernd. Darüber hinaus loben sie seine Wirkung gegen Kopfschmerzen, Gelbsucht, Mittelohrentzündung, Augenleiden, Zahnschmerzen sowie Seekrankheit. Das breite Spektrum an Anwendungsgebieten blieb auch im Mittelalter bestehen. Der berühmte ›Macer floridus‹, der die *Artemisia*-Arten im ersten Kapitel behandelt, hebt vor allem die verdauungsfördernde Wirkung des Wermuts bei Beschwerden des Magen-Darm-Trakts und der Leber hervor. Auch die innerliche Anwendung gegen Würmer und Vergiftungen sei hilfreich. Hildegard von Bingen beschreibt die vielseitigen Heilkräfte des Wermuts sehr ausführlich. Ihre Angaben entsprechen den Empfehlungen der antiken Ärzte, wobei sie aber vor allem die äußerlichen Anwendungen betont – offensichtlich war ihr bereits bekannt, dass die Einnahme von Wermut in hohen Dosierungen Nebenwirkungen wie Bewusstlosigkeit und epileptische Krämpfe und schlimmstenfalls sogar tödliche Folgen haben kann. Besonders beliebt war Wermut als Bestandteil von »Kräutermützen«, die bei Schlaflosigkeit helfen sollten. Außerdem hängte man die Pflanze gegen Motten in die Kleiderschränke und mischte Wermutsaft in die Tinte, um Schriftstücke vor Mäusefraß zu schützen. Zu zweifelhaftem Ruhm kam der Wermut im 19. Jahrhundert: Ein Getränk, das im Wesentlichen aus einer Mischung der alkoholischen Auszüge aus Fenchel, Anis, Melisse und Wermut bestand, der Absinth, wurde zu einer Modedroge, der Künstler wie Oscar Wilde und van Gogh verfielen.

❖ Herkunft und Anbau

Der Wermut gehört zur Familie der Korbblütler (Asteraceen) und ist in den trockeneren Gebieten Europas, Nordasiens und -afrikas heimisch. Die widerstandsfähige Pflanze kann über 1 Meter hoch werden, ist ansonsten aber ein eher unscheinbares Gewächs mit mattgrünen, silbergrauen Blättern und kleinen gelben Blüten, die in Rispen zusammenstehen. Für den arzneilichen Gebrauch wird der Wermut aus ost- und südosteuropäischen Ländern eingeführt.

❖ Verwendete Teile und Inhaltsstoffe

In der Heilkunde wird das Kraut des Wermuts verwendet, womit die getrockneten, zur Blütezeit von Juni bis September gesammelten, zarten Zweigspitzen gemeint sind. Das Kraut enthält vor allem Bitter- und Gerbstoffe sowie ätherisches Öl mit Thujon als Hauptkomponente. Dank seiner Inhaltsstoffe ist Wermut ein typisches Bitterstoffmittel *(Amarum aromaticum)*, das die Verdauung stärkt und den Gallenfluss anregt. Das Thujon ist zudem für die leicht keimhemmende und krampflösende Wirkung verantwortlich. Je nach Sorte und Herkunft kann der Gehalt an Thujon stark variieren und mitunter bis zu 40 Prozent betragen.

❖ Anwendungsgebiete

Wissenschaftlich anerkannt ist die Anwendung von Wermutkraut bei Appetitlosigkeit und Verdauungsbeschwerden – vor allem wenn die Leber schwach ist und funktionelle Störungen der Galle vorliegen. Bei Völlegefühl, Blähungen und Krämpfen im Magen- und Darmbereich hat sich die Einnahme der Heilpflanze nach dem Essen bewährt.

✦ Die Erfahrungsheilkunde betont darüber hinaus den Nutzen des Wermuts bei allgemeinem Mangel an Verdauungssäften (Achylie) und Magenträgheit.

✦ Als Gewürz gibt man Wermut gern fetten Speisen bei, um deren Verdauung zu erleichtern.

❖ Anwendungsform und Dosierung

Als Wermut-Zubereitungen sind wässrige und wässrig-alkoholische Auszüge (Tinkturen) erhältlich. Da das reine ätherische Öl zu einem hohen Anteil (40 Prozent) das Nervengift Thujon enthält, darf es nicht eingenommen werden. Die Tagesdosis für den Tee bzw. die Tinktur, die relativ arm an Thujon und damit unbedenklich sind, beträgt 3 g (Kraut) bzw. 50 Tropfen (Tinktur).

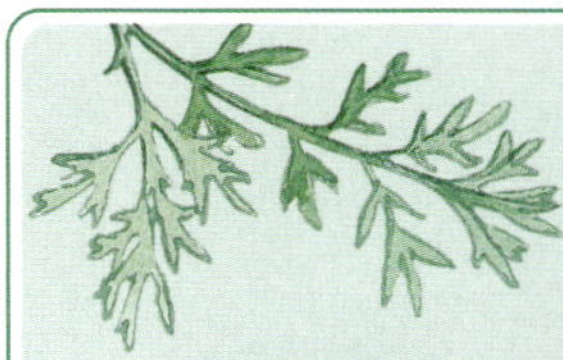

Teezubereitung:

1 knappen Teelöffel Wermutkraut mit 1/8 Liter kochendem Wasser übergießen, zugedeckt 10 Minuten ziehen lassen und abseihen. Bei Appetitlosigkeit jeweils 30 Minuten vor den Mahlzeiten, bei Verdauungsbeschwerden dagegen nach dem Essen 2-mal täglich 1 Tasse trinken.

✦ Alternativ kann man anstelle des Tees 15 Tropfen Tinktur auf 1 Glas Wasser einnehmen.

✦ Aufgrund der keimmindernden Wirkung des ätherischen Öls empfiehlt sich die äußerliche Anwendung des Tees zur Wundreinigung und bei Insektenstichen.

✧ **Gegenanzeigen:** Alkoholische Zubereitungen sind für Patienten mit Lebererkrankungen und Suchtproblemen durch Tee zu ersetzen.

✧ **Nebenwirkungen:** Werden die oben genannten Dosierungen überschritten oder länger als 4 Wochen angewendet, sind Vergiftungssymptome wie Benommenheit, Erbrechen, Magenkrämpfe oder Kopfschmerzen möglich, die durch das Thujon ausgelöst werden.

Zimtbaum Cinnamomum aromaticum NEES

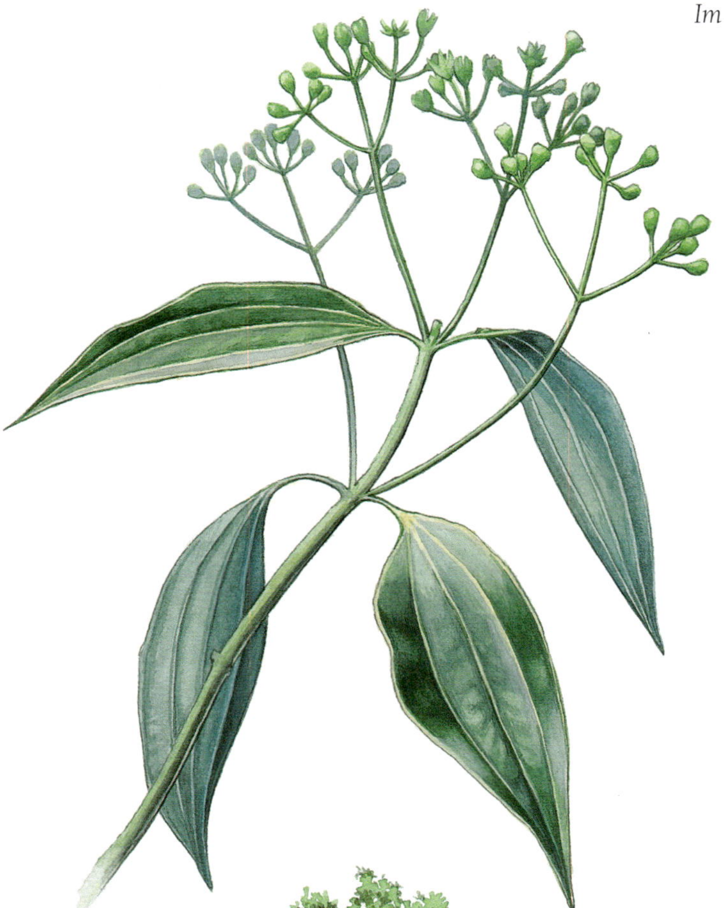

Im ›Macer floridus‹ werden die Wirkungen des Zimts folgendermaßen beschrieben: »Zimt trocknet überflüssige Säfte im Magen, stärkt ihn und bewirkt dadurch, dass er aufgenommene Speise geschwinder verdaut. Ferner heilt Zimt die Leber und reinigt die Säfteverfassung des Körpers, indem er für reichlichen Harnfluss und Monatsfluss sorgt. Weiters beruhigt er den feuchten Husten wie auch den Katarrh (...). Stampft man ihn gut (...) und legt ihn auf das Gesicht, befreit er es von hässlichen Leberflecken.«

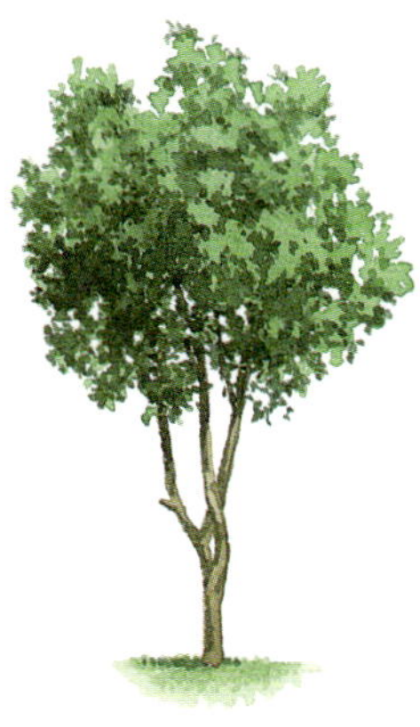

❖ Geschichte

Der Zimt gehört zu den ältesten bekannten Gewürzen, die gleichzeitig auch in der Heilkunde verwendet wurden. Schon Dioskurides unterschied zwischen der Zimt- und der nahe verwandten Kassienrinde. Er nennt Zimt als probate Arznei gegen Husten und Katarrhe, aber auch gegen Schlangenbisse und Skorpionstiche. Zimt galt als ein erweichendes Mittel, das harntreibend, verdauungs- und menstruationsfördernd wirken sollte. Als kostbares Gewürz und Heilmittel wurde er von der Klosterheilkunde nicht minder geschätzt. Im ›Lorscher Arzneibuch‹ gehören Zimt und Kassie zu den am häufigsten genannten Heilmitteln. Dabei war Zimt so wertvoll, dass er im Frühmittelalter sogar als Geschenk für Fürsten und Päpste diente. Noch bis weit ins Mittelalter hinein herrschte allerdings Ungewissheit über die genaue Herkunft des Zimts, denn arabische wie chinesische Händler hielten sie aus Geschäftsgründen geheim. Hildegard von Bingen empfiehlt Zimt bei Fieber, Malaria und erkältungsbedingten Beschwerden, aber auch bei Lähmungen. In der späteren Kräuterliteratur des Mittelalters reichen seine Anwendungsgebiete von Schlaflosigkeit und Sehschwäche über Husten, Fieber, Herz-, Atem- und Magenbeschwerden bis hin zu Nieren-, Blasen- und Gebärmutterleiden. Von beinahe allen Autoren wird die »jede Fäulnis aus den Säften vertreibende«, reinigende Kraft des Zimts hervorgehoben. Die ersten gedruckten Kräuterbücher des 16. Jahrhunderts preisen Zimt sogar als Allheilmittel bei allen Erkältungskrankheiten und Frauenleiden, während die Ärzte der Goethezeit ihn vor allem zur Nervenstärkung empfahlen.

❖ Herkunft und Anbau

Zimt gehört zur Familie der Lorbeerbaumgewächse (Lauraceen). Vorzugsweise genutzt wird der Zimtbaum aus Ceylon (*Cinnamomum ceylanicum*), ein etwa 10 Meter hoher, immergrüner Baum, dessen ovale Blätter nach Nelken duften, daneben auch der Chinazimtbaum oder die Kassie *(Cinnamomum aromaticum)*. Die Bäume werden in der Nähe von Gewässern angepflanzt. Nach einigen Jahren fällt man die kleinen Stämme, auf deren Stümpfen sich Schösslinge bilden. Diese können nach zwei weiteren Jahren geerntet werden. Von den Schösslingen schält man dann die Rinden ab. Um die handelsüblichen Zimtstangen zu erhalten, werden mehrere Rindenstücke ineinander gesteckt und in der Sonne getrocknet.

❖ Verwendete Teile und Inhaltsstoffe

In der Heilkunde wird die Zimtrinde verwendet, die der Träger der Wirk- und Inhaltsstoffe ist. Vom Chinazimtbaum werden außerdem die Blüten genutzt. Ceylonzimt enthält ätherische Öle (darunter als Hauptkomponenten Eugenol und Thymol), Cumarin sowie Schleim- und Gerbstoffe. Chinazimt besitzt einen noch höheren Anteil an ätherischen Ölen, die eine bakterienhemmende Wirkung haben. Zimt und das aus der Rinde durch Wasserdampfdestillation gewonnene Zimtöl hemmen das Wachstum und die Sporenbildung von Pilzen und regen außerdem die Muskeltätigkeit im Magen-Darm-Bereich an. Darüber hinaus können sie wahrscheinlich die Magensaftsekretion steigern und wirken allgemein stärkend.

❖ Anwendungsgebiete

Wissenschaftlich anerkannt ist die Anwendung von Zimtrinde bei Appetitlosigkeit und Verdauungsbeschwerden, leichten krampfartigen Beschwerden im Magen-Darm-Bereich, Blähungen und Völlegefühl und zur symptomatischen Behandlung von Oberbauchblähungen, Darmträgheit und Aufstoßen. Auch bei vorübergehenden Erschöpfungszuständen sowie zur Förderung der Gewichtszunahme ist die Einnahme von Zimt sinnvoll.

✦ In der Erfahrungsheilkunde wird Zimt innerlich auch bei Durchfall, Erbrechen, Erkältungskrankheiten und Wurmbefall sowie äußerlich zur Wundreinigung eingesetzt. Bis heute hat sich auch die Verwendung des Zimts als Mittel zur Stillung übermäßiger Regelblutung und gegen Blutungsanomalien erhalten, welches unter dem Namen »Zimttropfen« bekannt ist.

❖ Anwendungsform und Dosierung

Die Zimtrinde kann bei allen genannten Anwendungsgebieten als Tee zubereitet werden. Die Tagesdosis beträgt 2 bis 4 g.

Teezubereitung:
1 Teelöffel klein geschnittene Zimtrinde mit 1/4 Liter kochendem Wasser übergießen, zugedeckt 10 Minuten ziehen lassen und abseihen. Täglich 2- bis 3-mal 1 Tasse jeweils zu den Mahlzeiten trinken.

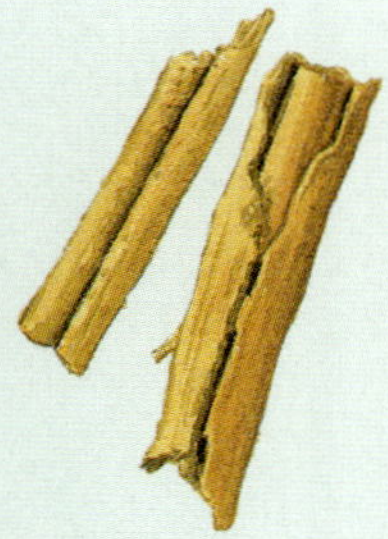

✦ Zimt wird auch in Salben, Zahnpasta und insbesondere in Kaugummis sowie bei Süßwaren verwendet.

✧ **Gegenanzeigen:** Nicht anwenden bei Magen-Darm-Geschwüren, bei Überempfindlichkeit gegen Zimt und während der Schwangerschaft.
✧ **Nebenwirkungen:** Zimt hat wegen der Inhaltsstoffe Zimtaldehyd und Eugenol eine mittlere allergische Potenz. Es kann zu allergischen Reaktionen der Haut und der Schleimhäute kommen.

Zwiebel Allium cepa L.

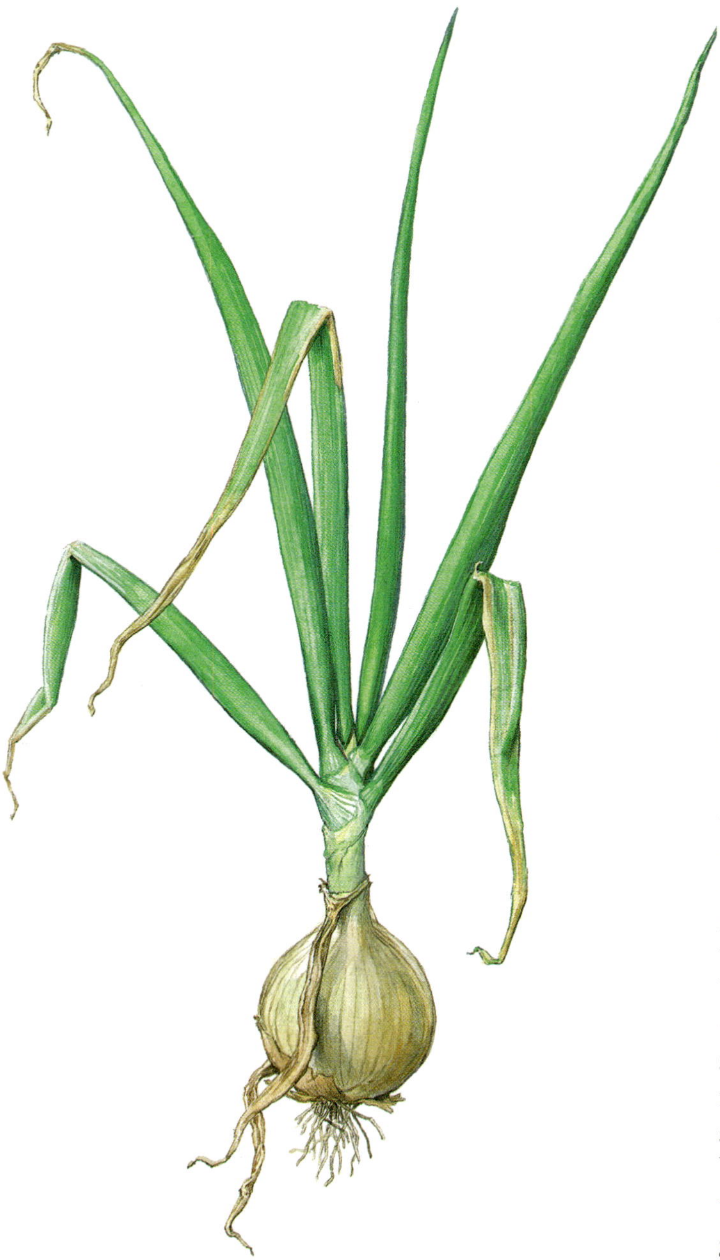

In seinen Ausführungen zur Zwiebel zitiert Odo Magdunensis den griechischen Arzt Askleopius: »Askleopius gibt bekannt, dass sie dem Magen überaus gut tut (...). Wer jeden Morgen nüchtern Zwiebeln isst, der lernt sein Leben lang den Schmerz nicht kennen. Alle großen Ärzte geben kund, dass die Zwiebel, wenn man sie isst, den Schlummer bringt, ferner dass sie heilsam den harten Leib erweicht. Mit Honig und Essig gestampft und aufgelegt, macht sie, dass Hundebisse heilen.«

❖ Geschichte

Bereits in Keilschrift findet sich ein altes Sprichwort zur Zwiebel, in dem es sinngemäß heißt, dass, wer Zwiebel im Frühherbst isst, vor dem Winter keine Leibschmerzen bekommen wird. In der Tat gehört die Zwiebel zu den ältesten aller kultivierten Pflanzen. Sie war in der Vergangenheit nicht nur ein beliebtes Gemüse, sondern auch eine wichtige Arzneipflanze. Durch Dioskurides ist überliefert, dass die Zwiebel in der Antike zur Anregung des Appetits sowie zur Reinigung und Erweichung des Bauches genommen wurde. Sie galt aber auch als hilfreiches Mittel bei Ohren- und Augenleiden. So ist es nicht erstaunlich, dass auch die Klosterheilkunde das Gemüse als Arzneipflanze nutzte, das durch römische Soldaten in die Länder nördlich der Alpen gelangte. Ein Beispiel für die breite Palette der Anwendungen liefert der ›Macer floridus‹: Bei Ohrenschmerzen solle man den Zwiebelsaft ins Ohr träufeln und bei Schnupfen den Saft der Zwiebel durch die Nasenlöcher einziehen. Außerdem lindere die Zwiebel Zahnschmerzen, heile Mundgeschwüre und Hämorrhoiden und eigne sich als Haut- und Schlafmittel. Darüber hinaus wird sie Frauen als Mittel empfohlen, um den zögernden »Monatsfluss zur Ordnung zu rufen«. Einzig Hildegard von Bingen äußert sich verhalten über die Wirksamkeit der Zwiebel. Sie meint fälschlicherweise, der Genuss der rohen Zwiebel sei schädlich und sogar giftig, gekocht sei sie lediglich bei Fieber und Gicht heilsam. In den Pestzeiten des späten Mittelalters wurden Zwiebeln in den Zimmern aufgehängt, um die »verdorbene Luft« zu reinigen, durch die sich nach damaliger Auffassung die Pest verbreitete. In der Neuzeit wurde die Zwiebel auch als Hustenmittel eingesetzt. Die Volksmedizin empfahl sie außerdem bei Blasenleiden und Impotenz und setzte sie auch als Aphrodisiakum und als Haarwuchsmittel ein. Selbst wenn die Vielzahl der Anwendungen als eher übertrieben erscheint, zeigen gerade neuere Erkenntnisse, dass die meisten keineswegs als abwegig zu bezeichnen sind.

❖ Herkunft und Anbau

Die Zwiebel gehört zur Familie der Liliengewächse (Liliaceen) und gedeiht am besten auf trockenen Böden. Die unterirdische Zwiebel besteht aus Häuten, aus denen ein hohler Stängel tritt, der bis zu 1 Meter hoch wächst und eine Scheindolde mit grünweißlichen Blüten hervorbringt. Ursprünglich stammt die Pflanze aus dem westlichen Asien. Heute werden weltweit zahlreiche unterschiedliche Sorten angebaut, vorwiegend in den wärmeren Gebieten der Subtropen und der gemäßigten Breiten, aber auch in Trockengebieten, in denen sonst kaum eine andere Pflanze gedeiht. Zwar stellen auch die Zwiebelgewächse bei zu großem Wassermangel ihr Wachstum ein, doch haben sie in den Knollen so viele Reservestoffe gespeichert, dass sie die Zeit bis zum erneuten Austrieb gut überstehen können.

❖ Verwendete Teile und Inhaltsstoffe

Ebenso wie für die Küche ist auch der für die Heilkunde interessante Pflanzenteil die Zwiebel selbst. Sie besitzt schwefelhaltige Verbindungen wie Alliin, Methylalliin, Propylalliin und Propylensulfonsäuren, die das Augentränen beim Zwiebelschneiden verursachen. Außerdem enthält sie ätherisches Öl, Peptide, Flavonoide, Vitamine, Mineralien wie Kalium, Calcium, Phosphor, Eisen, Jod und Selen. Die Inhaltsstoffe wirken blutdrucksenkend, appetitanregend, gefäßstärkend, stimulierend auf die Abwehrzellen und vorbeugend gegen grippale Infekte. Daneben haben sie einen bakterienhemmenden und fettsenkenden Effekt.

❖ Anwendungsgebiete

Wissenschaftlich anerkannt ist die Anwendung der Zwiebel bei Appetitlosigkeit und zur Vorbeugung von altersbedingten Gefäßveränderungen (Arteriosklerose). Die Wirkung ist zwar nicht so stark wie beim Knoblauch, dafür ist die Geruchsbelästigung geringer.

✦ In der Erfahrungsheilkunde wird die Zwiebel immer noch bei Husten und Mittelohrentzündung, Insektenstichen, leichten Hautentzündungen, kleinen Verbrennungen, Warzen und Furunkeln eingesetzt. Außerdem nutzt man sie gern als Mittel zur Nachbehandlung von Blutergüssen.

❖ Anwendungsform und Dosierung

Für alle Anwendungen ist es entscheidend, dass die Zwiebel zunächst zerkleinert wird, damit möglichst viele Wirkstoffe frei werden.

✦ Bei Husten und beginnenden Erkältungskrankheiten nimmt man am besten einen Zwiebel-Sirup ein. Die Tagesdosis beträgt 4 bis 5 Esslöffel.

Hustensirup:

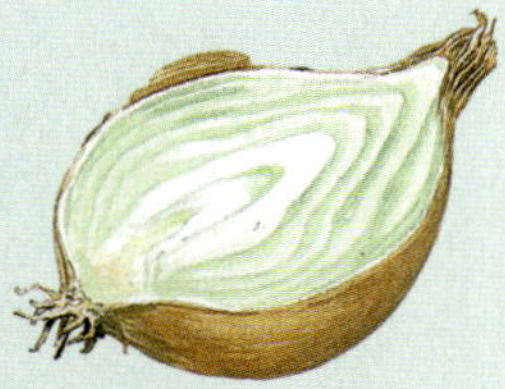

1/8 Liter Wasser und 3 Esslöffel Zucker verrühren und aufkochen. Anschließend abkühlen lassen und 1 zerkleinerte Zwiebel dazugeben. Von dem Saft 3- bis 5-mal täglich 1 bis 2 Teelöffel als linderndes Mittel bei Erkältungskrankheiten einnehmen.

✦ Bei Insektenstichen und anderen äußerlichen Anwendungen wird eine Zwiebel in der Mitte durchgeschnitten und die Schnittfläche auf die Einstichstelle gelegt und verrieben.

✧ Für die Zwiebel sind Gegenanzeigen und Nebenwirkungen nicht bekannt.

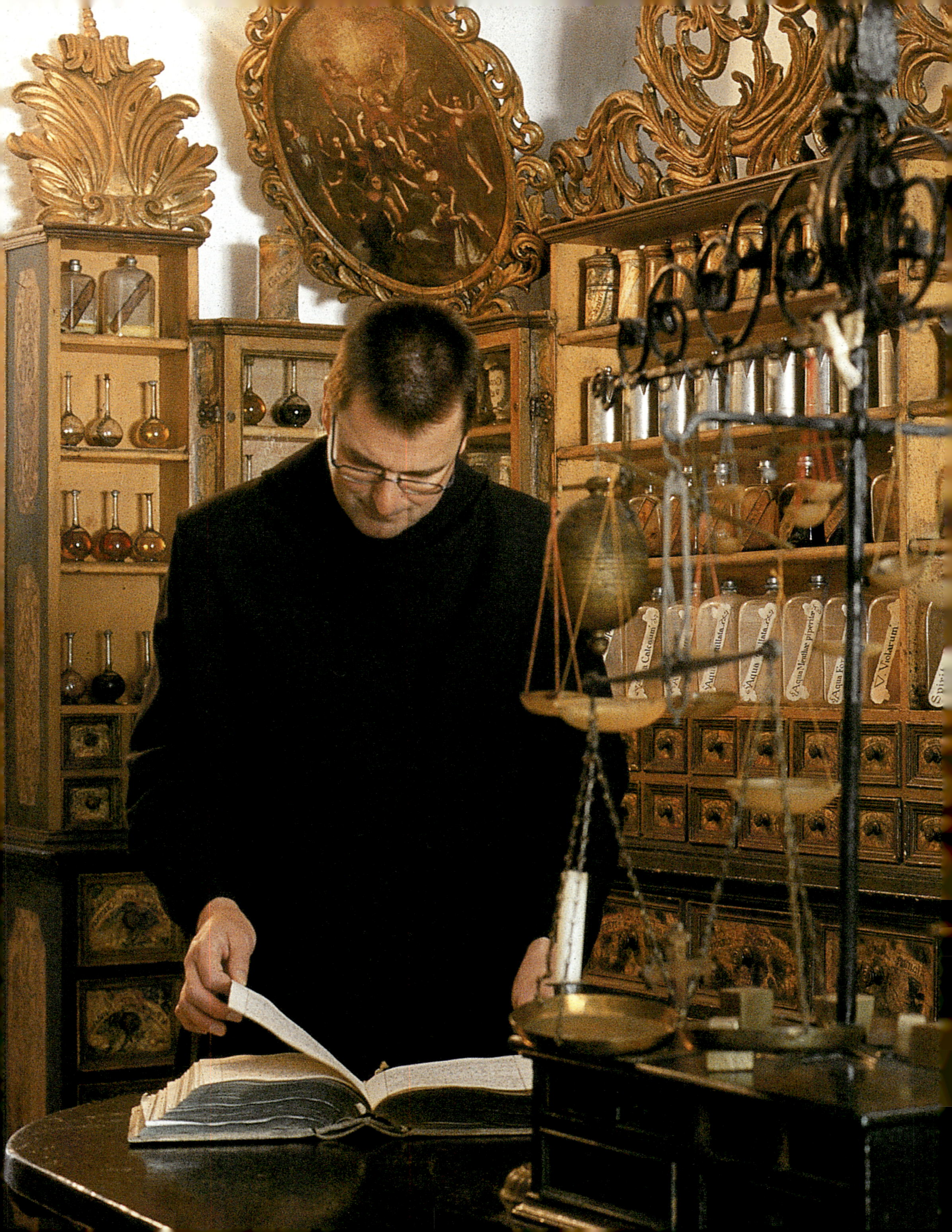
Aqua Menthae piperitae
V. Violarum

Die Praxis der Klosterheilkunde

Die bewährten Therapien. Welche wirklich helfen, wie sie wirken und wie sie jeder leicht und sicher anwenden kann.

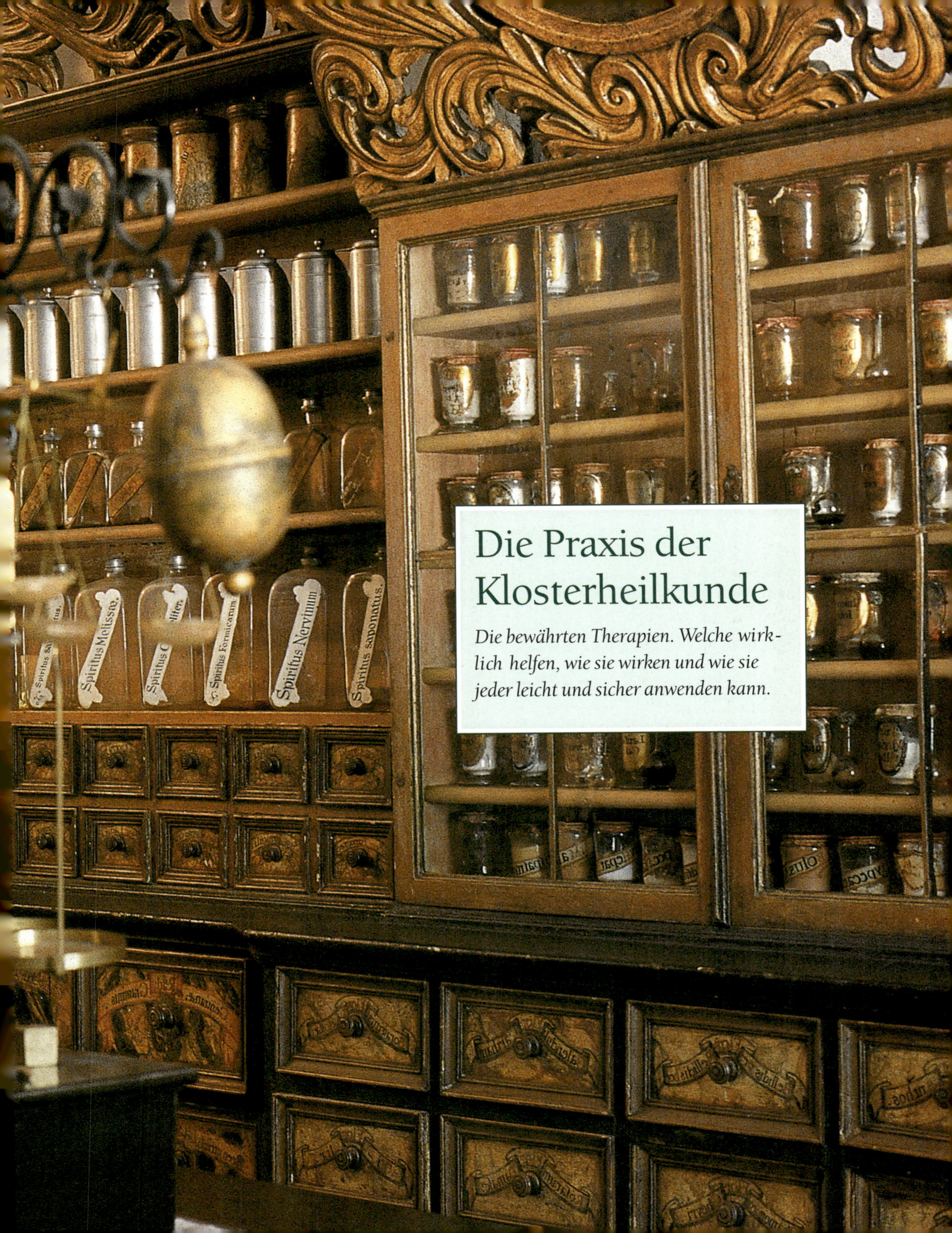

Für Psyche und Nerven

Der Sitz der Seele, des »Gemütes«, wurde in früheren Zeiten mal im Herzen, mal im Magen-Darm-Bereich gesehen. Aus diesem Grund sagt man noch heute: »Das liegt mir sehr am Herzen« oder »Es schlägt mir auf den Magen«. Die Psyche des Einzelnen, seinen Charakter, sein Temperament erklärte man sich im Mittelalter aus einer individuellen Mischung der vier Körpersäfte. Somit bezeichnete die Vier-Säfte-Lehre nicht nur allein die rein körperliche Verfassung, sie schloss darüber hinaus auch das Gebiet der Psychologie mit ein. Ausgehend von den vier Grundelementen Wasser, Luft, Feuer und Erde sowie den vier Körpersäften des Menschen, Schleim, Blut, gelbe und schwarze Galle, wurden nach der mittelalterlichen Sicht der Temperamente vier Grundtypen der Psyche entwickelt, die in mancher Hinsicht heute noch ihre Gültigkeit besitzen: Der aufbrausende Charakter, der sich aber auch ebenso schnell wieder beruhigt, ist der Choleriker. Bei ihm dominiert die gelbe Galle der Leber, die eine heiße und trockene Qualität hat. Er ist deshalb auch der zum Bluthochdruck neigende Typ. Die schwarze Galle der Milz ist kalt und trocken und prägt den Melancholiker. Er neigt zu Missmut und Rachsucht, aber er denkt auch tief nach und kann zum genialen Künstler oder Wissenschaftler werden. Beim Phlegmatiker dominiert der wässrige, kalte Schleim, der nach der mittelalterlichen Vorstellung vom Gehirn gebildet wird. Er schläft gerne und entwickelt kaum eigene Initiativen. Der vom Blut bestimmte Sanguiniker wiederum stellt den ausgeglichenen Typ dar, den überhaupt nichts so leicht aus der Bahn wirft, der gesellig und fröhlich ist. Er liebt die Musik und die körperliche sowie handwerkliche Betätigung.

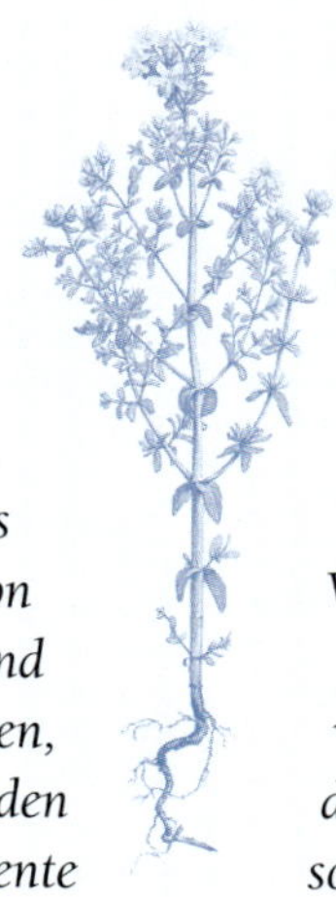

Die Psyche aus heutiger Sicht

Als sich die akademische Medizin im 19. Jahrhundert von der Vier-Säfte-Lehre löste, drohte ihr »der Verlust der Seele«. Der Körper wurde als eine rein biologische »Maschine« aufgefasst, deren einzelne Teile man wie bei einem Auto reparieren könne. (Dies ist eine Vorstellung, die heute leider immer noch von manchen Medizinern und Patienten geteilt wird.) Einige meinen dagegen, die Seele liege in den Genen, was die Ängste gegenüber der Humangenetik verstehen lässt. Doch die Persönlichkeit »wohnt« ebenso wenig in den »Genen« wie im »Herzen« oder in der Zirbeldrüse des Gehirns, wie der Wissenschaftler und Philosoph René Descartes bereits im 17. Jahrhundert annahm: Die im Gehirn sitzenden »Lebensgeister« sollten wie ein »Baggerführer über die Nerven« den Körper als Maschine steuern und wurden umgekehrt von den Säften und Empfindungen gesteuert.
Die moderne Medizin und Naturwissenschaft wissen nicht, was Psyche und Seele eigentlich wirklich sind. So zieht sich durch das Fachgebiet der Psychiatrie seit ihren Anfängen der Streit um die Frage, wie psychische Erkrankungen wie Depression entstehen. Die einen vermuten Veränderungen innerhalb des Gehirns als Ursache und erhalten Auftrieb durch neuere Forschungsergebnisse, die belegen, dass bei psychisch Kranken bestimmte biochemische Substanzen (z. B. Dopamin und Serotonin) in ihrem Stoffwechsel innerhalb des Gehirns verändert zu sein scheinen. Auch die spezifischen Arzneimittel der Psychiatrie deuten auf eine Beteiligung biochemischer Substanzen an einer gesunden oder kranken Psyche hin. Andere wiederum sehen die Gehirnfunktion und die Psyche von einer höheren Ebene beeinflusst und weisen darauf hin, dass auch die biochemischen Abnormitäten eine Ursache haben müssen, die wiederum vom körperlichen Zustand und vom sozialen Verhalten abhängen. Unerträglicher Stress (z. B. Angst) führe beispielsweise zu psychischen oder psychosomatischen Erkrankungen, negative Umwelteinflüsse sowie Lichtmangel verstärken das Auftreten bestimmter depressiver Verstimmungen erheblich.
Sicher ist in in jedem Fall, dass zwischen Psyche und Körper eine enge Beziehung besteht. Psychische Faktoren können körperliche Folgen haben und umgekehrt.

Gehirn und Nervensystem

Gedanken, Empfindungen und die entsprechenden körperlichen Reaktionen werden nach heutigem Wissen über das **zentrale Nervensystem** (ZNS) gesteuert. Es besteht aus Gehirn und Rückenmark. Durch Untersuchungen und Beobachtungen bei Hirnverletzungen weiß man heute recht genau darüber Bescheid. Ganz vorn im Stirnhirn – ein Areal, das nur der Mensch besitzt – werden Selbstbewusstsein und Phantasie, aber auch moralische Antriebe gesteuert. Dahinter liegt das Sprachzentrum und unter diesem das Hörzentrum. Darüber befindet sich das Zentrum der Motorik, das die Bewegungen des Körpers steuert, dahinter grenzt das Zentrum für die Körperempfindungen an. Hier werden die Informationen über Temperatur, Druck und Schmerz gesammelt. Wiederum direkt dahinter arbeitet unser persönliches »Rechenzentrum«. Es berechnet zum Beispiel die Orientierung, regelt das Empfinden für rechts und links oder oben und unten. Ganz hinten, im so genannten Hinterhauptlappen, werden schließlich das optische Erkennen und das Erinnern zusammengeführt.

Das **Limbische System**, das im Hinblick auf die Evolutionsgeschichte sehr alt ist, hat eine überragende Bedeutung für die Steuerung der vegetativen und hormonellen Vorgänge. Gefühle wie Liebe, Furcht und Wut sowie angeborene Instinkthandlungen haben hier ihren Ausgang. Das Limbische System wird vom Geruchs- und vom Sehzentrum sowie von Hormonen beeinflusst, die teilweise von der Zirbeldrüse (Epiphyse) kommen.

Über die Nerven ist das Gehirn mit dem ganzen Körper verbunden. Dabei gibt es zwei getrennte Systeme: das willkürliche und das unwillkürliche. Das **willkürliche System** wird von unserem Bewusstsein gesteuert, hier werden beispielsweise unsere Bewegungen der Muskeln beim Greifen oder Laufen über das motorische Zentrum im Gehirn koordiniert. Das **unwillkürliche System** arbeitet ohne das direkte Eingreifen unseres Willens. Hierüber wird zum Beispiel der Blutdruck geregelt. Dieses unwillkürliche System wird auch das **vegetative Nervensystem** genannt; es ist anatomisch und funktionell vom willkürlichen System völlig getrennt und kann deshalb auch im Schlaf voll arbeiten.

Das unwillkürliche oder vegetative System unterliegt einem komplizierten Regelmechanismus: Einer der beiden Hauptstränge des vegetativen Nervensystems ist der Sympathikus. Wenn wir uns anstrengen oder in eine gefährliche Situation geraten, dann wird der Sympathikus »alarmiert«. Daraufhin schlägt das Herz schneller und stärker, die Atmung wird beschleunigt und die Blutreserve in der Milz wird in Gang gebracht, wodurch der Körper mehr Sauerstoff erhält. Durch die Ausschüttung des Stresshormons Adrenalin aus den Nebennieren (Nebennierenmark) kommt es zu einer weiteren Aktivierung des Sympathikus. Damit können wir schwierige Situationen bewältigen.

Der zweite Hauptstrang des vegetativen Nervensystems ist der Parasympathikus. Dessen wichtigster Nerv, der Vagus, ist für Ruhe und Schlaf zuständig und wirkt als Gegenstück zum Sympathikus: Herzschlag und Atmung werden verlangsamt. Die Arterien in den Armen und Beinen verengen sich, das Blut wird zu den inneren Organen geleitet, wodurch der Verdauungstrakt stärker versorgt wird und nun seine Arbeit verrichtet – deshalb sind wir bei vollem Magen nicht so leistungsfähig.

Psychosomatische Erkrankungen

Wenn man von »psychosomatischen Krankheiten« spricht, entsteht zuweilen der Eindruck, dass dies nur ein Ausdruck dafür ist, dass die wirklichen Verhältnisse nicht genau bekannt sind. Tatsächlich weist dieser Begriff auf die Beziehung zwischen Psyche und Körper (Soma) hin. Es geht also um Erkrankungen, die nicht auf einen erkennbaren Defekt eines Organs zurückzuführen sind. Langfristig haben seelische Erkrankungen jedoch Auswirkungen auf die Organe. Mit anderen Worten: Die »Seele« kann anscheinend erkranken und Organe in Mitleidenschaft ziehen, wie auch umgekehrt organische Leiden die Seele krank machen können.

Trotz oder gerade wegen der großen Bedeutung des Gehirns und der Psyche werden Störungen in diesem Bereich sehr viel stärker tabuisiert als die »gewöhnlichen« körperlichen Krankheiten. Außerdem werden sie zunächst nicht wahrgenommen oder nicht richtig erkannt. Dies gilt bereits für Schlafstörungen, die in den meisten Fällen gar nicht als Krankheit oder als Krankheitsauslöser in Betracht gezogen werden. Dabei ist der gestörte Schlaf die am häufigsten auftretende psychosomatische Fehlsteuerung, aus der auf Dauer ernst zu nehmende Erkrankungen entstehen können.

Schlafstörungen und Nervosität

In mittelalterlichen Handschriften finden sich Traktate zur rechten Nachtruhe, zum Umgang mit dem Wechsel von Ruhen und Wachen sowie zum Beruhigen, also zur »Schlafhygiene«, wie man heute sagt. Aber auch über die Ursachen, die den Schlaf beeinträchtigen oder behindern, hat man sich schon damals Gedanken gemacht. So wie die Natur dem Wechsel der Jahreszeiten und einem Rhythmus von Nacht, Morgen und wiederum Nacht folge, so besitze auch der Mensch eine innere Uhr, der man folgen müsse, um auf Dauer gesund zu bleiben. Benedikt von Nursia untergliederte mit seiner Ordensregel den Tag und das ganze Jahr in festgelegte Abschnitte. Sein Ziel war die optimale Ausnutzung von Zeit, ohne den Einzelnen zu überfordern. Es entstand ein fester Wechsel von Besinnung und Gebet, von Arbeit, von Mahlzeiten und Ruhephasen. In einer alten Gesundheitslehre, die auf den Syrer und christlichen Mönch Ibn Butlan (10. Jahrhundert n. Chr.) zurückgeht, heißt es, dass der Mensch acht Stunden ruhen soll. Der Schlaf habe eine wärmende und befeuchtende Wirkung. Warm und feucht – das sind die Qualitäten des Blutes. Es sind auch die Eigenschaften des Sanguinikers, des ausgeglichenen Charakters, der in fröhlicher Weise vollständig mit sich und der Welt im Reinen ist – genau dies soll durch den Schlaf erreicht werden.

Ursachen und Symptome

Die innere Uhr des Menschen wird durch Hell-Dunkel-Phasen auf den 24-stündigen Rhythmus eingestellt. Die moderne Schlafforschung geht davon aus, dass jeder Mensch wenigstens fünf Stunden Schlaf benötigt, damit sich der Organismus ausreichend erholen kann. Auf Dauer gesehen braucht er jedoch mehr.

Schlafstörungen treten bei verschiedenen, häufig nur sehr schwer zu ermittelnden Krankheiten auf. Ernährung und Lebensweise, eine schwere Krankheit, bestimmte Arzneimittel, Schmerzen, selbst eine schlechte Matratze – all dies kann zu Schlafstörungen führen. Meist liegen jedoch innere Anspannung, Angst oder eine Depression zugrunde. Nervöse Beschwerden, eine häufige Ursache von Schlafstörungen, kennt jeder, der schon einmal mit »Lampenfieber« oder »Prüfungsangst« zu tun hatte. Manche reagieren auf schwierige Situationen jedoch extrem. Sie verlieren ihre Stimme, die Hände zittern, sie haben Schweißausbrüche, sind leicht reizbar und häufig in Hast. Sie fühlen sich einerseits schnell müde, haben andererseits aber oft Schlafstörungen. Ursache ist eine Überreaktion des zentralen Nervensystems. Dabei liegt eine Unausgeglichenheit des vegetativen Systems vor, die meist im Zusammenhang mit Stress entsteht. Die Folge können dann Erkrankungen und Symptome wie Magen-Darm-Störungen, Herz-Kreislauf-Beschwerden, starkes Schwitzen, oder auch Hautirritationen sein.

Strategien der Behandlung

1. **Beruhigende Getränke:** Kräutertees, die man tagsüber oder vor dem Schlafengehen trinkt, beruhigen und zählen zu den Mitteln erster Wahl bei Schlaflosigkeit. Für manchen gilt ein alkoholisches Getränk als ideale Einschlafhilfe. Insgesamt mag der alkoholische »Abendtrunk« zwar zum Einschlafen helfen, aber nicht zum Durchschlafen. Im Gegenteil: Wer oft bereits nach wenigen Stunden wieder wach im Bett liegt, der sollte auf Alkohol verzichten, denn der Organismus muss die neu zugeführten Gifte verarbeiten und wird deshalb wieder in Tätigkeit versetzt.
2. **Feste Abendrituale:** Sie wirken tatsächlich gegen Einschlafstörungen – nicht nur bei Kindern. Der Abend- bzw. Nachtspaziergang hilft, die Ereignisse des Tages noch einmal durchzugehen und abzulegen, es kann auch ein leichter Dauerlauf sein, um Probleme abzuschütteln. Ein Abendgebet oder eine entsprechende Besinnung haben ihre Berechtigung.
3. **Entspannungstechniken:** Zur Entspannung helfen Techniken von Atemübungen über Meditationen bis hin zu autogenem Training.
4. **Bäder:** Viele Heilpflanzen sind auch für eine Badetherapie geeignet, vor allem diejenigen mit einem hohen Gehalt an ätherischen Ölen. Es ist erwiesen, dass die Wirkstoffe über Haut und Atmung aufgenommen werden. Der Duft der ätherischen Öle reizt

die Geruchsnerven der Nase. Dieser Reiz wird an die steuernden Zentren im Mittelhirn weitergeleitet und beeinflusst von dort aus das Stoffwechselgeschehen im ganzen Körper.

Welche Heilpflanzen helfen?

- **Baldrian** hat sich als die pflanzliche Einschlafhilfe der allerersten Wahl erwiesen. Der Baldrian beruhigt, ohne zu narkotisieren, wie das die chemischen Schlafmittel tun. Genau genommen ist die Baldrianwurzel gar kein Schlafmittel, sondern eher ein beruhigendes »Ausgleichsmittel«. Die Wirkstoffe des Baldrians (ätherische Öle, Valepotriate, Valerensäure und Lignane) beeinflussen die Stoffwechselaktivität der Nervenzellen. Nach den neuesten Untersuchungen setzen die Lignane genau an denselben Rezeptoren an wie Kaffee. Aus diesem Grund kann Baldrian die anregende Wirkung von Kaffee aufheben.
- Die Wirkung des Baldrians kann durch die Zugabe von **Hopfenzapfen** (Hopfenblüten) verstärkt werden. Hopfenzapfen enthalten die Bitterstoffe Humulon und Lupulon, aus denen während der Lagerung Methylbutenol entsteht, ein Stoff, der sich als stark beruhigend herausgestellt hat.
- Niedergeschlagenheit bis hin zur Depression gehören zu den Ursachen von Schlafstörungen und zu den Folgeerkrankungen. Daher ist **Johanniskraut** hier besonders zu nennen, da es eine stimmungsaufhellende Wirkung besitzt. An der antidepressiven Wirkung sind vermutlich mehrere wirksame Inhaltsstoffe beteiligt. Der Extrakt aus Johanniskraut beeinflusst den Serotoninspiegel im Gehirn, einen Botenstoff, der antriebssteigernd auf die Psyche wirkt.
- Die **Passionsblume** vereint – wenn auch schwächer ausgeprägt – die Wirkung der herzstärkenden Weißdornblätter, der beruhigenden Baldrianwurzel und der krampflösenden Pestwurz in sich. Sie hat sich bei leichten Formen von nervöser Unruhe, Einschlafstörungen und nervösen Herzbeschwerden bewährt. Ihre wichtigsten Wirkstoffe sind Flavonoide, Cumarinderivate und Maltol.
- Die beruhigende und schlaffördernde Wirkung des **Lavendels** ist erst im Mittelalter entdeckt worden. Als wirksame Inhaltsstoffe enthält er vor allem ätherische Öle und Gerbstoffe.

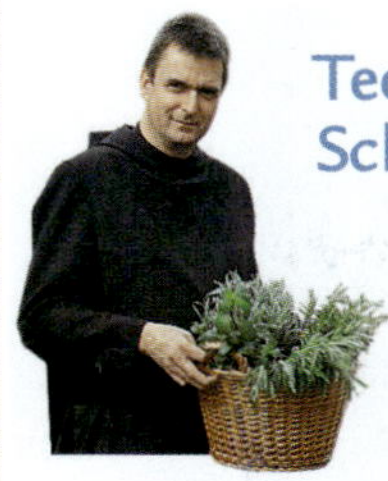

Teemischung bei nervöser Schlaflosigkeit

Wer unter Schlaflosigkeit leidet, dem kann mit folgender Teemischung geholfen werden. Dazu übergießt man 2 Teelöffel Baldrianwurzel mit 1 Tasse kaltem Wasser, lässt den Sud 12 Stunden ziehen und seiht dann ab. Danach bereitet man einen Tee aus folgender Teemischung: 20 g Hopfenzapfen sowie 30 g Pfefferminzblätter, 30 g Melissenblätter, 10 g Lavendelblüten, 10 g Orangenblüten. 2 Teelöffel der Teemischung übergießt man mit 1 Tasse heißem Wasser, lässt den Tee 10 Minuten ziehen, seiht ihn ab und mischt ihn mit dem Baldriantee. Diese Teezubereitung trinkt man abends vor dem Zubettgehen.

- Ein viel gepriesenes Mittel aus der Klosterheilkunde sind **Melissenblätter**. Als heilende und beruhigend wirkende Inhaltsstoffe enthalten sie ätherisches Öl mit Citronellal, Citral, Caryophyllen und weiteren Terpenen, zudem Gerbstoffe und Flavonoide.

Anwendungen, die sich bewährt haben

Gegen Schlaflosigkeit und Nervosität werden beruhigende und entspannende Heilpflanzen und -kräuter hauptsächlich in Tees oder als Badezusatz eingesetzt.

Tees

Baldrianwurzel

Teezubereitung: Die Zubereitung von Baldriantee erfordert etwas Zeit: 2 Teelöffel zerkleinerte Baldrianwurzel mit 1 Tasse kaltem Wasser übergießen, mindestens 12 Stunden ziehen lassen, abseihen und leicht anwärmen. Bei chronischen Schlafstörungen empfiehlt es sich, mehrere Tassen über den Tag verteilt zu trinken, um eine spürbare Wirkung zu erreichen. Man wird am Tag trotzdem leistungsfähig bleiben.

Tipp: Baldrian hat einen nicht sehr angenehmen Geruch und Geschmack, den nicht jeder als Tee verträgt. Es gibt jedoch geschmacksneutrale Dragees, Kapseln und Tabletten, die standardisierten Extrakt enthalten.

❖ Baldrianwurzel und Hopfenzapfen

Um die Wirkung zu optimieren, wird Baldrianwurzel sehr oft mit Hopfenzapfen kombiniert.

Teezubereitung: Den Baldriantee wie beschrieben zubereiten und am besten über Nacht ziehen lassen, dann 1 Teelöffel Hopfenzapfen mit heißem Wasser übergießen, 10 Minuten ziehen lassen und abseihen. Baldriantee mit dem Hopfenzapfentee mischen.

❖ Melissenblätter

Zubereitungen aus Melissenblättern haben eine beruhigende Wirkung und stärken gleichzeitig die Verdauung, was für einen guten Schlaf ebenfalls wichtig ist.

Teezubereitung: 2 gehäufte Teelöffel Melissenblätter mit 1 Tasse heißem Wasser übergießen, zugedeckt 10 Minuten ziehen lassen und abseihen. Wie beim Baldriantee sollten mehrere Tassen über den Tag verteilt getrunken werden.

Tipp: Noch wirkungsvoller als die Melissenblätter ist das ätherische Melissenöl, das allerdings sehr teuer ist.

❖ Lavendelblüten

Teezubereitung: 2 Teelöffel Lavendelblüten mit 1 Tasse heißem Wasser übergießen, 10 Minuten ziehen lassen und abseihen. Vor dem Schlafengehen 2 Tassen trinken.

❖ Johanniskraut

Teezubereitung: 2 gehäufte Teelöffel Johanniskraut mit 1 Tasse Wasser übergießen, zugedeckt unter gelegentlichem Umrühren 20 Minuten kochen lassen, abseihen. Morgens und abends 1 bis 2 Tassen Tee trinken. Die Wirkung tritt erst nach 2 bis 4 Wochen ein.

Alternative: Es gibt Johanniskraut auch als Fertigpräparat aus der Apotheke (Kapseln, Dragees oder Saft), das eine genau dosierte Wirkstoffkonzentration garantiert.

Vorsicht: Während der Therapie mit dem Fertigpräparat sollte man intensive Sonnenbestrahlung meiden.

❖ Teemischung

Zusammensetzung: 35 g zerkleinerte Baldrianwurzel, 30 g Melissenblätter, 25 g Passionsblumenkraut und 10 g Lavendelblüten.

Teezubereitung: 1 gehäuften Teelöffel Teemischung mit 1 Tasse heißem Wasser übergießen, 20 Minuten zugedeckt kochen lassen, abkühlen lassen und abseihen. Täglich bis zu 5 Tassen trinken (abends 2 bis 3 Tassen).

Bäder

Bäder mit Heilkräutern vermögen bei sehr vielen Menschen eine beruhigende und schlaffördernde Wirkung hervorzurufen. Wichtig ist eine ausreichende Dosierung der Badezusätze (meist wird zu niedrig dosiert) und die Wahl eines geeigneten Lösungsvermittlers (Emulgator), damit das Öl nicht nur an der Wasseroberfläche schwimmt und eventuell in der konzentrierten Form zu Hautreizungen führt. Neben den handelsüblichen gibt es eine Vielzahl von natürlichen Emulgatoren. Am besten verwendet man verquirltes Eigelb, Sahne oder Milch und Honig, die mit dem ätherischen Öl vermischt werden.

❖ Melissenblätter und -öl

Badezusatz: Gut 20 g Melissenblätter mit 1/2 Liter kochendem Wasser übergießen, 10 Minuten ziehen lassen, abseihen und ins 37 bis 39 °C warme Badewasser geben. Mindestens 15 bis 20 Minuten baden.

Alternative: 1 Teelöffel Melissenöl mit 150 mg Sahne (als Emulgator) vermischen und ins Badewasser geben.

❖ Lavendelöl und -blüten

Badezusatz: Pro Vollbad 2 Eigelb, 1 Becher Sahne (oder Milch), 2 Esslöffel Honig, 3 bis 4 Esslöffel Salz und 1 Teelöffel Lavendelöl vermischen und ins 37 bis 38 °C warme Badewasser geben. Eine ausreichend lange Badedauer von mindestens 20 Minuten ist notwendig, damit die ätherischen Öle durch die Haut in den Organismus gelangen können.

Alternative: 100 g Lavendelblüten mit 2 Liter heißem Wasser übergießen, 5 Minuten ziehen lassen, abseihen und ins 37 bis 38 °C warme Badewasser geben. Auch hier ist eine ausreichend lange Badedauer von mindestens 20 Minuten notwendig.

Kräuter-Schlafkissen

❖ Hopfenzapfen

Anwendung: Für das Hopfenkissen Hopfenzapfen in ein Baumwollkissen füllen und neben das Kopfkissen legen oder darauf schlafen. Die ätherischen Öle werden eingeatmet und sorgen für einen gesunden Schlaf. Die Wirkung hält 1 Woche lang an, danach muss das Kissen erneut gefüllt werden.

Angstzustände

Konrad von Megenberg erklärt die Angst mit dem Gegensatz von Heiß und Kalt, dem thermischen Prinzip der Vier-Säfte-Lehre. Dabei stützt er sich auf die Beobachtungen, dass Tiere, die im Verhältnis zu ihrem Körper ein großes Herz haben, furchtsamer und schreckhafter sind als andere Tiere. Der Megenberger meinte, das käme daher, weil die natürliche Hitze das relativ große Herz nicht ganz mit Wärme versorgen könne und Kälte zu den Bedingungen der Angst gehöre. Hirsche, Esel und Hasen, die im Verhältnis zu ihrer Körpergröße viel voluminösere Herzen besitzen, seien ängstlicher als andere Tiere, da sie von Natur aus kälter seien. – Auch wenn Konrad von Megenberg hier aus seiner Beobachtung bei Fluchttieren falsche Schlüsse zieht, gibt die Beziehung von Kälte und Angst zu denken. Der Angstschweiß ist ein kalter Schweiß! Ein mit Wärme erfüllter Körper versorgt alle Organe optimal und erzeugt damit Wohlbefinden.

Ursachen und Symptome

Mit Angstzuständen wird die übermäßige Angstentwicklung bezeichnet, bei der es zu rational nicht nachvollziehbaren Befürchtungen kommt. Es gibt verschiedene Formen der Störungen, etwa solche, die in bestimmten Situationen auftreten wie Platzangst, aber auch andere, die an keinen Anlass und keinen Gegenstand gebunden sind. Heute sind Zukunftsängste weit verbreitet und nehmen teilweise krankhafte Formen an. Die Angst vor einer Verschlechterung der wirtschaftlichen und sozialen Situation durch Arbeitslosigkeit oder im Alter ist dabei eine der Hauptursachen, daneben auch die Angst vor Einsamkeit, besonders im Alter. Angstzustände treten außerdem im Zusammenhang mit klimakterischen Beschwerden auf.

Körperliche Begleitsymptome – infolge vegetativer Übererregbarkeit und körperlicher Anspannung – zeigen sich in Form von Schwitzen, Mundtrockenheit, Herzrasen, Magen-Darm-Beschwerden, zu schnellem Atmen, Schlafstörungen, Zittern oder Kopfschmerzen und ständiger Unruhe. Manche Menschen leiden unter Panikattacken, also zeitlich klar abgrenzbaren Episoden von intensiver Angst, bei denen die genannten Symptome abrupt auftreten und innerhalb weniger Minuten ein Maximum erreichen können.

Hinter den Ängsten stehen nicht selten Verhaltensmuster, die »erlernt« worden sind. Das heißt, man hat sich eine Überreaktion auf bestimmte Situationen »angewöhnt«. Deshalb kann man sich diese »Gewohnheiten« auch wieder durch Übungen »abgewöhnen«. Ein prominentes Beispiel ist der Dichter Johann Wolfgang von Goethe, der sich seine Höhenangst konsequent abtrainierte. In den meisten Fällen wird dabei allerdings fachkundige Hilfe vonnöten sein.

Hinter manchen Ängsten stecken auch physische Gründe. Wer mitten in der Nacht aufwacht, kennt das: Man kommt leicht ins Grübeln und leidet unter Angstzuständen. Das ist ganz normal. Da der Stoffwechsel des Organismus etwa um 3 Uhr morgens auf minimale Aktivität umgestellt wird und einen Tiefpunkt erreicht, durchlebt jeder Mensch zu dieser Nachtzeit eine kleine Depression. Das ist der Grund dafür, warum Probleme in der Nacht viel größer als am Tag erscheinen.

Strategien der Behandlung

Obwohl die Menschen in früheren Epochen viel stärker als heute von Armut, Missernten, Hunger, Krieg und Seuchen bedroht waren, kamen sie ganz offensichtlich besser mit ihren Ängsten zurecht. Ein Grund dafür sind die seinerzeit engeren gemeinschaftlichen Bindungen, etwa durch einen besseren Zusammenhalt in der Familie, ein anderer wichtiger Grund ist der Glaube.

1. **Beruhigung:** Wenn jemand unter Angstzuständen leidet, ist menschliche Nähe ganz wichtig, oft hilft auch ein Gespräch. Leichte, aber auch mittlere Angstzustände können gut mit Heilpflanzen über einen längeren Zeitraum hinweg behandelt werden, insbesondere Angstzustände, die mit klimakterischen Beschwerden zusammenhängen.
2. **Entspannung:** Einer Panikattacke kann durch Atemtechnik wirksam begegnet werden: Langsam einatmen und bis vier zählen – den Atem anhalten und wieder bis vier zählen – langsam ausatmen und bis vier zählen. Nun eine Pause machen und wieder bis vier zählen. Dies wiederholt man so lange, bis die Panikattacke abgeklungen ist.

3. **Ausschließen einer ernsthaften seelischen Störung:** Unbedingt sollte man dazu den Rat eines Arztes oder Psychologen einholen. Er kann klären, ob die Angstzustände nicht durch organische oder schwere seelische Störungen verursacht werden. Halten die Ängste über einen längeren Zeitraum an, sollte man durchaus auch ein psychotherapeutisches Gespräch in Erwägung ziehen – ein solches Gespräch kann die Ängste in jedem Fall relativieren.

Welche Heilpflanzen helfen?

- **Baldrian** wird nicht nur bei Nervosität und Schlafstörungen, sondern auch bei Angstzuständen angewendet. Mit seinen ätherischen Ölen, Valepotriaten, der Valerensäure und den Lignanen wirkt er entspannend und allgemein krampflösend.
- Bei leichten bis mittelschweren Angstzuständen, die schon längere Zeit bestehen, eignet sich insbesondere eine Anwendung mit **Johanniskraut**.
- Auch die beruhigende Wirkung des **Lavendels** kann dazu beitragen, Ängste zu lösen. Als wirksame Inhaltsstoffe enthalten die Lavendelblüten vor allem ätherische Öle und Gerbstoffe.
- Darüber hinaus hat sich die **Melisse** bewährt, die mit ihrem ätherischen Öl, den Gerbstoffen und Flavonoiden ebenfalls leicht beruhigend wirkt.

Anwendungen, die sich bewährt haben

Zur Beruhigung bei Angstzuständen werden Heilkräuter vornehmlich in Tees eingesetzt.

Tees

Baldrianwurzel

Teezubereitung: Die Zubereitung von Baldriantee ist sehr aufwendig und erfordert etwas Zeit: 2 Teelöffel zerkleinerte Baldrianwurzel mit 1 Tasse kaltem Wasser übergießen, mindestens 12 Stunden ziehen lassen, abseihen und leicht anwärmen. Bei chronischen Schlafstörungen empfiehlt es sich, mehrere Tassen über den Tag verteilt zu trinken, um eine spürbare Wirkung zu erreichen. Dennoch wird man nach der Einnahme des Baldriantees tagsüber leistungsfähig bleiben.

Tipp: Baldrian hat einen wenig angenehmen Geruch und Geschmack, den nicht jeder als Tee verträgt. Es gibt jedoch geschmacksneutrale Dragees, Kapseln und Tabletten, die standardisierten Extrakt enthalten.

Johanniskraut

Teezubereitung: 1 gehäuften Teelöffel Johanniskraut mit 1 Tasse kochendem Wasser übergießen, 10 Minuten ziehen lassen und abseihen. Morgens und abends 1 bis 2 Tassen frisch zubereiteten Tee trinken. Eine Wirkung tritt erst nach 2 bis 4 Wochen ein.
Alternative: Es gibt Johanniskraut auch als Fertigpräparate aus der Apotheke, die eine genau dosierte Wirkstoffkonzentration garantieren. Das Fertigpräparat gemäß Beipackzettel anwenden.
Vorsicht: Während der Therapie mit dem Fertigpräparat sollte man intensive Sonnenbestrahlung meiden.

Lavendelblüten

Teezubereitung: 2 Teelöffel Lavendelblüten mit 1 Tasse heißem Wasser übergießen, 10 Minuten ziehen lassen und abseihen. Vor dem Schlafengehen 2 Tassen trinken.

Teemischung

Diese Teemischung wirkt beruhigend und durch die Bitterstoffe im Wermut darüber hinaus auch stärkend.
Zusammensetzung: 35 g Melissenblätter, 35 g Baldrianwurzel, 20 g Wermutkraut, 10 g Lavendelblüten.
Teezubereitung: 2 Teelöffel Teemischung mit 1 Tasse heißem Wasser übergießen, 15 Minuten zugedeckt ziehen lassen und abseihen. Täglich 3 bis 5 Tassen trinken.

Teemischung

Diese wohlschmeckende Teemischung wirkt beruhigend und lindert wegen der enthaltenen Angelikawurzel darüber hinaus die bei Angstzuständen häufigen Magen-Darm-Beschwerden.
Zusammensetzung: 30 g Johanniskraut, 20 g Melissenblätter, 15 g Orangenblüten, 20 g Grüner Hafer und 15 g Angelikawurzel.
Teezubereitung: 1 Teelöffel Teemischung mit 1 Tasse heißem Wasser übergießen, 10 Minuten zugedeckt ziehen lassen und abseihen. Täglich 3 bis 5 Tassen trinken.
Vorsicht: Während der Therapie sollte man intensive Sonnenbestrahlung meiden, da Angelikawurzel die Lichtempfindlichkeit erhöht.

Depressionen

Melancholie (gemeint sind Depressionen) bedeutete nach der Klosterheilkunde zu viel schwarze Galle. Hildegard von Bingen stellt fest: »Die Schwarzgalle ist schwarz, bitter, löst alles Übel aus, (...) und verursacht Schwermut und Zweifel ohne allen Trost, sodass der Mensch keine Freude über das himmlische Leben und keinen Trost am irdischen haben kann.« Keine Frage, die Äbtissin spricht hier von einer mittelschweren bis schweren Depression. Die schwarze Galle ist kalt und trocken und damit dem lebendigen Warm-Feuchten entgegengesetzt. Ähnliches ist im ›Elsässischen Arzneibuch‹ zu lesen: »Man soll auch wissen, was die Traurigkeit bewirkt. Trauern und Unmut (Unlust) erkältet und trocknet den Körper, macht ihn mager und drückt das Herz zusammen und verfinstert (...). Es macht den Menschen grober Sinne und verzagt; deshalb ist Trauer zu vermeiden (...). Wer aber von vielen Sorgen und Kummer durchzogen ist, der soll verstärkt Freude und Trost suchen, damit seine Natur die Trauer ertragen kann, soweit man mit ehrbaren Freuden und Tröstungen die Kraft und den Mut wieder zurückbringen kann.«

Ursachen und Symptome

Niedergeschlagenheit, Trauer, Freudlosigkeit, Desinteresse oder Antriebsschwäche – diese Befindlichkeitsstörungen kennt jeder, der an einem Tag »mit dem falschen Bein aufgestanden ist«. Auch eine Konzentrationsschwäche oder eine leichte Ermüdbarkeit ist wohl niemandem fremd. Kaum einem Menschen bleiben depressive Phasen erspart, sei es durch den Verlust eines nahe stehenden Menschen oder durch andere schwerwiegende Ereignisse. Deshalb muss jedoch noch lange keine wirkliche Depression vorliegen, eine Krankheit, die häufig vererbt wird. Eben weil diese Gemütszustände jedem bekannt sind und nicht zuletzt, weil viele Menschen eine ablehnende Haltung gegenüber psychischen Erkrankungen an den Tag legen, wird eine Depression von den Betroffenen selbst und von der Umgebung nicht rechtzeitig erkannt oder gar bewusst ignoriert.

Nach wissenschaftlicher Definition spricht man dann von Depressionen und nicht nur von Befindlichkeitsstörungen, wenn mindestens zwei der oben aufgeführten Symptome und mindestens zwei andere Begleitsymptome (wie Konzentrationsstörungen, fehlendes Selbstwertgefühl, starke Schuldgefühle, Schlafstörungen, Appetitlosigkeit oder Selbstschädigung) länger als 14 Tage latent vorhanden sind und zunehmend die privaten oder beruflichen Kontakte belasten. Bei manchen Menschen äußern sich Depressionen in körperlichen Beschwerden oder ausgeprägten Angstzuständen, andere quält eine motorische Unruhe. Die Zahl der Symptome und deren Schweregrad ist letztlich entscheidend für die Feststellung, ob es sich um eine leichte, mittelschwere oder schwere Depression handelt.
Depressionen können als anhaltende Melancholie auftreten, aber auch abwechselnde Zustände von Euphorie und Verzweiflung sind bekannt (manisch-depressive Erkrankung). Einige Depressionen treten gehäuft in der dunklen Jahreszeit auf; in diesen Fällen spricht man von Winterdepressionen. Im Winter benötigt der Organismus mehr Schlaf, den wir ihm meist nicht zugestehen. Bei empfindlichen Personen kommt es dann zu einem Ungleichgewicht im Melatonin-Stoffwechsel, das die Stimmungslage beeinträchtigt.

Strategien der Behandlung

1. **Stimmungsaufhellung:** Leichte Depressionen können erfolgreich mit Heilkräutern der Klosterheilkunde behandelt werden.
2. **Kombinationstherapie:** Bei Winterdepressionen ist die Kombination von Lichttherapie (täglich mindestens 1 Stunde spazieren gehen) und der Behandlung mit Johanniskraut sinnvoll. Beides zusammen wirkt auf den Melatonin-Stoffwechsel.
3. **Gesunde Lebensweise und Beschäftigung:** Neben der Therapie mit pflanzlichen Mitteln sind auch eine ausgewogene Ernährung und ausreichende Erholungsphasen im Alltag (z. B. Entspannungsübungen) wichtig. Regelmäßige Bewegung, vor allem sportliche Aktivitäten im Freien, sind besonders dazu geeignet, innere Spannungen abzubauen und ein neues Selbstwertgefühl zu erzeugen. Schon wiederholtes längeres Laufen, Fahrradfahren oder Schwimmen verschafft eine positivere Lebenseinstellung. Insbe-

sondere Erlebnisse in einer Gemeinschaft verbessern die Stimmung und wirken dem Gefühl der Einsamkeit entgegen. Insgesamt ist es sicherlich hilfreich, für möglichst viel Beschäftigung zu sorgen. Dazu ist ein Tagesplan nützlich, der viele Aktivitäten und soziale Kontakte vorsieht. Um dem Symptom der Antriebslosigkeit bei der Depression zu entgehen, kann es sinnvoll sein, diesen Plan mit einem vertrauten Menschen durchzugehen.

4. **Ausschließen von mittleren bis schweren Depressionen:** Bei mittelschweren Depressionen ist die Einnahme von hoch dosierten Extraktpräparaten sinnvoll. Bei schwerer Depression sind mehr oder weniger konkrete Selbstmordgedanken vorhanden, die eine fachärztliche Behandlung notwendig machen. Auch mittelschwere und lang anhaltende leichte Depressionen gehören in die Obhut eines erfahrenen Arztes oder Psychologen.

Welche Heilpflanzen helfen?

- Zu den Heilpflanzen erster Wahl zählt das **Johanniskraut**, das schon im Mittelalter gegen »Melancholie« eingesetzt wurde. An der antidepressiven Wirkung sind vermutlich mehrere Inhaltsstoffe beteiligt: Der Extrakt aus Johanniskraut beeinflusst den Serotoninspiegel im Gehirn, einen Botenstoff, der antriebssteigernd auf die Psyche wirkt. Hoch dosierte Johanniskrautpräparate können insbesondere bei hellhäutigen Menschen allerdings eine Erhöhung der Lichtempfindlichkeit der Haut verursachen (Photosensibilität), sodass diese während der Behandlung von Sonnenbädern und Solariennutzung absehen sollten.
- Bei Depressionen bewährt hat sich auch die Heilwirkung des **Baldrians**, der mit seinen ätherischen Ölen, Valepotriaten, der Valerensäure und der Lignane entspannend und beruhigend wirkt.
- **Melissenblätter**, als Tee eingenommen, beruhigen und können daher auch bei leichten Depressionen angewendet werden. Ihre wichtigsten Inhaltsstoffe sind ätherisches Öl mit Citronellal, Citral, außerdem Gerbstoffe und Flavonoide.
- Auch die beruhigende Wirkung und der angenehme Duft des **Lavendels** kann Depressionen lindern und die Stimmung aufhellen. Verantwortlich dafür sind ätherische Öle und Gerbstoffe.

Anwendungen, die sich bewährt haben

Zur Behandlung von leichten Depressionen werden vornehmlich Heilkräutertees eingesetzt. Aber auch Bäder mit Kräutern der Klosterheilkunde können eine entspannende und beruhigende Wirkung hervorrufen und die Depressionen lindern.

Tees

Johanniskraut

Teezubereitung: 1 Teelöffel Johanniskraut mit 1 Tasse kochendem Wasser übergießen, 10 Minuten ziehen lassen und abseihen. Täglich morgens und abends 1 Tasse frisch zubereiteten Tee trinken. Eine Wirkung zeigt sich erst nach 2 bis 4 Wochen.

Baldrianwurzel und Melissenblätter

Zusammensetzung: 55 g zerkleinerte Baldrianwurzel, 45 g Melissenblätter.

Teezubereitung: 2 Teelöffel Teemischung mit 1/4 Liter heißem Wasser übergießen, zugedeckt 15 Minuten ziehen lassen und abseihen. Täglich 3 bis 5 Tassen trinken.

Teemischung

Diese Teemischung kombiniert die antidepressive Wirkung des Johanniskrauts mit den beruhigenden Eigenschaften des Baldrians und der Melisse.

Zusammensetzung: 50 g Johanniskraut, 25 g zerkleinerte Baldrianwurzel und 25 g Melissenblätter.

Teezubereitung: 1 Teelöffel Teemischung mit 1 Tasse Wasser übergießen, zugedeckt unter gelegentlichem Umrühren 20 Minuten sieden lassen und abseihen. Täglich 3 bis 5 Tassen trinken.

Bäder

Lavendelöl und -blüten

Badezusatz: Pro Vollbad 2 Eigelb, 1 Becher Sahne (oder Milch), 2 Esslöffel Honig, 3 bis 4 Esslöffel Salz und 1 Teelöffel Lavendelöl vermischen und ins 37 bis 38 °C warme Badewasser geben. Eine ausreichend lange Badedauer von mindestens 20 Minuten ist notwendig, damit die ätherischen Öle durch die Haut in den Organismus gelangen können.

Kopfschmerzen

Im ›Elsässischen Arzneibuch‹ ist ein umfangreiches Kapitel dem Kopf gewidmet. Demnach haben Kopfschmerzen viele unterschiedliche Ursachen: Sie können durch Krankheiten verursacht sein, die den Kopf oder das Gehirn selbst betreffen, sie können aber auch die Folge der Erkrankung eines anderen Organs sein, zum Beispiel die Folge einer Magenerkrankung. Auch über äußere Einwirkungen ist zu lesen, die das Haupt krank machen: Stürze oder Schläge oder inwendige Ursachen wie überschüssiges Blut (Bluthochdruck) oder übermäßige Kälte oder zu viel Körperflüssigkeit (vor allem Schleim) oder Hitze oder Trockenheit können Kopfschmerzen zur Folge haben.

In früheren Zeiten legte man frische Blätter auf die Schläfen, am liebsten Rosenblütenblätter, oder man bereitete aus Rosenblüten ein Mittel gegen Kopfschmerz, wie es das ›Elsässische Arzneibuch‹ beschreibt: »Nimm Rosenblüten und lege sie in ein Glas und gieß Rosenöl dazu und Rautensaft, und stelle das Glas an die Sonne und rühre den Inhalt täglich um. Wenn die Masse völlig gleichmäßig durchmischt ist, dann bestreiche die Stirne damit.«

Ursachen und Symptome

Kopfschmerz ist wirklich nicht gleich Kopfschmerz. Es gibt unterschiedliche Ursachen, die auch verschiedenartige Kopfschmerzen hervorrufen, etwa die charakteristischen Schmerzen bei einer Stirnhöhlenentzündung, die im Kapitel »Für die Atemwege« beschrieben sind. Lebensumstände, unter denen die Anfälligkeit für Kopfschmerzen zunimmt, sind Schlafmangel, Überlastung der Muskeln, soziale Konflikte, Ängste oder Depressionen. Die Schmerzen haben meist nichts mit der Halswirbelsäule zu tun, auch wenn häufig die Nackenmuskulatur verspannt ist. Man unterscheidet drei Hauptformen des Kopfschmerzes:

1. Gelegentliche Kopfschmerzen: Hier liegen einige »Verursacher« klar auf der Hand: zu viel Alkohol, Tabak oder Kaffee. Aber auch Hustenkopfschmerzen fallen darunter sowie Kopfschmerzen während einer Grippe oder eines Wetterwechsels oder nach schwerer körperlicher Anstrengung. Durch einen Aufenthalt in großer Höhe kann ebenfalls Kopfschmerz entstehen, etwa bei Langstreckenflügen in Flugzeugen ohne Ozonfilter oder bei Bergwanderungen. Wer von stark erhöhtem Blutdruck betroffen ist oder eine rasche Veränderung des Blutdrucks erfährt, leidet häufig an Kopfschmerzen, die entweder dumpf-drückend oder pulsierend sind. Eine weitere Ursache ist die Überlastung der Augen, die durch eine fehlende oder falsch angepasste Brille, durch langes Autofahren oder Arbeiten am Computer bedingt sein kann. Bei besonders kälteempfindlichen Personen können Kopfschmerzen auch nach dem Genuss von Eis oder der Anwendung von Eisbeuteln auftreten oder nach einem Spaziergang in kalter Luft ohne Kopfbedeckung. Nicht zuletzt können Kopfschmerzen durch Hunger hervorgerufen werden.
2. Akute sowie chronische Spannungskopfschmerzen: Hier wird der ganze Kopf von einem dumpf drückenden Schmerz erfasst, der sich wie ein Ring um Stirn, Schläfen und Hinterkopf legt. Oft sind die Betroffenen benommen und können sich nicht konzentrieren. Selten kommen auch vegetative Begleiterscheinungen wie Übelkeit und Erbrechen hinzu. Im Unterschied zu den anderen Formen nimmt der Spannungskopfschmerz bei körperlicher Anstrengung nicht zu, sondern kann durch leichte Bewegung manchmal sogar gelindert werden. Nach einem Tag ist der Kopf meist wieder frei.
   Wie der Spannungsschmerz im Kopf entsteht, ist bis heute noch nicht vollständig von der Wissenschaft geklärt. Die Mediziner gehen von einem Ungleichgewicht chemischer Botenstoffe (Neurotransmitter) im Gehirn aus, das die Schmerzschwelle herabsenkt. So werden »normale« Zustände bereits als unangenehm empfunden. Der chronische Spannungskopfschmerz mit häufigen Schmerztagen kann darüber hinaus mit Depressionen verknüpft sein.
3. Cluster-Kopfschmerzen: Diese Form der Kopfschmerzen (engl. *cluster* = Haufen) tritt phasenweise gehäuft auf, meist im Frühjahr und im Herbst. Eine Phase kann drei Wochen bis vier Monate dauern. Ganz typisch sind Schmerzattacken, die die Betroffenen – es sind fünfmal häufiger Männer als Frauen – aus dem Schlaf reißen und nach 20 bis 90 Minuten

wieder verschwinden. Die heftigen Schmerzen, deren Zentrum um das Auge oder hinter dem Auge liegt, strahlen in die Schläfe, in die Stirn und in die Zähne aus. In der Folge sind die Gefäße erweitert, die Augen gerötet, das Augenlid hängt herab und das Nasenloch der schmerzenden Seite ist verstopft. Die genaue Entstehung der Schmerzen ist bislang unklar. Schlafmangel, Alkohol, aber auch gefäßerweiternde Medikamente gehören zu den möglichen Auslösern der Cluster-Kopfschmerzen. Auch der Biorhythmus soll Cluster-Kopfschmerzen angeblich beeinflussen.

Strategien der Behandlung

1. **Beruhigung:** Zuallererst sollte für ausreichend Schlaf gesorgt werden, wobei das individuelle Schlafbedürfnis zu berücksichtigen ist (zwischen 6 und 10 Stunden). Leichtere Arten der Kopfschmerzen können durch eine Aromatherapie behandelt werden.
2. **Entspannung:** Sehr sinnvoll sind Gymnastikübungen (Dehn- und Lockerungsübungen), die Verspannungen der Nackenmuskulatur lösen können. Um sowohl körperlich als auch geistig abzuschalten, sind Atemübungen empfehlenswert. Auch ein angenehmes Bad kann zum Entspannen verhelfen.
3. **Durchblutungsförderung:** Insbesondere bei Spannungskopfschmerzen haben sich Kaltwasseranwendungen bewährt (z. B. kalte Güsse), die die Durchblutung steigern und zugleich die Nährstoffversorgung der Zellen verbessern.
4. **Schmerzlinderung:** Einige Kräuter wirken direkt auf den Schmerz, indem sie die Schmerzleitung dämpfen oder unterbrechen.

Welche Heilpflanzen helfen?

- Unter den Heilkräutern hat sich die **Pfefferminze** bei Kopfschmerzen besonders bewährt. Ihr ätherisches Öl enthält verschiedene Arten von Monoterpenen, unter anderem Menthol, das die Kälterezeptoren der Haut anregt. Wenn diese aktiviert sind, geht die Schmerzwahrnehmung zurück, weil gleichzeitig die Schmerzleitung blockiert ist.
- Die Pfefferminze gab es im Mittelalter noch nicht, sie entstand erst durch Kreuzung im 17. Jahrhundert. Aber schon die Klostermedizin verwendete andere Minze-Arten bei Kopfschmerzen. Man nutzte **Ackerminze**, sehr beliebt war auch die Poleiminze. Wer Pfefferminze nicht gern riechen mag, kann also auf das Minzöl der Ackerminze zurückgreifen, das ebenfalls Menthol enthält.
- **Lavendel** ist für die Linderung von Kopfschmerzen etwas in Vergessenheit geraten. Die Anwendung wird aber dann äußerst sinnvoll, wenn eine depressive Verstimmung (Unruhe) oder auch eine Überreizung die Kopfschmerzen verursacht. Das ätherische Öl des Lavendels hat eine ausgleichende Wirkung: Ist man nervös, beruhigt es, ist man schlapp, baut es auf. Durch den entspannenden Effekt können auch Kopfschmerzen gedämpft werden.
- Ähnliches gilt für die **Melisse**, die ebenfalls sowohl beruhigend wirkt als auch depressive Verstimmungen zu lindern vermag.
- Ein wichtiges altes Mittel bei Kopfschmerzen ist die **Weidenrinde**, auch wenn sie heute eher zur Behandlung von chronischen rheumatischen Schmerzen empfohlen wird. Die Weidenrinde enthält Wirkstoffe, die im menschlichen Körper zu Salicylsäure umgewandelt werden. Diese Säure hemmt die entzündungs- und schmerzvermittelnden Botenstoffe und lindert damit den Schmerz ähnlich wie Acetylsalicylsäure, der Wirkstoff des Aspirins.
- Eine weitere salicylsäurehaltige Pflanze aus dem Arzneischatz der Klosterheilkunde ist das **Mädesüß**, weswegen seine Anwendung ebenfalls sinnvoll bei Kopfschmerzen ist. Der Gehalt an Salicylsäure-Verbindungen ist jedoch niedriger als bei der Weide.
- Bei Cluster-Kopfschmerzen kann auch eine Therapie mit der **Pestwurz** versucht werden. Der Wurzelstock enthält verschiedene Stoffe (z. B. Terpenverbindungen und auch Schleimstoffe), die teilweise krampflösend auf die Gefäßmuskulatur, teilweise entzündungshemmend wirken.

Anwendungen, die sich bewährt haben

Bei der Behandlung von Kopfschmerzen mit Heilkräutern werden ätherische Öle entweder direkt, als Aromatherapie oder in Form von kalten Kompressen eingesetzt. Lindernd wirkt bei Kopfschmerzen auch ein Tee aus der Weidenrinde oder aus Mädesüßblüten.

Tees

❖ Weidenrinde

Teezubereitung: 1 Teelöffel klein geschnittene Weidenrinde mit 1 Tasse kochendem Wasser übergießen, 20 Minuten ziehen lassen und abseihen. Bei akuten Schmerzen können je nach Bedarf 5 bis 9 Tassen über den Tag verteilt getrunken werden, da hier eine höhere Dosis nötig ist als bei chronischen Schmerzen.

❖ Mädesüßblüten

Teezubereitung: 2 Teelöffel Mädesüßblüten mit 1 Tasse kochendem Wasser übergießen, 10 Minuten ziehen lassen und abseihen. Mehrmals täglich 1 Tasse des frisch zubereiteten Tees trinken.
Vorsicht: Der Tee ist wegen der Salicylsäure-Verbindungen erst für Kinder ab dem zweiten Lebensjahr geeignet!

Öle

❖ Pfefferminzöl

Anwendung: 10 ml Pfefferminzöl mit 100 ml Jojoba- oder Weizenkeimöl mischen. In Stirn und Schläfen vorsichtig einmassieren, danach die Hände waschen. Bei stärkeren Schmerzen kann die Anwendung 3-mal im Abstand von 15 Minuten wiederholt werden.
Vorsicht: Pfefferminzöl nicht in die Augen bringen oder auf verletzte Hautstellen auftragen; bei Säuglingen und Kleinkindern nicht im Gesichtsbereich anwenden, da die Gefahr eines Kratschmer-Reflexes besteht, einer Atemdepression, die bis zum Ersticken führen kann!

❖ Ackerminzöl oder Poleiminzöl

Anwendung: 5- bis 10-prozentiges Minzöl in Stirn und Schläfe vorsichtig einmassieren, dabei nicht zu nahe an die Augen kommen, da diese durch das Öl stark gereizt werden. Danach die Hände waschen.
Vorsicht: Der Anteil der Wirkstoffe kann abhängig vom Standort der Pflanze sehr verschieden ausfallen!

Kalte Kompresse

❖ Pfefferminz- und Lavendelöl

Anwendung: 4 Tropfen Pfefferminzöl und 2 Tropfen Lavendelöl auf ein mit kaltem Wasser angefeuchtetes Tuch träufeln und glatt auf den Kopf legen.
Vorsicht: Für Kinder, die jünger als 6 Jahre sind, ist Pfefferminzöl nicht geeignet, da die Gefahr eines Kratschmer-Reflexes besteht, einer Atemdepression, die bis zum Ersticken führen kann!

Aromatherapie

❖ Lavendelöl

Aromatherapie: 3 Tropfen Lavendelöl in ein Duftlämpchen oder in eine Wasserschale geben und auf den Heizkörper stellen. Der durch Erhitzen aufsteigende Wasserdampf verteilt die Duftmoleküle in der Raumluft.
Alternative: Wer Lavendel nicht mag, für den bietet sich eine Aromamischung aus 4 Tropfen Melissenöl, 2 Tropfen Pfefferminz- oder Ackerminzöl sowie 2 Tropfen Kamillenöl an, die man ebenfalls in eine Duftlampe gibt.

Präparat aus der Apotheke

❖ Pestwurz

Anwendung: Um eine optimale Wirkstoffkonzentration zu erzielen, sollte man hier auf Fertigpräparate zurückgreifen. Pestwurz-Extrakt ist in Form von Kapseln erhältlich. Die Dosierung erfolgt gemäß den Angaben auf dem Beipackzettel.
Vorsicht: Pestwurzwurzelstock-Kapseln sollte man nicht während der Schwangerschaft und in der Stillzeit verwenden. Extrakte aus dem Pestwurzwurzelstock standen bis vor kurzer Zeit wegen des Inhaltsstoffes Pyrrolizidin unter dem Verdacht, Krebs zu erregen. Inzwischen sind pyrrolizidinfreie Extrakte erhältlich, aus diesem Grunde dürfte die Einschränkung nicht mehr notwendig sein.

Migräne

Der Begriff Migräne kommt vom griechischen »hemikrania«, was »halbe Hirnschale« bedeutet. Im Altdeutschen wurde Migräne »das halbe Hauptweh« genannt. Hildegard von Bingen führt die Migräne auf die schwarze Galle und alle schlechten Säfte zurück und beschreibt sie folgendermaßen: »Sie befällt nur die Hälfte des menschlichen Kopfes und nicht den ganzen Kopf, sodass sie bald im rechten, bald im linken Teil des Kopfes sitzt.« Weiter heißt es in der Beschreibung des Krankheitsbilds: »Die Migräne hat eine so große Stärke in sich, dass sie der Mensch nicht aushalten könnte, wenn sie den ganzen Kopf des Menschen zugleich befiele. Man kann sie nur schwer vertreiben, weil Mittel, die die Schwarzgalle unterdrücken, die schlechten Säfte aufregen, und die, die die schlechten Säfte beruhigen, die schwarze Galle wieder zunehmen lassen.

Ursachen und Symptome

Migränepatienten sind zu 80 Prozent Frauen. Meist haben sie die Veranlagung geerbt und werden zum ersten Mal mit Beginn der Pubertät mit diesen Beschwerden konfrontiert. Neben der genetischen Anlage kommt immer noch ein äußerer Faktor hinzu, der den Migräneanfall auslöst – zum Beispiel Schlafmangel oder psychische Überforderung, Alkohol oder Nikotin. Die Häufigkeit der Attacken geht im Alter zwischen 40 und 50 Jahren zurück. Auch Kinder sind betroffen; bei ihnen stehen die Begleiterscheinungen Übelkeit, Erbrechen und Bauchschmerzen im Vordergrund. Bei der Migräne werden zwei Formen unterschieden:

- Migräne ohne Aura – einfache Migräne: Ohne Vorankündigung kommt es dabei meist nur auf einer Kopfseite zu einem pochenden, zum Teil auch stechenden Schmerz, der auf die andere Seite wechseln kann oder auf den gesamten Kopf übergreift. Typische Begleitsymptome dieses Krankheitsbilds sind Übelkeit, Erbrechen, Durchfall, vermehrter Harndrang, Licht- und auch Lärmempfindlichkeit bis hin zu Lähmungserscheinungen und Sprachstörungen. Am Tag davor kann der Patient müde und leicht reizbar sein. Die Migräneattacken beginnen meist in den frühen Morgenstunden. In schweren Fällen kann dieser Zustand bis zu drei Tage anhalten.
- Migräne mit Aura – klassische Migräne: »Aura« kommt aus dem Lateinischen und bedeutet »Hauch«. Typisch bei diesen Migränepatienten ist, dass bei ihnen bis zu einer halben Stunde vor dem Einsetzen der Kopfschmerzen Sehstörungen mit Lichtblitzen oder Farbensehen auftreten. Damit verbunden sind oft Gleichgewichtsstörungen oder Lähmungen. Verschwinden diese, setzen die oben beschriebenen Kopfschmerzen ein.

Strategien der Behandlung

1. Prophylaxe und Förderung des Allgemeinbefindens: Sind es mehr als drei bis vier Attacken im Monat, sind vorbeugende Maßnahmen besonders wichtig. Hier setzen die Heilpflanzen der Klosterheilkunde an. Zur Entspannung kann man ätherische Öle als Aromatherapie heranziehen.
2. Linderung der Symptome: Mit Heilpflanzen können die unterschiedlichen Beschwerden der Migräne wie beispielsweise der Brechreiz, die Unruhe oder auch die Schmerzen behandelt werden.

Welche Heilpflanzen helfen?

- **Pfefferminze** kann dank ihrer ätherischen Öle dem Brechreiz und den Kopfschmerzen entgegenwirken.
- **Ingwer** regt die Produktion der Verdauungssäfte an und wird traditionell zur Behandlung von Verdauungsproblemen bis hin zu Übelkeit und Erbrechen eingesetzt. Genauso kann man Ingwer gegen die Begleitsymptome der Migräne, Übelkeit und Erbrechen, anwenden. Ingwer enthält als wirksame Inhaltsstoffe ätherische Öle, aber auch nichtflüchtige Reizstoffe, etwa Gingerole oder Shogaole.
- Erfolg versprechend gegen Migräne sind außerdem **Eukalyptus**, Lavendel oder Melisse. Alle drei Heilpflanzen enthalten ätherische Öle, die man für eine Aromatherapie nützen kann: Eukalyptusöl wirkt erfrischend, Lavendel- und Melissenöl beruhigen.
- Die **Pestwurz** hat sich wegen ihrer entzündungshemmenden Wirkung bei Migräne bewährt. Sie enthält u. a. Terpenverbindungen und Schleimstoffe.

- Für die Migräneprophylaxe wurden in England mit **Mutterkraut** ermutigende Erfahrungen gesammelt. Eine kurmäßige Anwendung von Mutterkraut über einen Zeitraum von drei bis fünf Monaten dient der Prophylaxe. Bei täglicher Einnahme können die Intensität der Schmerzen und der Begleiterscheinungen sowie die Frequenz der Attacken gesenkt werden. Die Wirkstoffe im Extrakt (etwa ätherisches Öl und Terpenverbindungen) sollen das Ausschütten von Serotonin, einem Neurotransmitter, hemmen. Sie sollen auf diese Art und Weise den Stoffwechsel von entzündungs- und schmerzvermittelnden Substanzen blockieren.
- **Rosmarinblätter** enthalten Bitter- und Gerbstoffe sowie ein campherartiges ätherisches Öl, das für die anregende Wirkung verantwortlich ist.

Anwendungen, die sich bewährt haben

Zum Vorbeugen gegen Migräne und zur Linderung ihrer Beschwerden werden Heilkräuter in Tees, in Badezusätzen, als Öl oder in Fertigpräparaten aus der Apotheke eingesetzt. Kräuterbäder sollte man mehrmals in der Woche nehmen, um eine optimale Wirkung auf Kreislauf und Stoffwechsel zu erzielen. Dabei sollte man besonders auf die Badewassertemperatur achten, damit der »Blutandrang« zum Kopf nicht noch gesteigert wird.

Öl

Pfefferminzöl

Das Öl der Pfefferminze wird in einer Verdünnung mit einem Basisöl angewendet. Schon nach einer Viertelstunde fühlen sich viele Patienten sichtlich erleichtert.

Anwendung: 10 ml Pfefferminzöl mit 100 ml Jojobaöl oder Weizenkeimöl mischen. Bei Bedarf in Stirn und Schläfen sanft und ohne Druck 3 Minuten einmassieren, danach die Hände waschen. Bei stärkeren Schmerzen kann die Anwendung 3-mal im Abstand von 15 Minuten wiederholt werden.

Vorsicht: Pfefferminzöl nicht in die Augen bringen oder auf verletzte Hautstellen auftragen; bei Säuglingen und Kleinkindern nicht im Gesichtsbereich anwenden, da die Gefahr eines Kratschmer-Reflexes besteht, einer Atemdepression, die bis zum Ersticken führen kann!

Tee

Ingwerwurzelstock

Teezubereitung: 1 Teelöffel grob gepulverte Ingwerwurzel mit 1 Tasse heißem Wasser übergießen, 5 bis 10 Minuten zugedeckt ziehen lassen und danach abseihen. Vor den Mahlzeiten 1 Tasse trinken.

Präparate aus der Apotheke

Mutterkraut

Anwendung: Wegen der schleimhautreizenden Wirkung der frischen Blätter empfiehlt es sich, das Mutterkraut nur als Fertigpräparat einzunehmen.

Vorsicht: Während der Schwangerschaft und Stillzeit sollten diese Präparate nicht eingenommen werden, weil hier noch keine Erfahrungswerte für die Unbedenklichkeit vorliegen.

Pestwurz

Anwendung: Um eine optimale Wirkstoffkonzentration zu erzielen, sollte man auf Fertigpräparate aus der Apotheke zurückgreifen. Pestwurz-Extrakt ist als Kapseln erhältlich.

Vorsicht: Pestwurzwurzelstock-Kapseln sollte man nicht während der Schwangerschaft und Stillzeit verwenden. Extrakte aus dem Pestwurzwurzelstock standen bis vor kurzem wegen des Inhaltsstoffes Pyrrolizidin unter dem Verdacht, Krebs zu erregen.

Bäder

Rosmarinblätter

Badezusatz: 50 g Rosmarinblätter mit 1 Liter heißem Wasser übergießen, zugedeckt 30 Minuten ziehen lassen, abseihen und dann ins 38 °C warme Badewasser geben. Mindestens 15 Minuten baden.

Aromatherapie

Lavendelöl

Alternative: 3 Tropfen Lavendelöl oder Eukalyptus- oder Melissenöl in ein Duftlämpchen oder in eine Wasserschale geben und auf den Heizkörper stellen. Der durch Erhitzen aufsteigende Wasserdampf verteilt die Duftmoleküle in der Raumluft.

Nervenschmerzen

Nervenschmerzen waren im Mittelalter nicht bekannt. Man wusste, dass es Nerven gibt und erahnte ihre Funktion: Man beschrieb sie wie kleine, ganz feine Muskeln. Bei Gefühllosigkeit, die bei Neuralgien zuweilen auftritt, sprach man von verstopften Nerven. Die Symptome der Nervenschmerzen beschreibt Hildegard von Bingen in ihren ›Causae et curae‹: »Bei Menschen, die ein weiches Fleisch haben, befallen die schädlichen Säfte infolge des unmäßigen Trinkens (…) plötzlich eines ihrer Glieder und zerstören es wie Brandpfeile, ähnlich wie große plötzliche Überschwemmungen manches Mal Wassermühlen und andere Gebäude in ihrer nächsten Nähe zum Einsturz bringen (…). (Diese Säfte) zerstören manches Glied und machen manches gar unbrauchbar, wie wenn es schon abgestorben wäre.«

Ursachen und Symptome

Nervenschmerzen sind attackenweise auftretende »helle« Schmerzen im Ausbreitungsgebiet eines Nervs. Von dieser Art von Schmerzen betroffen sind häufig Gesicht, Hinterkopf, Kiefer- und Ohrenbereich, Oberarm und die Leistengegend. Die Sensibilität der Haut und anderer Organe ist dabei normal, eine Ursache der Schmerzattacken ist häufig nicht zu erkennen.

Ein besonderer Fall von Nervenschmerzen ist die Trigeminusneuralgie: Der Trigeminusnerv (auch Drillingsnerv genannt) unterteilt das Gesicht entsprechend seiner Verästelung in drei Felder. Eine Reizung dieses Nervs verursacht starke Schmerzen in seinem Versorgungsgebiet, manchmal zittert dabei die Gesichtsmuskulatur. Reizauslöser sind Temperaturwechsel, kalte Getränke, übertriebenes Kauen, Niesen, Sprechen oder Zähneputzen. Die Trigeminusneuralgie kann auch spontan, ohne klaren Grund, auftreten. Vor allem Frauen ab dem 50. Lebensjahr sind betroffen, aber auch Patienten mit Nebenhöhlen- oder Zahnfleischerkrankung, Diabetiker sowie Patienten nach einer Herpes-Infektion.

Nicht selten tritt auch eine andere Form der Nervenschmerzen auf: die Polyneuropathie. Sie beginnt mit dem Kribbeln von Fußsohlen und Handflächen und äußert sich bis hin zu Taubheitsgefühlen und Lähmungserscheinungen in den Beinen. Häufig steckt Alkoholmissbrauch oder Vergiftungen durch bestimmte Chemikalien oder Medikamenten hinter dieser Nervenkrankheit. Andere Ursachen sind Störungen im Fettstoffwechsel, im Hormonhaushalt, Lebererkrankungen, aber auch Folgen von Diabetes oder eines Tumors.

Strategien der Behandlung

Leichte Nervenschmerzen kann man mit Heilkräutern behandeln. Bei starken Nervenschmerzen sollte man unbedingt den Arzt aufsuchen.

1. Schmerzlinderung: Der Arzneischatz der Klostermedizin hält einige Pflanzen bereit, die die Kälterezeptoren der Haut anregen. Wenn diese aktiviert sind, geht das Schmerzempfinden zurück. Empfehlenswert ist auch der Einsatz von nervenbetäubenden Pflanzen.
2. Förderung der Durchblutung: Die Behandlung von Nervenschmerzen kann man mit durchblutungsfördernden Pflanzen wirkungsvoll unterstützen.
3. Gesunde Ernährung: Auch die Ausrichtung der Ernährung auf eine Vitamin-B-reiche Kost kann zur Besserung beitragen.

Welche Heilpflanzen helfen?

- Eine bewährte Heilpflanze gegen Nervenschmerzen ist die **Pfefferminze**. Sie wirkt schmerzlindernd über die Kälterezeptoren.
- **Kalmus** beinhaltet als wichtigste Inhaltsstoffe ätherische Öle, aromatische Bitterstoffe und Terpenverbindungen, die durchblutungsfördernd, krampflösend und reizlindernd wirken.
- Auch **Kiefersprossen** und Fichtennadeln fördern die Durchblutung und unterstützen die Behandlung von Nervenschmerzen. Sie enthalten ätherische Öle, Harze und Flavonoide.
- Äußerlich angewendet steigert **Rosmarin** die Durchblutung der Haut und regt dadurch Kreislauf sowie Stoffwechsel an. Für diese Wirkung verantwortlich sind die in den Nadeln enthaltenen ätherischen Öle.
- Etwas ungewöhnlich, doch längst bewährt in der Behandlung von Nervenschmerzen ist der **Hafer** als Heilpflanze. Die wichtigsten Inhaltsstoffe des Haferstrohs sind Kieselsäure, Saponine und Flavonoide.

- Die Erfahrungsheilkunde empfiehlt **Johanniskrautöl** zur äußeren Anwendung. Johanniskrautöl enthält den roten Farbstoff Hypericin und entzündungshemmende Flavonoide.
- Insbesondere bei Polyneuropathien angewendet werden außerdem **Pfeffer-** und **Paprikagewächse**, die Capsaicin enthalten. Dieser Inhaltsstoff betäubt die Nerven, die den Schmerz übermitteln.
- Bei der Behandlung der Polyneuropathie ist ebenfalls der Einsatz der entzündungshemmenden **Arnika** sinnvoll, deren Inhaltsstoffe – Bitterstoffe, Flavonoide und ätherisches Öl – eine antineuralgische Wirkung besitzen.

Anwendungen, die sich bewährt haben

Zur Therapie mit Kräutern, die den Schmerz lindern und die Durchblutung fördern sollen, werden Öle, Bäder und Tinkturen eingesetzt.

Öle und Bäder

❖ Kiefernnadelöl

Anwendung: Das ätherische Öl mit Olivenöl im Verhältnis 1:10 bis 1:15 mischen. Das Öl vorsichtig in die betroffenen Stellen einmassieren.

❖ Fichtennadelöl

Badezusatz: 1 Teelöffel reines Fichtennadelöl in das 38 °C warme Badewasser geben. Mindestens 15 Minuten baden.

❖ Rosmarinblätter und -öl

Öl: Das ätherische Öl mit Olivenöl im Verhältnis 1:6 bis 1:10 mischen, auf die schmerzenden Stellen geben und vorsichtig einreiben.

Badezusatz: 50 g Rosmarinblätter mit 1 Liter heißem Wasser übergießen, 30 Minuten zugedeckt ziehen lassen, abseihen und ins 38 °C warme Badewasser geben. Mindestens 15 Minuten baden.

❖ Pfefferminzöl

Das Öl der Pfefferminze wird in einer Verdünnung mit einem Basisöl angewendet. Schon nach einer Viertelstunde fühlen sich viele Patienten sichtlich erleichtert.

Anwendung: 10 ml Pfefferminzöl mit 100 ml Jojobaöl oder Weizenkeimöl mischen. In die betroffenen Körperstellen sanft und ohne Druck 3 Minuten einmassieren, danach die Hände waschen. Bei stärkeren Schmerzen kann die Anwendung 3-mal im Abstand von 15 Minuten wiederholt werden.

Vorsicht: Pfefferminzöl nicht in die Augen bringen oder auf verletzte Hautstellen auftragen; bei Säuglingen und Kleinkindern nicht im Gesichtsbereich anwenden, da die Gefahr eines Kratschmer-Reflexes besteht, einer Atemdepression, die bis zum Ersticken führen kann!

❖ Haferstroh

Badezusatz: 50 bis 100 g Haferstroh mit 2 Liter Wasser übergießen, 30 Minuten kochen, dann abseihen und ins lauwarme Badewasser geben. Täglich 1-mal etwa 10 bis 15 Minuten baden.

Tinktur

❖ Kalmuswurzelstock

Anwendung: 20 bis 30 Tropfen Kalmuswurzel-Tinktur in einem kleinen Glas mit Reinspiritus aus der Apotheke vermischen und bei Bedarf in die betroffenen Stellen einmassieren.

Vorsicht: Nur Kalmus einer kanadischen Varietät verwenden, damit sichergestellt ist, dass es nicht das krebserregende Beta-Asaron enthält!

Präparat aus der Apotheke

❖ Johanniskrautöl

Anwendung: Johanniskrautöl aus der Apotheke mehrmals täglich auf die schmerzenden Stellen geben und vorsichtig einreiben.

❖ Pfeffer- und Paprikagewächse

Anwendung: Den capsaicinhaltigen Paprika-Extrakt gemäß Beipackzettel anwenden.

Vorsicht: Nie bei entzündeter Haut anwenden!

❖ Arnika

Anwendung: Arnika gibt es als Salbe mit einem 10- bis 15-prozentigen Arnika-Extrakt. Bei Nervenschmerzen bis hin zu Polyneuropathien wird Arnika-Salbe mehrmals täglich auf die betroffenen Stellen aufgetragen.

Für die Atemwege

Die Atemwege betrachtete man im Mittelalter als eine Art Kühlsystem. Konrad von Megenberg erklärt ihre Funktion folgendermaßen: »Die Lunge ist wie ein Windfang, der die Luft aus- und einzieht, dadurch wird das Herz gekühlt.« Gefürchtet war das »kalte Phlegma«, der weiße, wässrige Schleim, der vom Hirn kommend herabfließt und nicht nur aus Augen und Nase tropfte, sondern auch den Magen und andere innere Organe schädigen konnte. Den Katarrh erklärt Johannes Platearius, Mitglied einer Ärztefamilie und Gelehrter der Schule von Salerno, in seinen ›Therapien‹ folgendermaßen:

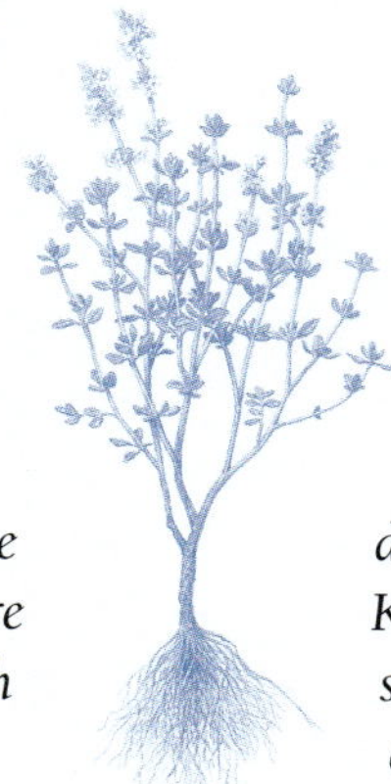

»Der Katarrh ist ein Fluss der Säfte vom Haupt herab; und er entsteht aus innerlichen Gründen wie aus äußeren. Äußere sind: Wärme der Luft oder Kälte und Feuchtigkeit; die inneren sind erwärmende Speisen und Tränke, ferner die Zustände der Körpersäfte und der Glieder. Und es entsteht der Schnupfen in fünf Arten: aus Überfluss der Körpersäfte, die fließen, weil die Kraft fehlt, sie zu halten; aus Hitze, die die Körpersäfte löst (…); aus Kälte, die die Körpersäfte zusammenschnürt und hinausdrückt, oder aus Feuchtigkeit, welche sie schlüpfrig macht; aus Flüssigkeit und Fließfähigkeit der Säfte selbst; aus Schwäche der zusammenhaltenden Kraft.«

Die Entstehung von Erkältungskrankheiten

Manches sah Platearius richtig. Hitze und Kälte, Trockenheit und Feuchtigkeit haben tatsächlich etwas mit der Entstehung einer Erkältung zu tun. Vor allem der Wechsel von heißem und trockenem zu kaltem und nassem Wetter löst die Krankheit aus. Diese Faktoren sind allerdings nicht die eigentliche Ursache. Katarrhe werden vielmehr fast immer durch Viren hervorgerufen, und von diesen konnte Platearius noch nichts wissen. Richtig ist allerdings, dass man sich leichter an einer Erkältung ansteckt, wenn man kalte Füße und Hände hat. Denn dann wird über einen Reflex gleichzeitig auch die Durchblutung im Bereich von Nase, Rachen und Hals eingeschränkt. Dadurch funktioniert die lokale Immunabwehr erheblich schlechter, und die Viren können besser eindringen und sich vermehren.

Erkältungskrankheiten treten häufig im Spätherbst auf, weil die Ausbreitung der Viren durch die klimatischen Gegebenheiten begünstigt wird:

- Durch Heizung und Klimaanlage sinkt die Luftfeuchtigkeit in den Räumen enorm ab – häufig auf bis unter 30 Prozent. Dadurch trocknet die Nasenschleimhaut ein und Krankheitserreger finden einen idealen Nährboden vor.
- Durch das nasskalte Wetter erhöht sich das Risiko einer Verkühlung: Schnupfenviren mögen es gern etwas kühler, bereits die normale Körpertemperatur ist ihnen zu hoch. Im Nasen- und Rachenraum liegt die Temperatur unter der im Körperinneren. Bei kalten Füßen werden die Schleimhäute der Atemwege geringer durchblutet. Die Folge: Die Temperatur an den Schleimhäuten sinkt weiter und die Viren haben ideale Ausbreitungsbedingungen.
- Man begegnet vielen infizierten Menschen. Die Viren werden beim Niesen und Husten millionenfach herausgeschleudert und so von anderen eingeatmet (Tröpfcheninfektion). Kontakt durch Händedruck ist der häufigste Weg der Ansteckung. Zudem überleben die Viren an Türklinken und anderen Gegenständen bis zu drei Stunden (Schmierinfektion).
- Der grippale Infekt wird durch ein geschwächtes Immunsystem begünstigt. Eine Beeinträchtigung der körpereigenen Abwehr liegt besonders bei nasskaltem Wetter vor, kann aber auch von starker körperlicher und seelischer Belastung verursacht sein. Ebenso sind Kleinkinder und ältere Menschen gefährdeter, weil deren Immunabwehr nicht so gut funktioniert. So erkälten sich Kleinkinder durchschnittlich fünfmal im Jahr, Schulkinder und Erwachsene dagegen nur zwei- bis dreimal.

Die Beschwerden

Eine Erkältung, auch Katarrh, grippaler Infekt oder neuerdings *common cold* genannt, tritt mit verschiedenen Beschwerden auf. Sie beginnt meist entweder im Nasenbereich mit **Nasentriefen** oder im Rachen und Hals mit **Halsschmerzen**. Häufig folgt dem Schnupfen nach wenigen Tagen eine Halsentzündung und umgekehrt einer Halsentzündung ein kräftiger Schnupfen. Oft breitet sich die Infektion sogar bis in den Bereich der Bronchien aus (Bronchitis), schlimmstenfalls sind sogar die Lungen betroffen und es tritt eine Lungenentzündung auf. Dabei kommt es zu unangenehmem und teilweise sogar schmerzhaftem Hustenreiz. Als Zeichen einer massiven **Virenvermehrung** tritt als Schutzreaktion des Körpers **Fieber** auf, oft erst am dritten Krankheitstag.

An den entzündeten und strapazierten Schleimhäuten der gesamten Atemwege siedeln sich im weiteren Verlauf mehr oder weniger aggressive Bakterien an. Es bildet sich gelblicher Schleim, unter Umständen begleitet von neuerlichem Fieber. Besonders leicht breitet sich eine bakterielle Entzündung in den Nasennebenhöhlen aus, da diese durch das Anschwellen der Nasenschleimhaut verschlossen werden und das Sekret aus den Nebenhöhlen nicht mehr abfließen kann. Die Folge ist eine Ansammlung des Sekrets, das eine ideale Brutstätte für krankheitserregende Bakterien darstellt. Solch eine Nasennebenhöhlenentzündung kann sich auch auf das Mittelohr ausweiten und ausgesprochen schmerzhaft sein.

Von dem »banalen Infekt«, der normalen Erkältung, muss die Influenza, die echte Virusgrippe, unterschieden werden. Sie kann mitunter tödlich enden. In der Vergangenheit ist es weltweit alle 20 bis 30 Jahre zu schweren Influenza-Epidemien gekommen. In Deutschland liegt die letzte Epidemie etwa 20 Jahre zurück. Die Influenza wird durch Tröpfcheninfektion übertragen und äußert sich in Frösteln und Schüttelfrost, hohem Fieber (bis zu 40 °C) sowie Glieder- und Brustschmerzen. Begleitet ist sie von einer Entzündung der Atemwege, häufig von einer Rachenentzündung (Pharyngitis) und einer Bronchitis mit starkem, trockenem Husten. Vor allem im Anfangsstadium ist die Diagnose dieser Krankheit schwierig, da die Symptome einer einfachen Erkältung ähnlich sein können. Für eine Influenza sprechen ein plötzlicher Krankheitsbeginn und ein geschwächter Allgemeinzustand. Besteht der Verdacht auf eine Virusgrippe, sollte unbedingt ein Arzt hinzugezogen werden. Vor Influenza kann man sich mit einer Impfung schützen, die allerdings jedes Jahr wiederholt werden muss.

Vorbeugen gegen Erkältung

Gute Luft und hohe Luftfeuchtigkeit (hier helfen häufiges Lüften, ein Luftbefeuchter oder ein Duftlämpchen mit ätherischen Ölen) fördern das Anfeuchten der Nasenschleimhaut. Regelmäßiges Inhalieren mit ätherischen Ölen begünstigt die Durchblutung der Schleimhaut und wirkt zugleich keimhemmend. Auch das Inhalieren mit vernebelten Sole-Lösungen stärkt die Schleimhaut. Außerdem sollte man auf warme Kleidung, insbesondere auf dicke Strümpfe und trockene Schuhe, achten.

Häufige Bewegung – zum Beispiel Spaziergänge bei Wind und Wetter – und Saunagänge, aber auch schon einfache kalte Fußbäder sorgen für eine gute Durchblutung des gesamten Körpers und für Abhärtung. In der kalten Jahreszeit ist es zudem empfehlenswert, die Hände häufiger heiß und mit Seife zu waschen.

Wer sehr häufig unter Erkältungskrankheiten leidet (mehr als sechs Erkältungen pro Jahr werden als chronisch rezidivierende Erkältungskrankheit bezeichnet), für den sind vor allem Wasseranwendungen empfehlenswert. Schon ein regelmäßiger kalter Knieguss am Morgen oder Wechselduschen sind hilfreich. Besser noch sind Saunabesuche mit anschließender Abkühlung durch einen Guss oder ein Tauchbad. Durch diese Anwendungen wird das Immunsystem regelmäßig trainiert und gestärkt. Die Neigung zu kalten Händen und Füßen und schlecht durchbluteten Schleimhäuten verschwindet. Und die Erkältungshäufigkeit reduziert sich durchschnittlich auf die Hälfte.

Der Verlauf einer Erkältung

Die Erkältung verläuft oft in mehreren Stadien und betrifft verschiedene Regionen der Atemwege mit unterschiedlichen Symptomen wie Schnupfen, Halsschmerzen und Husten, die einzeln, aber auch zusammen auftreten können. Daher erhält jeder Bereich im Folgenden einen eigenen Absatz, nicht zuletzt weil die Klostermedizin die Symptome getrennt betrachtet hat.

Schnupfen

Hildegard von Bingen erklärt die Entstehung des Schnupfens damit, dass verschiedene Säfte zum Gehirn hinaufgestiegen sind und ein nebeliges Gemisch in den Atemwegen der Nase und im Rachen bilden, »sodass sich dort ein schädlicher Schleim, ähnlich einem nebligen Wasserdunst, ansammelt. Dieser Schleim zieht dann dort die Krankheitskeime aus den kranken Säften zusammen, sodass sie unter Schmerzen durch die Nase und den Rachen ausgeschieden werden.« Bei starkem Schnupfen rät die Äbtissin zu einer Räucherung, einer Art Inhalation. Dazu erhitze man einen Dachziegel am Feuer, lege Fenchel und die vierfache Menge Dill darauf, wende das Ganze immer wieder, bis die Substanz zu rauchen beginnt. Den Rauch soll man dann durch Nase und Mund einatmen. Darüber hinaus empfiehlt sie, den erwärmten Fenchel und Dill auf Brot zu essen. Diese Prozedur soll man über drei bis fünf Tage wiederholen, bis sich der Ausfluss in Kopf und Nase weiter löst und die fließenden Säfte immer leichter ausgeschieden werden können. Hildegard meinte wahrscheinlich Fenchel- und Dillfrüchte, die im Volksmund als Fenchel- und Dillsamen bezeichnet werden.

Ursachen und Symptome

Ein Schnupfen entsteht, wenn die Viren das Nasensekret und die Schutzschleimhaut überwunden haben und die Schleimhautzellen befallen. Auf einen solchen Befall reagiert der Körper dann mit einer Entzündung, die Durchblutung erhöht sich, die Gefäße werden erweitert und große Mengen an Flüssigkeit werden in das umgebende Gewebe abgegeben.

Was im Einzelnen im Körper geschieht: Mit dem erhöhten Blutstrom gelangen auch die Abwehrstoffe schnell an den Infektionsort. Gleichzeitig befördert der Schleim die Eindringlinge nach außen. Dies wiederum bewirkt ein Anschwellen der Nasenschleimhaut, was nicht nur die Atmung behindert, sondern auch die Zugänge zu Nebenhöhlen und Mittelohr verschließen kann. Zur »Schwäche der zusammenhaltenden Kraft« (so nennt es Johannes Platearius), also zur laufenden Nase kommt es, weil das entzündliche Sekret das normale Sekret verdrängt, selbst aber zu dünnflüssig ist, um länger in der Nase verweilen zu können. Umgekehrt ist eine Austrocknung des Nasensekrets ebenfalls ungünstig, da dann auch dieser Schutz der Schleimhaut fehlt.

Ein erkältungsbedingter Schnupfen verläuft in der Regel in drei nacheinander folgenden Stadien:

1. **Trockenes Vorstadium:** Typische Symptome sind trockene Nasenschleimhaut, Müdigkeit, Kopfdruck, Frösteln und Niesreiz.
2. **Katarrhalisches Stadium:** Es fließt viel wässriges Sekret, die Nase ist verstopft und die Augen tränen.
3. **Schleimiges Stadium:** Das Sekret wird dicker, das Riechvermögen bessert sich.

Das unangenehme Gefühl der verstopften Nase mit Behinderung der Nasenatmung kann in allen drei Stadien auftreten, bevorzugt aber im zweiten Stadium.

Folgeerkrankungen: Liegt auch noch eine bakterielle Infektion (wie im Falle der Nasennebenhöhlenentzündung) vor, nimmt das Sekret eine gelbliche oder gelbgrünliche Farbe an (Eiter). Stechende Schmerzen im Ohr, schlechteres Hören und Ohrengeräusche weisen auf eine Mittelohrentzündung hin.

Strategien der Behandlung

Eine Therapie, die direkt die Schnupfenviren bekämpft, gibt es nicht – weder in der Schulmedizin noch in der Klosterheilkunde. Da sie ständig neue Varianten bilden, kann auch unser Immunsystem nicht auf alle vorbereitet sein. Dennoch gibt es Mittel, die in der Lage sind, die Beschwerden zu lindern, die Dauer der Infektion zu verkürzen und vor einer erneuten Erkrankung zu schützen. Die Behandlung ist dann am sinnvollsten, wenn sie sich an den einzelnen Schnupfenstadien orientiert.

1. **Wärme und hohe Luftfeuchte:** Oft wird das **erste Stadium** gar nicht richtig wahrgenommen oder bewusst ignoriert, in der Hoffnung, dem Ausbruch des Katarrhs noch einmal zu entgehen. Und Hoffnung ist durchaus berechtigt, wenn man sofort nach den ersten Anzeichen mit den richtigen Maßnahmen dagegen vorgeht. Wer auf sich achtet, wird die kleinen Veränderungen bei einer beginnenden Infektion frühzeitig bemerken: Niesreiz, Frösteln, Abgeschlagenheit und Kopfdruck. Bei empfindlichen Men-

schen können die Gegenmaßnahmen bereits dann sinnvoll sein, wenn man bei einem Regenschauer nasse Haare oder Füße bekommen hat oder für längere Zeit an kalten, zugigen Plätzen gestanden hat. Da die Viren, die für die Erkältung letztlich verantwortlich sind, niedrigere Temperaturen bevorzugen, liegt der erste Schritt darin, den Körper zu erwärmen. Am besten gelingt das mit Fuß- oder Vollbädern, bei denen man langsam die Temperatur erhöht und denen man durchblutungsfördernde ätherische Öle zusetzt. Außerdem sind Wasserdampf-Inhalationen mit ätherischen Ölen oder Salzwasser hilfreich, um die Nasenschleimhaut anzufeuchten.

2. Flüssighalten des Nasensekrets: Im **zweiten Stadium** ist der Schnupfen voll ausgebrochen. Jetzt kommt es vor allem darauf an, die Nase zumindest zeitweise wieder frei zu bekommen, damit man möglichst gut atmen kann. Es muss dafür gesorgt werden, dass die Schleimhäute feucht bleiben und das Sekret nicht eindickt. Vor allem soll das Sekret aus den Nebenhöhlen ablaufen, da sonst die Gefahr einer zusätzlichen bakteriellen Infektion besteht (Stirn- oder Kieferhöhlenentzündung). Hier haben sich Nasenspülungen mit Meersalz- oder Kochsalzlösung bewährt, die die Flüssigkeit binden.
3. Behandlung von Folgeerkrankungen: Wenn der Schnupfen ohne weitere Komplikationen abklingt, sind im **dritten Stadium** keine eigenen therapeutischen Maßnahmen nötig. Wenn das Nasensekret jedoch dick und gelblich wird und die Beschwerden von Kopfschmerzen begleitet sind, die beim Bücken oder Schnäuzen zunehmen, oder klopfende Schmerzen über der Wange und Stirnhöhle auftreten, dann hat sich eine Entzündung der Nasennebenhöhlen (Sinusitis) gebildet. Eventuell treten dabei auch Zahnschmerzen im Oberkiefer auf. Die Sinusitis muss eigens behandelt werden (siehe Kapitel »Nasennebenhöhlenentzündung«).

Welche Heilpflanzen helfen?

Nahezu alle Heilmethoden gegen Schnupfen laufen darauf hinaus, den Erkrankten zu erwärmen. Grundsätzlich schwächen alle Rezepturen, die Alkohol enthalten, den Körper aber eher zusätzlich, als dass sie eine schnelle Besserung herbeiführen.

- Eine vielfältige Wirkung in der Behandlung von Schnupfen haben ältere **Kampferbäume**. Die sehr komplexen Wirkstoffe des Camphers (u.a. ätherische Öle) regen zum Beispiel das Atemzentrum an, fördern die Durchblutung der Nasenschleimhaut, lösen das Sekret auf den Bronchien und reizen die Haut. Die Folge ist, dass der Kreislauf angeregt und der Erkrankte erwärmt wird.

  Vorsicht: Bei Säuglingen und Kleinkindern sollten Campher oder campherhaltige Salben nicht direkt im Gesicht aufgetragen werden, da es zum so genannten Kratschmer-Reflex mit Erstickungserscheinungen bis hin zum Atemstillstand kommen kann!
- **Thymian** ist besonders vorteilhaft, da die Hauptwirkstoffe des Thymianöls, das Thymol und Carvacrol, sehr stark entzündungs- und keimhemmend wirken. Außerdem fördert Thymian die Schleimlösung, sodass das Nasensekret ablaufen kann und die Nase schnell wieder frei wird.
- Hilfreich sind darüber hinaus **Kamille** sowie Majoran, Latschenkiefern, Fichtennadeln, Minze, Pfefferminze und Extrakte aus dem Eukalyptusbaum (ob Letzterer der Klostermedizin allerdings bekannt war, ist bis heute nicht sicher). Als heilende Wirkstoffe besitzen alle diese Pflanzen hauptsächlich ätherische Öle, die zum einen entzündungshemmend wirken (wie Kamille) und zum anderen die Nasenschleimhaut abschwellen lassen (wie Latschenkiefern, Fichtennadeln, Minze, Majoran und Eukalyptus).
- **Lindenblüten**, der »Klassiker« bei Erkältungskrankheiten, haben eine schweißtreibende Wirkung und sollen zudem die allgemeinen Abwehrkräfte des Körpers stärken. Als wirksame Inhaltsstoffe enthalten sie Flavonoide sowie Gerb- und Schleimstoffe.
- **Holunderblüten** sind in ihrer schweißtreibenden Wirkung den Lindenblüten sehr ähnlich. Verantwortlich dafür sind die Glykoside. Zusammen mit den ätherischen Ölen erleichtern sie das Abhusten.
- **Weiden** können Kopf- und Gliederschmerzen lindern. Ihre Hauptwirkstoffe sind vor allem Salicylsäure-Verbindungen, benannt nach der Weide (lat. *Salix*). Sie dämpfen die Schmerzen, senken das Fieber und lindern darüber hinaus Entzündungen.
- Zur äußerlichen Behandlung sinnvoll sind nicht zuletzt **Senfsamen**, die durch ihre Senfölglykoside lokal stark durchblutungsfördernd wirken.

Anwendungen, die sich bewährt haben

Zur Behandlung von Schnupfen mit Kräutern ist eine Schwitzkur mit temperaturansteigenden Bädern oder schweißtreibenden Tees zu empfehlen. Inhalationen und Nasenspülungen unterstützen die Therapie. Zur Erhöhung der Durchblutung ist ein Senfwickel hilfreich.

Tees

Möglichst viel zu trinken ist bei Erkältungskrankheiten die beste Medizin: Mindestens 2 Liter am Tag sollte man zu sich nehmen. Empfehlenswert sind Fruchtsäfte, leichte Kräutertees und stilles Mineralwasser.

❖ Pfefferminzblätter

Teezubereitung: 2 knappe Esslöffel Pfefferminzblätter mit 1/2 Liter kochendem Wasser übergießen, zugedeckt 10 Minuten ziehen lassen und abseihen. Mehrere Tassen täglich trinken.

❖ Kamillenblüten und Thymiankraut

Teezubereitung: 3 Teelöffel Kamillenblüten und 1 Teelöffel Thymiankraut mit 1/2 Liter kochendem Wasser übergießen, zugedeckt 5 bis 10 Minuten ziehen lassen und abseihen. Mehrere Tassen täglich trinken.

❖ Weidenrinde

Teezubereitung: 1 Teelöffel zerkleinerte Weidenrinde mit 1 Tasse kochendem Wasser übergießen, 20 Minuten ziehen lassen und abseihen. Bei akuten Schmerzen täglich 5 bis 9 Tassen trinken.

Inhalationen und Spülungen

Mithilfe von Inhalationen und Spülungen soll die Nase frei gehalten werden. Meersalzlösung hält zum Beispiel das Sekret in der Nase flüssig, indem das Salz wegen des osmotischen Druckgefälles Wasser zieht.

❖ Pfefferminz- oder Minzöl

Durch das Inhalieren von Pfefferminzöl oder Minzöl kann ein Abschwellen der Nasenschleimhaut erreicht werden. Am erfolgreichsten ist die Therapie, wenn man Pfefferminz- oder Minzöl mit den ätherischen Ölen von Eukalyptus oder Fichte kombiniert, da sie die Wirkung des Pfefferminzöls noch verstärken und helfen, das Sekret zu verflüssigen und die Entzündung zu hemmen.
Anwendung: Je 1 Tropfen auf ein Papiertaschentuch geben und das Tuch vor die Nase halten.

❖ Kamillenblüten

Inhalation: 2 Esslöffel Kamillenblüten in einen Topf mit 1 Liter kochendem Waser geben, den Topf vom Herd nehmen. Man beugt sich über den Topf, zieht ein Tuch über den Kopf und atmet 10 Minuten lang den Dampf ein. Danach abtrocknen und ins warme Bett legen.
Alternative: Wer statt mit Kamillenblüten lieber mit ätherischen Ölen inhaliert, soll sich eine Mischung aus 4,5 g Kamillenöl, 4,5 g Latschenkiefernöl und 1 g Pfefferminzöl vom Apotheker zusammenstellen lassen. 4 bis 8 Tropfen der Ölmischung auf 1 Liter kochendes Wasser geben und 10 Minuten inhalieren.

❖ Meersalz- oder Kochsalzlösung

Meersalzlösung zur Nasenspülung ist als Spray in der Drogerie oder Apotheke erhältlich. Man kann sich aber auch selbst behelfen: 9 g Salz in 1 Liter Wasser auflösen.
Anwendung: Jeweils ein Nasenloch zuhalten und durch das andere mit einem kräftigen Zug lauwarme Lösung einschnaufen. Die Nase regelmäßig alle 1 bis 2 Stunden damit spülen.

Schwitzkur

Die Schwitzkur beginnt mit einem schweißtreibenden Tee, den man so heiß, wie man ihn verträgt, möglichst rasch trinkt. Danach folgt ein Bad. Schon das ›Elsässische Arzneibuch‹ behandelt ausführlich das Baden und empfiehlt ein »ansteigendes Bad«: Nach diesen Anweisungen soll man Zeit mitbringen, sich in einem erwärmten Raum ausziehen und sich nicht sofort großer Hitze aussetzen. Vielmehr soll man die Wärme langsam steigern und niemals so heiß werden lassen, dass es Schmerzen bereitet. Es muss auch nicht immer ein Vollbad sein. Auch nach heutigen Erkenntnissen sind bei Erkältungskrankheiten Bäder mit ansteigender Temperatur am besten geeignet – sie wirken intensiver, sind aber auch anstrengender. Der Schweißausbruch beginnt unmittelbar anschließend, wenn man sich gut zugedeckt ins Bett legt.

❖ Lindenblüten

Zur Schwitzkur gehört einleitend ein schweißtreibender Tee von Lindenblüten.

Teezubereitung: 2 Teelöffel Lindenblüten mit 1/2 Liter kochendem Wasser übergießen, 10 Minuten ziehen lassen, abseihen und dann so heiß wie möglich trinken. Den Tee mehrmals täglich zu sich nehmen.

❖ Holunderblüten

Teezubereitung: 2 Teelöffel Holunderblüten mit 1 Tasse kochendem Wasser übergießen, 5 Minuten ziehen lassen, dann abseihen und möglichst heiß trinken. Den Tee mehrmals täglich zu sich nehmen.

❖ Thymianöl

Statt Thymianöl kann man als Badezusatz ebenso Eukalyptus-, Fichtennadel- oder Latschenkiefernöl verwenden, je nach geruchlicher Vorliebe.

Badezusätze aus der Apotheke: Man beginnt mit einer Wassertemperatur von 35 °C und steigert dann durch Zulaufen von heißem Wasser auf wenigstens 38 bis 42 °C. In das Wasser gibt man 20 bis 30 ml Erkältungsbadezusätze mit Eukalyptus-, Fichtennadel- oder auch Latschenkiefern- oder Thymianöl, welche in der Apotheke oder Drogerie erhältlich sind. Das Bad sollte mindestens 20 Minuten dauern, damit die Wirkstoffe über die Haut auch in den Körper gelangen können. Nach einem solchen »ansteigenden« Bad sollte man 15 bis 30 Minuten ruhen und heiße Getränke zu sich nehmen.

Alternative: 100 g getrocknete Thymianblätter mit 1 Liter heißem Wasser übergießen, zugedeckt 15 Minuten ziehen lassen, abseihen und ins Badewasser geben.

Balsam

❖ Campher

Ein bewährtes Mittel bei tief sitzendem Husten ist ein Erkältungsbalsam aus der Apotheke auf der Basis von Campher, der mit Menthol, Eukalyptus und Kiefernöl (meist von der Latschenkiefer) angereichert ist. Durch die ätherischen Öle kann man wieder freier atmen.

Anwendung: 1/2 Teelöffel Campher-Balsam in 1 Liter kochendes Wasser geben, den Topf vom Herd nehmen. Man beugt sich über den Topf, zieht ein Tuch über den Kopf und atmet 10 Minuten lang den Dampf ein. Danach abtrocknen und ins warme Bett legen.

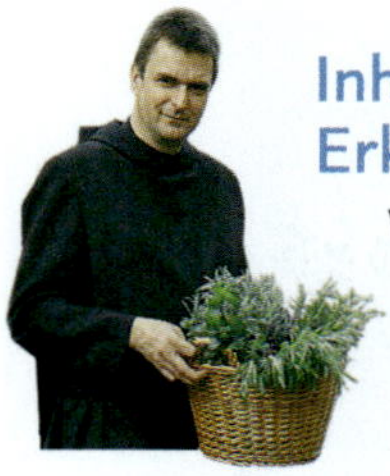

Inhalation gegen die Erkältung

Wer im frühen Stadium einer Erkältung mit der Behandlung beginnt, der kann den Ausbruch des Schnupfens oft noch rechtzeitig aufhalten. Ganz besonders hilfreich ist hier eine Inhalation mit Kamillenblüten, Salbeiblättern und mit dem ätherischen Öl der Eukalyptusblätter. Für die Inhalation gibt man 1 Esslöffel Kamillenblüten, 1 Esslöffel Salbeiblätter sowie 3 bis 10 Tropfen Eukalyptusöl in eine Schüssel mit 1 Liter heißem Wasser. Dann bedeckt man Kopf und Oberkörper mit einem großen Tuch und atmet 10 Minuten lang die Dämpfe wechselweise durch die Nase und den Mund ein. Den Kopf nicht zu nahe an die Flüssigkeit halten, da es sonst zu heiß wird. Nach der Inhalation sollte man im warmen Raum bleiben und Zugluft meiden.

Vorsicht: Der campherhaltige Balsam reizt Augen und Schleimhäute und ist nicht zur Anwendung für Säuglinge und Kleinkinder geeignet!

❖ Majorankraut

Zubereitung: 1 Teelöffel im Mörser zerdrücktes Majorankraut mit 1 Teelöffel Weingeist vermischen und einige Stunden ziehen lassen. Danach 1 Teelöffel ungesalzene Butter dazugeben und im Wasserbad erwärmen, bis die Butter schmilzt. Die Masse durch ein Stofftaschentuch abseihen und abkühlen lassen.

Anwendung: 1- bis 2-mal täglich ein wenig Salbe auf den Nasenrücken oder unter die Nase streichen.

Wickel

❖ Senfsamen

Anwendung: 4 Esslöffel Senfmehl in 1 Glas lauwarmem Wasser (damit die Enzyme nicht zerstört werden) zu einem Brei verrühren. Auf ein sauberes dünnes Leinentuch streichen und auf die Brust legen. 10 bis 15 Minuten auf der Brust belassen. Anschließend die betroffenen Hautpartien sorgfältig reinigen.

Vorsicht: Senfwickel wirken reizend und strengen an. Bei Kindern unter 6 Jahren und Nierenkranken ist von der Behandlung mit Senfsamen dringend abzuraten.

Hals- und Rachenentzündung

Johannes Platearius behandelt die Hals- und Rachenentzündung im Zusammenhang mit dem Symptom, dass die Stimme wegbleibt. Als Ursache macht er den Schnupfen aus, das »kalte Phlegma« (also Nasenschleim). Und er weiß sogar, dass die Halsentzündung auch die Luftröhre und ebenso die Lunge befallen kann. Er schreibt: »Der Schleim führt das Gleiche herbei (Halsschmerz mit Stimmversagen), wenn er vom Haupt herab in die Luftröhre und die Röhren der Lunge tropft. Zu unterscheiden sind nunmehr die Krankheitsfälle an ihren jeweils eigenen Zeichen: Dass niedertropfender Schleim die Ursache ist, erkennen wir am feuchten Husten, dazu fühlt der Mund keinerlei Geschmack, hat aber Überfluss an Speichel.«

Ursachen und Symptome

Erkältung heißt meist nicht nur eine tropfende Nase. Oft ist im frühen Stadium der Rachen vom Virenbefall mitbetroffen. Die Rachenschleimhaut reagiert mit einer Entzündung, die sich in Heiserkeit, starken Halsschmerzen und Schluckbeschwerden äußert. Bisweilen kommt es auch zu einer Infektion der Zunge. In schweren Fällen entzünden sich zudem der Kehlkopf oder die Luftröhre. Dem viralen Infekt kann eine durch Bakterien hervorgerufene Superinfektion folgen. Bei länger anhaltender Heiserkeit muss deshalb ein Arzt aufgesucht werden.

Eine Rachenschleimhautentzündung kann nicht nur als Teil einer Erkältung entstehen, sondern auch durch Rauchen und langen Aufenthalt in trockenen, heißen oder sehr kalten Räumen.

Strategien der Behandlung

Einer Mund- und Rachenschleimhautentzündung sollte am besten auf dreifache Weise begegnet werden:

1. Bekämpfung der Entzündung: Mit Heilkräutern kann man die Entzündungen lindern. Außerdem werden Speichelfluss und Durchblutung angeregt.
2. Stärkung der Abwehrkräfte: Mit Heilkräutern kann man außerdem der Ausbreitung der Bakterien, die speziell im Hals angesiedelt sind, entgegenwirken und die lokalen Abwehrkräfte stärken.
3. Linderung der Schluckbeschwerden: Um die Schluckbeschwerden zu lindern, hilft Gurgeln mit zusammenziehend wirkenden oder beruhigenden Kräutern und ein »Feuchthalten« des Halses mit Tees. Es ist durchaus auch sinnvoll, Bonbons zu lutschen, die reich an ätherischen Ölen sind.

Welche Heilpflanzen helfen?

- **Salbeiblätter** können entzündungshemmend wirken und die Wundheilung fördern. Für die Behandlung von Entzündungen im Mund- und Rachenraum eignen sie sich daher besonders. Als wirksame Inhaltsstoffe enthalten Salbeiblätter hauptsächlich Gerbstoffe und ätherisches Öl.
- **Eibischwurzel** sowie Malvenblätter und Spitzwegerichblätter lindern die Schluckbeschwerden und Schmerzen. Diese Heilkräuter zeichnen sich durch ihren hohen Gehalt an Schleimstoffen aus, die die gereizte Schleimhaut mit einem Schutzfilm bedecken und damit zur Schmerzlinderung beitragen.
- Zudem helfen die Blüten der **Kamille** und der **Ringelblume** bei entzündlichen Veränderungen im Mund- und Rachenraum. In den Kamillenblüten sind hierfür vor allem die Flavonoide und ätherischen Öle verantwortlich, in den Blüten der Ringelblume ist es dagegen ein kompliziertes Wirkstoffgemisch (u. a. Flavonoide, Carotinoide und ätherische Öle), das entzündungslindernd wirkt.

Anwendungen, die sich bewährt haben

Zur Therapie mit Heilkräutern aus der Klosterheilkunde werden vornehmlich Tees und Tinkturen zum Gurgeln und Spülen eingesetzt. Sinnvoll sind darüber hinaus auch Wickel, für die man allerdings etwas mehr Zeit benötigt. Sie alle entfalten ihre Wirkung direkt am Wirkort. Außerdem sollte man möglichst viel trinken, allerdings keine Fruchtsäfte, da die enthaltene Säure zusätzlich reizt. Bei starken Beschwerden nimmt man am besten nur flüssige Nahrung zu sich.

Tees oder Tinkturen

❖ Spitzwegerichblätter

Zum Schutz der Schleimhäute bieten sich Spitzwegerichblätter an, die Schluckbeschwerden und Heiserkeit lindern.

Kaltwasserauszug: 2 Teelöffel Spitzwegerichblätter in 1 Tasse kaltes Wasser geben und 1 bis 2 Stunden ziehen lassen, abseihen und leicht erwärmen. Mehrmals am Tag gurgeln oder trinken und dabei möglichst lange im Mund behalten, bevor man hinunterschluckt.

Tipp: Wer großen Wert auf eine gesicherte Dosierung legt, kann Spitzwegerich inzwischen auch in Drogerien und Apotheken als Frischpflanzenpresssaft, in Form von Tabletten oder als Sirup erhalten.

❖ Salbeiblätter

Die Salbeiblätter als Teeaufguss, Tinktur oder auch als ätherisches Öl zur äußeren Anwendung einsetzen.

Teezubereitung: 2 Teelöffel Salbeiblätter mit 1 Tasse kochendem Wasser übergießen, zugedeckt 5 bis 10 Minuten ziehen lassen und abseihen. Mehrmals täglich gurgeln oder spülen.

Ätherisches Öl: 15 Tropfen auf 1 Tasse Wasser geben und mehrmals täglich gurgeln.

Tinktur: Mit Salbei-Tinktur in einer Verdünnung 1:10 (erhältlich in der Apotheke) die Schleimhäute bepinseln.

❖ Eibischwurzel und -blätter

Kaltwasserauszug: 1 Esslöffel zerkleinerte Eibischwurzel oder -blätter in 1 Tasse kaltes Wasser geben, 2 Stunden unter gelegentlichem Umrühren ziehen lassen und abseihen. Ganz kurz erhitzen. Mehrmals täglich mit diesem frisch hergestellten Auszug gurgeln, spülen oder ihn leicht gesüßt trinken.

❖ Malvenblätter und -blüten

Malvenblätter und -blüten sind aufgrund ihres Schleimgehalts mild wirkende Mittel bei Erkältungskrankheiten, die wegen ihres angenehmen Geschmacks auch in der Kinderheilkunde gern verordnet werden.

Teezubereitung: 1 Esslöffel Malvenblüten und 2 Esslöffel Malvenblätter mit 1 Tasse kaltem Wasser übergießen, 1 Stunde ziehen lassen, kurz erwärmen, 10 Minuten ziehen lassen und abseihen. Mehrmals täglich mit dem Malventee gurgeln.

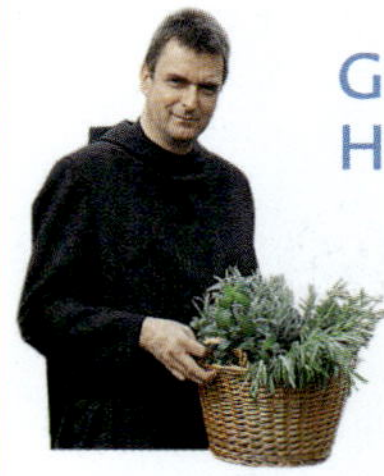

Gurgellösung bei Halsschmerzen

Beim ersten Kratzen im Hals oder bei den ersten Schluckbeschwerden lässt ein überaus wohltuendes Gurgelmittel diese Krankheitszeichen oft schnell verschwinden: Dazu fordert man in der Apotheke eine Lösung zu gleichen Teilen aus Myrrhen-, Salbei-, Bibernelle- und Kamillentinktur an. Als wirksame Inhaltsstoffe enthält diese Lösung die schleimlösenden Bitterstoffe und Saponine der Myrrhe und Bibernelle und die zusammenziehenden und desinfizierenden Bitterstoffe des Salbeis. Die Wirkstoffe der Kamille verleihen der Tinktur ihre entzündungshemmende Kraft. Man gibt etwa 20 Tropfen der Mischung auf 1/2 Glas mit warmem Wasser und gurgelt damit. Bei Kindern nimmt man nur 10 Tropfen.

❖ Kamillenblüten

Teezubereitung: 1 Esslöffel Kamillenblüten mit 1 Tasse kochendem Wasser übergießen, zugedeckt 5 bis 10 Minuten ziehen lassen und abseihen. Mehrmals täglich gurgeln oder spülen.

Tinktur: 10 bis 20 Tropfen Kamillen-Tinktur (aus der Apotheke) auf ein Glas Wasser geben und mehrmals täglich gurgeln oder spülen.

❖ Ringelblumenblüten

Teezubereitung: 1 bis 2 Teelöffel Ringelblumenblüten mit 1 Tasse kochendem Wasser übergießen, 10 Minuten ziehen lassen und abseihen. Mehrmals täglich gurgeln oder spülen.

Tinktur: 1 knappen Teelöffel auf 1/2 Liter Wasser geben, mehrmals täglich gurgeln oder spülen.

Kalter Wickel

❖ Quark

Anwendung: 200 g Quark mit 1 Teelöffel Essig verrühren, 2 cm dick auf ein nasses Leinentuch streichen und das Tuch mit der Quarkseite um den Hals legen. Den Wickel mit einem Schal befestigen und ungefähr 1 Stunde einwirken lassen, bis der Wickel Körpertemperatur hat.

Husten

Bisweilen handelt es sich bei dem Husten um ein eigenes Leiden. Das hat dann drei Ursachen: Kälte, Trockenheit, Feuchtigkeit. Die Trockenheit bewirkt Derbheit und Ungleichmäßigkeit (der Atemwege), und daher kommt ungleichmäßiger Anprall der Atemluft und Husten. Doch auch die Hitze muss hier einbegriffen werden, denn sie führt gleichfalls bisweilen den Husten herbei durch die Wirkung der Trockenheit, welche sie mit sich bringt.« So erklärt der Salerner Arzt Johannes Platearius in seinen ›Therapien‹ das Phänomen des Hustens.
Platearius kennzeichnet die erste Phase einer starken Bronchitis folgendermaßen: »Rauheit der Stimme oder Unfähigkeit zu sprechen, welche aufgrund von Trockenheit entsteht, erkennen wir am trocknen Husten; am Schmerz in den Atmungsorganen, der sticht, als käme er von Nadeln oder Dornen.«

Ursachen und Symptome

Husten ist im Grunde ein natürlicher Reflex, mit dem Fremdkörper aus den Atemwegen herausgeschleudert werden. Meist ist Husten jedoch das Symptom einer Bronchitis, einer Entzündung der Schleimhaut in den Bronchien und der Luftröhre. In der Regel tritt sie zusammen mit einem grippalen Infekt auf.
Die Bronchitis wird wie der Schnupfen und der grippale Infekt von Viren verursacht. Da das vermehrte Bronchialsekret einen idealen Nährboden für Bakterien bietet, wird eine durch Viren hervorgerufene Bronchitis nach einigen Tagen in häufigen Fällen zusätzlich von einer bakteriellen Entzündung begleitet.
Die ersten Symptome einer akuten Bronchitis äußern sich in Halsschmerzen und Heiserkeit. Ab dem Folgetag kommt **Reizhusten** hinzu, der zunächst als trockener Husten ohne Auswurf (unproduktiver Husten) auftritt und zwei bis drei Tage anhält. Oft ist er mit Schmerzen hinter dem Brustbein verbunden. Der Reizhusten geht in der Folge dann in den **Schleimhusten** (produktiver Husten) mit Auswurf über. Wird der Auswurf gelblich oder gelbgrünlich, ist eine bakterielle Entzündung zur Bronchitis hinzugekommen.

Strategien der Behandlung

Optimal ist es bei akuter Bronchitis, in den beiden Phasen »Reizhusten« und »Schleimhusten« mit unterschiedlichen Strategien vorzugehen.

1. Dämpfen des Hustenreizes: Da der unproduktive Reizhusten den Patienten sehr quälen kann, werden nach der »Schulmedizin« oft Hustenblocker verschrieben. Die Kräuterheilkunde geht einen anderen Weg: In der **ersten Phase** des Hustens stützt sie sich auf schleimstoffhaltige Pflanzen, die einen Schutzfilm über die gereizten Schleimhäute in Mund und Rachen legen und so den Hustenreiz dämpfen. Dieser Effekt kann auch schon durch das Lutschen von Kräuterbonbons erreicht werden.
   Daneben sind in dieser Phase auch krampflösende Mittel (Spasmolytika) sowie entzündungslindernde und keimhemmende Mittel angebracht, weil sie den gesamten Verlauf der Krankheit günstig beeinflussen können und eine sich eventuell anschließende bakterielle Infektion verhindern helfen.
2. Verflüssigen des Bronchialsekrets: Nicht nur in der Phase des produktiven Hustens mit Auswurf, also in der **zweiten Phase**, sollte man zu auswurffördernden Mitteln greifen, so genannten Expektoranzien. Sie erleichtern das Abhusten des Bronchialsekrets, das auf den Bronchien und der Luftröhre liegt und einen Nährboden für Bakterien darstellt. Durch eine Vermehrung des Sekrets gelingt es den Expektoranzien, das Bronchialsekret zu verflüssigen, sodass es schneller abgehustet werden kann. Husten ist in dieser Phase nicht nur eine Beeinträchtigung, sondern eine Hilfe auf dem Weg zur Besserung.

Welche Heilpflanzen helfen?

- In der ersten Phase des unproduktiven Hustens liefern folgende Drogen die entsprechenden Schleimstoffe: die **Eibischwurzel** und Eibischblätter sowie die Blätter und Blüten der Malve, die Spitzwegerichblätter und die Blüten der Königskerze.
- In der zweiten Phase des produktiven Hustens können saponinhaltige Pflanzen zur Vermehrung des Sekrets beitragen. Diese Inhaltsstoffe besitzen **Efeu** und Süßholzwurzel. Die Saponine wirken auf raffinierte Weise: Sie reizen die Magenschleimhaut und

bewirken so eine reflexartige Stimulierung einer dünnflüssigen Schleimproduktion im Bereich der Bronchien, sodass das Abhusten erleichtert wird.

- Direkt sekretverflüssigend wirken **Fenchelfrüchte** sowie Kampfer, Kamillenblüten, Minz- und Pfefferminzöl, Quendelkraut und nicht zuletzt Salbeiblätter und Thymiankraut. Diese klösterlichen Heilpflanzen enthalten ätherische Öle, die zum Teil eine krampflösende Wirkung haben. Das Thymol des Thymians wirkt darüber hinaus stark keimhemmend.
- Ein altbewährtes Mittel ist zudem das **Andornkraut**, obwohl genaue wissenschaftliche Erkenntnisse über die Wirkmechanismen bislang noch ausstehen.
- Die **Bibernelle** ist ein weiteres geeignetes Mittel gegen Husten. Als wirksame Substanzen sind auch in diesem Fall vor allem schleimlösende ätherische Öle zu nennen.
- Ein zu Unrecht nicht mehr gebräuchliches Mittel ist der Saft der **Rettichwurzel**. Ihr Hauptwirkstoff sind die Senfölglykoside. Diese regen zugleich die Sekrete in den Bronchien an und wirken keimhemmend.
- Ein hingegen häufig verwendetes Hustenmittel ist das **Brunnenkressekraut**, das als wirksame Substanzen neben Senfölglykosiden viel Vitamin C enthält.
- Bei sehr hartnäckigem Husten empfehlen sich **Senfsamen**, deren Senfölglykoside eine starke durchblutungsfördernde Wirkung besitzen.

Anwendungen, die sich bewährt haben

Zur Behandlung von Husten gibt es eine Vielzahl von empfehlenswerten Heilkräuter-Tees. Aber auch Präparate aus der Apotheke, Erkältungsbalsam, Bäder oder Wickel werden hier erfolgreich eingesetzt.

Tees und Kaltwasserauszüge gegen Reizhusten

Spitzwegerichblätter

Kaltwasserauszug: 2 Teelöffel Spitzwegerichblätter in 1 Tasse kaltes Wasser geben, 1 bis 2 Stunden ziehen lassen, abseihen und leicht erwärmen. Mehrmals täglich gurgeln oder in kleinsten Portionen schlucken.
Alternative: Spitzwegerich ist auch als Frischpflanzenpresssaft oder als Sirup erhältlich.

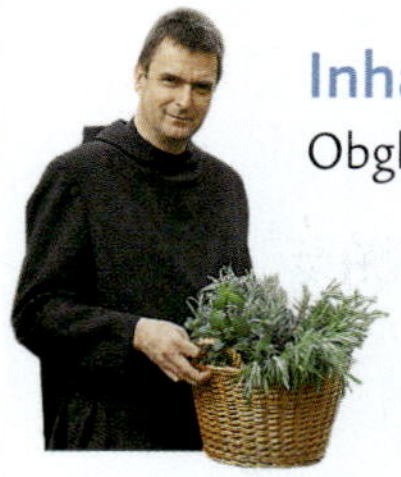

Inhalation gegen Husten

Obgleich der Thymian in den ›Capitulare‹ Karls des Großen fehlt, ist er aus dem Klostergarten unserer Mitbrüder in St. Gallen nicht wegzudenken. Meine Ordensbrüder wendeten ihn schon in früheren Zeiten mit sehr gutem Erfolg bei Bronchial- und Lungenerkrankungen an. Gegen Husten und Verschleimung der Atemwege hat sich auch der als Küchengewürz bekannte Oregano bewährt. Beide Kräuter verwendet man für eine Inhalation am besten zusammen mit der entzündungshemmenden Kamille. Man benötigt hierzu 30 g Kamillenblüten, 30 g Thymiankraut und 40 g Oreganoblätter. Von dieser Mischung gibt man 3 Esslöffel in eine Schüssel mit 1 Liter heißem Wasser. Dann bedeckt man den Kopf und Oberkörper mit einem großen Tuch und atmet 10 Minuten lang die Dämpfe wechselweise durch Nase und Mund ein. Dabei ist es wichtig, den Kopf nicht zu nahe an die Flüssigkeit zu halten, da es sonst zu heiß wird. Nach der Inhalation sollte man im warmen Raum bleiben und Zugluft vermeiden. Diese Inhalation können Sie täglich mindestens 3-mal durchführen.

Eibischwurzel

Eibischwurzeln haben einen erheblich höheren Gehalt an Schleimstoffen als der Spitzwegerich, dafür aber keine entzündungshemmenden Eigenschaften. Daher bietet sich die Anwendung von beiden Tees abwechselnd oder auch die Mischung an.
Kaltwasserauszug: Eibischwurzeltee wird nicht heiß, sondern kalt angesetzt. Dafür 1 Teelöffel zerkleinerte Eibischwurzel in 1 Tasse kaltes Wasser geben, 1 bis 2 Stunden unter mehrfachem Umrühren ziehen lassen, abseihen und leicht erwärmen. 3- bis 4-mal täglich 1 Tasse langsam und schluckweise trinken.

Süßholzwurzel

Teezubereitung: Knapp 1 Teelöffel zerkleinerte Süßholzwurzel mit 1 Tasse kochendem Wasser übergießen, 15 bis 20 Minuten ziehen lassen und abseihen. Morgens und abends 1 Tasse trinken.
Vorsicht: Auf keinen Fall mehr als 15 g am Tag einnehmen und nicht unkontrolliert über einen längeren Zeit-

raum trinken, da der Mineralhaushalt unter Umständen gestört werden kann. Es kann in der Folge zu Wassereinlagerungen im Gewebe und auch zu einem Anstieg der Blutdruckwerte kommen.
Alternative: Es sind auch Fertigprodukte in Form von Süßholzdicksaft und Pastillen erhältlich.

Malvenblätter und -blüten
Tee aus Malvenblättern und -blüten schmeckt sehr gut und eignet sich wegen seiner milden Wirkstoffe zur Einnahme in größeren Mengen.
Kaltwasserauszug: 1 Esslöffel fein geschnittene Malvenblüten oder 2 Esslöffel klein geschnittene Malvenblätter in 1 Tasse kaltes Wasser geben, 1 Stunde ziehen lassen, kurz erwärmen und abseihen. Mehrmals täglich 1 Tasse trinken und bei Bedarf mit Honig süßen.

Königskerzenblüten
Teezubereitung: 1 Esslöffel klein geschnittene Blüten der Großblütigen Königskerze *(Verbasci flos)* mit 1 Tasse kochendem Wasser übergießen oder mit kaltem Wasser ansetzen und zum Kochen bringen; in beiden Fällen 10 bis 15 Minuten ziehen lassen und abseihen. Mehrmals täglich 1 Tasse trinken.

Teemischung
Die Teemischung ist empfehlenswert bei beginnendem Husten oder Hustenreiz.
Zusammensetzung: 25 g Spitzwegerichblätter, 25 g Eibischwurzeln, 25 g Königskerzenblüten *(Verbasci flos)*, 25 g Malvenblätter und -blüten.
Teezubereitung: 1 Esslöffel Teemischung in 1 Tasse kaltes Wasser geben, 5 Minuten ziehen lassen, abseihen und leicht erwärmen. Nach Belieben mit Honig süßen und mehrere Tassen täglich trinken.

Teemischung
Die Teemischung kombiniert die Haupteigenschaften der Eibischwurzel und der Spitzwegerichblätter und wirkt zugleich hustendämpfend und entzündungshemmend.
Zusammensetzung: 60 g zerkleinerte Eibischwurzel, 40 g Spitzwegerichblätter.
Teezubereitung: 2 Teelöffel Teemischung in 1 Tasse kaltes Wasser geben, 2 Stunden unter gelegentlichem Umrühren ziehen lassen, kurz erwärmen und abseihen. Täglich 3 bis 4 Tassen langsam und schluckweise trinken.

Teemischung
Wem die zuvor genannte Teemischung nicht schmeckt, der kann auf diese Alternativmischung ausweichen.
Zusammensetzung: 40 g zerkleinerte Eibischwurzel, 40 g Spitzwegerichblätter und 20 g Malvenblätter.
Teezubereitung: 2 Teelöffel Teemischung in 1 Tasse kaltes Wasser geben, 2 Stunden unter gelegentlichem Umrühren ziehen lassen, kurz erwärmen und abseihen. Täglich 3 bis 4 Tassen langsam und schluckweise trinken.

Tees gegen Schleimhusten

Thymiankraut
Thymian hat sich in der letzten Zeit als eines der wichtigsten Hustenmittel durchgesetzt.
Teezubereitung: 2 Teelöffel klein geschnittenes Thymiankraut mit 1 Tasse kochendem Wasser übergießen, zugedeckt 5 bis 10 Minuten ziehen lassen, abseihen. Mehrmals täglich 1 Tasse trinken.

Quendelkraut (Sandthymian)
Teezubereitung: 2 Teelöffel klein geschnittenes Quendelkraut mit 1 Tasse kochendem Wasser übergießen, 5 Minuten zugedeckt ziehen lassen und abseihen. Mehrmals täglich 1 Tasse trinken. Geschmacklich geht Quendel in die Richtung von Thymian und Bohnenkraut.

Kamillenblüten
Ebenfalls hilfreich ist es, in der ersten Phase des Hustens die Entzündung mit Kamillenblüten zu lindern.
Teezubereitung: 1 Esslöffel Kamillenblüten mit 1 Tasse kochendem Wasser übergießen, zugedeckt 5 bis 10 Minuten ziehen lassen und abseihen. Täglich 3 bis 4 Tassen langsam und schluckweise trinken.

Fenchelfrüchte
Fenchelfrüchte gehören zu den Allround-Mitteln in der Kräuterheilkunde und fehlen in keinem Werk der Klostermedizin. Eine sehr angenehme Art der Anwendung ist der Fenchelhonig (Honigsirup mit Fenchelextrakt).
Fenchelhonig: 10 g frisch geschrotete Fenchelfrüchte in 100 g Bienenhonig rühren, 10 Tage stehen lassen und abseihen.
Teezubereitung: 1 bis 2 Teelöffel Fenchelhonig unter Rühren in 1 Tasse heißem Wasser auflösen. Mehrmals täglich 1 Tasse trinken.

❖ **Andornkraut**
Teezubereitung: 1 Teelöffel Andornkraut mit 1 Tasse kochendem Wasser übergießen, 5 bis 10 Minuten ziehen lassen und abseihen. Mehrmals täglich 1 Tasse mit Honig gesüßt trinken.
Alternative: Andorn gibt es auch als Frischpflanzenpresssaft, von dem man am besten täglich 3 bis 6 Esslöffel einnimmt.

❖ **Bibernellwurzel**
Teezubereitung: Achtung, hier braucht man viel, da die Wirkstoffkonzentration recht gering ist! 2 Esslöffel sehr fein geschnittene Bibernellwurzel mit 1 Tasse kaltem Wasser übergießen, 1 Stunde ziehen lassen und kurz aufkochen. 2 bis 3 Minuten ziehen lassen und abseihen. 3- bis 4-mal täglich 1 Tasse trinken.

❖ **Brunnenkressekraut**
Teezubereitung: 1 Teelöffel Brunnenkressekraut mit 1 Tasse kochendem Wasser übergießen, 5 Minuten ziehen lassen und abseihen. 2 bis 3 Tassen am Tag trinken.
Alternative: Brunnenkressekraut gibt es auch als Frischpflanzenpresssaft, von dem man vor den Mahlzeiten 2 Esslöffel einnimmt.
Vorsicht: Brunnenkresse ist für eine Daueranwendung (länger als 4 bis 6 Wochen) nicht geeignet, da sie durch ihre Senföle den Magen reizen kann!

Erkältungsbalsam

❖ **Campher**
Ein bewährtes Mittel bei tief sitzendem Husten ist ein Erkältungsbalsam aus der Apotheke auf der Basis von Campher, der mit Menthol, Eukalyptus und Kiefernöl (meist von der Latschenkiefer) angereichert ist.
Anwendung: Es reicht völlig aus, die Brust und den Rücken mit 1 bis 2 Teelöffel Salbe einzureiben. Die Salbe insbesondere vor der Nachtruhe oder unmittelbar vor Ruhephasen während des Tages einsetzen.
Vorsicht: Der campherhaltige Balsam reizt Augen und Schleimhäute und ist nicht zur Anwendung für Säuglinge und Kleinkinder geeignet. Nach dem Eincremen sollte man sorgfältig die Hände waschen. Für Säuglinge und Kleinkinder gibt es spezielle Zubereitungen aus milden ätherischen Ölen, die man gut aufs Kopfkissen auftropfen oder direkt im Brustbereich einreiben kann.

Wickel

❖ **Senfsamen**
Anwendung: 4 Esslöffel Senfmehl in 1 Glas lauwarmem Wasser (damit die Enzyme nicht zerstört werden) zu einem Brei verrühren. Auf ein sauberes dünnes Leinentuch streichen und auf die Brust legen. 10 bis 15 Minuten auf der Brust belassen. Anschließend die betroffenen Hautpartien sorgfältig reinigen.
Vorsicht: Senfwickel wirken reizend und strengen an. Bei Kindern unter 6 Jahren und Nierenkranken ist von der Behandlung mit Senfsamen dringend abzuraten.

Bad

❖ **Thymianöl**
Badezusatz: 5 Tropfen Thymianöl mit 1 Becher Sahne verrühren und ins 37 bis 38 °C warme Badewasser geben. 10 bis 15 Minuten baden.

Saft

❖ **Rettichwurzel**
Anwendung: Den Rettich schälen, reiben und mit einer Saftpresse auspressen. Mehrmals täglich 1 bis 2 Esslöffel einnehmen.
Vorsicht: Wendet man den Rettichsaft als Kur an, sollte sie 3 bis 4 Wochen nicht überschreiten, da eine Dauereinnahme Magenreizungen hervorrufen kann.

Präparat aus der Apotheke

❖ **Efeublätter**
Anwendung: Da die Wirkstoffkonzentration in den Efeublättern sehr hoch ist, muss hier unbedingt auf standardisierte Arzneimittel zurückgegriffen werden, die kontrolliert dosiert sind.

Fiebrige Erkältung

Verschiedene Formen der Malaria, die im hohen Mittelalter auch nördlich der Alpen vorkamen und sich in Fieberschüben äußerten, wurden fälschlicherweise früher als Varianten des Fiebers bezeichnet. Man wusste aber, dass Fieber auch die Folge einer anderen Erkrankung, also nur ein Symptom sein kann. Hildegard von Bingen stellt das Fieber in das Gesamtbild des Menschen: »Weil der Mensch aus den Elementen geschaffen ist, wird er auch von den Elementen am Leben erhalten, und er steht in ihnen und mit ihnen in Verbindung. Daher zeigt der Mensch auch verschiedene Erscheinungsformen des Fiebers von den verschiedenen Eigenschaften der Luft und der übrigen Elemente in sich, nämlich von der Wärme, der Kälte und der Feuchtigkeit, die ihn nicht niederwerfen und ihm auch nicht schaden. Vielmehr bringen sie Gesundheit, da sie seine Brust, den Magen und alle inneren Organe durch den Schweiß und den Urin reinigen, wenn sie nur nicht überhand nehmen und wenn die Luft richtig erwärmt ist. Wenn sich aber eine zu große, ungewöhnliche Hitze in der Luft entwickelt hat, dann werden bei einigen Menschen manchmal die Fieberanfälle (…) in ein hitziges Feuer verwandelt.«

Ursachen und Symptome

Fieber kann ein überaus wirkungsvolles Mittel zur Unterstützung der Immunabwehr sein. Es hemmt die Viren- und zum Teil auch die Bakterienvermehrung. Darüber hinaus steigert es die Freisetzung virenhemmender Stoffe im Körper: Bei Temperaturen über 39 °C können die Viren kaum überleben. Das Immunsystem arbeitet bei Fieber sozusagen auf Hochtouren. Zu hohes Fieber kann aber auch schädlich sein und besonders den Kreislauf stark belasten. Gerade bei Kindern besteht dann eine Krampfgefahr. Zu hohes Fieber sollte daher unterdrückt werden.

Wie hoch darf nun das Fieber steigen? Wann ist es heilsam, wann ist es schädlich? Bei Messung am After sind Temperaturen von 38 bis 39,5 °C als natürliche (Abwehr-)Reaktion des Körpers zu betrachten, die man nicht unterdrücken sollte. Ab 39,5 °C stellt das Fieber eine Gefahr für den Organismus dar. Bei einer Messung im Mund gelten Werte von 37,3 bis 39,2 °C als heilsam, ab 39,2 °C als problematisch.

Strategien der Behandlung

1. **Vorsichtige Abkühlung:** Auf sanfte und natürliche Weise kann zu hohes Fieber durch kühlende Wadenwickel gesenkt werden, ohne die Abwehrkräfte zu schädigen. Eine andere Möglichkeit sind temperatursenkende Bäder oder auch Teilbäder, wobei bei mildwarmen Badetemperaturen von etwa 35 °C durch Zufließenlassen von kühlem Wasser ganz langsam die Badetemperatur auf bis zu 30 °C vermindert wird. Bei einem solchen temperatursenkenden Bad gibt der Körper Wärme in erheblichem Umfang ab.
2. **Senken der Körpertemperatur durch Schwitzen:** Die dabei erzeugte Kühlung wirkt ähnlich wie die vorsichtige Abkühlung. Bei einer Schwitzkur sollte man viel trinken, um den Flüssigkeitsverlust durch das Transpirieren möglichst rasch auszugleichen.

Welche Heilpflanzen helfen?

- Der chemische Fiebersenker Acetylsalicylsäure ist aus pflanzlichen Verbindungen der Salicylsäure abgeleitet. Diese kommt in etlichen Heilpflanzen vor, zum Beispiel in der **Weidenrinde**. Allerdings muss man dabei berücksichtigen, dass bei den üblichen Dosierungen der Gehalt an Salicylsäure-Verbindungen erheblich niedriger ist als in den einschlägigen chemischen Produkten. Zudem liegen über die fiebersenkende Wirkung der Weidenrinde bislang keine überzeugenden Studien vorliegen.
- Ein beliebtes Mittel der Klosterheilkunde bei Fieber sind die **Lindenblüten**, deren schweißtreibende Wirkung mittlerweile auch von der modernen Forschung bestätigt wurde. Lindenblüten sollen darüber hinaus die allgemeinen Abwehrkräfte des Körpers steigern. Als wirksame Inhaltsstoffe enthalten sie Flavonoide, Gerb- und Schleimstoffe.
- Eine ähnlich schweißtreibende Wirkung besitzt der **Holunder**, wie ebenfalls wissenschaftlich erwiesen. Die Holunderblüten enthalten ätherisches Öl, Flavonoide sowie Gerb- und Schleimstoffe.

Anwendungen, die sich bewährt haben

Das beste natürliche Mittel gegen Fieber ist eine Schwitzkur mit Bädern oder schweißtreibenden Tees, aber auch kühlende Wickel sind empfehlenswert.

Wadenwickel

Besonders erfolgreich gegen Fieber wirken kühlende Wadenwickel. Im Unterschied zur normalen Wickeltechnik müssen kühlende Wickel jedoch häufiger gewechselt werden, spätestens sobald sie anfangen, warm zu werden. Der Wickel wird ziemlich feucht, allerdings mit nicht zu kaltem Wasser aufgelegt und nicht weiter ausgedrückt.

Anwendung: Ein Küchentuch aus Baumwolle in eine Schüssel mit lauwarmem Wasser tauchen, nur leicht auswringen und faltenfrei und eng anliegend um jeweils eine Wade wickeln. Für die zweite Lage ein trockenes Baumwolltuch ebenfalls fest um den Schenkel wickeln. Darüber ein Wolltuch geben und befestigen. Nach 15 bis 20 Minuten entfernen, spätestens dann, wenn der Wickel sich erwärmt hat. Es darf kein Wärmestau entstehen. Nach jedem Abnehmen die Haut lauwarm abwaschen und abtrocknen. Die Wickel können bis zu 3-mal hintereinander erneuert werden. Dabei muss die Körpertemperatur kontrolliert werden.

Vorsicht: Wadenwickel sind nicht empfehlenswert bei kalten Füßen und sollten keinesfalls bei frierenden Patienten angelegt werden!

Schwitzkur

Die Schwitzkur ist ein hervorragendes Mittel, um den Fieberanstieg zu begrenzen beziehungsweise durch Schwitzen die Temperatur zu senken. Hierzu deckt man sich mit mehreren Decken zu und nimmt schweißtreibende Tees zu sich – bei starkem Frösteln kann man außerdem ein warmes Bad nehmen. Am besten sind Bäder mit ansteigender Temperatur (siehe Schnupfen, Seite 220). Als Badezusätze eignen sich hier hervorragend Thymian-, Eukalyptus-, Fichtennadel- oder Latschenkiefernöl, die man in der Apotheke bekommen kann. Nach dem Baden sollte man im vorgewärmten Bett ruhen.

Vorsicht: Nur wer ein gesundes Herz hat und nicht unter Kreislaufproblemen leidet, sollte sich einer Schwitzkur unterziehen, da sie stark kreislaufbelastend ist.

Tees

Das Schwitzen kann durch Trinken von schweißtreibenden Tees (Lindenblüten- oder Holunderblüten) wirkungsvoll unterstützt werden. Untersuchungen haben gezeigt, dass sich die Schweißmenge nach dem Trinken von Lindenblütentee ungefähr verdoppelt. Für eine optimale Wirkung ist es empfehlenswert, mindestens 1 Liter heißen Tee täglich zu trinken.

❖ Weidenrinde

Teezubereitung: 1 Teelöffel klein geschnittene Weidenrinde mit 1 Tasse kochendem Wasser übergießen, 20 Minuten ziehen lassen und abseihen. Täglich 5- bis 9-mal 1 Tasse trinken.

❖ Lindenblüten

Teezubereitung: 2 Teelöffel Lindenblüten mit 1/2 Liter kochendem Wasser übergießen, 10 Minuten ziehen lassen, abseihen und dann so heiß wie möglich trinken. Den Tee mehrmals täglich zu sich nehmen.

❖ Holunderblüten

Teezubereitung: 2 Teelöffel Holunderblüten mit 1 Tasse kochendem Wasser übergießen, 5 Minuten ziehen lassen, dann abseihen und möglichst heiß trinken. Den Tee mehrmals täglich zu sich nehmen.

Nasennebenhöhlenentzündung

Besonders anschaulich erklärt Konrad von Megenberg die obersten Bereiche der Nase: »Sie ist eine Stätte der Geschmackskraft der Seele, die die Fähigkeit hat, die verschiedenen Gerüche zu unterscheiden. Sinn der Nase ist es auch, dass der Mensch den Atem durch die Nase zieht, und dass er durch sie niest und sich damit säubert von Verunreinigungen des Hirnes. (…) Du sollst auch wissen, dass die Stätte des Geruchs oben in der Nase zum Gehirn hin zwei Stränge hat, wenn diese von übermäßiger Feuchtigkeit überladen werden, die vom Hirn herabfließt oder durch feuchtkalte Luft hervorgerufen wird, dann riecht der Mensch nicht mehr so wie zuvor. Es gibt auch Menschen, die überhaupt nichts riechen können, weil ihnen die Stränge von Natur aus verdorben sind.«

Ursachen und Symptome

Bei einer Entzündung der Nasennebenhöhlen *(Sinusitis)* sind Stirnhöhle, Siebbeinhöhle, Keilbeinhöhle und Kieferhöhle betroffen. Dabei handelt es sich um Lufträume der Nase, die mit Schleimhaut ausgekleidet sind. Normalerweise arbeiten die Nasennebenhöhlen unauffällig und werden kaum wahrgenommen. Wird die Schleimhaut jedoch gereizt und entzündet sich, kommt es zur vermehrten Produktion zähflüssigen Schleims, der die kleinen Öffnungen der Nasennebenhöhlen verstopft – der Schleim kann nicht mehr abfließen. Es kommt zu Kopfschmerzen, schmerzhaftem Druckgefühl im Gesicht, und überschüssiger Schleim fließt in den Rachen. Der angestaute Schleim ist ein idealer Nährboden für Bakterien. Wenn die Symptome länger als eine Woche anhalten, die Nase blutigen Schleim absondert oder die Nasennebenhöhlenentzündung mehr als dreimal im Jahr auftaucht, sollte ein Arzt aufgesucht werden. Eine chronische Form der Sinusitis kann nicht nur in Folge einer Erkältung entstehen, sondern auch durch Allergie oder Immunschwäche. Dann ist die Diagnose durch einen Facharzt unbedingt erforderlich.

Strategien der Behandlung

Man kann einer beginnenden Sinusitis infolge eines Schnupfens mit einer Heilpflanzentherapie begegnen. Hauptziel ist, mit Nasenspülungen und Inhalationen die verstopfte Nase wieder frei zu bekommen. Dabei kommen verschiedene Pflanzen zum Einsatz:

1. Heilpflanzen, die das eingedickte Sekret in Nase und Nebenhöhlen verflüssigen.
2. Heilpflanzen, die die Nasenschleimhaut abschwellen lassen und die Verbindung zwischen Nebenhöhlen und Nasenhöhlen wieder herstellen.
3. Heilpflanzen, die die Entzündung lindern und die Keimvermehrung hemmen.

Dies ist nicht mit einem einzigen Mittel oder einer einmaligen Anwendung zu erreichen. Daher ist hier eine Kombination verschiedener Maßnahmen angezeigt.

Welche Heilpflanzen helfen?

- Die Inhaltsstoffe der **Pfefferminze** (ätherische Öle) lassen die Nasenschleimhaut abschwellen, indem sie die Kälterezeptoren reizen.
- **Kamillenblüten**, die »Alleskönner der Klosterheilkunde«, lindern die Entzündung und hemmen das Wachstum der Bakterien (siehe Hals- und Rachenentzündung, Seite 222).
- Sehr stark keimhemmend und auch schleimlösend wirkt der **Thymian** mit Thymol als Inhaltsstoff.
- **Leinsamen** wirken äußerlich gegen Viren und Bakterien durch ihre langsame, lang anhaltende Wärmeabgabe und helfen bei der Verflüssigung des Sekrets.
- Die Wurzel der **Schlüsselblume** hat dank ihrer Inhaltsstoffe (Saponine) eine auswurffördernde Wirkung und einen günstigen Einfluss auf die Verflüssigung des Sekrets.

Anwendungen, die sich bewährt haben

Für die Behandlung einer beginnenden Nasennebenhöhlenentzündung werden Pflanzen und Kräuter der Klosterheilkunde in Tees, zur Inhalation oder in einer Wärmepackung eingesetzt. Salzlösungen in Spülungen halten das Sekret in der Nase flüssig, indem das Salz Wasser bzw. Feuchtigkeit bindet.

Tee

❖ Schlüsselblumenwurzel

Teezubereitung: 1/4 Teelöffel zerkleinerte Schlüsselblumenwurzel mit 1 Tasse Wasser übergießen, zum Kochen bringen, 5 Minuten ziehen lassen und abseihen. Nach Belieben mit Honig süßen und alle 2 Stunden 1 Tasse trinken.

Inhalationen

❖ Kamillenblüten

Anwendung: 2 Hand voll Kamillenblüten in einen Topf mit 1 Liter kochendem Waser geben, den Topf vom Herd nehmen. Man beugt sich über den Topf, zieht ein Tuch über den Kopf und atmet ungefähr 10 Minuten lang den Dampf ein. Im Anschluss daran abtrocknen und im vorgewärmten Bett ruhen.

❖ Pfefferminz- oder Minzöl

Anwendung: 1 Tropfen Pfefferminzöl oder Minzöl auf ein Papiertaschentuch geben und dieses Tuch dann zwischen den hohlen Händen vor die Nase halten.
Alternative: 1 Liter kochendes Wasser in eine große Schüssel gießen, 1 bis 2 Tropfen Pfefferminzöl hineinträufeln und umrühren. Den Kopf über die Schüssel halten, ein Handtuch über den Kopf ziehen und die Dämpfe 10 Minuten einatmen. Im Anschluss daran abtrocknen und im vorgewärmten Bett ruhen.

❖ Thymianöl

Anwendung: 1 Liter kochendes Wasser in eine große Schüssel gießen, 1 bis 2 Tropfen Thymianöl hineinträufeln und umrühren. Den Kopf über die Schüssel halten, ein Handtuch über den Kopf ziehen und die Dämpfe 10 Minuten einatmen. Im Anschluss daran abtrocknen und im vorgewärmten Bett ruhen.

Wärmetherapie

Der intensive Einsatz von Wärme, wie ihn auch die Klostermedizin nutzte, ist bei drohender oder bereits vorhandener Entzündung der Nebenhöhlen ein wichtiges Mittel. Die Wärme bewirkt eine bessere Durchblutung der entzündeten Areale und stärkt so die lokalen Abwehrkräfte. Für die Wärmetherapie stehen heute auch technische Geräte zur Verfügung (z. B. Rotlichtlampe). Allerdings kann bei stark entzündetem Gewebe und aufgeschwollenen Schleimhäuten eine Zufuhr von Wärme die Beschwerden auch verstärken.

❖ Leinsamenpackung

Die notwendige Tiefenwirkung, um zu den Stirn- und Kieferhöhlen zu gelangen, erreicht man mit einer Leinsamenwärmepackung.
Anwendung: 5 Esslöffel Leinsamen in 2 Tassen Wasser weich kochen, noch heiß in ein Stoffsäckchen füllen und so heiß wie möglich auf Nase, Stirn und Wangen legen und einwirken kassen. Mehrmals täglich mit frischem Leinsamen wiederholen.

Nasenspülung

❖ Salzlösung

Gut bewährt hat sich die Nasenspülung mit Meerwasser oder auch mit handelsüblichem, in Wasser gelöstem Kochsalz in einer Sprayflasche oder Nasendusche. Bei regelmäßiger Anwendung kann die Nase damit einigermaßen frei gehalten werden. Meersalzlösung gibt es als Spray in der Drogerie oder Apotheke. Man kann sich aber auch selbst behelfen.
Herstellung: 9 g Salz in 1 Liter Wasser auflösen, dies ergibt eine sehr milde »isotonische Kochsalzlösung«.
Anwendung: Jeweils ein Nasenloch zuhalten und durch das andere mit einem kräftigen Zug lauwarme Lösung einschnaufen. Die Nase regelmäßig alle 1 bis 2 Stunden damit spülen.

Mandelentzündung

Johannes Platearius behandelt in seinen ›Therapien‹ ganz verschiedene Arten von Schwellungen im Rachenraum. Hinter einer von ihnen, die er »squinantia« nennt, dürfte sich die Mandelentzündung verbergen: »Mitunter versammelt sich der Krankheitsstoff in geringerer Menge innerlich (im Hals) und in größerer außen: und das ist dann die zweite Art, die man mit dem Ausdruck ›squinantia‹ bezeichnet; man erkennt sie daran, dass eine ziemlich kleine Geschwulst nach außen sichtbar wird, geringer Schmerz und mäßiges Fieber sowie die Schwierigkeit beim Ein- und Ausatmen sind die Zeichen. Diese Art wird aber kaum geheilt.«

Ursachen und Symptome

Die Gaumenmandeln (Tonsillen) sind Bestandteil des Immunsystems. Durch ihre exponierte Position im Rachenraum haben sie einen regen Kontakt mit Bakterien und mit anderen Fremdstoffen, die in die Mundhöhle gelangen. Als Abwehrreaktion bilden im Normalfall bestimmte Zellen der Gaumenmandeln Antikörper gegen die Bakterien und Fremdkörper. Der ständige Kontakt mit krankheitserregenden Keimen kann jedoch – verstärkt durch bestimmte Faktoren, wie etwa Stress, geschwächte Immunabwehr, ungünstiges Raumklima, Nikotin und Umweltgifte – eine Hals- bzw. Mandelentzündung hervorrufen (Angina, Tonsillitis). Meist entstehen sie als Reaktion auf eine bakterielle Infektion, seltener liegt eine virale Erkrankung vor. Die Symptome äußern sich, je nach Schweregrad, in einer Schwellung und Rötung im Bereich der Mandeln bis hin zu gelblichweißen Belägen (Eiter) im Rachenraum und auf der Zunge, mehrtägigem hohem Fieber, starken Halsschmerzen und Schluckbeschwerden sowie einer Schwellung der Lymphknoten seitlich am Hals und im Kieferwinkel.
Wird die Infektion chronisch, so können die Mandeln ihre Aufgaben im Immunsystem nicht mehr erfüllen. Vielmehr werden sie selbst zu einer starken Belastung, einem »Entzündungs- und Keimherd«. Die Keime können über die Blutbahn die Nieren und Gelenke schwer schädigen oder eine Herzklappenentzündung hervorrufen. Wenn fieberhafte Anginen mehr als zweimal im Jahr auftreten, sollte man die Mandeln entfernen lassen.

Strategien der Behandlung

Der zuvor zitierte Absatz bei den ›Therapien‹ des Platearius endet mit »… wird aber kaum geheilt«. In der Tat ist eine eitrige Mandelentzündung mit Heilkräutern nur zu lindern – hier muss man in jedem Fall den Arzt aufsuchen. Doch selbst wenn die schlimmsten Symptome abgeklungen sind, sollte man die Therapie unbedingt bis zum vollständigen Ausheilen fortsetzen, um einer Neuinfektion oder gar Chronifizierung vorzubeugen. Bei Fieber ist strikte Bettruhe unumgänglich.

1. Schmerzlinderung: Mit Tees und Tinkturen wird eine direkte lokale Schmerzlinderung erreicht. Außerdem werden der Speichelfluss und die Durchblutung angeregt und damit die Abwehrfunktion verbessert.
2. Hemmung der Entzündung: Gerbstoffe und ätherische Öle können entzündungshemmend wirken und die Wundheilung fördern.
3. Wärmetherapie: Da sich Viren und Bakterien vor allem in einem Temperaturbereich zwischen 37 und 39 °C wohl fühlen, kann man sie teilweise mit hohen Temperaturen direkt bekämpfen und auf diese Art und Weise das Immunsystem aktivieren.
4. Kältetherapie bei Fieber: Bei sehr hohem Fieber (mehr als 39 °C) und starker Entzündung oder auch bei Überwärmung im Halsbereich wird eine Kühlung häufig als angenehm empfunden.

Welche Heilpflanzen helfen?

- Unter den Gerbstoffpflanzen für die Behandlung von Entzündungen im Mund- und Rachenraum sind **Salbeiblätter** sowie Spitzwegerichblätter geeignete Mittel. Bewährt hat sich auch die Blutwurz, die große Mengen an Gerbstoffen besitzt (bis zu 20 Prozent).
- Bei entzündlichen Veränderungen im Mund- und Rachenraum nützen auch **Kamille** und Ringelblume mit ihren Inhaltsstoffen, da sie eine entzündungshemmende Wirkung zeigen (siehe Seite 222).
- **Thymian** mit seinen Inhaltsstoffen Thymol und Carvacrol wirkt stark keimhemmend.

Anwendungen, die sich bewährt haben

Zur Therapie mit schmerzlindernden, entzündungshemmenden, desinfizierenden und schleimhautbefeuchtenden Heilpflanzen werden vornehmlich Tees und Tinkturen zum Gurgeln und Spülen eingesetzt. Auch Wickel – warme und kalte – und Eiswürfel aus Heilpflanzenzubereitungen werden in solchen Fällen zur lokalen Kühlung angewendet.

Tees

❖ Spitzwegerichblätter

Kaltwasserauszug: 2 Teelöffel Spitzwegerichblätter in 1 Tasse kaltes Wasser geben, 1 bis 2 Stunden ziehen lassen, abseihen und leicht erwärmen. Mehrmals täglich gurgeln oder kleinste Portionen schlucken.
Alternative: Spitzwegerich ist auch als Frischpflanzenpresssaft, Tablette oder Sirup erhältlich.

❖ Salbeiblätter

Teezubereitung: 2 Teelöffel Salbeiblätter mit 1 Tasse kochendem Wasser übergießen, zugedeckt 5 bis 10 Minuten ziehen lassen und abseihen. Mehrmals täglich gurgeln oder spülen.

❖ Ringelblumenblüten

Teezubereitung: 1 bis 2 Teelöffel Ringelblumenblüten mit 1 Tasse kochendem Wasser übergießen, 10 Minuten ziehen lassen und abseihen. Mehrmals täglich gurgeln oder spülen.
Tinktur: 1 knappen Teelöffel auf 1/2 Liter Wasser geben, mehrmals täglich gurgeln oder spülen.

❖ Kamillenblüten und Thymiankraut

Teezubereitung: 3 Teelöffel Kamillenblüten zusammen mit 1 Teelöffel Thymiankraut mit 1/2 Liter kochendem Wasser übergießen, zugedeckt 5 bis 10 Minuten ziehen lassen und abseihen. Mehrere Tassen täglich trinken.

❖ Teemischung

Teezubereitung: Je 1 Teelöffel zerkleinerte Blutwurzwurzel, Salbeiblätter und Kamillenblüten mit 1/4 Liter heißem Wasser übergießen, 10 Minuten ziehen lassen und abseihen. Mehrmals täglich gurgeln.

Inhalation

❖ Kamillenblüten

Inhalation: 2 Hand voll getrocknete Kamillenblüten in einen Topf mit 1 Liter kochendem Wasser geben, danach den Topf vom Herd nehmen. Man beugt sich über den Topf, zieht ein Tuch über den Kopf und atmet 10 Minuten lang den Dampf ein. Danach abtrocknen und im vorgewärmten Bett ruhen.

Warmer Wickel

❖ Zwiebeln und Kartoffeln

Anwendung: 1 dicke rohe Zwiebel, die man in Scheiben schneidet, und 3 gekochte, zerstampfte Kartoffeln in ein Leinensäckchen füllen. Das Gemisch etwas abkühlen lassen, vorsichtig auf den Hals legen und mit einem Schal befestigen. Den Wickel so lange einwirken lassen, wie er noch warm ist.

Kalter Wickel

❖ Quark

Anwendung: 200 g Quark mit 1 Teelöffel Essig verrühren, 2 cm dick auf ein feuchtes Leinentuch streichen und das Tuch mit der Quarkseite um den Hals legen. Den Wickel mit einem Schal befestigen und ungefähr 1 Stunde einwirken lassen, bis der Wickel Körpertemperatur hat.

❖ Zitrone

Anwendung: Saft einer halben Zitrone auf ein feuchtes Leinentuch tröpfeln und das Tuch mit der Zitronenseite um den Hals legen. Den Wickel mit einem Schal befestigen und ungefähr 1 Stunde einwirken lassen, bis der Wickel Körpertemperatur hat.

Eiswürfel

❖ Blutwurzwurzel

Anwendung: 1 Teelöffel zerkleinerte Blutwurzwurzel mit 1 Teelöffel Rosenblüten und 2 Teelöffel Orangenschalen mischen, mit 1 Tasse heißem Wasser übergießen, 10 Minuten ziehen lassen und abseihen. Mit etwas Honig süßen und in einer Eiswürfelform in das Gefrierfach geben. Nach Bedarf über den Tag verteilt lutschen.

Chronische Bronchitis

Ortolf von Baierland beschreibt in seinem ›Arzneibuch‹ alle Formen des Hustens, auch den, der »von der Lunge« herkommt, »so hat er Schmerzen in den Seiten und der Speichel ist schaumig«, und der Husten »geht ihm ungern heraus«. Damit meint er, dass das Abhusten mit Krämpfen und mit Schmerzen einhergeht. Zur Therapie von andauerndem trockenem Husten empfiehlt das ›Elsässische Arzneibuch‹ Salbeitee mit Wein vermischt.

Ursachen und Symptome

Eine chronische Bronchitis liegt dann vor, wenn der Patient innerhalb von zwei Jahren für mindestens drei Monate in Folge unter Husten mit Auswurf leidet. In Deutschland treffen diese Symptome schätzungsweise auf über 6 Millionen Menschen zu. Hauptursache der chronischen Bronchitis ist das Rauchen.

Zu Beginn der Erkrankung werden die Flimmerhärchen der Atemwege gelähmt, im weiteren Verlauf sogar zerstört. Es wird sehr viel Schleim produziert, während die Schleimhaut der Lungenbläschen sogar zurückgeht. So werden die Lungenbläschen beim Ausatmen instabil und fallen in sich zusammen. Atemnot und Leistungsmangel sind die Folge. Wenn auch weitere Organe wie das Herz in Mitleidenschaft gezogen werden, kann die Krankheit lebensbedrohlich sein.

Strategien der Behandlung

Die chronische Bronchitis bedarf einer ausdauernden Behandlung, um Folgeerkrankungen (wie etwa Herzschwäche) zu vermeiden.

1. **Lösen des Bronchialsekrets:** Mit pflanzlichen Sekretlösern kann die Produktion eines weniger zähen, dünnflüssigeren Bronchialsekrets gefördert werden, damit es zum leichteren Abhusten kommt.
2. **Linderung des Entzündungsreizes:** Hier helfen Wasserdampf-Inhalationen mit Kamille. Sie tragen zudem zur Regeneration der Schleimhäute bei.

Welche Heilpflanzen helfen?

- Die wichtigste Heilpflanze bei chronischer Bronchitis ist der **Thymian**, dessen krampflösende Wirkung man sich hier zunutze macht.
- **Eukalyptus** sowie Kiefern, Latschenkiefern, Minze, Pfefferminze und Anis fördern durch ihre ätherischen Öle die Schleimlösung und wirken außerdem keimhemmend.

Anwendungen, die sich bewährt haben

Zur Lösung des Hustens bei einer chronischen Bronchitis werden Heilkräuter der Klostermedizin in Tees oder als Aromatherapie eingesetzt.

Tee

Teemischung

Die Teemischung wirkt schleimlösend und auswurffördernd bei Husten.

Zusammensetzung: 40 g Thymiankraut sowie 30 g Spitzwegerichblätter, 10 g Schlüsselblumenwurzel und 20 g Anisfrüchte.

Teezubereitung: 1 Teelöffel Teemischung mit 1 Tasse heißem Wasser übergießen, zugedeckt 10 Minuten ziehen lassen und abseihen. Täglich 4 Tassen trinken.

Bad und Inhalation

Eukalyptusöl

Um eine optimale Wirkung bei Bad und Inhalation zu erzielen, wird das Eukalyptusöl mit Thymian- und Latschenkiefernöl kombiniert.

Badezusatz: 2 ml Eukalyptusöl mit 2 ml Latschenkiefernöl und 2 ml Thymianöl mischen. 20 Tropfen der Lösung mit 1 Becher Sahne verrühren und ins 38 bis 40 °C warme Badewasser geben. 20 bis 30 Minuten baden.

Inhalation: 1 Liter kochendes Wasser in eine große Schüssel gießen, je 1 Tropfen des Thymian-, Kiefern-, Latschenkiefern- und Minzöls hineinträufeln und umrühren. Den Kopf über die Schüssel halten, ein Handtuch über den Kopf ziehen und die Dämpfe ungefähr 10 Minuten inhalieren. Im Anschluss daran abtrocknen und im vorgewärmten Bett ruhen.

Asthma bronchiale

Johannes Platearius notiert: »Von Asthma spricht man, wenn der Patient Schwierigkeiten beim Ein- oder Ausatmen hat oder in beiden Fällen. Asthma entsteht durch Trockenheit oder Feuchtigkeit. Bei zusammenziehender Trockenheit kann die Lunge sich nicht frei erweitern oder zusammenziehen: Daraus folgt das Asthma. Durch Feuchtigkeit wird die Lunge in ähnlicher Weise behindert; jedoch entstehen, je nach Lage der Säfte, verschiedene Arten des Asthmas: Schießt der überflüssige Saft an die Oberfläche der Lunge, wird diese durch die Last zusammengepresst und kann sich nicht mehr frei erweitern – dadurch ist das Einatmen behindert. (...) Schießt der überflüssige Saft inwendig in die Röhren der Lunge, kann sich die Lunge nicht mehr frei zusammenziehen und die Ausatmung ist behindert.«

Ursachen und Symptome

Bei Asthma bronchiale kommt es zu einer Reizung der Atemwege, die in den meisten Fällen durch eine chronisch entzündliche oder auch eine allergische Reaktion ausgelöst wird. Dabei treten Anfälle mit krampfartigen Verengungen im Bronchialbereich auf, die die Atmung in gefährlicher Weise behindern.

Die Auslöser von Asthma bronchiale sind vielfältig und oftmals fallen verschiedene Ursachen zusammen: Es kann eine allergische Reaktion auf verschiedene Allergene der Atemluft vorliegen (z. B. Blütenpollen, Tierhaare, Schimmelpilze, Staub der Hausstaubmilbe und Parfüms). Eine durch Virusinfektion hervorgerufene Entzündung macht die Atemwege anfälliger für spezielle Reize, die sonst keine Reaktion hervorgerufen hätten. Im Vordergrund stehen Luftschadstoffe, Kaltluft oder Nebel. Auch Medikamente können Asthma auslösen.

Strategie der Behandlung

Ein akuter Asthmaanfall kann lebensbedrohlich sein und muss (not)ärztlich behandelt werden. In der Notfallmedizin werden starke Krampflöser eingesetzt, die sofort die Atemwege erweitern.

Lösen der Hustenkrämpfe: Als unterstützende Maßnahme und zur langfristigen Vorbeugung vor weiteren Asthmaanfällen werden solche Heilpflanzen eingesetzt, die krampflösend und darüber hinaus auswurffördernd wirken.

Welche Heilpflanzen helfen?

- Die wichtigste Heilpflanze bei Asthma bronchiale ist auch hier wieder der **Thymian**. Er wirkt mit seinen ätherischen Ölen krampflösend und kann auf diese Weise Asthmaanfälle mildern.
- Auch der eigentlich eher als Herzmittel verwendete **Weißdorn** vermag die Atmung zu verbessern, indem er die Bronchialmuskeln lockert.
- Bewährt hat sich bei der Vorbeugung vor Asthmaanfällen auch der **Efeu**. Mit den enthaltenen Saponinen wirkt er vor allem krampflösend und erleichtert auf diese Weise das Abhusten.

Anwendungen, die sich bewährt haben

Zur Vorbeugung und Linderung von Asthmaanfällen werden Heilpflanzen in Tees und in Form von Fertigpräparaten eingesetzt.

Tee

Teemischung

Die Teemischung wirkt krampflösend und verbessert die Atmung bei Asthma.

Zusammensetzung: 30 g Weißdornkraut und 20 g Thymiankraut.

Teezubereitung: 1 Teelöffel Teemischung mit 1 Tasse heißem Wasser übergießen, zugedeckt 10 Minuten ziehen lassen und abseihen. Täglich 2 bis 3 Tassen trinken.

Präparat aus der Apotheke

Efeublätter

Anwendung: Da die Wirkstoffkonzentration in den Efeublättern sehr hoch ist, muss hier unbedingt auf standardisierte Arzneimittel zurückgegriffen werden, die kontrolliert dosiert sind. Die Einnahme erfolgt gemäß Beipackzettel.

Für Herz, Kreislauf und Gefäße

»Das Herz ist der Anfang des Lebens und der Anfang jeder Regung liegt im Herzen«, schreibt der Rektor der Wiener Domschule und Domherr Konrad von Megenberg. Über den Bau des Organs weiß er weiter: »Das Herz hat zwei Kammern, eine gegen die rechte, die andere zur linken Seite und darin ist das edelste Blut und die edlen Geister, in welchen das Leben liegt.« Mit den »Geistern« meint er die Lebensgeister, von denen heute noch in der Umgangssprache die Rede ist. Allerdings hat man sich hier weder eine Art Engel noch die Seele vorzustellen. Vielmehr wurde alles, was mit »Luft«, also Sauerstoff zusammenhängt, ebenfalls als »Geist« betrachtet. Das heißt nichts anderes als unsichtbar. So wurden Lunge und Atemwege im Mittelhochdeutschen auch »geistliche Glieder« (nach dem Lateinischen »membra spiritualia«) genannt. In die heutige Sprache übertragen könnte man sagen, dass das Blut Sauerstoff und auch Nährstoffe transportiert.

Über die Adern schreibt Konrad von Megenberg, dass sie das Blut in die Glieder trügen, damit diese ihre Feuchtigkeit erhielten. Dies geschehe zur Hilfe der Natur und zur Nahrung der Glieder.

Hildegard von Bingen sieht einen Zusammenhang zwischen gutem Blut und richtiger Ernährung sowie ausreichendem Trinken: »Wenn der Mensch trinkt, vermehrt der feinere Saft der im Getränk ist, die Blutflüssigkeit. Das Nicht-Verwertbare steigt mit dem Getränk nach unten und tritt aus dem Menschen aus, nachdem es sich zersetzt hat. (…) Das Blut kann nicht ohne diese Flüssigkeit auskommen, wie auch die Speise nicht ohne den Trank im Menschen. Wenn nämlich das Blut keine Flüssigkeit hätte, wäre es hart und könnte nicht fließen. So würde auch der Mensch vollständig austrocknen und wäre nicht lebensfähig, wenn er nur essen und nicht auch trinken würde. Daher bildet der Mensch, der schlechte und überflüssige Speisen isst, ein schlechtes Blut, und der, der schlechte und überflüssige Getränke einnimmt, vermehrt die schlechte Flüssigkeit in sich.« Die »Äste der Adern« seien klein, damit das Blut durch die Enge umso schneller in die Natur (Beschaffenheit) der Glieder verkehrt (verstoffwechselt) werde und damit sich das Blut darin umso besser erhält und nicht zu leicht herausfließen kann, etwa bei Verwundungen. Bei der Beschreibung der Adern wird noch ein anderer Gesichtspunkt berücksichtigt: Demnach »ernährt« das Blut die einzelnen Organe und Glieder des Leibes, es »verwandelt sich in die Stofflichkeit« der Glieder. Die Tatsache, dass das Blut einem beständigen Kreislauf im Körper unterworfen ist, war vor dem 17. Jahrhundert nicht bekannt oder nicht beachtet worden. Man versuchte, das Herz, die Arterien und die Adern vielmehr als eine Art »Bewässerungssystem« zu verstehen, über das die Nahrung in den Körper gelangte – was nicht grundsätzlich verkehrt ist. Dabei verbrauche sich das Blut, ähnlich wie das Wasser in den Boden einsickert und zu feuchter Erde wird, aus der dann wieder Pflanzen wachsen können. So werde auch das Blut »verbraucht« und umgewandelt, und die Leber müsse ständig neues Blut mithilfe der zugeführten Nahrung produzieren. Überschüssige Bestandteile würden über den Schweiß ausgeschieden oder setzten sich zwischen Fleisch und Haut ab – so stellte man sich die Bildung der Wassersucht vor.

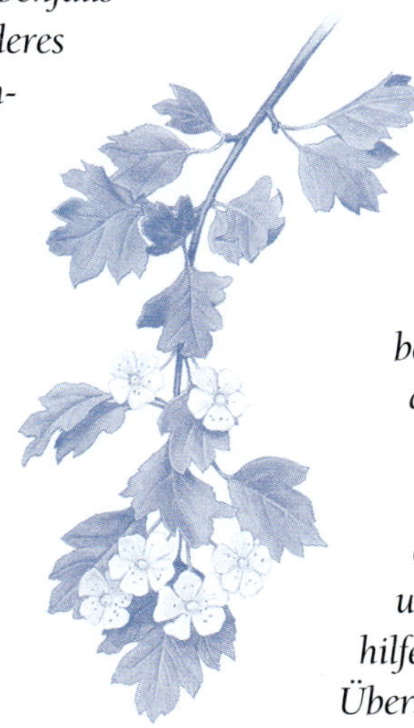

Vor diesem Hintergrund ist es natürlich verständlich, dass der Aderlass im Laufe des Mittelalters eine so große Bedeutung erhielt. Durch ihn sollte überschüssiges oder abgestandenes, nicht verbrauchtes Blut entzogen und der Organismus zur Bildung neuen, frischen Blutes angeregt werden.

Seit dem 17. Jahrhundert geht die Medizin von einem Kreislauf des Blutes aus, bei dem das Blut vom Herzen in die Peripherie geführt wird und dann durch feinste, mit dem Auge nicht erkennbare Gefäße (Arteriolen) aus dem arteriellen Bereich in den venösen gelangt, von wo es wieder dem Herzen zugeführt wird.

Das Herz-Kreislauf-System

In der Tat besteht auch nach unserem heutigen Kenntnisstand die Aufgabe des Herz-Kreislauf-Systems in der Versorgung des gesamten Körpers mit dem in der Lunge mit Sauerstoff angereicherten Blut. Über das Blut werden die Nährstoffe im Körper verteilt und die Abfallprodukte des Stoffwechsels zu ihren Ausscheidungsorganen transportiert. Das Kohlendioxid gelangt zu den Lungen und wird ausgeatmet. Die wasserlöslichen Substanzen wie beispielsweise Harnstoff werden über die Nieren ausgeschieden und verlassen mit dem Urin den Körper. Nicht wasserlösliche (fette) Substanzen gibt der Körper über Leber, Galle und Darm ab. Außerdem ist der Blutkreislauf dafür zuständig, dass alle Körperteile mit ausreichend Wärme versorgt werden und dass Hormone von ihren Entstehungsorten zu den Zellen gelangen, die sie anregen sollen.

Das Herz, das ähnlich wie eine Druck-Saug-Pumpe arbeitet, hält den Blutkreislauf in Bewegung. Man unterscheidet zwei Arbeitsphasen dieses zentralen Organs: In der **systolischen Phase** zieht sich das Herz zusammen und drückt das Blut in den Lungen- und den Körperkreislauf hinaus. In der **diastolischen Phase** entspannt sich das Herz, gleichzeitig füllen sich seine Kammern mit Blut. Genau genommen verfügen wir über zwei getrennte Kreisläufe, die von der rechten und linken Herzhälfte jeweils als Pumpe angetrieben werden: Die rechte Herzhälfte versorgt den **kleinen Kreislauf** (Lungenkreislauf), bei dem über die **Lungenarterien** das Blut in die Lunge gepumpt wird. Dort wird es mit Sauerstoff angereichert, von Kohlendioxid entlastet und gelangt dann über die **Lungenvenen** in die linke Herzhälfte. Die erheblich größere und kräftigere linke Herzhälfte versorgt dann unter erheblichem Blutdruck über die **Arterien** den gesamten restlichen Körper mit seinen Organen, wobei der Rückfluss zum rechten Herzen über die Venen erfolgt.

Beim Blutgefäßsystem wird also hinsichtlich seiner Funktionsweise und seiner Anatomie in Venen und Arterien unterschieden. Die herznahen Arterien sind sehr elastisch, denn sie müssen die Pumpstöße des Herzens auffangen und gleichzeitig das Blut kontinuierlich weitergeben – dadurch entsteht ein gleichmäßiger Blutfluss. Die übrigen Arterien sind nicht so flexibel, besitzen dafür aber mehr Muskelschichten. Die kleineren Arterien werden wegen ihrer stabilen Wände sogar als Widerstandsgefäße bezeichnet – sie bauen den **Blutdruck** im Gefäßsystem auf. Überhaupt erreicht der Blutdruck im arteriellen Gefäßsystem die höchsten Werte. So sind die Arterien ständig einer relativ starken mechanischen Belastung ausgesetzt. Und ständige Verletzungen und Blutgerinnsel, die auftreten, wieder abheilen beziehungsweise sich schnell wieder auflösen, sind normal in diesem System.

Bei den **Venen**, also denjenigen Gefäßen, die das Blut von den Organen zurück zum Herzen leiten, unterscheidet man zwischen den Hautvenen und den tiefer im Gewebe liegenden, die Arterien begleitenden Venen. Die Hautvenen können sich eng stellen und damit die Geschwindigkeit des Blutflusses regulieren. Anders als bei den Arterien ist der Blutdruck in diesen Gefäßen niedrig, deshalb sind die Gefäßwände und die transportierten Blutkörperchen keiner starken mechanischen Belastung ausgesetzt. Weil weit mehr als die Hälfte des Blutes im venösen Gefäßsystem gespeichert ist, bezeichnet man die Venen auch als Kapazitätsgefäße.

Das Blut enthält rote **Blutkörperchen**, die zuständig sind für den Transport von Sauerstoff und Kohlendioxid. Daneben gibt es weiße Blutkörperchen, die als zelluläre Bestandteile des Immunsystems anzusehen sind. Die **Blutplättchen** sorgen schließlich für die Gerinnungsfähigkeit des Blutes. Zudem enthält das Blut zahlreiche gelöste Stoffe, etwa flüssige Bestandteile des Immunsystems, Eiweiße oder Hormone. Alle Stoffe zusammen machen es möglich, dass der Arzt viele Erkrankungen bei einer Blutuntersuchung erkennt.

Für die Gesundheit ist ein geregelter **Blutumlauf** unerlässlich. Damit alle Stellen im Körper mit ausreichend Blut versorgt werden, gibt es eine aufwendige Regulation: Die Leistung der »Herzpumpe« kann stufenlos den Erfordernissen angepasst werden, wobei der Blutdruck und die Häufigkeit der Herzaktionen (Puls) im Vergleich zum Ruhezustand bei Bedarf erheblich erhöht werden. Zudem kann durch selektive Verengung kleinerer arterieller Gefäße deren Widerstand verstärkt werden. Das ist vergleichbar mit einer Zentralheizung, bei der man über die Ventile bestimmte Heizkörper bedient. Das Blut wird so bevorzugt in bestimmte Regionen oder Organe geleitet, wobei andere Gebiete relativ weniger durchblutet sind. Das erkennt man beispielsweise an der Neigung zu kalten Händen oder Füßen.

Funktionelle Herzbeschwerden

Über die allgemeinen Herzbeschwerden schreibt der Würzburger Arzt Ortolf von Baierland: »Das Herz zittert bisweilen und ist krank, und das ereignet sich manchmal mit übler Hitze und manchmal ohne Hitze, und manchmal schwitzen die Leidenden sehr. Kommen die Beschwerden von zu großer Hitze und zu großer Menge an Blut, so sollst du zur Ader lassen auf der linken Hand und ihn mit Pappelsalbe oder Veilchenöl einreiben.« Konrad von Megenberg meint, dass diese tödliche »Herzenssucht« von übermäßigem Zorn und übermäßiger Furcht verursacht wird. Die eigentliche (koronare) Herzkrankheit wurde damals »Cardiaca« genannt, denn »Cardia« ist das lateinische Wort für Herz.

Ursachen und Symptome

Funktionelle Herzbeschwerden und koronare Herzkrankheit äußern sich in ähnlichen Symptomen und sind nicht leicht voneinander zu unterscheiden. Menschen mit funktionellen Herzbeschwerden haben unangenehme Gefühle im Herzbereich, beispielsweise ein Druck- und Beklemmungsgefühl hinter dem Brustbein oder Herzschmerzen. Bei manchen dieser Patienten schlägt das Herz unruhig (Herzstolpern), zuweilen tritt Herzrasen auf. Oft kommen noch Unruhe, Angstgefühle und Schlafstörungen sowie Schweißausbrüche und Erschöpfung dazu. Diese Symptome belasten die Betroffenen zwar sehr, dennoch können bei der ärztlichen Untersuchung, insbesondere im EKG, keine Zeichen einer organischen Herzerkrankung wie Rhythmusstörungen, Herz(klappen)-Fehler oder koronare Herzkrankheit gefunden werden. Funktionelle Herzbeschwerden sind also nicht wirklich gefährlich: Sie hängen mit Stress und der psychischen Verfassung der betroffenen Person zusammen und können daher gut naturheilkundlich behandelt werden.

Liegt jedoch eine koronare Herzkrankheit vor, so sind die den Herzmuskel versorgenden Koronararterien arteriosklerotisch verengt oder gar verschlossen. Der Herzmuskel reagiert auf den Sauerstoffmangel, insbesondere bei Belastung, mit heftigsten Schmerzen – eine so genannte *Angina pectoris*. In schlimmeren Fällen kann diese schwere Erkrankung zum lebensbedrohlichen Herzinfarkt führen.

Strategien der Behandlung

1. Ärztliche Untersuchung: Man sollte zuallererst beim Arzt abklären lassen, dass keine koronare Herzkrankheit vorliegt.
2. Entlastung des Herzens: Das Herz kann unterstützt werden, indem pflanzliche Wirkstoffe zur Erweiterung der Gefäße eingenommen werden. Überdies kann die Koronardurchblutung durch pflanzliche Wirkstoffe gefördert werden.
3. Gesunde Lebensweise: Gesund zu leben bedeutet nicht, sich zu schonen, sondern vielmehr, sich ausreichend zu bewegen und zu entspannen. Vor großem Stress schirmt man sich am besten ab. Zudem sollte man sich selbst darüber im Klaren sein, dass keine gefährliche Krankheit vorliegt, die Anlass zu großer Sorge gibt. Solche Ängste würden nur die Symptome verschlimmern.

Welche Heilpflanzen helfen?

- **Weißdorn** enthält viele Wirksubstanzen aus den Gruppen der Procyanidine und der Flavonoide (darunter das Rutosid), welche die Schlagkraft des Herzens stärken und dabei seine Belastung durch Erweiterung der Gefäße reduzieren. Obwohl die Wirksamkeit von Weißdorn am besten bei leichter Herzinsuffizienz untersucht ist, ist er auch bei funktionellen Herzbeschwerden häufig erfolgreich.
- **Herzgespannkraut** soll eine leicht blutdrucksenkende und beruhigende Wirkung haben. Das Wissen über Herzgespannkraut ist jedoch noch nicht durch die neuere Forschung abgesichert, sondern beruht auf Erfahrungswerten. Anerkannt hat man den Einsatz der Pflanze bei nervösen Herzbeschwerden.
- Auch wenn man den **Baldrian** eher als schlaffördernde Pflanze kennt, hat er sich längst bei der Behandlung von Herzkrankheiten bewährt. Er besitzt ätherische Öle, Valepotriate, Valerensäure und Lignane, die für die beruhigende Wirkung verantwortlich sind.

- Bei Neigung zu niedrigem Blutdruck ist der anregende **Rosmarin** zu empfehlen. Er zeigt bei einer Aromatherapie, aber auch als Salbe eine sofortige Wirkung, während die Effekte bei Weißdorn, Herzgespannkraut und Baldrian erst einige Tage oder auch Wochen nach der Einnahme deutlich werden.
- Für die äußerliche Behandlung funktioneller Herzbeschwerden sind außerdem **Senfsamen** zu empfehlen. Dank ihrer Senfölglykoside besitzen sie starke durchblutungsfördernde Eigenschaften.

Anwendungen, die sich bewährt haben

Zur Therapie mit Kräutern, die das Herz entlasten, werden Tees, aber auch durchblutungsfördernde und kreislaufanregende Salben und Wickel eingesetzt, die man im Gebiet der Reflexzonen des Herzens, also am linken Brustkorb seitlich und hinten sowie an der Innenseite des linken Armes, aufbringt.

Salbe

Rosmarinöl

Bei funktionellen Herzbeschwerden, die mit niedrigem Blutdruck verbunden sind, haben sich durchblutungsfördernde Einreibungen mit Rosmarinsalbe bewährt. Sie wird über der Herzzone aufgetragen (linker Brustkorb vorn und Seite sowie linker Oberarm).

Anwendung: 10-prozentiges Rosmarinöl in einer Salbengrundlage mit Sheabutter oder mit Schweineschmalz anrühren. Die Sheabutter wird aus dem Samen des Butterbaums gewonnen. Morgens und abends vorsichtig in die Herzgegend einmassieren.

Tees

Baldrianwurzel

Teezubereitung: Die Zubereitung von Baldriantee erfordert etwas Zeit: 2 Teelöffel zerkleinerte Baldrianwurzel mit 1 Tasse kaltem Wasser übergießen, mindestens 12 Stunden ziehen lassen, abseihen und leicht anwärmen. Bei chronischen Schlafstörungen empfiehlt es sich, mehrere Tassen über den Tag verteilt zu trinken, um eine spürbare Wirkung zu erreichen. Man wird am Tag trotzdem leistungsfähig bleiben.

Weißdornblätter und -blüten

Teezubereitung: 2 Teelöffel Weißdornblätter und -blüten mit 1 Tasse kochendem Wasser übergießen, 15 Minuten ziehen lassen und abseihen. Täglich 3 bis 4 Tassen trinken. Für einen spürbaren Erfolg muss eine Kur von 4 bis 6 Wochen angesetzt werden.

Herzgespannkraut

Teezubereitung: 1 Teelöffel Herzgespannkraut mit 1 Tasse kochendem Wasser übergießen, 10 Minuten ziehen lassen und abseihen. 2-mal täglich 1 Tasse trinken.

Teemischung

Die Teemischung ist besonders empfehlenswert bei nervös bedingten sowie krampfartigen Herzbeschwerden.

Zusammensetzung: 20 g Melissenblätter, 20 g Herzgespannkraut, 30 g Baldrianwurzel (fein geschnitten) und 30 g Weißdornkraut.

Teezubereitung: 1 bis 2 Teelöffel Teemischung mit 1 Tasse kochendem Wasser übergießen, danach 10 bis 15 Minuten zugedeckt ziehen lassen und abseihen. Mehrmals täglich 1 Tasse trinken.

Wickel

Senfsamen

Anwendung: 4 Esslöffel Senfmehl (Mehl von Senfsamen) in 1 Glas lauwarmem Wasser (damit die Enzyme nicht zerstört werden) zu einem Brei verrühren. Auf ein sauberes Leinentuch streichen und auf die Brust legen. 10 bis 15 Minuten auf der Brust belassen. Anschließend die betroffenen Hautpartien sorgfältig reinigen.

Vorsicht: Senfwickel wirken reizend und strengen an. Bei geschwächten Menschen sollte man vor der Anwendung unbedingt den Hausarzt befragen. Bei Kindern unter 6 Jahren und Nierenkranken ist von der Behandlung mit Senfsamen dringend abzuraten.

Niedriger Blutdruck

In den mittelalterlichen Arznei- und Hausbüchern wird er immer wieder in Wort und Bild beschrieben: der Mann, der sein Leben am liebsten im Bett verbringt oder nur schwer am Morgen herauskommt, während die Frau schon fleißig ist. Dennoch scheint der Mann nicht unzufrieden, ja sogar ausgesprochen glücklich zu sein. Es handelt sich um den Phlegmatiker, der vom Phlegma, dem Schleim (Rotz), bestimmt wird, welcher kalt und feucht ist. Von ihm berichtet Ortolf von Baierland in seinem ›Arzneibuch‹ aus der Zeit kurz vor 1300: »Ist der Mensch von Kälte und Feuchtigkeit krank, so ist sein Harn weißlich und dick, und der Puls ist träge und groß, und ihm geht es schlechter zu Mitternacht. Er ist bleich am Angesicht und geht im Schlaf (Traum) mit Wasser um. Er kann gut schlafen und hat wenig Durst und viel Speichel im Mund.« Bei dieser Beschreibung des Phlegmatikers hat Ortolf von Baierland schon sehr gut die Symptome erkannt, die bei Menschen mit niedrigem Blutdruck auftauchen.

Ursachen und Symptome

Ein tendenziell niedriger Blutdruck hat den eigentlich positiven Effekt, dass den Betroffenen eher ein langes Leben zu prophezeien ist. Andererseits können die mit dem niedrigen Blutdruck verbundene Schwäche, die Müdigkeit oder auch die Antriebsarmut schon ganz erheblich störend wirken. Unter niedrigem Blutdruck leidende Menschen klagen darüber hinaus auch häufig über Ohnmachtsneigung bei plötzlichem Aufstehen (Orthostase-Syndrom) oder bei langem Stehen.

Häufig ist die Ursache von niedrigem Blutdruck unbekannt. Er kann durch Medikamente bedingt oder auch eine Begleiterscheinung der Schwangerschaft sein. Weitere Faktoren, die zu niedrigem Blutdruck führen können, sind starker Blut- oder Flüssigkeitsverlust, Salzmangel, aber auch zu viel Alkohol oder starkes Rauchen. Es kann aber auch eine schwere Erkrankung vorliegen (z. B. Herzinsuffizienz, Diabetes oder Nierenerkrankungen). Daher sollte man bei dauerhaft niedrigem Blutdruck unbedingt den Arzt konsultieren.

Strategien der Behandlung

1. Verbesserung des Allgemeinbefindens: Liegt keine organische Erkrankung vor, bieten anregend riechende Pflanzen gute Möglichkeiten, das Befinden spürbar zu bessern. Vollbäder, das Einreiben mit Ölen oder Cremes mit ätherischen Ölen, sogar das einfache Riechen können schon hilfreich sein.
2. Erhöhung des Blutdrucks: Bereits warmes Duschen steigert den Blutdruck etwas, noch besser ist kaltes Duschen. Mit heiß-kalten Wechselduschen kann man den Blutdruck sogar noch stärker anregen. Eine äußerst belebende Wirkung haben kalte Armbäder – sie werden deswegen sogar als »Kaffee« der Naturheilkunde bezeichnet. Man kann sie ganz einfach mehrmals täglich im Waschbecken durchführen. Außerdem sollte man viel Flüssigkeit trinken und vor allem kreislaufanregende Getränke (wie etwa Tee oder Kaffee) zu sich nehmen. Auch Dehngymnastik ist förderlich: Ganz einfache Übungen, bei denen man Hände und Füße so weit wie möglich vom Körper wegstreckt, regen den Blutdruck an – auch das elegante Strecken der Katzen dient übrigens dazu, den Blutdruck zu steigern.
3. Vitalisierung: Zu einer Verbesserung des Gesamtbefindens bei niedrigem Blutdruck kann auch die tonisierende (Muskelspannung erhöhende) Wirkung bitterstoffhaltiger Pflanzen beitragen.

Welche Heilpflanzen helfen?

- **Rosmarin** besitzt ätherische Öle, zu denen u. a. der Campher gehört. Obwohl der Einsatz von Rosmarin wissenschaftlich nur bei der Behandlung von Magen-Darm-Beschwerden anerkannt ist, kann er auch zur innerlichen und äußerlichen Anwendung bei niedrigem Blutdruck erfolgreich eingesetzt werden. Die überaus komplexen Stoffe des Camphers regen das Atemzentrum und den Kreislauf an und fördern die Durchblutung. In der Regel genügt bereits das Einatmen geringster Mengen an Campher, um den Blutdruck nachweislich zu steigern.
- Ebenso wie der Rosmarin regt der **Lavendel** den Kreislauf bereits in niedrigen Konzentrationen an (teilweise sogar unterhalb der Schwelle, bei der man den Geruch bewusst wahrnimmt). Das Lavendelöl

enthält ebenfalls Campher (2 Prozent), daneben milde Lamiaceen-Gerbstoffe, darunter auch die Rosmarinsäure, die äußerlich angewendet anregend wirken (innerlich dagegen beruhigend).

- Zur Anregung des Stoffwechsels hat sich auch der **Kalmus** bewährt, der ätherische Öle und Terpene als Wirkstoffe enthält.
- Wenngleich von der Forschung nicht abgesichert, kann sich hier auch der **Wermut** als hilfreich erweisen. Mit seinen Gerbstoffen wirkt er tonisierend auf Magen und Galle und kann bei allgemeinen Schwächezuständen eine positive Wirkung zeigen.

Anwendungen, die sich bewährt haben

Zur Therapie mit Heilkräutern, die die Durchblutung anregen sollen, werden vornehmlich Bäder und Salben eingesetzt. Bäder stimmen den Stoffwechsel um und regen so die Eigenregulation an. Mit einer Aromatherapie wird das Allgemeinbefinden gesteigert, indem die Duftstoffe über Haut, Schleimhäute und Nase ins Gehirn gelangen und direkt auf Psyche und Nerven anregend wirken. Zur Verbesserung des Gesamtbefindens trägt auch ein Tee aus Wermutkraut bei.

Bäder, Salbe und Aromatherapien

Rosmarinblätter und -öl

Wein: Auf 20 g getrocknete Rosmarinblätter 1 Liter Weißwein geben, 1 Woche ziehen lassen und abseihen. Kühl aufbewahrt hält er sich ungefähr einen Monat lang. 2- bis 3-mal täglich 20 ml einnehmen.

Salbe: Mit einer Salbe, die 6 bis 10 Prozent Rosmarinöl und 3 bis 5 Prozent Campher enthält, die Brust einreiben. Täglich 2- bis 3-mal anwenden.

Badezusatz: 10 bis 15 Tropfen Rosmarinöl mit 1 Becher Sahne mischen und ins 38 bis 39 °C warme Badewasser geben. Bei fettiger Haut ist von dem Badezusatz allerdings abzuraten. 20 bis 30 Minuten baden.

Kalmuswurzel

Badezusatz: 100 g nicht entrindete Kalmuswurzel mit 1 Liter kochendem Wasser übergießen, 15 Minuten ziehen lassen, noch mal kochen, dann abseihen und ins 38 bis 39 °C Badewasser geben.

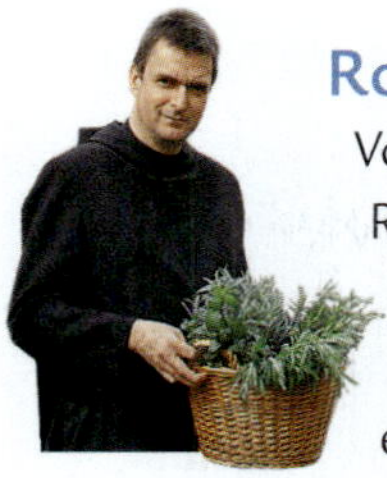

Rosmarin belebt

Von jeher wurde in den Klöstern der Rosmarin für die Behandlung von niedrigem Blutdruck verwendet. Heute ist der Rosmarin zu meinem Mittel erster Wahl bei dieser Art von Herz-Kreislauf-Beschwerden geworden: Für einen Tee übergießt man 1 gehäuften Teelöffel Rosmarinblätter mit 1 Tasse kochendem Wasser, lässt den Tee 10 Minuten ziehen und seiht ihn dann ab. Davon trinkt man täglich 2 bis 3 Tassen. Auch als Aromatherapie eignet sich der Rosmarin hervorragend: Man gibt 7 Tropfen Rosmarinöl in eine Duftlampe und lässt es langsam verdampfen. Man spürt sogleich, wie der Duft belebt und die Arbeit wunderbar von der Hand geht.

Lavendelblüten

Aromatherapie: 3 Tropfen Lavendelöl in ein Duftlämpchen oder eine Wasserschale geben und auf den Heizkörper stellen. Der durch Erhitzen aufsteigende Wasserdampf verteilt die Duftmoleküle in der Raumluft.

Tee

Wermutkraut

Teezubereitung: 1 Wermutkraut mit 1/8 Liter kochendem Wasser übergießen, 10 Minuten zugedeckt ziehen lassen und abseihen. 2-mal täglich 1 Tasse trinken.

Bluthochdruck

Der Hypertoniker war in der Klostermedizin der »Choleriker«. Hildegard von Bingen beschreibt ihn so: »Wenn in diesen Menschen die verschiedenen Säfte erregt werden, sodass sie durch unmäßiges Essen und Trinken, unangebrachtes Vergnügen, Trauer, Zorn und ungezügelte Leidenschaften geschüttelt werden, dann sprudeln sie auf wie Wasser, das im Warmbad auf Feuer gestellt wurde, und versenden gleichsam feurige Tropfen und schießen sie wie Pfeile in ihr Fleisch, in ihr Blut und in ihre Adern, und sie bohren sich so heftig in die Menschen wie beißender Rauch, der in die Augen dringt. (...) Wer diese Veranlagung hat, braust öfters im Zorn auf, vergisst ihn aber rasch wieder, weil er die Gutmütigkeit liebt. Bei ihrer Veranlagung neigen solche Menschen leicht zu Zorn und leichter Heiterkeit.«

Ursachen und Symptome

Am Bluthochdruck ist gefährlich, dass in den meisten Fällen keinerlei Symptome auftreten – ganz im Gegenteil: Hypertoniker sind in der Regel fröhliche und zudem auch äußerst schaffensstarke Menschen. Kopfschmerzen, Herzklopfen und allgemeines Unwohlsein kommen nur dann vor, wenn der Blutdruck sehr stark überhöht ist. Wird Bluthochdruck allerdings unzureichend behandelt, führt er auf Dauer zu einer Schwächung des Herzens. Außerdem zählt er zu den Risikofaktoren für Gefäßverkalkung, die letztlich in einen Herzinfarkt oder Schlaganfall münden kann.

Die Ursachen eines dauernd erhöhten Blutdrucks sind vielfältig und müssen ärztlicherseits festgestellt werden. In etwa 90 Prozent der Fälle lässt sich keine eindeutig zuordenbare Ursache aufdecken; das wird dann »essenzielle Hypertonie« genannt. Letztendlich hängt sie aber mit unserem modernen Lebensstil zusammen: Mit der ständigen Anspannung geht der natürliche Wechsel von Aktivität und Ruhe verloren, der Mensch steht unter Dauerstress. Auch ein Zuviel an tierischen Eiweißen und Fetten in der täglichen Ernährung sowie der häufige Verzehr von fett- und zuckerreichen Fertigprodukten belasten Herz und Gefäße übermäßig. Übergewicht ist ein weiterer ernst zu nehmender Risikofaktor für Bluthochdruck. Eine viel diskutierte Ursache ist ferner das Kochsalz in unserer Nahrung. Unter den eindeutig bestimmbaren Ursachen stehen Erkrankungen der Niere an erster Stelle, gefolgt von hormonellen Störungen und den Nebenwirkungen mancher Arzneimittel.

Strategien der Behandlung

1. **Vorbeugen gegen Bluthochdruck:** Bei fortgeschrittenem starkem Hochdruck lassen sich keine Pflanzen mit nachgewiesener Wirksamkeit empfehlen. Dennoch können einige Heilpflanzen der Klostermedizin zur Vorbeugung beitragen und unterstützend helfen.
2. **Gesunde Lebensweise:** Eine Lebensweise, die dem Stress mit genügend Entspannung und Abhärtung (z. B. mit Wasser-Anwendungen) begegnet, ist eine Möglichkeit der Naturheilkunde, dem Bluthochdruck entgegenzuwirken. Zu einer gesunden Lebensweise gehört es auch, Übergewicht zu vermeiden. Wer bereits zu viel wiegt, sollte sich einen Entlastungstag pro Woche vornehmen oder eine Fastenkur durchführen (siehe Seite 392–451).
3. **Erweiterung der Blutgefäße und Entwässerung:** Wenn die Arterien und Venen geweitet werden, fließt das Blut leichter, was wiederum das Herz entlastet. Um die Gefäße zu erweitern und Blutdruckspitzen abzubauen, haben sich besonders Warmbäder bewährt. Aus diesem Grund ist aber auch regelmäßige Bewegung wichtig. Um Bluthochdruck vorzubeugen beziehungsweise ihn zu behandeln, ist zudem eine Entwässerung des Körpers sinnvoll, indem man die Nieren zu erhöhter Tätigkeit anregt. Eine Anregung der Nieren erreicht man beispielsweise durch Baden, aber auch durch regelmäßiges Schwimmen.

Welche Heilpflanzen helfen?

- **Mistel** kann zur innerlichen Behandlung bei leichteren Formen von Bluthochdruck und zur Vorbeugung einen günstigen therapeutischen Effekt haben.
- Als begleitende Maßnahme zur Behandlung von Bluthochdruck ist die Einnahme von **Knoblauch** empfehlenswert. Das Wissen über den Knoblauch ist hier jedoch noch nicht durch die neuere Forschung abgesichert, sondern beruht auf Erfahrungswerten.

Anwendungen, die sich bewährt haben

Zur Vorbeugung und unterstützenden Behandlung von Bluthochdruck werden vornehmlich Bäder und Tees eingesetzt. Auch eine Knoblauchkur kann zu einer Senkung des Blutdrucks beitragen.

Tees

Mistelkraut

Teezubereitung: 2,5 g Mistelkraut mit 1 Tasse kaltem Wasser übergießen, über Nacht ziehen lassen, abseihen. Täglich 1 bis 2 Tassen trinken.

Teemischung

Diese Teemischung ist empfehlenswert bei nervös bedingtem Bluthochdruck. Sie wirkt beruhigend, ausgleichend und entspannend.
Zusammensetzung: 40 g Johanniskraut, 25 g Melissenblätter, 30 g Schafgarbe und 5 g Arnikablüten.
Anwendung: 1 Esslöffel mit 1 Tasse kochendem Wasser übergießen, 10 Minuten zugedeckt ziehen lassen und abseihen. Mehrmals täglich 1 Tasse trinken.

Teemischung

Diese Teemischung wirkt nierenanregend, herzkraftsteigernd und mild ausschwemmend.
Zusammensetzung: 20 g Rautenkraut, 30 g Weißdornblätter mit -blüten, 30 g Ackerschachtelhalmkraut und 20 g Hirtentäschelkraut.
Anwendung: 1 bis 2 Esslöffel mit 1 Tasse kochendem Wasser übergießen, 7 bis 10 Minuten ziehen lassen und abseihen. Mehrmals täglich 1 Tasse trinken.

Kur

Knoblauch

Zusammensetzung: 1 Liter 20-prozentiger Ethanol (aus der Apotheke), 30 Knoblauchzehen, 5 ganze Zitronen aus biologischen Anbau.
Anwendung: Die Knoblauchzehen schälen und klein hacken, die äußerste gelbe Schicht der Zitronenschale abraspeln und die Zitronen klein schneiden. Alles in einen Mixer geben, pürieren und das Ethanol dazugeben. In einem Topf erwärmen und bei etwa 40 °C 15 Minuten ziehen lassen. Dann abseihen, in Flaschen abfüllen und in den Kühlschrank stellen. Täglich morgens und abends ein kleines Glas davon trinken.

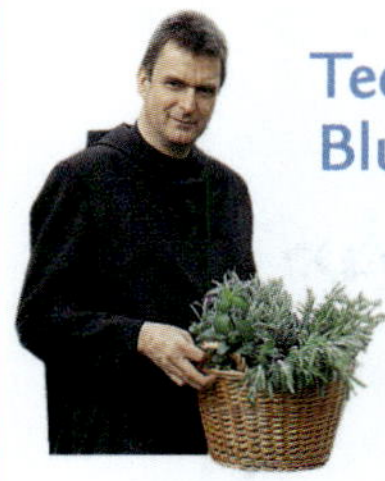

Teemischung gegen Bluthochdruck

Bluthochdruck tut nicht weh, kann jedoch ernsthafte Folgen haben. Man sollte ihn daher so früh wie möglich behandeln. Die Klostermedizin empfiehlt bei hohem Blutdruck folgende beruhigende und die Herzkraft stärkende Rezeptur, die man sich in der Apotheke zusammenstellen lassen kann: 20 g Johanniskraut, 20 g Scharfgarbenkraut, 20 g Weißdornblüten, 20 g Hirtentäschelkraut und 20 g Tausendgüldenkraut. Außerdem benötigt man Mistelkraut, welches man durch Kaltauszug vorbereitet. Dazu übergießt man 1 Teelöffel Mistelkraut mit 1 Tasse kaltem Wasser, lässt den Tee 10 bis 12 Stunden ziehen und seiht ihn dann ab. Anschließend übergießt man 1 Esslöffel der Teemischung mit 1 Tasse heißem Wasser, lässt den Tee 10 Minuten ziehen und seiht ihn dann ab. Den Misteltee gibt man zu der Teemischung und trinkt davon mehrmals täglich 1 Tasse.

Bäder

Zur vorbeugenden Behandlung von Bluthochdruck werden auch heute vornehmlich Bäder eingesetzt.
Anwendung: Bei 36 bis 38 °C mindestens 1/2 Stunde baden. Danach sofort die Beine kalt abduschen. Je nach Belieben können auch ätherische Öle als Badezusatz zugegeben werden, und zwar Melisse und Lavendel zur Beruhigung. Die Badezusätze können direkt aus dem Handel bezogen werden. Wer möchte, kann sie selber ansetzen: Pro Vollbad 2 bis 5 ml ätherisches Öl und 1/4 Liter Sahne (als Emulgator) mischen und dem Badewasser beimengen.

Herzinsuffizienz

Dem das Herze schwach ist« lautet die entsprechende Überschrift im ›Elsässischen Arzneibuch‹. Und weiter ist zu lesen: »dass der Mensch sehr seufzt, ohne es zu merken«. Das ›Elsässische Arzneibuch‹ empfiehlt die Poleiminze, eine Pflanze, die wegen des toxischen Inhaltsstoffes Pulegon heute bei uns nicht mehr innerlich verwendet wird. Hildegard von Bingen meint in ihren ›Causae et curae‹, dass es Menschen gibt, die zu viel feuchtes Phlegma in sich trügen, das böse Ausdünstungen in den Brustbereich und das Hirn bewirke. Dies verringere das Hörvermögen Das kalte Phlegma »schwächt auch das Herz, weil das Herz immer seine volle Kraft haben soll und immer eine überschüssige Flüssigkeit abweist. Die Menschen mit dieser Veranlagung sind sanft und frohgemut, aber schwerfällig.«

Ursachen und Symptome

Eine mangelnde Herzleistung äußert sich in Atemnot bei körperlicher Belastung, in schwersten Fällen tritt diese bereits im Ruhezustand auf. Das Atmen verursacht typische Rasselgeräusche, die man schon aus einigen Metern Entfernung hören kann. Dazu kommen Mattigkeit und Müdigkeit. Menschen mit ausgeprägter Herzschwäche bekommen im Sitzen eher Luft als im Liegen. Da das Herz zu wenig Blut auspumpt und auch zu wenig aus den Venen aufnimmt, befindet sich in den Venen zu viel davon. Der entstehende Druck presst Flüssigkeit aus den Venen in das umgebende Gewebe (Ödeme). Das Wasser löst sich vor allem während des Liegens in der Nacht aus den Beinen, was zu nächtlichem Harndrang führt. In fortgeschrittenen Fällen wird es daher notwendig, mit erhöhtem Oberkörper zu schlafen, um die Entstehung von Ödemen im Brustbereich (Brustwassersucht) zu vermeiden. Schon Hildegard von Bingen wusste damals von dem Zusammenhang zwischen Herzinsuffizienz und Ödembildung, sie spricht von »überschüssigen Flüssigkeiten«.

Ursache der mangelnden Herzleistung können neben Herzklappenfehlern und vorausgegangenen Herzinfarkten auch Schädigungen der Herzmuskulatur selbst sein, die zum Beispiel durch Alkohol, Viren und Bakterien hervorgerufen werden. Aber auch Bluthochdruck, Lungenembolie oder akutes rheumatisches Fieber zählen zu den Auslösern von Herzinsuffizienz. Das in dieser Weise überlastete Herz ist meist erweitert, hat dabei nur eine verhältnismäßig dünne Herzwand und kann sich kaum noch entleeren. Die Regelmechanismen des Herz-Kreislauf-Systems bewirken, dass das Herz mit allen Mitteln versucht, seine gewohnte Leistung zu erbringen. Dadurch wird in Herzfrequenz und Blutdruck häufig das Optimum weit überschritten, woraus dann wiederum folgt, dass das Herz unter noch wesentlich ungünstigeren Bedingungen arbeiten muss.

Strategien der Behandlung

1. Stärkung des Herzens: Sinnvoll sind zunächst Mittel, die die Schlagkraft der Herzmuskulatur erhöhen und das Herz durch eine Erweiterung der Gefäße entlasten. Dank dieser Mittel fließt das Blut bei nicht zu hohem Druck leichter durch den Körper.
2. Schonung des Herzens: Herzzügelnde Heilmittel sollen zur Herzschonung beitragen, vor allem, indem sie den Puls verlangsamen.
3. Anregung der Nieren: Nierenanregende, »wassertreibende« Mittel wurden früher in der Erfahrungsheilkunde verwendet und werden auch noch heute eingesetzt, da sie die Feuchtigkeit im Körper verringern und die Ödemneigung sowie den Rückstau im venösen System vor dem Herzen reduzieren. Empfehlenswert ist es auch, möglichst salzarm zu essen, da der Körper so weniger Wasser »festhält«.

Welche Heilpflanzen helfen?

- **Meerzwiebel**, Maiglöckchen und Adoniskraut (ebenso wie Oleander) enthalten in geringen Mengen Digitalisglykoside, die den Herzmuskel stärken. Eine Anwendung dieser Pflanzen ist heutzutage jedoch wegen der nicht zu vermeidenden Schwankungen der Wirkstoffkonzentrationen selbst innerhalb der Phytotherapie umstritten. Sie werden aus diesem Grund nicht zur Selbstbehandlung empfohlen.
- **Weißdorn** wirkt nach den neuesten Erkenntnissen über mehrere Mechanismen und kann somit gewissermaßen als ideales Allround-Herzmittel gelten: Es

erweitert die Gefäße zur leichteren Durchblutung und stärkt zugleich die Herzkraft, ohne dabei die Herzfrequenz und den Blutdruck nachteilig zu beeinflussen. Darüber hinaus regt es die Nieren leicht an und erleichtert überdies die Atmung – daher wirkt es auch sehr gut bei Patienten, die sowohl unter Asthma als auch Herzinsuffizienz leiden (Herzasthma). Wir empfehlen die Erstbehandlung von leichten Formen einer Herzschwäche – auch bei Menschen, die eine schlechte körperliche Leistungsfähigkeit infolge von zu wenig Bewegung haben. Vermutlich ist Weißdorn aber auch bei fortgeschrittenen Formen der Herzinsuffizienz nützlich.

- **Birke**, Brennnessel und Petersilie helfen, indem sie die Entwässerung des Körpers unterstützen. Die harntreibende Wirkungsweise dieser drei Pflanzen beruht allerdings auf recht unterschiedlichen Inhaltsstoffen: Birkenblätter enthalten Flavonoide, Saponine, Gerbstoffe und ätherische Öle. Die Brennnessel hingegen besitzt als wirksame Substanzen Mineralsalze, vor allem Calcium- und Kaliumsalze, sowie Kieselsäure: Die entwässernde Wirkung beruht auf dem überaus hohen Kaliumgehalt. Bei der Petersilie sind hauptsächlich ätherische Öle und Flavonoide für die Wirkung verantwortlich.

Anwendungen, die sich bewährt haben

Bei der Behandlung von Herzinsuffizienz mit Heilkräutern aus dem Arzneischatz der Klosterheilkunde werden herzstärkende sowie nierenanregende Tees und Präparate aus der Apotheke eingesetzt.

Tees

Weißdornblätter und -blüten

Teezubereitung: 1 Teelöffel Weißdornblätter und -blüten mit 1 Tasse kochendem Wasser übergießen, 15 Minuten ziehen lassen und abseihen. Täglich 3 bis 4 Tassen trinken. Für einen spürbaren Erfolg muss eine Kur über 4 bis 6 Wochen angesetzt werden.

Saft: 3-mal täglich 1 Esslöffel einnehmen.

Tipp: Weißdornblätter und -blüten gibt es auch als hoch dosierte Fertigpräparate aus der Apotheke, die eine optimale Wirkstoffkonzentration garantieren.

Petersilienkraut und -wurzel

Teezubereitung: 1 Esslöffel Petersilienkraut und -wurzel mit 1 Tasse kochendem Wasser übergießen, zugedeckt 10 bis 15 Minuten ziehen lassen und abseihen. 3-mal täglich 1 Tasse trinken.

Birkenblätter

Teezubereitung: 1 Esslöffel Birkenblätter mit 1 Tasse kochendem Wasser übergießen, 10 bis 15 Minuten ziehen lassen und abseihen. 3- bis 4-mal täglich 1 Tasse trinken.

Brennnesselkraut

Teezubereitung: 1 bis 2 Teelöffel Brennnesselkraut oder -blätter mit 1 Tasse kochendem Wasser übergießen, 10 Minuten ziehen lassen und abseihen. 2- bis 3-mal täglich 1 Tasse trinken.

Präparate aus der Apotheke

Adoniskraut

Da es bei einer Überdosierung von Adoniskraut (Tagesdosis 0,6 g) zu Nebenwirkungen wie etwa Übelkeit, Erbrechen und Herzrhythmusstörungen kommen kann, ist es ratsam, Fertigpräparate (Dragees, Lösung) zu verwenden. Sie sind jedoch nur in Kombinationspräparaten mit weiteren Herzglykosiden erhältlich.

Maiglöckchen

Bei Maiglöckchen (Dragees, Lösung) gilt dasselbe wie für Adoniskraut.

Meerzwiebel

Die Tagesdosis für die Behandlung mit der Meerzwiebel beträgt nur 0,1 bis 0,5 g; aus diesem Grund ist auch hier nur der Einsatz von Arzneimitteln (Kapseln oder Dragees) sinnvoll.

Herzrhythmusstörungen

Das Messen des Pulses war auch im Mittelalter ein bekanntes Diagnosemittel. Die erste Anleitung zur Pulsmessung in deutscher Sprache verfasste der Würzburger Arzt Ortolf von Baierland kurz vor 1300, wobei er sich auf arabische Autoren bezog. In der Einleitung seines Pulstraktats schreibt er: »Merke, dass man die Kraft des Herzens, seine Krankheit und seine Eigenschaften im Puls finden kann: Wenn das Herz stark ist, dann ist auch die Ader stark, und wenn es krank ist, so ist auch die Ader krank (...). Manchmal ist die Ader groß, und danach klein, dann schnell und dann träge, das bedeutet, dass die Natur des Menschen vielerlei Angriffen ausgesetzt ist.«

Ursachen und Symptome

Zusätzliche Herzschläge oder das scheinbare Ausfallen eines Herzschlags wird als Stolpern des Herzens empfunden. Diese Herzrhythmusstörungen können verschiedene Ursachen haben, wie die Einnahme bestimmter Medikamente, starker Kaffee- oder Alkoholkonsum, psychische Belastungen, Hypertonie sowie schwere Erkrankungen wie Herzinfarkt. Und sie können sich in vielen Formen äußern – vom zu langsamen oder zu schnellen Herzschlag bis hin zu Unregelmäßigkeiten im Herzschlag.

Strategien der Behandlung

1. **Ausschließen organischer Erkrankungen:** Vor der Selbstbehandlung von Herzrhythmusstörungen sollte ein Arzt konsultiert werden, um schwere organische Erkrankungen auszuschließen.
2. **Normalisierung der Herzfrequenz:** Leichte sportliche Betätigung wirkt sich positiv auf die Herzfrequenz aus. Der Effekt kann durch Heilpflanzen unterstützt werden.
3. **Dämpfung der Erregbarkeit des Herzmuskels:** Dies kann durch die Alkaloide, die in bestimmten Pflanzen enthalten sind, geschehen.
4. **Entspannung:** Mit beruhigend wirkenden Heilkräutern können durch Stress ausgelöste Herzrhythmusstörungen behandelt werden.

Welche Heilpflanzen helfen?

- Vor allem bei harmloseren Herzrhythmusstörungen kann **Weißdorn** eine günstige Wirkung ausüben. Er fördert die Durchblutung des Herzens, stärkt dessen Schlagkraft und normalisiert den Herzrhythmus.
- Der früher oft verwendete **Besenginster** hat wegen seiner Nebenwirkungen stark an Bedeutung verloren. Sein Hauptalkaloid Spartein ist dafür verantwortlich, dass das Besenginsterkraut den Natriumtransport durch die Zellmembran hemmen soll. Dadurch wird die Erregbarkeit des Reizleitungssystems im Herzen gedämpft.

Anwendungen, die sich bewährt haben

Für die Therapie von Herzrhythmusstörungen sind vor allem Tees und Tinkturen empfehlenswert, die die Erregbarkeit des Herzmuskels dämpfen und beruhigen.

Tee

Teemischung

Wenn die Herzrhythmusstörungen nervöse Ursachen haben, ist folgende Teemischung hilfreich.

Zusammensetzung: 40 g Weißdornkraut, 20 g Melissenblätter, 20 g Herzgespannkraut und 20 g Baldrianwurzel (fein geschnitten).

Teezubereitung: 1 bis 2 Teelöffel mit 1 Tasse kochendem Wasser übergießen, 10 bis 15 Minuten ziehen lassen und abseihen. Mehrmals täglich 1 Tasse trinken.

Tinktur

Besenginsterkraut

Besenginsterkraut wird in wässrig-ethanolischen Auszügen aus der Apotheke verwendet.

Vorsicht: Nicht bei Hypertonie und während der Schwangerschaft anwenden. Bei gleichzeitiger Einnahme von Arzneimitteln mit Monoaminooxidase-Hemmstoffen kann es zu einer Blutdruckkrise kommen!

Blutarmut

Im Mittelalter wurde durch den Aderlass gewissermaßen eine »künstliche« Blutarmut verursacht, um so den Organismus zur Bildung neuen Blutes anzuregen und den inneren Säftehaushalt zu verjüngen und auszugleichen. Man wusste aber auch, dass Blutarmut mit der Menstruation zusammenhängt. So heißt es in dem Buch ›Von der Natur der Frauen und ihren Krankheiten‹: »Wenn es so ist, dass eine Jungfrau zu ihrem Monatsfluss bekommt, so kann sie demzufolge von blasser Hautfarbe sein.«

Ursachen und Symptome

Es gibt verschiedene Formen der Blutarmut, die auch als Bleichsucht oder Anämie bekannt ist. Entweder sind zu wenig rote Blutkörperchen im Blut oder die roten Blutkörperchen enthalten zu wenig Hämoglobin (roter Farbstoff des Blutes). Die Ursachen für Blutarmut sind vielfältig, häufig sind Krankheiten verantwortlich, die mit einem schleichenden Blutverlust einhergehen, oder die Lebensdauer der roten Blutkörperchen ist krankheitsbedingt verkürzt. Am häufigsten ist eine durch Eisenmangel verursachte Blutarmut. Eisen wird gebraucht, damit sich das sauerstoffbindende Hämoglobin an den roten Blutkörperchen bilden kann. Typisches Symptom der Blutarmut ist eine blasse Haut. Von Blutarmut betroffene Menschen klagen über Erschöpfung und häufige Müdigkeit, über wunde Stellen im Mund, starke Blutergüsse, aber auch über Taubheit und Kribbeln in den Beinen.

Strategien der Behandlung

1. Eisenreiche Nahrung: Eisen ist in sehr vielen Nahrungsmitteln enthalten. Das in den tierischen Lebensmitteln vorhandene Eisen kann vom menschlichen Körper besser erschlossen werden als die in den Pflanzen vorkommenden Eisenverbindungen, die für die Verwertung zuerst einmal oxidiert werden müssen. Immerhin wird die Verwertbarkeit des Eisens aus Pflanzen durch die zusätzlich enthaltenen Säuren und durch Vitamin C erhöht.
2. Vitaminreiche Nahrung: Auf genügend Vitamine sollte geachtet werden, wobei vor allem das Vitamin B12 von großer Bedeutung ist, denn dieses verbessert u. a. die Eisenversorgung des Körpers.

Besonders empfehlenswerte Lebensmittel

- Folsäure ist in allen **dunkelgrünen Blattgemüsen** und **Salaten** (wie Spinat, Mangold, Feldsalat), in fast allen Kohlsorten, Hülsenfrüchten, Bierhefe, Weizenkeimen und Leber reichlich enthalten. Dieses bei Blutarmut so wichtige Vitamin ist leicht wasserlöslich, aber extrem licht- und hitzeempfindlich (90 Prozent gehen beim Kochen verloren). Deshalb Kochwasser bei den Speisen mitverwenden und schonend garen. Am besten viel Rohkost aus den Salaten und Gemüsen bereiten, direkt vor dem Essen herrichten und die frischen Produkte immer im dunklen Kühlschrank aufheben. Salate und Gemüse möglichst noch am Einkaufstag verbrauchen.
- **Linsen** sind gut für die roten Blutkörperchen und somit gegen Anämie. Sie waren fester Bestandteil der klösterlichen Nahrung.
- Frische Früchte wie **Himbeeren** und **Brombeeren** enthalten viel Eisen, daneben auch blutdrucksenkendes Kalium und Magnesium, das die Regulierung des Herzrhythmus unterstützen soll.
- Auch **Blattgemüse** wie Mangold, Spinat, Feldsalat und Petersilie haben einen hohen Eisengehalt.
- Ideale Gesundheitsspender sind auch **Kohlgemüse** wie Grünkohl, Brokkoli, Kohlrabi, Wirsing und Rosenkohl. Sie enthalten Vitamine der Gruppe B und Vitamin C, aber auch Eisen, Magnesium und weitere Mineralien (Zink, Kupfer, Jod und Fluor).
- **Weizen** und **Roggen** enthalten Vitamine der Gruppe B, Eisen, Kalium, Magnesium, Mangan und Zink.
- Vitamin B12 ist in pflanzlichen Nahrungsmitteln nur in Spuren vorhanden. Viel reicher an Vitamin B12 sind **tierische Produkte**. (Den Tagesbedarf an Vitamin B12 von 1 bis 4 μg erreicht man beispielsweise mit 100 g Hühnchen, 100 g Rindfleisch, 150 g Hering oder 1/2 Liter Milch. Da man Vitamin B12 nicht über 200 °C erhitzen darf, sollte man das Fleisch nur ganz kurz schmoren lassen. Säuren wie Essig können Vitamin B12 zerstören.)

Gefäßverkalkung

Im Mittelalter ging die Heilkunde noch nicht von einem Blutkreislauf aus. Vielmehr verstand man Herz, Arterien und Adern als eine Art »Bewässerungssystem«, über das die Nährstoffe in den Körper und zu den Organen gelangen. So wie das Wasser bei der Bewässerung vom Boden und von den Pflanzen aufgesogen werde, so werde auch das Blut verbraucht. Auch wenn die Zusammenhänge bei der Arteriosklerose damals nicht bekannt waren, ist immer wieder von einer »Verstopfung der Körpersäfte« die Rede. So führt Johannes Platearius den Schlagfluss vor allem auf drei Gründe zurück: »Mangel an Wärme; Unmaß der überflüssigen Säfte; Engstellen in den Körpergängen (...)«. Als weitere Ursachen nennt er »Übermaß und Vergiftung von Speise und Trank, Biss eines tollwütigen Hundes (...), verdorbene Luft«. Die mittelalterliche Heilkunde war sich durchaus bewusst, dass diese »Verstopfungen« zu einem Schlaganfall führen können.

Ursachen und Symptome

Arteriosklerose steht mit erhöhten Fett- und Cholesterinwerten im Blut in engem Zusammenhang. Während gesunde Arterien elastisch und muskulös sind, kommt es bei Arteriosklerose zu Fett- und Cholesterinablagerungen an der Gefäßinnenwand, die dann als »entzündliche Prozesse« degenerativ (also unter einer Art Narbenbildung) verheilen. Im Laufe der Zeit werden die Gefäßwände zunehmend dicker und gleichzeitig der Innendurchmesser der Gefäße immer kleiner; in Analogie zur Verkalkung von Wasserrohren spricht man dabei nicht unzutreffend von Gefäßverkalkung.

Erhöhte Fett- und Cholesterinwerte entstehen infolge ungesunder, zu kalorienreicher Ernährung und durch Bewegungsmangel. Auch Dauerstress führt zu erhöhten Fett- und Cholesterinwerten. Der Grund dafür ist, dass der Organismus als Alarmreaktion gegen Stress Brennstoffe ins Blut bringt, um die Muskulatur für den anstehenden »Kampf« zu versorgen. Wenn beim psychischen Stress dann die »Verbrennung« dieser Stoffe nicht stattfindet, zirkulieren diese recht lange im Blut.

Strategien der Behandlung

1. Vorbeugen vor Arteriosklerose: Die Arteriosklerose kann vor allem vorbeugend dadurch bekämpft werden, dass Fett- und Cholesterinwerte niedrig gehalten werden. Letzteres wird beispielsweise dadurch erreicht, dass man tierische Fette möglichst meidet und statt Fleisch lieber Fisch zu sich nimmt. Zur Cholesterinsenkung hat sich auch eine Fastenkur mit anschließender Ernährungsumstellung bewährt (siehe Seite 392–451). Unterstützend hilft hier außerdem der Arzneischatz der Klosterheilkunde. Gleich zwei Wirkungsmechanismen macht man sich dabei zunutze: Manche klösterlichen Heilpflanzen hemmen die Aufnahme von Fetten im Darm, andere wirken gezielt auf den Stoffwechsel der Leber.
2. Förderung der Durchblutung: Hier kommen durchblutungsfördernde Pflanzen der Klostermedizin zum Einsatz, die man entweder zur innerlichen Anwendung oder in Form von Bädern nutzt.
3. Stabilisierung der Gefäßinnenwände: Mit Heilpflanzen kann man dafür sorgen, dass die Gefäßinnenwände gestrafft und stabilisiert werden.
4. Gesunde Lebensweise: Gesund leben – das bedeutet insbesondere ausgewogene Ernährung, Verzicht auf Nikotin und auf zu viel Alkohol, ausreichend Bewegung und der richtige Umgang mit Stress. Dann wird Arteriosklerose gar nicht erst entstehen.

Welche Heilpflanzen helfen?

- **Knoblauch** galt schon immer als ein Mittel, das ein hohes Lebensalter fördert. In den letzten Jahren konnte jedoch tatsächlich nachgewiesen werden, dass einige seiner Wirkstoffe, das Alliin und Allicin, den Fett- und Cholesterinstoffwechsel beeinflussen und erhöhte Werte etwas senken. Hinzu kommt, dass er die Gerinnungsfähigkeit hemmt, also verhindern hilft, dass sich in den verengten Gefäßen Blutgerinnsel bilden. Überdies fördert Knoblauch den Blutfluss in den kleinsten Gefäßen.
- Die **Artischocke** galt bis vor wenigen Jahren ausschließlich als allgemein verdauungsanregend. Neuere Forschungsergebnisse haben jedoch gezeigt, dass die Inhaltsstoffe der Artischocke, vor allem Bitterstoffe, spezifisch auf den Stoffwechsel der Fette in

der Leber wirken. Dies hat zur Folge, dass die Cholesterinwerte im Blut um etwa 15 Prozent sinken. Die wichtigen Inhaltsstoffe befinden sich bei der Artischocke in den Blättern.

- Auch eigentlich als Ballaststoffe oder Quellstoffe eingesetzte Mittel wie **Indische Flohsamen** (oder Leinsamen), die im Handel als Abführmittel geführt werden, können den Cholesterinwert günstig beeinflussen. Ähnliches erreicht man übrigens auch mit Haferflocken. Die besonders deutliche Wirkung dieser Heilpflanzen kommt dadurch zustande, dass die Quellstoffe im Magen Cholesterin und Fette so weit binden, dass diese verzögert resorbiert und dann mit dem Stuhl ausgeschieden werden.
- Seit Ende der 70er-Jahre weiß man, dass der bereits im Mittelalter bekannte **Buchweizen** auch bei Gefäßerkrankungen wie -verkalkung hilfreich ist. Dafür verantwortlich ist insbesondere das Rutin (5 Prozent Rutin im Kraut, 4 bis 12 Prozent in den Blüten, in den Blättern 2 bis 8 Prozent), das die Gefäßinnenwände stabilisiert und strafft und so zu einer verbesserten Mikrozirkulation beiträgt.
- Hilfreich ist außerdem der Einsatz von **Rosmarin**. Dank seiner ätherischen Öle regt er den Kreislauf an und wirkt durch den stärkeren Blutfluss vorbeugend gegen Verkalkungen.

Anwendungen, die sich bewährt haben

Bei der Behandlung von Arteriosklerose greift man am besten auf Präparate aus der Apotheke zurück, da sie eine ausreichende Dosierung garantieren. Daneben sind Quellstoffe (Flohsamen) und Tee zu empfehlen. Zur Durchblutungsförderung ist außerdem ein temperaturansteigendes Fußbad geeignet.

Präparate aus der Apotheke

Knoblauch

Die Dosierung von frischem Knoblauch oder von Kapseln bzw. Dragees muss genügend hoch sein, um die erwünschten Effekte zu erzielen. Dabei ist eine erhebliche Geruchsbelästigung unvermeidlich, da die flüchtigen Abbauprodukte der Wirkstoffe über Atmung und Haut abgegeben werden. Das Versprechen von Geruchsfreiheit ist nur bei unterdosierten Präparaten haltbar, die jedoch dementsprechend weniger wirksam sind.

Anwendung: 2 Zehen am Tag oder 2 g getrocknetes Knoblauchpulver in Kapseln bzw. Dragees einnehmen.

Artischocken

Anwendung: Zur Prävention von Arteriosklerose sollte man auf Fertigpräparate (Extrakt) zurückgreifen. Empfohlen wird hierbei eine Tagesdosis von 900 mg Extrakt.

Quellstoffe

Indische Flohsamen

Anwendung: 2 Esslöffel grob zerkleinerte Indische Flohsamen in 1 Glas Wasser geben, sofort trinken und 2 große Gläser Wasser nachtrinken. 3-mal täglich zu den Mahlzeiten einnehmen.

Alternative: 1 Esslöffel Indische Flohsamenschalen in 1 Glas Wasser geben, sofort trinken. Danach muss viel getrunken werden, wenigstens 1/4 bis 1/2 Liter, jedoch keine Milch, da diese nicht zur Quellung führt.

Vorsicht: Herzmedikamente sollte man 1 Stunde vor den Flohsamen einnehmen, da diese die Aufnahme der Arzneimittel in den Körper beeinträchtigen.

Tee

Buchweizenkraut

Teezubereitung: 2 Teelöffel mit 1 Tasse kochendem Wasser übergießen, 10 Minuten ziehen lassen und abseihen. 3-mal täglich 1 Tasse trinken. Für einen spürbaren Erfolg muss eine Kur von sechs Wochen bis drei Monaten angesetzt werden. Buchweizenkraut gibt es inzwischen auch in Teebeuteln.

Teilbad

Rosmarinöl

Anwendung: Die Füße in eine große Wanne mit ungefähr 1,5 Liter 35 °C warmem Wasser und 3 bis 5 Tropfen Rosmarinöl stellen. Die Badetemperatur schrittweise durch Hinzufügen von heißem Wasser erhöhen, bis eine Endtemperatur von etwa 39 bis 40 °C erreicht ist. Insgesamt badet man die Füße 10 bis 15 Minuten. Anschließend gut abtrocknen, warme Wollsocken anziehen und 30 Minuten ruhen.

Venenleiden

Das fortgeschrittene Stadium eines Venenleidens, Ödeme an den Beinen, bezeichnete man im Mittelalter als eine Art der »Wassersucht«. Ortolf von Baierland, Autor eines berühmten Arzneibuches, meint zur Wassersucht: Sie »kommt durch eine Krankheit der Leber, und zwar kann sie aus Schwäche die eingenommene Flüssigkeit nicht aus dem Magen ziehen, und deshalb bleibt die Flüssigkeit im Magen und dringt zwischen Fleisch und Haut ein«. Er empfiehlt ein entwässerndes Mittel: »Nimm Brennnesselwurzel, Petersilienwurzel, Selleriewurzel und Fenchelwurzel, von jedem eine Hand voll, koche das in einem Viertel Wein, seih es durch ein Tuch ab, gib ein ›Näslein‹ Honig dazu und koche es noch einmal. Nimm davon morgens und abends einen guten Schluck, oder nimm es zusammen mit einem Bad.«

Ursachen und Symptome

Bei Venenleiden unterscheidet man die chronischen Formen eines Krampfadernleidens – mit Neigung zu Schwellung, dem Gefühl der schweren Beine (chronisch venöse Insuffizienz) – von akuten Entzündungen einer einzelnen Krampfader (Oberflächenthrombophlebitis). Eine fortgeschrittene chronisch venöse Insuffizienz ist oft mit schwer heilenden Geschwüren am Unterschenkel verbunden *(Ulcus cruris)*, die durch Durchblutungsstörungen der Venen verursacht werden. Krampfadern entstehen als Folge einer angeborenen Bindegewebsschwäche in Verbindung mit verstärkter Belastung (Stehberufe, Schwangerschaft). Auch die bindegewebslockernden Wirkungen der Östrogene begünstigen bei Frauen häufig Krampfadern. Risikofaktoren sind neben der Einnahme der Pille das Rauchen, Übergewicht und auch Bewegungsmangel.

Strategien der Behandlung

1. Verengung der Venen: Gezielt eingesetzte Temperaturunterschiede, die man beispielsweise bei kalten Wickeln ausnutzt, führen dazu, dass sich die Spannung in der Venenwand erhöht.
2. Abdichten der ganz feinen Kapillargefäße: Mit Heilpflanzen kann man dafür sorgen, dass kein Wasser austritt und so Ödeme verhindert werden.
3. Gesunde Lebensweise: Wichtig ist es, sich ausreichend zu bewegen (Spaziergänge, Schwimmen), viel zu trinken und nicht zu rauchen. Außerdem sollte man darauf achten, dass die Beine nicht durch Kleidung eingeengt werden und kein Wärmestau entsteht.
4. Stütz- und Kompressionsmaßnahmen: Wenn bereits ein Venenleiden besteht, sorgen Kompressionsstrumpfhosen dafür, dass die Venenklappen wieder ihre Aufgaben erfüllen können.
5. Schließen der Wunde bei »offenen Beinen«: Ist das Bein ausreichend durchblutet, heilt das offene Bein von sich aus wieder zu. Heilpflanzen, deren Inhaltsstoffe das Wundgewebe anregen, unterstützen und beschleunigen die Hauterneuerung.

Welche Heilpflanzen helfen?

- Bei innerlicher Anwendung dichtet **Rosskastanie** die durchlässigen Venenwände ab, sodass weniger Flüssigkeit in das Gewebe gepresst wird. In klinischen Studien konnte nachgewiesen werden, dass Rosskastanien-Extrakt das Beinvolumen und die Beschwerden bei Patienten mit chronisch venöser Insuffizienz verringert. Rosskastanie ist jedoch bei Schwangerschaft nicht verträglich.
- Schon lange bekannt war die schwellungsvorbeugende Wirkung von **Arnika** bei Verletzungen. Äußerlich angewendet wirkt Arnika aber infolge ihrer entzündungshemmenden Eigenschaft durchaus auch bei einer Entzündung oberflächlicher Venen.
- Der Wurzelextrakt aus **Mäusedorn** stärkt die Venengefäße und beugt Ödemen vor, möglicherweise schützt er zudem die Venenstützfaser Elastin.
- **Buchweizen** galt über Jahrhunderte als ein äußerst wichtiges Nahrungsmittel, bis die Kartoffel eingeführt wurde. Erst gegen Ende der 70er-Jahre entdeckte man, dass Buchweizen viel Rutin enthält (5 Prozent Rutin im Kraut, 4 bis 12 Prozent in den Blüten, in den Blättern 2 bis 8 Prozent). Rutin stabilisiert und strafft die Gefäßinnenwände und verhindert dadurch, dass Flüssigkeit ins umliegende Gewebe austritt. Auf diese Art und Weise verbessert sich die Mikrozirkulation.

- Besonders zu empfehlen sind auch Umschläge mit **Weißkohl**, der eine entzündungshemmende und schmerzstillende Wirkung besitzt.
- Bei offenen Beinen hat sich eine Auflage mit **Beinwell** bewährt, der Dank seiner Inhaltsstoffe – Allantoin, Schleim- und Gerbstoffe – die Wundheilung fördert.

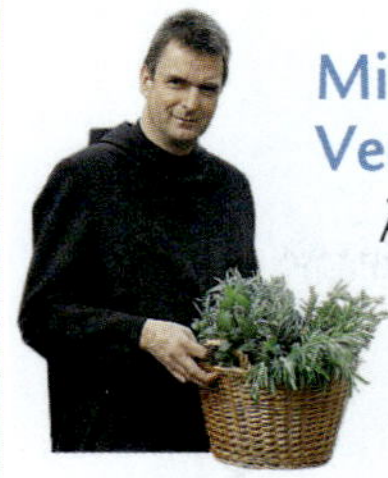

Mit Bewegung gegen Venenleiden

Älteren Menschen, die mich um Rat bei Venenleiden bitten, zeige ich eine einfache gymnastische Übung. Man stellt sich leicht breitbeinig hin und wippt dann mit den Zehenspitzen auf und ab, um speziell die Muskulatur der Beine zu stärken. Die Übung wiederholt man 20-mal hintereinander und macht sie tagsüber immer wieder zwischendurch. Außerdem ist es bei Venenleiden sehr wichtig, die Haut der Beine zu pflegen. Man mischt dafür 80 ml Olivenöl mit 20 ml Ringelblumenöl und massiert dies vorsichtig in die betroffenen Stellen ein.

Anwendungen, die sich bewährt haben

Zur Therapie von Venenleiden mit Heilkräutern werden Umschläge, Tinkturen und Salben eingesetzt, die direkt an den betroffenen Arealen wirken. Zur innerlichen Anwendung hat sich insbesondere Rosskastanien-Extrakt und ein Tee mit Buchweizenkraut bewährt.

Präparate aus der Apotheke

Rosskastanien

Rosskastaniensamen werden in der Apotheke in vielfältiger Form vorrätig gehalten.

Anwendung: Die betroffenen Stellen damit morgens und abends einreiben.

Vorsicht: Rosskastaniensamen nicht während der Schwangerschaft verwenden!

Mäusedorn

Anwendung: Mäusedorn zeigt eine bessere Magenverträglichkeit als die Rosskastanie. In der Apotheke werden Präparate zum Einnehmen und auch Salbenzubereitungen aus Mäusedornwurzelstock hergestellt. Es empfiehlt sich eine Einnahme über mehrere Monate.

Beinwell

Anwendung: Das Granulat wird zu einem Brei verrührt und auf das offene Geschwür gelegt. Die Dosierung und die Einwirkdauer erfolgen gemäß Beipackzettel.

Umschläge

Arnikablüten

Anwendung: 2 g Arnikablüten mit 100 ml kochendem Wasser übergießen, 10 Minuten ziehen lassen. Ein Leinentuch in den abgekühlten Tee tauchen und auf die betroffenen Stellen auflegen. Mit einem weiteren Tuch umwickeln. Bei Erwärmung den Umschlag erneuern.

Weißkohlblätter

Anwendung: Von 3 Weißkohlblättern die Mittelrippe herausschneiden, danach die Blätter mit einem Nudelholz oder einer Glasflasche ausrollen und dachziegelartig über die betroffene Stelle schichten. Mit einer Binde befestigen. Mindestens 1 Stunde einwirken lassen, maximal 1/2 Tag (auch über Nacht). Wenn die Blätter bräunlich werden, den Umschlag wechseln.

Salbe und Gel

Arnikablüten

Anwendung: Arnika-Salbe ist in Apotheken oder Drogerien erhältlich. Sie sollte 10 bis 15 Prozent Arnika-Extrakt enthalten. Morgens und abends in die betroffenen Stellen einmassieren.

Arnika-Gel: Arnika-Gel aus der Apotheke mit einem Anteil von 10 bis 20 Prozent Arnika-Tinktur kühlt und lindert die Beschwerden.

Tee

Buchweizenkraut

Teezubereitung: 2 Teelöffel mit 1 Tasse kochendem Wasser übergießen, 10 Minuten ziehen lassen und abseihen. Mehrmals täglich 1 Tasse trinken. Eine dauerhafte Anwendung mit kurzen Pausen ist zur Erzielung eines therapeutischen Effekts notwendig. Buchweizenkraut gibt es inzwischen auch in Teebeuteln.

Hämorrhoiden

Hämorrhoiden waren offensichtlich bereits im Mittelalter ein weit verbreitetes Problem, jedenfalls werden sie in den heilkundlichen Texten sehr häufig genannt. Ortolf von Baierland behandelt die »Emorroide« (so nennt er die Hämorrhoiden) in seinem Arzneibuch folgendermaßen: »Emorroide (...) wachsen unten am Leib und kommen bisweilen von übermäßigem Blut, dann soll man dem Patienten unter dem Fußknöchel zur Ader lassen. Sind sie aber ganz neu entstanden, dann nimm Olivenöl, erwärme es auf dem Herd, und tauche ein feines Leinentuch hinein und lege dies auf die Feigplattern (...). Sind sie aber groß wie Nüsse und haben keinen starken Ausfluss, dann nimm ein glühendes Eisen und brenne sie bis auf den Grund, danach heile sie mit Öl, das aus Eierdotter gebrannt wurde.« Auch wenn der Behandlungsansatz heute noch ähnlich ist, sind die Methoden glücklicherweise doch sanfter.

Ursachen und Symptome

In der Medizin unterscheidet man die äußeren (sichtbaren) und die inneren (im Enddarm liegenden) Hämorrhoiden. Die Beschwerden können akuter und auch chronischer Natur sein. In den meisten Fällen klagen die betroffenen Menschen über eine generelle Bindegewebsschwäche, verbunden mit Venenproblemen und – bei Frauen – einem Absenken der Gebärmutter. Begünstigt wird die Entstehung von Hämorrhoiden durch zu harten Stuhl, Pressen beim Stuhlgang und sitzende Tätigkeiten.

Strategien der Behandlung

1. Pflege und Sauberkeit: Im Frühstadium der Beschwerden ist den betroffenen Menschen eine reinliche Säuberung nach dem Gang zur Toilette dringend zu empfehlen. Man sollte sich waschen und den Analbereich mit Kräutersalben pflegen.
2. Stuhlerweichende Maßnahmen: Eine ballaststoffreiche Ernährung (beispielsweise durch Hülsenfrüchte, Gemüse, Obst sowie Vollkornprodukte) beschleunigt den Stuhlgang und beugt auf diese Art und Weise dem Entstehen von Hämorrhoiden vor. Die regelmäßige Einnahme von ballaststoffreichen Heilpflanzen wirkt ebenfalls in dieser Richtung. Darüber hinaus sollte man mindestens 2 Liter Flüssigkeit am Tag trinken.
3. Hemmung der Entzündung: Im entzündlichen Stadium sind unter den Heilkräutern die auszuwählen, die Entzündungen hemmen können und darüber hinaus eine zusammenziehende (adstringierende) und juckreizlindernde Wirkung besitzen sowie die Venen anregen (venentonisierende Wirkung).
4. Bewegung: Wichtig sind alle Bewegungsformen, bei denen der Bauchbereich mit einbezogen ist (z. B. Schwimmen, Laufen, Gymnastik), denn diese aktivieren die Darmmuskulatur und sorgen so für eine leichtere Stuhlentleerung. Vor allem bei sitzender Tätigkeit sollte man regelmäßig Pausen einlegen, damit sich die Blutstauungen im Gefäßgeflecht des Enddarms auflösen können.
5. Operativer Eingriff: Im fortgeschrittenen Stadium hilft nur noch ein operativer Eingriff.

Welche Heilpflanzen helfen?

- **Kamillenblüten** haben sich bei der lokalen Linderung von Entzündungsbeschwerden bewährt.
- Der **Mäusedornwurzelstock** hemmt ebenso die Entzündung. Seine Inhaltsstoffe (u. a. Saponine, darunter Ruscosid und Ruscin) wirken zusammenziehend und darüber hinaus auch juckreizlindernd. Außerdem regen sie die Durchblutung der Venen an.
- **Eichenrinde** ist blutstillend und gerbend und wirkt entzündungshemmend, zusammenziehend und juckreizlindernd.
- Eine noch recht selten genutzte Pflanze der Klosterheilkunde ist der **Zauberstrauch**. Er hat ähnliche Eigenschaften wie die Eichenrinde.
- Zusätzlich lohnt sich auch eine innerliche Kur mit **Buchweizentee** oder **Rosskastanien-Extrakt** (siehe Venenleiden, Seite 250).
- Auch eine lokale Anwendung mit **Schafgarbe** hat sich bei Hämorrhoiden überaus gut bewährt: Sie enthält Proazulen, Sesquiterpene, ätherische Öle und auch Gerbstoffe, die entzündungshemmend, krampflindernd und zudem wundheilend wirken.

- **Leinsamen** und Indische Flohsamenschalen erhöhen das Stuhlvolumen, wodurch es zu einer schnelleren Entleerung des Mastdarms kommt. Sie binden obendrein Wasser im Stuhl und halten ihn damit weich, wenn man ausreichend dazu trinkt.

Anwendungen, die sich bewährt haben

Die entzündlichen Prozesse bei Hämorrhoiden kann man mithilfe von Sitzbädern auf Heilkräuterbasis oder mit Fertigpräparaten lindern. Sehr empfehlenswert ist auch der Einsatz von Quellstoffen (siehe Seite 249).

Präparate aus der Apotheke

Mäusedorn
Mäusedornwurzelstock gibt es als Fertigpräparat in Form von Zäpfchen und Salben.

Zauberstrauch
Sehr zu empfehlen sind Kombinationspräparate der Zauberstrauchblätter und -wurzeln als Zäpfchen zur Anwendung für die inneren Hämorrhoiden und Salben für die Behandlung der äußeren Partien.

Sitzbäder

Warme Sitzbäder sind gänzlich ungeeignet bei Entzündungen, da sie diesen Prozess nur verschlimmern. Aus diesem Grunde sollte man den Kräutersud erst kalt werden lassen, bevor man mit einem Sitzbad beginnt.

Eichenrinde
Ein Sitzbad mit der Eichenrinde hat einen angenehm lindernden Effekt bei schmerzenden Hämorrhoiden.
Anwendung: 3 Esslöffel zerkleinerte Eichenrinde in 1/3 Liter kochendes Wasser geben, 15 Minuten auf kleiner Flamme köcheln lassen, abseihen und in eine Wanne mit 10 Liter Wasser geben. Zunächst täglich, bei Besserung 2- bis 3-mal wöchentlich 20 Minuten baden.

Kamillenblüten
Anwendung: Man verwendet 50 g der Kamillenblüten auf 10 Liter Wasser. Die Blüten mit 1 Liter heißem Wasser übergießen, zugedeckt 10 Minuten ziehen lassen, abseihen und in eine Wanne mit 9 Liter Wasser geben. Zunächst täglich, bei Besserung 2- bis 3-mal wöchentlich 20 Minuten baden. Danach gut abtrocknen und mit einer milden Creme pflegen.

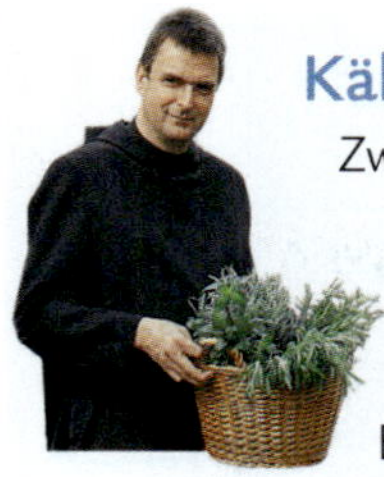

Kälte und Bewegung

Zwei Dinge halte ich bei der Behandlung von Hämorrhoiden für besonders wichtig: Kälte und Bewegung. Dazu legt man am besten einen Beutel mit Eiswürfeln auf den Anus, wodurch sich die Hämorrhoiden zusammenziehen und die Durchblutung angeregt wird. Um die Muskulatur in diesem Teil des Körpers zu stärken, gibt es eine einfache Übung, die man immer wieder während des Tages machen kann. Man legt die Hände auf den Unterbauch und versucht, etwa 20-mal hintereinander den Po zusammenzuziehen.

Schafgarbenkraut
Anwendung: 2 Esslöffel Schafgarbenkraut mit 1/2 Liter Wasser übergießen, 15 Minuten kochen lassen, abseihen und abkühlen lassen. Den Sud dann entweder direkt für das Sitzbad verwenden oder – bei größeren Becken – noch 1/2 Liter Wasser für das Sitzbad dazugeben. Danach gut abtrocknen und mit einer milden Hamamelis-Salbe pflegen.

Quellstoffe

Leinsamen
Anwendung: Täglich 2- bis 3-mal 1 bis 2 Esslöffel frisch im Mörser zerdrückte Leinsamen einnehmen. Dazu sollten möglichst 1 bis 2 Gläser Flüssigkeit (am besten lauwarmes Wasser) getrunken werden.

Indische Flohsamenschalen
Anwendung: 5 g Indische Flohsamenschalen zusammen mit 1 Glas Wasser einnehmen.
Wichtig: Flohsamenschalen immer nur mit ausreichend Flüssigkeit einnehmen, mindestens 1/2 Liter; etwaige andere Arzneimittel erst eine Stunde später einnehmen, da durch den Schleim der Flohsamen ihre Resorption verhindert werden kann.
Vorsicht: Nicht anwenden bei Darmverschluss!

Für Magen und Darm

Die alte Medizin – gerade auch die Klosterheilkunde – schenkte der Ernährung und auch den Störungen des Verdauungstrakts einschließlich der Leber und der Galle sehr große Beachtung. Schon um 795 wusste man, dass die Gesundheit auf der richtigen Speise beruht: »Wer in dieser Weise auf sich achtet, braucht sonst kein Heilmittel.« Dieser Satz steht in einer Ernährungslehre am Ende des ›Lorscher Arzneibuchs‹. Sie gehört zu den »Gesundheitsregimen« oder »Regeln der Gesundheit« – ein Themengebiet, das im Mittelalter von entscheidender Bedeutung war. Hier ging es um die Kunst, durch eine richtige Lebensweise erst gar nicht krank zu werden. Bei diesen Gesundheitsregeln spielten eine angemessene Ernährung und die Verdauung natürlich eine zentrale Rolle.

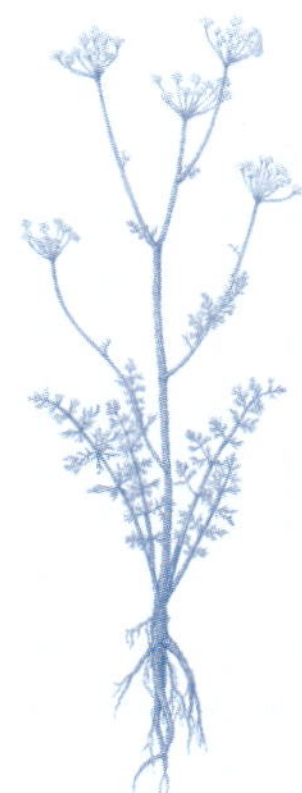

Den Prozess der Verdauung hat man sich im Mittelalter als eine Art Kochvorgang vorgestellt. In einem Gesundheitsregime aus dem 14. Jahrhundert heißt es: »Der Magen im Menschen ist wie ein Topf, der beim Feuer steht, und die Leber ist das Feuer bei dem Topf. Wenn man die Speise kochen will, so muss man zuerst das Feuer entzünden, ebenso soll der Mensch, bevor er sich zu Tische setzt, die Natur entzünden. Dazu soll er sich bewegen, indem er spazieren geht (…). Damit wird der Magen begierig und die Speise bekommt ihm gut. Nach dem Essen soll der Mensch jedoch nicht (sofort) arbeiten, auch nicht viel laufen und springen (…), sondern er soll erst bequem sitzen und dann behutsam spazieren gehen. Wenn du dich daran hältst, so hebst du deine Gesundheit und hast ein langes Leben.«

Richtige Ernährung – die Basis für unsere Gesundheit

Dass die Aufnahme und Verarbeitung der Nahrung durch den Organismus von zentraler Bedeutung für die Erhaltung des Lebens und somit für das gesundheitliche Wohlergehen ist, bedarf keiner weiteren Erklärung. Angesichts dessen ist es erstaunlich, wie leichtfertig und nachlässig viele Menschen mit dem Thema Ernährung umgehen. Die Folgen sprechen für sich: Über 50 Prozent der Erwachsenen in den Industrieländern haben Gewichtsprobleme; Adipositas (Fettsucht) ist sogar schon unter Kindern weit verbreitet. Viele weitere Beschwerden und Krankheiten hängen letztlich mit Störungen des Verdauungssystems zusammen. Diese Beeinträchtigungen bewirken Stoffwechselerkrankungen wie Diabetes und erhöhte Blutfettwerte, die wiederum in vielen Fällen Bluthochdruck oder Arteriosklerose zur Folge haben. Außerdem können sie das Immunsystem stören, was dann zu einer erhöhten Anfälligkeit für Krankheiten führt, wie etwa Erkältungskrankheiten oder immunologische Fehlreaktionen.

Das Verdauungssystem – der Weg der Nahrung

Verdauung beginnt im Kopf. Im Gehirn entsteht das Hungergefühl – und hier entscheidet sich, wie wir mit dem Hunger umgehen und von welchen Sinneseindrücken wir uns leiten lassen. Allein wenn uns das Wasser im Mund zusammenläuft, hat dies schon Auswirkungen auf Magen, Bauchspeicheldrüse und Darm, die über Nerven und hormonelle Impulse angeregt werden. In den mittelalterlichen Gesundheitsregeln wird deshalb das Thema Essen mit dem Kapitel eingeleitet: »Wie man sich vor dem Essen verhalten soll.«

Die mechanische und enzymatische Verdauung beginnt in der **Mundhöhle**. Gerade für die Aufnahme von ballaststoffreicher Nahrung sind gesunde Zähne wichtig. Beim Zerkleinern der Nahrung durch das Kauen werden die **Speicheldrüsen** verstärkt aktiviert. Der Speichel enthält bereits Verdauungsenzyme, außerdem lässt er die Speisestücke leichter in die **Speiseröhre** gleiten. Die Hauptarbeit leisten dann **Magen**, **Dünndarm** und **Dickdarm**. Im Magen kommt die Speise zusammen und wird gemischt, zerkleinert und mit Salzsäure desinfiziert: Bakterien, die mit der Nahrung eindringen, sollen gleich hier abgewehrt werden. Mithilfe des Verdauungsenzyms Pepsin werden die Eiweiße gespalten. Ein kompliziertes Schutzsystem der Magenschleimhaut verhindert, dass die Magenwand selbst »verdaut« wird. Funktioniert das Schutzsystem jedoch nicht richtig (z. B. wegen in der Schleimhaut nistenden Heliobakterien) oder wird zu viel Magensäure gebildet, wird die Schleimhaut immer weiter abgebaut und ein Magengeschwür entsteht. Bei der Produktion der Magensäure spielt die Psyche eine große Rolle. Stress etwa führt dazu, dass zu viel Säure im Magen vorhanden ist.

Der **Dünndarm**, bestehend aus Zwölffingerdarm *(Duodenum)*, Leerdarm *(Jejunum)* und Krummdarm *(Ileum)*, ist der aktivste Teil des Verdauungsapparats. In den vorderen Bereich des Dünndarms fließen der **Gallensaft**, der von der Leber gebildet wird, und das Sekret der Bauchspeicheldrüse (Pankreassaft). Der **Pankreassaft** neutralisiert den sauren Speisebrei und liefert die Verdauungsenzyme, die Proteine, Fette und Kohlenhydrate im Dünndarm spalten. Außerdem stellt die Bauchspeicheldrüse die Hormone her, die den Zuckerhaushalt des Körpers regulieren: das Insulin und seinen Gegenspieler, das Glukagon. Der Gallensaft ist wichtig für die Fettverdauung. Im Dünndarm werden die lebenswichtigen Nährstoffe ins Blut aufgenommen. Durch die hohe Dichte an Lymphgewebe ist der Dünndarm außerdem eines der wichtigsten Organe des Immunsystems. Schließlich muss hier gegenüber eindringenden schädlichen Fremdstoffen und Keimen eine funktionierende Abwehr vorhanden sein. Der Dickdarm *(Colon)* entzieht dem Stuhlbrei (Fäzes) 90 Prozent der Flüssigkeit, die nicht verwertbaren Reste drückt er in den **Enddarm** *(Rectum)*.

In der mittelalterlichen Medizin galt die **Leber** als wichtigstes Organ des menschlichen Körpers. Nach damaliger Vorstellung erzeugte sie das Blut und zusammen mit Herz und Lunge die Körperwärme. Durch die Wärme der Leber wurde die Speise im Magen »verkocht«. Auch wenn die moderne Medizin vieles differenzierter sieht – die große Bedeutung dieses Organs hat sich auch in heutiger Zeit bestätigt.

Die Leber erhält über die Pfortader die aus dem Dünndarm aufgenommenen Nahrungsprodukte und wird dadurch auch von Störungen des Darmtrakts beeinträchtigt. Sie ist das zentrale Organ für den menschlichen Stoffwechsel. Die Konzentration der Nährstoffe im Blut wie Zucker, Eiweiß oder Fette werden von ihr auf dem richtigen Pegel gehalten, sodass Gehirn, Muskeln und andere Gewebe gut versorgt sind. Überschüssiges Eiweiß, Zuckerbausteine, Vitamine und Eisen speichert die Leber bis zum Abruf und gibt sie dann ans Blut ab. Die aus der Nahrung gewonnenen Bausteine nutzt die Leber zum Aufbau von lebensnotwendigen Blutgerinnungsfaktoren und Plasmaeiweiß. Als Entgiftungs- und Ausscheidungsorgan »filtert« sie aus dem vorbeiströmenden Blut überschüssige Stoffe wie Giftstoffe, Zelltrümmer und alte Blutkörperchen. Dann überführt sie sie in unschädliche Formen und scheidet sie über den Gallensaft in den Dünndarm aus oder wandelt sie in solche Bestandteile um, die aus dem Blut von der Niere ausgeschieden werden können.

Vorbeugen gegen Verdauungsstörungen

Da die Verdauung im Kopf beginnt, kommt es vor allem auf die Einstellung zum Essen an. Das heißt, man sollte nicht ständig unkontrolliert irgendetwas vom nächsten Imbissstand in sich hineinschlingen oder einen der zahllosen »Riegel« knabbern. Vielmehr spielt es eine entscheidende Rolle, bewusst etwas Gutes auszuwählen. Man sollte sich genügend Zeit nehmen, das Essen genießen und ausreichend kauen – das ist der erste Schritt zu einer guten Verdauung. Der Verdauungsapparat will gut und regelmäßig beschäftigt sein, aber auch einmal eine Pause haben. Deshalb sind mehrere kleine Mahlzeiten mit einer ballaststoff- und vitaminreichen Nahrung besser als ein oder zwei üppige Mahlzeiten am Tag. Eine weit verbreitete Ursache von Verdauungsproblemen ist Bewegungsmangel: Der Organismus wird dadurch insgesamt träge, und das wirkt sich auch auf den Magen- und Darmtrakt aus. Regelmäßiger leichter Sport, wie beispielsweise Laufen, Schwimmen, Fahrradfahren, aber auch Gartenarbeit ist deshalb die beste Vorsorge gegen Verdauungsbeschwerden.

Überhaupt ist es wichtig, für körperlichen und seelischen Ausgleich zu sorgen, denn Stress, Ärger, Unruhe und Sorgen können ebenso zu Magen-Darm-Störungen führen wie Nikotin, Alkohol oder zu viel Kaffee und falsche Ernährung.

Entzündungen im Mund- und Rachenraum

Johannes Platearius aus der Medizinschule von Salerno schreibt um 1125 in seinen ›Therapien‹: »Es entstehen wohl Blatterbläschen, Geschwüre und Risse im Mund, am Zahnfleisch und den Lippen. Geschwüre sowie anschwellende Entzündungen erscheinen auch am Zahnfleisch.« Platearius, aber auch Odo Magdunensis in seinem ›Macer floridus‹ empfehlen als Abhilfe gegen diese lästigen Beschwerden besonders Rosenwasser und Rosenhonig.
Nach neuerer Erkenntnis wäre auch ein Tee von Rosenblättern zur Mundspülung sinnvoll. Hildegard von Bingen nennt gegen Entzündungen im Mundbereich als Heilpflanze der ersten Wahl den Salbei, der jedermann zugänglich war.

Ursachen und Symptome

Erkrankungen im Mund- und Rachenraum beeinträchtigen den mechanischen und enzymatischen Verdauungsprozess in der Mundhöhle und zählen aus diesem Grund ebenfalls zu den Verdauungsstörungen. Dies trifft auch dann zu, wenn es sich um eine Entzündung handelt, die durch eine Erkältung bedingt ist. (Die erkältungsbedingten Entzündungen werden im Kapitel »Für die Atemwege« ausführlicher behandelt.)
In diesem Kapitel geht es um akute oder chronische Entzündungen der Mundschleimhaut (Stomatitis). Sie können u.a. durch einige Medikamente oder auch durch Rauchen hervorgerufen werden. Mit einbegriffen ist die Entzündung des Zahnfleischs (Gingivitis).

Strategien der Behandlung

Zwei Probleme müssen bei der Entzündung von Zahnfleisch und Mundschleimhaut angegangen werden.

1. **Schmerzlinderung:** Den Schmerz zu lindern ist allein schon deshalb wichtig, weil er auch beim Essen und Trinken behindern kann. Zur Schmerzlinderung bei Entzündungen im Mundbereich eignen sich Heilpflanzen mit einem hohen Gehalt an Schleimstoffen. Sie legen gleichsam einen Schutzfilm über die gereizte Schleimhaut und verhindern dadurch weitere schmerzvolle Reizungen.
2. **Hemmung der Entzündung:** Heilpflanzen mit keimhemmenden Inhaltsstoffen (beispielsweise die ätherischen Öle, aber auch die Gerbstoffe) wirken der Entzündung entgegen, fördern zudem die Durchblutung, regen den Speichelfluss an und unterstützen so die Wundheilung.

Welche Heilpflanzen helfen?

- Zur Bekämpfung der Entzündung sollte man zuerst an den **Salbei** denken, denn seine Blätter besitzen ätherische Öle und auch Gerbstoffe.
- Bewährt haben sich auch **Eibischwurzel** und Malvenblätter, da sie reich an Schleimstoffen sind. Der Schutzfilm über der Schleimhaut entsteht allerdings nur, wenn man ausreichend Tee aus diesen Heilpflanzen trinkt.
- Die ätherischen Öle der **Gewürznelke**, Ringelblume, Kamille, Rose und des Thymians sind weitere bewährte Mittel. Sie wirken entzündungshemmend und antibakteriell.
- Empfohlen wird auch der **Blutwurzwurzelstock**. Er enthält Gerbstoffe, die schwach antiseptisch (keimtötend) und entzündungshemmend wirken und die Wundheilung fördern.
- Ein bei Entzündungen im Mund- und Rachenraum gut geeignetes Mittel ist der **Spitzwegerich**, der sowohl Schleim- als auch Gerbstoffe besitzt. Er hat eine antibakterielle, entzündungshemmende sowie wundheilungsfördernde Wirkung.

Anwendungen, die sich bewährt haben

Zur Therapie mit Kräutern, die Schmerz und Entzündung lindern sollen, werden in erster Linie Tees und Tinkturen zum Gurgeln und Spülen eingesetzt. Auf diese Weise kann direkt am Entzündungsherd eine Schmerzlinderung erreicht werden. Bei schweren Infektionen des Mund- und Rachenraums muss der Arzt eine spezifische Behandlung vornehmen.

Tees und Tinkturen

❖ Salbeiblätter

Teezubereitung: 2 Teelöffel klein geschnittene Salbeiblätter mit 1 Tasse kochendem Wasser übergießen, 5 bis 10 Minuten zugedeckt ziehen lassen und abseihen. Mehrmals täglich gurgeln oder auch spülen.
Tinktur: Mit Salbei-Tinktur in einer Verdünnung 1:10 (aus der Apotheke) die Schleimhäute bepinseln.

❖ Spitzwegerichblätter

Teezubereitung: 1 bis 2 Teelöffel Spitzwegerichblätter mit 1/4 Liter kochendem Wasser übergießen, 15 Minuten ziehen lassen, danach abseihen und mit Honig süßen. Täglich 2 bis 3 Tassen trinken.

❖ Malvenblätter und -blüten

Teezubereitung: 1 Esslöffel Malvenblüten und 2 Esslöffel Malvenblätter mit 1 Tasse Wasser übergießen, kurz aufkochen lassen, 10 Minuten ziehen lassen und abseihen. Mehrmals täglich gurgeln oder spülen.

❖ Kamillenblüten

Teezubereitung: 1 Esslöffel Kamillenblüten mit 1 Tasse kochendem Wasser übergießen, 5 bis 10 Minuten zugedeckt ziehen lassen und abseihen. Mehrmals täglich gurgeln oder spülen.
Alternative: 10 bis 20 Tropfen Kamillen-Extrakt (aus der Apotheke) auf 1 Glas Wasser geben und mehrmals täglich gurgeln oder spülen.

❖ Thymiankraut

Teezubereitung: 2 Teelöffel klein geschnittenes Thymiankraut mit 1 Tasse kochendem Wasser übergießen, zugedeckt 5 Minuten ziehen lassen und abseihen. Mehrmals täglich gurgeln oder spülen.
Tinktur: 5 bis 10 Tropfen Thymian-Tinktur in einer Verdünnung 1:10 (aus der Apotheke) in 1 Glas warmes Wasser geben und mehrmals täglich gurgeln oder spülen.

❖ Ringelblumenblüten

Teezubereitung: 1 bis 2 Teelöffel Ringelblumenblüten mit 1 Tasse kochendem Wasser übergießen, 10 Minuten ziehen lassen und abseihen. Mehrmals täglich gurgeln oder spülen.
Tinktur: 2 Teelöffel Ringelblumen-Tinktur (aus der Apotheke) auf 1 Tasse Wasser geben, mehrmals täglich gurgeln oder spülen.

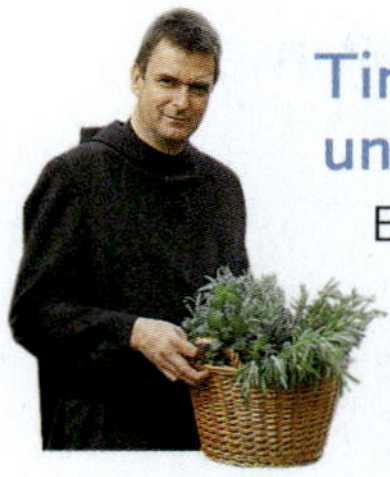

Tinktur mit Myrrhe und Blutwurz

Entzündungen im Mund- und Rachenraum sind lästig und können mitunter ziemlich schmerzhaft sein. Bei Schleimhautdefekten oder auch Aphthen, bei entzündetem Zahnfleisch oder Druckstellen durch die Zahnprothese am Gaumen hat sich Blutwurz- und Myrrhen-Tinktur bewährt. Hier wirken die zusammenziehenden Gerbstoffe aus der Blutwurz und das wundheilungsfördernde, desinfizierende ätherische Öl der Myrrhe. Lassen Sie sich in Ihrer Apotheke eine Lösung aus 30 ml Blutwurz-Tinktur und 50 ml Myrrhen-Tinktur zusammenstellen.
Bei Aphthen und akut entzündetem Zahnfleisch trägt man die Tinktur unverdünnt mit einem Wattestäbchen auf und massiert sie dann ganz vorsichtig ins Zahnfleisch ein. Bei leichten Beschwerden gibt man 20 Tropfen in ein Glas lauwarmes Wasser und gurgelt damit.

Kaltwasserauszug

❖ Eibischwurzel und -blätter

Anwendung: 1 Esslöffel klein geschnittene Eibischwurzel und -blätter in 1 Tasse kaltes Wasser geben, 1 bis 2 Stunden ziehen lassen, dabei öfter umrühren und abseihen. Ganz kurz bis zum Sieden erhitzen. Mehrmals täglich mit dem frisch hergestellten Auszug gurgeln oder spülen.

Öl

❖ Gewürznelkenöl

In der Zahnheilkunde wird für Zahnfleischentzündungen das Öl der Gewürznelke eingesetzt. Die entzündeten Stellen mit wenig unverdünntem Nelkenöl mehrmals täglich (mit einem Wattestäbchen) betupfen.

Übelkeit und Erbrechen

Johannes Platearius schreibt dem Brechreiz zahlreiche Ursachen zu. Vor allem aber nennt er einen »Überfluss an warmen oder kalten Körpersäften, die fließen, weil die Kraft fehlt, sie zu halten«. Odo Magdunensis empfiehlt in seinem ›Macer floridus‹ bei Übelkeit insbesondere den Fenchel: »Mit Wein genossen, beruhigt er den Brechreiz; mit Wasser sänftigt er die Erhitzung des Magens.« Auf die Minze bezogen schreibt er: »Durch ihren Trunk fördert man die Verdauungskraft; er stärkt den Magen und hält den Brechreiz fern.« Jedoch kannte Odo zum damaligen Zeitpunkt die Pfefferminze noch nicht, er verwendete Ackerminze.

Ein Rezept mit Ingwerpulver, das aus einer Mischung von Pulvern aus asiatischen Wurzelstöcken besteht und bei der Behandlung von Übelkeit und Reisekrankheit sinnvoll eingesetzt werden kann, findet sich bei Hildegard von Bingen: »Man nehme Ingwerpulver und zweimal so viel Galgantpulver und halb so viel Zitwerpulver. Nach dem Essen nehme man von dem Pulver in Wein oder auch bevor man sich schlafen legt. Wenn man dies oft tut, wird es dem Magen besser gehn.«

Ursachen und Symptome

Der Brechreiz wird durch das Brechzentrum im Gehirn ausgelöst, das zusammen mit anderen wichtigen Regelmechanismen an der Verlängerung des Rückenmarks sitzt. Das Brechzentrum steht in Verbindung mit den Sinnesorganen – mit den Augen, der Nase, der Zunge und den Nervenenden in der Schleimhaut von Mund, Rachen und Magen, aber auch mit dem Gleichgewichtssinn. Für unseren Körper ist es immens wichtig: Das Auslösen von Übelkeit und Erbrechen durch das Brechzentrum ist ein Schutzmechanismus gegen die Aufnahme von Giftstoffen mit der Nahrung und der Atmung, wie etwa übermäßige Mengen von Fett oder Alkohol. Beim Erbrechen liegt meist zusätzlich eine Störung der Magen- oder Darmtätigkeit oder der Leber- und Gallenfunktion vor. Übelkeit kann auch durch Nervosität, psychische Belastung, See- oder Reisekrankheit oder durch Schwangerschaft verursacht werden.

Strategien der Behandlung

1. **Anregung von Magen und Darm:** Rührt die Übelkeit von einer Verdauungsschwäche her und steht sie im Zusammenhang mit starkem oder vorzeitigem Sättigungsgefühl – also von Magenschwäche oder von einer zu geringen Produktion von Verdauungssäften –, sind Bitterstoffe das ideale Mittel, um Magen und Darm anzuregen.
2. **Hemmung der Entzündung:** Bei der Gastritis ist die durch übermäßiges fettreiches Essen, Alkohol oder verdorbene Nahrungsmittel bedingte akute Magenentzündung leicht behandelbar. Durch ein- bis dreitägiges Fasten und Trinken von entzündungshemmendem Kamillentee oder brechreizlinderndem Pfefferminztee erholt sich der Magen rasch wieder. Zunächst wird etwas Knäckebrot gegessen und dann allmählich der Magen an die normale Kost gewöhnt.
3. **Ausschließen von schweren Erkrankungen:** Chronische Magenentzündungen können beispielsweise durch bestimmte Bakterien *(Heliobacter)* hervorgerufen sein. Sie können aber auch im Zusammenhang mit Magengeschwüren und mit Zwölffingerdarmgeschwüren stehen, die man unbedingt ärztlich behandeln lassen sollte.

Welche Heilpflanzen helfen?

- Gegen Übelkeit besonders zu empfehlen ist **Fenchel**, der (ebenso wie etwa Angelika, Kümmel, Tausendgüldenkraut, Wermut oder Enzian) mit seinen Bitterstoffen die Verdauungssäfte anregt und auf diese Weise zu einer rascheren Magenentleerung führt.
- Stehen bei einer akuten Gastritis (Magenschleimhautentzündung) Brechreiz oder Magenkrämpfe im Vordergrund, hat sich die brechreizlindernde und spasmolytische (krampflösende) **Pfefferminze** bewährt. Ebenso geeignet ist die entzündungshemmende **Kamille** mit ihren ätherischen Ölen und Flavonoiden. Bei chronischer Gastritis oder bei chronischem Ulkus (Geschwür) sind regelmäßige Rollkuren mit Kamillentee (siehe Seite 265) nützlich.

- Bei chronischer Übelkeit durch Störungen der Leber- und Gallenfunktion – vor allem nach fettem Essen – sind **Artischockenblätter** besonders geeignet. Ihre Bitterstoffe steigern die Produktion der Gallenflüssigkeit und verbessern außerdem die Fettverdauung.
- Ist der Brechreiz durch Nervosität und Stress bedingt oder geht er mit Appetitlosigkeit einher, ist die **Kalmuswurzel** ein probates Mittel. Sie enthält Schleimstoffe zur Linderung der Reizung, aber auch Bitterstoffe, die die Verdauung anregen und zusammen mit dem ätherischen Öl die Sekretbildung fördern.
- Außerdem ist bei Magenbeschwerden infolge übermäßiger Stressbelastung der Einsatz von **Melisse** sinnvoll (siehe Kapitel »Für Psyche und Nerven«).

Anwendungen, die sich bewährt haben

Gegen Übelkeit und Erbrechen helfen eine Reihe von Heilkräutertees. Um eine bestmögliche Wirkung zu erzielen, sollte man vor der Anwendung den Ursachen nachgehen und danach die Heilkräuter auswählen. Bei leichter Übelkeit genügt oft ein- bis dreitägiges Fasten.

Tees

Pfefferminzblätter

Statt Pfefferminzblättern kann man auch Kamillenblüten oder Melissenblätter verwenden.

Teezubereitung: 3 Teelöffel Pfefferminzblätter mit 1 Tasse kochendem Wasser übergießen, zugedeckt 10 Minuten ziehen lassen und dann abseihen. Mehrmals täglich 1 Tasse trinken.

Fenchelfrüchte

Teezubereitung: 1 Teelöffel Fenchelfrüchte, im Volksmund auch Fenchelsamen genannt, im Mörser zerdrücken, mit 1 Tasse kochendem Wasser übergießen, zugedeckt 10 Minuten ziehen lassen und abseihen. Mehrmals täglich 1 bis 2 Tassen trinken.

Kalmuswurzelstock

Teezubereitung: 1 Teelöffel klein geschnittene, geschälte Kalmuswurzel mit 1 Tasse kochendem Wasser übergießen, 5 bis 10 Minuten ziehen lassen, danach abseihen und lauwarm vor den Mahlzeiten trinken.

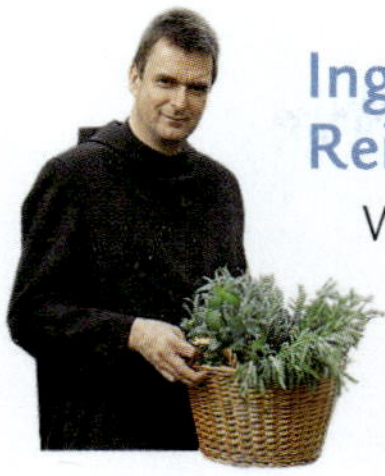

Ingwer gehört ins Reisegepäck

Während langer Fahrten mit dem Schiff in Richtung Afrika oder Asien haben die Missionare in früheren Zeiten Ingwer zu sich genommen, wenn sie Übelkeit verspürten. Auch wenn Reisen heute wesentlich schneller geht und statt dem Schiff das Flugzeug oder Auto verwendet wird, empfehle ich die Ingwerwurzel gegen alle Formen der Reisekrankheit, von Übelkeit bis hin zu Schwindel und Erbrechen. Die Inhaltsstoffe der Ingwerwurzel – ätherische Öle, besonders die scharf schmeckenden Gingerole und Shogaole – fördern den Speichelfluss und stimulieren die Magennerven. Ingwer erhalten Sie in der Apotheke als klein geschnittene Ingwerwurzel oder als Pulver. Die Wurzel kann man bei Übelkeit direkt kauen.

Variante: Man löst 1 Teelöffel des Pulvers in einem Glas Wasser, das man dann trinkt.

Vorsicht: Kalmus nicht in der Natur sammeln, sondern in der Apotheke kaufen, denn es gibt Arten, die krebserregende Substanzen enthalten. Nicht bei Schwangerschaft anwenden!

Präparat aus der Apotheke

Artischocken

Zur Behandlung von akuten Problemen, aber auch zur Vorbeugung sind Artischockenblätter derzeit das wirksamste Mittel der Pflanzenheilkunde bei Verdauungsstörungen. Besonders nach fettem Essen sind sie zu empfehlen. Weil die volle Wirkung der Artischockenblätter nur dann sicher gewährleistet ist, wenn die Tagesdosis von 6 g erreicht wird, empfiehlt es sich, auf Fertigpräparate aus der Apotheke (Dragees, Kapseln, Frischpflanzenpresssaft) zurückzugreifen.

Reizmagen

Der Magenschmerz entsteht aus vielen Ursachen: aus auflösender und ausdehnender Wärme, aus zusammenzwingender Kälte, aus warmem oder kaltem Körpersaft, aus auflösender und ausdehnender Windblähung, aus einem drückenden, behindernden Eitergeschwür.« So leitet Johannes Platearius sein Kapitel über die Magenschmerzen ein, wobei er auch das Magengeschwür nennt. Odo Magdunensis empfiehlt bei Magen-Darm-Beschwerden neben Dill, Lavendel, Minze und Melisse besonders den Galgant. Im ›Elsässischen Arzneibuch‹ aus dem frühen 15. Jahrhundert wird hingegen ein Rezept aus Ingwer-, Enzianwurzel und Galgant bei Magenproblemen angeführt: »Ingwer und Enzian gleich viel sowie ein wenig Galgantpulver werden vermischt und mit einem zerkleinerten Stück Brot in Wein eingelegt. Das soll man jeden Morgen essen.«

Ursachen und Symptome

Beim Reizmagen – auch funktionelle Magenbeschwerden oder dyspeptische Beschwerden genannt – handelt es sich um Verdauungsstörungen, die nicht auf konkret fassbare organische Erkrankungen zurückgehen. Sie werden dem oberen Teil des Verdauungstrakts zugeordnet. Die Beschwerden hängen insofern mit der Nahrungsaufnahme zusammen, als sie vor oder nach dem Essen verstärkt oder abgeschwächt werden. Sie äußern sich in vorzeitigem Völlegefühl, saurem Aufstoßen, Sodbrennen, Übelkeit und Brechreiz, aber auch in diffusen Bauchschmerzen und Blähsucht. Diese Beschwerden treten besonders häufig in Stress-Situationen auf. Nicht selten liegt zusätzlich ein Reizdarmsyndrom (*Colon irritabile*, siehe Seite 266) vor.

Mögliche Ursachen sind eine zu langsame Magenentleerung und ein zu langsamer Transport in den Dünndarm. Es kann aber auch ein Problem in der fein abgestimmten Zufuhr von Verdauungssäften vorliegen oder die Darmflora gestört sein. Ebenso können die Unverträglichkeit bestimmter Speisen, Getränke oder Medikamente sowie Tabakgenuss Ursachen des Reizmagens sein. Die Beschwerden beeinträchtigen nicht nur die Befindlichkeit nachhaltig, sie können auch Folgeschäden nach sich ziehen. So kann eine Veränderung der Gallenzusammensetzung daraus resultieren, wodurch sich Gallensteine bilden.

Die Beschwerden des Reizmagens ähneln sehr den Symptomen anderer schwerwiegender Krankheiten wie Entzündungen und Geschwüre in der Speiseröhre, im Magen oder im Dünndarm. Diese können, wenn sie über lange Zeit unbehandelt bleiben, sogar lebensgefährlich werden, etwa im Fall von Geschwüren (*Ulcera*) zu Magenblutungen führen. Deshalb muss eine ärztliche Diagnose Klarheit schaffen.

Strategien der Behandlung

Drei Behandlungsansätze müssen bei dyspeptischen Beschwerden angegangen werden:

1. **Anregung von Magen und Darm:** Der »träge« Magen und Darm müssen wieder in die richtige Bewegung gebracht werden. Dies erreicht man zum einen durch körperliche Bewegung und zum anderen durch Stoffe, die die Magen- und die Darmwände anregen.
2. **Stimulierung von Magenwand, Leber und Pankreas:** Daneben müssen die Zellen in Magenwand, Leber und Pankreas stimuliert werden, damit sie wieder genügend Verdauungssäfte produzieren. Werden die Beschwerden durch eine gesteigerte Produktion von Magensäure hervorgerufen, wäre diese Maßnahme jedoch völlig verkehrt. Hier muss man vorgehen wie bei Magengeschwüren (*Ulcera*, siehe Seite 264).
3. **Umstellung der Ernährung:** Um dauerhaft beschwerdefrei zu werden, muss man die Ernährungsgewohnheiten umstellen. Dabei steht nicht nur eine möglichst fettarme Ernährung im Vordergrund, sondern auch, dass man bewusst und in Ruhe isst.

Welche Heilpflanzen helfen?

- Dabei spielen vor allem solche Pflanzen eine zentrale Rolle, die Bitterstoffe und Bitterstoff-Gerbstoff-Kombinationen besitzen. Diese Stoffe stellen beispielsweise **Artischockenblätter** bereit.
- Die ätherischen Öle von **Angelikawurzel**, Fenchel- und Kümmelfrüchten sowie Melisse wirken krampflösend, antibakteriell und fördern die Peristaltik (Kontraktionen von Magen und Darm).

- Bei gallen-assoziierten Verdauungsbeschwerden ist **Erdrauch** ein probates Mittel. Er enthält Alkaloide, die im Grunde giftig sind; in ganz geringen Mengen sind diese nützlich, etwa um Krämpfe zu lösen oder den Fluss von Sekreten der Galle anzuregen.
- Eine bei Magenproblemen sehr nützliche Mischung von Bitter- und Scharfstoffen besitzen die Wurzelstöcke der **Ingwergewächse**. Diese Pflanzen sind zwar nicht in Europa beheimatet, wurden aber dennoch bereits von der Klosterheilkunde mit Erfolg genutzt. Ingwerwurzelstock fördert den Speichelfluss und die (Peristaltik).
- Eine weitere traditionsreiche Heilpflanze für die Behandlung von Reizmagen ist der **Galgant**. Für seinen Wurzelstock hat die moderne Forschung krampflösende und antibakterielle sowie entzündungshemmende Wirkungen nachgewiesen.

Anwendungen, die sich bewährt haben

Da dyspeptische Beschwerden eines der klassischen Anwendungsgebiete der Klosterheilkunde sind, gibt es hier eine Vielzahl von wirksamen pflanzlichen Mitteln. Die Heilkräuter werden vorwiegend als Tees, Tinkturen oder Öl eingesetzt.

Tees, Öl und Tinkturen

Kümmelfrüchte

Teezubereitung: 1 bis 2 Teelöffel Kümmelfrüchte im Mörser zerdrücken, mit 1 Tasse kochendem Wasser übergießen, 10 Minuten zugedeckt ziehen lassen, abseihen. 3-mal täglich 1 Tasse zu den Mahlzeiten trinken.
Öl: 2 bis 3 Tropfen in etwas Wasser oder besser Milch geben und zu den Mahlzeiten einnehmen.

Fenchelfrüchte

Teezubereitung: 1 Teelöffel Fenchelfrüchte im Mörser zerdrücken, mit 1 Tasse kochendem Wasser übergießen, 10 Minuten zugedeckt ziehen lassen und abseihen. 2- bis 3-mal täglich 1 Tasse trinken.

Angelikawurzel

Teezubereitung: 2 gehäufte Teelöffel zerkleinerte Angelikawurzel mit 1/4 Liter Wasser übergießen, zum Kochen bringen, ungefähr 2 Minuten ziehen lassen und abseihen. Hiervon 2 bis 3 Tassen täglich schluckweise und lauwarm trinken.

Melissenblätter

Teezubereitung: 2 Teelöffel Melissenblätter mit 1 Tasse kochendem Wasser übergießen, 5 bis 10 Minuten zugedeckt ziehen lassen und abseihen. Mehrmals täglich zu und nach den Mahlzeiten trinken.

Erdrauchkraut

Teezubereitung: 1 Teelöffel Erdrauchkraut mit 1/4 Liter Wasser übergießen, zum Kochen bringen, 10 Minuten ziehen lassen, abseihen. 3-mal täglich 1 Tasse trinken.

Ingwerwurzelstock

Teezubereitung: 1 Teelöffel grob gepulverte Ingwerwurzel mit 1 Tasse heißem Wasser übergießen, 5 bis 10 Minuten zugedeckt ziehen lassen und abseihen. 1 Tasse vor den Mahlzeiten trinken (beziehungsweise 30 Minuten vor Reiseantritt).
Tinktur: 20 Tropfen Ingwer-Tinktur in einer Verdünnung 1:5 (aus der Apotheke) in 1/2 bis 1 Glas Wasser geben und 1/2 Stunde vor den Mahlzeiten trinken.

Galgantwurzelstock

Teezubereitung: 1 Teelöffel zerkleinerte Galgantwurzel mit 1 Tasse kochendem Wasser übergießen, zugedeckt 5 bis 10 Minuten ziehen lassen und abseihen. 1/2 Stunde vor den Mahlzeiten 1 Tasse trinken.
Tinktur: 10 Tropfen Galgant-Tinktur in einer Verdünnung 1:10 (aus der Apotheke) in 1 Glas warmem Wasser geben und in 5 bis 6 Schlucken vor den Mahlzeiten einnehmen.

Präparat aus der Apotheke

Artischocken

Zur Behandlung von akuten Problemen, aber auch zur Vorbeugung sind Artischockenblätter sehr wirksam bei Verdauungsstörungen.
Weil die volle Wirkung der Artischockenblätter nur dann gewährleistet ist, wenn die Tagesdosis von 6 g erreicht wird, empfiehlt es sich, auf Fertigpräparate aus der Apotheke (Dragees, Kapseln, Frischpflanzenpresssaft) zurückzugreifen.

Magenschleimhautentzündung

Wenn Appetitlosigkeit mit Schmerzen in der Magengegend und Übelkeit bis hin zum Erbrechen auftrat – die typischen Anzeichen eines Magengeschwürs –, dann ging man im Mittelalter davon aus, dass der Magen »erkaltet« ist. Dadurch wird die Speise nicht richtig »verkocht«. Außerdem zieht sich der Magen durch die Kälte zusammen. Der Leidende verspürt deshalb keinen Appetit, weil es kein großes Loch zu füllen gibt, er fühlt sich »innerlich zusammengeschnürt«. Die Kälte entsteht nach dieser Vorstellung meist durch zu viel Schleim, der kalt und feucht ist. Daher spricht man auch von dem »slimigen Magen«, der zudem mit »fauligem Blut« belastet sein kann, wie etwa im ›Elsässischen Arzneibuch‹ beschrieben. Wenn jemand »innerlich zusammengeschnürt wurde«, empfiehlt Hildegard von Bingen Schafgarbe: Sie rät, pulverisierte Schafgarbe in warmem Wasser zu trinken. »Und wenn es einem dann besser geht, nehme man dieses Pulver in warmem Wein.« Wenn Hildegard hier Krämpfe infolge von Magenschleimhautentzündung mit einbegriff, lag sie gar nicht schlecht.

Ursachen und Symptome

Die Magenwand wird von zwei Barrieren – einer Schleimhaut und einer darunter liegenden Schicht mit regenerationsfähigen Zellen – vor dem aggressiven und sehr sauren Verdauungssaft aus Salzsäure und Eiweiß spaltenden Enzymen geschützt.
Unregelmäßiges oder übermäßiges Essen, verdorbene Speisen, Alkohol, Nikotin, aber auch Arzneimittel (z. B. Schmerz- oder Rheumamittel) führen zu einem Ablösen der schützenden Schleimhautschicht. Werden diese Auslöser gemieden, regeneriert sich die Schleimhautschicht sehr schnell, sodass die akute Magenschleimhautentzündung (Gastritis) wieder abheilen kann.
Die akute Gastritis wird – vor allem nach dem Essen – von krampfartigen Oberbauchbeschwerden, Übelkeit und fauligem Aufstoßen begleitet. Manchmal treten auch Durchfall und Appetitlosigkeit auf. Die Zunge kann weiß belegt sein. Die Ursachen einer akuten Gastritis müssen durch einen Arzt geklärt werden, um zu verhindern, dass die Gastritis chronisch wird. Bei 10 Prozent der Patienten mit chronischer Gastritis ging diese aus einer akuten Gastritis hervor.
Weitaus bedeutsamer als Ursache für chronische Gastritis ist das Bakterium *Heliobacter pylori*. Eine dadurch ausgelöste Gastritis kann sich zu einem gutartigen, in späterem Stadium auch bösartigen Zwölffingerdarm- oder Magengeschwür weiterentwickeln. Die chronische Gastritis ist häufig symptomfrei und tritt nur manchmal wie die akute Gastritis in Erscheinung. Jeder Patient mit Gastritis sollte regelmäßig gastroskopisch untersucht werden, um Veränderungen beobachten zu lassen.

Strategien der Behandlung

Eine akute Gastritis klingt oft schon nach wenigen Tagen ab und kann mit einfachen Mitteln behandelt werden. Ein Magengeschwür gehört allerdings nicht in den Bereich der Selbstmedikation. Deswegen muss eine gründliche Untersuchung durch einen Arzt erfolgen.

1. Linderung der Beschwerden: Heilpflanzen können zur Linderung der Schmerzen und Heilung einer akuten Gastritis beitragen, etwa indem sie die angegriffene Schleimhaut des Magens schützen. Ist die Gastritis bereits chronisch, empfehlen sich bitterstoffhaltige Heilpflanzen, da es hier vor allem darum geht, die Sekretion von Verdauungssäften anzuregen.
2. Keimhemmung: Daneben ist es sinnvoll, mit entzündungs- und keimhemmenden Mitteln den Heilungsprozess zu unterstützen.
3. Gesunde Ernährung: Weder kalte noch heiße Getränke zu sich nehmen und auf Alkohol, Nikotin und scharfe Gewürze ganz verzichten. Auch sehr Süßes und Saures kann die Beschwerden verstärken. Sinnvoll sind vor allem Gemüse und Obst.

Welche Heilpflanzen helfen?

- Die Blüten und das Kraut der **Kamille** enthalten ebenso wie die Blüten der **Schafgarbe** entzündungs- und keimhemmende Stoffe. Darüber hinaus wirken sie durchblutungsfördernd und krampflösend und können so auch die Schmerzen lindern.

- Für die Magenschleimhaut kommen Schleimstoffe zum Einsatz, die an die Magenwand einen Schutzfilm anlegen. Schleim in ausreichenden Mengen bietet dafür nur der **Leinsamen**.
- Wenn man genügend davon einnimmt, bilden auch die **Malvenblätter** und die Eibischwurzel mit ihren Schleimstoffen einen ausreichenden Schutzfilm auf der Magenschleimhaut.
- Mit ihren Schleim- und Bitterstoffen, aber auch ihrem ätherischen Öl gilt die **Kalmuswurzel** zu Recht als ein hervorragendes Mittel, um eine chronische Magenschleimhautentzündung unterstützend zu behandeln. Dank ihrer Inhaltsstoffe fördert sie die Sekretbildung und regt darüber hinaus insgesamt die Verdauung an.

Anwendungen, die sich bewährt haben

Die Magenschleimhautentzündung kann mit Heilkräutern aus der Klosterheilkunde in Tees oder als Schleimkur unterstützend behandelt werden. Auch einer Chronifizierung kann damit vorgebeugt werden.

Tees

Kamillenblüten

Teezubereitung: 1 gehäufter Esslöffel Kamillenblüten mit 1 Tasse kochendem Wasser übergießen, 10 Minuten zugedeckt ziehen lassen und abseihen. Den Tee langsam und ungesüßt trinken; in akuten Fällen alle 30 Minuten oder jede Stunde 1 Tasse trinken, ansonsten 3 bis 4 Tassen täglich.

Schafgarbenkraut und -blüten

Teezubereitung: 2 gehäufte Teelöffel Schafgarbenkraut und -blüten mit 1/2 Liter kochendem Wasser übergießen, 15 Minuten ziehen lassen und abseihen. 30 Minuten vor den Mahlzeiten 1 Tasse ganz langsam trinken. Bis zu 5 Tassen täglich zu sich nehmen.

Kalmuswurzelstock

Teezubereitung: 1 Teelöffel klein geschnittene geschälte Kalmuswurzel mit 1 Tasse kochendem Wasser übergießen, 5 bis 10 Minuten ziehen lassen, danach abseihen und lauwarm vor den Mahlzeiten trinken.

Vorsicht: Kalmus nicht in der Natur sammeln, sondern in der Apotheke kaufen, denn es gibt Arten, die krebserregende Substanzen enthalten. Nicht bei Schwangerschaft anwenden!

Malvenblätter

Teezubereitung: 2 Esslöffel Malvenblätter mit 1 Tasse Wasser übergießen, kurz aufkochen lassen, 10 Minuten ziehen lassen und abseihen. Jeweils 1 Stunde vor den Mahlzeiten 2 Tassen trinken.

Kaltwasserauszug

Eibischwurzel und -blätter

Anwendung: 1 Esslöffel klein geschnittene Eibischwurzel und -blätter in 1 Tasse kaltes Wasser geben, 1 bis 2 Stunden ziehen lassen, dabei öfter umrühren und abseihen. Ganz kurz bis zum Sieden erhitzen. Mehrmals täglich mit dem frisch hergestellten Auszug gurgeln oder spülen.

Schleimkur

Leinsamen

Zubereitung: 2 bis 3 Esslöffel geschroteten oder zerkleinerten Leinsamen in 1/2 Liter Wasser einweichen, am besten über Nacht ziehen lassen. Dann kurz aufkochen und durch ein feines Sieb oder auch durch ein Tuch seihen. Den Schleim warm und über den Tag verteilt langsam trinken. Während einer Leinsamenkur muss viel getrunken werden. Empfohlen wird eine Flüssigkeitszufuhr von etwa 2 Litern am Tag.

Magen- / Zwölffinger-darmgeschwür

Über das Magengeschwür schreibt der berühmte Arzt Ortolf von Baierland in seinem ›Arzneibuch‹: »Apostema ist ein Geschwür des Magens, das kommt manchmal von der Hitze; dann hat der Mensch eine trockene Zunge, ihn dürstet sehr und er hat große Hitze.« Nach der mittelalterlichen Medizin ist der »hitzige Mensch« der schnell Aufbrausende, der Infarktgefährdete, der »Choleriker«, der auch unter Trockenheit leidet und so leicht Magengeschwüre bekommt. Man kannte damals allerdings auch Magengeschwüre aus kalter Ursache, besonders bei dem trocken-kalten »Melancholiker«, der sich dadurch auszeichnet, dass er seinen Ärger und seine Sorgen in sich hineinfrisst.

Ursachen und Symptome

Bei einem Magen- oder einem Zwölffingerdarmgeschwür *(Ulcera)* ist nicht nur – wie bei der Gastritis – die Schleimhaut betroffen; es geht auch um die darunter liegenden Schichten. Magen- und Darmgeschwüre können mehrere Ursachen haben: Selten bildet sich ein Geschwür als Nebenwirkung einiger Arzneimittel. Eher kann es als Folge einer Gastritis, also einer Magenschleimhautentzündung entstehen, die unter anderem durch Stress, Nikotin und Alkohol begünstigt wird. Die bei weitem häufigste Ursache ist jedoch das schon bei der Gastritis genannte Bakterium *Heliobacter pylori*, das die schützenden Oberflächenzellen durchlöchern kann. Wahrscheinlich sind etwa 50 Prozent der Bevölkerung in Deutschland mit dem Bakterium infiziert, aber nur 15 Prozent erkranken daran – Raucher wesentlich häufiger als Nichtraucher.

Strategien der Behandlung

Wie bei der Gastritis gilt bei Verdacht auf ein Magengeschwür erst recht, dass auf jeden Fall ein Arzt hinzugezogen werden muss. Zur Vorbeugung eines wiederholt auftretenden Magen- und Zwölffingerdarmgeschwürs können dieselben unterstützenden Maßnahmen hilfreich sein, die bei der Magenschleimhautentzündung genannt wurden.

1. **Linderung der Beschwerden:** Hier geht es wieder darum, die angegriffenen Magenwände zu schützen und die Schmerzen zu lindern.
2. **Entzündungshemmung:** Der Heilungsprozess kann mit entzündungs- und mit keimhemmenden Heilkräutern unterstützt werden.
3. **Gesunde Lebensweise:** Neben der Behandlung mit klösterlichen Arzneipflanzen ist eine gesunde Lebensweise ohne Stress, Nikotin und Alkohol eine weitere wichtige Voraussetzung, damit sich die Magenwände regenerieren können.

Welche Heilpflanzen helfen?

- **Kamillenblüten** enthalten entzündungshemmende Stoffe, ätherische Öle und Flavonoide und können so die Schmerzen lindern.
- Bei der Behandlung von Magengeschwüren kommt der **Süßholzwurzel** eine besondere Bedeutung zu, da sie in diesem Fall gleich mehrere positive Eigenschaften aufweist: Ihre Wirkstoffe können zum einen die Entzündungen hemmen und zum anderen die bei den Geschwüren veränderte Schleimhautzusammensetzung normalisieren, sodass die Abheilung beschleunigt wird.
- Wie im Falle der Gastritis hat sich hier der **Leinsamen** bewährt, der mit seinen Schleimstoffen die Magenwände zu schützen vermag.
- Sehr erfolgreich ist auch der Einsatz von **Weißkohl:** Er verkürzt die Heilungszeit so, dass man schon nach einer Woche schmerzfrei ist. Er schützt vor Reizungen durch aggressive Stoffe und dank seines so genannten Anti-Ulkus-Faktors steigert er zudem die Regenerationsfähigkeit der Schleimhäute.

Anwendungen, die sich bewährt haben

Die Behandlung eines Magen- und Darmgeschwürs kann man mit Heilkräutertees und Weißkohlsaft unterstützen. Hilfreich ist auch eine Rollkur: Durch das »Rollen« erreicht man, dass alle Teile der Magenwand mit der wirksamen Flüssigkeit benetzt werden.

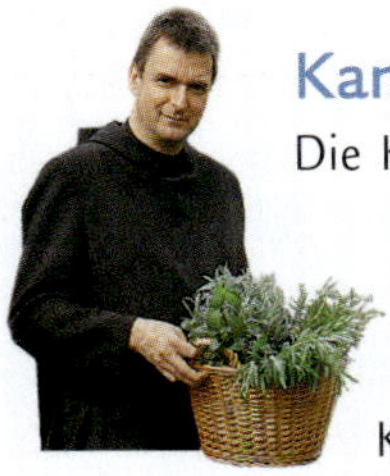

Kamillen-Leinsamen-Rollkur

Die Kamillen-Leinsamen-Rollkur ist leider in Vergessenheit geraten. Zu Unrecht, denn hier kommen gleich zwei wichtige Wirkungsweisen zusammen: Die Kamille löst die Krämpfe, lindert Entzündungen und fördert die Heilung; die Schleimstoffe des Leinsamens legen sich wie ein Schutzfilm über die Magenschleimhaut und beugen so einer weiteren Entzündung vor. Man übergießt 4 Teelöffel Kamillenblüten mit 1 Tasse heißem Wasser, lässt den Sud 10 Minuten zugedeckt ziehen und seiht ihn ab. Außerdem lässt man 3 Esslöffel geschroteten oder zerkleinerten Leinsamen 15 Minuten bei 70 °C in 1 Liter Wasser ziehen. Dann seiht man den Brei durch ein feines Tuch und mischt ihn mit dem Kamillentee. So wird die Rollkur durchgeführt: Morgens trinkt man nüchtern 2 Tassen von dem Kamillen-Leinsamen-Gemisch, bleibt 10 Minuten auf dem Rücken liegen, danach zunächst 10 Minuten auf der linken (!) Seite, dann 10 Minuten auf der rechten Seite. Zuletzt bleibt man 10 Minuten auf dem Bauch liegen.

Tees

❖ Kamillenblüten

Teezubereitung: 1 gehäuften Esslöffel Kamillenblüten mit 1 Tasse kochendem Wasser übergießen, zugedeckt 10 Minuten ziehen lassen und abseihen. Den Tee langsam und ungesüßt trinken. In akuten Fällen alle 30 Minuten oder jede Stunde 1 Tasse trinken, sonst 3 bis 4 Tassen täglich zu sich nehmen.

❖ Süßholzwurzel

Teezubereitung: 1 gestrichenen Teelöffel zerkleinerte Süßholzwurzel mit 1 Tasse kochendem Wasser übergießen, 15 bis 20 Minuten ziehen lassen und abseihen. 3- bis 5-mal täglich 1 Tasse trinken. Man kann die zerkleinerte Süßholzwurzel auch mit 1 Tasse Wasser ansetzen, kurz aufkochen und abseihen.

Alternative: Zur Sicherung der Dosierung ist Süßholzwurzel auch als Extrakt erhältlich.

Vorsicht: Die tägliche Dosis darf nicht mehr als 15 g betragen. Ohne ärztliche Beratung sollte Süßholzwurzel nicht länger als einen Monat eingenommen werden.

❖ Teemischung

Diese wohlschmeckende Teemischung wirkt entzündungshemmend.

Zusammensetzung: 35 g Süßholzwurzel, 50 g Kamillenblüten und 15 g Melissenblätter.

Teezubereitung: 1 gehäuften Teelöffel Teemischung mit 1 Tasse kochendem Wasser übergießen, 5 Minuten kochen lassen und abseihen. Jeweils nach den Mahlzeiten 1 Tasse trinken.

Saft

❖ Weißkohl

Anwendung: Den Frischpflanzenpresssaft bekommt man in der Drogerie, im Reformhaus oder in der Apotheke. Im Kühlschrank ist er etwa 24 Stunden haltbar, eingefroren 3 Wochen. Weniger wirksam sind gekochte oder pasteurisierte Säfte. Täglich 1 Liter trinken.

Schleimkur

❖ Leinsamen

Zubereitung: 2 bis 3 Esslöffel geschroteten oder zerkleinerten Leinsamen in 1/2 Liter Wasser einweichen, am besten über Nacht ziehen lassen. Dann kurz aufkochen und durch ein feines Sieb oder auch durch ein Tuch seihen. Den Schleim warm und über den Tag verteilt langsam trinken. Während einer Leinsamenkur muss viel getrunken werden. Empfohlen wird eine Flüssigkeitszufuhr von etwa 2 Litern am Tag.

Rollkur

❖ Kamillenblüten

Anwendung: 5 Esslöffel Kamillenblüten mit 1 Liter heißem Wasser übergießen, zugedeckt 5 bis 10 Minuten ziehen lassen und abseihen. Am Morgen nüchtern 2 Tassen Kamillentee warm trinken. Anschließend 10 Minuten auf den Rücken legen, dann jeweils 10 Minuten auf die linke und 10 Minuten auf die rechte Seite, zuletzt noch 10 Minuten auf den Bauch legen.

Reizdarm

»Tenasmon ist eine Krankheit, bei der ein Mensch Stuhldrang hat und nicht kann. Dies kommt von starken Arzneimitteln oder wenn der Mensch im Leib zu sehr erkaltet ist.« Mit diesen Worten beschreibt der Arzt des Würzburger Dietrichspitals, Ortolf von Baierland, im ausgehenden 13. Jahrhundert den Reizdarm.

Ursachen und Symptome

Nach heutiger Erkenntnis handelt es sich beim Reizdarm um eine Darmstörung ohne organisch erkennbare Ursache. Der Arzt spricht in diesem Fall von »funktionellen Beschwerden«. Wahrscheinlich zählen psychische Belastung, Übererregbarkeit oder ungünstige Ernährung zu den Auslösern. Auch eine gestörte Darmbewegung infolge einer beschädigten Darmmuskulatur oder durch Störungen im Hormonhaushalt können als Ursachen in Betracht gezogen werden. Symptome sind im Zusammenhang mit Stuhldrang auftretende, oft krampfartige Bauchschmerzen und Verstopfung oder Durchfall beziehungsweise ein Wechsel zwischen Verstopfung und Durchfall. Bei etwa einem Drittel der Patienten werden Verdauungsbeschwerden von einem Reizdarmsyndrom *(Colon irritabile)* begleitet. Die Diagnose sollte vom Arzt gestellt werden, um organische Krankheiten auszuschließen.

Strategien der Behandlung

Eine unmittelbare Behandlung des Reizdarms ist mit den Mitteln der Klosterheilkunde nicht möglich. Man kann jedoch die sehr unangenehmen Symptome wie Bauchschmerzen und den Wechsel von Durchfall und Verstopfung mit pflanzlichen Mitteln therapeutisch unterstützen und so die Beschwerden lindern.

Welche Heilpflanzen helfen?

- **Fenchel** und Kümmel sowie Pfefferminze oder Kamille zählen mit ihren ätherischen Ölen zu den Mitteln der ersten Wahl. Sie wirken krampflösend und blähungstreibend. Insbesondere die Pfefferminze reduziert bei Durchfall zudem die übersteigerte Aktivität der Darmmuskulatur. In einigen Untersuchungen hat sich magensaftresistent verkapseltes Minzöl als recht wirksam erwiesen.
- Eine Regulierung der Darmtätigkeit kann mit **Indischen Flohsamenschalen** erreicht werden. Ihre Quellstoffe füllen den Darm und regen so zu einer gleichmäßigen Darmtätigkeit an. Daneben haben sie auch eine reinigende Wirkung – sie putzen sozusagen durch und binden überschüssiges Wasser bei zu dünnflüssigem Darminhalt.
- **Leinsamen** wirkt als Abführmittel. Der an der Darmoberfläche sitzende Schleim soll die Gleitfähigkeit verbessern und die Darmkontraktion (Darmperistaltik) anregen. Außerdem wirkt Leinsamen als Füllstoff, der den Durchgang des Speisebreis durch den Dickdarm beschleunigt.

Anwendungen, die sich bewährt haben

Schmerzen und Blähungen können mit krampflösenden und blähungstreibend wirkenden Kräutertees behandelt werden. Hilfreich ist regelmäßiges Trinken von Teezubereitungen aus Pflanzen, die einen hohen Gehalt an ätherischen Ölen aufweisen. Beim Reizdarm mit Verstopfung (Obstipation) und Durchfall *(Diarrhöe)* – oft im Wechsel – werden Quellstoffe eingesetzt, die den Stuhl regulieren können.

Tees

Fenchelfrüchte

Teezubereitung: 1 Teelöffel Fenchelfrüchte, im Volksmund auch Fenchelsamen genannt, im Mörser zerdrücken, mit 1 Tasse kochendem Wasser übergießen, zugedeckt 10 Minuten ziehen lassen und abseihen. Mehrmals täglich 1 bis 2 Tassen trinken.

Kümmelfrüchte

Teezubereitung: 1 bis 2 Teelöffel Kümmelfrüchte im Mörser zerdrücken, mit 1 Tasse kochendem Wasser übergießen, zugedeckt 10 Minuten ziehen lassen und abseihen. Täglich 3-mal 1 Tasse warm zu den Mahlzeiten trinken.

❖ **Pfefferminzblätter**

Teezubereitung: 3 Teelöffel Pfefferminzblätter mit 1 Tasse kochendem Wasser übergießen, zugedeckt 10 Minuten ziehen lassen und abseihen. Mehrmals täglich 1 Tasse trinken.

Quellstoffe

❖ **Indische Flohsamenschalen**

Anwendung: 5 g Indische Flohsamenschalen zusammen mit 1 Glas Wasser einnehmen – vor den Mahlzeiten, wenn man den Appetit zügeln will. Ansonsten kann man Flohsamenschalen auch nach einer Mahlzeit einnehmen. In jedem Fall aber mindestens 1/4 bis 1/2 Liter Flüssigkeit nachtrinken, damit die Flohsamen im Darm nachquellen können.

Wichtig: Flohsamenschalen immer nur mit ausreichend Flüssigkeit einnehmen, mindestens 1/2 Liter; etwaige andere Arzneimittel erst eine Stunde später einnehmen, da deren Resorption durch den Schleim der Flohsamen verhindert werden kann.

Vorsicht: Nicht anwenden bei Darmverschluss!

❖ **Leinsamen**

Zubereitung: 2 bis 3 Esslöffel geschrotete oder zerkleinerte Leinsamen in 1/2 Liter Wasser einweichen, am besten über Nacht. Dann kurz aufkochen und durch ein feines Sieb oder durch ein Tuch seihen. Den Schleim warm über den Tag verteilt langsam trinken. Während einer Leinsamenkur muss zusätzlich viel getrunken werden, etwa 2 Liter am Tag.

Präparat aus der Apotheke

❖ **Pfefferminzöl**

Teezubereitung: Der Pfefferminztee ist in häufigen Fällen nicht wirkungsvoll genug bei Reizdarm. Das Pfefferminzöl muss in magensaftresistenten Gelatinekapseln eingenommen werden, da die Wirkstoffe ansonsten bereits im Magen arbeiten. Dort sind sie vor allem dann unerwünscht, wenn über die Symptomatik eines Reizmagens hinaus zusätzlich auch eine Störung der Magentätigkeit (Motilitätsstörung) zu beobachten ist. Das Öl löst die Krämpfe und führt so eine gewisse Erschlaffung der Muskulatur herbei. Genau dies wäre bei einem »trägen« Magen jedoch die falsche Wirkung!

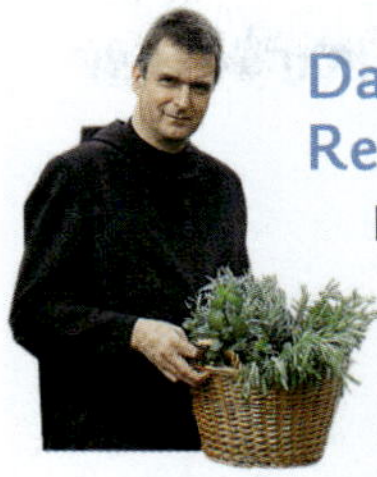

Dampfkompressen bei Reizdarm-Beschwerden

Eine alte, wunderbare Möglichkeit, die in den Klöstern geübt wurde und besonders wirkungsvoll zur Bekämpfung der Beschwerden eines Reizdarms ist, ist die Dampfkompresse. Dabei geht es wie bei den heißen Wickeln ausschließlich um die Zufuhr eines größtmöglichen Quantums feuchter Wärme. Für die Kompresse benötigt man: ein nicht zu großes Leinentuch als Innentuch sowie ein Zwischentuch, ein Wolltuch, eine Schüssel mit heißem Wasser, ein Frottiertuch als Auswringtuch und eine Wärmflasche. Zunächst bereitet man eine Wärmflasche mit heißem Wasser und legt das Zwischentuch auf die heiße Wärmflasche. Danach faltet man mehrfach das Innentuch und übergießt dieses mit kochendem Wasser (dem Wasser kann man 5 Tropfen Melissenöl beifügen). Das Innentuch wringt man nun in dem Frottiertuch so stark wie nur möglich aus. Dann legt man das Innentuch in das vorgewärmte Zwischentuch und packt es damit gut ein. Danach begibt man sich ins Bett, legt sich dabei auf das Wolltuch und legt die Kompresse mit der heißen Seite auf den Bauch. Nun wickelt man das Wolltuch fest um den Körper. Die Auflage lässt man so lange wirken, wie sie als angenehm empfunden wird. Nach Abnahme der Auflage ist es angeraten, noch einige Zeit gut zugedeckt und ruhig im Bett liegen zu bleiben.

Verstopfung

In den ›Causae et curae‹ spricht Hildegard von Bingen davon, dass sich »bestimmte Speisen im Menschen verhärten«. Eigentlich müsste man statt von »verhärten« eher von »eindicken« und »eintrocknen« sprechen. Denn genau dies geschieht, wenn der Rest des Speisebreis zu lange im Dickdarm bleibt, etwa weil man den Stuhlgang unterdrückt oder weil man (z. B. bei langen Reisen) eingeengt sitzt. Der Dickdarm entzieht dabei dem restlichen Brei, dem Fäzes, immer mehr Flüssigkeit. So bleibt dieser Brei im Menschen, »und daher leidet er Schmerzen«, schließt Hildegard ihre Ausführungen.

Ursachen und Symptome

Eine krankhafte Verstopfung (Obstipation) liegt seltener vor, als viele meinen. Eine Stuhlentleerung, die nur alle zwei bis drei Tage erfolgt, gilt heute noch als normal. Allerdings kann der Stuhlgang bei entsprechender Verhärtung lästig und schmerzhaft sein. Obstipation kann als Nebenwirkung eines Arzneimittels auftreten oder auch bei bestimmten Erkrankungen. Sofern keine erkennbaren organischen Erkrankungen nachzuweisen sind, spricht man von einer **habituellen Obstipation**; es liegt somit lediglich eine funktionelle Störung der Verdauungsorgane vor. Diese Verstopfung wird durch Bewegungsmangel, oberflächliche Atmung, eine ballaststoffarme Kost oder starke Schweißproduktion ohne ausreichende Flüssigkeitszufuhr gefördert. Sie tritt vor allem bei älteren Menschen auf, die durch herabgesetztes Durstempfinden oft zu wenig trinken.

Eine **chronische Obstipation** ist nicht nur lästig, sondern belastet auch Darm und Leber. Patienten mit **spastischer Obstipation** sind oft schlank und nervös. Bei ihnen ist das »Stuhlfesthalten« eher ein Symptom psychischer Probleme.

Strategien der Behandlung

1. Quellmittel: Eine harmlose Methode, die den Stuhlgang fördert, folgt einem mechanischen Prinzip: Man nimmt Quell- und Ballaststoffe mit viel Flüssigkeit ein. Das sich bildende Gemisch oder Gel gelangt unverdaut in den Dickdarm, sodass dieser durch die Dehnung und Gewichtszunahme gereizt wird.
2. Verhindern des Stuhleintrocknens: Eine zweite Möglichkeit der Behandlung ist der Einsatz von Stoffen, die das Eintrocknen des Stuhls verhindern, wie die Anthranoide (siehe unten).
3. Aktivierung des Darms: Wichtig ist hier auch eine Anregung der Verdauung, die man beispielsweise mit gezielten Atemübungen (siehe Seite 481), aber auch durch Bewegung erreichen kann.

Welche Heilpflanzen helfen?

- Das ideale Füllmittel ist der **Leinsamen**, der vor allem bei einer leichten chronischen Obstipation hilfreich wirkt. Eine regelmäßige Anwendung ist als Prophylaxe für Darmbeschwerden empfehlenswert.
- Das wirkungsvollste Quellmittel sind **Indische Flohsamen**, noch stärker wirken die **Indischen Flohsamenschalen**. Indische Flohsamenschalen quellen bei ausreichender Flüssigkeitszufuhr im Magen auf das 100-fache auf. Das entstehende Gel kann die Resorption von Cholesterin und Zucker verzögern – ideal bei Patienten mit erhöhten Cholesterinwerten und Zuckerkrankheit. Das Gel erhöht durch sein Volumen den Dehnungsreiz in der Darmwand. Im Dickdarm wird das Gel durch Darmbakterien zersetzt und das gebundene Wasser dabei freigegeben; das macht den Stuhl weicher und fördert damit den Stuhldrang. Allerdings entsteht hierbei zudem Gas.
- **Aloe**, Rhabarberwurzel, Faulbaumrinde sowie Sennesblätter und -früchte besitzen so genannte Anthranoide, die die Wasserresorption im Dickdarm hemmen. Das heißt, der Stuhl bleibt weich und kann somit wesentlich leichter ausgeschieden werden.

Anwendungen, die sich bewährt haben

Zur Behandlung von Verstopfung werden vor allem Quellstoffe, aber auch Kräutertees eingesetzt. Wenn eine Ernährungsumstellung, Bewegung, eine Verdauungsatmung oder die genannten pflanzlichen Mittel keinerlei Wirkung erzielen konnten, ist das Mittel der nächsten Wahl der Aloe-Extrakt.

Quellstoffe

❖ Leinsamen

Anwendung: 1 bis 2 Esslöffel Leinsamen werden unbehandelt oder nur leicht angequetscht mit 1 Tasse Wasser, leichtem Kräutertee oder ungesüßtem Fruchtsaft zwischen den Mahlzeiten eingenommen. Nicht vorquellen, da die Samen erst im Darm aufquellen sollen.

Tee und Kaltwasserauszug

❖ Sennesblätter und -früchte

Kaltwasserauszug: 2 Teelöffel klein geschnittene Sennesblätter und -früchte in 1/2 Liter kaltes oder lauwarmes Wasser geben, 6 bis 12 Stunden ziehen lassen und abseihen. Am Abend 1 bis 2 Tassen trinken.
Vorsicht: Die Sennespflanze zählt zu den stimulierenden Abführmitteln und sollte ohne den Rat Ihres Arztes nicht länger als 1 bis 2 Wochen eingenommen werden, weil sich eine Darmträgheit dadurch verstärken kann.

❖ Rhabarberwurzel

Teezubereitung: 1 Teelöffel gepulverte Rhabarberwurzel mit 1 Tasse heißem Wasser übergießen, 10 Minuten ziehen lassen und abseihen. Abends 2 Tassen trinken.
Vorsicht: Rhabarber gehört zu den stimulierenden Abführmitteln und sollte ohne ärztlichen Rat nicht länger als 1 bis 2 Wochen eingenommen werden, weil sich eine Darmträgheit dadurch noch verstärken kann.

❖ Faulbaumrinde

Teezubereitung: 1 Teelöffel klein geschnittene Faulbaumrinde in 1/4 Liter kaltes Wasser geben, 12 Stunden ziehen lassen und abseihen. Ganz kurz bis zum Sieden erhitzen. Täglich vor dem Schlafengehen trinken.

❖ Teemischung

Die Teemischung wirkt krampflösend, verdauungsfördernd und mild abführend.
Zusammensetzung: 20 g Anisfrüchte, 20 g Fenchelfrüchte, 20 g Sennesblätter, 20 g Kümmelfrüchte und 20 g Pfefferminzblätter.
Teezubereitung: 1 Esslöffel Teemischung im Mörser zerdrücken, mit 1 Tasse heißem Wasser übergießen, zugedeckt 5 Minuten ziehen lassen und abseihen. Mehrmals am Tag 1 Tasse mit Honig gesüßt trinken.

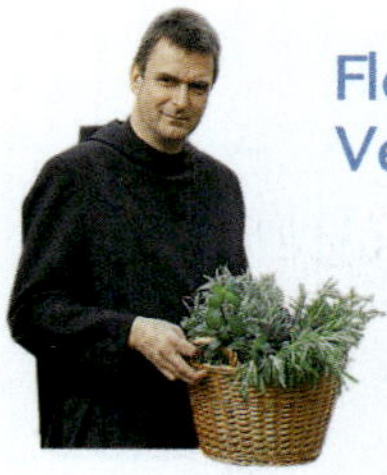

Flohsamen bei Verstopfung

Mein Mittel der ersten Wahl bei Verstopfung sind die reifen, ganzen und trockenen Samen des Sandwegerichs, die so genannten Flohsamen. Der Sandwegerich kommt auf Schuttplätzen, Acker- und Wegrändern und sandigen Böden vor und wächst in vielen Klostergärten; in der Apotheke ist er jedoch nur wenig gebräuchlich. In Apotheken üblicher, und aus diesem Grund für Sie eher empfehlenswert, sind Indische Flohsamen. Beide Flohsamenarten sind reich an Schleimstoffen, die ein besonders großes Quellvermögen haben. Sie vergrößern die Darmoberfläche und verbessern das Darmmilieu.
Für die Behandlung von hartem Stuhl lässt man 10 g Indische Flohsamen etwa 15 Minuten lang in 1 Tasse mit warmem Wasser ziehen. Anschließend seiht man den Brei durch ein feines Tuch ab. Nach dem Einnehmen trinkt man etwa 1/2 Liter Flüssigkeit nach, damit die Flohsamen im Darm nachquellen können.

Präparat aus der Apotheke

❖ Aloe

Anwendung: Morgens 1 Teelöffel Aloe-Extrakt-Pulver mit 1 Tasse Wasser ansetzen und am Abend trinken.
Vorsicht: Aloe-Extrakt gehört zu den stimulierenden Abführmitteln und sollte ohne ärztlichen Rat nicht länger als 1 bis 2 Wochen eingenommen werden, weil sich eine Darmträgheit dadurch noch verstärken kann.

Durchfall

Johannes Platearius erklärt in seinen ›Therapien‹ den Durchfall unter dem Titel: »Vom Durchgang unverdauter Speisen: Die Lienteria ist ein Bauchfluss oder Durchfall infolge von (innerer) Glattheit von Magen und Därmen, verbunden mit dem Ausstoß unverdauter Kost, und zwar Speise und Trank. Das Wort ›Lienteria‹ kommt von ›leios‹, das heißt glätten bzw. Glattheit. Das Leiden entsteht aber aus dem klebrigen Schleim (Phlegma), der den Zotten von Magen und Därmen anhaftet, oder aus vorhergehendem Blutstuhl, oder aus einem Eitergeschwür des Magens oder einer Verwundung der Därme.«
Sehr anschauliche Worte zum Thema Durchfall findet wieder einmal Hildegard von Bingen: »Und wenn die schlechten Säfte im Menschen überhand nehmen, dann bilden sie manchmal ihm einen Dunst, der weder kalt noch warm ist. Dieser breitet sich in den Eingeweiden aus, bringt die übrigen krank machenden Stoffe in Bewegung und lässt aufgenommene Nahrung (…) nicht durch den richtigen, natürlichen Ausgang austreten, sondern lässt die Nahrung wie in einem Straßengraben oder Rinnstein durcheinander fließen. Der Dunst verdünnt die lebensnotwendige, natürliche Luft in ihm, und daher kann auch die Nahrung in ihm nicht richtig und natürlich verdaut und aufgelöst werden. Deshalb kommt sie halbverdaut und wie ein dünner Fluss aus ihm heraus.«

Ursachen und Symptome

Es ist die Aufgabe des Dickdarms, dem Verdauungsbrei Wasser und Elektrolyte zu entziehen und ihn einzudicken. Ist der Speisebrei im Magen oder Dünndarm nur unvollständig verdaut oder der Dickdarm an sich gereizt und erkrankt, wird der Verdauungsbrei nur unzureichend eingedickt. In der Folge kommt es zu einem flüssigen Stuhl, zur Diarrhöe, die dem Körper obendrein Wasser und Elektrolyte entzieht.
Ungewohnte Speisen, allergieauslösende Nahrungsmittel oder auch Alkohol reizen die Darmschleimhaut und können auf diese Art und Weise eine akute Diarrhöe auslösen. Durchfall tritt in häufigen Fällen auch als Folge einer Behandlung mit Breitbandantibiotika auf, da dabei die Darmflora reduziert wird.
Die akute Diarrhöe betrifft in den meisten Fällen vegetativ sensible Menschen in Stress-Situationen. Über Hormone gesteuert, verkrampft die Muskulatur des nervösen Darms und befördert den wässrigen Verdauungsbrei zu schnell, um ihn einzudicken. Von einer chronischen Diarrhöe spricht man, wenn der Durchfall länger als drei Wochen andauert, dann liegt eine latente Reizung oder Erkrankung von Magen, Darm, Galle oder Pankreas vor. Dauert der Durchfall länger als drei Tage, muss unbedingt ein Arzt aufgesucht werden.

Strategien der Behandlung

1. Schutz der Darmwand und Keimhemmung: Man kann hier die zusammenziehende Wirkung mancher pflanzlichen Gerbstoffe nutzen. Diese reagieren mit den Eiweißen der Schleimhaut und bilden auf diese Art und Weise eine Schutzmembran, die Dünn- und Dickdarm vor weiteren Reizen der Bakteriengifte schützt und darüber hinaus auch noch den Austritt von Wasser in den Darm vermindert, sodass der Stuhlbrei nicht weiter verflüssigt wird. Zusätzlich wirken Gerbstoffe über ihre Reaktion mit den Eiweißen keimhemmend.
2. Binden von Flüssigkeit: Mit Quellstoffen oder absorbierenden Mitteln, die im Darm dem Stuhlbrei Flüssigkeit und Giftstoffe entziehen, kann einem Durchfall ebenfalls begegnet werden.

Welche Heilpflanzen helfen?

- Bei Durchfall haben sich gerbstoffhaltige Heilpflanzen wie die **Blutwurz**, die Heidelbeere und die Eiche besonders bewährt.
- Die idealen Quellstoffe bei Durchfall stellen **Indische Flohsamen** bzw. die Flohsamenschalen zur Verfügung. Diese Heilmittel wirken, indem sie Flüssigkeit im Darm aufnehmen.
- Obwohl von der neueren Forschung nicht bestätigt, hat die Erfahrungsheilkunde gezeigt, dass bei Durchfall auch der Einsatz der **Möhre** sinnvoll ist. Sie enthält viel Pektin, das Wasser und reizende Substanzen bindet und den Aufbau der Darmflora unterstützt.

Anwendungen, die sich bewährt haben

Zur Behandlung von Durchfall mit Pflanzen und Kräutern der Klosterheilkunde werden vornehmlich Tees und Quellstoffe eingesetzt.

Tees, Kaltwasserauszug und Tinktur

❖ Blutwurzwurzelstock

Teezubereitung: 1 Teelöffel zerkleinerte Blutwurzwurzel mit 1 Tasse kochendem Wasser übergießen, 5 bis 7 Minuten ziehen lassen und abseihen. 3- bis 4-mal täglich 1 Tasse vor den Mahlzeiten trinken.

Tinktur: 10 bis 30 Tropfen Blutwurz-Tinktur in einer Verdünnung 1:10 (aus der Apotheke) mit 1/2 Glas Wasser mehrmals täglich einnehmen. In schweren Fällen kann man die Tinktur stündlich einnehmen.

Pulver: 1 Messerspitze Blutwurzwurzelpulver mit einem geriebenen Apfel mehrmals täglich einnehmen.

❖ Heidelbeeren

Teezubereitung: 1 Esslöffel (getrocknete) Heidelbeeren im Mörser zerdrücken, mit 1/4 Liter Wasser übergießen, kurz aufkochen lassen, 10 Minuten ziehen lassen und abseihen. Mehrmals täglich 1 Tasse trinken.

❖ Eichenrinde

Teezubereitung: 2 bis 4 gehäufte Teelöffel klein geschnittene Eichenrinde mit 1/2 Liter kaltem Wasser übergießen, 1/2 Stunde ziehen lassen, kurz aufkochen und dann abseihen. Jeweils 1/2 Stunde vor den Mahlzeiten warm trinken.

Quellstoffe

❖ Indische Flohsamen

Anwendung: 5 g Indische Flohsamenschalen zusammen mit 1 Glas Wasser einnehmen und mindestens 1/4 Liter Flüssigkeit nachtrinken, jedoch keine Milch, da diese nicht zur Quellung führt. Jeweils vor den Mahlzeiten einnehmen.

Alternative: 10 g Indische Flohsamen in 1 Glas Wasser geben, sofort trinken. 2 große Gläser Wasser nachtrinken. Jeweils vor den Mahlzeiten einnehmen.

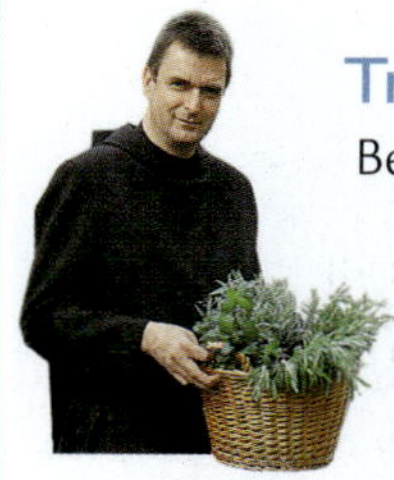

Trinken, trinken, trinken

Besonders bei Durchfall ist es wichtig, dass der Körper genügend Flüssigkeit aufnimmt, um so den Flüssigkeitsverlust bei diesem Krankheitsbild möglichst rasch wieder auszugleichen. Es wird empfohlen, mindestens 2 Liter täglich zu trinken, zusätzlich zu Tee oder Kaffee. Vor allem ältere Menschen empfinden sehr häufig weniger Durst als junge und sollten aus diesem Grund ganz besonders darauf achten, ausreichende Mengen an Getränken zu sich zu nehmen. Ein einfacher Test gibt älteren Menschen an, ob ihr Körper mit ausreichend Flüssigkeit versorgt ist: Mit dem Daumen und dem Zeigefinger hebt man eine Hautfalte auf dem Handrücken hoch. Wenn die Falte nach dem Loslassen stehen bleibt, benötigt der Körper noch mehr Flüssigkeit.

Vorsicht: Die Flohsamenschalen immer nur mit ausreichend Flüssigkeit einnehmen, mindestens 1/2 Liter; andere Arzneimittel erst 1 Stunde später einnehmen, da deren Resorption durch den Schleim der Flohsamen verhindert werden kann. Nicht anwenden bei Darmverschluss!

Suppe

❖ Möhren

Zubereitung: 500 g Möhren putzen, schälen und in kleine Würfel schneiden. 1/2 Liter Wasser zum Kochen bringen, die Möhren und 1 Teelöffel Gemüsebrühe dazugeben und 30 Minuten bei schwacher Hitze köcheln lassen. Die Suppe mit dem Stabmixer fein pürieren.

Anwendung: Die frisch zubereitete Suppe über den Tag verteilt essen.

Erkrankungen von Leber und Galle

Über die Leber und Galle kann man in den ›Causae et curae‹ von Hildegard von Bingen folgenden Absatz lesen: »Es gibt Menschen, (...) die sind in ihrem Willen stark, wenn sie nicht enthaltsam sein wollen. Sie sind gierig und wollen auf fette Speisen nicht verzichten. Daher bildet sich in ihnen das gefährliche, giftige, dicke und trockene Phlegma, das nicht feucht, sondern bitter ist; es lässt dickes, dunkles und krankes Fleisch an den Menschen wachsen. Wenn diese Menschen auf das Essen fetter Speisen nicht verzichten wollen, bekommen sie leicht eine kranke Haut. Die Bitterkeit dieses Phlegmas verursacht in der Umgebung von Leber und Lunge eine schwarzgallige (negative) Ausdünstung. (...) Das Phlegma von dieser Veranlagung schwächt und tötet einige von ihnen in kurzer Zeit, weil seine Kraft groß ist. Einige aber lässt sie noch einige Zeit am Leben.«

Ursachen und Symptome

Eine wichtige Aufgabe der Leber ist die Bildung der Gallenflüssigkeit, die über den Gallengang in den Zwölffingerdarm abgegeben wird. Die Gallenflüssigkeit spielt eine wesentliche Rolle bei der Fettverdauung und ist für die Ausscheidung von überschüssigen, giftigen Stoffen sehr wichtig. Mithilfe der Gallensalze wird im vorderen Dünndarm die Fettverdauung abgeschlossen, die bereits im Mund und Magen begonnen hat.

Wird zu wenig Gallenflüssigkeit produziert, kann dies zu kolikartigen Schmerzen oder einem starken Druckgefühl im rechten Oberbauch führen. Dazu kommen weitere Beschwerden wie Übelkeit, starke Blähungen, Völlegefühl, Appetitlosigkeit und Fettstühle. Sie treten besonders nach dem Genuss von fetten Speisen, Hülsenfrüchten und Kaffee auf.

Man spricht von **funktionellen Störungen** der Gallenblase und -wege, wenn die verminderte Gallenproduktion nicht durch nachweisbare organische Erkrankungen wie Gallensteine oder einen Verschluss des Gallenweges verursacht wird.

Bildung von Gallensteinen: Die Leber produziert ständig Galle. Haben wir gegessen und die Nahrung muss verdaut werden, fließt die Galle direkt in den Darm, um bei der Fettverdauung mitzuwirken. In den verdauungsfreien Intervallen wird sie in der Gallenblase gespeichert und dabei leicht eingedickt.

Ist der Anteil an Cholesterin in der eingedickten Gallenblase zu hoch, fallen Cholesterinkristalle aus und vergrößern sich zu Steinen. Dies kann auch infolge einer bakteriellen Entzündung geschehen oder erblich bedingt sein. Eine weitere mögliche Ursache könnte sein, dass die Gallenblase träge ist und sich nicht mehr regelmäßig ganz entleert.

Keineswegs jeder, der Gallensteine hat, leidet auch unter ihnen. Koliken entstehen nur, wenn durch Steine verursachte mechanische Reize die Gallenblase entzünden oder kleinere Steine mit der Galle ausgespült werden. Sehr schmerzhaft kann es auch sein, wenn große Steine den Gallengang blockieren, sodass es zu einem Rückstau kommt. In diesem Fall ist eine ärztliche Behandlung notwendig.

Ungefähr 50 Prozent der Steine »bleiben stumm« oder äußern sich nur durch häufige Oberbauchbeschwerden mit Völlegefühl, Fettunverträglichkeit, Druckempfindlichkeit in der Leberregion und in manchen Fällen auch in Sodbrennen. Dies sind Symptome, die allgemein typisch sind für zu wenig Gallensaft, entweder ausgelöst durch Entzündung, eine schlaffe Gallenblase oder durch Störungen des Gallenabflusses.

Strategien der Behandlung

Bei leichten funktionellen Störungen von Leber und Galle können Heilpflanzen der Klostermedizin eingesetzt werden. Bei ausgeprägten Gallensteinleiden ist jedoch eine Zertrümmerung oder eine Operation notwendig; hier können die Mittel der Klosterheilkunde unterstützend eingesetzt werden.

1. **Umstellung der Ernährung:** In der Regel reicht es bei funktionellen Störungen von Leber und Galle aus, schwer verdauliche Lebensmittel (meist Fett), starken Kaffee oder Hülsenfrüchte zu meiden und kleine Mahlzeiten zu sich zu nehmen.
2. **Verdauungsanregende Mittel:** Verdauungsanregende Heilpflanzen sollen die gesamte Verdauung unterstützen und insbesondere dafür sorgen, dass aus-

reichend Gallen- und Pankreassaft produziert wird. Besonders bestimmte Gewürze und Bittermittel sind hier geeignet. Die Bitterstoffe bewirken dies, indem sie entsprechende Reflexe des unbewusst arbeitenden und den gesamten Verdauungstrakt steuernden Nervensystems auslösen.

Welche Heilpflanzen helfen?

- Heilpflanzen mit Bitterstoffen wie beispielsweise die **Artischocke**, die Schafgarbe und der Wermut vermehren die Gallenproduktion der Leber, fördern die Entleerung der Gallenblase und lindern so die Beschwerden. Darüber hinaus haben Artischockenblätter eine direkte Wirkung auf die Leberzelle und führen nicht nur zu einer vermehrten Verdünnung der Gallenflüssigkeit, sondern auch zu mehr gelösten Stoffwechsel-Endprodukten überhaupt, die mit der Gallenflüssigkeit abtransportiert werden.
- Bei krampfartigen Beschwerden im Bereich der Gallenblase und der Gallenwege hat sich der **Erdrauch** bewährt. Seine wässrigen Extrakte regulieren die Gallensaftsekretion, indem sie je nach Konzentration sowohl gallensekretionsfördernde als auch gallensekretionshemmende Wirkungen entfalten.
- Die **Rettichwurzel** regt dank ihrer Senföle die Magensaftsekretion und die Gallentätigkeit an.
- Das **Schöllkraut** regt ebenfalls die Gallentätigkeit an. Für diese Wirkung verantwortlich ist hauptsächlich der Inhaltsstoff Berberin.

Anwendungen, die sich bewährt haben

Zur Behandlung von funktionellen Gallenstörungen werden Heilpflanzen als Tee, Saft oder in Fertigpräparaten eingesetzt.

Saft

❖ Rettichwurzel

Frischpflanzenpresssaft: Den Rettich schälen, zerkleinern oder auch reiben und danach in der Saftpresse auspressen. 3-mal täglich 2 Esslöffel Saft einnehmen.
Vorsicht: Nicht länger als 6 Wochen regelmäßig anwenden, da die Senföle den Magen reizen.

Tees, Kaltwasserauszug und Tinktur

❖ Artischockenblätter

Teezubereitung: 1 Teelöffel Artischockenblätter mit 1 Tasse heißem Wasser übergießen, 10 Minuten ziehen lassen und abseihen. 1 Tasse vor den Mahlzeiten trinken.
Alternative: Artischockenblätter sind auch als Dragees und Kapseln in Drogerien und Apotheken erhältlich.

❖ Erdrauchkraut

Kaltwasserauszug: 2 Teelöffel Erdrauchkraut in 2 Tassen kaltes Wasser geben, über Nacht stehen lassen und abseihen. 1 Tasse zu den Mahlzeiten trinken.
Teezubereitung: 2 Teelöffel Erdrauchkraut mit 1 Tasse heißem Wasser übergießen, 10 Minuten ziehen lassen und abseihen. 1 Tasse zu den Mahlzeiten trinken.
Alternative: Erdrauchkraut ist auch als Tabletten oder Dragees in der Apotheke erhältlich.

❖ Schafgarbenkraut mit -blüten

Teezubereitung: 1 Teelöffel Schafgarbenkraut mit -blüten mit 1 Tasse heißem Wasser übergießen, 5 Minuten ziehen lassen und abseihen. 1 Tasse in kleinen Schlucken vor den Mahlzeiten trinken.
Alternative: Schafgarbenkraut mit -blüten ist auch als Tropfen in der Apotheke erhältlich.

❖ Wermutkraut

Teezubereitung: 1 bis 2 Teelöffel Wermutkraut mit 1/4 Liter kochendem Wasser übergießen, 5 bis 10 Minuten zugedeckt ziehen lassen und abseihen. Vor dem Frühstück und vor dem Mittagessen 1 bis 2 Tassen schluckweise trinken.
Tinktur: 3-mal täglich 5 bis 20 Tropfen Wermut-Tinktur in einer Verdünnung 1:10 (aus der Apotheke) in 1/2 Glas Wasser 1/4 Stunde vor den Mahlzeiten trinken.

Präparat aus der Apotheke

❖ Schöllkraut

Anwendung: Schöllkraut ist leicht giftig. Deshalb sollte man es nicht einsammeln und als Tee trinken, sondern nur Fertigpräparate verwenden. Es sind Dragees, Tabletten, Kapseln und Tropfen erhältlich.
Vorsicht: Schöllkraut sollte nicht länger als 4 Wochen angewendet werden.

Für Nieren und Blase

Das ›Elsässische Arzneibuch‹ beschreibt Niere und Blase folgendermaßen: »Die Nieren sitzen in der Nähe der Leber; die rechte ist etwas höher als die linke und die linke etwas feister als die rechte (was man heute nicht mehr generell stehen lassen würde). Und jede Niere hat zwei Röhren. Die eine verläuft an der Seite bis zur großen Ader, die an dem äußeren Teil der Leber ist (gemeint ist hier die Aorta), und die andere Ader streckt sich nach unten bis zur Blase (dies ist der Harnleiter).« Man war sich also darüber im Klaren, dass die Niere etwas mit der Ausscheidung zu tun hatte, umso mehr gilt das für die Harnblase. Über sie heißt es im ›Elsässischen Arzneibuch‹: »Die Blase ist das Fass des Harnens und liegt zwischen der Hüfte und dem After, und sie besteht aus zwei Häuten. Der Gelehrte Rasis sagt, dass an dem Ausgang der Blase zwei Muskeln ansetzen, die sich zusammenziehen und verhindern, dass der Harn etwa unwillentlich aus der Blase geht.« Die Klostermedizin schenkte dem Harn große Aufmerksamkeit. So ist an anderer Stelle zu lesen: »Wer nun wissen will, an welcher Krankheit ein Mensch leidet, der soll das erkennen an der Farbe, die der Harn hat, der von ihm kommt.«

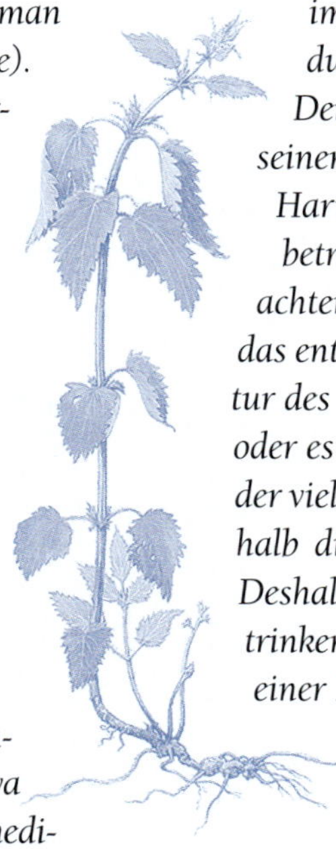

Tatsächlich war die »Harnschau« die wichtigste Methode, um innere Krankheiten zu erkennen. Daher wurde der studierte Arzt, der Physicus oder Medicus, im Mittelalter und der Renaissance in Abbildungen meist mit einem Harnglas gezeigt. Der Chirurg Ortolf von Baierland schildert in seinem ›Arzneibuch‹, auf was es dem Arzt bei der Harnschau ankam: »Wenn der Arzt den Harn betrachtet, dann soll er zuerst auf die Menge achten (…). Liegt eine große Menge vor, so deutet das entweder auf eine Krankheit hin, in der die Natur des Menschen überflüssige Körpersäfte abstößt, oder es handelt sich um einen gesunden Menschen, der viel isst und trinkt, aber wenig arbeitet und deshalb die Feuchtigkeit nicht herausgeschwitzt hat: Deshalb geben die Kinder viel Harn ab, weil sie viel trinken und wenig arbeiten. Oder es kommt von einer Krankheit der Blase und der Nieren, die dazu führt, dass der Harn nicht zurückgehalten wird. Eine geringe Harnmenge kommt daher, dass der Mensch wenig isst und trinkt oder sehr viel arbeitet, wodurch er hitzig geworden ist, oder es kommt von starkem Schwitzen und häufigem Stuhlgang, denn wer häufigen Stuhlgang hat, der gibt wenig Harn ab.«

Die Nieren

Der Mensch hat zwei Nieren, die etwa in Höhe der oberen Lendenwirbel unterhalb des Zwerchfells liegen. Die linke Niere beginnt am elften Brustwirbel, die rechte ist durch die Lage der Leber um etwa einen Wirbel nach unten verschoben. Um es zu schützen, ist dieses Nierenlager mit Fettgewebe gepolstert.

Die gesunde Niere eines Erwachsenen ist durchschnittlich etwa 11 Zentimeter lang und wiegt 150 Gramm: Sie ist von braunroter Farbe und besitzt eine charakteristische Form, die an eine Bohne erinnert: Ihr äußerer Rand beschreibt einen Rundbogen, ihr innerer Rand hat in der Mitte eine Einziehung. Hier münden der Harnleiter und die Blutgefäße der Niere.

Jede Niere besteht aus einem **Arbeitsgewebe** (Parenchym) und einem **Abflusssystem** (Kelchsystem). Im Arbeitsgewebe befinden sich jeweils etwa eine Million **Nierenkörperchen** (Nephrone). Das Abflusssystem mündet in die **Nierenkelche**, die in das **Nierenbecken** und schließlich den **Harnleiter** übergehen.

Jedes Nierenkörperchen besteht aus einem kleinen **Gefäßknäuel** (Glomerulus), wo im durchfließenden Blut Plasmawasser abgepresst wird, einer Kapsel (Bowmann'sche Kapsel), wo Plasmawasser zunächst aufgefangen wird, und einem **Abflussröhrchen** (Tubulus). Dieses Röhrchen verläuft schleifenförmig und enthält Zellen, die dem abgepressten Plasmawasser aktiv die Blutsalze entziehen. Das Wasser, das zur Lösung dieser Salze erforderlich ist, strömt mit diesen mit und gelangt so wieder zurück in den Blutkreislauf. Dieser Vorgang der **Wiedergewinnung** (Rückresorption) des Plasmawassers ist lebenswichtig. Dadurch verhindert der Körper, dass er in kurzer Zeit zu viel Flüssigkeit verliert und austrocknet. Denn obwohl die Nierenkörperchen täglich etwa 170 Liter Plasmawasser abpressen, werden je nach Trinkmenge pro Tag nur etwa 1,7 Liter Flüssigkeit mit dem Urin ausgeschieden. Die Tubuli gewinnen also mehr als 99 Prozent des Wassers und einen großen Teil der Blutsalze wieder zurück.

Mit dem schließlich ausgeschiedenen Urin entsorgt der Körper die so genannten **harnpflichtigen Stoffe**, die er nicht mehr verwerten kann, vor allem Harnstoff und Harnsäure. Ausgeschieden werden auf diese Weise vor allem auch giftige Stoffe, wie etwa Ammoniak, aber auch viele andere Abbauprodukte von Nährstoffen, Medikamenten und Chemikalien. Zu den harnpflichtigen Stoffen gehört außerdem das Kreatinin, ein Endprodukt des Muskelstoffwechsels. Ist seine Konzentration im Blut erhöht, so ist das ein erster Hinweis für den Arzt, das die Nierenfunktion beeinträchtigt ist.

Der Urin aus den Tubuli gelangt über die Nierenkelche in das Nierenbecken und von dort über den Harnleiter in die **Harnblase**. Grundsätzlich reicht eine Niere aus, um gesund zu bleiben. Die zweite Niere ist eine Art Sicherheitsvorkehrung des Körpers.

Die Nieren regulieren also den Flüssigkeitshaushalt und die Konzentration der Blutsalze und tragen ganz wesentlich zur Entgiftung des Körpers bei. Außerdem bildet die Niere das Hormon Erythropoetin, das die Blutbildung anregt. Die Niere trägt auch wesentlich zur Regulierung des Blutdrucks bei. Und sie leistet einen wichtigen Beitrag für die Gesunderhaltung der Knochen, indem sie das zum Knochenaufbau benötigte Vitamin D in seine wirksame Form umwandelt und die Calciumausscheidung reguliert.

An den oberen Polen der beiden Nieren sitzen die **Nebennieren**. Abgesehen von ihrem Namen und der Lage im Körper haben sie nur eine gemeinsame Aufgabe: Die Niere stimuliert über die Ausschüttung des Hormons Renin die Freisetzung des Hormons Aldosteron aus den Nebennieren. Aldosteron wiederum drosselt unter anderem die Ausscheidung von Salz und Wasser über die Niere, um einen eventuell zu stark abgefallenen Blutdruck wieder zu erhöhen.

Im Laufe des Lebens werden viele Nierenkörperchen zerstört, sodass die Leistung der Nieren allmählich nachlässt. Im Alter von 75 Jahren besitzen sie nur noch etwa 50 Prozent ihrer ursprünglichen Leistungsfähigkeit. Die Kapazität der Nieren ist jedoch so großzügig ausgelegt, dass es erst bei einem Leistungsverlust von 90 Prozent zu Harnvergiftungen kommt.

Harnwege und Blase

Die Harnwege reichen vom **Nierenbecken** bis zur äußeren Öffnung der **Harnröhre**. Die Wand des Nierenbeckens, das sich nach unten zum Harnleiter hin verengt, ist mit Muskelfasern ausgekleidet. Diese Muskulatur ist entscheidend dafür, dass der Urinabfluss in die 2,5 Millimeter dicken und 30 Zentimeter langen **Harnleiter** gefördert wird. Die **Harnblase** ist ein Hohlorgan aus glatter Muskulatur, das im »kleinen Becken« liegt.

Leer ist die Harnblase wie ein schlaffer Sack, bei Füllung erhält sie ihre rund-ovale Form. Hier wird der Harn gesammelt, bis der »Harndruck« die Entleerung der Blase bewirkt. Die Harnblase kann etwa 800 Millimeter Flüssigkeit aufnehmen, der Drang zur Blasenentleerung beginnt aber bereits bei etwa 350 Millimeter. Die Harnentleerung wird willkürlich begonnen und sie kann grundsätzlich auch willkürlich unterbrochen werden. Dies gewährleistet der äußere **Schließmuskel**, der über den so genannten Schamnerv gesteuert werden kann. Etwa mit dem dritten Lebensjahr ist ein Kind in der Lage, diese Steuerung zu erlernen.

Die weibliche Harnröhre ist wesentlich kürzer als die männliche. Da die Harnwege wie die Atemwege nach außen offen sind, können Krankheitserreger relativ leicht durch die Harnröhre bis in die Blase aufsteigen und von dort aus dann sogar über die Harnleiter die Nieren erreichen. Dennoch sind die Harnwege beim gesunden Menschen keimfrei. Die allerwichtigste Voraussetzung für die Keimfreiheit der Nieren ist der stetige, ungehinderte Harnfluss im Harnleiter, der die aufsteigenden Keime einfach wegspült. Wichtig ist auch, dass die Blasenschließmuskeln intakt sind, denn sie verhindern das Aufsteigen der Keime in die eigentlich sterile Blase. Von überaus großer Bedeutung ist darüber hinaus auch die keimvernichtende Fähigkeit der körpereigenen Abwehr, die sich in den obersten Zellschichten der Harnwegsschleimhäute entfaltet.

Nierensteinleiden

Steinleiden waren von der Antike bis zum Mittelalter ein großes Problem. Die »Steinschneider« werden sogar im Eid des Hippokrates erwähnt. Auch Johannes Platearius beschäftigt sich in seinen ›Therapien‹ ausführlich mit »den Sandkörnlein im Harn«: »Steine, Sandkörnlein und überflüssige Säfte verschiedener Art bilden sich in Nieren und Blase. Sie entstehen vorzüglich aus dem Trunk schlammigen (oder auch kalten) Wassers sowie aus Speisen, welche schwarzen Gallensaft erzeugen wie Kuhfleisch, Ziegenfleisch, Kohl, Linsen und derlei: Daraus resultieren Überflüssigkeiten der Körpersäfte, die in Nieren und Blase zur Verstopfung führen können, weil sie mitunter durch Wirkung von Hitze sich zu Gestalt und Stoff von Sandkörnlein oder gar eines Steins verwandeln. Aus einer derartigen Verstopfung jedoch gehen verschiedene Leiden hervor, wie Schwierigkeiten beim Wasserlassen (…).
Ist ein Stein die Krankheitsursache, so werden mitunter Harnsandkörnlein ausgeschieden, doch nicht viele und nur während der Wucht des Schmerzensanfalls; mitunter wird der Stein selbst ausgeworfen, welcher die Größe einer Erbse oder gar einer Bohne haben kann.
Sind Sandkörnlein die Krankheitsursache, so werden sie in großer Menge mit dem Harn ausgestoßen; greift man die Körnlein mit der Hand, fühlen sie sich rau an.«

Ursachen und Symptome

Bei manchen Menschen entstehen Kristalle im Bereich der Nierenbecken oder in der Harnblase. Sie werden beim Wasserlassen im Allgemeinen als Nierengries wieder ausgeschieden. Sind jedoch größere Kristalle vorhanden, spricht man von Nierensteinen. Diese können leicht im Harnleiter, in der Blase oder der Harnröhre stecken bleiben. Der Harnleiter reagiert auf solch einen fest sitzenden Fremdkörper mit einer sehr schmerzhaften Nierenkolik, die sich mit Entzündung und Krämpfen äußert. Nierensteinleiden sind häufig durch Blut im Urin gekennzeichnet, denn die Steine verursachen leicht Verletzungen. Nicht selten treten Übelkeit und Erbrechen als Begleiterscheinungen auf. Die Ursachen für die Steinbildung sind vielfältig und bis heute noch nicht eindeutig geklärt. Nierensteine können durch besonders eiweißreiche Nahrung, Harnwegsinfekte oder Nierenerkrankungen begünstigt werden. Auch wer zu wenig trinkt und den Harn dadurch eindickt, erhöht das Risiko, Nierensteine zu entwickeln.

Strategien der Behandlung

Der Klosterheilkunde kommt bei Nierensteinen in erster Linie eine vorbeugende Rolle zu, gerade auch um einen Rückfall zu vermeiden. Dies ist besonders wichtig vor dem Hintergrund, dass bei der Hälfte der Patienten innerhalb von zehn Jahren Nierensteine wiederholt auftreten. Akute Nierenkoliken müssen allerdings unbedingt vom Arzt behandelt werden.

1. **Vorbeugung:** Damit Nieren- und Blasensteine gar nicht erst entstehen, ist es wichtig, darauf zu achten, dass ständig ein relativ »dünner« Urin produziert wird. Um einen hellen Urin mit wenig Mineralstoffen und Harnstoff zu bekommen, sollte man viel Flüssigkeit (mindestens 2,5 Liter täglich) aufnehmen und dies mit nierenanregenden Pflanzen unterstützen. Vor allem abends ist es wichtig, viel zu trinken, damit sich der Urin in der Nacht nicht konzentrieren kann. Das spezifische Gewicht des Urins lässt sich mit einer in der Apotheke erhältlichen Spindel (Urometer) oder einem Teststreifen ohne weiteres selbst bestimmen. Der normalerweise am höchsten konzentrierte Morgenurin, der von den Nieren in der Nacht bereitet wird, sollte immer unter 1,012 g/ml liegen.
2. **Gesunde Lebensweise:** Da der Körper das Eiweiß zu Harnstoff abbaut, empfiehlt es sich, auf eiweißarme Nahrung umzustellen (und maximal 150 g Fleisch und Wurst pro Tag zu sich nehmen) und möglichst viel Obst und Gemüse zu essen. Kochsalz sollten Betroffene sparsam einsetzen. Aus diesem Grund sind frische Gemüse oder auch ungewürzte Tiefkühlgemüse den Fertiggerichten und den Konserven vorzuziehen, weil Letztere gesalzen sind. Kaffee und Alkohol sind nicht anzuraten. Ebenfalls meiden sollte man möglichst auch schwarzen Tee, Kakao, Schokolade, Spinat, Rhabarber, Zitrusfrüchte oder Nüsse. Diese Lebensmittel sind reich an Oxalsäure, dem

häufigsten Bestandteil von Nierensteinen. Ungefähr 80 Prozent aller Nierensteine gehen spontan von selbst ab. Um diesen Abgang zu unterstützen, ist besonders auch ausreichend Bewegung wichtig.

3. **Wärmetherapie:** Heiße Bäder und wärmende Auflagen regen die lokale Durchblutung an, was reflektorisch krampflösend wirkt, sodass ein spontaner Abgang des Nierensteins erleichtert wird.
4. **Ärztliche Behandlung:** Wenn man starke Schmerzen im Bereich der Lenden verspürt oder Eiter bzw. Blut im Urin bemerkt, sollte man unbedingt den Arzt aufsuchen. Ein stecken gebliebener Nierenstein wird mit der so genannten Schlinge herausgenommen oder operativ entfernt, neuerdings auch durch die Zertrümmerung mit einem leistungsstarken Ultraschallgerät (Lithotripter).

Welche Heilpflanzen helfen?

- Als pflanzliche Durchspülungsmittel (auch Aquaretika genannt) empfiehlt die Klosterheilkunde **Birke**, Brennnessel, Ackerschachtelhalm, Spargel und Goldrute. Diese Heilpflanzen haben ein gemeinsames Wirkungsprinzip: Sie enthalten Flavonoide, die die Niere sanft anregen, ohne sie dabei zu belasten oder zu schädigen. Die Flavonoide wirken zudem entzündungshemmend. Beim Schachtelhalm kommt noch ein hoher Anteil an Kieselsäure hinzu, was ebenfalls die Nierentätigkeit verstärken soll.
- Eine durchspülende Wirkung besitzt außerdem das **Liebstöckelkraut**, das als wirksame Inhaltsstoffe vor allem ätherische Öle enthält.
- **Löwenzahn** spielt eine Sonderrolle: Mit seinen Bitterstoffen regt er die Nieren sowie den Gallenfluss an.
- Bei schmerzhaften Koliken haben sich außerdem die durchblutungsfördernden Eigenschaften von **Heublumen** bewährt, einem Gemisch aus Blütenteilen, Samen sowie kleineren Blatt- und Stängelstücken verschiedener Wiesenblumen und Gräser.

Anwendungen, die sich bewährt haben

Zur unterstützenden Behandlung von Nierensteinen mit einer Durchspülungstherapie werden vor allem nierenanregende Heilkräutertees eingesetzt. Wenn durch den Arzt festgestellt wurde, dass es sich bei den Nierensteinen um Phosphat- oder Infektsteine handelt, kann man mit Preiselbeer- oder Johannisbeersaft eine Ansäuerung des Harns erreichen und damit eine Auflösung der Nierensteine begünstigen.

Tees

❖ Birkenblätter

Teezubereitung: 2 bis 3 Teelöffel Birkenblätter mit 1 Tasse kochendem Wasser übergießen, 10 Minuten ziehen lassen und abseihen. Täglich 3 Tassen trinken. Zur Unterstützung der Durchspülung sollte man zu jeder Tasse Tee 1 Glas Wasser trinken!

❖ Brennnesselkraut oder -blätter

Teezubereitung: 1 bis 2 Teelöffel Brennnesselkraut oder -blätter mit 1 Tasse kochendem Wasser übergießen, 10 Minuten ziehen lassen und abseihen. Täglich 2 bis 3 Tassen trinken. Zur Unterstützung der Durchspülung sollte man zu jeder Tasse Tee 1 Glas Wasser trinken!
Frischpflanzenpresssaft: 3 Esslöffel Brennnesselsaft täglich zu sich nehmen.

❖ Goldrutenkraut

Teezubereitung: 2 Teelöffel Goldrutenkraut mit 1 Tasse heißem Wasser übergießen, 10 Minuten ziehen lassen und abseihen. Täglich 2 bis 3 Tassen trinken. Zu jeder Tasse Tee 1 Glas Wasser trinken!
Vorsicht: Niemals anwenden bei Ödemen aufgrund von Herz- und Niereninsuffizienz!

❖ Liebstöckelwurzel

Teezubereitung: 1 bis 2 Teelöffel zerkleinerte Liebstöckelwurzel mit 1 Tasse kochendem Wasser übergießen, zugedeckt 15 Minuten ziehen lassen und abseihen. Zu jeder Tasse Tee sollte man 1 Glas Wasser trinken!
Vorsicht: Niemals anwenden bei entzündlicher Nierenerkrankung und nicht während der Schwangerschaft!

❖ Ackerschachtelhalmkraut

Teezubereitung: 1 Esslöffel Ackerschachtelhalmkraut mit 1 Tasse Wasser übergießen, 5 Minuten kochen, 10 bis 15 Minuten ziehen lassen und abseihen. Täglich 3 Tassen trinken. Zur Unterstützung der Durchspülung sollte man zu jeder Tasse Tee 1 Glas Wasser trinken!

❖ Spargelwurzel

Spargelwurzeltee ist nur schwach wirksam, daher sollte man ihn möglichst abwechselnd mit anderen entwässernden Tees einsetzen.

Teezubereitung: 2 Esslöffel zerkleinerte Spargelwurzel mit 1 Tasse heißem Wasser übergießen, 15 Minuten ziehen lassen und abseihen. Täglich 6 Tassen trinken und zusätzlich viel nachtrinken.

Vorsicht: Nicht anwenden bei entzündlicher Nierenerkrankung!

❖ Löwenzahnwurzel und -kraut

Teezubereitung: 2 Teelöffel Löwenzahnwurzel und -kraut mit 1 Tasse Wasser übergießen, kurz aufkochen, 10 Minuten ziehen lassen und abseihen. Täglich 2 bis 3 Tassen trinken. Zur Unterstützung der Durchspülung sollte man zu jeder Tasse Tee 1 Glas Wasser trinken!

❖ Teemischung

Diese Teemischung regt die Nieren an und wirkt durchspülend. Die Trinkkur sollte man vor der Anwendung mit dem Hausarzt absprechen.

Zusammensetzung: 30 g Ackerschachtelhalmkraut, 30 g Brennnesselblätter, 20 g Löwenzahnwurzel mit -kraut, 10 g Goldrutenkraut und 5 g Birkenblätter sowie 5 g Hagebutten mit den Samen.

Teezubereitung: 2 Teelöffel Teemischung mit 1/4 Liter kochendem Wasser übergießen, 15 Minuten ziehen lassen und abseihen. Zur kurmäßigen Anwendung 6 Wochen lang täglich 1 Tasse trinken.

Bäder

Anwendung: Da es bei den Bädern in erster Linie auf die Druckwirkung ankommt, sollte man mindestens 1/2 Stunde lang in 36 bis 38 °C warmem Wasser baden. Je nach Belieben können auch ätherische Öle als Badezusatz zugegeben werden, und zwar Melisse zur Beruhigung oder Rosmarin zur Anregung. Rosmarin hat außerdem den Vorteil, dass es einen zu starken Blutdruckabfall während des Badens verhindert. Auch ein Baldrianbad ist empfehlenswert (siehe Kapitel »Für Psyche und Nerven«). Wichtig ist eine ausreichende Dosierung – etwa 1 Teelöffel ätherisches Öl und 2 bis 4 Esslöffel Pflanzenöl (z. B. Mandel- oder Weizekeimöl) für ein Vollbad – in Verbindung mit einem geeigneten und richtig dosierten Lösungsvermittler (in der Fachsprache: Emulgator), wie sie in handelsüblichen Beruhigungsbädern vorliegen.

Aber auch natürliche Emulgatoren ermöglichen es, pflanzliche Öle gleichmäßig im Wasser zu verteilen, damit das Öl nicht nur an der Wasseroberfläche schwimmt und eventuell in der konzentrierten Form zu Hautreizungen führt. Am besten verwendet man verquirltes Eigelb, Sahne, Honig und Kochsalz oder Meersalz, die mit dem ätherischen Öl vermischt werden.

Wärmetherapie

❖ Heublumen

Für eine Anwendung als Heusack kann man sorgfältig geschnittenes und getrocknetes Gras verwenden, das in einen Kissenbezug gefüllt wird, oder auf Fertigpackungen aus der Apotheke zurückgreifen.

Anwendung: Den Heusack am besten leicht anfeuchten und dann in einem alten Kartoffeltopf dämpfen – er selbst sollte nicht im kochenden Wasser liegen. 1 Stunde lang dämpfen, damit auch die Grashalme etwas weich werden. Anschließend den heißen Heusack herausnehmen, kurz an der Luft abkühlen lassen (erfahrene Bademeister werfen den Heusack zwischen ihren Händen hin und her und schütteln ihn wie ein Kissen auf). Wenn keine Verbrennungsgefahr mehr besteht, den heißen Heusack auf die schmerzhaften Körperpartien legen und mit Tüchern wie bei einem Wickel fixieren, damit keine kühle Luft eindringen kann. Der Heusack bleibt so lange liegen, bis er nicht mehr als wärmend empfunden wird, also ungefähr 1/2 bis 1 Stunde.

Blasenentzündung und Reizblase

Nicht nur der Nierenstein war ein großes Thema der antiken und mittelalterlichen Medizin. Andere Beschwerden beim Harnlassen wurden ebenfalls sehr häufig genannt und beschrieben. So schreibt Johannes Platearius: »Verursachen (überflüssige) Körpersäfte die Verstopfung, erkennt man dies daran, dass mit dem Harn ihre Absetzungen ausgeschieden werden – die sind manchmal sogar von festem Stoff und haben längliche Gestalt oder sie sehen aus wie Haare und wenn man diesen Harn (im Glas) bewegt, ist es nicht leicht, sie zu verteilen oder aufzulösen. Sofern solche Absetzungen von den Nieren kommen, haben sie die beschriebene Gestalt; kommen sie aber von der Blase (Eiweißstoffe), sind sie dicker und klumpig.«
Johannes Platearius beschreibt hier einen Harn, der noch unverarbeitete Eiweißstoffe enthält, wie er vorkommt, wenn infolge einer Blasenentzündung auch die Nieren erkrankt sind. Andere Texte sprechen auch von einem »wolkigen« Harn.
Im ›Elsässischen Arzneibuch‹ findet man folgende Behandlungsempfehlungen: »Die Harnwinde kommen meist von der Hitze in der Blase. Lasse den Kranken über die langen Brennnesseln (gemeint ist die große Brennnesselart) harnen. Kommt die Krankheit jedoch von der Blase, so gib dem Kranken Theriak.« Hinter den »Harnwinden« könnte sich eine Reizblase, allerdings auch eine Blasenentzündung verbergen, die man mit Theriak, einem sehr aufwendigen Arzneimittel, behandelte.

Ursachen und Symptome

Eine Blasenentzündung wird häufig durch Bakterien verursacht (meist Kolibakterien aus dem Darm), die durch falsche Hygiene, Geschlechtsverkehr oder allgemein über die Harnröhre in die Blase gelangen. Da Frauen im Vergleich zu Männern eine viel kürzere Harnröhre haben, über die Krankheitserreger folglich leichter in die Blase gelangen können, sind sie wesentlich häufiger von einer Blasenentzündung betroffen. Manchmal gelangen die Bakterien noch weiter in den Körper, sodass die Nieren ebenfalls infiziert und entzündet sind. Das Ergebnis sind Schmerzen oberhalb der Hüfte, oft verbunden mit erhöhter Temperatur. In solchen Fällen sollte unbedingt ein Arzt aufgesucht werden.
Medizinisch streng unterschieden von der Blaseninfektion, aber mit ähnlichen Beschwerden verbunden (daher ähnlich behandelt) ist die Reizblase. Sie tritt sowohl bei Männern als auch bei Frauen auf. Typisch für die Reizblase ist, dass die Nerven gereizt sind, sodass es zu einem dauernden unkontrollierten Harndrang kommt, obwohl die Blase leer ist. Auch ein unkontrollierter Harnabgang tagsüber und nachts ist üblich. Eine Reizblase kann außerdem durch eine Schwäche der Blasenschließmuskeln, die wiederum durch hormonelle Veränderungen ausgelöst wird, entstehen.

Strategien der Behandlung

1. **Durchspülung:** Einer reinen Blasenentzündung, die sich durch unangenehmes Jucken und Brennen beim Wasserlassen bemerkbar macht, kann mit einer Durchspülungstherapie begegnet werden. Dabei regt man durch reichliches Trinken eine vermehrte Urinbildung an. Durch das häufige Wasserlassen werden viele Bakterien einfach ausgeschwemmt. Mit den restlichen Bakterien, die sich teilweise fest an die Blasenwand anheften, wird die Immunabwehr des Körpers dann allein fertig. Damit der Körper die großen Flüssigkeitsmengen möglichst umgehend ausscheidet, unterstützt man diese Behandlung mit sanft nierenanregenden pflanzlichen Nieren-Blasen-Mitteln.
2. **Desinfektion:** In vielen Nieren-Blasen-Tees finden sich neben den durchspülungsfördernden Heilpflanzen zusätzlich angeblich solche mit einer desinfizierenden und keimhemmenden Wirkung.
3. **Wärmetherapie:** Wohltuend schmerz- und reizlindernd sind Wärmebehandlungen. Vor allem warme Sitzbäder und feuchtwarme Umschläge haben sich hier bewährt. Insgesamt sollte man auf warme Kleidung achten und kühle Sitzgelegenheiten meiden.

Vorsicht: Äußern sich die Beschwerden in Form von großen Schmerzen oberhalb der Hüfte oder dauert die Blasenentzündung länger als 3 bis 4 Tage, so ist umgehend ein Arzt aufzusuchen.

Welche Heilpflanzen helfen?

- Eine Reihe von flavonoidreichen Pflanzen wirken nierenanregend: das **Brennnesselkraut**, die Birkenblätter, das Goldruten- und das Ackerschachtelhalmkraut. Letzteres enthält außerdem Kieselsäure. In der Brennnessel trägt zudem der relativ hohe Gehalt an Kalium zur entwässernden Wirkung bei.
- Zu empfehlen sind auch **Brunnenkresse** und **Meerrettichwurzel**. Sie enthalten beide Senfölglykoside, die ihnen den scharfen Geschmack und zudem die keimhemmende Wirkung verleihen.
- Eine wohlschmeckende Besonderheit, die gerade bei ständig wiederkehrenden Harnwegsinfekten empfohlen wird, ist der **Preiselbeersaft**. Der rote Saft reduziert die Keimzahl in den Harnwegen, vermutlich weil er dort für ein saures Milieu sorgt.
- Keimhemmend sollen auch **Bärentraubenblätter** wirken, vor allem durch das Methylarbutin.
- **Spargel** wirkt ähnlich wie die **Liebstöckelwurzel** nierenanregend, wenngleich nicht so intensiv, und erhöht so die Harnausscheidung. Wirksame Inhaltsstoffe beider Heilpflanzen sind Saponine, Kaliumsalze, verschiedene Aminosäuren und Kohlenhydrate. Die wichtigsten Wirkstoffe der Liebstöckelwurzel sind die ätherischen Öle.
- **Kürbissamen** wirken harnanregend und zudem entzündungshemmend und blasenkräftigend.

Anwendungen, die sich bewährt haben

Es hat sich als sinnvoll erwiesen, die Tees von verschiedenen Heilkräutern über den Tag hinweg zu nutzen bzw. zwei bis vier der genannten Kräuter zu mischen, um die Wirkung der einzelnen Inhaltsstoffe zu steigern. Auch Frischpflanzenpresssäfte werden eingesetzt.

Tees

Birkenblätter

Teezubereitung: 2 bis 3 Teelöffel Birkenblätter mit 1 Tasse kochendem Wasser übergießen, danach 10 bis 15 Minuten ziehen lassen und abseihen. Täglich 6 Tassen trinken. Zur Unterstützung der Durchspülung sollte man zu jeder Tasse Tee 1 Glas Wasser trinken.

Brennnesselkraut oder -blätter

Teezubereitung: 1 bis 2 Teelöffel Brennnesselkraut oder -blätter mit 1 Tasse kochendem Wasser übergießen, 10 Minuten ziehen lassen und abseihen. Täglich 4 bis 6 Tassen trinken. Zu jeder Tasse Tee 1 Glas Wasser trinken.

Frischpflanzenpresssaft: Täglich 3 Esslöffel Brennnesselsaft einnehmen.

Ackerschachtelhalmkraut

Teezubereitung: 1 Esslöffel Ackerschachtelhalmkraut mit 1 Tasse Wasser übergießen, 5 Minuten kochen lassen, 10 bis 15 Minuten ziehen lassen und abseihen. Täglich 3 Tassen trinken. Zu jeder Tasse Tee 1 Glas Wasser trinken.

Goldrutenkraut

Teezubereitung: 2 Teelöffel Goldrutenkraut mit 1 Tasse heißem Wasser übergießen, 10 Minuten ziehen lassen und abseihen. Täglich 4 bis 6 Tassen trinken. Zu jeder Tasse Tee 1 Glas Wasser trinken.

Vorsicht: Niemals anwenden bei Ödemen aufgrund von Herz- und Niereninsuffizienz!

Liebstöckelwurzel

Teezubereitung: 1 bis 2 Teelöffel zerkleinerte Liebstöckelwurzel mit 1 Tasse Wasser übergießen, bis zum Siedepunkt erhitzen und abseihen. Täglich 2 Tassen trinken. Zu jeder Tasse Tee sollte man unbedingt 1 Glas Wasser trinken!

Vorsicht: Niemals anwenden bei entzündlicher Nierenerkrankung und nicht während der Schwangerschaft!

Petersilienkraut und -wurzel

Teezubereitung: 1 Esslöffel Petersilienkraut und -wurzel mit 1 Tasse kochendem Wasser übergießen, zugedeckt 10 bis 15 Minuten ziehen lassen und abseihen. 3-mal täglich 1 Tasse trinken. Zur Unterstützung der Durchspülung zu jeder Tasse Tee 1 Glas Wasser trinken.

Bärentraubenblätter

Teezubereitung: 2 Teelöffel Bärentraubenblätter mit 1/4 Liter kaltem Wasser übergießen, 12 Stunden unter gelegentlichem Rühren ziehen lassen und abseihen. Täglich 3 erwärmte Tassen trinken. Zur Unterstützung der Durchspülung zu jeder Tasse Tee 1 Glas Wasser trinken.

❖ Spargelwurzel

Spargelwurzeltee ist nur schwach wirksam, daher trinkt man ihn abwechselnd mit anderen entwässernden Tees.
Teezubereitung: 2 gehäufte Teelöffel zerkleinerte Spargelwurzel mit 1/4 Liter Wasser übergießen, bis zum Siedepunkt erhitzen und abseihen. Täglich 2 bis 3 Tassen trinken und zusätzlich noch viel nachtrinken.
Vorsicht: Nicht anwenden bei entzündlicher Nierenerkrankung und bei Ödemen aufgrund von Herz- und Niereninsuffizienz!

❖ Teemischung

Diese Teemischung ist empfehlenswert für die unterstützende Behandlung einer akuten Blasenentzündung.
Zusammensetzung: 20 g Petersilienkraut und -wurzel, 20 g Liebstöckelwurzel, 20 g Hauhechelwurzel, 20 g Ackerschachtelhalm und 20 g Basilienkraut.
Teezubereitung: 1 Esslöffel Teemischung mit 1 Tasse kochendem Wasser übergießen, 10 Minuten ziehen lassen und abseihen. Täglich 3 Tassen trinken. Zur Unterstützung der Durchspülung zu jeder Tasse Tee 1 Glas Wasser trinken.

❖ Teemischung

Diese Teemischung ist ganz besonders bei chronischem Blasenleiden zu empfehlen.
Zusammensetzung: 10 g Liebstöckelwurzel, 10 g Hauhechelwurzel, 10 g Löwenzahnwurzel, 10 g Wacholderbeeren, 10 g Bärentraubenblätter, 10 g Birkenblätter, 10 g Goldrutenkraut, 10 g Thymiankraut, 10 g Anisfrüchte und 10 g Berberitzenwurzel.
Teezubereitung: 1 Esslöffel Teemischung mit 1 Tasse kaltem Wasser übergießen, 6 bis 8 Stunden ziehen lassen, kurz erwärmen und abseihen. 2 Wochen lang täglich 2 Tassen trinken. Zur Unterstützung der Durchspülung zu jeder Tasse Tee 1 Glas Wasser trinken!

Säfte

❖ Brunnenkresse

Frischpflanzenpresssaft: 2 bis 3-mal täglich 1 Teelöffel nach dem Essen einnehmen.
Vorsicht: Niemals länger als 4 bis 6 Wochen einnehmen, da die Senföle stark reizend sind. Nicht geeignet bei Magen- und Darm-Ulcera oder entzündlicher Nierenerkrankung und für Kinder.

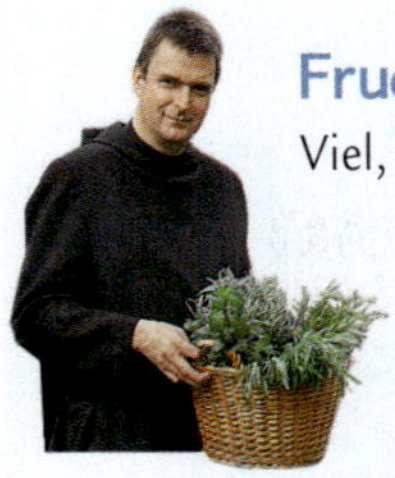

Fruchtsäfte, die heilen

Viel, viel trinken – das ist das Wichtigste bei einer Blasenentzündung. Doch wie so oft kann man auch hier das Nützliche mit dem Angenehmen verbinden. Ganz besonders gesund ist es nämlich, täglich 300 ml Preiselbeersaft, 200 ml Johannisbeersaft und 200 ml Himbeersaft zu trinken. Himbeeren enthalten reichlich Phenolsäure und Flavonoide, die keimhemmend wirken. Preiselbeeren und Johannisbeeren senken den pH-Wert und wirken damit ebenfalls ungünstig auf Bakterien in den Harnwegen.

❖ Meerrettichwurzel

Frischpflanzenpresssaft: 2-mal täglich 1 Teelöffel nach dem Essen beziehungsweise je nach angegebener Dosierung einnehmen.
Vorsicht: Nur wenige Wochen hintereinander einnehmen, da die Senföle stark reizend sind. Nicht geeignet bei Magen- und Darm-Ulcera oder entzündlicher Nierenerkrankung und auch nicht für Kinder.

Kur

❖ Kürbissamen

Anwendung: 2 Esslöffel Kürbissamen gemahlen oder zerkaut jeweils morgens und abends mit 1 Glas Wasser einnehmen. Die Kur sollte 3 Monate lang durchgehalten werden.
Alternative: Kürbissamen gibt es auch als Granulat (in Drogerien oder Apotheken), das man beispielsweise sehr gut ins Müsli mischen kann. Morgens und abends 2 Esslöffel Granulat einnehmen.

Prostatavergrößerung

Hinter den verschiedenen Symptomen, die Johannes Platearius in seinen Ausführungen zum Harnstein nennt, verbirgt sich auch die Prostatavergrößerung: »Den Harnzwang nennt man eine Schwierigkeit beim Wasserlassen, wobei der Leidende nur tropfenweise harnt; das kommt von einer mäßigen Verstopfung. Den Harnkrampf nennt man eine Schwierigkeit beim Wasserlassen, wobei das Harnen zeitweise verhindert wird; das kommt von einer größeren Verstopfung. Die Harnverhaltung schließlich ist eine Verstopfung des Halses der Blase, wobei das Harnen vollkommen verhindert wird; das kommt von einer riesigen Verstopfung.« Nach unserem heutigen Erkenntnisstand kann eine solche Verstopfung sowohl durch Steinbildung beim Mann als auch durch eine Vergrößerung der Vorsteherdrüse zustande kommen. Zur Behandlung empfiehlt Platearius harntreibende Mittel. Dabei nennt er unter anderem Sellerie (Eppich), Petersilie, Spargel und Mäusedorn – Heilpflanzen, die zum Teil bis heute Verwendung finden.

Ursachen und Symptome

Die Vorsteherdrüse, die so genannte Prostata, ist eine walnussgroße Drüse unterhalb der Blase, die die Harnröhre umschließt und deren Sekret den männlichen Samen bei der Ejakulation zugefügt wird. Obwohl die Prostata zu den männlichen Geschlechtsorganen gehört, äußert sich eine vergrößerte Vorsteherdrüse in Problemen beim Wasserlassen, weshalb dieses Krankheitsbild im Kapitel »Für Nieren und Blase« behandelt wird. Vor allem durch die Hormonumstellung im Alter wächst ein Teil der Prostata, sodass die Harnröhre etwas zusammengedrückt wird. Prostatabeschwerden treten bei über der Hälfte der Männer ab dem 50. Lebensjahr auf und können viele Jahre lang andauern, ohne nennenswerte Folgen zu haben. Die Beschwerden bestehen vor allem in einer Abflussbehinderung mit schwächerem Strahl, Nachträufeln und einer nicht völligen Entleerung der Blase mit so genanntem Restharn. Da die Blase dann noch halb gefüllt ist, müssen betroffene Männer öfter Wasser lassen, was vor allem während der Nacht lästig ist. Erfreulicherweise schreitet die Vergrößerung allerdings so langsam voran, dass viele keine Beschwerden entwickeln. Treten dennoch Symptome auf, so unterscheidet man drei Stadien im Krankheitsverlauf: In Stadium I sind ein abgeschwächter Harnstrahl und häufiger Harndrang typisch. Um die Harnblase vollständig entleeren zu können, muss der Bauch zusammengepresst werden. In Stadium II ist die Harnröhre durch das Wachstum der Prostata so weit eingeengt, dass die Harnblase nicht mehr vollständig entleert werden kann, die Harnmenge beim Urinieren immer gering ist und Restharn in der Blase zurückbleibt. Deshalb hat der Patient ein erhöhtes Risiko für Harnwegsinfekte. In Stadium III ist die Einengung bereits so weit vorangeschritten, dass es zum Rückstau des Harns bis in die Nieren kommen kann, die dadurch geschädigt werden. Infolge des lange in der Blase verbleibenden Harns können sich dort leichter Blasenentzündungen bilden, auch der Bereich der Prostata ist für Reizungen und Entzündungen anfällig. Als Folge kann es zu Nierenbeckenentzündung, Nierenschrumpfung bis hin zu Nierenversagen kommen.

Man sollte sich darüber im Klaren sein, dass ein »Harnverhalt« in jedem Krankheitsstadium möglich ist, d. h., der Patient kann trotz gefüllter Blase kein Wasser lassen. In diesem Fall muss unbedingt ein Arzt für die sofortige Entleerung der Blase sorgen, um ein drohendes Nierenversagen zu vermeiden.

Von einer gutartigen Vergrößerung ist der bösartige Prostatakrebs mit Metastasenbildung durch eine ärztliche Untersuchung streng zu unterscheiden!

Strategien der Behandlung

1. **Ausgleichen des Hormonhaushalts:** Sitosterin und andere Sterine, die in Heilpflanzen enthalten sind, vermögen den Sexualhormonhaushalt zu beeinflussen, indem sie die ab einem bestimmten Alter im Körper übliche Umwandlung der männlichen Sexualhormone in weibliche Hormone behindern. Ob durch die Sitosterine auch langfristig das Wachstum der Prostata gehemmt werden kann, ist derzeit allerdings noch fraglich. Mit den Heilpflanzen kann jedoch eine Linderung der Beschwerden erzielt werden: Der Harnfluss wird stärker, der Restharn geringer und das nächtliche Wasserlassen seltener.

2. Gesunde Lebensweise: Dazu gehört, sich möglichst viel zu bewegen und längeres Sitzen zu vermeiden. Den Harndrang sollte man nie unterdrücken, damit die Blase nicht überfüllt wird. Außerdem ist es wichtig, für regelmäßigen Stuhlgang zu sorgen. Alkohol und kalte Getränke sind nicht empfehlenswert. Ebenso sollte man Kaffee und schwarzen Tee möglichst meiden, da sie harntreibend wirken. Wärmezufuhr hingegen erleichtert das Wasserlassen. Auch über die Ernährung lassen sich positive Effekte erzielen: Zu empfehlen sind sterinhaltige Nahrungsmittel, die die Wirkung der Östrogene blockieren. Geeignet sind u. a. Soja, Getreide, Leinsamen, Möhren, Brokkoli, Erbsen, Lauch oder Kürbis.
3. Krebsvorsorgeuntersuchung: Da der Laie eine gutartige Vergrößerung der Prostata nicht von Prostatakrebs unterscheiden kann, ist eine regelmäßige Vorsorgeuntersuchung durch den Arzt anzuraten.

Welche Heilpflanzen helfen?

- Bei einer beginnenden Prostatavergrößerung ist eine Behandlung mit **Kürbissamen** sinnvoll. Ihre wichtigsten Inhaltsstoffe sind die Phytosterole. Die Kürbissamen wirken harnanregend und zudem auch entzündungshemmend und blasenkräftigend.
- Auch **Brennnesselwurzeln** sind ein probates Mittel. Sie enthalten ebenfalls Phytosterole, die insgesamt eine Verbesserung der Blasenentleerung bewirken, wozu auch eine Verminderung des restlichen in der Blase verbleibenden Harns gehört.
- Wenngleich heute weniger üblich, hat aber auch der Einsatz von **Roggenpollen** bei einer beginnenden Prostatavergrößerung durchaus seine Berechtigung. Er enthält ebenfalls wertvolle Phytosterole. Neben der hormonausgleichenden Wirkung soll er entzündungshemmend sein und möglicherweise auch das Wachstum der Prostatazellen verlangsamen.
- In neuerer Zeit wurde die **Sägepalme** als Heilmittel entdeckt. Ihre Früchte wurden allerdings von der mittelalterlichen Klostermedizin noch nicht genutzt, denn die Pflanze wächst nur in den küstennahen Gebieten der Südstaaten in den USA sowie in den tropischen Regionen Mittel- und Südamerikas. Die wirksamen Inhaltsstoffe sind auch bei dieser Pflanze hauptsächlich Phytosterole.

Anwendungen, die sich bewährt haben

Das Mittel der allerersten Wahl für die Behandlung von Prostatabeschwerden sind eindeutig die Kürbissamen, die für einen spürbaren Erfolg als Kur angewendet werden. Empfehlenswert sind darüber hinaus auch Heilkräutertees und Präparate aus der Apotheke.

Kur

Kürbissamen

Anwendung: 2 Esslöffel Kürbissamen jeweils morgens und abends mit etwas Wasser einnehmen. Die Kur sollte 3 Monate lang durchgehalten werden.

Alternative: Kürbissamen gibt es auch als Granulat (in Drogerien oder Apotheken), das man beispielsweise sehr gut ins Müsli mischen kann. Morgens und abends 2 Esslöffel Granulat einnehmen.

Tee

Brennnesselwurzel

Teezubereitung: 1 Teelöffel gepulverte Brennnesselwurzel mit 1 Tasse Wasser übergießen, 1 Minute kochen lassen, 10 Minuten ziehen lassen und abseihen. 3 bis 5 Tassen über den Tag verteilt trinken.

Alternative: Um eine optimale Wirkung zu erzielen, kann man auch auf hoch dosierte Extrakt-Präparate aus der Apotheke zurückgreifen.

Präparate aus der Apotheke

Sägepalmen

Anwendung: Sägepalmenfrüchte sind in der Regel nicht als Droge erhältlich, sondern stehen als Extrakt-Präparate zur Verfügung. Die Anwendung erfolgt gemäß Beipackzettel.

Tipp: Zur unterstützenden Behandlung von Prostatabeschwerden sind besonders auch Kombinationspräparate aus Sägepalmenfrüchten und Kürbispräparaten zu empfehlen.

Roggenpollen

Anwendung: Roggenpollen sind als Kapseln erhältlich. Die Anwendung erfolgt gemäß Beipackzettel.

Für die Sexualorgane

Hildegard von Bingen setzt die Sexualität und die Fruchtbarkeit des Menschen in Beziehung zum Stand des Mondes: »Wenn der Mond zunimmt und voll wird, dann vermehrt sich auch das Blut im Menschen, und wenn der Mond abnimmt, dann nimmt auch das Blut im Menschen ab. So ist es immer sowohl beim Weib als auch beim Mann. Wenn nämlich das Blut im Menschen bis zum vollen Stand zugenommen hat und wenn es dann im Menschen nicht wieder abnehmen würde, würde er ganz und gar zerbersten. Wenn bei zunehmendem Mond das Blut im Menschen auf diese Weise zunimmt, dann ist das Weib wie auch der Mann fruchtbar, das heißt fähig, Nachwuchs zu zeugen. Wenn nämlich bei zunehmendem Mond auch das Blut des Menschen zunimmt, ist der Samen des Mannes stark und kräftig, und wenn bei abnehmendem Mond auch das Blut im Menschen abnimmt, ist der Samen des Mannes schwach und ohne Kraft wie ein Bodensatz, und aus diesem Grunde ist er dann weniger gut geeignet, Nachwuchs zu zeugen.« Entsprechend sollen dann auch Kinder, die bei abnehmendem Mond gezeugt werden, von schwächerer Konstitution sein, als diejenigen, die bei zunehmendem oder gar bei Vollmond gezeugt werden.

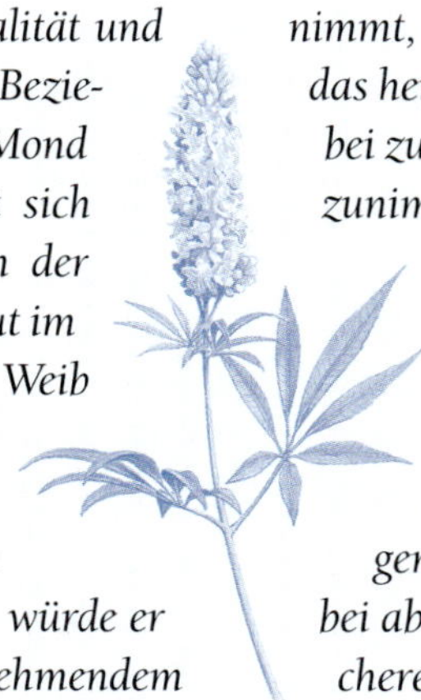

Die Sexualorgane der Frau

Die weiblichen Keimdrüsen sind die **Eierstöcke**, in denen die **Eizellen** heranreifen. Bereits von ihrer Geburt an besitzt jede Frau 400 000 Eizellen, 200 000 in jedem Eierstock. Ab der Pubertät reift in jedem Monat eine Eizelle heran, die ein Eibläschen, den **Follikel**, bildet. Hat die Eizelle die endgültige Reife erlangt, platzt der Follikel, die Eizelle wird aus dem Eierstock abgegeben, der Follikel wandelt sich in den **Gelbkörper** um. Die Wand des Eibläschens produziert zwei zentrale Hormone: das **Progesteron** und das **Östrogen**.

Die abgegebene Eizelle gelangt über die Eileiter in die **Gebärmutter** (Uterus), die durch den **Muttermund** zur Scheide hin offen ist. Die etwa faustgroße Gebärmutter besteht aus Muskelfasern, die sich während einer Schwangerschaft bis auf das Achtfache ausdehnen können. Die Schleimhaut der Gebärmutter bereitet sich alle vier Wochen aufs Neue darauf vor, eine befruchtete Eizelle aufzunehmen: In der ersten Zyklushälfte wächst sie auf die vierfache Stärke heran. Nach dem Eisprung, mit dem die zweite Zyklushälfte beginnt, lagern die Zellen der Gebärmutterschleimhaut Nährstoffe für einen Embryo ein. Erfolgt keine Befruchtung, wird die Schleimhaut abgestoßen und die Monatsblutung setzt ein. Damit beginnt der nächste Zyklus.

Die **Scheide**, die durch das Sekret aus den Gefäßen der Scheidenschleimhaut feucht gehalten wird, ist mit der Harnröhre fest verwachsen. Bei sexueller Erregung steigt die Durchblutung an, sodass mehr Sekret abgegeben und die Schleimhaut gleitfähig wird. In der Scheide herrscht ein saures Milieu, das durch die Döderlein'schen Bakterien – benannt nach einem deutschen Frauenarzt – gebildet wird. In diesem Milieu können Krankheitserreger nicht überleben.

Die Scheide wird wiederum durch die äußeren großen und inneren kleinen **Schamlippen** geschützt. Am Scheideneingang befinden sich Drüsen, die den äußeren Genitalbereich feucht halten: Zwei besonders große Drüsen münden in die kleinen Schamlippen. Sie geben beim Geschlechtsverkehr ein Sekret ab, das den äußeren Genitalbereich gleitfähig hält. Die Schamlippen enthalten ein dichtes Geflecht an Blutgefäßen, die sich bei Stimulierung erweitern.

Schwangerschaft

Die zyklische Hormonbildung hat zum Ziel, einmal im Monat eine befruchtungsfähige Eizelle heranreifen zu lassen, den zervikalen Schleim auf die Samenaufnahme und die Gebärmutterschleimhaut auf die Einnistung eines befruchteten Eis vorzubereiten.

Damit es zu einer **Befruchtung** kommt, muss die reife Eizelle innerhalb von 24 Stunden nach dem **Eisprung** ein Spermium aufnehmen. Danach verschmelzen weibliche und männliche Keimzelle im Eileiter. Die Spermien müssen also von ihrem Ankunftsort in der Scheide bis in den Eileiter schwimmen, wozu sie etwa fünf Stunden benötigen. Gelangen die Spermien noch vor dem Eisprung in die Scheide, können sie im zervikalen Schleimpfropfen, der als Spermienreservoir dient, drei bis fünf Tage ausharren. Das befruchtete Ei, in dem schon die ersten Zellteilungen stattfinden, durchwandert den Eileiter Richtung Gebärmutter. Sechs bis sieben Tage nach der Befruchtung nistet sich die befruchtete Eizelle in der Gebärmutterschleimhaut ein, die zunächst vom **Dottersack** ernährt wird. Im Zuge der Zellteilung bilden sich dann **Plazenta**, **Nabelschnur** und **Fruchtblase** heraus. Mit einer Seite haftet die Plazenta an der Gebärmutterwand, aus der anderen Seite führt die Nabelschnur zum Embryo. Während der Schwangerschaft erfüllt die Nabelschnur alle Funktionen, die nach der Geburt von der Lunge, dem Magen-Darm-Trakt, den Nieren und der Leber des Kindes übernommen werden. Sie versorgt den Embryo mit Sauerstoff, scheidet Kohlendioxid aus, führt Nährstoffe zu und entsorgt schließlich alle Stoffwechsel-Endprodukte. Zusätzlich bildet sie wichtige Hormone.

Der Körper der werdenden Mutter produziert sowohl schwangerschaftsspezifische als auch andere Hormone. Bis zum Ende des dritten Schwangerschaftsmonats passt er sich an den neuen Zustand an. Die werdende Mutter merkt dies vor allem an Kreislaufproblemen und allgemeinem Unwohlsein. Vom fünften bis siebten Monat ist ihre Leistungsfähigkeit dann nicht mehr beeinträchtigt – erst wieder gegen Ende der Schwangerschaft. Während der Embryo heranwächst, erhöht der Körper sein Blutvolumen vor allem für eine starke Durchblutung der Gebärmutter. Der Organismus braucht jetzt mehr Eisen, um eine größere Menge an roten Blutkörperchen zu produzieren. Das Herzvolumen und die Herzfrequenz steigen und auch die Leber und die Nieren passen sich an die größeren Blutmengen an. Ebenso stellt sich der Stoffwechsel auf die Mehrbelastung ein und steigert seinen Energiehaushalt. Das äußert sich auch dadurch, dass der Körper mehr Wasser einlagert – daher die relativ starke Gewichtszunahme. Bis zu drei Kilo gehen auf das Konto des Gewebswassers.

Die Sexualorgane des Mannes

Die männlichen Keimdrüsen sind die **Hoden**, sie hängen an den **Samensträngen** im Hodensack. Jeder Hoden hat etwa 200 bis 400 Kammern mit jeweils mehreren **Hodenkanälchen**, in denen die **Spermien** entstehen. In den Zellnestern zwischen den Hodenkanälchen wird das Testosteron produziert. Die beiden Enden der Hodenkanälchen führen in ein Röhrchennetz, das in die **Nebenhoden** mündet. Diese enthalten den darmartig gewundenen Epithelschlauch, der etwa sechs Meter lang ist. Erst hier reift das Sperma endgültig heran. Der Epithelschlauch mündet in den **Samenleiter**, einen engen Muskelkanal. Während eines Orgasmus saugen die Samenleiter Sperma aus den Nebenhoden an und pumpen es zu einem der beiden Samenbläschen, die zwischen Blase und Mastdarm liegen. Die Samenbläschen sondern eine gelartige Flüssigkeit ab, die der Samenflüssigkeit ihre klebrige Beschaffenheit gibt. Außerdem produzieren sie hormonähnliche Substanzen, die unter anderem wellenartige Kontraktionen auslösen, durch die die Spermien vorwärts bewegt werden. Dort, wo sich Samenleiter und Samenbläschengang vereinen, entspringt der so genannte *Ductus ejaculatoris*. Von hier gelangt die Samenflüssigkeit über die **Prostata** in die Harnröhre im **Penis**.

So befinden sich die männlichen Keimdrüsen gleichsam außerhalb des Körpers. Der Grund dafür ist die zu warme Körpertemperatur. Im Laufe der Embryonalentwicklung wandern deshalb die Hoden vom Bauchraum über den Leistenkanal in den Hodensack. Bleibt der Hodenabstieg aus oder nimmt er einen falschen Weg und setzt sich zum Beispiel in der Peniswurzel ab, führt das im Erwachsenenalter zu Zeugungsunfähigkeit. Eine Erektion lässt sich nicht allein über den Willen herbeiführen, es müssen emotionale und körperliche Stimulationen hinzukommen. Dabei spielt das Hormon Testosteron eine außerordentlich wichtige Rolle. Das zentrale Nervensystem leitet, angeregt durch das Testosteron, einen Prozess ein, bei dem die kleinen Arterien an der Peniswurzel erweitert werden. Das Blut kann in den Penis einschießen und wird in die **Schwellkörper** gedrückt. So entsteht ein hoher Druck auf die Auslassvenen, die verschlossen werden, damit das Blut nicht in den Körper zurückfließen kann. In diesem Zustand ist auch das Harnlassen nicht möglich.

Impotenz

Nach Hildegard von Bingen wird Impotenz von »der Kälte des Mannes« verursacht. Männer, in denen das »Phlegma« vorherrscht, seien besonders von Impotenz betroffen. Dazu schreibt Hildegard: »Der Wind in ihren Lenden hat nur ein schwaches Feuer, sodass er wie lauwarmes Wasser nur wenig warm ist. Ihre beiden Behälter (die Hoden), die wie zwei Blasebälge sein sollten, um das Feuer zu erzeugen, sind in ihrer Schwäche völlig zurückgeblieben und haben keine Kraft, den Stamm aufzurichten, weil sie kein starkes Feuer in sich haben.« Zahlreiche Pflanzen wurden in früheren Zeiten als potenz- und luststeigernde Mittel ausprobiert. Vor allem natürlich jene, die sich nach den Grundsätzen der Signaturenlehre allein schon wegen ihres Aussehens anboten, wie etwa die Selleriestange, die Karotte oder der Kalmus. Zum anderen wurden erhitzende Pflanzen eingesetzt, um das »Feuer« anzuregen. Bei Impotenz infolge ständiger Überwärmung riet Platearius zu einer gemäßigten Diät und einem Umschlag über die Genitalien mit Essig, Rosen und anderen duftenden Pflanzen.

Ursachen und Symptome

Unter Impotenz versteht man Schwierigkeiten beim Geschlechtsverkehr, die sich in einer Erektionsschwäche oder auch in einem Nichtzustandekommen der Ejakulation manifestieren können. In manchen Fällen kann es infolge von Potenzproblemen zu einer zu raschen Ejakulation kommen – auch in Verbindung mit vorheriger Erektionsschwäche. Die Ursachen können Durchblutungsstörungen, aber auch psychische Probleme sein, da sich Erotik und Sex in den meisten Fällen im Kopf abspielen. Einige Medikamente können ebenfalls zu Impotenz führen, etwa Mittel gegen Bluthochdruck oder Depressionen, starke Schmerzmittel, die Opiate enthalten, oder auch Medikamente, die den Fettstoffwechsel beeinflussen. Außerdem können starker Nikotin- und Alkoholgenuss sowie Stress Impotenz mit verursachen.

Strategien der Behandlung

1. **Hilfe bei psychischen Problemen:** Es ist wichtig, über die Schwierigkeiten zu sprechen – nur so kann eine psychische Blockade aufgehoben werden. Stress sollte man möglichst abbauen und genügend Zeit für Entspannung einplanen. Es kann auch sinnvoll sein, einen Psychotherapeuten aufzusuchen.
2. **Erhöhung der körperlichen Fitness:** Heilpflanzen und Heilkräuter helfen dabei, die Durchblutung zu verbessern. Allerdings ist auch eine sportliche Betätigung zur Förderung der Durchblutung empfehlenswert. Entgegen der landläufigen Meinung ist Alkohol kein Aphrodisiakum oder potenzsteigerndes Mittel, sondern bewirkt genau das Gegenteil (auch Champagner und Sekt). Wer über einen längeren Zeitraum Medikamente einnimmt, sollte überprüfen lassen, ob diese Impotenz auslösen können.

Welche Heilpflanzen helfen?

- Die **Kalmuswurzel** hat durch ihre ätherischen Öle und Bitterstoffe eine leicht durchblutungsfördernde Wirkung und wird schon in den alten Quellen nicht nur wegen ihres Aussehens als erregendes Mittel für die »Mehrung des Samens« genannt.
- Auch der **Weißdorn** kann wegen seiner positiven Wirkung auf die Durchblutung eine Hilfe sein. Er enthält viele Substanzen aus den Gruppen der oligomeren Procyanidine und der Flavonoide, welche die Schlagkraft des Herzens stärken.
- **Kürbissamen** werden üblicherweise bei Prostatavergrößerung eingesetzt, sind aber auch bei Impotenz sinnvoll. Ihre Phytosterole sollen den Hormonhaushalt des Mannes beeinflussen. Sie enthalten u. a. sehr viel Zink, das für die Zellteilung wichtig ist.
- Äußerlich angewendet, wirkt **Rosmarin** mit seinen Inhaltsstoffen Campher und Rosmarinsäure durchblutungsfördernd.
- Auch die **Petersilie**, ansonsten als Küchenkraut bekannt, ist bei Impotenz von Nutzen, obgleich die genaue Wirkungsweise wissenschaftlich nicht geklärt ist. Möglicherweise fördert sie über eine unspezifische Reizung die Muskelkontraktion in der Blase und löst so eine sexuelle Stimulation aus.

✦ Wegen ihres starken Geruchs galt die **Gewürznelke** schon zu früheren Zeiten als Potenzmittel und ihr Einsatz hat sich bis heute durchaus bewährt. Verantwortlich für ihre Wirkung ist hauptsächlich das in dem ätherischen Öl enthaltene Eugenol.

Anwendungen, die sich bewährt haben

Gegen Impotenz werden Heilkräuter und -pflanzen vor allem in Tees oder Bädern eingesetzt, die zum Teil kurzfristig wirken, zum Teil längerfristig eingenommen werden müssen, um einen Effekt zu erzielen. Es gibt eine Reihe von Gewürzen, die die Durchblutung fördern und bei Impotenz helfen sollen: So wird etwa Ingwer in allen Ländern, in denen er heimisch ist, von jeher traditionell als Aphrodisiakum eingesetzt. Das gilt auch für die Gewürznelke. Senf hat eine stark reizende Wirkung, weshalb er zeitweise in Klöstern sogar verboten gewesen sein soll. Eine äußere Anwendung würde zwar die Durchblutung stark fördern, kann allerdings zu weniger angenehmen Hautschädigungen führen.

Tees

❖ Kalmuswurzelstock

Teezubereitung: 2 Teelöffel sehr fein geschnittene oder gepulverte Kalmuswurzel mit 1 Tasse kochendem Wasser übergießen, 15 Minuten ziehen lassen und abseihen. Täglich 3 Tassen trinken.

❖ Petersilienwurzel

Teezubereitung: 1 Esslöffel zerkleinerte Petersilienwurzel mit 1 Tasse kochendem Wasser übergießen, zugedeckt 10 bis 15 Minuten ziehen lassen und abseihen. Bei Bedarf 1 bis 2 Tassen trinken.

❖ Weißdornblätter und -blüten

Teezubereitung: 1 bis 2 Teelöffel Weißdornblätter und -blüten mit 1/4 Liter kochendem Wasser übergießen, 20 Minuten ziehen lassen und abseihen. Täglich 3 Tassen trinken. Für eine bessere Durchblutung muss eine Kur von 4 bis 6 Wochen angesetzt werden.

Alternative: Weißdorn ist auch in Dragee- und Tablettenform in Apotheken erhältlich.

Kur

❖ Kürbissamen

Anwendung: 2 Esslöffel gemahlene Kürbissamen jeweils morgens und abends mit Flüssigkeit einnehmen. Oder über den Tag verteilt immer wieder ein paar Kerne (10 g täglich) kauen.

Alternative: Kürbiskerne gibt es auch als Granulat (in Drogerien oder Apotheken), das man zum Beispiel sehr gut ins morgendliche Müsli mischen kann. Morgens und abends 2 Esslöffel Granulat einnehmen.

Bäder

❖ Rosmarinöl

Badezusatz: 20 Tropfen Rosmarinöl mit 1 Becher Sahne mischen und ins 37 °C warme Badewasser geben. 20 bis 30 Minuten baden.

❖ Rosmarin- und Pfefferminzöl

Badezusatz: 20 Tropfen Rosmarinöl und 3 Tropfen Pfefferminzöl mit 1 Becher Sahne mischen und ins 37 °C warme Badewasser geben. 20 bis 30 Minuten baden.

❖ Heilkräutermischung

Diese Heilkräutermischung wirkt durch ihre Inhaltsstoffe besonders durchblutungsfördernd.

Badezusatz: 2 Esslöffel Rosmarinblätter, 4 Esslöffel zerkleinerte Zimtrinde und 2 Esslöffel Melissenblätter mit 2 Liter heißem Wasser übergießen, 10 Minuten zugedeckt kochen lassen, abseihen und ins 37 °C warme Badewasser geben. 15 Minuten baden. Keine weiteren Zusätze (wie Seife oder Shampoo) verwenden.

❖ Heilkräutermischung

Wer den Geruch von Rosmarin, Zimt und Melisse nicht mag, für den stellt diese Heilkräutermischung eine Alternative dar.

Badezusatz: 3 bis 4 Esslöffel zerkleinerte Kalmuswurzel, 4 Esslöffel zerkleinerte Zimtrinde und 20 Gewürznelken mit 2 Liter heißem Wasser übergießen, 10 Minuten zugedeckt kochen lassen, abseihen und ins 37 °C warme Badewasser geben. 15 Minuten baden.

Menstruations-beschwerden

Zum Thema Menstruationsbeschwerden heißt es in einem anonymen Text aus dem 15. Jahrhundert: »Nun will ich Dir etwas über die Heimlichkeit der Frauen sagen und von ihrer Blume, die lateinisch Menstruation heißt, was der ›Fluss‹ bedeutet. Die Meister nennen es Blume, denn ebenso wie ein Baum, der ohne Blüten und Blumen keine Früchte hervorbringt, kann keine Frau ein Kind ohne dieselbe Blume empfangen oder gebären. Und welche Frau Beschwerden damit hat, dass sie die Blutung nicht zur rechten Zeit bekommt, die soll Beifuß in Wein kochen (...) oder in Bier oder Wasser. Es hilft wohl, wenn sie es trinkt.«

Ursachen und Symptome

Jede Frau wird in ihrem Leben auf die eine oder andere Weise schon einmal mit Menstruationsbeschwerden konfrontiert gewesen sein. Man unterscheidet hierbei hauptsächlich zwei Arten von Beschwerden: das prämenstruelle Syndrom (PMS) und die Menstruationsschmerzen (Dysmenorrhöe).

Prämenstruelles Syndrom: Damit sind gesundheitliche Probleme gemeint, die regelmäßig vor der Monatsblutung einsetzen. An den Tagen zwischen dem Eisprung und der nächsten Monatsblutung, also ungefähr 8 bis 12 Tage vor dem Einsetzen der Menstruation, reagieren Körper und Seele auf die zyklischen Veränderungen – mal stärker, mal schwächer. Frauen sind dann oft gereizt, ängstlich, unkonzentriert oder depressiv.

Die Ursachen sind noch nicht vollständig aufgedeckt. Es scheint aber festzustehen, dass ein Ungleichgewicht im Hormonhaushalt die Beschwerden bedingt: ein Zuviel an den Hormonen Östrogen und Prolaktin und gleichzeitig ein Mangel an Progesteron und Dopamin. Da das Zielorgan von Prolaktin (übersetzt »für die Milch«) im weiblichen Körper die Brustdrüsen sind und es dort das Wachstum des Gewebes anregt und Gewebeflüssigkeit einlagert, fühlen sich die Brüste gespannt an und schmerzen. Durch den Mangel an Dopamin ist das positive Körpergefühl und somit die Stimmung eingeschränkt bzw. gedämpft. Das über einen komplizierten Regelkreis vermehrt gebildete Östrogen kann zum Anschwellen der Brüste führen sowie zu Wassereinlagerungen, dicken Fingern, Gewichtszunahme und Kopfschmerzen. Auch der Hunger meldet sich öfter am Tag, manchmal mit einem Heißhunger nach Süßem. Der plötzliche Abfall von Östrogen und Progesteron kurz vor der Blutung führt zum Absinken der »Glückshormone« (Endorphine): Kopfschmerzen und Wassereinlagerungen sind oft die Folge. Erst im Laufe der Regelblutung lassen die Beschwerden nach.

Junge Mädchen leiden eher selten unter dem prämenstruellen Syndrom. Ab dem 30. Lebensjahr kommt es zunehmend häufiger vor. Es kann ganz plötzlich auftreten – von einem Monat zum anderen – und verschwindet manchmal erst nach den Wechseljahren mit dem Erlöschen der Eierstockfunktion wieder.

Menstruationsschmerzen: Kolikartige Schmerzen im Unterleib (Dysmenorrhöe) können schon vor dem Einsetzen der Periode auftreten und sind unabhängig von der Intensität der Blutungen. Manche Frauen plagt gleichzeitig Übelkeit, sie müssen erbrechen und der Kopf schmerzt. Die Krämpfe und Schmerzen lösen Prostaglandine, also wiederum Hormone, aus. Sie werden bei den betroffenen Frauen in der Gebärmutterschleimhaut vermehrt gebildet und mit dem Einsetzen der Monatsblutung durch das Ablösen der Schleimhaut in größerer Menge freigesetzt. Besonders Mädchen und junge Frauen kennen die oben beschriebenen Symptome. Sobald sie ihre erwachende Weiblichkeit akzeptiert haben, normalisieren sich bei sehr vielen diese Hormonschwankungen. Die Veranlagung zur stärkeren Prostaglandinbildung und -empfindlichkeit ist vererbt. Bei seelischer oder körperlicher Überlastung werden ebenfalls Prostagladine zusammen mit Prolaktin freigesetzt. Auch organische Ursachen können Menstruationsbeschwerden bedingen, zum Beispiel eine Uterusfehlbildung oder Polypen.

Strategien der Behandlung

Zunächst sollten betroffene Frauen sich selbst beobachten und am besten über mehrere Monate einen Kalender führen, in den sie die Beschwerden sowie die Tage der Blutung und die Zyklusdauer eintragen. Zudem sollten sie die Körpertemperatur jeden Morgen um die gleiche Zeit und noch im Bett liegend messen und in den Kalender eintragen. Der Temperaturverlauf kann eine Auskunft darüber geben, welches Hormon in zu hoher oder zu geringer Menge im Blut vorhanden ist.

1. **Anspannung und Entspannung:** Schon ein erholsamer Schlaf, eine vollwertige Ernährung und nicht zuletzt jede Art von Bewegung vermögen sehr viel zum Ausgleich beizutragen. Wer darüber hinaus regelmäßig Sport im Freien betreibt, frischt sein Gemüt doppelt auf: Sonnenlicht ist der beste Stimmungsaufheller und durch Sport werden die Stresshormone abgebaut. Auch Bäder mit beruhigenden Pflanzensuden sind entspannend.
2. **Gesunde Ernährung:** Mithilfe der geeigneten Ernährung (d. h. Gemüse, Obst und wenig verfeinerte, möglichst natürliche Kohlenhydrate) können die betroffenen Frauen Symptomen wie Wassereinlagerung, Krämpfen, Übelkeit oder Stimmungsschwankungen entgegenwirken: All das, was entwässert beziehungsweise kein Wasser im Gewebe bindet, tut gut. Aus diesem Grunde sollte man speziell vor der Regelblutung auf salzarme und entwässernde Kost umstellen und entwässernde Kräutertees trinken. Wertvolle Pflanzenöle wie ungesättigte Fettsäuren (z. B. Gamma-Linolensäure aus Nachtkerzen- und Borretschsamenöl sowie Omega-3-Fettsäuren, die in Kaltwasserfischen enthalten sind) liefern die Ausgangssubstanz für krampflösende Botenstoffe. Es empfiehlt sich, Nahrungsmittel mit einem hohen Gehalt an Vitamin B6 auszuwählen, da hohe Öströgenmengen und Stress die Vitamin-B6-Speicher der Leber leeren. Vitamin B6 ist in allen grünen Pflanzen enthalten sowie in Vollkorn, Hülsenfrüchten, Kartoffeln, Weizenkeimen, Bierhefe, Walnüssen und Honig. Am besten ist es, das Gemüse frisch zu essen oder als Rohkost zuzubereiten. Kaliumreiche Kost kann das im Gewebe eingelagerte Wasser aus dem Körper schwemmen. Dafür sollte folgendes Obst und Gemüse auf dem Speiseplan stehen: Aprikosen, Äpfel, Erdbeeren, Honigmelonen, Kirschen, Feigen, Nüsse, Kartoffeln, Kohl, Rettich oder Molke.
3. **Regulation des hormonellen Ungleichgewichts:** Einige Heilkräuter können das hormonelle Ungleichgewicht direkt regulieren und somit die Beschwerden lindern.
4. **Lösen der Krämpfe:** Über Hautreize wie Wärme oder Kälte lassen sich die Schmerzen und Krämpfe dämpfen. Ob sich hohe oder niedrige Temperaturen angenehmer auswirken, muss man individuell ausprobieren. Auch Tees sind erprobte krampflösende Mittel, die durch die Wirkstoffe der Heilkräuter unterstützt werden.
5. **Beruhigung:** Beruhigende Pflanzenextrakte können überwiegend nervös bedingte Symptome lindern (siehe Kapitel »Für Psyche und Nerven«).

Welche Heilpflanzen helfen?

- Die Früchte des **Keuschlamms** *(Agni casti fructus)* sollen die Vorgänge an zentraler Stelle beeinflussen: Ihre Hauptwirkstoffe, Iridoide und Diterpene, senken angeblich den erhöhten Prolaktinspiegel im Blut.
- Die **Silberkerze** wird zur Behandlung des prämenstruellen Syndroms und auch bei Menstruationsschmerzen empfohlen. Während die Wirkweise bei den Wechseljahren detailliert beschrieben ist, weiß man allerdings wenig über sie bei diesen beiden Krankheitsbildern (siehe Wechseljahre, Seite 295).
- Die **Schafgarbe** hat sich bei krampfartigen Beschwerden bewährt. Ihre Inhaltsstoffe (u. a. ätherische Öle und Flavonoide) haben eine muskellockernde Wirkung und beeinflussen speziell Krampfzustände im kleinen Becken der Frau.
- Die ätherischen Öle der **Kamille** wirken muskelentspannend und beruhigend.
- Eine lang bewährte Heilpflanze in der Frauenheilkunde ist das **Gänsefingerkraut**. Es zählt zu den milden gerbstoffhaltigen Heilpflanzen und lindert krampfartige Beschwerden der Gebärmutter.
- Der **Frauenmantel** gehört ebenfalls in den Reigen der Heilpflanzen, die sich bei der Behandlung von Menstruationsschmerzen anbieten. Er wirkt zusammenziehend.
- Viele Frauen fühlen sich vor der Menstruation »aufgequollen«. In diesem Fall helfen **Brennnessel-** und **Birkenblätter**, die dank der darin enthaltenen Flavonoide entwässernd wirken.
- Mit **Borretsch-** oder **Nachtkerzensamenöl** wird dem Körper Gamma-Linolensäure zugeführt, die die Bildung von entzündungshemmenden und krampflösenden Stoffen im Körper unterstützt.

- Der Einsatz von **Heublumen**, einem Gemisch aus Blütenteilen, Samen, kleineren Blatt- und Stängelstücken verschiedener Wiesenblumen und Gräser, hat sich ebenfalls bei der Behandlung von menstruationsbedingten krampfartigen Schmerzen bewährt. Heublumen wirken durch ihre ätherischen Öle und Cumarine muskelentspannend, indem sie die Hautdurchblutung anregen.
- **Lavendel** und **Melisse** wirken ausgleichend bei Stimmungsschwankungen.

Anwendungen, die sich bewährt haben

Zur Behandlung von Regelbeschwerden mit Heilkräutern haben sich Tees bewährt, die zum Teil kurzfristig wirken und bei Bedarf eingenommen werden können, zum Teil aber eine Besserung erst nach einer Langzeit-Therapie ermöglichen. Wenn die Beschwerden vor der Monatsblutung auftreten, sind Bäder sinnvoll. In letzter Zeit haben sich auch Öle, die reich an Gamma-Linolensäure sind, einen Namen gemacht.

Tees

Silberkerzenwurzelstock

Bei leichten Beschwerden ist der Silberkerzenwurzelstock-Tee zu empfehlen.
Teezubereitung: 1 Teelöffel klein geschnittene Silberkerzenwurzel mit 1 Tasse kochendem Wasser übergießen, 10 Minuten ziehen lassen und abseihen. Im Laufe des Tages 3 Tassen trinken. Bei regelmäßiger Einnahme tritt etwa nach 4 bis 6 Wochen eine Besserung der Beschwerden ein.
Vorsicht: Bei Frauen mit Mammakarzinom ist eine Einnahme nur bei intensiver ärztlicher Betreuung sinnvoll.

Gänsefingerkraut

Teezubereitung: 1 Teelöffel Gänsefingerkraut mit 1 Tasse Wasser übergießen, 10 Minuten kochen lassen und abseihen. Täglich 1 bis 3 Tassen trinken.

Frauenmantelkraut

Teezubereitung: 2 Teelöffel Frauenmantelkraut mit 1/4 Liter heißem Wasser übergießen, 10 Minuten ziehen lassen und abseihen. Täglich 1 bis 3 Tassen trinken.

Kamillenblüten

Teezubereitung: 1 gehäuften Esslöffel Kamillenblüten mit 1 Tasse kochendem Wasser übergießen, zugedeckt 5 bis 10 Minuten ziehen lassen und abseihen. Täglich 3 bis 4 Tassen trinken.

Teemischung

Diese Teemischung ist empfehlenswert bei krampfartigen Unterleibsschmerzen und empfindlichen Brüsten, unter Umständen verbunden mit Depressionen.
Zusammensetzung: 50 g Schafgarbenkraut und 50 g Johanniskraut.
Teezubereitung: 2 Teelöffel Teemischung mit 1 Tasse kochendem Wasser übergießen, 10 Minuten ziehen lassen und abseihen. 2-mal täglich 1 Tasse trinken (mit Honig süßen). Bei regelmäßiger Einnahme tritt etwa nach 8 Wochen eine Besserung der Beschwerden ein.

Teemischung

Diese Teemischung empfiehlt sich bei Schmerzen, Nervosität und Einschlafschwierigkeiten.
Zusammensetzung: 50 g Schafgarbenkraut, 25 g Melissenblätter und 25 g Baldrianwurzel.
Teezubereitung: 2 Teelöffel Teemischung mit 1 Tasse kochendem Wasser übergießen, 10 Minuten ziehen lassen und abseihen. Täglich 2-mal 1 Tasse trinken (mit Honig süßen). Bei regelmäßiger Einnahme tritt etwa nach 8 Wochen eine Besserung der Beschwerden ein.

Teemischung

Dieser Tee kann mit seinen entwässernden Komponenten die Schwere aus den Gliedern vertreiben und die Menstruationsbeschwerden lindern.
Zusammensetzung: 8 g Gänsefingerkraut, 30 g Kamillenblüten, 30 g Brennnesselkraut, 8 g Birkenblätter und 24 g Fenchelfrüchte.
Teezubereitung: 2 gehäufte Teelöffel Teemischung in einem Mörser zerdrücken, mit 1 Tasse kochendem Wasser übergießen, 10 Minuten zugedeckt ziehen lassen und abseihen. 4- bis 5-mal täglich 1 Tasse trinken.

Teemischung

Die Teemischung wirkt krampflösend.
Zusammensetzung: 20 g Kamillenblüten, 20 g Schafgarbenblüten, 20 g Melissenblätter, 20 g Gänsefingerkraut und 20 g Fenchelfrüchte.

Teezubereitung: 1 gehäuften Teelöffel Teemischung im Mörser zerdrücken, mit 1 Tasse kochendem Wasser übergießen, 15 Minuten ziehen lassen und abseihen. Bis zu 5 Tassen täglich trinken.

Nahrungsergänzung

❖ Borretsch- oder Nachtkerzensamenöl

Anwendung: 2 Teelöffel Borretsch- oder Nachtkerzensamenöl täglich entweder pur, als Zutat in Salat-Dressings oder in Quark oder Joghurt eingerührt zu sich nehmen.
Alternative: Es gibt auch Fertigpräparate aus der Apotheke (Kapseln), die die Öle enthalten.

Öl

❖ Massageöl

Das Öl-Gemisch wirkt zusammen mit einer Massage krampflösend und entspannend.
Anwendung: Ätherische Öle von Kamillenblüten, Melissenblättern und Kümmelfrüchten zu gleichen Teilen mischen. Das Gemisch mit einem Basisöl (wie z. B. Weizenkeim- oder Jojobaöl) im Verhältnis 1:1 vermengen. Mehrmals täglich den Unterleib und die Beckengegend damit massieren.

Bäder

❖ Schafgarbenblüten

Badezusatz: 50 g frische oder getrocknete Schafgarbenblüten mit 1 Liter kochendem Wasser übergießen, zugedeckt ungefähr 10 Minuten ziehen lassen, abseihen und in eine Wanne mit 10 Litern Wasser geben. Täglich 1- bis 2-mal bei 37 °C baden (jeweils etwa 10 Minuten).

❖ Lavendelöl

Badezusatz: Pro Vollbad 2 Eigelb, 1 Becher Sahne, 2 Esslöffel Honig, 3 bis 4 Esslöffel Salz und 1 Teelöffel Lavendelöl vermengen und ins 37 bis 38 °C warme Badewasser geben. Eine ausreichend lange Badedauer von mindestens 20 Minuten ist nötig, um die ätherischen Öle über die Haut in den Körper gelangen zu lassen.

❖ Heublumen

Badezusatz: 300 bis 500 g Heublumen mit 5 Liter kaltem Wasser übergießen, 15 Minuten kochen lassen, abseihen und ins 38 bis 39 °C warme Badewasser geben. 10 bis 15 Minuten baden. Nach dem Bad sollte man sich sofort ins Bett legen und ruhen.

Umschlag

❖ Kamillenblüten

Anwendung: 1 Esslöffel Kamillenblüten mit 1/2 Liter kochendem Wasser übergießen, zugedeckt 10 Minuten ziehen lassen und abseihen. Ein Leinentuch in den heißen Tee tauchen, auswringen und auf den schmerzenden Unterleib legen. Mit einem Baumwolltuch abdecken und darüber eine Wärmflasche legen. So lange liegen lassen, wie der warme Umschlag als angenehm empfunden wird.

Präparate aus der Apotheke

❖ Keuschlamm

Damit sämtliche in Keuschlammfrüchten (*Agni casti fructus*) enthaltenen Wirkstoffe zum Tragen kommen, empfiehlt sich ein Fertigpräparat.
Anwendung: Keuschlammfrüchte gibt es als Dragees, Tabletten oder Tinktur, die man gemäß Beipackzettel einnimmt.

❖ Silberkerze

Anwendung: Für eine optimale Wirkung ist Silberkerzenwurzelstock als alkoholischer Auszug zu empfehlen, der als Flüssigextrakt oder in Tablettenform angeboten wird und stärker als der Silberkerzenwurzelstock-Tee wirkt. Die Einnahme erfolgt gemäß Beipackzettel.

Schmerzen und Entzündungen der weiblichen Brust

In den Arzneibüchern des Mittelalters finden sich zahlreiche Rezepturen gegen Schmerzen und Anschwellungen der Brüste. Dabei geht es meistens darum, die Brüste warm zu halten und mit Salben und Ölen zu erweichen: »Nimm Honig und Butter und zerstoße die zwei miteinander und lege dann das Pflaster darüber, so wird ihr besser.« Es gab damals aber auch schon die Strategie, kühlende Auflagen anzuwenden, wie ein anonymes Werk zur Frauenheilkunde aus dem 15. Jahrhundert belegt: »Nimm das Kraut Portulak und zerstoße es und vermische es mit Rosenwasser und lege dieses Pflaster in ein Tuch. Und lege das Tuch mit dem Pflaster über die Geschwulst. So wirst Du bald genesen.« Die Rose und der saftige, wasserreiche Portulak galten als kühlend. Auch heute werden kühlende Wickel empfohlen. Ein Zusammenhang mit der Menstruation wurde damals nicht hergestellt.

Ursachen und Symptome

In den Tagen vor der Menstruation bilden sich manchmal Verdickungen im Bindegewebe der Brust aus, die mit Flüssigkeit gefüllt sind. Die Brust wird berührungsempfindlich und schwillt an. Diese Veränderungen der Brust, die auf hormonelle Schwankungen zurückzuführen sind, kommen häufiger bei Frauen um die vierzig vor, wenn mit Beginn der Wechseljahre der Hormonhaushalt zunehmend schwankt (bzw. das Verhältnis von Östrogenen und Gestagenen unausgewogen ist). Mit dem Ende der Wechseljahre bildet sich das knotige Gewebe zurück, weil weniger Östrogen vorhanden ist. Knotige Veränderungen in der Brust sind in den allermeisten Fällen gutartig und etwas ganz Normales, vor allem wenn sie abhängig vom weiblichen Zyklus auftreten. Um sicherzugehen, dass es sich um eine harmlose Gewebeveränderung handelt, sollten Frauen allerdings bei ungewöhnlichen Knoten oder bei Brustschmerzen auf jeden Fall ärztlichen Rat einholen. Dies gilt in ganz besonderem Maße für Knoten, die nicht mit Druckschmerz verbunden sind. Von den zyklusabhängigen Brustveränderungen sind zyklusunabhängige zu unterscheiden, die zum Beispiel durch Bakterien verursacht sein können. Da sie unbedingt vom Arzt behandelt werden sollen, werden sie in diesem Buch nicht näher ausgeführt.

Strategien der Behandlung

1. **Selbstuntersuchung der Brust:** Einmal im Monat, am besten nach der Regel, sollten Frauen ihre Brust vor einem Spiegel abtasten. Werden dabei knotige Stellen entdeckt, besteht kein Grund zur Panik, da sie meist harmlose Ursachen haben und eine normale Veränderung des Körpers darstellen. Um auszuschließen, dass es sich um eine bösartige Gewebeveränderung handelt, sollte man sicherheitshalber einen Arzt aufsuchen. Regelmäßige ärztliche Untersuchungen zur Früherkennung von unerwünschten Gewebeveränderungen sind in jedem Fall ratsam.
2. **Gesunde Lebensweise:** Ein Ungleichgewicht im Hormonhaushalt ist häufig eine reflektorische Antwort auf eine ungesunde Lebensweise. Mit Bewegung, Entspannung, ausgewogener Ernährung und ausreichend Schlaf kann man dem entgegenwirken. An den Tagen, an denen die Beschwerden ganz besonders stark sind, ist Schwimmen eine sinnvolle sportliche Betätigung.
3. **Ausgleichen des Hormonhaushalts:** Wenn feststeht, dass es sich ausschließlich um gutartige Gewebeveränderungen handelt, kann man mit Heilpflanzen der Klostermedizin den Hormonhaushalt regulieren und so die Symptome lindern.
4. **Lokale Kühlung:** Eine Linderung der Druckbeschwerden ermöglichen kühlende Wickel, sie sind vor allem bei Entzündungen empfehlenswert.

Welche Heilpflanzen helfen?

- In der Kräuterheilkunde stehen die Früchte des **Keuschlamms** *(Agni casti fructus)* als Mittel gegen Entzündungen der weiblichen Brust an allererster Stelle, da sie eine weitere Freisetzung des Milchdrüsenhormons Prolaktin hemmen.

- Gegen die Schwellung helfen die Blätter des **Weißkohls**, die äußerlich angewendet kühlen und die Entzündung vermindern. Auf welche Inhaltsstoffe die Wirkung zurückgeht, hat die Forschung bislang noch nicht klären können.
- Einen kühlenden Effekt hat auch das ätherische Öl der **Pfefferminze**, wenn man es äußerlich anwendet.
- Wenngleich **Buchweizen** heute eher als klassische Heilpflanze zur Behandlung von Venenleiden bekannt ist, hat sich sein Einsatz auch bei Beschwerden der weiblichen Brust bewährt. Der hohe Rutosidgehalt sorgt für eine verringerte Entzündungsneigung und für eine verminderte Durchlässigkeit der Gefäße und damit dafür, dass sich Ödeme (Wasseransammlungen) erst gar nicht bilden.
- Hat sich die Brust entzündet, kann die Anwendung von **Arnika** mit ihren entzündungshemmenden Eigenschaften sinnvoll sein.

Anwendungen, die sich bewährt haben

Zur Behandlung von Schmerzen und Entzündungen der Brust mit Heilkräutern und -pflanzen der Klostermedizin werden hauptsächlich Umschläge eingesetzt. Aber auch Fertigpräparate aus der Apotheke und ein Tee aus Buchweizenkraut haben sich bewährt.

Umschläge

Pfefferminzöl

Anwendung: 2 Tropfen Pfefferminzöl mit 3 Esslöffeln Milch oder Sahne und 1 Liter kaltem Wasser mischen, auf einem gut durchfeuchteten Leinentuch verteilen, das man auf die Brust auflegt. Darüber kommt ein trockenes Tuch. Die dritte Lage des Umschlags besteht aus einem Wolltuch, das man fixiert. Den Wickel nach ungefähr 20 bis 30 Minuten – bevor er warm wird – abnehmen, anschließend die Brust sanft abtrocknen. Empfindliche Haut mit Weizenkeimöl, Johanniskrautöl oder Olivenöl pflegen.

Weißkohl

Anwendung: Rohe Kohlblätter mit einem Nudelholz flach rollen und in dünnen Lagen auf die Brust auflegen. Zum Abdecken eine Kompresse darüber legen und die Auflage fixieren (z. B. mit einem BH). Über Nacht oder während des Tages 1 bis 6 Stunden einwirken lassen, dann abnehmen und die Brust mit lauwarmem Wasser abwaschen. Empfindliche Haut mit Weizenkeimöl, Johanniskrautöl oder Olivenöl pflegen.

Arnikablüten

Anwendung: 2 Teelöffel Arnikablüten mit 1 Tasse kochendem Wasser übergießen, 5 bis 10 Minuten ziehen lassen und abseihen. Den Sud mit 1/4 Liter warmem Wasser verdünnen. Ein Leinentuch in den Tee tauchen und noch warm auf die schmerzenden Stellen legen. Mit einem Baumwolltuch abdecken und darüber eine Wärmflasche legen. 20 bis 30 Minuten einwirken lassen.

Präparat aus der Apotheke

Keuschlamm

Damit sämtliche Wirkstoffe der Keuschlammfrüchte (*Agni casti fructus*) zum Tragen kommen, empfiehlt sich ein Fertigpräparat.

Anwendung: Die Keuschlammfrüchte gibt es als Dragees, Tabletten oder Tinktur. Die Anwendung erfolgt gemäß Beipackzettel.

Tee

Buchweizenkraut

Teezubereitung: 2 Teelöffel Buchweizenkraut mit 1 Tasse kochendem Wasser übergießen, 10 Minuten ziehen lassen und abseihen. Mehrmals täglich 1 Tasse trinken. Um eine dauerhafte Wirkung zu erzielen, ist die Einnahme über mehrere Wochen notwendig.

Tipp: Buchweizenkraut gibt es in Teebeuteln.

Verlängerte oder starke Blutung und Zyklusstörungen

Johannes Platearius gibt folgende Gründe für eine starke Monatsblutung an: »Ein unmäßiger Monatsfluss entsteht grundsätzlich aus zwei Ursachen: durch Überfluss an Körpersäften, die fließen, weil die Kraft fehlt, sie zu halten; oder durch deren scharfe Hitzewirkung. Der Überfluss an Körpersäften wird erkannt (…) an praller Füllung der Adern, vorhergegangener ausgiebiger Diät sowie daran, dass Blut in großer Quantität nach unten abläuft. Scharfe Hitzewirkung der Säfte erkennt man daran, dass tief im Leibe Wärme wahrgenommen wird und dass der Monatsfluss safrangelbe Farbe enthält.« Die »versiegende« Menstruation erklärt Hildegard von Bingen: Bei manchen Frauen verengen sich »die Gefäße, welche die Bächlein führen, sodass ihre Monatsblutungen nachlassen, weil die stürmischen Komplikationen bei ihren Säften eine unechte Kälte und eine wechselhafte Wärme auslösen, sodass ihr Blut manchmal kalt und manchmal heiß ist. Daher fließt es bei ihnen auch hier und da bei wechselhafter Temperatur.«

Ursachen und Symptome

Regelblutungen, die länger als fünf Tage anhalten, oder sehr starke Blutungen, bei denen mehr als fünf Binden oder Tampons innerhalb eines Tages benötigt werden, sind in den meisten Fällen ein Anzeichen für eine Erkrankung (z. B. Entzündung, Gewebeveränderung). Auch Blutungen außerhalb der Menstruation (so genannte Zwischen- oder Zusatzblutungen) haben häufig eine organische Ursache. Deshalb sollten sie auf jeden Fall vom Arzt untersucht werden. Wenn eine sonst regelmäßige Monatsblutung ausbleibt oder die erste Periode bei Mädchen bis zum 16. Lebensjahr noch nicht eingetreten ist, kann dies Ausdruck von seelischer beziehungsweise von körperlicher Überlastung sein, die zu einem hormonellen Ungleichgewicht führt. Es kann aber auch ein Zeichen für eine Erkrankung sein.

Strategien der Behandlung

Vor der Selbstbehandlung sollte man eine ernsthafte Erkrankung vom Frauenarzt ausschließen lassen.

1. Regulieren des Hormonhaushalts: Je nach Grad der Beschwerden kann eine alleinige oder unterstützende Heilkräuterbehandlung sinnvoll sein.
2. Ausgleichen des Eisenmangels: Auch der Eisengehalt im Blut sollte mittels Laboranalyse festgestellt werden. Ein Eisenmangel kann durch Heilpflanzen ausgeglichen werden (siehe Seite 245).

Welche Heilpflanzen helfen?

- **Keuschlammfrüchte** können den hormonellen Zyklus wieder ausgleichen, indem sie dem durch die Östrogene veranlassten kräftigen Aufbau der Gebärmutterschleimhaut entgegensteuern. Deshalb muss bei der nächsten Blutung nicht so viel Gebärmutterschleimhaut abgestoßen werden.
- Bei ausbleibender Menstruation kann es sinnvoll sein, neben den Keuschlammfrüchten auch **Silberkerze** einzunehmen, auch wenn die Wirkweise hier nicht näher geklärt ist.

Anwendungen, die sich bewährt haben

Zur Regulierung des Hormonhaushalts werden Heilkräuter als Tee oder in Fertigpräparaten aus der Apotheke eingesetzt.

Präparate aus der Apotheke

Keuschlamm

Damit sämtliche Wirkstoffe der Keuschlammfrüchte *(Agni casti fructus)* zum Tragen kommen, empfiehlt sich ein Fertigpräparat.

Anwendung: Die Keuschlammfrüchte gibt es als Dragees, Tabletten oder Tinktur, die man gemäß Beipackzettel einnimmt.

Silberkerze

Anwendung: Für eine optimale Wirkung ist die Silberkerzenwurzel als Alkoholauszug zu empfehlen, der als Flüssigextrakt oder in Tablettenform angeboten wird.

Wechseljahre

Niemand hat sich über jegliche Fragen der Sexualorgane, der Sexualität und der damit verbundenen Leiden und Krankheiten im Mittelalter so umfassend geäußert wie Hildegard von Bingen. Ihre Ansichten über die Auswirkungen des Alters sind allerdings aus heutiger Sicht ein wenig verblüffend: »Vom fünfzigsten oder manchmal auch vom sechzigsten (!) Lebensjahr an bekommt die Frau im Bereich ihrer Leibesöffnungen Komplikationen und trocknet dort aus, sodass die Monatsblutung heimkehrt, nämlich in die Geschlechtsorgane. So kann auch ein Acker nach langer mühevoller Bebauung keinen Samen mehr für Früchte und Getreide aufnehmen, keimen oder reifen lassen, abgesehen von Blumen oder anderen guten Gräsern.«

Ursachen und Symptome

Die Wechseljahre sind wie die Pubertät eine ganz normale biologische Phase im Leben einer Frau – sie sind die Schwelle der fruchtbaren zu den »reifen« Jahren. Der Hormonhaushalt der fruchtbaren Jahrzehnte wird dem Leben im Alter, in dem eine Schwangerschaft kaum denkbar oder biologisch sinnvoll wäre, angeglichen: Die Eierstöcke stellen ihre Reifungsprozesse langsam ein, die Bildung der Hormone Östrogen und Progesteron lässt nach. Die Scheide ist weniger feucht und elastisch. In dieser Phase zwischen dem 45. und 55. Lebensjahr werden die Blutungen daher unregelmäßig, schwächer oder auch kürzer. Die Rhythmen verschieben sich. Die Wechseljahre enden mit der letzten Blutung, auch Menopause genannt. Ein Jahr nach der letzten Blutung hat sich das neue hormonelle Gleichgewicht wieder eingependelt.

Infolge der hormonellen Veränderungen können plötzliche Hitzewallungen auftreten. Danach friert man oft. Die Wallungen kommen mehrmals am Tag und in der Nacht und können den Schlaf stören. Verbunden sind diese Beschwerden oft mit Herzjagen, Schwindel oder einem Anschwellen der Gelenke, aber auch mit psychischen Beschwerden wie Angstgefühlen. Viele Frauen sind in dieser Zeit besonders oft gereizt.

Strategien der Behandlung

1. Gesunde Lebensweise: Eine vollwertige Ernährung und sanfte sportliche Betätigung können die Menopause um immerhin zwei bis drei Jahre hinausschieben. Zu große seelische und körperliche Belastungen sollten Frauen möglichst vermeiden.
2. Regulierung des Hormonhaushalts: Mit Heilpflanzen aus der Klostermedizin kann man Schwankungen im Hormonhaushalt steuern.
3. Regulierung des Temperaturhaushalts: Bei Hitzewallungen und erhöhter Schweißneigung helfen lauwarme Halbbäder, etwa Armbäder; bei Schlafstörungen sind vor allem Wechselfußbäder sinnvoll. Durch regelmäßige Saunagänge lernt der Körper, mit großen Temperaturschwankungen umzugehen. Nahrungmittel, die erhitzend wirken, sollte man möglichst meiden. Dazu zählen zum Beispiel Schokolade, Kakao, Kaffee, Alkohol sowie stark gesalzene und scharf gewürzte Speisen. Anstelle großer, den Kreislauf belastender Mahlzeiten ist es besser, mehrere kleine, nicht zu heiße Mahlzeiten zu sich zu nehmen. Starkem Schwitzen kann mit schweißhemmenden Heilpflanzen begegnet werden.
4. Beruhigung: Bei Stimmungsschwankungen und innerer Unruhe haben manche Heilpflanzen eine ausgleichende Wirkung (siehe Kapitel »Für Psyche und Nerven«).

Welche Heilpflanzen helfen?

- Die wichtigste Heilpflanze in den Wechseljahren ist die **Silberkerze**. Sie besitzt Inhaltsstoffe aus der Gruppe der Triterpenglykoside, die ähnlich wie Östrogen wirken und auf diese Weise das fehlende Östrogen zum Teil ersetzen können.
- Zu Beginn der Wechseljahre, noch vor der Menopause, kann der **Keuschlamm** hilfreich sein, der ebenfalls den Hormonhaushalt ausgleicht und dem Mangel an Östrogen und Progesteron entgegenwirkt.
- Positive Erfahrungen hat man auch mit **Hopfen** gemacht. Der Wirkmechanismus ist zwar noch nicht wissenschaftlich geklärt, doch scheint der Hopfen wie die Silberkerze eine östrogenartige Wirkung zu haben. Vermutlich sind das ätherische Öl und die Bitterstoffe hierfür verantwortlich.

- Mit **Salbei** kann der Temperaturhaushalt reguliert werden: Er zählt mit seinen Inhaltsstoffen – ätherisches Öl, Gerb- und Bitterstoffe sowie Flavonoide – zu den schweißhemmenden Heilpflanzen schlechthin und ist wirksam bei Hitzewallungen.

Anwendungen, die sich bewährt haben

Zur Regulierung des Hormonhaushalts und zum Ausgleich der Hitzewallungen während der Wechseljahre finden Heilkräuter als Teezubereitung oder in Fertigpräparaten Anwendung. (Bei psychischen Beschwerden siehe Anwendungen aus dem Kapitel »Für Psyche und Nerven«.)

Tees

Silberkerzenwurzelstock

Bei geringen Beschwerden ist der Silberkerzenwurzelstock-Tee zu empfehlen, der schwächer wirkt als der alkoholische Auszug.

Teezubereitung: 1 Teelöffel klein geschnittene Silberkerzenwurzel mit 1 Tasse kochendem Wasser übergießen, 10 Minuten ziehen lassen und abseihen. Täglich 3 Tassen trinken. Bei regelmäßiger Einnahme tritt etwa nach 4 bis 6 Wochen eine Besserung der Beschwerden ein.

Vorsicht: Bei Frauen mit Mammakarzinom ist eine Einnahme nur bei intensiver ärztlicher Betreuung sinnvoll.

Hopfenzapfen

Teezubereitung: 1 Teelöffel Hopfenzapfen mit 1 Tasse kochendem Wasser übergießen, zugedeckt 10 Minuten ziehen lassen und abseihen. Mittags und abends je 1 Tasse trinken.

Salbeiblätter

Teezubereitung: 2 Teelöffel Salbeiblätter mit 1 Tasse kochendem Wasser übergießen, zugedeckt 5 bis 10 Minuten ziehen lassen und abseihen. Mehrmals täglich 1 Tasse trinken.

Teemischung

Diese Teemischung empfiehlt sich bei Hitzewallungen, sie wirkt außerdem beruhigend.

Zusammensetzung: 40 g Salbeiblätter, 20 g Pfefferminzblätter, 20 g Kamillenblüten und 20 g Melissenblätter.

Teezubereitung: 2 Teelöffel Teemischung mit 1 Tasse kochendem Wasser übergießen, 10 Minuten zugedeckt ziehen lassen und dann abseihen. 2- bis 3-mal täglich 1 Tasse trinken.

Vorsicht: Pfefferminzblätter haben eine gallenanregende Wirkung, deshalb bei Gallensteinleiden durch Fenchelfrüchte ersetzen.

Teemischung

Diese Teemischung ist ideal gegen die psychischen Beschwerden der Wechseljahre, sie hilft bei depressiven Verstimmungen und beruhigt zugleich.

Zusammensetzung: 15 g Johanniskraut, 15 g Melissenblätter, 15 g Weißdornblüten, 15 g Löwenzahnwurzel mit -kraut, 15 g Schafgarbenkraut, 15 g Pomeranzenschalen und 10 g Hagebuttenschalen.

Teezubereitung: 2 Teelöffel Teemischung mit 1/4 Liter kochendem Wasser übergießen, 10 Minuten zugedeckt ziehen lassen und abseihen. 3-mal täglich 1 Tasse trinken. Bei regelmäßiger Einnahme tritt etwa nach 6 bis 8 Wochen eine Besserung der Beschwerden ein.

Präparate aus der Apotheke

Silberkerze

Anwendung: Für eine optimale Wirkung ist die Silberkerzenwurzel als Alkoholauszug zu empfehlen, der als Flüssigextrakt oder in Tablettenform angeboten wird.

Keuschlamm

Damit sämtliche Wirkstoffe der Keuschlammfrüchte (*Agni casti fructus*) zum Tragen kommen, empfiehlt sich ein Fertigpräparat.

Anwendung: Die Keuschlammfrüchte gibt es als Dragees, Tabletten oder Tinktur, die man gemäß Beipackzettel einnimmt.

Entzündungen der Scheide

Bei schmerzenden Erkrankungen der Scheide empfiehlt das meistgelesene Kräuterbuch des Mittelalters, der ›Macer floridus‹, den Kostwurz. Am besten nähme die Frau ein »Unterleibsbad«; durch den Dampf sollen »die Schmerzen der Scham zur Ruhe kommen«. Denselben Nutzen hat die Frau angeblich, wenn sie Zäpfchen aus Kostwurz von unten in die Scheide einführt.

Ursachen und Symptome

Heutzutage unterscheidet man die Scheideneingangsentzündung von der eigentlichen Scheidenentzündung.

Scheideneingangsentzündung: Sie ist lediglich auf die kleinen und großen Schamlippen und den Eingang der Scheide beschränkt. Aufgrund der unmittelbaren Nähe zu Harnröhre und After ist der Scheideneingang häufig von Infektionen betroffen. Typische Symptome sind Schmerzen beim Gehen, beim Geschlechtsverkehr oder beim Wasserlassen. Verbunden damit ist Juckreiz, oft ist die Haut gerötet und im akuten Stadium feucht. Bei lange bestehenden Entzündungen kann sie jedoch trocken werden. Die Ursachen sind vielfältig und reichen von mangelnder bis zu viel Hygiene über Überempfindlichkeit gegen Wäsche und Seife bis zur Ansteckung beim sexuellen Kontakt.

Scheidenentzündung: Die häufigsten Erreger einer Entzündung der Scheide (Vaginitis) sind Pilze, Bakterien, Viren und andere Mikroben. Übertriebene Hygiene oder hormonelle Einflüsse (etwa während der Schwangerschaft oder durch die Einnahme der Pille) verändern das normalerweise leicht feuchte und saure Scheidenmilieu so, dass sich Krankheitserreger vermehren können. Die infizierte Scheide entzündet sich, brennt und juckt, hinzu kommt ein starker, oft verfärbter Ausfluss *(Fluor vaginalis)*. Die Erreger vermehren sich und können von der Scheide über den Gebärmutterhals in den Eileiter und an die Eierstöcke gelangen. Es besteht die Gefahr, dass die ausgelösten Entzündungen den Eileiter verkleben – daraus kann Unfruchtbarkeit hervorgehen.

Strategien der Behandlung

1. **Bestimmung des Erregers:** Zunächst sollte durch eine ärztliche Untersuchung geklärt werden, auf welchen Keim die Infektion zurückzuführen ist. Weißer Scheidenausfluss weist meistens auf eine Infektion durch Pilze hin.
2. **Hemmung des Pilzbefalls:** Vaginalpilz selbst zu behandeln empfiehlt sich nur, wenn man über die Krankheit und ihre Folgen Bescheid weiß. Falls sich nach drei Tagen keine Abheilung einstellt, sollte man unbedingt einen Arzt konsultieren (siehe Kapitel »Für die Haut«). Schwangere Frauen sollten in jedem Fall Rücksprache mit dem Arzt halten und keine Behandlung auf eigene Faust durchführen.
3. **Hemmung des Bakterienbefalls:** In vielen Fällen tritt eine Scheidenentzündung zusammen mit einer Infektion der Blase auf. Hier hilft am besten eine Durchspülungstherapie, bei der die Bakterien regelrecht weggeschwemmt werden (siehe Kapitel »Für Nieren und Blase«).
4. **Hygiene:** Für die richtige Hygiene gilt: Weniger ist mehr! Den Genitalbereich sollte man mit milden Seifen oder nur mit Wasser waschen. Am besten ist es, von der Scheide zum After zu waschen, damit Enddarmbesiedler, wie zum Beispiel bestimmte Bakterien *(Escherichia coli)*, nicht an den Scheideneingang gelangen. Auf einen Waschlappen und feuchte Handtücher sollte man verzichten, sie sind ideale Brutstätten für Keime. Mit dem Duschstrahl nie nach oben in die Scheide brausen, da sonst Keime hineingespült werden. Tampons verwendet man möglichst nicht bei geringer Blutung oder außerhalb der Menstruation – sie trocknen die Scheide zu stark aus und zerstören so das natürliche Milieu.
5. **Vorbeugen und Linderung der Beschwerden:** Durch die richtige Pflege des Schleimhautmilieus, den Aufbau der Schleimhautflora und gezielte Behandlung der Symptome mit entzündungslindernden und zugleich keimhemmenden Heilpflanzen können die Beschwerden verringert werden.
6. **Gesunde Lebensweise:** Von Scheidenentzündungen sind in häufigen Fällen Frauen betroffen, die sehr stark belastet sind. Aus diesem Grund sind Entspannung, ausreichender Schlaf und ausgewogene Ernährung ein wichtiger Teil der Basistherapie.

Welche Heilpflanzen helfen?

- Die Heilpflanze schlechthin bei Scheidenausfluss ist die **Taubnessel**. Die milden Gerbstoffe wirken entzündungshemmend sowie leicht trocknend und zusammenziehend. Zu den wirksamen gerbstoffhaltigen Pflanzen zählen auch der Salbei, der Frauenmantel und die Brombeere.
- Ideal ist eine kombinierte Anwendung von gerbstoffhaltigen Pflanzen mit **Schafgarben-** oder **Ringelblumenblüten**. Die Schafgarbe wirkt mit ihren wertvollen ätherischen Ölen keimhemmend, bei der Ringelblume sorgt zudem ein komplexes Gemisch an Inhaltsstoffen (u. a. Flavonoide, Carotinoide und ätherische Öle) für einen entzündungshemmenden, schleimhautpflegenden Effekt.
- Früher verwendete man für Sitzbäder gern die gerbstoffhaltige **Eichenrinde**, die allerdings die Schleimhäute stark austrocknet. Deshalb greift man heute lieber auf die milder wirkende, ebenfalls gerbstoffhaltige **Hamamelisrinde** zurück oder kombiniert beide.

Anwendungen, die sich bewährt haben

Für eine Behandlung von Entzündungen der Scheide werden Heilkräuter in Sitzbädern eingesetzt. Nach einem Sitzbad sollte man sich nicht mit Seife waschen, damit die Pflanzenwirkstoffe länger an den betroffenen Partien verbleiben. Ein Sitzbad mit Essig sorgt für ein leicht saures Milieu, das viele schädliche Bakterien nicht vertragen. Das Badewasser sollte angenehm temperiert sein. Der Sud kann an Stelle eines Sitzbads auch zum Waschen des Intimbereichs verwendet werden.

Sitzbäder

Essig

Badezusatz: 4 Esslöffel Essig zu 10 Litern Wasser in eine Sitzbadewanne geben. 1-mal pro Woche bei etwa 38 °C 5 bis 10 Minuten baden.

Schafgarbenblüten

Badezusatz: 50 g frische oder getrocknete Schafgarbenblüten mit 1 Liter kochendem Wasser übergießen, zugedeckt etwa 10 Minuten ziehen lassen, abseihen und in eine Wanne mit 10 Litern Wasser geben. Täglich 1- bis 2-mal bei 37 °C baden (etwa 10 Minuten), am besten im täglichen Wechsel mit Hamamelisrinden-Zusatz.

Ringelblumenblüten

Badezusatz: 100 g Ringelblumenblüten (ohne Kelch, da dieser leicht Allergien auslöst) in 2 Liter kaltes Wasser geben, kurz aufkochen, abseihen und in eine Wanne mit 8 Litern Wasser geben. Täglich 1- bis 2-mal bei 37 °C baden.

Taubnesselblüten

Badezusatz: 50 g Taubnesselblüten mit 1 Liter heißem Wasser übergießen, 10 Minuten ziehen lassen, abseihen und in eine Wanne mit 9 Litern Wasser geben. Mehrmals täglich bei 37 °C 15 bis 20 Minuten baden oder mit dem lauwarmen Sud die Scheide mit einem sauberen Waschlappen mehrmals am Tag spülen.

Hamamelisrinde

Badezusatz: 50 g zerkleinerte Hamamelisrinde mit 1 Liter heißem Wasser übergießen, 10 Minuten ziehen lassen, abseihen und in eine Wanne mit 9 Litern Wasser geben. Mehrmals täglich bei angenehmer Temperatur etwa 10 Minuten baden.

Kombinierter Badezusatz

Dieser Badezusatz empfiehlt sich bei stark nässendem und entzündetem Genitalbereich.
Zusammensetzung: 25 g Hamamelisrinde, 15 g Ringelblumenblüten ohne Kelch und 10 g Eichenrinde.
Badezusatz: 4 Esslöffel Kräutermischung mit 1 Liter kochendem Wasser übergießen, auf kleiner Flamme 10 Minuten kochen lassen, abseihen und in eine Wanne mit 9 Litern Wasser geben. Wöchentlich 1- bis 2-mal bei 37 °C baden.

Kombinierter Badezusatz

Der Badezusatz wirkt keim- und entzündungshemmend.
Zusammensetzung: 10 g Taubnesselblüten, 10 g Frauenmantelkraut, 10 g Brombeerblätter sowie 10 g Salbeiblätter.
Badezusatz: 4 Esslöffel Kräutermischung mit 1 Liter kochendem Wasser übergießen, 10 Minuten ziehen lassen, abseihen und in eine Wanne mit 9 Litern Wasser geben. Mehrmals täglich bei 37 °C baden.

Schwangerschafts-erbrechen

Die ersten Anzeichen einer Schwangerschaft beschreibt eine deutsche Frauenheilkunde aus dem 15. Jahrhundert folgendermaßen: »Nun beachte die Zeichen, an denen wir erkennen sollen, dass die Frauen schwanger geworden sind oder nicht. Das erste Zeichen ist: Wenn die Frau schwanger geworden ist, beginnt sie sehr zu niesen, ihre Hüften werden mager, und sie friert sehr, denn die Hitze zieht sich aus den äußeren Körpergliedern bei der Materie der Frucht zusammen und erhitzt diese, sodass die Frau keine äußere Hitze mehr hat. Das andere Zeichen ist: Der Muttermund schließt sich und erkennt den männlichen Samen. Das dritte Zeichen ist: Dass Frauen den Monatsfluss nicht zur gewohnten Zeit haben, wie es vorher der Fall war. Wenn aber der Blutfluss im Inneren des Frauenleibs bis zur Geburt zurückgehalten wurde, fließt der Rest, der nicht in Milch gewandelt wurde, dann aus ihr heraus (die Nachgeburt). Das vierte Zeichen ist: Dass sie etliche Kost nicht essen mögen, die sie vorher gern gegessen haben, und seltsame Dinge begehren.«

Ursachen und Symptome

Rund die Hälfte aller Schwangeren hat in den ersten Wochen mit morgendlicher Übelkeit und Erbrechen oder latentem Unbehagen zu kämpfen. Während des ersten Drittels der Schwangerschaft sind diese Symptome nicht besorgniserregend. Ursachen sind eine hohe Ausschüttung des Schwangerschaftshormons (des so genannten humanen Chorion-Gonatotropins) und zuweilen psychosomatische Faktoren, wie etwa die ängstliche Erwartung des künftigen Geschehens oder manchmal auch eine ablehnende Haltung gegenüber der Schwangerschaft. Da der Spiegel des Schwangerschaftshormons im vierten Monat sinkt, lässt auch die Übelkeit meistens nach.

Schwerwiegender ist dagegen das »unstillbare Erbrechen«, das vor allem zwischen der 6. und 16. Woche auftreten kann. Betroffene Frauen müssen unabhängig von der Nahrungsaufnahme 5- bis 10-mal am Tag erbrechen. Das allgemeine Befinden verschlechtert sich dabei naturgemäß sehr schnell: Sie verlieren zu viel Wasser- und Mineralien, nehmen ab und ihre Körpertemperatur steigt, sodass sogar eine stationäre Behandlung notwendig sein kann.

Strategien der Behandlung

1. **Ausgleichen des Flüssigkeits- und Mineralienhaushalts:** Solange man nicht an Gewicht verliert und noch Appetit hat, kann man sich selbst behandeln. Bei häufigerem Erbrechen muss unbedingt auf reichlich Flüssigkeitszufuhr geachtet werden. Zu diesem Zweck sind Kräutertees, Wasser sowie verdünnte Obst- und Gemüsesäfte besonders zu empfehlen. Der Mineralienhaushalt kann durch die Nahrung oder Nahrungsergänzung (z. B. eine Elektrolytlösung aus der Apotheke) wieder ausgeglichen werden. Pflanzliche Mineralstoffquellen sind u. a. Roggen und Hafer, Weizenkeime, Kartoffeln und grüne Blattgemüse.
2. **Linderung des Brechreizes und Stärkung von Magen und Darm:** Es gibt einige Heilpflanzen, die direkt den Brechreiz lindern, andere wirken dagegen vorwiegend auf Magen und Darm (siehe Kapitel »Für Magen und Darm«).
3. **Gesunde Ernährung:** Es ist ratsam, nur kleine fettarme Mahlzeiten über den Tag verteilt einzunehmen. Wenig belastende Nahrungsmittel sind etwa Gerste, Mais, junge grüne Erbsen, Kartoffeln, Reis, Tomaten und Weizenkeime. Man sollte sich in dieser Zeit auch ruhig ein Frühstück im Bett gönnen – das ist nicht nur angenehm, sondern schont auch den Kreislauf am Morgen. Nach jedem Essen sollte man einen milden ungesüßten Kräutertee trinken – dadurch wird der Magen geschont und der Organismus ist nicht zusätzlich belastet. Kaffee und schwarzen Tee sollte man möglichst meiden, Alkohol ist tabu.
4. **Aromatherapie:** Die ätherischen Öle gelangen über Haut, Schleimhäute und Nase ins Gehirn und können so direkt auf Psyche und Nerven wirken und den Brechreiz dämpfen.
5. **Anregung der Leberfunktion:** Da der erhöhte Hormonstoffwechsel von der Leber verarbeitet werden muss, ist es sinnvoll, die Leberfunktion mit einem warmen Wickel zu unterstützen.

Welche Heilpflanzen helfen?

- Besonders angezeigt bei Schwangerschaftserbrechen ist die **Kamille**, das »Allheilmittel der Klosterheilkunde«. Dank ihrer Flavonoide und den ätherischen Ölen Chamazulen und Alpha-Bisabolol besitzt sie entzündungshemmende Eigenschaften.
- Die **Pfefferminze** bietet sich hier ebenfalls zur Behandlung an. Sie wirkt krampflösend und zugleich brechreizlindernd. Als Hauptwirkstoffe enthält sie ätherische Öle.
- Als Heilkräuter, die der Verdauungsförderung dienen, haben sich der mild wirkende **Anis** und der **Fenchel** mit ihren Wirkstoffen (vor allem ätherische Öle) bewährt.
- Da psychische Gründe häufig zu den Auslösern der Übelkeit gehören, ist darüber hinaus auch die Verwendung der beruhigend wirkenden **Melisse** empfehlenswert. Nicht umsonst wurde sie in früheren Zeiten auch als »Mutterkraut« bezeichnet.
- Beliebte stimmungsaufhellende Öle, die bei geistiger und körperlicher Mattheit auffrischend und belebend wirken, sind die Zitrusdüfte im Öl der **Bitterorangeblüten** (Neroli), der Orange, Zitrone und der Grapefruit (Pampelmuse).

Anwendungen, die sich bewährt haben

Empfehlenswert sind vor allem Getränke: Noch morgens im Bett sollte man eine Tasse heiße Milch trinken. Frauen, die keine Milch mögen, probieren Kräutertees. Sowohl die Milch als auch die Kräutertees sollte man mit Honig oder Ahornsirup süßen, um den Blutzuckerspiegel etwas zu erhöhen. Auch Ingwerwurzel ist ein sehr gutes Mittel gegen den Brechreiz. Es empfiehlt sich, die frische und fein geschnittene Wurzel nur in ganz kleinen Mengen einzunehmen. Während des ausführlichen Kauens entfalten sich die Wirkstoffe.

Die ätherischen Öle der Heilpflanzen für eine Aromatherapie sind mit großem Bedacht anzuwenden: Die ätherischen Öle aus Salbei, Myrrhe, Ysop und Majoran sollten wegen ihres hohen Ketongehalts während der ganzen neun Monate nicht verwendet werden! In den ersten vier Monaten wird zudem von Pfefferminz-, Fenchel-, Rosen-, Rosmarin- und Weihrauchöl abgeraten.

Tees

Teemischung

Diese Teemischung stärkt die Magennerven, wirkt entkrampfend und beruhigend.

Zusammensetzung: 25 g Anisfrüchte, 25 g Fenchelfrüchte, 25 g Kamillenblüten, 25 g Pfefferminzblätter.

Teezubereitung: 1 gehäuften Teelöffel Teemischung im Mörser zerdrücken, mit 1 Tasse heißem Wasser übergießen, zugedeckt 10 bis 15 Minuten ziehen lassen und abseihen. Täglich bis zu 5 Tassen trinken.

Teemischung

Für all jene, die weder Anis noch Fenchel mögen, wird diese Teemischung angeboten. Sie stärkt ebenfalls die Magennerven, wirkt entkrampfend und beruhigend.

Zusammensetzung: 35 g Kamillenblüten, 30 g Melissenblätter, 30 g Pfefferminzblätter, 5 g Ingwerwurzel.

Teezubereitung: 1 gehäuften Teelöffel Teemischung mit 1 Tasse heißem Wasser übergießen, zugedeckt 10 bis 15 Minuten ziehen lassen und abseihen. Täglich bis zu 5 Tassen trinken.

Wickel

Leberwickel

Anwendung: Ein Leinentuch in heißes Wasser tauchen, auswringen, auf die Leber legen (sie befindet sich am unteren Ende des Brustkorbs, rechts bis hin zur Mitte). Mit einem trockenen Baumwolltuch abdecken und zusätzlich eine Wärmflasche auflegen. Danach als dritte Lage ein Frotteetuch eng anliegend über die ersten Lagen legen und 20 Minuten ruhen. Die beste Zeit für die Anwendung ist der späte Abend.

Aromatherapie

Neroli

Abgesehen von Neroli haben sich Grapefruit-, Zitronen- und Orangenöl bewährt, die man auch sehr gut kombinieren kann.

Anwendung: Je nach Empfinden 15 bis 25 Tropfen ätherische Öle mit 10 ml Jojobaöl in einem kleinen Fläschchen zum Riechen mischen oder 2 bis 4 Tropfen des ätherischen Öls zusammen mit destilliertem Wasser in die Duftlampe geben.

Geburtsvorbereitung

In der deutschen Frauenheilkunde ›Von der Natur der Frauen und ihren Krankheiten‹ (15. Jahrhundert) ist die Vorbereitung auf die Geburt ein wichtiges Thema. Die richtige Ernährung und vor allem Bäder scheinen schon damals im Zentrum der Vorbereitung gestanden zu haben: »Welche Frau einen engen Leib und deshalb heftige Sorgen vor der Geburt hat, die soll im Monat vor der Geburt sanfte Speisen essen, wie junge Tauben, weiche Eier oder mürbe Hühner und Kalbsfüße. Und oft in Wasser baden, in dem Salbei gekocht wurde. Und nach dem Bad soll sie ihren Leib mit Rosenwasser einreiben.«

Maßnahmen zur Vorbereitung

1. Entspannung und Steigerung des Allgemeinbefindens: Mit gezielten Entspannungs- und Atemübungen können Frauen lernen, sich in den Wehenpausen zu erholen. Die Übungen helfen auch schon während der Schwangerschaft. Einige Heilkräuter können hier das allgemeine Wohlbefinden steigern.
2. Gymnastik: Wichtige Maßnahmen zur Einstimmung auf die Geburt sind physischer Natur. Ziel ist es, den Körper auf die Belastungen vorzubereiten – dazu dient die Schwangerschaftsgymnastik.

Welche Heilpflanzen helfen?

Um jegliches Risiko zu vermeiden, werden zur Geburtsvorbereitung nur sehr gut erforschte sowie mild wirkende und seit Generationen bewährte Pflanzen eingesetzt.

- Die ätherischen Öle der **Melisse** wirken beruhigend und sorgen für erholsamen Schlaf.
- **Himbeerblätter** sollen Magen- und Darmbeschwerden lindern, aber auch Herz und Kreislauf stärken. Als wichtigste Wirkstoffe enthalten sie Gerbstoffe und Flavonoide.
- Die Früchte von **Dill** und **Fenchel** lösen auf sanfte Weise Verkrampfungen.
- In der Frauenheilkunde viel beachtet sind auch das **Gänsefinger-** und das **Frauenmantelkraut**. Sie enthalten Gerbstoffe und wirken krampflösend.
- Ideal für milde Sitzbäder ist die **Taubnessel** mit ihren zusammenziehenden Gerbstoffen, unterstützt durch die keimhemmende Wirkung der **Kamille**.

Anwendungen, die sich bewährt haben

Zur Geburtsvorbereitung haben sich über Generationen alte Rezepturen bewährt, deren Wirkungsweise allerdings bislang wissenschaftlich nicht untersucht wurde.

Tees

Teemischung

Diese Teemischung beruhigt und löst Krämpfe.

Zusammensetzung: 25 g Melissenblätter, 25 g Frauenmantelkraut, 20 g Himbeerblätter, 10 g Dillfrüchte und 20 g Fenchelfrüchte.

Teezubereitung: 1 gehäuften Teelöffel Teemischung im Mörser zerdrücken, mit 1 Tasse kochendem Wasser übergießen, zugedeckt 10 bis 15 Minuten ziehen lassen und abseihen. Bis zu 5 Tassen am Tag trinken.

Teemischung

Diese Teemischung beruhigt ebenso und löst Krämpfe.

Zusammensetzung: 40 g Frauenmantelkraut, 20 g Gänsefingerkraut, 10 g Dillfrüchte, 10 g Fenchelfrüchte und 20 g Melissenblätter.

Teezubereitung: 1 Esslöffel Teemischung im Mörser zerdrücken, mit 1 Tasse kochendem Wasser übergießen, zugedeckt 10 bis 15 Minuten ziehen lassen und abseihen. Bis zu 5 Tassen am Tag trinken.

Sitzbad

Kombiniertes Sitzbad

Das Sitzbad empfiehlt sich ab einem Monat vor der Niederkunft. Es soll den Muttermund entspannen und weich machen.

Zusammensetzung: 50 g Taubnesselblüten, 30 g Frauenmantelkraut und 20 g Kamillenblüten.

Badezusatz: 2 Esslöffel Kräutermischung mit 200 ml Wasser überbrühen, 10 Minuten ziehen lassen, abseihen. Den Sud in eine Sitzbadewanne geben und 10 bis 20 Minuten baden. Bis zu 2-mal täglich durchführen.

Für die Haut

Konrad von Megenberg schreibt in seinem ›Buch der Natur‹: »Die Haut oder das Fell an den Tieren erstreckt sich über alle Glieder, damit die Versammlung so vieler verschiedener Glieder mit einer Decke zusammengebunden sei. Des Menschen Fell ist dünn und kann leicht verletzt werden. Das kommt daher, weil der Mensch – im Gegensatz zum Tier – sich selbst eine zweite Decke (die Kleidung) machen kann, mit der er sich schützt. Galenius (der antike Arzt Galen von Pergamon) sagt, dass die Haut am Menschen von unterschiedlicher Beschaffenheit ist, an manchen Stellen ist sie dünn, an anderen dick. Wo die Haut dünn ist, da ist sie weich, wo sie dick ist, da fühlt sie sich hart und rau an. Die trockene Haut ist rau und die fettige ist sanft.«

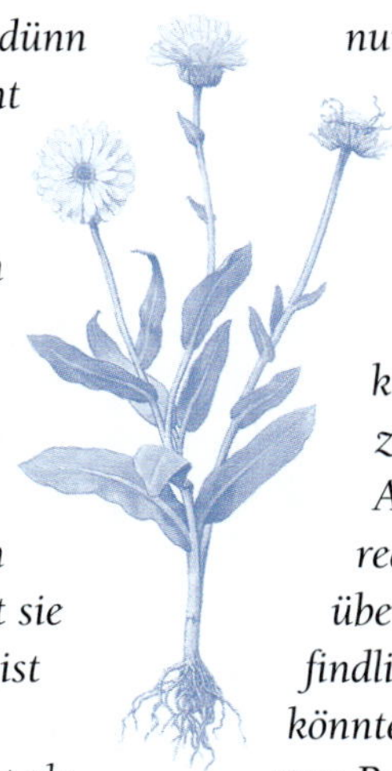

Viele Jahrhunderte hindurch wurde die Haut als ein Ausscheidungsorgan interpretiert. Man stellte sich darunter vor, dass durch das Schwitzen die giftigen Schlackenstoffe aus dem Körper entfernt würden. Diese Funktion der Haut wurde bei jenen Erkrankungen für besonders wichtig gehalten, bei denen man vermutete, dass Ausscheidungsorgane wie Darm und Nieren nur eingeschränkt funktionierten. Im Kampf des Körpers mit der Erkrankung war eine sichtbare Beteiligung der Haut mit entsprechenden Ausschlägen keineswegs ein unerwünschtes Zeichen. Man deutete solche Hautreaktionen sogar positiv im Sinne der so genannten Heilkrise. Die Krankheit sei in dieser Phase prinzipiell überwunden und nun sei nur noch die Ausscheidung der Reste zu besorgen. Solche Hautreaktionen zu unterdrücken hielt man sogar für überaus gefährlich, da die Krankheit auf die empfindlicheren inneren Organe zurückgedrängt werden könnte. Die Haut sollte außerdem atmen können und zum Beispiel Wasser und Luft aufnehmen können. Als Hauptursache von Hautkrankheiten wurde ein Übermaß an Schleim (Phlegma) im Körper angesehen.

Die drei Schichten der Haut

Heute wird die Haut durchaus als Barriere zwischen innen und außen, dem Fremden und dem Eigenen gesehen – genauso wie die Schleimhäute des Magen-Darm-Systems und der Atemwege. Und tatsächlich zeigen sich Fehlfunktionen des Immunsystems wie etwa allergische Erscheinungen oft gleichzeitig oder abwechselnd im Magen oder Darm, den Atemwegen und der Haut (siehe Neurodermitis, Seite 308).

Die Haut ist ein den ganzen Menschen umspannendes System und damit auch sein größtes Organ. Ihre Gesamtfläche umfasst etwa eineinhalb bis zwei Quadratmeter und sie wiegt etwa 14 Kilogramm. Die Haut ist Schutzschicht und hochsensibles Sinnesorgan zugleich: Sie fungiert gleichermaßen als das größte Kommunikationsorgan des Menschen und darüber hinaus als Spiegelbild seiner Seele. Innere Erregungen kann sie entweder sofort wiedergeben, indem sie errötet oder die Haare – die zur Haut gehören – zu Berge stehen. Oder sie reagiert längerfristig mit Erkrankungen wie Neurodermitis. Abgesehen davon gibt die Haut Aufschluss über die Verfassung der inneren Organe.

Die Haut besteht aus drei Schichten, der Ober-, der Leder- und der Unterhaut. Die **Oberhaut** (Epidermis) steht in direktem Kontakt mit der Außenwelt; sie lässt sich ebenfalls dreifach unterteilen. Die unterste Schicht ist die **Basalschicht**, zu der auch die Pigmentzellen, die so genannten Melanozyten, gehören. Sie bilden den Farbstoff Melanin, der die Hautzellen vor schädlichen UV-Strahlen schützt. Darüber befindet sich die sehr elastische **Barrierezone** aus Körner- und Stachelzellschicht. Bei stark verhornten Stellen wie der Fußsohle kommt noch eine Glanzschicht hinzu. Die oberste Schicht ist die **Hornschicht**. Sie besteht aus Hornzellen, die sich ständig erneuern: Dazu werden in der Basalzellschicht der Oberhaut laufend neue Zellen gebildet, die innerhalb eines Monats an die Hautoberfläche steigen und eine neue Hornschicht bilden. Die alten Zellen sterben ab und werden nach einiger Zeit als

Schuppen abgestoßen. Da die Oberhaut keine Blutgefäße besitzt, blutet es nicht, wenn nur sie verletzt wird. Die Basalschicht der Oberhaut ist mit der Basalmembran verbunden, die bereits zur **Lederhaut** (Korium) gehört. Diese Lederhaut besteht aus elastischen Bindegewebsfasern, die zusammen mit Wasser und Fett ein flexibles Polster bilden. Zwischen den Fasern befinden sich **Sinneszellen**, die für den Tastsinn sowie für das Wärme-, Kälte- und Schmerzempfinden verantwortlich sind.

Das (erste) Kühlsystem der Lederhaut besteht in der Schweißabsonderung über die **Schweißdrüsen**: An jedem Tag wird etwa 1/2 Liter Wasser ausgeschwitzt. Bei körperlicher Anstrengung oder großer Hitze kann dies aber noch wesentlich mehr sein. Wasser, Salze, Fettsäuren und Harnstoff sind die Bestandteile des Schweißes, der übrigens geruchlos ist. Der für Schweiß typische Geruch entsteht erst, wenn Bakterien den Schweiß auf der Haut verändern. Diese Bakterien sind ebenfalls sehr wichtig. Sie gehören zum Säureschutzmantel der Haut, der dafür sorgt, dass sich krank machende Bakterien sowie Viren und Pilzsporen nicht festsetzen können.

In der Lederhaut befinden sich die Duft- und die Talgdrüsen, die Ausflussgänge nach außen besitzen. Die **Duftdrüsen** sorgen dafür, dass jeder Mensch seinen eigenen Geruch hat; die **Talgdrüsen** produzieren den Hauttalg, den wichtigsten Bestandteil des äußersten Schutzfilms der Haut. Diese Schicht wird als Hydrolipidfilm bezeichnet und ist zugleich einfettende Talgschicht und Säureschutzmantel. Die Fettproduktion wird von Hormonen und anderen Stoffen reguliert.

Zwischen der Leder- und der Unterhaut erstreckt sich das **»tiefe Gefäßnetz«**, das aus sehr vielen Lymph- und Blutgefäßen besteht. Bei Kälte ziehen sich diese zusammen. Damit vermindern sie die Durchblutung und verringern den Wärmeverlust nach außen. Auf Wärme reagieren sie mit einer starken Erweiterung, sodass die Wärme schnell an die Oberfläche transportiert wird und kein Hitzestau entsteht. Dies ist das zweite Kühlsystem der Hautschicht. Die Gefäße versorgen die Haut mit Nährstoffen, hier wird auch das Vitamin D gebildet. Der Prozess der Vitamin-D-Bildung läuft allerdings nur bei ultraviolettem Licht ab – deshalb entsteht in der UV-armen Winterzeit leicht ein Vitamin-D-Mangel.

Die **Unterhaut** selbst enthält vor allem Fett und Wasser, aber auch die Wurzeln der Haare. Die **Fettzellen** verbinden sich zu kleinen Inseln. Diese Fettschicht schützt vor Kälte und dient zugleich als Energiereservoir. Das enthaltene Fett macht die Unterhaut außerdem zu einer Art Stoßdämpfer. Daneben ist sie auch ein wichtiger Flüssigkeitsspeicher: Ungefähr ein Drittel des Körperwassers wird hier eingelagert und im ständigen Wechsel erneuert. Ist dieser Austausch gestört, kann es leicht zu Schwellungen (Ödemen) kommen. Davon sind bei heißem Wetter besonders häufig die Beine betroffen, in denen sich dann Wasser einlagert, welches nicht mehr richtig zurücktransportiert wird, weil die Blutgefäße wegen der Wärme erweitert sind und damit durchlässig für Flüssigkeit werden.

Normale Haut

Eine gesunde Haut hat eine glatte, gleichmäßige Oberfläche. Sie ist feinporig und gut durchblutet, Schuppen und Fältchen fehlen. Das Licht spiegelt sich gleichmäßig, es gibt keinerlei glänzende und matte Stellen. Die Haut weist eine gute Spannung auf. Dies ist die ideale, jugendliche, die so genannte »normale« Haut. Nur wenige Erwachsene besitzen allerdings eine solch normale Haut. Im Gegensatz dazu bewirkt eine schuppige, runzelige und schlaffe Haut ein müdes und gealtertes Erscheinungsbild.

Je nach Aufgabe und Belastung ist die Haut an den verschiedenen Körperstellen ganz unterschiedlich beschaffen. Allein die Gesichtshaut ist in verschiedene Zonen unterteilt: Vom Kinn über die Nase bis zur unteren Stirn ist die Haut eher fettig, ebenso direkt über den Augenbrauen. Man spricht hier von der T-Zone. Die übrigen Teile der Gesichtshaut sind dagegen trockener. Eine so unterschiedlich ausgeprägte Haut wird **Mischhaut** genannt. Je nach Veranlagung, Alter und Gesundheit, aber auch je nach Jahreszeit und Pflege kann sich der Zustand der Haut verändern.

Eine gesunde Haut sollte nicht durch häufiges Waschen, Duschen oder Baden mit heißem Wasser und Seife oder Emulgatoren zu stark entfettet werden. Sie wird sonst trocken und wirkt dabei leicht schlaff und grau. Abgesehen von einer schonenden Reinigung braucht die normale Haut nur eine leichte Feuchtigkeit spendende Schutzcreme vor Umwelteinflüssen. Außerdem sollte man dafür sorgen, dass genügend Luft und Licht an die Haut kommt, auch im Sinne der allgemeinen Gesunderhaltung.

Fettige Haut

Eine fettige Haut entsteht durch eine hormonell bedingte Überproduktion der Talgdrüsen. Bei dem fettigen Hauttyp, der insbesondere in der Pubertät häufig auftritt, sind außerdem häufig die Talgdrüsen verstopft (siehe Akne, Seite 313). Überhaupt ist die fettige Haut hauptsächlich ein Problem junger Menschen, für die es aber einen Trost gibt: Ihre Haut wird im Alter länger frei von Falten bleiben. Bei der Hautpflege kommt es besonders auf die richtige Reinigung an. Am besten säubert man sie gründlich, aber sanft mit einer Reinigungslotion und einer Kosmetikbürste und spült mit klarem Wasser gut nach. Um einer Entzündung vorzubeugen, ist die Verwendung von Rosmarinwasser sinnvoll. Die ätherischen Öle des Rosmarins regen die Hautdurchblutung sanft an und wirken keimhemmend. Vorsichtig sollte man mit Reinigungsmitteln auf Alkoholbasis sein: Hier besteht die Gefahr, dass die starke Reizung gerade zu einer vermehrten Fettbildung führt. Daher nur ganz leicht alkoholhaltige Gesichtswasser verwenden. Danach eine fettfreie Feuchtigkeitscreme auftragen.

Tipps zur Pflege

❖ **Reinigungsmilch mit Rosmarinwasser**

Zusammensetzung: 10 g Sheabutter, 40 ml destilliertes Wasser, 1 Messerspitze Guarmehl, 36 Tropfen *Aqua-conservans*-Konzentrat (als Konservierungsmittel) und 5 Tropfen ätherisches Rosmarinöl.

Zubereitung: Das *Aqua-conservans*-Konzentrat mit dem destillierten Wasser mischen, mit einer kleinen Menge Wasser das Guarmehl im Mörser anrühren, bis ein Schleim entsteht, danach das restliche Wasser zugeben und durch einen Gazefilter laufen lassen. Die Sheabutter im Wasserbad auf 60 °C erwärmen, dann das Rosmarinöl dazugeben und ins Guarmehl-Wasser-Gemisch einrühren, bis sich eine homogene dünnflüssige Milch gebildet hat. Zum Abschluss in eine Flasche umfüllen und nochmals kräftig schütteln.

❖ **Rosmaringesichtswasser**

Zusammensetzung: 70 ml destilliertes Wasser und 30 ml Weingeist (70-prozentiges Ethanol), 1 Messerspitze Allantoinpulver, 5 ml Hamamelis-Tinktur, 20 Tropfen Emulgator (z. B. LV 41), 10 Tropfen Rosmarinöl.

Zubereitung: Den Weingeist mit dem destillierten Wasser und der Hamamelis-Tinktur mischen, das Allantoin unterrühren, dann den Emulgator eintropfen. Das Rosmarinöl dazugeben und die Lösung in eine Flasche umfüllen, kräftig schütteln.

Trockene Haut

Während die fettige Haut das Ergebnis einer Talgdrüsenüberproduktion ist, beruht die trockene Haut auf einer verminderten Tätigkeit dieser Drüsen oder einer Überbeanspruchung durch zu häufige intensive Reinigung. Die Neigung zu trockener Haut ist angeboren. Bei falscher Pflege kann eine trockene Haut zu einer empfindlichen Haut werden (siehe Seite 305). Trockene Haut sieht in jungen Jahren besser aus als fettige, hat jedoch den Nachteil, dass sie schlechter geschützt ist und früher zur Faltenbildung neigt. Mit der richtigen Pflege kann man dies jedoch hinauszögern. Bei trockener Haut ist eine milde Rückfettung mit pflanzlichen Ölen in Form von Öl- oder Salbenmassagen sinnvoll. Rückfettende Bäder mit pflanzlichen Ölen sind ideal, um die Haut schonend zu pflegen. Geeignet hierfür sind vor allem so genannte Spreitbäder, bei denen auf Lösungsvermittler weitgehend verzichtet wird. Die Öle schwimmen dabei als »dicke Fettschicht« auf der Wasseroberfläche, die sich dann wie ein Film auf die Haut legt. Ganz besonders günstig sind Nachtkerzen- oder auch Borretschsamenöl mit der entzündungshemmend wirkenden Gamma-Linolensäure.

Tipps zur Pflege

❖ **Bad und Massageöl mit Nachtkerzenöl**

Nachtkerzenöl wird aus den Samen der Nachtkerze gewonnen. Es enthält große Mengen an essenziellen Fettsäuren, insbesondere an Linolsäure und Gamma-Linolensäure. Letztere ist hauptsächlich für die Wirkung der Nachtkerze verantwortlich. Auch das Samenöl des Borretschs ist sehr reich an mehrfach ungesättigten Fettsäuren (u. a. der Gamma-Linolensäure); sie ist darin der Nachtkerze sogar überlegen. Da die ungesättigten Fettsäuren allerdings nicht sehr stabil sind, ist es ratsam, nur kleine Mengen vorrätig zu halten (nach Gebrauch immer luftdicht verschließen und am besten im Kühlschrank aufbewahren).

Badezusatz: 1 Esslöffel Nachtkerzen- oder Borretschsamenöl mit 1 Esslöffel Sahne verrühren und als Badezusatz ins Badewasser geben.

Empfindliche Haut

Die empfindliche Haut ähnelt der trockenen Haut. Sie hat feine Poren, ist samtig, glatt und meist nur wenig pigmentiert. Die einzelnen Hautschichten sind dünn. Menschen, die diesem Hauttyp angehören, haben häufig hell- oder rotblondes Haar. Bei Stress oder Ärger entstehen bei ihnen oftmals rötliche Flecken im Gesicht und am Hals. Empfindliche Haut wird bereits durch manche Körperpflegemittel gereizt. Konservierungsmittel sollten Menschen mit diesem Hauttyp daher möglichst meiden, nicht empfehlenswert sind auch Körperpflegeprodukte, die viel ätherisches Öl enthalten, da sie die Haut zusätzlich reizen. Im schlimmsten Fall treten auch allergische Reaktionen auf. Zubereitungen mit Ringelblume oder Aloe sind sehr hautschonend, ausgesprochen hautverträglich und daher besonders für die Pflege der empfindlichen Haut geeignet.

Tipps zur Pflege

❖ **Ringelblumenblüten-Salbe**

Zusammensetzung: 5 g Ringelblumenblüten und 100 g Eucerin (aus Fetten und Wachsen der Schafwolle).

Zubereitung: Eucerin im Wasserbad leicht erwärmen, die Blüten dazugeben und aus dem Wasserbad nehmen. Mehrere Tage zugedeckt ziehen lassen, bis sich das Eucerin orange verfärbt hat. Die Mischung erneut im Wasserbad erwärmen, bis das Eucerin flüssig wird und die Blüten absinken. Durch einen feinen Filter (z. B. Verbandsmull) in ein Vorratsgefäß gießen.

Anwendung: 1-mal täglich die Haut mit dieser Salbe eincremen.

❖ **Aloe-Gel**

Die beste Wirkung auf die Haut besitzt das frische Aloe-Gel. Wer eine Aloe-Pflanze zu Hause hat, kann ein Blatt abschneiden und das Gel herauslaufen lassen. Das frische Gel direkt auf die Haut auftragen.

Anwendung: Praktikabler sind Aloe-Gels aus der Apotheke. Die Dosierung erfolgt gemäß den Angaben auf dem Beipackzettel.

Altershaut

Mit zunehmendem Alter bilden sich Falten im Gesicht, besonders an der Stirn, unter den Augen und zwischen Nase und Mund. Sie entstehen dadurch, dass bei häufig wiederkehrender Mimik – etwa beim Lachen – jedes Mal die gleichen Fasern des Bindegewebes beansprucht werden und so ihre Elastizität verlieren. Die Kollagenfasern, die zusammen mit den elastischen Fasern das Bindegewebe durchziehen, nehmen mit den Jahren ab. Daher kann die Haut weniger Feuchtigkeit speichern.
Mit zunehmendem Alter lässt zudem die Regenerationsfähigkeit der Haut nach. Auch die Talgdrüsen arbeiten nicht mehr so intensiv. Mit der hormonellen Umstellung in den Wechseljahren, in deren Folge weniger Östrogene gebildet werden, wird das Austrocknen der Haut noch verstärkt. (Östrogene helfen den Zellen, Körperflüssigkeit zu bewahren und zu speichern.) Im Alter treten außerdem so genannte Altersflecken auf. Dabei handelt es sich um begrenzte bräunliche Pigmentverfärbungen *(Naevus)*. Sie sind typbedingt, können jedoch durch intensive Sonnenbestrahlung gefördert werden.
Für die Pflege der Altershaut gilt das Gleiche wie für die trockene Haut. Vorzeitige Hautalterung kann man vermeiden, wenn man sich möglichst wenig intensiver Sonnenbestrahlung aussetzt. Eine gesunde Lebensweise macht sich beim Altern der Haut besonders bemerkbar: Wichtig ist ausreichend Schlaf, Gifte wie Nikotin oder Alkohol sollte man möglichst meiden, Bewegung an der frischen Luft ist besonders förderlich.

Tipps zur Pflege

❖ **Salbe mit Buchweizenkraut**

Zusammensetzung: 10 g Weizenkeimöl sowie 10 g Buchweizenkraut, 30 g Eucerin, 1 Teelöffel Vitamin-C-Pulver, 5 Kapseln Vitamin E.

Zubereitung: 2 Teelöffel Buchweizenkraut mit 1 Tasse Wasser übergießen, 3 Minuten kochen lassen, 10 Minuten ziehen lassen und abseihen. Im abgekühlten Tee 1 Teelöffel Vitamin-C-Pulver auflösen. Den Inhalt von 5 Vitamin-E-Kapseln in das Weizenkeimöl geben. Eucerin im Wasserbad leicht erwärmen, mit der angegebenen Menge Tee vermengen und das Öl in kleinen Portionen einarbeiten. Die Salbe ist 4 Wochen haltbar und sollte im Kühlschrank aufbewahrt werden.

Ekzem

Odo Magdunensis empfiehlt bei juckenden Ekzemen Brunnenkresse. Er ist der Ansicht, dass sie »die Krätze forttreibt«, wenn man ihren mit Honig vermischten Saft auf die betroffenen Körperstellen aufträgt. »Und wenn das Jucken oder scheußliche fressende Schwären dein Haupt verunzieren, so mische gequetschte Brunnenkresse mit Gänseschmalz und salbe fleißig deinen Kopf damit: Dann müssen beide Leiden nachgeben.« Auch der Lilienknolle schreibt er eine Wirkung bei der Behandlung von Ekzemen zu: »Die gesottene Knolle, mit Wachssalbe gut durchgemischt, plättet die Runzeln im Gesicht, tilgt alle Male auf der Haut, vertreibt die Krätze und säubert das Antlitz von Schuppen und Kleie.«

Ursachen und Symptome

Ekzeme (Juckflechten) sind entzündliche Hautveränderungen, die mit Hautrötung beginnen. Oft juckt die Haut dann. Später bilden sich Schuppen oder Bläschen. Zum Teil nässen die Wunden auch, wenn sich die Haut löst. Bei sekundär auftretenden Infektionen kann es zu eitriger Schorfbildung kommen. Ekzeme können überall am Körper auftreten, oft äußern sie sich auf Händen und Unterschenkeln. Von der betroffenen Region ausgehend kann sich ein Ekzem auf andere Bereiche der Haut ausdehnen. Ausgelöst werden kann diese Hauterkrankung durch verschiedene Faktoren. Häufig ist sie die Folge von allergischen Reaktionen (z. B. auf Duftstoffe, Emulgatoren, Konservierungs- und Farbstoffe in Kosmetika und Lebensmitteln, Salben, Schmuck), aber auch psychischer Stress kann ein Auslöser sein. Oft sind die Ursachen jedoch nicht bekannt.

Strategien der Behandlung

Wenn man die Substanz kennt, auf die die Haut mit einem Ekzem reagiert, sollte man jeden Kontakt damit vermeiden. Zum Putzen empfehlen sich Kunstoffhandschuhe, unter die man Baumwollhandschuhe ziehen kann. Bei einem plötzlich auftretenden Ekzem ist es empfehlenswert, die Hautpartie mehrere Minuten lang mit Wasser abzuspülen, um den reizenden Stoff möglichst gleich von der Haut zu entfernen.

1. Rückfettung: Fette Haut schuppt und juckt weniger, deshalb sind rückfettende Mittel und eine regelmäßige Hautpflege empfehlenswert.
2. Förderung der Hautdurchblutung: Damit die lokale Immunabwehr möglichst optimal arbeiten kann, ist es wichtig, die Durchblutung der Haut anzuregen.
3. Hemmung der Entzündung: Leidet die Haut zunehmend an Ekzemen, entsteht ein Teufelskreis aus Juckreiz und daraus resultierendem Kratzen. Je mehr man aber kratzt, desto stärker wird die Entzündung und der Juckreiz. Durch Kratzen entstehen nässende und eitrige Hautläsionen (Verletzungen). Damit sich Mensch und Haut wieder regenerieren können und die Ekzeme nicht chronisch werden, müssen die Ekzemschübe mit entzündungshemmenden Heilpflanzen und -kräutern gelindert werden.
4. Desinfektion und Förderung der Wundheilung: Bei nässenden Hautwunden sind Gerbstoffe besonders geeignet, um die Nässung einzuschränken, die ein Abheilen verzögert. Die in Heilpflanzen enthaltenen Senföle wirken keimhemmend.

Welche Heilpflanzen helfen?

- **Kamillenblüten** enthalten entzündungshemmende Flavonoide und ätherische Öle.
- Die inneren Blätter des **Weißkohls** besitzen unter anderem Senföle, die desinfizierend wirken.
- Das **Stiefmütterchen** wurde in der Klosterheilkunde sowohl zur Blutwäsche als auch äußerlich zur Hautreinigung eingesetzt. Seine Hauptwirkstoffe sind entzündungshemmende Flavonoide.
- **Eichenrinde** hat sich besonders bei nässenden und chronischen Ekzemen bewährt. Ihre Inhaltsstoffe, vor allem die Gerbstoffe, bewirken eine Veränderung der eiweißhaltigen Hautoberfläche, wodurch sich eine härtere Schutzschicht bildet.
- **Beinwell** soll die Wundheilung unterstützen und die Neubildung von Gewebe anregen.
- **Bockshornkleesamen** sind sinnvoll, um die Durchblutung der Haut anzuregen und den lokalen Stoffwechsel zu fördern. Sie enthalten Schleimstoffe, fette und ätherische Öle, Saponine, Bitterstoffe und Eisen.

Anwendungen, die sich bewährt haben

Zur Linderung der Unannehmlichkeiten von Ekzemen und zur Hemmung der Entzündung sind Salben, Öle, Bäder oder Umschläge mit Heilpflanzen sinnvoll.

Öl

❖ Kamillenblüten

Anwendung: 1 knappen Teelöffel Kamillenöl mit 100 ml Olivenöl mischen. Mehrmals täglich dünn auf die betroffenen Hautpartien auftragen.

Salbe

❖ Beinwellwurzel

Zusammensetzung: 12 g Beinwellwurzel und 100 g Eucerin (aus Fetten und Wachsen der Schafwolle).
Zubereitung: Eucerin im Wasserbad leicht erwärmen, die Wurzelstücke dazugeben und danach aus dem Wasserbad nehmen. Mehrere Tage zugedeckt ziehen lassen. Die Mischung erneut im Wasserbad erwärmen, bis das Eucerin flüssig wird und die Wurzeln absinken. Durch einen feinen Filter in ein Vorratsgefäß gießen.
Anwendung: Täglich 2- bis 3-mal dick auftragen. Nicht länger als 4 Wochen anwenden.

Bäder und Teilbäder

❖ Kamillenblüten

Badezusatz: 10 bis 20 g getrocknete Kamillenblüten mit 1 Liter heißem Wasser übergießen, zugedeckt 10 Minuten ziehen lassen, abseihen und in das 38 bis 39 °C warme Badewasser geben. Täglich 10 bis 15 Minuten baden. Dann die Haut mit einer Creme pflegen.

❖ Eichenrinde

Badezusatz: 2 Esslöffel klein geschnittene Eichenrinde mit 1 Liter Wasser übergießen, 1/2 Stunde kochen lassen, abseihen, abkühlen lassen und die betroffenen Körperstellen 15 Minuten darin baden.
Vorsicht: Bad nicht länger als 2 Wochen hintereinander anwenden, da dabei auch für die Leber giftige Stoffe über die Haut aufgenommen werden, vor allem bei größeren Wundflächen.

Umschläge und Tee

❖ Weißkohl

Anwendung: Die frischen Kohlblätter (nicht die äußeren) in lauwarmem Wasser ganz kurz waschen und trockentupfen. Die starke Mittelrippe herausschneiden und die Blätter mit einem Nudelholz flach walzen. Die Blätter auf das Ekzem auflegen und mit einer Binde locker befestigen. Die Hautpartie mit lauwarmem Kamillentee reinigen und den Verband 2-mal täglich wechseln.

❖ Stiefmütterchenkraut

Teezubereitung: 2 Teelöffel Stiefmütterchenkraut mit 1 Tasse heißem Wasser übergießen, 10 Minuten ziehen lassen und abseihen. Täglich 3 Tassen trinken.
Äußerliche Anwendung: Ein Leinentuch in den abgekühlten Tee tauchen und auf die betroffenen Hautpartien auflegen. Diesen Umschlag täglich 1- bis 2-mal anwenden.

❖ Bockshornkleesamen

Anwendung: 100 g Bockshornkleesamen in 1 Tasse Wasser kurz aufkochen lassen, bis es einen Brei ergibt. Den Brei dick auf ein Leintuch ausstreichen und noch warm auf die betroffene Hautpartie auflegen. Diesen Umschlag täglich 3-mal anwenden.

❖ Teemischung

Diese Teemischung ist bei trockenen und allergischen Ekzemen geeignet.
Zusammensetzung: 10 g Alantwurzel, 10 g Queckenwurzel, 20 g Ringelblumenblüten, 20 g Hauhechelwurzel und 40 g Weidenrinde.
Teezubereitung: 1 Esslöffel Teemischung mit 1 Tasse Wasser übergießen, zum Kochen bringen, 5 Minuten ziehen lassen und abseihen. Morgens und abends 1 Tasse trinken.

Neurodermitis

Die Krätze (Scabies) steht bei den Ärzten im Mittelalter für schwere juckende und Bläschen bildende Hauterkrankungen (wie Neurodermitis). Johannes Platearius beschreibt sie ausführlich in seinen ›Therapien‹: »Krätze entsteht zumeist aus überflüssigen Säften, die, sofern sie zur Körperoberfläche durchgeschickt werden, eine Ungleichmäßigkeit dieser Oberfläche, also der Haut, herbeiführen, verbunden mit Jucken und Blatterbläschen. Ferner entsteht Krätze infolge einer lang andauernden Krankheit, welche die Körperkräfte niederdrückt und überflüssige unstatthafte Säfte sich vermehren macht. Schließlich entsteht bei manchen Leidenden eine altersfeste, zu Wiederkehr und Rückfall neigende Krätze aufgrund einer Milzsucht.«

Ursachen und Symptome

Neurodermitis wird heute auch als »atopisches Ekzem« bzw. als »atopische Dermatitis« oder »endogenes Ekzem« bezeichnet. »Endogen« bedeutet, dass die Neurodermitis von innen her zu kommen scheint, also keine erfassbare äußere Ursache besitzt. Tatsächlich ist es der modernen Forschung bis heute nicht gelungen, die Auslöser für die Krankheitsentstehung eindeutig zu bestimmen. Sicher ist lediglich, dass eine erbliche Veranlagung besteht. Wenn ein oder sogar beide Elternteile Neurodermitiker sind, ist die Wahrscheinlichkeit also groß, dass auch das Kind daran erkranken wird. Ausgelöst wird die Neurodermitis häufig durch Wollkleidung und andere harte, raue Wäsche. Sie kann auch durch Trauer, Stress und ungelöste Probleme provoziert oder deutlich verschlimmert werden. Obwohl die Rolle der Nahrungsmittel lange Zeit bei der Krankheitsentstehung überschätzt wurde, führen dennoch zweifellos allergene Stoffe in der Nahrung wie etwa Milch und Milchprodukte, Hühnereiweiß, Zitrusfrüchte und Weizen zu einem Krankheitsschub. Weniger bekannt ist die Tatsache, dass auch Klima und Wetter Einfluss auf die Erkrankung haben können. Kaltes Wetter oder langer Aufenthalt in stark beheizten Räumen wirken sich negativ aus, wohingegen ein Klimawechsel häufig zu einer Besserung führt. Besonders günstig ist Meeresklima sowie Gebirgsklima in Höhen über 1500 Meter. Doch wie sieht das Krankheitsbild im Einzelnen aus?

Bei der Neurodermitis handelt sich um einen entzündlichen Hautausschlag mit quälendem Juckreiz. Meist sind vor allem Kniekehlen, Ellenbogen sowie Hals und Handgelenke betroffen, der Ausschlag kann aber auch den gesamten Körper erfassen. Die Haut, auch die unauffälligen Hautstellen, ist bei einer Neurodermitis eher trocken und neigt zur Schuppenbildung. Durch das Kratzen entstehen nässende und blutende Hautbezirke mit Krustenbildung, die anfällig sind für eine Infektion durch Bakterien oder Pilze. Bei Säuglingen zeigt sich eine Rötung und leichte Schuppenbildung im Kopfbereich. Die Bildung weißlicher Krusten, die wie getrocknete Milch aussehen, führte zu der Bezeichnung »Milchschorf« (siehe Kapitel »Für die Kinder«). Da die geschwächte Haut eines Neurodermitis-Patienten nicht die Abwehrkräfte einer gesunden Haut besitzt, kann sie sich gegen eine Besiedlung von krankheitserregenden Bakterien nicht so leicht wehren. Ein dabei häufig auftretender Keim ist *Staphylococcus aureus*, der auf der Haut für lokale eitrige Infekte verantwortlich ist.

In 80 Prozent der Fälle beginnt die Neurodermitis vor dem sechsten Lebensjahr – sie betrifft also vorwiegend Kinder. Schwere Verläufe sind glücklicherweise die Ausnahme. Am häufigsten kommen leichte (84 Prozent) oder mittelschwere (14 Prozent) Formen vor.

Warum reagiert die Haut so empfindlich? – Die äußere schützende Hornschicht besteht aus abgestorbenen Hornzellen, die über Lipide zusammengehalten werden. Beim Neurodermitiker bilden die Hornzellen und die Kittsubstanz jedoch keine dichte Barriere mehr. Vielmehr ist die Hornschicht löchrig und damit durchlässiger für reizende Stoffe, die in die Haut eindringen und entzündliche Vorgänge in Gang setzen können.

Die Situation des Neurodermitikers wird wahrscheinlich dadurch verschlimmert, dass der Körper nicht mehr imstande ist, eine wichtige entzündungshemmende und das Immunsystem 0regulierende Substanz, das Prostaglandin E1, zu bilden. Damit ist der Betroffene doppelt anfällig für äußere Störfaktoren. Durch die Aufnahme der Gamma-Linolensäure (innerlich und äußerlich), die eine Vorstufe von Prostaglandin E1 ist, kann dieses Defizit angeblich ausgeglichen und die entzündungshemmenden Substanzen können wieder gebildet werden.

Strategien der Behandlung

Da die Ursachen der Neurodermitis bislang nicht eindeutig geklärt werden konnten, ist eine kausale Behandlung der Erkrankung nicht möglich. Mit den Mitteln der Klosterheilkunde können die Beschwerden jedoch gelindert werden. Da bei diesem Krankheitsbild jeder anders auf die Behandlungsstrategien reagiert, muss hier ganz besonders auf die individuelle Konstitution und Verträglichkeit Rücksicht genommen werden. Dies bedeutet, dass möglicherweise bei der anfänglichen Behandlung etwas experimentiert werden muss, bevor man eine deutliche Besserung der Symptome erreicht. Hilfreich ist in jedem Fall eine atmungsaktive Kleidung, damit kein Wärmestau entsteht, der die Hautbefindlichkeit verschlechtern würde. Kleidung aus Wolle ist deshalb ungünstig. Auch bei der Bettwäsche sollte keine dicke und warme Decke gewählt werden, da Wärme Juckreiz auslösen würde und die Symptome verstärken kann.

1. **Zufuhr von Gamma-Linolensäure:** Bei der Behandlung der Neurodermitis sind Pflanzen mit einem hohen Anteil an Gamma-Linolensäure Mittel erster Wahl. Wenn Neurodermitis-Patienten diese Säure über die Nahrung aufnehmen, kann es zu einer deutlichen Verbesserung – allerdings leider nicht zu einer wirklichen Heilung – kommen.
2. **Hautpflege:** Fette Haut schuppt und juckt weniger, daher ist es besonders wichtig, sie möglichst gut einzucremen. Heiße Duschen mit Duschzusätzen und Seife sind nicht zu empfehlen, da diese die Haut austrocknen und belasten.
3. **Hemmung der Entzündung:** Es gibt viele Heilpflanzen, die Entzündungen hemmen. Dies ist entscheidend, um den Teufelskreis aus Juckreiz und Kratzen zu durchbrechen.
4. **Entspannung:** Da hinter Hautkrankheiten oft psychische Belastungen und Stress, aber auch Trauer oder unbewältigte Probleme stehen, können Entspannungsübungen und beruhigende Heilkräutertees hilfreich sein (siehe Seite 206). Gegebenenfalls sollte man außerdem eine Beratung durch einen Psychologen in Erwägung ziehen.
5. **Gesunde Lebensweise:** Eine sehr gute Ergänzung der Behandlung ist – wie so oft – leichter Sport und eine Ernährung, die allergene Stoffe meidet. Eine Diät muss jedoch ganz nach den individuellen Bedürfnissen jeweils anders zusammengestellt werden. Nicht selten stellt sich auch nach einer Heilfastenkur eine rasche Besserung ein (siehe Seite 416), insbesondere wenn eine Nahrungsmittelallergie vorliegt. Allerdings kann es zunächst als Erstreaktion zu einer Verschlimmerung kommen. Außerdem ist der positive Effekt leider nicht von Dauer. Daneben empfiehlt es sich, mit kalten kurzzeitigen Bädern eine allmähliche Abhärtung zu erreichen.

Welche Heilpflanzen helfen?

- Die Samen von **Borretsch** und Nachtkerze sowie die Kerne der Johannisbeere verfügen über einen sehr hohen Anteil an Gamma-Linolensäure. Sie wurden in den letzten Jahren erfolgreich zur Behandlung von Neurodermitis eingesetzt.
- Die Wirkstoffe der **Kamille** (Flavonoide und ätherische Öle) helfen gegen die Entzündung.
- Die in der **Eichenrinde** enthaltenen Gerbstoffe können bei nässenden Wunden die Entzündung und den Juckreiz lindern.
- Zu den etablierten Heilpflanzen bei Neurodermitis gehört auch der **Hafer.** Das Haferstroh enthält wundheilungsfördernde Kieselsäure und auch Flavonoide, die durchblutungsfördernd wirken und so die lokale Immunabwehr stärken sollen.
- Eine Pflanze, die schon in der mittelalterlichen Klostermedizin eine Rolle spielte und sich bis heute bewährt hat, ist der **Walnussbaum**. Er enthält hauptsächlich Gerbstoffe, die hilfreich bei leichten Entzündungen der Haut sind.
- Erst in jüngerer Zeit fand der **Bittersüß** (auch Bittersüßer Nachtschatten genannt) Eingang in die Klostermedizin. Er wirkt durch seine Steroidalkaloide entzündungshemmend und durch seine Gerbstoffe juckreizlindernd.

Anwendungen, die sich bewährt haben

Zur Behandlung von Neurodermitis haben sich in letzter Zeit vor allem Nahrungsergänzungsmittel mit Gamma-Linolensäure einen Namen gemacht. Hilfreich sind zudem rückfettende Bäder mit pflanzlichen Ölen. Vor allem so genannte Spreitbäder haben sich bewährt (siehe trockene Haut, Seite 304). Bei nässenden Hautstellen eignen sich Umschläge oder Bäder mit gerbenden Inhaltsstoffen. Die im Folgenden aufgeführten Rezepturen für Bäder kann man auch für Umschläge verwenden. Dazu nimmt man ein dünnes Leinentuch, tränkt es mit dem kalten oder lauwarmen Sud, wringt es aus und legt es auf die betroffenen Hautbereiche. Häufig wechseln, sobald die Auflage warm geworden ist.

Nahrungsergänzungsmittel

❖ Borretschsamen

Das Samenöl des Borretschs (und der Nachtkerze oder das Öl der Johannisbeerkerne) muss, um einen Mangel an Gamma-Linolensäure auszugleichen, in ausreichender Dosierung eingenommen werden. Dies wird nur gewährleistet, wenn man auf Fertigpräparate aus der Drogerie oder Apotheke (Kapseln) zurückgreift.
Anwendung: Die Anwendung erfolgt gemäß Beipackzettel. Man braucht etwas Geduld – eine spürbare Besserung tritt bei regelmäßiger Einnahme frühestens nach 4 Wochen ein.

Umschläge und Bäder

❖ Nachtkerzenöl

Anwendung: Etwa 10 ml Nachtkerzenöl mit 10 ml Sahne mischen und ins 36 bis 38 °C warme Badewasser geben. 15 Minuten baden.

❖ Eichenrinde

Badezusatz: 2 Esslöffel klein geschnittene Eichenrinde mit 1 Liter Wasser übergießen, 1/2 Stunde kochen lassen, abseihen, abkühlen lassen und die betroffenen Körperstellen 15 Minuten darin baden.
Vorsicht: Bad nicht länger als 2 Wochen hintereinander anwenden, da dabei auch für die Leber giftige Stoffe über die Haut aufgenommen werden, vor allem bei größeren Wundflächen.

❖ Haferstroh

Badezusatz: 100 g Haferstroh in 2 Liter kaltes Wasser geben, 15 Minuten kochen lassen, abseihen und ins lauwarme Badewasser geben. Täglich 1-mal etwa 10 bis 15 Minuten baden.

❖ Kamillenblüten

Umschlag: 1 Esslöffel Kamillenblüten mit 1 Tasse kochendem Wasser übergießen, zugedeckt 10 Minuten ziehen lassen und abseihen. Ein Leinentuch in den abgekühlten Tee tauchen, auf die betroffenen Hautpartien auflegen, mit einem zweiten Tuch fixieren und 20 Minuten wirken lassen. 1- bis 2-mal täglich anwenden.
Badezusatz: 100 g Kamillenblüten mit 1 Liter heißem Wasser übergießen, 10 Minuten ziehen lassen, abseihen und ins 38 bis 39 °C warme Badewasser geben. Täglich 1-mal 10 Minuten baden.

❖ Walnussblätter

Umschlag: 5 bis 6 Teelöffel Walnussblätter mit 1/4 Liter Wasser übergießen, aufkochen, 15 Minuten ziehen lassen und abseihen. Ein Leinentuch in den abgekühlten Tee tauchen, auf die betroffenen Hautpartien auflegen. Mit einem zweiten Tuch fixieren und 20 Minuten wirken lassen. Bis zu 3-mal täglich anwenden.

Tees

❖ Walnussblätter

Teezubereitung: 2 Teelöffel Walnussblätter mit 1 Tasse Wasser übergießen, aufkochen, 10 Minuten ziehen lassen und abseihen. Bis zu 3-mal täglich trinken.

❖ Teemischung

Die Teemischung dient der Anregung des Stoffwechsels und damit einer allgemeinen Entgiftung, die sich auch positiv auf die Haut auswirkt.
Zusammensetzung: 30 g Sennesblätter, 30 g Kümmelfrüchte, 30 g Kamillenblüten und 10 g Bittersüß.
Teezubereitung: 2 Teelöffel mit 1 großen Tasse kochendem Wasser übergießen, zugedeckt 20 Minuten ziehen lassen und abseihen. 2-mal täglich trinken. Nicht länger als 4 Wochen anwenden.

Schuppenflechte

Hildegard von Bingen beschreibt in ihren ›Causae et curae‹ verschiedene Hautkrankheiten und deren Ursachen, die als Aussatz bezeichnet werden. Die Schilderung eines Krankheitsbildes kommt den Symptomen der Schuppenflechte am nächsten: »Kommt der Aussatz von der Wollust, bildet er flächige Geschwüre, die wie Baumrinde aussehen, und darunter ist das Fleisch rot.« Gegen »Schuppen und Kleie« wurden damals Veilchenöl und in Harn gekochte Malvenblätter empfohlen.

Ursachen und Symptome

Bei der Schuppenflechte *(Psoriasis vulgaris)* handelt es sich um eine Erkrankung mit überstürzter Neubildung der Oberhaut (Epidermis). Diese Erkrankung äußert sich mit scharf begrenzten und entzündeten roten Herden sowie mit silberweißen, relativ großen Schuppen. Diese treten vor allem am Ellenbogen, am Knie, in der Kreuzbeingegend und auf der Kopfhaut auf. Im Extremfall können sie sich auf den ganzen Körper ausbreiten.

Wenn man die Schuppen entfernt, indem man sich zum Beispiel kratzt, tritt eine dünne Hornhautschicht zutage, unter der punktförmige Blutungen sichtbar werden. Auch Nagelveränderungen kommen häufig bei Schuppenflechte vor. Es gibt zwei Formen der Krankheit: Bei einer Form leiden die Patienten an einzelnen Körperstellen permanent an den Schuppungen, ohne dass eine Veränderung durch äußere Einflüsse feststellbar ist. Typisch für die andere Form sind so genannte Krankheitsschübe, wobei es auch symptomfreie Phasen gibt. Bei dieser Krankheitsform spielt sicherlich die erbliche Veranlagung eine Rolle. Die Schübe werden durch seelische Belastungen, wie zum Beispiel Trauer oder Stress, durch Alkoholkonsum sowie kalte Witterung ausgelöst. Durch Medikamente, Verletzungen, fettreiche Ernährung, Störungen der Leber oder Infektionen verschlechtern sich die Symptome der Krankheit. Bei einem akuten Schub muss die Schuppenflechte im Krankenhaus behandelt werden. Es ist nicht bekannt, warum die Haut sich an manchen Bezirken schneller erneuert als an anderen.

Strategien der Behandlung

Die Erkrankung kann nur selten erfolgreich behandelt werden. Mit den Mitteln der Klosterheilkunde lassen sich die Beschwerden jedoch lindern.

1. **Sonnenlicht- und Solebehandlung:** 15 bis 30 Minuten Sonnenlicht am Tag können die Hautveränderungen in drei bis sechs Wochen günstig beeinflussen. Bei einer Solebehandlung zu Hause kann man die optimale Salzkonzentration, wie man sie im Toten Meer antrifft (ungefähr 40 Prozent), allerdings niemals erreichen: Um dies wirklich realisieren zu können, müsste man etwa 40 Kilogramm Salz ins Badewasser geben. Am besten löst man deshalb 1 Pfund Salz in 1 Liter warmem Wasser, tunkt ein Tuch darin ein und legt es auf die betroffenen Hautpartien.
2. **Rückfettung:** Das A und O dieser Therapie ist eine regelmäßige Körperpflege mit einer nicht zu fetten, wenig wasserhaltigen Basispflegecreme. Eine sorgfältige Hautpflege mit ausreichender Rückfettung ist allein deshalb notwendig, um bei der Schuppenflechte die Entzündung und den Juckreiz zu begrenzen.
3. **Entspannung:** Ziel der Behandlung sollte es sein, Stress zu umgehen bzw. für einen schnellen Stressabbau zu sorgen. Insbesondere Entspannungsübungen sind hier empfehlenswert.
4. **Gesunde Lebensweise:** Dazu gehört vor allem eine gesunde Ernährung. Zucker und zuckerhaltige Lebensmittel, säurehaltige Zitrusfrüchte und fettreiche Speisen sollten möglichst gemieden werden. Auch der komplette Verzicht auf Kaffee, Nikotin und Alkohol kann das Befinden spürbar verbessern. Wenn die Schuppenflechte durch eine Störung des Stoffwechsels (insbesondere der Leber) bedingt ist, ist eine Heilfastenkur Erfolg versprechend (siehe Seite 416). Neben der geeigneten Ernährung ist leichter Sport angeraten, wie Radfahren, Spazierengehen oder Joggen. Im Sinne einer Ordnungstherapie sollte man auch daran denken, seinen Tagesablauf zu verändern (siehe Seite 366). Eine Linderung der Beschwerden erreicht man ferner durch regelmäßiges Saunieren.

Welche Heilpflanzen helfen?

Heilpflanzen sind in ihrer Wirkung gegen die Schuppenflechte noch nicht systematisch untersucht worden.

Nesselsucht

Beißendes Jucken (wie auch die Krätze), das den Kranken zwingt, seine Haut blutig zu kratzen, muss vergehen, wenn die (die Haut) mit einer lauen Sudabkochung aus Sauerampfer erwärmt wird.« So beschreibt Odo Magdunensis eine Hautkrankheit, die – aus heutiger Sicht – die Symptome der Nesselsucht aufweist.

Ursachen und Symptome

Nesselsucht (*Urticaria*) ist ein typisches Beispiel für eine allergische Hautreaktion, bei der es nach Aufnahme einer allergieauslösenden Substanz zur Freisetzung von Histamin und anderen ähnlich wirkenden Stoffen im Körper kommt. Diese führen zu einer Erweiterung der Blutgefäße, in der Folge zu Hautrötung und zu einem Flüssigkeitsaustritt aus den Gefäßen ins angrenzende Gewebe, das schließlich anschwillt. Charakteristisch sind rote Quaddeln, oft am ganzen Körper. Die Ursache können physikalische Reize (Kälte, Wärme, Druck) sein oder bestimmte Stoffe, die in Kosmetika und Waschmitteln enthalten sind. Häufig kann die Ursache nur mit aufwendigen Tests vom Arzt festgestellt werden.

Strategien der Behandlung

1. Vermeiden der Ursachen: Der erste Schritt einer Therapie besteht darin herauszufinden, auf welche Reizstoffe man allergisch reagiert.
2. Entzündungshemmung: Bei der Behandlung mit Heilkräutern geht es vor allem darum, die Entzündung zu lindern, die Haut zu kühlen und dabei den Juckreiz zu verringern.

Welche Heilpflanzen helfen?

- Bei Nesselsucht hilft **Arnika** mit ihren entzündungshemmenden Eigenschaften. Für diese Wirkung sind hauptsächlich die enthaltenen Terpenverbindungen, Flavonoide sowie ätherischen Öle verantwortlich.
- Eine allseits bei einer Entzündung einsetzbare Pflanze ist die **Kamille** (siehe auch Ekzem, Seite 306).
- Bei unstillbarem Juckreiz haben sich **Paprikagewächse** bewährt. Das enthaltene Capsaicin betäubt die Juckreiz und Schmerz übermittelnden Nerven.

Anwendungen, die sich bewährt haben

Um Entzündungen zu hemmen, werden Heilkräuter in Salben, Umschlägen und Bädern eingesetzt. Als Fertigpräparat wird auch der Capsaicin-Extrakt empfohlen.

Umschlag

Kamillenblüten

Anwendung: 1 Esslöffel Kamillenblüten mit 1 Tasse kochendem Wasser übergießen, zugedeckt 5 bis 10 Minuten ziehen lassen und abseihen. Ein Leinentuch in den abgekühlten Tee tauchen und auf die befallenen Hautpartien auflegen. Dann ein trockenes Tuch darüber legen. Täglich 1- bis 2-mal anwenden.

Bad

Kleie

Ein Kleiebad beruhigt die gereizte Haut und lindert die Juckbeschwerden.

Anwendung: Eine Hand voll Kleie mit etwa 1 Liter Wasser aufkochen, zugedeckt 15 Minuten ziehen lassen und ins 38 bis 39 °C warme Badewasser geben. Jeden zweiten Tag baden.

Präparate aus der Apotheke

Paprikagewächse

Anwendung: Capsaicinhaltige Salben sind in der Apotheke erhältlich. Die Dosierung erfolgt gemäß Beipackzettel.

Vorsicht: Capsaicinhaltige Salben sollte man nicht bei entzündeter Haut anwenden.

Arnika

Anwendung: Arnika wird für die äußerliche Anwendung in drei Formen angeboten: als Salbe mit einem 10- bis 15-prozentigen Arnika-Extrakt, als Arnika-Gel und als alkoholische Arnika-Tinktur, die sich verdünnt für Waschungen und Umschläge verwenden lässt.

Akne

Hildegard von Bingen erklärt Hautausschläge wie Akne damit, dass »Säfte bei dem Menschen an einer Stelle oder an mehreren unter der Haut zusammengekommen sind und dort ein Geschwür (eigentlich ist es eine Entzündung) oder mehrere verursacht haben. Dann soll sie der Mensch reif werden lassen, damit sie ausfließen können. Denn sonst wird er schwerer darunter zu leiden haben, als wenn sie drinnen bleiben. Wenn die Säfte reif geworden und ausgeflossen sind, dann soll der Mensch die Stellen mit Heilsalben behandeln.«

Ursachen und Symptome

Akne entsteht, wenn die Talgdrüsen zu viel Talg absondern. Staut sich dieser dann an, bilden sich harte Pfropfen, die so genannten Mitesser: Die Poren verstopfen und es entstehen Pickel. Platzen diese Talgpfropfen unterhalb der Hautoberfläche (z.B. wenn man darauf herumdrückt), ist in häufigen Fällen eine bakterielle Infektion die Folge. Bei der am weitesten verbreiteten Form *(Acne vulgaris)* bilden sich offene und geschlossene Mitesser sowie rote, wulstige Höcker mit einem weichen Kern. Bei der schweren Form *(Acne cystica)* entstehen schmerzhafte, mit Flüssigkeit gefüllte Zysten oder harte Knoten unter der Hautoberfläche.

Diese übermäßige Talgproduktion kann auch durch eine Störung des Hormonhaushalts bedingt sein, wie dies vor allem bei Jugendlichen in der Pubertät der Fall ist, sich aber bis zum 30. Lebensjahr hinziehen kann. Bei Frauen kann Akne im Zusammenhang mit der Monatsblutung oder auch mit einer Schwangerschaft auftreten. Als Ursache kommen aber auch seelische Belastungen, Stoffe, die die Haut reizen, oder Medikamente (beispielsweise die Pille) in Frage. Auch genetische Faktoren spielen in einigen Fällen eine wichtige Rolle.

Strategien der Behandlung

1. Öffnen der verstopften Talgdrüsengänge: Mit einem schonenden Hautreinigungs- und Pflegemittel, das keine stark entfettende Wirkung hat, können die Drüsengänge freigelegt werden. Empfehlenswert in dieser Hinsicht sind auch Solebäder, die nicht nur Flüssigkeit aus der Haut ziehen können und austrocknend wirken, sondern zugleich stoffwechselanregend sind. Man sollte Pickel niemals selbst ausdrücken, da auf diese Weise Verletzungen entstehen, die Entzündungen nach sich ziehen, und Narben zurückbleiben können.
2. Hemmung des Bakterienwachstums: Um die Infektion zu verringern, sollten die Bakterien mit keimhemmenden Mitteln, vor allem ätherischen Ölen bekämpft werden.
3. Gesunde Lebensweise: Auch wenn es entgegen der landläufigen Meinung keine Beweise dafür gibt, dass Akne durch Süßigkeiten oder Fastfood ausgelöst wird, so erhöht Zucker und Schokoladenkonsum die Entzündungsbereitschaft. Aus diesem Grund sollte man auf eine ausgewogene sowie auf eine ballaststoffreiche und fettarme Ernährung achten. Alkoholgenuss und Rauchen verschlechtern den Zustand der Haut. Sinnvoll hingegen ist tägliche Bewegung an der frischen Luft und kurze Sonnenbäder (nicht länger als 20 Minuten pro Tag).

Welche Heilpflanzen helfen?

- Die ideale Heilpflanze ist der **Thymian**, dessen ätherisches Öl keimhemmend wirkt und das Wachstum von Bakterien stark einzuschränken vermag. Eine Resistenzbildung der Keime gegen das ätherische Öl ist bislang nicht bekannt.
- Gegen Akne hilft auch der »Alleskönner« der Klosterheilkunde, die **Kamille**. Die in den Blütenköpfen enthaltenen Flavonoide und ätherischen Öle lindern bei Akne die entzündlichen Prozesse.
- Das **Stiefmütterchen** hat sich wegen seiner entzündungshemmenden Eigenschaften bei einer Vielzahl von Hautkrankheiten bewährt und wird auch bei Akne empfohlen. Seine Hauptwirkstoffe sind Flavonoide, darunter vor allem Rutosid (siehe auch Ekzem, Seite 306).
- **Ringelblumen** wirken entzündungs- und keimhemmend, fördern die Gewebsneubildung und können so die Wundheilung unterstützen und beschleunigen. Sie enthalten u.a. ätherisches und fettes Öl, Carotinoide, Flavonoide, Saponine sowie Polysaccha-

ride. Ringelblumenblüten bieten ein kompliziertes Vielstoffgemisch, dessen Wirkungsweise bis heute nicht abschließend geklärt ist.

Anwendungen, die sich bewährt haben

Aknebehandlung ist eine Langzeit-Behandlung und erfordert viel Geduld. Heilpflanzen in Ölen, Umschlägen oder Salben können das Erscheinungsbild der Haut jedoch verbessern.

Gesichtswasser

❖ Thymianöl

Anwendung: Zum Ablösen der Fettschichten und zur Reinigung hilft Thymianöl, das man mit 40-prozentigem Alkohol im Verhältnis 1:10 ansetzt. Der Alkoholgehalt soll 40 Prozent nicht übersteigen, weil sonst die Talgproduktion angeregt wird. Die alkoholische Thymianlösung mit einem Wattebausch 2-mal täglich auf die Pickel tupfen.

Umschläge

❖ Stiefmütterchenkraut

Anwendung: 2 Teelöffel Stiefmütterchenkraut mit 1 Tasse heißem Wasser übergießen, 10 Minuten ziehen lassen und abseihen. Ein Leinentuch in den abgekühlten Tee tauchen und auf die betroffenen Hautpartien auflegen. Bis zu 2-mal täglich anwenden.

❖ Kamillenblüten

Anwendung: 1 Esslöffel Kamillenblüten mit 1 Tasse kochendem Wasser übergießen, zugedeckt 5 bis 10 Minuten ziehen lassen und abseihen. Ein Leinentuch in den abgekühlten Tee tauchen und auf die betroffenen Hautpartien auflegen. Mit einem zweiten Tuch fixieren und 20 Minuten einziehen lassen. Bis zu 2-mal täglich anwenden.

❖ Heilkräutermischung

Diese Kräutermischung wirkt entzündungshemmend.
Zusammensetzung: 20 g Arnikablüten, 20 g Johanniskraut, 20 g Kamillenblüten, 20 g Seifenkraut und 20 g Thymiankraut.
Anwendung: 1 bis 2 Esslöffel Heilkräutermischung mit 1 Tasse kochendem Wasser übergießen, 10 Minuten zugedeckt ziehen lassen und abseihen. Ein Leinentuch in den kalten Tee tauchen, auswringen und auf die juckenden oder brennenden Hautbereiche auflegen. Häufig wechseln, sobald die Auflage warm geworden ist.

❖ Heilkräutermischung

Diese Heilkräutermischung wirkt entzündungshemmend, wundheilungsfördernd und belebend.
Zusammensetzung: 25 g Kamillenblüten, 25 g Thymiankraut, 15 g Rosmarinblätter, 20 g Salbeiblätter und 15 g Ackerschachtelhalmkraut.
Anwendung: 1 knappen Esslöffel Heilkräutermischung mit 1/4 Liter heißem Wasser übergießen, 10 Minuten zugedeckt ziehen lassen und abseihen. Ein Leinentuch in den kalten Tee tauchen, auswringen und auf die juckenden oder brennenden Hautbereiche auflegen. Häufig wechseln, sobald die Auflage warm geworden ist.

Salbe

❖ Ringelblumenblüten

Zusammensetzung: 5 g Ringelblumenblüten und 100 g Eucerin (aus Fetten und Wachsen der Schafwolle).
Zubereitung: Eucerin im Wasserbad leicht erwärmen, die Blüten dazugeben und aus dem Wasserbad nehmen. Mehrere Tage zugedeckt ziehen lassen, bis sich das Eucerin orange verfärbt hat. Die Mischung erneut im Wasserbad erwärmen, bis das Eucerin flüssig wird und die Blüten absinken. Durch einen feinen Filter (z. B. Verbandsmull) in ein Vorratsgefäß gießen.
Anwendung: Die Haut 1-mal täglich mit dieser Salbe eincremen.

Bad

❖ Solebad

Anwendung: 4 kg Meersalz aus der Apotheke oder Drogerie in 100 Liter Wasser (eine Badewannenfüllung) lösen. Dann 5 bis 10 Tropfen Thymianöl mit 1 Becher Sahne mischen und für ein Vollbad ins 38 bis 39 °C warme Badewasser geben. Jeden dritten Tag 20 Minuten baden.

Furunkel

In der Klosterheilkunde war die Brunnenkresse das Mittel bei Furunkeln. Mit Hefe oder Malz zubereitet, wurde sie als Pflaster aufgelegt. So wird es im ›Lorscher Arzneibuch‹ empfohlen, aber auch im ›Macer floridus‹, wo es heißt: (...) stampft man das Kraut frisch, mengt es mit Sauerteig und legt es so auf, stößt ein Furunkel seinen Eiter aus und mit dem Eiter geht der Schmerz dahin«.

Ursachen und Symptome

Furunkel sind bakterielle Erkrankungen der Haut. An den Austrittsöffnungen der Haare, medizinisch Follikel genannt, kann es zu Entzündungen kommen, die durch ganz bestimmte Bakterien (*Staphylokokken*) verursacht werden. Der Bereich um die Austrittsöffnung der Haare rötet sich, schwillt an, füllt sich mit Eiter und wird schmerzhaft. Furunkel entstehen häufig am Nacken, können sich aber auch im Gesicht, in den Achselbeugen, am Gesäß oder an Armen und Beinen bilden.

Strategien der Behandlung

1. **Desinfektion:** Keimhemmende Zusätze von ätherischem Öl verhindern, dass sich die Bakterien verbreiten, auch wenn sie die Erreger in einem größeren Furunkel nicht erreichen.
2. **Förderung der Hautdurchblutung:** Eine optimale Hautdurchblutung verbessert die Bedingungen für die lokale Immunabwehr.
3. **Gesunde Lebensweise:** Richtige Ernährung, ausreichend Bewegung, Gewichtskontrolle, reduzierter Alkoholkonsum und Verzicht auf Nikotin – all diese Faktoren machen eine gesunde Lebensweise aus.
4. **Operation:** Furunkel und Karbunkel müssen unter Umständen sogar chirurgisch entfernt werden.

Welche Heilpflanzen helfen?

- Die ätherischen Öle des **Thymians** wirken keimhemmend und sie fördern zugleich die Hautdurchblutung und -regeneration.
- Empfehlenswert sind auch **Lavendel** und **Rosmarin**, die mit ihren ätherischen Ölen ebenfalls durchblutungsanregend wirken.
- Schleimhaltige Pflanzen wie **Eibisch** und **Leinsamen** regen vor allem die Durchblutung an und weichen die Haut auf, damit der Eiter abfließen kann.

Anwendungen, die sich bewährt haben

Warme und feuchte Umschläge mit Heilpflanzen beschleunigen die »Reifung«. Eingesetzt werden zudem entzündungslindernde Heilpflanzenöle.

Gesichtswasser

Thymianöl

Anwendung: Thymianöl setzt man in 40-prozentigem Alkohol im Verhältnis 1:10 an. Die alkoholische Thymianlösung täglich mit einem Wattebausch auftragen.

Lavendel- oder Rosmarinöl

Anwendung: Das ätherische Öl setzt man im Verhältnis 1:20 mit 40-prozentigem Alkohol an. Dann einen Wattebausch mit dem Öl tränken, auf die betroffene Stelle auflegen und 15 bis 30 Minuten wirken lassen. Der Wattebausch sollte mit einem Durchmesser von mindestens 5 cm über den eigentlichen Furunkel hinausragen. 1- bis 2-mal täglich anwenden.

Umschläge

Leinsamen

Anwendung: 100 g Leinsamen mit 1 Tasse Wasser kurz aufkochen und danach zu einem Brei verrühren. Diesen Brei dick auf ein Leinentuch auftragen und dann das Tuch mit der Leinsamenseite direkt auf die Wunde geben. Den Umschlag 1/2 bis 1 Stunde einwirken lassen. Täglich 3-mal (jeweils mit einem frisch angesetzten Brei anwenden) anwenden.

Eibischblätter

Anwendung: 100 g Eibischblätter mit 1 Tasse Wasser und Honig (als Kittsubstanz) zu einem Brei verkochen und warm auf die Furunkel streichen. 1/2 bis 1 Stunde einwirken lassen. 1- bis 2-mal täglich anwenden.

Warzen

Hauterscheinungen wie Pusteln oder Warzen wurden bis ins 18. Jahrhundert auf tiefer liegende Probleme zurückgeführt. So versuchte man die Entstehung von Feigwarzen mit einer zu großen Menge an Blut und Hitze zu erklären. Die weißlichen Warzen dagegen schrieb man insbesondere der Kälte und zu viel Schleim zu.

Ursachen und Symptome

Warzen werden von verschiedenen Varianten des *Papilloma*-Virus verursacht. Alle Typen regen das Zellwachstum an der befallenen Stelle an. In der Regel handelt es sich bei Warzengewebe um eine harmlose, schmerzfreie Hautwucherung. Die gemeinen Warzen verschwinden meist ohne jede Behandlung. Dornwarzen wachsen an den Fußsohlen dornartig in die Tiefe. Stachelwarzen bilden halbkugelförmige Knötchen. Einige Warzen-Viren können jedoch zusammen mit anderen Faktoren für die Entstehung von bösartigen Wucherungen verantwortlich sein. Da die Viren an der Hautoberfläche wachsen, können sie durch direkten Kontakt übertragen werden.

Strategien der Behandlung

1. **Hemmung der Viren:** Es gibt eine ganze Reihe von Heilpflanzen, die virushemmende Eigenschaften von unterschiedlicher Stärke besitzen.
2. **Förderung der lokalen Durchblutung:** Bei Dornwarzen an den Füßen haben Wechselbäder einen therapeutischen Effekt, da sie die Durchblutung der Füße und so die körpereigene Abwehr verbessern.
3. **Wegbrennen des nekrotischen Gewebes:** Auch heute ist es noch üblich, Warzen wegbrennen zu lassen, wenn sie nicht abheilen oder an empfindlichen Stellen am Körper auftauchen.

Welche Heilpflanzen helfen?

- Eine leicht antivirale Wirkung hat der **Knoblauch** mit den Stoffen Alliin und Allicin. Er ist ideal zur anfänglichen Behandlung von Warzen.
- **Thymianöl** hemmt die für die Warzenbildung verantwortlichen Viren und fördert die Hautdurchblutung und -regeneration.
- Das nächststärkere Mittel der Wahl ist der Milchsaft des **Schöllkrauts**. Er hemmt das Zellwachstum, wirkt hautreizend und besitzt eiweißspaltende Stoffe.
- Schon Hildegard von Bingen verwendete gegen Warzen **Thujaöl**, das sich bis heute bewährt hat. Es ist aber zelltoxisch und muss vom Arzt verschrieben werden. Thujaöl darf niemals an nicht dafür vorgesehene Hautstellen gelangen.

Anwendungen, die sich bewährt haben

Für die Behandlung von Warzen ist eine Stufentherapie sinnvoll, die mit dem am mildesten wirkenden Mittel, dem Knoblauch, beginnt. Erst nach einigen Wochen der Behandlung greift man zum stärksten Mittel, dem Thujaöl, das allerdings vom Arzt verschrieben werden muss.

Frischpflanzen

Knoblauch

Anwendung: Man träufelt den Saft einer ausgepressten Knoblauchzehe auf die Warze und lässt ihn dort eintrocknen.

Schöllkraut

Anwendung: Den frischen Saft aus den Stängeln des Schöllkrauts direkt auf die Warze tupfen und einziehen lassen. Die Benetzung nicht betroffener Haut sollte man wegen der Giftigkeit der Pflanze vermeiden.

Öle

Thymianöl

Anwendung: Thymianöl setzt man in 40-prozentigem Alkohol im Verhältnis 1:10 an. Die alkoholische Thymianlösung 2-mal täglich auf die betroffenen Hautpartien auftragen.

Thujaöl

Thujaöl ist das stärkste Mittel (Tinktur) der Klosterheilkunde gegen Warzen. Da es sehr giftig ist, wird es vom Arzt verschrieben und dosiert.

Herpes

Odo Magdunensis erwähnt in seinem ›Macer floridus‹ das »schleichende Hautgeschwür« und spricht damit Herpes an, wobei auch die Hauttuberkulose gemeint sein könnte. Zur äußerlichen Behandlung empfiehlt er, Raute mit Bleiweiß, Rosenöl und Essig zu einer Salbe zu mischen. Bleiweiß ist ein basisches Bleikarbonat, das lange Zeit als Antiseptikum in Form von Puder, Salbe oder Pflaster genutzt wurde. Bleiweiß ist aber zu giftig. Vor allem bei einer Krankheit, deren Symptome sich auf den Lippen äußern, wäre es zu gefährlich.

Ursachen und Symptome

Herpes ist eine Viruserkrankung, die durch *Herpes-simplex*-Viren vom Typ 1 hervorgerufen wird. Etwa 80 Prozent der Erwachsenen tragen dieses Virus in sich. Diese Erkrankung tritt vor allem an Lippen oder im Genitalbereich auf. Dabei bilden sich schmerzende kleine Bläschen, die aufplatzen, verkrusten und schließlich eitrig abheilen, ohne Narben zurückzulassen. Das Herpes-Virus schlummert in den Nervenzellen. Deshalb können die Herpes-Bläschen im Abstand von einigen Wochen oder nur alle paar Jahre auftreten.

Strategien der Behandlung

1. **Hemmung der Virusvermehrung:** Möglichst noch vor der Bläschenbildung sollten antivirale Heilpflanzen eingesetzt werden, um der Virusvermehrung zuvor zu kommen.
2. **Wundheilung:** Heilpflanzen mit immunstimulierender Wirkung fördern den Heilungsprozess im abklingenden Stadium.

Welche Heilpflanzen helfen?

- **Melisse** enthält in ihren Blättern einen antiviralen Pflanzenstoff, die Rosmarinsäure.
- Auch **Johanniskraut** vermag über den roten Farbstoff Hypericin unter Lichteinfluss die Virusvermehrung zu hemmen.
- Alliin und Allicin, die wichtigsten Inhaltsstoffe des **Knoblauchs**, wirken antiviral, wie sich in Untersuchungen herausgestellt hat.

Anwendungen, die sich bewährt haben

Zu einer Hemmung der Virusvermehrung werden antiviral wirkende Heilpflanzen in Salben, Ölen oder als Frischpflanze eingesetzt.

Präparat aus der Apotheke

Melisse

Die Melisse ist hier das Mittel der ersten Wahl. Melissenblätter werden als Salbe mit Melissen-Extrakt aus der Apotheke eingesetzt.
Anwendung: Täglich 2- bis 4-mal auf die Herpes-Bläschen auftragen.

Öl

Johanniskraut

Johanniskrautöl kann man selber herstellen, aber auch direkt aus der Apotheke beziehen.
Zubereitung: 25 g Johanniskraut im Mörser zerdrücken, in ein genügend großes Glasgefäß geben und 1/2 Liter Olivenöl dazugeben, gut mischen, luftdicht verschließen und an einem sonnigen Platz etwa 6 Wochen ziehen lassen (bis der Inhalt eine leuchtend rote Farbe angenommen hat). Das Johanniskrautöl abfiltern, die wässrige Schicht abgießen (und wegwerfen) und das Öl kühl aufbewahren. Es ist gut verschlossen etwa 9 Monate haltbar.
Anwendung: Das Johanniskrautöl auf die betroffene Stelle tupfen. Diese Stelle Licht und Wärme aussetzen, um den antiviralen Effekt zu verstärken.

Frischpflanze

Knoblauch

Anwendung: Frische Knoblauchscheiben oder zerdrückten Knoblauch aus der Knoblauchpresse auf die betroffenen Hautstellen auflegen.
Alternative: Es gibt auch Fertigpräparate (als Dragees) mit hoher Dosierung aus der Apotheke.

Pilze

Dass einige Hautleiden von Pilzen verursacht werden, war im Mittelalter kaum bekannt. In den meisten Fällen machte man kleine Würmer oder ähnliche Tiere dafür verantwortlich.
Albertus Magnus empfiehlt gegen die Pilzerkrankungen einen Ölauszug aus der Wurzel der Lilie. Die Lilienwurzel war im Mittelalter ganz allgemein bei Hautproblemen und -krankheiten sehr geschätzt. Von einem juckenden Hautbefall an den Genitalien wird in den historischen Quellen berichtet. Der ›Macer floridus‹ rät für die Behandlung zu Salbei: »Ein Jucken der weiblichen Scham und des männlichen Gliedes beseitigst du durch einen erwärmenden Wickel mit Wein, in dem Salbei gekocht wurde.«

Ursachen und Symptome

Eine Pilzinfektion spielt sich meistens auf der Hautoberfläche, also in der Hornhaut, in Nägeln und Haaren sowie auf Schleimhäuten ab. In diesen Fällen ist vorrangig die Haut im Analbereich betroffen und der Pilz breitet sich von dort aus. Infektionen im Genitalbereich (Genitalmykose) machen sich durch Rötung, lästiges Jucken und weißen Ausfluss bemerkbar. Häufiger ist der Fußpilz, der als Sportlerfuß bezeichnet wird, weil er in dem feuchten Milieu in Turnschuhen besonders gut gedeiht. Pilzerkrankungen treten oft nach einer Behandlung mit Antibiotika oder bei Diabetes-Patienten auf.

Strategien der Behandlung

1. **Hemmung des Pilzbefalls:** Pilze sind nicht nur für Menschen eine sehr lästige Plage, mit ihrem Befall müssen auch die Pflanzen kämpfen. Viele Kräuter haben aus diesem Grund pilzhemmende Stoffe entwickelt, die wirksame Heilmittel darstellen.
2. **Stärkung des Immunsystems:** Zusätzlichen Schutz bietet auch eine verstärkte Körperabwehr, wobei eine richtige Ernährung sehr zu einem gut funktionierenden Immunsystem beiträgt. Besonders auch Vitamine und Mineralstoffe spielen in diesem Zusammenhang eine äußerst wichtige Rolle.

Welche Heilpflanzen helfen?

- Eine wichtige Heilpflanze der Klostermedizin ist bei der Behandlung von Pilzerkrankungen der **Thymian**, vor allem durch seinen stark pilzhemmenden Wirkstoff Thymol.
- Auch **Knoblauch** kann mit seinen wichtigsten Wirkstoffen Alliin und Allicin innerlich und äußerlich zur Pilzbekämpfung eingesetzt werden. Die Wirkung anderer Allium-Gewächse wie Zwiebel, Lauch und Bärlauch ist schwächer; diese können allenfalls vorbeugend helfen.

Anwendungen, die sich bewährt haben

Die Behandlung einer Pilzinfektion der Haut dauert in der Regel drei Wochen. Sie sollte jedoch auch dann weitergeführt werden, wenn bereits vorher die sichtbaren Hauterscheinungen abgeklungen sind. Die wichtigste keimhemmende Maßnahme mit Heilpflanzen ist das Thymianöl. Zudem wird Knoblauch als Frischpflanze oder Fertigpräparat eingesetzt.

Hautalkohol

Thymianöl

Anwendung: Thymianöl mit 40-prozentigem Alkohol im Verhältnis 1:10 ansetzen und die alkoholische Thymianlösung 2-mal täglich auftragen.

Frischpflanze oder Präparate aus der Apotheke

Knoblauch

Anwendung: Alternativ zum Thymianöl kann auch der frische Knoblauch, in Scheiben geschnitten oder aus der Knoblauchpresse, notfalls auch als Knoblauchsaft, auf die betroffenen Stellen gegeben werden.

Tipp: Wenn auch der Darm betroffen ist, hat sich eine hoch dosierte Knoblaucheinnahme bewährt: Mindestens 4 g frische Knoblauchzehen oder Fertigpräparate mit mindestens 2 g Knoblauchpulver pro Tag einnehmen. Während dieser Therapie sollte man unbedingt auf eine zuckerarme Ernährung achten, da dieser den Pilzen als Nährstoff dient.

Wunden

Wunden und ihre Behandlung waren in früheren Zeiten ein so wichtiges Thema, dass es einen eigenen Arzttyp dafür gab, den »Wundarzt« oder »Chirurgus«, der Vorläufer unseres Chirurgen. Er musste damals kein Medizinstudium absolvieren, sondern durchlief eine Lehre wie ein Handwerker. Schlag-, Hieb-, Stich- und Bisswunden (durch Tiere) waren sehr viel häufiger als heutzutage – weniger als Folge kriegerischer Auseinandersetzungen als vielmehr von beruflichen Tätigkeiten. Etwa 90 Prozent der Bevölkerung lebte direkt von der Land- und Forstwirtschaft. Nicht nur der Berufsstand des »Chirurgus« macht deutlich, welche zentrale Rolle die Wundbehandlung früher spielte, sondern auch die Vielzahl der Rezepturen. Odo Magdunensis empfiehlt in seinem ›Macer floridus‹ neben vielen anderen den Breitwegerich zur Wundbehandlung, eine Pflanze, deren Einsatzgebiet sich bis heute gehalten hat: »Der Breitwegerich trocknet, mit Honig darüber gelegt, nässende Wunden und reinigt eiternde.«

Ursachen und Symptome

Für den Bereich der Selbstbehandlung, in dem der Gang zum Arzt nicht erforderlich ist, unterscheidet man im Wesentlichen zwei Arten der Verwundung: Schürfwunden sowie Schnitt- und Stichwunden. **Schürfwunden** entstehen meist bei Betätigung im Freien, beim Sport oder bei der Arbeit. Daher sind diese Verletzungen oft mit Verschmutzungen verbunden, weil zum Beispiel Steinchen, Staub, Erde oder Gras in die Wunde gelangen. Schürfwunden sind oberflächliche Hautabschürfungen, die in der Regel nur wenig bluten und bei denen Gewebewasser austritt. Bei **Schnitt- und Stichwunden** ist der Wundrand glatt, sie können aber unter Umständen tief ins Fleisch gehen. Eigentlich gehören auch die **Brandwunden** hierher, sie werden jedoch gesondert behandelt (siehe Verbrennungen auf Seite 324). Oft lässt sich erst nach dem Reinigen feststellen, wie schlimm eine Wunde wirklich ist. Keimarme, gut durchblutete Wunden mit aneinander liegenden Wundrändern heilen in der Regel schnell ab. Tritt dennoch eine Infektion auf, die man an einer Schwellung, Rötung und möglicherweise auch eitriger Sekretion erkennen kann, so sollte man unbedingt einen Arzt konsultieren. Breitet sich die Infektion aus, schmerzt die Wunde, die Lymphknoten schwellen an und auch Fieber stellt sich ein. Bei allen Wunden, egal, um was für eine Art Verletzung es sich handelt, sollte man an die Gefahr einer Tetanusinfektion denken und den Impfschutz überprüfen.

Strategien der Behandlung

Äußerliche Verletzungen an der Haut werden bei einem gesunden Menschen mithilfe körpereigener Selbstheilungskräfte rasch wieder behoben.

1. **Erste Hilfe:** Zunächst bindet man das betroffene Körperteil ab, um einen großen Blutverlust zu verhindern. Praktisch jede Wunde ist infiziert, und zwar durch Bakterien, die sich auf der Haut des Verletzten befunden haben. Dann spült man die Wunde mit Wasser. Kleinere Schnittwunden reinigen sich von selbst, indem man sie einige Minuten bluten lässt. Größere, sehr stark blutende Wunden lässt man vom Arzt nähen. Als Maßnahme zur Ersten Hilfe legt man in diesem Fall einen sterilen Druckverband an, der die Blutung aufhält. Während kleinere Fremdkörper mit einer Pinzette entfernt werden können, lässt man größere besser in der Wunde, umpolstert sie mit einem sterilen Verband und lässt den Fremdkörper durch den Arzt entfernen.
2. **Verhinderung von Schwellung und Entzündung:** Durch feuchtkalte Umschläge kann einer Schwellung entgegengewirkt werden. Eine Reihe von Heilpflanzen aus der Klostermedizin enthalten entzündungslindernde Wirkstoffe, die man sich bei der Wundbehandlung zunutze macht.
3. **Wundheilung:** Bei nässenden Wunden sind zudem gerbstoffhaltige Heilpflanzen hilfreich. Bei eitrigen Wunden helfen vor allem verdünnte desinfizierende Tinkturen.

Welche Heilpflanzen helfen?

- Schmerzhafte Schürfwunden, wie sie sich etwa Kinder leicht zuziehen, wenn sie auf hartem Asphalt spielen, können sofort durch den schleimstoffhaltigen **Spitzwegerich** behandelt werden.

- Empfohlen wird auch das **Hirtentäschelkraut**, das neben anderen Wirkstoffen insbesondere ein Peptid mit einer blutstillenden Wirkung besitzt.
- Die **Ringelblume** ist die bekannteste wundheilende Arzneipflanze. Ringelblumenblüten wirken entzündungs- und keimhemmend, fördern die Gewebsneubildung und können so die Wundheilung unterstützen und beschleunigen. Sie enthalten u. a. fettes und ätherisches Öl, Carotinoide, Flavonoide, Saponine, Polysaccharide – ein sehr kompliziertes Vielstoffgemisch, dessen Wirkungsweise man bis heute nicht abschließend klären konnte.
- **Kamillenblüten** haben sich in der Wundbehandlung ebenfalls bewährt. Sie haben den Vorteil, dass sie entzündungshemmend wirken und die Wundheilung vorbereiten.
- Eines der seit alters bewährtesten Wundheilmittel ist das **Johanniskraut**, dessen rotes Öl eine erwiesenermaßen entzündungshemmende Wirkung besitzt.
- **Ackerschachtelhalm** hilft durch seine Gerbstoffe bei nässenden Wunden.
- **Thymian** zählt zu den desinfizierenden Arzneipflanzen. Sein Hauptwirkstoff ist das Thymol, eines der stärksten Mittel gegen Bakterien in der Pflanzenwelt.
- **Beinwell** soll wundheilend wirken und die Bildung von neuem Gewebe unterstützen. Verantwortlich dafür sind Allantoin sowie Schleim- und Gerbstoffe.
- Eine weitere Heilpflanze, die bei schlecht heilenden Wunden empfohlen wird, ist der **Zauberstrauch**. Er enthält als wirksame Substanzen Gerbstoffe, die das Gewebe zusammenziehen, die Blutgerinnung fördern und entzündungshemmend sind.
- **Arnika** hat dank ihrer Inhaltsstoffe – Terpenverbindungen, Flavonoide, ätherische Öle – eine abschwellende und auch entzündungshemmende Wirkung.

Anwendungen, die sich bewährt haben

Zur Linderung des Schmerzes, zum Blutstillen und zur Wundheilung werden Heilkräuter in Umschlägen, Bädern und Salben eingesetzt. Sehr empfehlenswert bei der Behandlung von Schürfwunden sind die frischen Blätter des Spitzwegerichs, der auf nahezu jeder Wiese und am Wegrand wächst. Notfalls kann man auch eine verwandte Art wie etwa den Breitwegerich verwenden.

Frischpflanze

Spitzwegerichblätter

Anwendung: Man presst, unmittelbar nachdem man sich die Wunde zugezogen hat, einige Tropfen Saft auf die Verletzung, und zwar durch Rollen des Blattes in der Hand. Falls dies nicht gelingt, kann man auch einige Blätter kauen und den Brei auf die Wunde auflegen.

Umschläge und Tinkturen

Hirtentäschelkraut

Anwendung: 2 Teelöffel Hirtentäschelkraut mit 1 Tasse kochendem Wasser übergießen, 15 Minuten ziehen lassen und abseihen. Ein Leinentuch in den abgekühlten Tee tauchen, auf die Wunde auflegen, ein zweites Tuch locker darüber binden. Mehrmals täglich wechseln.

Ackerschachtelhalmkraut

Anwendung: 10 Teelöffel Ackerschachtelhalmkraut mit 1 Liter Wasser übergießen, 30 Minuten kochen lassen und abseihen. Ein Leinentuch in den abgekühlten Tee tauchen, auf die Wunde auflegen und ein zweites Tuch locker darüber binden. 3-mal täglich wechseln.

Ringelblumenblüten

Anwendung: 1 bis 2 Teelöffel Ringelblumenblüten mit 1 Tasse kochendem Wasser übergießen, 10 Minuten ziehen lassen und abseihen. Ein Leinentuch in den Tee tauchen, noch warm auf die Wunde auflegen. Ein zweites Tuch darüber legen, 15 Minuten wirken lassen.

Johanniskraut

Zubereitung: 25 g Johanniskraut im Mörser zerdrücken, in ein genügend großes Glasgefäß geben und 1/2 Liter Olivenöl dazugeben. Gut mischen, luftdicht verschließen und an einem sonnigen Platz etwa 6 Wochen ziehen lassen (bis sich der Inhalt rot verfärbt hat). Das Johanniskrautöl abfiltern, die wässrige Schicht abgie-ßen und das Öl kühl aufbewahren. Es ist gut verschlossen etwa 9 Monate haltbar.

Anwendung: 10 ml Johanniskrautöl mit 90 ml Olivenöl mischen, ein Leinentuch darin tränken und auf die Verletzung auflegen, mit einem weiteren Tuch fixieren. Verband nach 8 Stunden wechseln.

Achtung: Das Öl nicht an die Kleidung bringen!

❖ **Kamillenblüten**

Anwendung: 1 Esslöffel Kamillenblüten mit 1 Tasse kochendem Wasser (etwa 150 ml) übergießen, zugedeckt 5 bis 10 Minuten ziehen lassen und abseihen. 1- bis 2-mal täglich ein Leinentuch in den abgekühlten Tee tauchen, auf die betroffenen Stellen auflegen und ein trockenes Tuch darüber legen und ungefähr 20 Minuten einwirken lassen.

Tinktur: 1 Esslöffel Kamillen-Tinktur (aus der Apotheke) zu 100 ml abgekochtem Wasser geben. Mehrmals am Tag die entzündete Wunde damit behandeln.

❖ **Zauberstrauchrinde**

Anwendung: 2 Teelöffel Zauberstrauchrinde mit 1 Tasse kochendem Wasser übergießen, 10 bis 15 Minuten ziehen lassen und abseihen. Abkühlen lassen, ein Leinentuch in den Tee tauchen, ein trockenes Tuch darüber legen und 15 Minuten einwirken lassen.

❖ **Thymiankraut**

Tinktur: 30 Tropfen Thymian-Tinktur (aus der Apotheke) zu 100 ml abgekochtem Wasser geben. Mehrmals am Tag vorsichtig auf die entzündete Wunde auftupfen.

Salben

❖ **Beinwellwurzel**

Zusammensetzung: 12 g Beinwellwurzel und 100 g Eucerin (aus Fetten und Wachsen der Schafwolle).

Zubereitung: Eucerin im Wasserbad leicht erwärmen, die Wurzelstücke dazugeben und danach aus dem Wasserbad nehmen. Mehrere Tage zugedeckt ziehen lassen. Die Mischung erneut im Wasserbad erwärmen, bis das Eucerin flüssig wird und die Wurzeln absinken. Durch einen feinen Filter (z. B. Verbandsmull) in ein Vorratsgefäß gießen.

Anwendung: Täglich 2- bis 3-mal dick auftragen. Nicht länger als 4 bis 6 Wochen anwenden.

❖ **Ringelblumenblüten**

Zusammensetzung: 5 g Ringelblumenblüten und 100 g Eucerin (aus Fetten und Wachsen der Schafwolle).

Zubereitung: Eucerin im Wasserbad leicht erwärmen, die Blüten dazugeben und aus dem Wasserbad nehmen. Mehrere Tage zugedeckt ziehen lassen, bis sich das Eucerin orange verfärbt hat. Die Mischung erneut im Wasserbad erwärmen, bis das Eucerin flüssig wird und die Blüten absinken. Durch einen feinen Filter (z. B. Verbandsmull) in ein Vorratsgefäß gießen.

Anwendung: 1-mal täglich die Haut mit dieser Salbe eincremen.

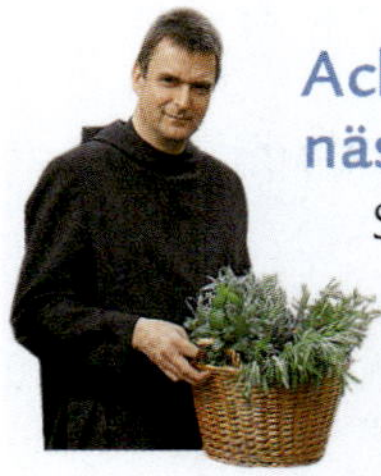

Ackerschachtelhalm bei nässenden Wunden

Schon zu Zeiten von Albertus Magnus hat man die Heilkraft des Ackerschachtelhalmes gepriesen, der sich vor allem bei schlecht heilenden Wunden als Auflage eignet. Dazu kocht man 50 g Ackerschachtelhalmkraut 10 Minuten in 1 Liter Wasser, seiht den Sud ab und lässt ihn abkühlen. Dann träufelt man den Ackerschachtelhalmsud auf eine sterile Kompresse und legt diese auf die Wunde.

Präparat aus der Apotheke

❖ **Arnika**

Anwendung: Arnika wird für die äußerliche Anwendung in drei Formen angeboten: als Salbe mit einem 10- bis 15-prozentigen Arnika-Extrakt, als kühlendes Arnika-Gel ohne Fettanteil und als alkoholische Arnika-Tinktur, die sich in verdünnter Form für Waschungen und Umschläge verwenden lässt.

Insektenstiche

Insektenstiche waren schon immer ein Thema der Klosterheilkunde, wobei man im Altdeutschen übrigens meist vom »Biss der giftigen Tiere« sprach. Gegen Insektenstiche hat das ›Elsässische Arzneibuch‹ folgende Ratschläge parat: »Für den Biss der Wespe und der Hornisse nimm Salz und Honig und Essig und lege es auf den Biss. Wem die Spinne (…) Schmerz zugefügt hat, der soll sich sofort mit Wegerichsaft einreiben.«

Ursachen und Symptome

Während sich Mücken, Pferdebremsen und Zecken von Blut ernähren, stechen Wespen und Bienen im Allgemeinen nur dann, wenn sie sich bedroht fühlen. Insektengifte enthalten Substanzen, die um die Einstichstelle herum Schwellungen und Brennen verursachen. Typische Insektenstiche äußern sich in geröteten, juckenden und angeschwollenen Quaddeln. Grundsätzlich gilt hierbei, dass durch einen Stich Fremdkörper in unseren Organismus gelangen. Dies löst in der Folge einen Abwehrmechanismus aus, der im Falle einer Allergie übermäßig stark ausfällt.

Obwohl Insektenstiche in den allermeisten Fällen nicht gefährlich sind, müssen sie mitunter doch von einem Arzt behandelt werden. Immerhin reagiert etwa jeder Fünfzigste allergisch auf Insektenstiche. Akute Reaktionen wie beschleunigter Puls, Schluckbeschwerden, Schwindel, Übelkeit oder eine sich schnell ausbreitende Schwellung müssen sehr ernst genommen werden und gehören in die Hände eines Arztes.

Strategien der Behandlung

1. **Insektenabwehr:** Einigen Insekten kann man durch ätherische Öle, die man auf die Haut gibt, die Lust am »Anbeißen« nehmen. Für Säuglinge und Kleinkinder empfiehlt es sich, einen Wattebausch mit den ätherischen Ölen zu tränken und ihn in die Nähe der Schlaf- und Spielstätte zu legen. Allerdings schützen die Geruchsstoffe, die die meisten Insekten fern halten, oftmals nicht vor Bienen und Wespen. Hier hilft am besten Rauch, etwa von einer Kerze. Hingegen locken stark riechende Kosmetika und Parfüms Bienen und Wespen regelrecht an.
2. **Zurückdrängen der Schwellung:** Unmittelbar nach dem Stich soll man die Wunde aussaugen, um das Insektengift aus dem Körper zu entfernen, und den Speichel ausspucken. Der Schwellung kann man durch kühlende Maßnahmen vorbeugen.
3. **Linderung des Juckreizes und Hemmung der Entzündung:** Es ist sehr wichtig, den Juckreiz zu lindern, da ansonsten ein Teufelskreis aus Juckreiz und Kratzen entsteht. Je mehr man kratzt, desto stärker wird die Entzündung und damit wiederum der Juckreiz. Daraus resultieren nässende und eitrige Hautläsionen (Verletzungen). Bei aufgekratzten Stichen helfen die unter »Wunden« beschriebenen Maßnahmen.
4. **Beseitigung des Insektengifts:** Ein von einer Wespe (oder Biene) in der Haut zurückbleibender Stachel sollte sofort mit den Fingernägeln oder am besten mit einer Pinzette entfernt werden, damit nicht noch weiteres Gift aus dem Stachel in die Haut gelangt. Die Ausbreitung von Bienengift in die angrenzenden Körperstellen kann verhindert werden, indem man kaltes Wasser für einige Minuten über die Einstichstelle laufen lässt. Ganz anders sollte nach einem Wespenstich vorgegangen werden. Deren Gift ist hitzeempfindlich und zerfällt bei 40 °C. Aus diesem Grund sollte man die Einstichstelle sofort mit einem feuchtheißen Stoff betupfen.

Welche Heilpflanzen helfen?

- Falls in der freien Natur keine anderen Mittel verfügbar sind, hilft Kühlen mit Spucke und die früher bereits genannte Behandlung mit **Spitzwegerich** (siehe Wunden, Seite 320).
- **Arnika** erzielt mit ihren Inhaltsstoffen – Terpenverbindungen, Flavonoide, ätherische Öle (u. a. Thymol) – eine optimale abschwellende und darüber hinaus auch entzündungshemmende Wirkung.
- **Lavendelöl** hilft gegen Juckreiz.
- Mit den starken Gerüchen des **Nelken-**, Lavendel- und Zedernöls werden Insekten abgehalten. Auch Zitronenmelisse, Zimt oder Thymian mögen manche Insekten nicht.

Anwendungen, die sich bewährt haben

Zur Linderung des Juckreizes und zum Zurückdrängen der Schwellung helfen ein Frischpflanzenpresssaft sowie Heilkräuter in Form einer Salbe oder eines Öls. Als Erste-Hilfe-Maßnahme hat sich auch ein Rosenessig-Umschlag bewährt. Er beruhigt entzündete und nässende Hautstellen und wirkt durch sein Auszugsmittel, die essigweinsaure Tonerdelösung, zugleich abschwellend, desinfizierend, juckreizstillend und austrocknend. Außerdem wirkt er angenehm kühlend.
Eine wirkungsvolle Insektenabwehr erreicht man mit manchen ätherischen Ölen.

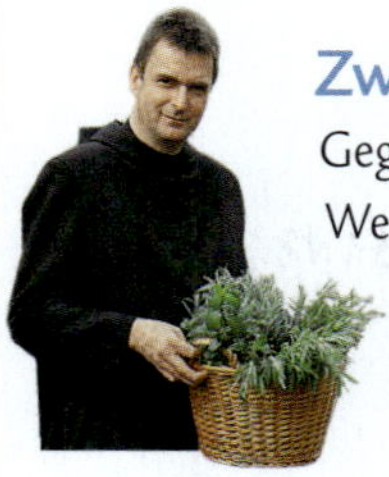

Zwiebel bei Insektenstichen

Gegen schmerzende und anschwellende Wespenstiche gibt es in jedem Haushalt ein ebenso einfaches wie überaus erfolgreiches Mittel: die Zwiebel. Wer vorhat, sich im Sommer länger draußen aufzuhalten und beispielsweise zu wandern, der sollte möglichst immer eine Zwiebel in seinem Gepäck mitnehmen. Was man tun muss? Man reibt die Einstichstelle mit einer halb aufgeschnittenen Zwiebel ein, lässt den Zwiebelsaft 5 bis 15 Minuten lang einziehen und kühlt die Stelle dann mit kaltem Wasser.

Frischpflanze

❖ **Spitzwegerich**
Anwendung: Man presst, unmittelbar nachdem man sich einen Stich zugezogen hat, einige Tropfen Spitzwegerichsaft direkt auf die Verletzung, und zwar durch Rollen des Blattes in der Hand; für den Fall, dass dies nicht gelingen sollte, kann man auch einige Blätter kauen und den Brei auf die Wunde auflegen.

Hautalkohol

❖ **Lavendelöl**
Anwendung: 5 ml Lavendelöl mit 25 ml 40-prozentigem Alkohol mischen. Einen Wattebausch mit der Lösung tränken, auf die betroffenen Stellen auflegen, 15 bis 30 Minuten wirken lassen.

Umschlag

❖ **Rosenblütenblätter**
Zubereitung: 50 g getrocknete Rosenblütenbätter in 500 ml essigweinsaurer Tonerdelösung 10 Tage ziehen lassen, durchseihen und in eine lichtundurchlässige Flasche abfüllen.
Anwendung: 10 Esslöffel Rosenessig mit 1 Liter Wasser verdünnen. Ein Leinentuch in die Lösung tauchen, auf die betroffene Hautpartie auflegen, ein trockenes Tuch darüber legen und so lange wirken lassen, wie der Umschlag als kühlend empfunden wird.
Vorsicht: Nicht bei offenen Wunden anwenden.

Präparat aus der Apotheke

❖ **Arnika**
Anwendung: Arnika wird für die äußerliche Anwendung in drei Formen angeboten: als Salbe mit einem 10- bis 15-prozentigen Arnika-Extrakt, als kühlendes Arnika-Gel ohne Fettanteil und als alkoholische Arnika-Tinktur, die sich in verdünnter Form für Waschungen und Umschläge verwenden lässt.

Insektenabwehr

❖ **Lavendelöl**
Anwendung: Das Lavendelöl im Verhältnis 1:10 mit 50-prozentigem Alkohol mischen und danach in eine Sprühflasche abfüllen. Die Haut damit vorbeugend besprühen.
Alternative: Für Säuglinge und Kleinkinder einen Wattebausch mit dem Lavendelöl tränken und in die Nähe der Schlaf- und Spielstätte legen.

❖ **Ölmischung**
Zusammensetzung: 3 ml Nelkenöl, 3 ml Zedernöl, 3 ml Pfefferminzöl und 8 ml Lavendelöl. Wer das kühlende Pfefferminzöl als unangenehm empfindet, kann es auch durch die gleiche Menge Sandelholzöl ersetzen.
Anwendung: 20 Tropfen Ölmischung mit 20 ml 40-prozentigem Alkohol vermengen und zum Besprühen der Haut in eine Sprühflasche geben. Wer möchte, kann die Ölmischung zum Einreiben der Haut gern auch mit Weizenkeimöl versetzen.

Sonnenbrand, Verbrennungen, Verbrühungen

Der Sonnenbrand wird in der Klostermedizin nicht eigens erwähnt, was daran lag, dass damals kaum jemand auf die Idee kam, sich ohne Schutz über einen längeren Zeitraum in stechender Sonne aufzuhalten. Kam es dennoch zu einem Sonnenbrand, wurde er wie eine Brandwunde behandelt. Ein sehr ausführliches Rezept für Brandwunden und für Verbrühungen überliefert das ›Elsässische Arzneibuch‹. Es basiert auf einer Mischung von Wachs, Hirschtalg und Rosenöl, die mit einem reinen Tuch zu einem Pflaster verarbeitet wird, das man auf die Brandwunde auflegt. Hierzu ist Folgendes im ›Elsässischen Arzneibuch‹ zu lesen: »(…) ist sehr gut gegen den Brand, sei er durch Feuer oder durch Wasser oder von anderen Dingen entstanden«.

Ursachen und Symptome

In der Medizin unterscheidet man leichte (d. h. leichte Hautrötung), mittelschwere (d. h. leichte Blasenbildung) sowie schwere **Sonnenbrände** (d. h. starke Hautrötung, Schüttelfrost und Fieber). Die Symptome bilden sich allmählich aus und können erst bis zu 24 Stunden nach der Sonneneinstrahlung auftreten. Abgesehen davon, dass Sonnenbrand schmerzhaft sein kann, beschleunigt er den Alterungsprozess der Haut und kann das Risiko von Krebserkrankungen erheblich steigern. Das in der Haut enthaltene Melanin absorbiert die UV-Strahlen der Sonne und bildet so einen ganz natürlichen Sonnenschutz. Hellhäutige Menschen haben allerdings weniger Melanin als dunkelhäutige und neigen deshalb weitaus eher zu Sonnenbrand.

Wenn die Pigmentierung der Haut nicht ausreicht, dringen die Strahlen in tiefere Hautschichten vor, wo sie dann eine Ausschüttung von ganz bestimmten körpereigenen Botenstoffen auslösen, die an der Entstehung von Entzündungen beteiligt sind. Diese Botenstoffe lösen bei einem Sonnenbrand Entzündungsreaktionen aus mit den typischen Symptomen wie beispielsweise Rötung, Schwellung, Brennen und Hautjucken. Wann ein Sonnenbrand auftritt, hängt außerdem von den geographischen Gegebenheiten, von der Jahreszeit, der Tageszeit und den Wetterbedingungen ab. Auch Medikamente können die Haut empfindlich gegen UV-Strahlen werden lassen.

Bei **Verbrennungen** liegt eine Schädigung der Haut durch Flammen vor, bei **Verbrühungen** eine solche durch heiße Flüssigkeiten. Die Auswirkung ist in beiden Fällen gleich. Sowohl Verbrennungen als auch Verbrühungen werden in drei Schweregrade unterteilt: Bei **Grad 1** tritt sofort eine Rötung und Schwellung ein, bei **Grad 2** bilden sich Bläschen, teilweise kann auch das Bindegewebe unter der Oberhaut zerstört sein und sich ein Blutgerinnsel bilden. Bei **Grad 3** stirbt die Haut ab, wonach es zu Narbenbildung kommt. Die Betroffenen verspüren keinen Schmerz mehr, da die Hautnerven bereits zerstört sind Verbrennungen ab Grad 2 gehören unbedingt in ärztliche Behandlung.

Strategien der Behandlung

1. **Kühlen bei leichtem Sonnenbrand:** Kühlen lindert die mit einem Sonnenbrand verbundenen Schmerzen. Auch wenn der Schmerz bereits nachlässt, sollte die Kühlung unter fließendem kaltem, aber nicht eiskaltem Wasser wenigstens für 15 bis 20 Minuten fortgeführt werden (ideal ist eine Temperatur zwischen 6 und 12 °C). Abgesehen von Wasser sind kühlende Heilpflanzen hilfreich.
2. **Hemmung der Entzündung:** Durch Verbrennungen verletzte Haut entzündet sich leicht. Aus diesem Grund sollte man mit Heilpflanzen aus der Klostermedizin entzündungshemmende Maßnahmen treffen, um die Symptome zu lindern. Keinesfalls sollte man jedoch Verbrennungen des zweiten und dritten Grades mit Salben oder Umschlägen selbst behandeln – hier muss ein Arzt hinzugezogen werdent!
3. **Wundheilung:** Kommt es zu einer Blasenbildung, kann die Wundheilung mit Heilpflanzen aus der Klostermedizin unterstützt werden.

   Vorsicht: Auf Brandwunden sollte man niemals Mehl oder ähnliche Mittel aufbringen. Sie verkleben das verbrannte Gewebe und bilden einen idealen Nährboden für Bakterien.

Welche Heilpflanzen helfen?

- Eine bei Entzündungen jeder Art einsetzbare Pflanze ist die **Kamille** (siehe auch Akne auf Seite 313).
- Mit den Hauptwirkstoffen der **Arnika**, Terpenverbindungen, Flavonoiden und ätherischen Ölen (u.a. Thymol), kann eine entzündungshemmende Wirkung erzielt werden.
- Die **Ringelblume** ist ein bewährtes Mittel bei Wunden und kann auch bei Verbrennungen empfohlen werden. Sie wirkt entzündungs- und keimhemmend und fördert die Gewebsneubildung. Die Pflanze enthält u.a. fettes und ätherisches Öl, Carotinoide, Flavonoide, Saponine und Polysaccharide.
- Nicht nur bei Verletzungen, sondern insbesondere bei der Behandlung von Brandwunden gibt es sehr gute Erfahrungen mit **Johanniskraut**. Welche Inhaltsstoffe und welcher Wirkmechanismus hier allerdings zum Tragen kommen, ist bis heute noch nicht von der Wissenschaft geklärt.
- Eine viel gepriesene Heilpflanze bei Sonnenbrand ist auch die **Aloe**. Das Gel aus ihren Blättern kann der Haut zusätzliche Feuchtigkeit spenden und wirkt zugleich kühlend.

Anwendungen, die sich bewährt haben

Zur Behandlung von Verbrennungen und Verbrühungen werden die Heilkräuter aus der Klostermedizin in Umschlägen oder auch in Salben eingesetzt.

Umschlag und Salbe

Kamillenblüten

Anwendung: 1 Esslöffel Kamillenblüten mit 1 Tasse kochendem Wasser (etwa 150 ml) übergießen, zugedeckt 5 bis 10 Minuten ziehen lassen und abseihen. Ein Leinentuch in den abgekühlten Tee tauchen, auf die betroffenen Hautpartien auflegen und ein trockenes Tuch darüber legen. Den Umschlag 20 Minuten einwirken lassen. Täglich 1- bis 2-mal anwenden.

Ringelblumenblüten

Zusammensetzung: 5 g Ringelblumenblüten und 100 g Eucerin (aus Fetten und Wachsen der Schafwolle).

Zubereitung: Eucerin im Wasserbad leicht erwärmen, die Blüten dazugeben und aus dem Wasserbad nehmen. Mehrere Tage zugedeckt ziehen lassen, bis sich das Eucerin orange verfärbt hat. Die Mischung erneut im Wasserbad erwärmen, bis das Eucerin flüssig wird und die Blüten absinken. Durch einen feinen Filter (z.B. Verbandsmull) in ein Vorratsgefäß gießen.

Anwendung: 1-mal täglich die Haut mit dieser Salbe eincremen.

Präparate aus der Apotheke

Arnika

Anwendung: Arnika wird für die äußerliche Anwendung in drei Formen angeboten: als Salbe mit einem 10- bis 15-prozentigen Arnika-Extrakt, als kühlendes Arnika-Gel ohne Fettanteil und als alkoholische Arnika-Tinktur, die sich in verdünnter Form für Waschungen und Umschläge verwenden lässt.

Aloe-Gel

Die beste Wirkung auf die Haut besitzt das frische Aloe-Gel. Wer eine Aloe-Pflanze zu Hause hat, kann ein Blatt abschneiden und das Gel herauslaufen lassen. Das frische Gel direkt auf die Haut auftragen.

Anwendung: Praktikabler sind Aloe-Gels aus der Apotheke. Die Dosierung erfolgt gemäß den Angaben auf dem Beipackzettel.

Johanniskraut

Zubereitung: 25 g Johanniskraut im Mörser zerdrücken, in ein genügend großes Glasgefäß geben und 1/2 Liter Olivenöl dazugeben. Gut mischen, luftdicht verschließen und an einem sonnigen Platz ungefähr 6 Wochen ziehen lassen (bis sich der Inhalt rot verfärbt hat). Das Johanniskrautöl abfiltern, die wässrige Schicht abgießen und das Öl kühl aufbewahren. Es ist gut verschlossen etwa 9 Monate haltbar.

Anwendung: 10 ml Johanniskrautöl mit 90 ml Olivenöl mischen, ein Leinentuch darin tränken, auf die Verletzung auflegen und mit einem weiteren Tuch fixieren. Den Verband nach 8 Stunden wechseln.

Achtung: Das Öl nicht an die Kleidung bringen!

Für Muskeln und Gelenke

Konrad von Megenberg fasst in einer Abhandlung den anatomischen Wissensstand seiner Zeit (Mitte des 14. Jahrhunderts) zusammen: »Einige Meister sagen, dass der Mensch sechs Muskelstränge besitzt, zwei in den Händen, zwei in den Armen und zwei in den Beinen. Einige Gelehrte zählen noch vier weitere hinzu, die sie auch Muskelstränge nennen, und diese vier Stücke sind das Herz, das Gehirn und die zwei Hoden am Mann. Galen von Pergamon sagt aber, dass das Hirn kein Muskel sei. Nun sagen aber die anderen Gelehrten, dass es sich nicht ziemt, dass man die edlen Teile des Leibes Mäuslein (so bezeichnet der Megenberger die Muskelstränge) nennt, denn ein Muskelstrang ist das Geschirr der willentlichen Bewegung an den Gliedern und ist aus Fleisch und aus Adern zusammengefügt und aus natürlichen Bändern (Sehnen). Der arabische Gelehrte Rasis sagt, dass es fünfhundert und achtundzwanzig sind, wie es Galen lehrt.«

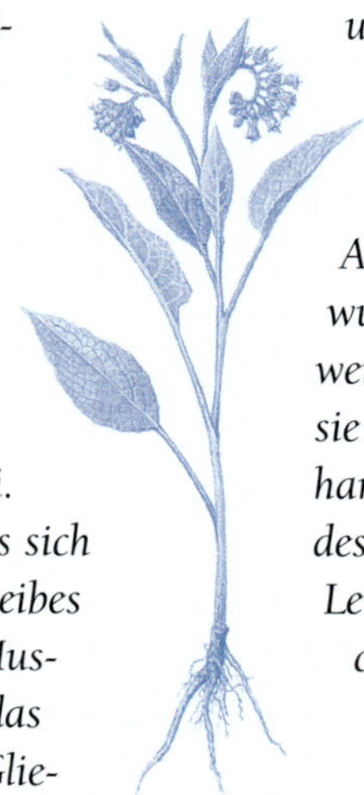

Über die Knochen schreibt Konrad von Megenberg: »Galen sagt, dass der Knochen zu den ersten Gliedern gehört, der in gleicher Art mehrfach vorhanden ist. Und der Knochen wurde von der Natur hart gemacht, weil er die weichen Glieder des Leibes aufrecht erhält, und sie können sich bewegen, weil sie unterschiedlich hart sind. Deshalb sind die Knochen das Gerüst des schwachen Fleisches wie die Pfähle, die eine Lehmwand zusammenhalten. Die harten Knochen sind inwändig hohl, weiß und belastbar.

Die Knochen der Männer sind stärker als die der Frauen, außer bei den Frauen, die Amazonen genannt werden.«

Der Bewegungsapparat

Es ist ein kompliziertes und zugleich faszinierendes System aus Knochen, Gelenken und den dazugehörigen Bändern, Sehnen und Muskeln, das uns ermöglicht, zu gehen und zu laufen oder auch feinmotorische Arbeiten zu erledigen. Dieses System bezeichnet man allgemein als Bewegungsapparat. Während das Skelett und die Gelenke den passiven Teil des Bewegungsapparats bilden, besteht der aktive Teil aus Muskeln, die über die Sehnen an den Knochen befestigt sind. Insgesamt hat der Mensch etwa 200 Knochen, die das Skelett, das Stützgerüst unseres Körpers, bilden.

Knochen sind gut durchblutet und regenerieren sich deshalb relativ schnell nach Rissen oder Brüchen. Sie sind mit einer feinen Schicht aus Bindegewebe umhüllt, der so genannten **Knochenhaut**. Bis auf die Gelenkflächen und die Ansatzstellen für die Sehnen liegt die Knochenhaut eng an jedem Knochen an.

Die Knochen sind meist durch Gelenke miteinander verbunden, bewegliche Verbindungen zwischen festen Elementen. Der Mensch besitzt mehr als 100 Gelenke, wobei man zwischen echten und unechten Gelenken unterscheidet: Bei den **unechten Gelenken** (wie z. B. Bandscheiben oder Kreuzbein) sind zwei Knochen über ein Füllmaterial miteinander verbunden. Sie ermöglichen nur eine geringe Bewegung. Bei den **echten Gelenken** sind die Knochen durch einen Gelenkspalt voneinander getrennt. Charakteristisch für die echten Gelenke ist der Aufbau aus **Gelenkkopf** und **Gelenkpfanne**. Innen besteht das Gelenk aus **Knorpelgewebe**, das sich nur in der Kindheit bildet. Jedes Gelenk ist von einer straffen zweischichtigen Hülle umgeben, der so genannten **Gelenkkapsel**. Die äußere Schicht gibt den festen Halt und schützt auf diese Art und Weise vor falschen Bewegungen, die Verrenkungen oder auch Überstreckungen verursachen könnten. Die innere Schicht (Synovialmembran) besteht aus elastischen Fasern, in die Nerven und Gefäße eingebettet sind. Diese Membran sondert die **Synovialflüssigkeit** ab, die die Gelenkflächen »schmiert« und zudem die gefäßlosen Knorpel ernährt. Einige besonders beanspruchte Gelenke, wie beispielsweise das Hüft- oder das Kniegelenk, haben **Gelenkbänder**, die der Bewegungsführung dienen. Alle Gelenkbestandteile wie Knochen, Knorpel, Gelenkkapseln und Bänder bestehen aus Bindegewebe.

Der Knochenbau gibt dem Körper die innere Stabilität, die Gelenke machen es möglich, dass der Körper beweglich ist. Doch eine zielgerichtete Bewegung wird erst durch die **Muskeln** möglich. Insgesamt 700 Muskeln besitzt der menschliche Körper. Die Steuerung der Bewegung eines Gelenks erfolgt durch Anspannung der **Beuge-** oder **Streckmuskulatur**, wobei die jeweils entgegengesetzte Muskulatur locker lässt. Durch diese gegenläufige Zusammenarbeit der Muskeln können die Gelenke detailgenau bewegt werden. Bei verkrampfter Haltung, etwa durch einseitige Beanspruchung, einseitige Bewegung oder Stress lässt die Muskulatur nicht richtig locker: Es entsteht eine zu hohe Grundspannung (Tonus). Ist der Tonus ständig zu hoch, bedeutet das für die Gelenke eine erhöhte Belastung und außerdem eine Strapaze für die Muskulatur und Bänder.

Die zentrale Stütze unseres Körpers ist die **Wirbelsäule**. Sie trägt den Kopf und schützt lebenswichtige Organe wie Herz, Lunge und Leber sowie den Verdauungstrakt. Die Wirbelsäule besteht aus 24 Wirbelknochen sowie dem Kreuz- und dem Steißbein. Die **Halswirbelsäule** besitzt sieben Wirbel, die **Brustwirbelsäule** zwölf und die **Lendenwirbelsäule** fünf. Das **Kreuzbein**, das aus fünf miteinander verschmolzenen Wirbeln gebildet wird, verbindet die Wirbelsäule mit dem Becken – hier setzen die beiden Beckenknochen an. Auch das **Steißbein** besteht aus drei bis fünf Wirbeln, die jedoch verkümmert sind. Von vorn betrachtet ist die Wirbelsäule gerade; von der Seite gesehen weist sie vier Krümmungen auf: Die Halswirbel wölben sich leicht nach vorn, die Brustwirbelsäule nach hinten, die Lendenwirbelsäule biegt sich wiederum nach vorn und das Kreuzbein mit Steißbein wieder nach hinten.

Die einzelnen Knochen der Wirbelsäule sind durch Bandscheiben, Wirbelgelenke, Bänder und Muskeln miteinander verbunden. Die **Bandscheiben** trennen die **Wirbel** und wirken als flexible Puffer bei Stößen und Belastungen. Die übereinander liegenden Wirbel sind so geformt, dass sie den **Wirbelkanal** ringförmig umschließen, in dem das **Rückenmark** und die aus ihm austretenden Nerven geschützt vom Gehirn nach unten verlaufen. Auf der Seite des Wirbelkanals sitzen an jedem Wirbel sieben Fortsätze. Bis auf den siebten, den Dornfortsatz, treten sie paarweise auf. Kleine Gelenke verbinden die Wirbel miteinander und sorgen dafür, dass sie gegeneinander beweglich sind. Zwischen zwei Wirbelkörpern treten wichtige Nervenstränge aus, die Gehirn und Organe sowie Gliedmaßen im Körper untereinander verbinden.

Muskel- und Skeletterkrankungen

Erkrankungen des Muskel- und Skelettsystems stehen bei vielen Menschen nicht im Mittelpunkt ihres gesundheitlichen Interesses, da sie meist nicht unmittelbar lebensbedrohlich sind. Zu Unrecht, denn Gelenkerkrankungen und Rückenbeschwerden zählen mittlerweile zu den großen Volkskrankheiten. Jeder Zehnte klagt hierzulande über die Folgen kranker Gelenke. Zwischen 60 und 80 Prozent der Bevölkerung leiden zumindest einmal in ihrem Leben anhaltend an Rückenschmerzen. Und Osteoporose, eine Krankheit, bei der die Knochensubstanz im Alter abgebaut wird, zählt weltweit zu den zehn häufigsten Erkrankungen – Tendenz steigend.

Muskel- und Skeletterkrankungen tragen in großem Maße zu einer Beeinträchtigung der Lebensqualität bei: Sie behindern viele der Bewegungen, die wir zur Bewältigung unseres Alltags benötigen. Und behandelt man sie zu spät oder nicht richtig, besteht leicht die Gefahr, dass sie chronisch werden.

Um den gesamten Bewegungsapparat möglichst lange gesund zu erhalten, kommt vorbeugenden Maßnahmen eine zentrale Rolle zu. So sind etwa Calcium und Vitamin D für den Aufbau des Skeletts von größter Bedeutung. Vor allem bis zum 25. Lebensjahr sollte man auf eine ausreichende Calciumzufuhr achten, denn bis dahin befindet sich der Körper noch im Knochenaufbau. Vitamin D hilft dem Körper bei der Aufnahme von Calcium in den Knochen. Für die Bildung von Vitamin D benötigt der Körper Sonnenlicht, weshalb man sich täglich mindestens eine halbe Stunde an der frischen Luft aufhalten sollte.

Eine weitere wichtige prophylaktische Maßnahme ist Ausdauertraining. Dies ist schon allein deshalb entscheidend, weil erst durch Bewegungsreize das mit der Nahrung aufgenommene Calcium in die Knochen eingebaut wird. Außerdem verhindert sportliche Betätigung die Entstehung von Übergewicht, welches sich negativ auf die meisten Gelenke auswirkt. Besonders empfehlenswert sind Radfahren und Wandern, aber auch Schwimmen in warmem Wasser.

Arthrose

Johannes Platearius gibt eine ausführliche Schilderung der rheumatischen Erkrankungen: »Der Krampf in den Gelenken ist ein Leiden, das mit Anschwellung und Schmerz verbunden ist. (...) Gewöhnlich entsteht dies Leiden aus dem Blut sowie aus Gelbgalle und Weißschleim (Phlegma); am häufigsten jedoch durch einen Fluss der Säfte an den Schmerzensort.« Nahezu alle Erkrankungen der Muskeln und Gelenke hat man im Mittelalter auf die Gicht zurückgeführt. Man wusste damals also noch nichts über Arthrose oder Arthritis.

Ursachen und Symptome

Gelenkverschleiß, die so genannte Arthrose, ist eine mit dem Alter fortschreitende Erkrankung. Am häufigsten betroffen ist das Kniegelenk, danach folgen Schultern, Hüften und Fingergelenke. Arthrose beginnt mit einer Verletzung des Knorpels. Dazu können angeborene Beeinträchtigungen im Bewegungsapparat, etwa X- oder O-Beine, oder auch Unfallfolgen beitragen, die bewirken, dass sich das Gelenk nicht mehr in der natürlichen Stellung befindet und überstrapaziert wird. Auch mechanische Überlastungen, die immer wiederkehren und einseitig auf das Gelenk einwirken, können zu Arthrose führen. Übergewicht leistet vor allem einer Kniegelenksarthrose Vorschub. Durch die winzigen Knorpelverletzungen kommt es zu einem vermehrten Abrieb der glatten und empfindlichen knorpeligen Gelenkoberflächen, die schließlich aufgeraut werden. Auf diese Weise entsteht eine Reibung im Gelenk, die zu einer Reizung der Gelenkschleimhaut und zu schweren Entzündungen führt. Letztlich sind sämtliche Gelenkstrukturen davon betroffen – die Knochen, die Bänder, die Gelenkkapsel und die umgebende Muskulatur.
Dieser Zustand, den man **aktivierte Arthrose** nennt, macht sich durch Schwellung, Rötung der Gelenkregion und Schmerz bemerkbar. Schont man die betroffenen Gelenke (Bettruhe, Ruhigstellung), können die Beschwerden nach wenigen Tagen abklingen oder gar vollständig verschwinden. Diesen Zustand bezeichnet man als **nicht-aktivierte Arthrose**.

Strategien der Behandlung

Die aktivierte Arthrose muss anders behandelt werden als die nicht-aktivierte, die durch eine dauerhafte Grundbehandlung »im Zaum gehalten« werden kann.

Nicht-aktivierter Zustand

1. **Gesunde Lebensweise:** Liegt eine Empfindlichkeit oder bereits die Schädigung eines Gelenks vor, gilt es, eine (erneute) Aktivierung der Arthrose möglichst zu vermeiden. Eine für die Gelenke günstige Lebensweise kann die Notwendigkeit eines künstlichen Gelenkersatzes (bei Hüfte oder Knie) unter Umständen über Jahre hinauszögern, ohne dass man durch Schmerzen beeinträchtigt wird. Menschen mit geschädigten Knie- oder Hüftgelenken sollten zu große körperliche Anstrengungen vermeiden und das Folgende beachten: Laufen und Joggen sind eine enorme Belastung, insbesondere wegen der monoton verlaufenden Bewegungsmuster und wegen der harten Asphaltböden. Hilfreich sind hier gut gepolsterte Schuhe, die die Stöße auf die Gelenke etwas abfedern können. Auch das Laufen auf weichem Waldboden dämpft die Stöße. Walking stellt übrigens eine gelenkschonendere Alternative bei gleichermaßen effektivem Kreislauftraining dar. Bergwanderer sollten wissen, dass die Kniegelenke beim Bergabgehen leicht überlastet werden.
   Plötzliche Richtungswechsel etwa bei schnellen Ballspielen, insbesondere bei Tennis und Squash, belasten die Gelenke erheblich. Langes Stehen oder Sitzen in einseitiger Position (Autofahren) ist ebenfalls ungünstig für die Gelenke. Günstig sind hingegen sanfte Bewegungen ohne allzu großen Druck auf die Gelenke, wie sie beim Schwimmen und bei der Wassergymnastik ausgeführt werden.
   Ergänzend ist eine gelenkschonende Lebensweise, die eventuell auch berufliche Konsequenzen mit sich bringt, in Erwägung zu ziehen. Zum Ausgleich von muskelverspannendem Stress helfen meditative Entspannungsmethoden. Außerdem ist ausreichender, gesunder Schlaf auf einer orthopädischen Matratze bei Arthrose förderlich, da hier die Muskulatur deutlich entspannt wird und somit die Gelenke und die Wirbelsäule entlastet werden.

2. **Ernährungsumstellung:** Eine natürliche Methode, die Entzündungsbereitschaft im gesamten Körper zu verringern, ist eine an Arachidonsäure arme Ernährung. Arachidonsäure ist im Stoffwechsel des Menschen die Ausgangssubstanz für an Entzündungsreaktionen beteiligte Prostaglandine. Die Säure kommt vorwiegend in fettem (Schweine-)fleisch vor, deshalb wird sie bei einer fleischarmen Ernährung kaum zugeführt. (Weitere Lebensmittel mit hohem Gehalt an Arachidonsäure sind Eidotter, Schmalz, Thunfisch, Leberwurst, Rindfleisch oder Camembert.) Stattdessen sollte man lieber ungesättigte Omega-3-Fettsäuren zu sich nehmen – die Gegenspieler der Arachidonsäure bei Entzündungsreaktionen. Sie sind in größeren Mengen im Fischfett enthalten. Vegetarier erhalten mit einer wöchentlichen Fischmahlzeit genügend Omega-3-Fettsäuren, Fleischesser benötigen dagegen höhere Mengen an Omega-3-Fettsäuren, etwa durch Fischölkapseln.
   Zu einer sinnvollen Ernährungsumstellung gehört auch die zusätzliche Aufnahme von Vitamin E, das als fettlösliches Vitamin in die Gelenkflüssigkeit gelangt und auf diese Weise die »Gelenkschmiere« verbessert. Vitamin E kann die freien Radikale, die bei Entzündungen entstehen, abfangen und so ein weiteres »Anheizen« der Entzündung vermeiden. Vitamin E kommt in verschiedenen pflanzlichen Ölen vor, insbesondere in Weizenkeim-, Sojakeim- und Sonnenblumenkernöl.
3. **Wärmetherapie:** Eine lokale Erwärmung der Haut und des darunter liegenden Gewebes fördert reflektorisch die Durchblutung, sodass sich die Muskulatur automatisch entspannt. Auch durchblutungsfördernde Rheumabäder haben zum Teil sehr lang anhaltende Effekte.

Aktivierter Zustand

1. **Hemmung der Entzündung:** Im Vordergrund der Behandlung der aktivierten Arthrose muss stehen, den Entzündungsprozess so rasch wie möglich aufzuhalten, um eine weitere Gelenkschädigung zu vermeiden. In schweren Fällen ist eine Behandlung durch den Arzt dringend vonnöten. Heilpflanzen vermögen die Entzündung zu lindern und damit die ärztliche Therapie zu unterstützen.
2. **Ruhigstellen der Gelenke:** In dieser Phase der Erkrankung ist weitgehende Schonung, also Bettruhe, sinnvoll. Das betroffene Gelenk sollte man so lagern, dass die zugehörige Muskulatur möglichst entspannt und schmerzfrei ist.
3. **Kühlung:** Um die mit der Entzündung verbundenen Beschwerden – wie Schwellung und Schmerzen – zu lindern, helfen feuchte und kühlende Umschläge.

Welche Heilpflanzen helfen?

- Um die Entzündungsbereitschaft zu reduzieren, werden bei Arthrose neuerdings die **Brennnessel** und die **Afrikanische Teufelskralle** eingesetzt. Brennnessel und Teufelskralle hemmen die Bildung der entzündungsvermittelnden Botenstoffe. Die Brennnessel enthält als wirksame Inhaltsstoffe Phenylpropane, die Teufelskralle hingegen ein Wirkstoffgemisch mit einem hohen Bitterstoffgehalt.
- Auch neuere hoch dosierte Mittel aus **Weidenrinde** werden zur Entzündungshemmung bei Arthrose eingesetzt, vorzugsweise aber erst dann, wenn sich eine neue Entzündung ankündigt. Weidenrinde wirkt über seine Salicylsäure-Verbindungen.
- Die ätherischen Öle von **Wacholder**, Lavendel, Rosmarin und Zitrone sind durchblutungsfördernd und führen zu einer Entspannung der Muskulatur.
- Muskelentspannend wirken auch **Heublumen**, ein Gemisch aus Blütenteilen, Samen, kleineren Blatt- und Stängelstücken verschiedener Wiesenblumen und Gräser, indem sie die Hautdurchblutung anregen. Wirksame Bestandteile sind hier vor allem ätherische Öle und Cumarine.
- **Arnika** ist ebenfalls eine stark entzündungshemmende Heilpflanze und eignet sich daher besonders zur Behandlung der Arthrose in ihrer aktivierten Form. Die äußerliche Anwendung von Arnika ist allerdings nur bei solchen Gelenken sinnvoll, an die man von außen möglichst nah herankommt, etwa an Knien, Händen und Fingern.
- Eine in der Erfahrungsheilkunde bei Arthrose bewährte Pflanze ist auch der **Beinwell**, dessen Einsatz besonders bei schmerzhaften Entzündungen sinnvoll ist. Seine Wirkstoffe, vor allem das Allantoin und Cholin, fördern die Durchblutung und beschleunigen so Heilungsprozesse im Gewebe.

Anwendungen, die sich bewährt haben

Insbesondere bei der Dauerbehandlung, aber auch bei der Akutbehandlung einer Entzündung vermag die Klosterheilkunde effektiv zu helfen.

Nicht-aktivierter Zustand

Zur Behandlung von Arthrose im nicht-aktivierten Zustand werden Heilkräuter und -pflanzen in Tees eingesetzt. Bei manchen Heilpflanzen ist eine Langzeit-Therapie notwendig, um eine optimale Wirkung zu erzielen. Die als sehr angenehm empfundenen Bäder mit entsprechenden Rheumabadezusätzen führen zu einer stärkeren Hautdurchblutung bei hohen Badetemperaturen. Reflektorisch entspannen sich bei der Wärme die Muskeln, wobei Wirbelsäule und Gelenke entlastet werden. Am besten eignet sich ein temperaturansteigendes Bad: Dabei wird die Temperatur von zunächst 37 auf 39 °C erhöht. Jeden zweiten Tag etwa 15 Minuten baden. Für eine Kur von drei Wochen sind mindestens ein Dutzend Bäder zu veranschlagen.

Wärmetherapie

❖ Heublumen

Für eine Anwendung als Heusack kann man sorgfältig geschnittenes und getrocknetes Gras verwenden, das in einen Kissenbezug gefüllt wird, oder auf Fertigpackungen aus der Apotheke zurückgreifen.
Anwendung: Den Heusack am besten leicht anfeuchten und dann in einem alten Kartoffeltopf dämpfen – der Heusack selbst sollte nicht im kochenden Wasser liegen. 1 Stunde lang dämpfen, damit auch die Grashalme etwas weich werden. Anschließend den heißen Heusack herausnehmen, kurz an der Luft abkühlen lassen (erfahrene Bademeister werfen den Heusack zwischen ihren Händen hin und her und schütteln ihn dabei wie ein Kissen auf). Sobald keine Verbrennungsgefahr mehr besteht, den heißen Heusack auf die zu lockernde Muskelpartie legen und mit Tüchern wie bei einem Wickel fixieren, damit keine kühle Luft eindringen kann. Der Heusack bleibt so lange liegen, bis er nicht mehr als wärmend empfunden wird, das ist nach ungefähr 1/2 bis 1 Stunde der Fall.

Kur

❖ Brennnessel

Brennnessel ist als entgiftende Frühjahrs- oder Herbstkur zu empfehlen. Zu der Kur gehört eine allgemeine Diät (Zurückhaltung in der Ernährung, wenig Fleisch und Wurst) und morgens und abends die Einnahme von Brennnessel, traditionell in Form von Brennnesselsaft.
Anwendung: Morgens und abends 2 Esslöffel Brennnesselsaft einnehmen (z. B. zum Frühstück mit Kräutermüsli oder mit Fruchtsaft).

❖ Teemischung

Diese Teemischung soll die Brennnesselkur vervollständigen. Die Pfefferminzblätter und die Malvenblüten werden zur Verbesserung des Geschmacks hinzugefügt.
Zusammensetzung: 86 g Brennnesselkraut, 7 g Pfefferminzblätter und 7 g Malvenblüten.
Teezubereitung: 1 Esslöffel Teemischung mit 1 Tasse Wasser übergießen, zugedeckt 30 Minuten kochen lassen und abseihen. Über den Tag verteilt 6 Tassen trinken. Um eine optimal entwässernde und ausleitende Wirkung zu erzielen, sollte man pro Tasse Tee unbedingt 2 Gläser Wasser nachtrinken.

Tees

❖ Teufelskrallenwurzel

Teezubereitung: 1 Esslöffel grob gepulverte Teufelskrallenwurzel mit 2 Tassen kochendem Wasser übergießen, 8 Stunden – am besten über Nacht – ziehen lassen. Vor dem Trinken noch einmal kurz aufkochen und danach abseihen. Diese zubereitete Menge wird auf 3 Tagesportionen aufgeteilt. Bei Bedarf kann man den Tee mit Fenchelhonig oder Ähnlichem süßen. Die Wirkung setzt ungefähr ab der dritten Anwendungswoche ein.

❖ Teemischung

Brennnessel, Ackerschachtelhalm, aber auch Johannisbeerblätter wirken entwässernd. Mädesüßkraut und Weidenrinde enthalten Salicylsäure-Derivate, die Schmerzen und Entzündungen lindern. Die Johannisbeere sorgt für einen angenehmen Geschmack.
Zusammensetzung: 20 g Johannisbeerblätter, 20 g Weidenrinde, 20 g Brennnesselkraut, 20 g Ackerschachtelhalmkraut und 20 g Mädesüßblüten.

Teezubereitung: 2 Teelöffel Teemischung mit 1 Tasse Wasser übergießen, 30 Minuten kochen lassen und dann abseihen. Über den Tag verteilt 5 bis 6 Tassen Tee trinken. Um die ausleitende Wirkung zu garantieren, über den Tag verteilt mindestens ebenso viele Gläser Wasser wie Tee trinken.

Bäder

❖ Heublumen

Badezusatz: 300 bis 500 g Heublumen mit 5 Liter Wasser übergießen, 15 Minuten kochen lassen, abseihen und ins 38 bis 39 °C warme Badewasser geben. 10 bis 15 Minuten baden. Nach dem Bad sollte man sich sofort ins Bett legen und ruhen.

❖ Rosmarinöl

Rosmarinöl wird mit Eukalyptusöl kombiniert, um eine hautreizende und stärker durchblutungsfördernde Wirkung zu erreichen.

Badezusatz: 15 Tropfen Rosmarinöl und 10 Tropfen Eukalyptusöl mit 1 Becher Sahne verquirlen und ins 39 °C warme Badewasser geben. 20 Minuten baden.

Öl

❖ Massageöl

Die Öle von Wacholder, Rosmarin, Zitrone und Lavendel reizen die Haut: Es kommt zu einer Förderung der Durchblutung, sodass die Entzündungen besser bekämpft werden können.

Anwendung: 10 Tropfen Wacholderöl, 10 Tropfen Rosmarinöl, 5 Tropfen Zitronenöl und 5 Tropfen Lavendelöl mit 30 ml Basisöl (z. B. Olivenöl) mischen und die erkrankten Gelenke sanft damit einreiben.

Aktivierter Zustand

Zur Hemmung der Entzündung werden Heilpflanzen in Fertigpräparaten eingesetzt. Um die akuten Schmerzen und die Schwellung zu lindern, empfiehlt die Klosterheilkunde feuchte Umschläge. Quarkwickel bzw. -umschläge haben sich ebenfalls zur Linderung von Entzündungen bewährt. Außerdem gibt es in der Apotheke sehr gute Beinwellsalben; wer möchte, kann sie auch selbst relativ einfach herstellen.

Umschläge

❖ Quark

Anwendung: 250 g kalten Quark mit einem Schuss Essig verrühren und dick auf ein feuchtes Tuch auftragen. Mit der Quarkseite auf die Haut legen, ein trockenes Baumwolltuch darum legen und mit einem Wollschal fixieren. Den Quarkwickel mehrere Stunden einwirken lassen.

❖ Arnikablüten

Anwendung: 4 Teelöffel Arnikablüten mit 1 Tasse kochendem Wasser übergießen, 5 bis 10 Minuten ziehen lassen und abseihen. Ein Leinentuch in den Tee tauchen und noch warm auf die schmerzenden Stellen legen und 20 bis 30 Minuten einwirken lassen.

Salbe

❖ Beinwellwurzel

Zusammensetzung: 12 g zerkleinerte Beinwellwurzel, 100 g Eucerin (erhältlich in der Apotheke).

Zubereitung: Eucerin im Wasserbad leicht erwärmen, die Wurzelstücke dazugeben und danach aus dem Wasserbad nehmen. Mehrere Tage zugedeckt ziehen lassen. Die Mischung dann erneut im Wasserbad erwärmen, bis das Eucerin sich verflüssigt hat und die Wurzelstücke absinken. Die fertige Salbe durch einen feinen Filter in ein Vorratsgefäß gießen.

Anwendung: Täglich 2- bis 3-mal dick auftragen. Diese Salbe nicht länger als 4 Wochen anwenden.

Präparate aus der Apotheke

❖ Arnika

Anwendung: Arnika kann als Salbe oder Gel angewendet werden, das gleichzeitig kühlt und die entzündungshemmenden Wirkstoffe in die Haut bringt. Arnika-Gel einige Zeit in den Kühlschrank geben und dann Kühlschrank dick auftragen.

❖ Weidenrinde

Anwendung: Wegen der hier erforderlichen hohen Dosierung (Tagesdosis bis zu 120 mg Salicin) empfiehlt es sich, auf Fertigpräparate zurückzugreifen (Dragees, Kapseln, Lösung).

Entzündliche rheumatische Erkrankungen

Rheumatische Erkrankungen wurden früher oft als Gicht bezeichnet und nach der Temperamentenlehre (siehe Seite 408) dem feuchten Typ zuschrieben. So schreibt Hildegard von Bingen: »Bei wem das Feuchte das Trockene übersteigt und das Lauwarme das Trockene und das Schaumige, der kann Widerwärtiges bei sich und bei anderen Menschen ertragen (…). Er ist nicht sehr kränklich, nur dass er manchmal von der Krankheit, die man Gicht nennt, geplagt wird. Er wird lange leben.«

Ursachen und Symptome

Bei entzündlichen Rheumaerkrankungen handelt es sich um Immunerkrankungen, die gegen eigenes Knorpelgewebe gerichtet sind und die Gelenke schwer schädigen. Eine genetische Disposition scheint eine Rolle zu spielen, denn die Erkrankung tritt familiär gehäuft auf. Charakteristisch ist der schubhafte Verlauf, bei dem Phasen mit geringer Beschwerdeintensität mit solchen mit ausgeprägten Entzündungsreaktionen im und um das Gelenk abwechseln – ähnlich wie bei der Arthrose. Ob es sich um Arthrose oder um eine entzündliche Rheumaerkrankung handelt, kann der Arzt durch Blutuntersuchungen feststellen.

Chronische Polyarthritis und Morbus Bechterew sind die bekanntesten entzündlichen Rheumaerkrankungen. Typisch bei Polyarthritis ist der Befall der Fingergelenke, in Einzelfällen können aber auch andere Gelenke stark betroffen sein. An Morbus Bechterew erkranken überwiegend Männer, bei denen dann die Wirbelgelenke im Lendenbereich besonders befallen sind.

Strategien der Behandlung

Wie bei der Arthrose werden unterschiedliche Behandlungsansätze bei einem aktivierten Schub und Phasen mit geringer Beschwerdeintensität verfolgt.

Nicht-aktivierter Zustand

1. **Verringerung der Entzündungsbereitschaft:** Außerhalb eines aktivierten Schubs können Heilkräuter dazu beitragen, mit einer möglichst geringen ärztlichen Basistherapie auszukommen oder sogar völlig auf sie zu verzichten.
2. **Bewegung:** Wer sich bewegen kann, der sollte dies auch tun. Krankengymnastik und Massage sollen die Beweglichkeit der Gelenke erhalten.
3. **Ernährungsumstellung:** Sinnvoll ist vor allem eine an Arachidonsäure arme Ernährung, die reich an Omega-3-Fettsäuren ist – so wird die Entzündungsbereitschaft des gesamten Körpers verringert. Empfehlenswert ist auch die Einnahme von zusätzlichem Vitamin E (siehe Arthrose, Seite 328).

Aktivierter Zustand

Hemmung der Entzündung: Wie bei der aktivierten Arthrose ist im Falle eines Rheumaschubs ein möglichst rasches Abklingen der Entzündungsreaktion wichtig, um eine weitere irreversible Gelenkschädigung zu vermeiden. Während eines solchen Schubs können Heilkräuter meist nur unterstützend zur ärztlichen Behandlung wirken.

Welche Heilpflanzen helfen?

- Eine äußerliche Anwendung von **Arnika**, die entzündungshemmend wirkt, ist überaus hilfreich, wenn die Fingergelenke von Rheuma betroffen sind und sobald akute Schwellungen und zudem auch Schmerzen an den Fingern auftreten.
- Alternativ zu Arnika kann im aktivierten Zustand auch der **Beinwell** eingesetzt werden, wie das die Erfahrungsheilkunde bei schmerzhaften Rheumaschüben seit langem tut (siehe Arthrose, Seite 329).
- Zur innerlichen Anwendung eignen sich besonders **Brennnessel** und **Afrikanische Teufelskralle** (siehe Arthrose, Seite 329).
- Auch die entzündungshemmende **Weidenrinde** empfiehlt sich bei dieser Rheumaerkrankung. Sie enthält wirksame Salicylsäure-Verbindungen.
- Schmerzlindernd wirkt der durch Destillation aus dem **Kampferbaum** gewonnene Campher.

Anwendungen, die sich bewährt haben

Zur Behandlung entzündlicher Rheumaerkrankungen werden Heilkräuter in Tees, Umschlägen oder als Fertigpräparate eingesetzt. Außerdem gibt es in der Apotheke sehr gute Beinwellsalben; wer möchte, kann sie auch selbst relativ einfach herstellen.

Tees

❖ Teufelskrallenwurzel

Teezubereitung: 1 Esslöffel grob gepulverte Teufelskrallenwurzel mit 2 Tassen kochendem Wasser übergießen, 8 Stunden – am besten über Nacht – ziehen lassen. Vor dem Trinken noch einmal kurz aufkochen und danach abseihen. Diese zubereitete Menge wird auf 3 Tagesportionen aufgeteilt. Bei Bedarf kann man den Tee mit Fenchelhonig oder Ähnlichem süßen. Die Wirkung setzt ungefähr ab der dritten Anwendungswoche ein.

❖ Teemischung

Pfefferminzblätter und Malvenblüten verfeinern den Geschmack des entzündungshemmend wirkenden Brennnesselkrauts.

Zusammensetzung: 86 g Brennnesselkraut, 7 g Pfefferminzblätter und 7 g Malvenblüten.

Teezubereitung: 1 Esslöffel Teemischung mit 1 Tasse Wasser übergießen, zugedeckt etwa 30 Minuten kochen lassen und abseihen. Über den Tag verteilt 6 Tassen trinken. Um eine optimal entwässernde und ausleitende Wirkung zu erzielen, sollte man pro Tasse Tee unbedingt 2 Gläser Wasser nachtrinken.

❖ Teemischung

Diese Teemischung ist ebenfalls wegen ihrer entzündungshemmenden Wirkung zu empfehlen.

Zusammensetzung: 20 g Mädesüßblüten, 20 g Weidenrinde, 20 g Goldrutenkraut, 20 g Johanniskraut und 20 g Brennnesselkraut.

Teezubereitung: 1 Esslöffel Teemischung mit 1 Tasse kaltem Wasser übergießen und 1 Stunde ziehen lassen. Danach kurz bis zum Kochen erhitzen, sofort vom Herd nehmen (nicht kochen lassen), wieder 5 bis 10 Minuten ziehen lassen und dann abseihen. Täglich 3 bis 4 Tassen trinken.

Umschlag

❖ Arnikablüten

Anwendung: 4 Teelöffel Arnikablüten mit 1 Tasse kochendem Wasser übergießen, 5 bis 10 Minuten ziehen lassen und abseihen. Ein Leinentuch in den abgekühlten Tee tauchen, auf die schmerzenden Stellen auflegen und mindestens 2 Stunden einwirken lassen.

Alternative: Anstelle des Tees kann man auch Arnika-Tinktur verwenden, die man im Verhältnis 1:5 in Wasser verdünnt.

Salbe

❖ Beinwellwurzel

Zusammensetzung: 12 g zerkleinerte Beinwellwurzel, 100 g Eucerin (erhältlich in der Apotheke).

Zubereitung: Eucerin im Wasserbad leicht erwärmen, die Wurzelstücke dazugeben und danach aus dem Wasserbad nehmen. Mehrere Tage zugedeckt ziehen lassen. Die Mischung dann erneut im Wasserbad erwärmen, bis das Eucerin sich verflüssigt hat und die Wurzelstücke absinken. Die fertige Salbe durch einen feinen Filter in ein Vorratsgefäß gießen.

Anwendung: Täglich 2- bis 3-mal dick auftragen. Diese Salbe nicht länger als 4 Wochen anwenden.

Präparat aus der Apotheke

❖ Arnika

Anwendung: Arnika kann als Salbe – oder hier am besten als Gel – angewendet werden, das gleichzeitig kühlt und die entzündungshemmenden Wirkstoffe in die Haut bringt. Arnika-Gel in den Kühlschrank geben und dann dick auftragen.

❖ Campher

Anwendung: Zur äußerlichen Einreibung wird entweder der Campherspiritus (mit einem Campheranteil von 10 Prozent) genommen oder eine Salbenzubereitung (mit 10- bis 20-prozentigem Campheranteil). 2-mal täglich auf die betroffenen Körperpartien auftragen.

Gicht

Für einen Abt, der wie viele hoch stehende Persönlichkeiten früherer Zeiten mit schweren Gichtproblemen zu kämpfen hatte, wurde im Jahr 1442 ein Gicht-Regiment (also eine Diätvorschrift) verfasst. Es beginnt mit einer Diagnosestellung: »Die Verhältnisse Eurer Körpersäfte, Merkmale und Zufälle Eurer Krankheit habe ich aufmerksam aufgezeichnet; ich bin der Ansicht, dass Euer Schmerz von einer Fußgicht (Podagra) rührt, entstanden aus verschiedenen Ursachen und Säftemischungen, das heißt, aus kaltem, rohem, ungekochtem und unverdautem Krankheitsstoff, mit welchem etwas gelbe Galle und dann und wann auch etwas Blut sich mischt; denn mit dem Schmerz geht dann und wann heftige Hitze und beißendes Stechen einher, vorzüglich wenn das Leiden wächst und wenn es auf dem Höhepunkt verharrt. Dieserart ist Eure Krankheit; es lenkt die richtige Behandlung, nämlich geordnete Lebensführung beziehungsweise angemessene Verhaltensordnung, ferner Arznei.«

Ursachen und Symptome

Gicht ist eine Stoffwechselkrankheit, die mit einem erhöhten Harnsäurespiegel im Blut zusammenhängt (Harnsäure ist das Endprodukt des Purinstoffwechsels). Insbesondere bei Männern steigt mit zunehmendem Lebensalter der Harnsäurespiegel an. Die Ursachen sind genetische Defekte sowie eine purinreiche Ernährung, Nierenfunktionsstörungen und Krankheiten mit gesteigertem Zellzerfall. Besonders gefährdet sind Männer mit Übergewicht, Diabetes mellitus, Fettstoffwechselstörungen und Bluthochdruck. Bei den betroffenen Personen lagert sich die Harnsäure in Form von kleinen Kristallen an verschiedenen Stellen des Körpers ab, u. a. an Gelenken, Sehnen und unter der Haut. Dieser Vorgang kann sich über Jahre hinziehen, ohne dass der Betroffene einen Gichtanfall erleidet. Beim Gichtanfall, also bei ansteigendem Harnsäurespiegel, versuchen die Fresszellen des Immunsystems (Phagozyten), die Kristalle zu beseitigen. Die übrig bleibenden Kristalle der Harnsäure schlitzen die Membran der Phagozyten auf, wodurch Enzyme frei werden, die das Gewebe direkt schädigen und eine heftige Entzündungsreaktion in Gang setzen.

In der Regel äußert sich der akute Gichtanfall am Großzehengrundgelenk (Podagra). Das Gelenk schwillt sehr stark an, ist gerötet und äußerst schmerzhaft. Schon das Gewicht der Bettdecke und leichteste Berührungen oder Erschütterungen lösen heftige Schmerzen aus. Der Gichtanfall wiederholt sich meist und kann nacheinander weitere Gelenke in Mitleidenschaft ziehen. Zwischen den Anfällen gibt es längere Phasen, in denen diese Symptome nicht auftreten.

Werden gelenknahe Knochenteile durch Harnsäureablagerungen zerstört, kann eine chronische Gicht entstehen. Dabei kommt es zu knotenförmigen Ablagerungen, so genannten Gichtknoten, in Knorpeln und Weichteilen (z.B. an Ohren, Augenliedern und Nasenflügeln). Oft ist eine chronische Gicht mit einer Gichtniere und Nierensteinleiden verbunden.

Auslöser für einen Gichtanfall können ein sehr reichhaltiges Essen, zu viel Alkohol, eine Infektionskrankheit oder auch eine erhebliche Anstrengung sein.

Strategien der Behandlung

Bei der Behandlung der Gicht verfolgt man zwei unterschiedliche Ziele. Zum einen ist eine Dauertherapie angesagt, bei der es darum geht, den Harnsäurespiegel längerfristig zu senken. Außerdem ist eine akute Behandlung eines Gichtanfalls vonnöten, die der Linderung der Schmerzen dienen soll.

Dauerbehandlung

1. **Ernährungsumstellung:** Um längerfristige Erfolge bei der Behandlung zu erzielen, wird bei einer Gicht-Dauerbehandlung eine Senkung der Harnsäurewerte im Blut angestrebt. Da das Purin eine Vorstufe der Harnsäure ist und Alkohol deren Bildung fördert, ist eine purinarme und darüber hinaus alkoholfreie Ernährung eine ganz grundlegende Maßnahme. Einen hohen Puringehalt haben Innereien, Fleisch, Wurst, Schalentiere, Thunfisch, Makrele sowie Hülsenfrüchte. Allein durch eine Reduktion des Gewichts kann in häufigen Fällen schon eine Normalisierung des Harnsäurespiegels erreicht werden.

2. **Durchspülungstherapie:** Mit einigen Heilpflanzen aus der Klostermedizin kann die Ausscheidung der Harnsäure über die Nieren unterstützt werden. Dazu sollte man täglich 2 bis 3 Liter Wasser trinken (siehe Kapitel »Für Blase und Nieren«).
3. **Gesunde Lebensweise:** Körperliche Anstrengung und Unterkühlung sollte man möglichst meiden, da dadurch Gichtanfälle ausgelöst werden können.

Akute Behandlung

1. **Dämpfung der Immunreaktion:** Bei einem akuten Gichtanfall geht es darum, die Aktivität der Fresszellen zu hemmen.
2. **Linderung der Entzündung:** In diesem Fall helfen kühlende Umschläge, die die Schwellung und auch die Schmerzen zu lindern vermögen, und eine Ruhigstellung des Gelenks.

Welche Heilpflanzen helfen?

- **Weidenrinde** hat den Vorteil, dass die in ihr enthaltene Salicylsäure neben ihrer entzündungshemmenden und schmerzlindernden Wirkung auch noch eine leichte Förderung der Harnsäureausscheidung über die Nieren bewirkt.
- Die **Herbstzeitlose** hat sich für die Behandlung des akuten Gichtanfalls bewährt, sie hilft zuverlässig, indem sie die Aktivität der Fresszellen hemmt. Als tödlich giftige Pflanze ist die Herbstzeitlose in keinem Fall zur Selbstbehandlung geeignet. Die Dosierung gehört unbedingt in die Hand eines Arztes.
- Wegen ihrer durchblutungsfördernden Eigenschaften empfehlenswert sind die ätherischen Öle von **Rosmarin** und **Eukalyptus**.
- **Heublumen** regen ebenfalls hauptsächlich durch ätherische Öle und Cumarine die Hautdurchblutung an (siehe Arthrose, Seite 329).

Anwendungen, die sich bewährt haben

Zur Behandlung der Gicht werden Heilpflanzen als Durchspülungstherapie in Tees oder als Fertigpräparate eingesetzt. Eine wirkungsvolle Schmerzlinderung kann man auch mit Bädern erreichen.

Tee

Weidenrinde

Teezubereitung: 1 Teelöffel klein geschnittene Weidenrinde mit 1 Tasse kochendem Wasser übergießen, 20 Minuten ziehen lassen und abseihen. Über den Tag verteilt 5 bis 9 Tassen trinken.

Durchspülungstherapie

Teemischung

Diese Teemischung unterstützt die Ausscheidung der Harnsäure. Für eine erfolgreiche Behandlung sollte der Tee 6 Wochen eingenommen werden.

Zusammensetzung: 30 g Brennnesselkraut, 20 g Birkenblätter, 30 g Löwenzahnwurzel mit -kraut und 20 g Johannisbeerblätter.

Teezubereitung: 2 Teelöffel Teemischung mit 1 Tasse Wasser übergießen, 30 Minuten kochen lassen und dann abseihen. Täglich 3 Tassen jeweils vor den Mahlzeiten trinken. Um während einer Diät den Appetit zu zügeln, am besten vor dem Essen 1 Tasse Tee und anschließend 2 Gläser Wasser trinken.

Präparat aus der Apotheke

Herbstzeitlose

Anwendung: Der Einsatz der Herbstzeitlose ist nur unter ärztlicher Aufsicht mittels standardisierter Präparate möglich. Die Einnahme erfolgt nach Beipackzettel.

Bäder

Heublumen

Badezusatz: 300 bis 500 g Heublumen mit 5 Liter Wasser übergießen, 15 Minuten kochen lassen, abseihen und ins 38 bis 39 °C warme Badewasser geben. 10 bis 15 Minuten baden. Nach dem Bad sollte man sich sofort ins Bett legen und ruhen.

Rosmarinöl

Für eine optimale durchblutungsfördernde Wirkung wird Rosmarinöl mit Eukalyptusöl kombiniert.

Badezusatz: 15 Tropfen Rosmarinöl und 10 Tropfen Eukalyptusöl mit 1 Becher Sahne verquirlen und ins 39 °C warme Badewasser geben. 20 Minuten baden.

Rückenbeschwerden

Hildegard von Bingen schreibt in ihren ›Causae et curae‹ zum Thema Rückenschmerzen: »Wenn das Schaumige und das Lauwarme, die dann den Schleim des Feuchten und des Trockenen bilden, ihr Maß übersteigen, sodass das Schaumige aufsteigt und gleichsam einen heißen Wasserdampf bildet und das Lauwarme sich in Tropfen ergießt, dann beugen diese Säfte, indem sie in ihrer Uneinigkeit Verwirrung stiften, den Nacken des Menschen, krümmen seinen Rücken und machen ihn ganz steif, bis er von diesem Leiden erlöst; er kann aber so noch lange leben.« Zur Behandlung der Rückenschmerzen empfiehlt Hildegard von Bingen, eine grausame, nicht nachzuahmende Methode: »Wer Rückenschmerzen hat, soll zwischen den Schultern (...) oder an den Armen dort, wo man einen Verband anlegen kann, mit einem glühenden Eisen gebrannt werden.«

Ursachen und Symptome

Rückenschmerzen gehören zu den häufigsten modernen Zivilisationskrankheiten, fast jeder Mensch ist hierzulande mindestens einmal in seinem Leben von Rückenbeschwerden betroffen. Sie äußern sich zum Beispiel als Hexenschuss oder Bandscheibenvorfall.

Einseitige Belastung und zu wenig Bewegung überfordern die Wirbelsäule und führen zu einem Verschleiß der Bandscheiben. Wenn Rückenschmerzen über mehrere Monate anhalten, werden sie häufig chronisch und dann Ausdruck eines Teufelskreises: Zunächst schmerzen die Muskeln, da sie stärker angespannt werden, als für sie gut ist. Dadurch können sich die Bandscheiben nicht mehr erholen, und das Zusammenspiel der Wirbel wird gestört. Das versuchen die Muskeln durch noch größere Anstrengung auszugleichen. Meistens ist eine solch übermäßige Muskelanspannung ein Zeichen dafür, dass auch das innere Gleichgewicht, etwa durch Stress, gestört ist. Bei einem Großteil der Rückenbeschwerden ist nicht bekannt, woher sie kommen und Ärzte können keine klare Diagnose liefern. Andererseits verschwinden diese Rückenbeschwerden auch oft von selbst wieder, ohne dass eine Behandlung nötig wird.

Strategie der Behandlung

1. Ausschließen einer ernsthaften Erkrankung: Da Rückenschmerzen durch ausstrahlende Schmerzen innerer Organe bedingt sein können, sollte – vor allem bei erstmaligem Auftreten – eine Erkrankung innerer Organe (z. B. Lungenentzündung, Angina pectoris, Erkrankung der Gallenblase oder Nierenerkrankung) durch die Untersuchung eines Arztes ausgeschlossen werden.
2. Lockerung der Rückenmuskulatur: Neben Massagen, die die Rückenmuskulatur lockern, können auch die Heilpflanzen der Klosterheilkunde deren Entspannung fördern.
3. Entspannung und gesunder Schlaf: Da Rückenschmerzen oft bei psychischer Belastung (z. B. Sorgen, Stress) auftreten, sind Entspannungsübungen hilfreich. Aber auch ausreichender, tiefer Schlaf kann bereits eine weitgehende Besserung der Beschwerden bewirken. Empfehlenswert ist eine rückengerechte Matratze. Mit einer Reihe von Heilpflanzen kann der Schlaf zudem verbessert werden (siehe Kapitel »Für Psyche und Nerven«).

Welche Heilpflanzen helfen?

- **Arnika**, eine stark entzündungshemmende Heilpflanze, eignet sich gut zur äußerlichen Behandlung von Rückenschmerzen (siehe Seite 329).
- Bestens bewährt bei Muskelverspannungen des Rückens hat sich außerdem der durchblutungsfördernde **Beinwell** dank seines Wirkstoffs Allantoin.
- Um eine Entzündung zu hemmen, ist außerdem die **Weidenrinde** ein empfehlenswertes Heilmittel. Als wirksame Inhaltsstoffe enthält sie Salicylsäure-Verbindungen (bekannt geworden als Aspirin).
- Rückenbeschwerden kann man ferner mit **Heublumen** lindern. Ihre wichtigsten Inhaltsstoffe sind ätherische Öle und Cumarine, die durchblutungsfördernd wirken.
- Wegen ihrer durchblutungsfördernden Eigenschaften empfehlenswert sind die ätherischen Öle von **Rosmarin** und Eukalyptus.
- Insbesondere bei Hexenschuss geeignet sind **Pfeffergewächse**. Das enthaltene Capsaicin betäubt die Schmerz übermittelnden Nerven.

Anwendungen, die sich bewährt haben

Wohltuend und zugleich entspannend sind durchblutungsfördernde Bäder oder eine Wärmetherapie. Bei akuten Rückenbeschwerden sind großflächige Anwendungen von Rheumasalben sinnvoll.

Wärmetherapie

❖ Heublumen

Für eine Anwendung als Heusack kann man sorgfältig geschnittenes und getrocknetes Gras verwenden, das in einen Kissenbezug gefüllt wird, oder auf Fertigpackungen aus der Apotheke zurückgreifen.

Anwendung: Den Heusack am besten leicht anfeuchten und dann in einem alten Kartoffeltopf dämpfen – der Heusack selbst sollte nicht im kochenden Wasser liegen. 1 Stunde lang dämpfen, damit auch die Grashalme etwas weich werden. Anschließend den heißen Heusack herausnehmen, kurz an der Luft abkühlen lassen (erfahrene Bademeister werfen den Heusack zwischen ihren Händen hin und her und schütteln ihn dabei wie ein Kissen auf). Sobald keine Verbrennungsgefahr mehr besteht, den heißen Heusack auf die zu lockernde Muskelpartie legen und mit Tüchern wie bei einem Wickel fixieren, damit keine kühle Luft eindringen kann. Der Heusack bleibt so lange liegen, bis er nicht mehr als wärmend empfunden wird; das ist nach ungefähr 1/2 bis 1 Stunde der Fall.

Bad

❖ Heublumen

Badezusatz: 300 bis 500 g Heublumen mit 5 Liter kaltem Wasser übergießen, 15 Minuten lang kochen lassen, abseihen und ins 38 bis 39 °C warme Badewasser geben. 10 bis 15 Minuten baden. Nach dem Bad sollte man sich sofort ins Bett legen und ruhen.

❖ Rosmarinöl

Für eine optimale durchblutungsfördernde Wirkung wird Rosmarinöl mit Eukalyptusöl kombiniert.

Badezusatz: 15 Tropfen Rosmarinöl und 10 Tropfen Eukalyptusöl mit 1 Becher Sahne verquirlen und ins 39 °C warme Badewasser geben. 20 Minuten baden.

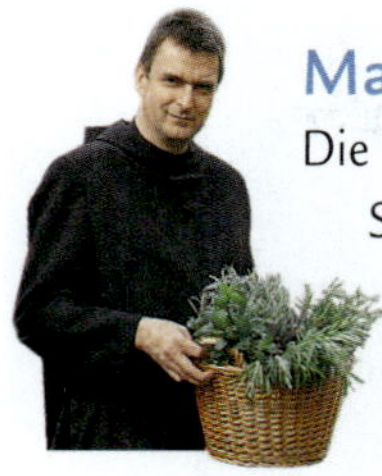

Massage zur Entspannung

Die Massage wirkt nicht nur direkt an der Stelle der Behandlung, sondern beeinflusst auch die inneren Organe und den Stoffwechsel. Bei Muskelverspannung empfehle ich eine Massage mit einem durchblutungsfördernden und entzündungshemmenden Massageöl. Als Basis eignet sich am besten 1 Liter Olivenöl. Dazu gibt man jeweils 10 Tropfen Thymian-, Rosmarin- und Arnikaöl sowie 5 Tropfen Ringelblumenöl. Mit dieser Ölmischung massiert man vorsichtig den verspannten Muskelbereich.

Salbe

❖ Beinwellwurzel

Zusammensetzung: 12 g zerkleinerte Beinwellwurzel, 100 g Eucerin (erhältlich in der Apotheke).

Zubereitung: Eucerin im Wasserbad leicht erwärmen, die Wurzelstücke dazugeben und danach aus dem Wasserbad nehmen. Mehrere Tage zugedeckt ziehen lassen. Die Mischung dann erneut im Wasserbad erwärmen, bis das Eucerin sich verflüssigt hat und die Wurzelstücke absinken. Die fertige Salbe durch einen feinen Filter in ein Vorratsgefäß gießen.

Anwendung: Täglich 2- bis 3-mal dick auftragen. Diese Salbe nicht länger als 4 Wochen anwenden.

Präparate aus der Apotheke

❖ Arnika

Anwendung: Arnika wird als Salbe mit einem 10- bis 15-prozentigen Arnikaanteil angeboten.

❖ Weidenrinde

Anwendung: Wegen der bei dieser Anwendung erforderlichen hohen Dosierung (Tagesdosis bis zu 120 mg Salicin) empfiehlt es sich, auf Fertigpräparate zurückzugreifen (Dragees sowie Kapseln und Lösung).

❖ Pfeffergewächse

Anwendung: Den capsaicinhaltigen Pfeffer-Extrakt gemäß Beipackzettel anwenden.

Vorsicht: Nie bei entzündeter Haut anwenden!

Muskelkrämpfe

Hildegard von Bingen beschreibt die Ursachen von Muskelkrämpfen folgendermaßen: »Wer zu fett oder zu mager ist, hat oft einen Überschuss an schädlichen Säften, weil er nicht die richtige Anlage und Ausgewogenheit in sich hat. Daher gehen manchmal von seinem Herzen, der Leber, der Lunge, dem Magen und den Eingeweiden schädliche Säfte aus, die zur schwarzen Galle (Melancholica) gelangen und sie ihren Broden (Dunst) entwickeln lassen und so einen äußerst schlimmen Schleim im Menschen bilden (…). Manchmal dehnt er sich in die Länge, dann zieht er sich auch wieder kugelförmig zusammen und ist dann mit einem Eidotter zu vergleichen, und manchmal sondert er eine Art Schaum aus, der sich über den ganzen Körper ausbreitet und dem Menschen Schmerzen verursacht.«

Ursachen und Symptome

Bei einem Muskelkrampf zieht sich der Muskel zusammen und schränkt durch die extreme Muskelspannung die Blutzufuhr so ein, dass der Blutkreislauf kurz unterbrochen wird. Es entsteht ein heftiger, stechender Schmerz. Mögliche Ursachen können Störungen im Muskelstoffwechsel, Magnesiummangel oder Kälte sein. Oft gehen eine allgemeine Überbeanspruchung und Ermüdung voraus. Muskelkrämpfe treten auch in Ruhephasen auf, besonders in der Nacht. Hiervon sind vor allem Personen mit Venenleiden betroffen.

Strategien der Behandlung

1. Erste Hilfe: Zuerst sollte man versuchen, den angespannten Muskel zu dehnen oder ihn durch eine andere Person dehnen zur lassen. Hilfreich ist auch eine sanfte Massage.
2. Förderung der Durchblutung: Bei einem Muskelkrampf sollte man nicht kühlen, sondern wärmen, um die Durchblutung anzuregen. Muskeln, die öfter verkrampfen, kann man mit Bandagen warm halten. Leichte Laufsportarten wie Walking oder sanftes Joggen verhindern längerfristig das Auftreten von Muskelkrämpfen in den Beinen. Durch Venenleiden ausgelöste Krämpfe können mit Heilpflanzen behandelt werden (siehe Kapitel »Für Herz und Kreislauf«).
3. Gesunde Ernährung: Zur Vorbeugung von Muskelkrämpfen dient vor allem eine magnesiumreiche Kost. Reichlich Magnesium ist in Vollkorngetreide (v. a. in Roggen, Hafer, Weizenkeimen), in Hülsenfrüchten, grünem Blattgemüse (z. B. Spinat), Nüssen sowie Fisch enthalten.

Welche Heilpflanzen helfen?

- Für die Therapie mit Heilpflanzen können die gleichen Pflanzen eingesetzt werden wie bei den Venenleiden: Buchweizenkraut, Mäusedorn, Rosskastanie, Arnika und Beinwell. Während **Rosskastanie** und **Buchweizen** die durchlässigen Venenwände abdichten, sodass weniger Flüssigkeit ins Gewebe gelangt, erhöht **Mäusedorn** den venösen Tonus und stimuliert damit den lymphatischen Transport. Auf diese Weise nimmt das Gewebevolumen ab. **Arnika** und **Beinwell** fördern beide die Durchblutung; zusätzlich wirkt Arnika Entzündungen entgegen.
- Der Campher, das Destillat aus dem **Kampferbaum**, besitzt eine schmerzlindernde Wirkung und kann durch die Hautreizung, die er auslöst, eine Steigerung der Blutfülle bewirken.
- Zur Förderung der Durchblutung hat sich auch der **Rosmarin** bewährt, der als wirksame Bestandteile insbesondere ätherische Öle (u. a. Campher) besitzt.
- Eine sehr stark erwärmende, durchblutungsfördernde Wirkung hat der **Senf** wegen seiner hautreizenden Senföle. Das Senföl ist auch der wichtigste Wirkstoff des **Meerrettichs**.
- In der modernen Klosterheilkunde wird bei der Behandlung von Muskelkrämpfen immer auch der **Cayennepfeffer** aufgeführt. Er zeichnet sich ebenfalls durch eine hautreizende, erwärmende Wirkung aus.

Anwendungen, die sich bewährt haben

Zur Behandlung von Muskelkrämpfen werden Heilkräuter in Salben, Umschlägen, Tees oder als Fertigpräparate eingesetzt. Auch durchblutungsfördernde Bäder mit ätherischen Ölen sind sinnvoll.

Tee

❖ Buchweizenkraut
Teezubereitung: 2 Teelöffel Buchweizenkraut mit 1 Tasse kochendem Wasser übergießen, 10 Minuten ziehen lassen und abseihen. Mehrmals täglich 1 Tasse trinken. Um eine dauerhafte Anwendung zu erzielen, ist die Einnahme über mehrere Wochen notwendig.
Tipp: Buchweizenkraut gibt es in Teebeuteln.

Präparate aus der Apotheke

❖ Rosskastanien
Rosskastaniensamen werden in vielfältiger Form (wie z.B. Kapseln, Tabletten) vorrätig gehalten.
Anwendung: Mit der Einnahme der Kapseln (es gibt unterschiedliche Größen) sollte eine Dosierung von 250 bis 300 mg Extrakt pro Tag erreicht werden.
Vorsicht: Rosskastaniensamen niemals während der Schwangerschaft verwenden!

❖ Mäusedorn
Anwendung: Mäusedorn zeigt eine bessere Magenverträglichkeit als Rosskastanie. Mäusedornwurzelstock ist hier nur als Extrakt sinnvoll (2 bis 3 Kapseln täglich). Es empfiehlt sich eine Einnahme über mehrere Monate.

❖ Campher
Anwendung: Zur äußerlichen Einreibung dient eine Salbenzubereitung (mit 10- bis 20-prozentigem Campheranteil) aus der Apotheke. Mehrmals täglich auf die betroffenen Körperpartien auftragen.
Tipp: Es gibt auch Salben, die zusätzliche durchblutungsfördernde Bestandteile enthalten, wie Eukalyptus, Rosmarinöl oder Menthol.

❖ Pfeffergewächse
Anwendung: Den capsaicinhaltigen Pfeffer-Extrakt (erhältlich in Salben, Cremes oder Tinkturen) gemäß Beipackzettel anwenden.
Vorsicht: Nie bei entzündeter Haut anwenden!

❖ Arnika
Anwendung: Arnika wird als Salbe mit einem 10- bis 15-prozentigen Arnika-Extrakt angeboten. Die Dosierung erfolgt gemäß den Angaben auf dem Beipackzettel.

Salbe

❖ Beinwellwurzel
Zusammensetzung: 12 g zerkleinerte Beinwellwurzel, 100 g Eucerin (erhältlich in der Apotheke).
Zubereitung: Eucerin im Wasserbad leicht erwärmen, die Wurzelstücke dazugeben und aus dem Wasserbad nehmen. Mehrere Tage zugedeckt ziehen lassen. Die Mischung erneut im Wasserbad erwärmen, bis das Eucerin flüssig wird und die Wurzelstücke absinken. Durch einen feinen Filter in ein Vorratsgefäß gießen.
Anwendung: Täglich 2- bis 3-mal dick auftragen. Nicht länger als 4 Wochen anwenden.

Bäder

❖ Rosmarinöl
Rosmarinöl wird mit Eukalyptusöl kombiniert, um eine stärker durchblutungsfördernde Wirkung zu erreichen.
Badezusatz: 15 Tropfen Rosmarinöl und 10 Tropfen Eukalyptusöl mit 1 Becher Sahne verquirlen und ins 39 °C warme Badewasser geben. 20 Minuten baden.

Wickel

❖ Senfsamen
Anwendung: 4 Esslöffel Senfmehl (Mehl von Senfsamen) in 1 Glas lauwarmem Wasser zu einem Brei verrühren. Auf ein sauberes dünnes Leinentuch streichen und auf die schmerzenden Körperpartien legen. 10 bis 15 Minuten einwirken lassen. Anschließend die betroffenen Hautpartien sorgfältig reinigen.
Vorsicht: Senfwickel wirken reizend und strengen an. Bei geschwächten Menschen sollte man vor der Anwendung unbedingt den Hausarzt befragen. Bei Kindern unter 6 Jahren und Nierenkranken ist von der Behandlung mit Senfsamen dringend abzuraten.

❖ Meerrettich
Anwendung: Einen kleinen Meerrettich frisch raspeln und 1 cm dick auf ein sauberes Leinentuch streichen, auf die schmerzenden Körperpartien legen und mit einem weiteren Leinentuch fixieren. 5 Minuten einwirken lassen. Die betroffenen Hautpartien sorgfältig reinigen.
Vorsicht: Nicht auf Wunden und entzündete Hautpartien auftragen.

Stumpfe Verletzungen

Das ›Elsässische Arzneibuch‹, eine der größten systematischen Sammlungen medizinischen Wissens aus mittelalterlicher Zeit, nennt ein Rezept für alle Gliederschmerzen, also für Zerrungen, Prellungen oder Quetschungen, die an Armen und Beinen auftreten: »Für alle schmerzlichen Leiden der Arme und der aller Glieder nimm Rettichsaft und trinke davon einen großen Becher. Danach gehe in ein Schwitzbad und mach dich dort gut schwitzen, das ist gut. Hilft dies nicht, dann nimm Brennnesselwurzel und koche die in starkem Wein und trinke das, oder mache eine Salbe. Wer auf den Arm und das Bein stürzt, der soll Pfefferkörner in ein Säcklein tun und dieses mit gutem Wein kochen und dann über die schmerzhafte Stelle legen, so wird der wieder gesund.«

Ursachen und Symptome

Bei Stürzen und anderen Zusammenstößen mit harten Gegenständen kann es zu verschiedenen so genannten stumpfen Verletzungen kommen (also zu Zerrungen, Prellungen oder Quetschungen). Die äußere Haut bleibt dabei völlig unbehelligt, sodass keine äußeren Blutungen auftreten.

Bei einer Zerrung (Distorsion) kommt es zu einer Verletzung von Kapseln und Bändern des betroffenen Gelenks. Bei einer Prellung (Kontusion) bildet sich ein unterschiedlich stark ausgeprägter Bluterguss (Hämatom), der dann mit einer Anschwellung und meist mit Schmerzen einhergeht.

Oft sind diese stumpfen Verletzungen schmerzhafter als Knochenbrüche und der Heilungsprozess kann sich ebenfalls als langwierig erweisen. Bei Quetschungen (Compressio) entstehen die starken Schmerzen dadurch, dass die Nervenenden zusammengepresst wurden. Manchmal kommt es auch zu Muskelkrämpfen. Bei Blutergüssen sind die Blutgefäße verletzt; es treten Blutkörperchen und Blutplasma in das Gewebe aus, und die im Blutplasma befindlichen Eiweiße ziehen zusätzlich Wasser an. So entstehen Schwellungen mit Spannung und Druck, die Schmerzen bereiten.

Strategien der Behandlung

1. Erste Hilfe: Das betroffene Körperteil wird ruhig gestellt, damit die Schwellung nicht zunimmt. Kalte Kompressen lindern Schmerzen und dämpfen zudem die Schwellung.
2. **Hemmung der Entzündung und Wundheilung:** Eine ganze Reihe von Heilpflanzen eignen sich zur unterstützenden Behandlung, indem sie den Schmerz lindern und den Heilungsprozess fördern.

Welche Heilpflanzen helfen?

- **Arnika** ist eine altbewährte Heilpflanze bei leichten Verletzungen. Ihre Blüten wirken entzündungshemmend, schmerzlindernd und zudem durchblutungsfördernd. Sie besitzen Bitterstoffe, Flavonoide und ätherische Öle.
- Eine weitere sehr wichtige Pflanze bei stumpfen Verletzungen ist der **Beinwell**. Sein Inhaltsstoff Allantoin beschleunigt die Zellregeneration, regt die lokale Durchblutung an und verbessert so die örtliche Immunabwehr. Cholin, der zweite zentrale Inhaltsstoff, fördert ebenfalls die Durchblutung und Regeneration von verletztem Gewebe und beschleunigt zudem die Rückbildung von Hämatomen.
- Als hilfreich hat sich außerdem der **Steinklee** erwiesen, dessen Saponine und Flavonoide die Blutgefäße stärken und Ödemen vorbeugen.
- Auch **Johanniskrautöl** mit seiner entzündungshemmenden Wirkung wird hier sinnvollerweise eingesetzt. Obwohl Johanniskraut zu den am meisten untersuchten Heilpflanzen gehört, ist der genaue Wirkmechanismus nach wie vor nicht geklärt.
- Die **Pfefferminze** enthält verschiedene Arten von ätherischen Ölen, u.a. das Menthol, das die Kälterezeptoren der Haut anregt, wodurch der Schmerz weniger stark wahrgenommen wird. Ähnlich wirkt auch der Campher.

Anwendungen, die sich bewährt haben

Gegen stumpfe Verletzungen gibt es eine eine Vielzahl von wirkungsvollen Anwendungen mit Heilpflanzen, die in Umschlägen, Salben oder Ölen eingesetzt werden.

Öl

❖ **Pfefferminzblätter**
Anwendung: 10 Tropfen Pfefferminzöl mit 10 ml Ethanol (40-prozentig) aus der Apotheke mischen. Die betroffene Stelle täglich 2- bis 4-mal vorsichtig einreiben.
Vorsicht: Das Öl nicht in die Augen bringen!

Umschläge

❖ **Arnikablüten**
Anwendung: 4 Teelöffel Arnikablüten mit 1 Tasse kochendem Wasser übergießen, 10 Minuten ziehen lassen und abseihen. Ein Leinentuch in den Tee tauchen, auf die schmerzenden Stellen legen und 30 Minuten einwirken lassen. Täglich 3- bis 4-mal erneuern.

❖ **Steinkleekraut**
Anwendung: 3 Esslöffel Steinkleekraut mit 1 Tasse kochendem Wasser übergießen, 10 Minuten ziehen lassen und abseihen. Ein Leinentuch in den abgekühlten Tee tauchen, auf die schmerzenden Stellen legen und 30 Minuten einwirken lassen. Täglich 3-mal erneuern.

❖ **Johanniskraut**
Johanniskrautöl kann man selbst herstellen, aber auch direkt aus der Apotheke beziehen.
Zubereitung des Öls: 25 g Johanniskraut im Mörser zerdrücken, in ein Glasgefäß geben und 1/2 Liter Olivenöl dazugeben. Gut mischen, luftdicht verschließen und an einem sonnigen Platz etwa 6 Wochen ziehen lassen (bis sich der Inhalt rot verfärbt). Das Johanniskrautöl abfiltern, die wässrige Schicht abgießen und das Öl kühl aufbewahren. Es ist etwa 9 Monate haltbar.
Anwendung: 10 ml Johanniskrautöl mit 90 ml Olivenöl mischen, ein Leinentuch darin tränken und auf die Verletzung legen, mit einem weiterem Tuch fixieren. Verband nach 8 Stunden wechseln.
Achtung: Das Öl nicht an die Kleidung bringen, sie könnte sich verfärben.

Salbe

❖ **Beinwellwurzel**
Zusammensetzung: 12 g zerkleinerte Beinwellwurzel, 100 g Eucerin (erhältlich in der Apotheke).

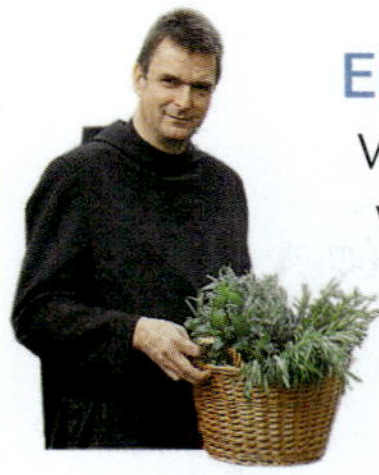

Eisgekühlte Mullbinden

Verstauchungen sind überaus häufige Verletzungen, die vor allem beim Sport auftreten. Zwar sind sie in der Regel nicht gefährlich, dafür aber mit starken Schmerzen verbunden. Um für Erste-Hilfe-Maßnahmen richtig ausgerüstet zu sein, sollte man daher immer eine Mullbinde im Gefrierschrank aufbewahren. Unmittelbar nach der Verletzung stramm angelegt, führt sie zum Abschwellen des betroffenen Gelenks und stoppt auch den Bluterguss. Nach dieser Erste-Hilfe-Maßnahme ist ein kühlender Wickel sinnvoll: Man streicht 250 g Quark, dem man 20 Tropfen Beinwell-Tinktur und 20 Tropfen Arnika-Tinktur zugefügt hat, etwa 2 cm dick auf ein langes schmales Tuch, legt es um das verletzte Gelenk und befestigt es mit einem zweiten Tuch. Den Wickel nimmt man ab, sobald der Quark trocken ist.

Zubereitung: Eucerin im Wasserbad leicht erwärmen, danach die Wurzelstücke dazugeben und aus dem Wasserbad nehmen. Mehrere Tage zugedeckt ziehen lassen. Diese Mischung dann erneut in einem Wasserbad erwärmen, bis das Eucerin sich verflüssigt hat und die Wurzelstücke absinken. Die fertige Salbe durch einen feinen Filter in ein Vorratsgefäß gießen.
Anwendung: Diese Salbe täglich 2- bis 3-mal dick auftragen. Nicht länger als 4 bis 6 Wochen anwenden.

Präparate aus der Apotheke

❖ **Arnika**
Anwendung: Arnika wird als Salbe mit 10- bis 15-prozentigem Arnika-Extrakt angeboten.

❖ **Campher**
Anwendung: Campher wird am allereinfachsten als Campherspiritus eingesetzt, den man in der Apotheke in unterschiedlichen Verdünnungen erhält (bei empfindlicher Haut in einer 10-prozentigen Verdünnung anwenden, bei normaler Haut in 20-prozentiger Verdünnung). Täglich 2- bis 3-mal einreiben.

Für Kinder

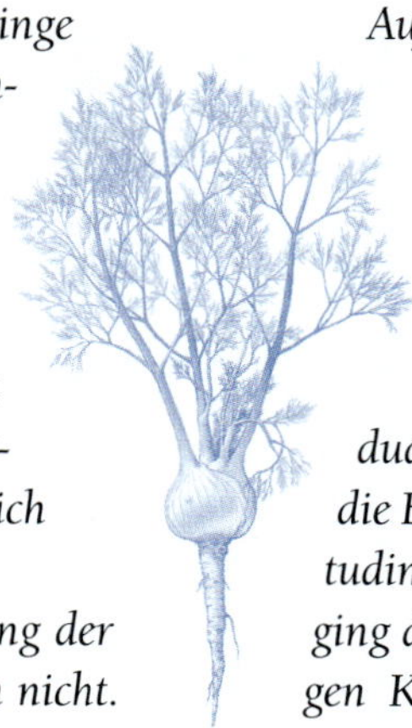

Die besondere Konstitution der Säuglinge erklärt Hildegard von Bingen in ihren ›Causae et curae‹ damit, »dass der Mensch aus dünnem, schwachem Samen empfangen wird und sein Fleisch und seine Knochen noch sehr gebrechlich sind. Weil der Mensch aber große Kraft braucht, um sich aufzurichten und zu gehen, können die kleinen Kinder nicht sogleich nach ihrer Geburt laufen.«
Eigene Werke zur medizinischen Versorgung der Kinder gab es über einen langen Zeitraum nicht. Vielmehr war es bis vor wenigen Jahrzehnten eine Aufgabe der Hebammen bzw. der Gynäkologie, die Probleme des Säuglings direkt nach der Geburt zu erkennen und mit zu behandeln. Sobald ein Kind richtig laufen und sprechen konnte, wurde es fast wie ein Erwachsener behandelt. Die erste richtige Kinderheilkunde schrieb Paulus Bagellardus, Medizinprofessor in Padua, die im Jahr 1472 mit dem Titel ›Büchlein über die Erkrankungen in der Kindheit‹ (›Libellus de egritudinibus infantium‹) erschien. Nur ein Jahr später ging das erste deutsche Werk, das ›Regiment der jungen Kinder‹ des Arztes Bartholomäus Metlinger in Augsburg in Druck.

Kinderkrankheiten mit Heilkräutern behandeln

Meist haben Eltern ein sehr gutes Gespür dafür, ob bei ihrem Kind eine Krankheit im Anzug ist: Babys weinen dann viel, spielen lustlos und sind schnell müde. Doch nicht jedes Wehwehchen muss sich zu einer ernsten Krankheit entwickeln. Für Eltern gilt daher, zuerst genau zu beobachten und dann zu entscheiden, was zu tun ist. Besonders wichtig ist es, dem Kind gegenüber möglichst viel Zuversicht und Ruhe zu vermitteln, damit es sich geborgen fühlt. Liebe und Zuwendung lindern die Beschwerden oft eher als Heilmittel allein. Gleichzeitig ist sachgerechte Pflege vonnöten, damit das Kind rasch gesund wird.

Es ist recht erstaunlich, dass die moderne Kinderheilkunde Heilpflanzen so wenig nutzt. Dabei erscheinen die oft mild wirksamen Pflanzen wegen ihrer guten Verträglichkeit für Kinder geradezu prädestiniert. Allerdings müssen die Heilkräuter für sie speziell dosiert sein: Die Nieren sind erst im Alter von ein bis zwei Jahren voll ausgereift, die Leber kann nur einen Bruchteil an Giftstoffen verarbeiten. Einige Enzymsysteme fehlen dem kindlichen Organismus noch, andere sind bereits vorhanden und arbeiten zum Teil aktiver als im erwachsenen Körper. Die richtige Dosierung von pflanzlichen Heilmitteln orientiert sich daher am Alter der Kinder. Für die Therapie mit Heilpflanzen ist es deswegen sinnvoll, entsprechend den Hauptwachstumsphasen des Kindes drei Altersgruppen voneinander abzugrenzen: Der Säugling (2. bis 12. Lebensmonat), das Kleinkind (1. bis 3. Lebensjahr) und das Kind (4. bis 14. Lebensjahr). Als allgemeine Regel für die Dosierung bei Zubereitungen zur innerlichen Anwendung gilt: Bei Säuglingen und Kleinkindern richtet sich die Dosis nach dem Körpergewicht und schwankt zwischen 1/5 bis 1/2 der Erwachsenendosis. Bei älteren Kindern wird meistens folgendermaßen verfahren: Die Dosis für die 5- bis 9-Jährigen beträgt etwa 1/2 und für die 10- bis 14-Jährigen etwa 2/3 der Erwachsenendosis.

Ebenso wie die Dosierung muss auch die Art der Zubereitung kindgerecht sein. Als Darreichungsform für pflanzliche Heilmittel zur innerlichen Anwendung haben sich vor allem wässrige Auszüge, Frischpflanzensäfte, Zäpfchen und ätherische Öle bei Inhalationen bewährt. Kritisch zu bewerten sind die zuckerreichen Sirup-Zubereitungen. Kinder sollten so spät wie möglich raffinierten Zucker zu essen bekommen, weil auf diese Weise das natürliche Hungergefühl erhalten bleibt und die Zähne vor Karies geschützt werden. Auch wenn Kinder etwa ab dem 5. Lebensjahr durchaus geringe Mengen an Alkohol vertragen, sollte die Anwendung in Form von Tinkturen oder anderen alkoholischen Extrakten eine Ausnahme bleiben.

Für Säuglinge und Kleinkinder (bis 3 Jahre)

Zu keiner Zeit lernt ein Mensch so viel wie in den ersten Monaten und Jahren seines Lebens. Dies geschieht in verschiedenen Schritten und Phasen: Das Neugeborene schläft ausgesprochen viel – bis zu 20 Stunden täglich. In der kurzen Wachzeit steht das Saugen im Vordergrund seines Interesses, weshalb man auch vom »Saugkind« spricht. Etwa im 3. Lebensmonat entwickelt sich der Säugling zum »Schaukind«: Es stützt sich bereits auf die Unterarme und dreht den Kopf, um mit den Augen Bezugspersonen und bewegliche Gegenstände zu verfolgen. Um den 6. Monat wird das »Schaukind« zum »Greifkind«, das seine Umwelt und sich selbst mit dem Tastsinn erforscht. In der Phase um den 9. Lebensmonat erweitert sich der Bewegungsraum des Kindes schlagartig: Es sitzt selbstständig, beginnt zu krabbeln und steht, wenn es sich festhalten kann. Mit dem Beginn des 2. Lebensjahres erfolgen meist die ersten Gehversuche. Außerdem fängt das Kind an, andere nachzuahmen, versteht seinen eigenen Namen und erste Wörter. Dann folgt die so genannte Trotzphase: Aufgrund der erreichten Fähigkeiten wächst die Selbstständigkeit, die nun erprobt wird. In der weiteren Entwicklung strebt das Kind nach noch mehr Eigenständigkeit und versucht, die Umgebung zu verstehen, was sich in häufigen »Warum-Fragen« äußert.

Parallel zu dieser äußerlich erkennbaren Entwicklung baut sich das körpereigene Abwehrsystem des Kindes gegenüber Fremdkörpern, Keimen und Parasiten auf: Während Schwangerschaft und Stillzeit gibt die Mutter ihrem Kind einen Teil ihrer Gesundheit weiter. Die Abwehrkräfte, die der mütterliche Körper über viele Jahre als Schutz vor Krankheiten aufgebaut hat, gelangen zunächst über den Mutterkuchen (Plazenta) und später über die Muttermilch in den Körper des Kindes, wodurch es in den ersten Lebensmonaten besser geschützt ist. So hat der Säugling eine »Leihimmunität« gegenüber Kinderkrankheiten wie Mumps, Masern und Röteln. Die Menge der mütterlichen Abwehrstoffe im Blut des Kleinen nimmt jedoch im Laufe der ersten drei bis zwölf Lebensmonate ab. Spätestens dann muss das Kind anfangen, sein eigenes Abwehrsystem aufzubauen. Da das Immunsystem allerdings noch ungenügend trainiert ist, sind Kleinkinder häufiger krank als Erwachsene. Es gehört zur ganz normalen Entwicklung eines Kindes, dass es unterschiedliche Krankheiten »durchmacht«, um eine stabile Gesundheit zu erlangen: Der Kontakt mit Krankheitserregern führt dazu, dass das Kind Antikörper bildet, die es entweder lebenslang (etwa bei Masern oder Mumps) oder zumindest eine Weile (etwa bei Erkältungen oder Durchfall) vor neuen Infektionen mit dem gleichen Erreger schützen.

Oft sind die Symptome einer Infektion bei Neugeborenen und Säuglingen nur sehr schwach ausgeprägt; die Kleinen haben kaum Fieber, zeigen weniger Appetit als normal und besitzen eine ungewohnte Hautfarbe. Dennoch müssen diese Symptome genau beobachtet werden, da sie ebenso auch die einzigen Anzeichen einer schweren Erkrankung sein könnten.

Zubereitungen für Säuglinge und Kleinkinder

An Zubereitungen aus Heilpflanzen sind für Säuglinge und Kleinkinder einfache Tees und einige wenige ätherische Öle und Zäpfchen besonders gut geeignet. Die ersten Heilungsversuche sollten jedoch immer – noch vor der Einnahme von Arzneimitteln – aus viel Zuwendung und Körperkontakt (z. B. durch Massagen) sowie äußerlichen Anwendungen (z. B. Wickel) bestehen.

Über den Einsatz von Heilkräutertees sollte man Folgendes wissen: Da in den ersten Lebensmonaten eine umfangreiche Immunisierung gegen Fremdstoffe stattfindet, sind Tees für Säuglinge idealerweise nur aus einer Heilpflanze bzw. aus maximal zwei bis drei zusammengesetzt. Auf diese Weise kann man Allergien vorbeugen bzw. bestehende leichter zuordnen.

Bei falscher Anwendung bestimmter ätherischer Öle können bei Säuglingen und Kleinkindern starke Krämpfe ausgelöst werden, etwa der so genannte Kratschmer-Reflex, eine Atemdepression, die zum Ersticken führen kann (z. B. Eukalyptus, Pfefferminze, Campher). Einige reizen auch sehr stark die Haut (z. B. Zimt). Zur unverdünnten Anwendung eignen sich nur das Lavendel- und das Rosenöl. Alkoholische Zubereitungen sind für Neugeborene und Säuglinge absolut ungeeignet.

Blähungen und Durchfall

Viele Babys haben gerade in den ersten Lebenswochen und -monaten vermehrt Blähungen und leichte Verdauungsprobleme. Bei Kleinkindern tritt Durchfall häufig gleichzeitig mit dem Zahnen auf, weshalb man in diesen Fällen von »Zahnungsdurchfall« spricht.

Ursachen und Symptome

- **Blähungen beim Säugling:** Blähungen können dadurch entstehen, dass das Baby zu viel Luft beim Trinken schluckt, der Magen-Darm-Trakt noch nicht an die Ernährungsumstellung nach der Geburt angepasst ist oder aber eine Unverträglichkeit gegenüber bestimmten Nahrungsbestandteilen wie Milchzucker besteht. Wenn Milchzucker nur ungenügend verdaut wird, sind Gärung und Gasbildung in den unteren Darmabschnitten die Folge. Leidet ein Säugling unter Blähungen, erkennt man das nicht nur daran, dass der Bauch aufgebläht ist, sondern auch an seiner Haltung: Beim Schreien hält er seinen Körper ruhig oder zieht die Beine an und streckt sie ruckartig wieder aus. Meistens ist sein Kopf dabei entweder sehr rot oder extrem blass.
- **Durchfall beim Säugling:** Die häufigste Ursache von Durchfall ist eine Infektion mit Bakterien oder Viren, jedoch können auch Ernährungsfehler oder Allergien Durchfall auslösen (siehe Kapitel »Für Magen und Darm«). Ein an Durchfall erkranktes Baby weint öfter als sonst und interessiert sich wenig für seine Umgebung. Meist steigt die Körpertemperatur und das Baby erbricht, bevor es einen wässrig-schleimigen Stuhl ausscheidet. Der Bauch ist aufgebläht und laute Darmgeräusche sind zu hören. Da bei Säuglingen die Gefahr des Austrocknens erheblich ist, sollte man bei länger als 6 Stunden anhaltendem Durchfall unbedingt einen Arzt aufsuchen.
- **Zahnungsdurchfall:** Die Ursachen sind nicht genau bekannt. Möglicherweise sind in der Zeit des Zahnens die Abwehrkräfte geschwächt. Ein weiterer Grund mag darin liegen, dass die Kinder durch das vermehrte Beiß- und Kaubedürfnis während des Zahnens verstärkt mit unsauberen Gegenständen (z. B. Spielsachen) in Berührung kommen, sodass Gärungserreger in den Magen-Darm-Trakt gelangen.

Strategien der Behandlung

- **Blähungen und Durchfall beim Säugling:** Wenn Stillkinder Blähungen oder Durchfall haben, ist es wichtig, dass die Mutter ihre Ernährung auf leicht verträgliche Kost umstellt: Zu empfehlen sind zum Beispiel Karotten, Kartoffeln, Spinat und Brokkoli – im Grunde genommen all die Gemüsesorten, die in der Säuglingsnahrung auch angeboten werden. Starke Gewürze, Zwiebeln, Lauch und Bohnen sind hingegen nicht empfehlenswert. Nikotin und Alkohol sowie Kaffee und schwarzer Tee sind für stillende Mütter selbstverständlich tabu.
  Bei Flaschenkindern sollte man zuallererst das Produkt wechseln, aus dem die täglichen Milchfläschchen zubereitet werden. Nicht jedes Kind verträgt beispielsweise Kuhmilch oder die stark gesüßten Flascheninhalte. Im Handel gibt es heute eine Vielzahl von kuhmilchfreien, speziell für den durchfallgefährdeten Säugling zusammengestellte Ausweichprodukte, die meistens von diesen gut vertragen werden.
  Damit sich der Säugling leichter der im Körper entstandenen Gase entledigen kann, ist es empfehlenswert, das Kind von einengender Kleidung zu befreien. Die krampflösenden und die Magensaftsekretion fördernden Wirkstoffe, die eine Mutter über Heilkräutertees in der Zeit vor dem Stillen zu sich nimmt, kann sie dann mit der Muttermilch äußerst schonend an den Säugling weitergeben. Bei Flaschenkindern kann man der Milch Heilkräutertees zusetzen, die die Verträglichkeit verbessern und darüber hinaus die Verdauung unterstützen. Wenn sich der Zustand des Babys nicht innerhalb von 6 bis 12 Stunden bessert, muss das Kind allerdings zu einem Arzt. Beim Säugling ist Durchfall immer eine schwere und überaus ernst zu nehmende Erkrankung, die ohne fachkundige Behandlung lebensgefährlich werden kann, da Babys schnell sehr viel Flüssigkeit verlieren.
- **Durchfall beim Kleinkind:** Ist das Kleinkind an Durchfall erkrankt, sollte man darauf achten, dass es genügend trinkt und den Verlust an Mineralien ausgleicht (siehe Kapitel »Für Magen und Darm«). Sofort einen Arzt aufsuchen sollte man, wenn sich Anzeichen einer Austrocknung bemerkbar machen: Das Kind hat eine trockene Mundschleimhaut, seine Haut wird faltig und die Urinbildung lässt nach.

Welche Heilpflanzen helfen?

- Ideale, milde Heilpflanzen zur Behandlung von Blähungen sind die Früchte der Doldenblütler, insbesondere des **Fenchels**. Ihre ätherischen Öle lindern Krämpfe im Verdauungstrakt, wirken schleimlösend und fördern außerdem die Darmtätigkeit.
- Die **Kamille** wirkt mit ihren ätherischen Ölen, Flavonoiden und Schleimstoffen krampflösend.
- Zu den Heilpflanzen, die bei Kindern zur Verdauungsstärkung empfohlen werden, zählt die **Pfefferminze**. Sie enthält krampflösende und schleimlösende ätherische Öle, Flavonoide und Gerbstoffe.
- Die Schalen der **Pomeranze** besitzen ätherische Öle und Bitterstoffe, die den Appetit anregen, die Magensaftsekretion steigern und ebenfalls auf sanfte Weise leicht krampflösend wirken.
- Bei Magen-Darm-Beschwerden, insbesondere Blähungen, die mit Appetitlosigkeit verbunden sind, hat sich bei Kindern der **Majoran** bewährt. Wirkstoffe sind ätherische Öle, Bitter- und Gerbstoffe.
- Das beste Mittel gegen Durchfall bei Kleinkindern sind **Heidelbeeren**, deren Gerbstoffe eine zusammenziehende Wirkung haben. Auch wenn frische Heidelbeeren ansonsten sehr gesund sind: Hier müssen es die getrockneten Früchte sein, frische Beeren haben den gegenteiligen Effekt!

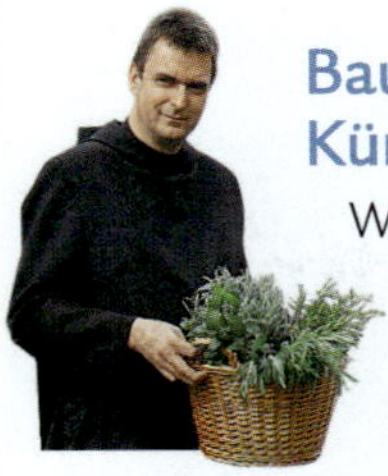

Bauchmassage mit Kümmelöl

Wenn man Großmütter fragt, was sie früher unternommen haben, wenn Säuglinge oder Kleinkinder Blähungen hatten, erinnern sie sich oft an die Bauchmassage. Dieses Heilmittel ist ebenso einfach, wie es wirksam ist. Entscheidend zur Wirkung trägt dabei auch die wärmende Hand und die Zuwendung der Mutter bei. In der Tat wirken Bauchmassagen mit Kümmelöl entspannend und zudem krampflindernd. Man gibt 2 Tropfen Kümmelöl auf ein Glas warmes Wasser, benetzt die Finger damit und beginnt beim Baby unten links mit einer sanften, liebevollen Massage. Im Uhrzeigersinn führt man die Massage weiter bis unter den Rippenbogen, bewegt die Hände langsam nach rechts und schaut das Kind dabei die ganze Zeit an. Dort, wo die Uhr halb fünf anzeigen würde, drückt man ganz kurz etwas fester in den Bauch hinein. Den Bauch massiert man auf diese Weise 2- bis 3-mal im Uhrzeigersinn und deckt ihn anschließend mit einer warmen Decke zu. Bei Säuglingen massiert man besonders vorsichtig und nur mit dem Daumen.

Bewährte Anwendungen für stillende Mütter

Empfehlenswert für die Behandlung von Blähungen und Durchfall bei Säuglingen sind Heilkräutertees, die Mütter unmittelbar vor dem Stillen trinken. Säuglingen, die schon abgestillt sind, kann man die Heilkräutertees ins Milchfläschchen geben. Bei Blähungen bewährt hat sich auch eine Salbe zur Massage der Nabelgegend.

Tees

Fenchelfrüchte

Teezubereitung: 1 Teelöffel Fenchelfrüchte im Mörser zerdrücken, mit 1 Tasse kochendem Wasser übergießen, zugedeckt 10 Minuten ziehen lassen und abseihen. Täglich 2- bis 3-mal 1 Tasse jeweils 1 Stunde vor dem Stillen trinken.

Bei Flaschenkindern: Milchfläschchen wie üblich zubereiten und bei Säuglingen im Alter zwischen 2 und 12 Monaten 1- bis 2-mal täglich 25 ml Fencheltee dazugeben. Ab dem 1. Lebensjahr 2- bis 3-mal am Tag 25 ml Fencheltee ins Milchfläschchen geben.

Teemischung

Zusammensetzung: 20 g Kamillenblüten, 15 g Pfefferminzblätter, 20 g Kümmelfrüchte, 40 g Fenchelfrüchte und 5 g Pomeranzenschalen.

Teezubereitung: 2 Teelöffel Teemischung im Mörser zerdrücken, mit 1 Tasse heißem Wasser übergießen, zugedeckt 10 Minuten ziehen lassen und abseihen. Die Teemischung jeweils 1 Stunde vor dem Stillen trinken.

Bei Flaschenkindern: Milchfläschchen wie üblich zubereiten und danach 50 ml Teemischung dazugeben.

Vorsicht: Bei Säuglingen sind einfache Tees mit einer bis maximal drei Heilpflanzen vorzuziehen; deshalb ist diese Teemischung erst für Kleinkinder ab einem Alter von 12 Monaten empfehlenswert.

Salbe

❖ **Majorankraut**

Zubereitung: 1 Teelöffel im Mörser zermahlenes Majorankraut mit 1 Teelöffel Weingeist vermischen und danach einige Stunden ziehen lassen. Dann 1/2 Teelöffel frische, ungesalzene Butter dazugeben und in einem Wasserbad erwärmen, bis die Butter schmilzt und sich der Weingeist verflüchtigt hat. Die Masse durch ein Stofftaschentuch seihen und abkühlen lassen. Nur kleine Mengen der Salbe herstellen, da sie nicht haltbar ist.
Anwendung: Mit einer Fingerspitze Salbe die Nabelgegend des Säuglings bis zu 2-mal täglich einreiben.

Bewährte Anwendungen bei Durchfall von Kleinkindern

Bei der Behandlung von Durchfall bei Kleinkindern werden Heilpflanzen in Tees eingesetzt, die stopfend wirken, krampflösend sind und die Schleimhautreizungen von Magen und Darm lindern. Gleichzeitig sollte man dafür sorgen, dass das Kind viel trinkt. Bei ausreichender Flüssigkeitszufuhr ist es nicht nötig, die Nahrungsaufnahme zu erzwingen. Sehr zu empfehlen ist es, dem Kind einen geriebenen Apfel zu essen zu geben. Er ist reich an Ballaststoffen, die im Darm dem Stuhlbrei Flüssigkeit und Giftstoffe entziehen.

Tees

❖ **Getrocknete Heidelbeerfrüchte**

Teezubereitung: 3 gehäufte Esslöffel getrocknete Heidelbeerfrüchte mit 1/2 Liter Wasser übergießen, 10 bis 15 Minuten bei schwacher Hitze kochen lassen und abseihen. Säuglinge bis zu 1 Tasse (Kleinkinder 1 bis 2 Tassen) von diesem leicht gesüßten Tee über den Tag verteilt trinken lassen.

❖ **Kamillenblüten**

Für eine optimale Wirkung sollte man den Kamillentee mit Heidelbeertee kombinieren.
Teezubereitung: 1 gehäuften Teelöffel Kamillenblüten mit 1/4 bis 1/2 Tasse heißem Wasser übergießen, zugedeckt 10 Minuten ziehen lassen und dann abseihen. 30 ml der Teezubereitung mit einem Teelöffel Heidelbeertee in die Milchflasche geben.

Erkältung, Schnupfen und Husten

Eine Erkältung ist im Regelfall keine ernsthafte Erkrankung. Sie kann aber für Kleinkinder und besonders für Säuglinge recht unangenehm sein, da sie beim Trinken keine Luft bekommen, wenn die Nase verstopft ist. Schnupfen zählt zu den häufigsten aller Kinderkrankheiten, Kleinkinder können ihn bis zu 9-mal jährlich bekommen, Kindergartenkinder bis zu 12-mal.

Ursachen und Symptome

- **Schnupfen und Erkältung:** Schnupfen bzw. Erkältung sind durch Viren hervorgerufene Erkrankungen (siehe Kapitel »Für die Atemwege«). Da sie den besonders für Kleinkinder so wichtigen Schlaf beeinträchtigen und bei verstopfter Nase auch das Stillen bzw. das Trinken aus einer Milchflasche erschwert ist, können sie schnell eine weitere Schwächung des jungen Organismus zur Folge haben. Wenn die körpereigenen Abwehrkräfte des Kindes zudem geschwächt sind, können auch Schnupfen und Erkältung das Allgemeinbefinden sehr vermindern.
- **Husten:** Oft kommt bei einer Erkältung auch ein Husten hinzu, wenn sich die Viren auf die Bronchien ausweiten (siehe Kapitel »Für die Atemwege«).
- **Fieber:** Erkältungskrankheiten werden bei Säuglingen und Kleinkindern häufig von Fieber begleitet. Fieber ist eigentlich ein Instrument der Immunabwehr, da Viren bei Temperaturen über 39 °C absterben. Der Nachteil ist, dass der Organismus durch das Fieber stark belastet wird. Eine Temperatur über 39 °C stellt eine Alarmsituation des Körpers und eine Gefahr für den Organismus dar (siehe auch Kapitel »Für die Atemwege«).

Strategien der Behandlung

- **Schnupfen und Erkältung:** Ist der Schnupfen bereits ausgebrochen, sollten die Atemwege möglichst schnell wieder freigemacht werden. Dies muss bei Säuglingen und Kleinkindern mit sanften Mitteln erreicht werden, etwa mit bestimmten ätherischen Ölen oder indem man den Schleim in der Nase mit einem Schleimzieher (aus der Apotheke) entfernt.

- **Husten:** In der ersten Phase des Hustens ist der Einsatz von krampflösenden, entzündungs- sowie keimhemmenden Wirkstoffen der Heilpflanzen sinnvoll. Bei Husten mit zähflüssigem Schleim, den man am typischen »Rasseln« erkennt (also in der zweiten Phase des Hustens), müssen schleimverflüssigende Wirkstoffe verwendet werden.
- **Fieber:** Bei zu hohem Fieber ist es wichtig, die Körpertemperatur möglichst rasch zu senken. Dies geschieht bei Kindern am besten mit einem kühlenden Wadenwickel. Auch fiebersenkende Heilpflanzen kommen hier häufig zum Einsatz.

Welche Heilpflanzen helfen?

- Hilfreich bei der Behandlung eines Schnupfens und einer Erkältung sind **Kamille** und der **Eukalyptusbaum**. Ihre ätherischen Öle wirken sowohl entzündungshemmend (Kamille) als auch abschwellend auf die Nasenschleimhaut (Eukalyptusbaum).
- **Majoran** hat sich nicht nur bei der Behandlung von Magen-Darm-Beschwerden bewährt, sondern wird auch bei Schnupfen und Erkältung erfolgreich eingesetzt. Als wirksame Inhaltsstoffe besitzt er ätherische Öle, Bitter- und Gerbstoffe.
- Die **Eibischwurzel** ist in der Kinderheilkunde wegen ihres guten Geschmacks besonders beliebt. Wichtig sind vor allem die in den Wurzeln enthaltenen Schleimstoffe, die einen Schutzfilm über die gereizte Schleimhaut legen und so den Hustenreiz mindern können. Außerdem verflüssigen ihre Wirkstoffe das Sekret in den Bronchien. Das Abhusten wird auf diese Weise erleichtert.
- Krampfartiger Husten kann mit den ätherischen Ölen des **Thymians** gelöst werden.
- Gegen Schleimhusten helfen ganz besonders die Wirkstoffe der **Süßholzwurzel**: Ihre Saponine unterstützen hierbei das Verflüssigen des Schleims, außerdem haben sie eine auswurffördernde Wirkung, sodass das Abhusten erleichtert wird.
- Wegen ihres angenehmen Geschmacks werden gegen Husten gern die Blüten der **Schlüsselblume** eingesetzt und Teemischungen beigemengt. Die Blüten spielen in der Kinderheilkunde eine größere Rolle als die Wurzel, obwohl ihr Gehalt an wirksamen Inhaltsstoffen, den Saponinen, geringer ist.

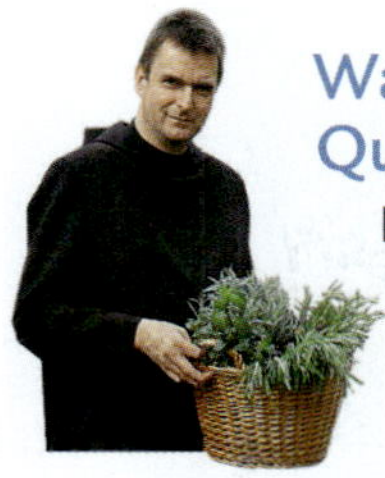

Warmer und kalter Quarkwickel

Ein entzündeter Hals kann besonders Kinder ziemlich quälen. Bei Halsschmerzen verabreiche ich Kindern in jedem Fall zuallererst einen Halswickel aus Quark. Der Quark wirkt abschwellend und zudem schmerzlindernd. Bei einer akuten Entzündung wird ein kalter Quarkwickel besser vertragen. Man streicht dazu 200 g Quark etwa 2 cm dick auf ein langes schmales Tuch, legt es nicht zu eng um den Hals und befestigt es mit einem zweiten Tuch. Den Wickel nimmt man ab, sobald der Quark trocken ist. Nach der akuten Phase der Entzündung ist ein warmer Quarkwickel noch geeigneter, der wie beschrieben hergestellt wird – mit der Ausnahme, dass das Tuch, auf das der Quark gestrichen wird, vorher zwischen zwei Wärmflaschen erwärmt wird. Ein am Abend angelegter Wickel kann über Nacht belassen werden.

- Wirkungsvoll gegen Husten sind auch die Blüten der **Königskerze**. Ihre Schleimstoffe lindern den Hustenreiz, während ihre Saponine den festsitzenden Schleim in den Bronchien lösen.
- **Mädesüßblüten** haben sich in der Kinderheilkunde als Heilpflanzen gegen Fieber und gegen Kopfschmerzen bewährt. Sie besitzen Salicylsäure-Derivate, die eine fiebersenkende Wirkung haben.

Bewährte Anwendungen bei Schnupfen und Erkältung

Die Klosterheilkunde empfiehlt zur Behandlung von Schnupfen und Erkältung sanft wirkende Erkältungssalben sowie Inhalationen. Ein warmes Bad mit ätherischen Ölen, die nicht nur eingeatmet, sondern auch über die Haut aufgenommen werden, ist ebenfalls sehr günstig. Menthol und Campher, die bei Erwachsenen bei der Behandlung von Erkältung zu den Heilmittelklassikern zählen, dürfen bei Säuglingen und Kleinkindern wegen ihres sehr intensiven Geruchs nicht im Gesichtsbereich eingesetzt werden – hier besteht die Gefahr eines Kratschmer-Reflexes, einer Atemdepression, die bis zum Ersticken führen kann.

Salbe

❖ **Majorankraut**

Zubereitung: 1 Teelöffel im Mörser zermahlenes Majorankraut mit 1 Teelöffel Weingeist vermischen und danach einige Stunden ziehen lassen. Dann 1/2 Teelöffel frische, ungesalzene Butter dazugeben und in einem Wasserbad erwärmen, bis die Butter schmilzt und sich der Weingeist verflüchtigt hat. Die Masse durch ein Stofftaschentuch seihen und abkühlen lassen. Nur kleine Mengen der Salbe herstellen, da sie nicht haltbar ist.

Anwendung: Mit einer Fingerspitze Salbe die Nabelgegend des Säuglings bis zu 2-mal täglich einreiben.

Inhalation

❖ **Kamillenblüten**

Anwendung: 5 Esslöffel Kamillenblüten in einen Topf geben und mit 1 Liter kochendem Wasser übergießen. Den Topf auf eine Heizplatte neben das Bettchen stellen und den Tee knapp unter dem Siedepunkt kochen lassen, da erst dann die ätherischen Öle in größerer Menge verdampfen. Das Kind 15 Minuten den Dampf einatmen lassen. Die Eltern sollten unbedingt dabei bleiben und dafür sorgen, dass das Kind nicht an Topf oder Heizplatte gelangen kann!

Bäder

❖ **Kamillenblüten**

Badezusatz: 25 g Kamillenblüten mit 1/2 Liter heißem Wasser übergießen, zugedeckt 10 Minuten ziehen lassen, abseihen und ins 37 °C warme Badewasser geben. 10 bis 15 Minuten baden.

Alternative: Statt der Kamillenblüten kann man auch 2 bis 3 Tropfen ätherisches Öl von Kiefernnadeln oder Eukalyptusblättern mit 1/2 Tasse Milch verwenden.

Bewährte Anwendungen bei Husten

Zur Therapie von Husten werden vor allem Heilkräutertees verwendet. Während sie bei Säuglingen nur aus maximal drei Heilpflanzen bestehen sollen, sind für Kleinkinder bereits fünf Komponenten empfehlenswert. Für Kleinkinder bewährt hat sich auch ein Hustensirup.

Sirup

❖ **Eibischwurzel**

Die Herstellung des Sirups ist nicht ganz einfach und etwas zeitraubend, aber lohnend.

Zubereitung: 10 g grob zerkleinerte Eibischwurzel mit lauwarmem Wasser abbrausen und in einen Filter geben, in dem ein kleiner Wattebausch liegt. Eine Mischung aus 5 ml Weingeist sowie 1/4 Liter Wasser herstellen und über die Wurzelstückchen gießen. Ablaufende Flüssigkeit auffangen und wieder über die Wurzelstückchen gießen. Diese Prozedur 10- bis 15-mal wiederholen und die aufgefangene Flüssigkeit im Verhältnis 1:2 (Gewichtsteile) mit Zucker mischen (also 10 g Lösung mit 20 g Zucker), leicht erwärmen und so lange rühren, bis der Zucker ganz gelöst ist. Abschließend einmal kurz aufkochen, um die Zahl der Keime zu verringern und den restlichen Weingeist zu verdampfen.

Anwendung: Bei Hustenreiz den Kindern täglich 1 bis 3 Esslöffel verabreichen.

Hinweise: Den Sirup in eine verschließbare Flasche abfüllen und im Kühlschrank für maximal 2 Wochen aufbewahren. Für Säuglinge, übergewichtige Kinder und Kinder mit Diabetes ist der Sirup wegen seines hohen Zuckergehalts nicht geeignet.

Tees

❖ **Eibischwurzel**

Kaltwasserauszug: 1 Esslöffel zerkleinerte Eibischwurzel mit 1/2 Liter kaltem Wasser übergießen, 2 bis 3 Stunden ziehen lassen und abseihen. Ganz kurz bis zum Sieden erhitzen (zur Sterilisierung). Täglich 3- bis 4-mal 1/4 bis 1/2 Tasse trinken und so lange einnehmen, bis sich der Husten deutlich gebessert hat.

Vorsicht: Der Tee ist wegen seiner hochwirksamen Inhaltsstoffe erst für Kleinkinder ab 12 Monaten geeignet.

❖ **Königskerzenblüten**

Teezubereitung: Für Säuglinge 1 Teelöffel (für Kleinkinder ab dem 1. Lebensjahr 1 Esslöffel) Königskerzenblüten mit 1 Tasse kochendem Wasser übergießen, 15 Minuten ziehen lassen und abseihen. Über den Tag verteilt bis zu 2 Tassen trinken lassen. Bei Kleinkindern (nicht aber bei Säuglingen) kann der Tee mit Honig gesüßt werden.

✣ Süßholzwurzel
Bei Kindern sollte man aus geschmacklichen Gründen die geschälte Süßholzwurzel für den Tee verwenden.
Teezubereitung: 1/2 Teelöffel zerkleinerte Süßholzwurzel mit 2 Tassen heißem Wasser übergießen, 10 Minuten ziehen lassen, abseihen und mit Honig süßen. Täglich 1/4 bis 1/2 Tasse trinken.
Vorsicht: Der Tee ist wegen seiner Wirkung auf den Elektrolyt- und Wasserhaushalt erst für Kleinkinder ab 12 Monaten geeignet. Die Süßholzwurzel nicht länger als 4 Wochen anwenden.

✣ Teemischung
Diese Teemischung eignet sich besonders für Säuglinge. Sie wirkt sekretverflüssigend und löst den festsitzenden Schleim in den Atemwegen.
Zusammensetzung: 30 g Schlüsselblumenblüten und 20 g Königskerzenblüten.
Teezubereitung: 1/2 Teelöffel Teemischung mit 1/2 Tasse heißem Wasser übergießen, 10 Minuten ziehen lassen und dann abseihen. Den Tee so warm wie möglich und schluckweise verabreichen. Auf mehrere Portionen verteilt bis zu 1 Tasse täglich trinken lassen.
Hinweis: Da die Königskerzenblüten ihre Wirksamkeit nicht lange behalten, empfiehlt es sich, nur möglichst wenig (max. 50 g) der Teemischung vorrätig zu halten.

✣ Teemischung
Diese Teemischung wirkt reizlindernd, schleim- und krampflösend sowie entzündungshemmend.
Zusammensetzung: 50 g Süßholzwurzel, 30 g Eibischwurzel, 10 g Schlüsselblumenblüten sowie 10 g Anisfrüchte.
Teezubereitung: 1/2 Teelöffel Teemischung im Mörser zerdrücken, mit 1 Tasse kochendem Wasser übergießen, zugedeckt 10 Minuten ziehen lassen und abseihen. Täglich 1/4 bis 1/2 Tasse trinken.
Vorsicht: Der Tee ist wegen der Vielzahl der Inhaltsstoffe erst für Kleinkinder ab 12 Monaten geeignet.

✣ Thymiankraut
Teezubereitung: 1 Teelöffel Thymiankraut mit 1 Tasse kochendem Wasser übergießen, 10 Minuten ziehen lassen und dann abseihen. Säuglinge täglich 1/4 bis 1/2 Tasse trinken lassen. Kleinkinder können bereits 1/2 bis 1 Tasse am Tag trinken.

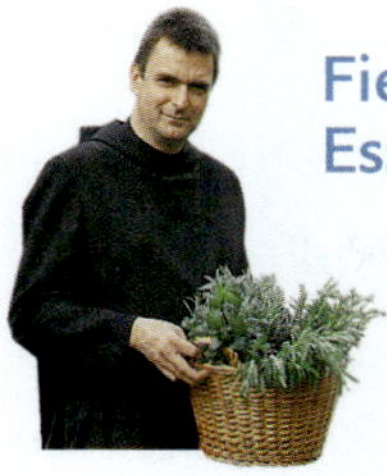

Fieber senken mit Essigsocken
Beliebter als Wadenwickel sind bei Kindern so genannte Essigsocken. Dabei taucht man ein Paar Wollsocken in etwa 36 °C warmes Wasser, dem man vorher 2 Esslöffel Essig zugefügt hat. Man wringt die Socken aus und zieht sie dem Kind an, darüber kommt noch ein Paar trockene Wollsocken. Die Essigsocken lässt man 10 bis 15 Minuten einwirken und misst dann Fieber. Sollte die Temperatur nicht gesunken sein, kann man den Vorgang wiederholen – aber nur, wenn Beine und Füße warm sind.

Bewährte Anwendungen bei Fieber

Um das Fieber zu senken, werden Wadenwickel bei Kindern lauwarm und sehr feucht angelegt und immer wieder angefeuchtet, sobald sie trockener geworden sind. Zur Senkung des Fiebers empfiehlt die Klosterheilkunde außerdem schweißtreibende Tees.

Wickel

✣ Wadenwickel
Anwendung: Zwei Baumwolltücher in eine Schüssel mit lauwarmem Wasser tauchen, nur leicht auswringen und je ein Tuch faltenfrei und eng anliegend um eine Wade wickeln. Nach 15 bis 20 Minuten entfernen (spätestens dann, wenn der Wickel sich erwärmt hat). Es darf kein Wärmestau entstehen! Die Wickel können bis zu 3-mal hintereinander erneuert werden.

Tee

✣ Mädesüßblüten
Teezubereitung: 1 knappen Teelöffel Mädesüßblüten mit 1 Tasse kochendem Wasser übergießen, 15 Minuten ziehen lassen und abseihen. Täglich 2- bis 3-mal 1/4 bis 1/2 Tasse trinken lassen.
Vorsicht: Der Tee ist wegen seiner hochwirksamen Salicylsäure-Verbindungen erst für Kinder ab dem 1. Lebensjahr geeignet!

Mittelohrentzündung

Ohrenschmerzen sind meist auf eine Mittelohrentzündung (*Otitis media*) zurückzuführen, die häufig mit Fieber verbunden ist.

Ursachen und Symptome

Wie die Nebenhöhlen, so sind auch die Ohren mit dem Nasenraum verbunden, in den die Schnupfenviren leicht eindringen und schmerzhafte Entzündungen auslösen können. Bei Kindern sind die Verbindungskanäle zum Nasenraum kürzer als bei Erwachsenen und deshalb anfälliger für Entzündungen.

Strategien der Behandlung

1. Freimachen der Gehörgänge: Entscheidend für die Heilung einer Mittelohrentzündung ist, dass man sofort mit der Behandlung beginnt und die Verbindungsgänge vom Ohr zum Nasenraum frei werden. Mit entzündungs- und bakterienhemmenden Heilpflanzen kann man den Heilungsprozess fördern.
2. Wärmetherapie: Zunächst ist es wichtig, dem Ohr Wärme zuzuführen, um die lokale Durchblutung zu erhöhen und die Entzündung zu lindern. Sind die Schmerzen nach einer Woche noch nicht abgeheilt, sollte man den Arzt aufsuchen.

Welche Heilpflanzen helfen?

- Wichtigste Pflanze bei der Behandlung von Mittelohrentzündung ist die **Zwiebel**, die keim- und entzündungshemmende Stoffe, etwa das Alliin, besitzt.
- Entzündungshemmend wirkt auch das **Johanniskrautöl**. Welcher Wirkmechanismus hier allerdings zum Tragen kommen, ist noch nicht geklärt.
- Eine bei Mittelohrentzündung nützliche Pflanze ist der **Lavendel**, der durchblutungsfördernd wirkt.

Bewährte Anwendungen bei Ohrenschmerzen

Zur Schmerzlinderung und Heilungsförderung wird eine Wärmetherapie angewendet. Durch die Wärme werden die Inhaltsstoffe der Zwiebel leichter freigesetzt.

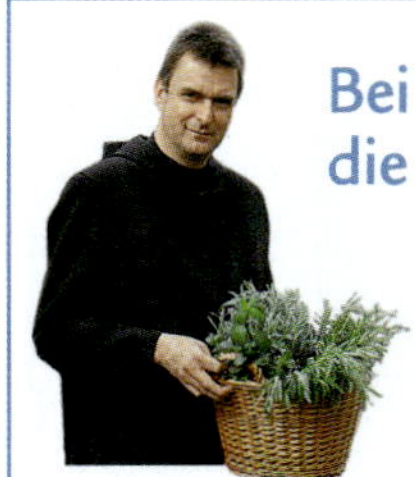

Bei Ohrenentzündung auch die Nase behandeln

Wer unmittelbar mit einer Behandlung beginnt, kann die Entzündung im Ohr mit überaus einfachen Mitteln gänzlich zum Abklingen bringen. Wichtig ist dabei, sowohl die Ohren als auch die Nase zu behandeln, um die Verbindungsgänge des Ohrs zum Nasenraum möglichst rasch wieder frei zu machen. Besonders zu empfehlen ist eine Variante der klassischen Zwiebelpackung. Dazu schneidet man eine rohe Zwiebel klein und brät diese in einer Pfanne mit einer Messerspitze Butter glasig an. Die so bereiteten Zwiebelstückchen werden in ein ausreichend großes Stofftaschentuch gewickelt, sodass daraus ein Zwiebelsäckchen entsteht. Dieses Säckchen legt man nun auf das erkrankte Ohr und zieht eine Mütze über, um damit das Säckchen zu fixieren. Die Zwiebel sollte man ungefähr 1 bis 2 Stunden einwirken lassen.

Zum Abschwellen der Nasenschleimhaut löst man 9 g Kochsalz in einer Schüssel mit 1 Liter heißem Wasser und inhaliert damit (Anleitung siehe Seite 220).

Manche Kinder vertragen allerdings bei Ohrenschmerzen keine Wärme. Wenn ihnen die Wickel unangenehm sind, ist von dieser Anwendung abzuraten.

Wärmetherapie

Zwiebel

Anwendung: 1 klein gehackte Zwiebel in ein Säckchen geben und etwa 2 Minuten in kochendes Wasser tauchen. Nach dem Abkühlen auf ein erträgliches Maß an Hitze auf das schmerzende Ohr legen und mit einer Mütze befestigen. Mit einem Frotteetuch warm halten und 1 bis 2 Stunden einwirken lassen. Bei anhaltenden Schmerzen die Anwendung wiederholen.

Lavendel- und Johanniskrautöl

Anwendung: 30 ml Johanniskrautöl mit 20 Tropfen Lavendelöl mischen. Das Öl vorsichtig erwärmen und so warm wie möglich um das Ohr herum und auf die Ohrmuschel auftragen. Zusätzlich einen mit dem Öl getränkten Wattebausch vorsichtig ins Ohr stecken.

Milchschorf und Kopfgneis

Sowohl bei Milchschorf als auch bei Kopfgneis handelt es sich um vorübergehende Säuglingsekzeme. Milchschorf ist ein nässender Hautausschlag, von dem Säuglinge ab dem dritten Monat betroffen sein können. Seinen Namen erhielt dieser Ausschlag deshalb, weil er ähnlich wie übergekochte Milch auf einer Herdplatte aussieht. Von dieser Hautkrankheit zu unterscheiden ist der Kopfgneis, der zwar ganz ähnliche äußere Symptome zeigt, aber keinen Juckreiz verursacht.

Ursachen und Symptome

- Milchschorf: Milchschorf ist für das Kind wegen des Juckreizes oft sehr quälend, aber nicht gefährlich. Der Ausschlag äußert sich vorwiegend im Gesicht, mitunter auch auf der Kopfhaut. Es kommt schließlich zu Krustenbildung und zu heftigem Juckreiz. Viele an Milchschorf erkrankte Säuglinge haben später mit Neurodermitis zu kämpfen. Einige Hautärzte halten den Milchschorf sogar für ein frühes Stadium der Neurodermitis. Eine genaue Ursache für Milchschorf ist bislang nicht bekannt. Manchmal entsteht er als Reaktion auf eine Milchunverträglichkeit, bisweilen wird er auch durch übermäßiges Schwitzen verursacht. Er kann aber auch durch eine erbliche Veranlagung zu verschiedenen Hautkrankheiten, beispielsweise Dermatitis oder Schuppenflechte, ausgelöst werden.
- Kopfgneis: Kopfgneis bei Säuglingen erkennt man an einer dicken Schicht fettiger, gelbbrauner Schuppen auf der Kopfhaut. Er wird durch eine Überproduktion der Talgdrüsen hervorgerufen. In seltenen Fällen kann sich diese Hautentzündung im Gesicht und auch weiter auf dem Körper ausbreiten, besonders im Windelbereich, der Leistengegend oder in den Achselhöhlen. Spätestens dann sollte auf jeden Fall ein Arzt konsultiert werden.

Strategien der Behandlung

- Milchschorf: Für eine erfolgreiche Therapie ist entscheidend, dass man die unterschiedlichen Hautschäden gesondert behandelt. Trockene Bereiche der Haut sollte man mit Öl und Creme pflegen, damit sie weich werden. Entzündete Hautstellen, die nässen oder Bläschen bilden, werden mit einer Tinktur betupft und mit Salben nachbehandelt. Damit das Kind die betroffenen Stellen nicht aufkratzt und diese in der Folge durch Bakterien, Viren oder Pilze infiziert werden, muss der Juckreiz gelindert werden.
- Kopfgneis: Die Behandlung von Kopfgneis ähnelt der von Milchschorf. Auch in diesem Fall geht es darum, die trockenen Stellen der Haut zu pflegen und mit Heilpflanzen die Entzündung zu hemmen.

Welche Heilpflanzen helfen?

- Die wichtigste Heilpflanze bei diesen Hautkrankheiten ist wiederum die **Kamille**. Die Inhaltsstoffe ihrer Blüten (ätherische Öle und Flavonoide) hemmen die Entzündung und fördern die Wundheilung.
- Sehr erfolgreich wurde in letzter Zeit der **Zauberstrauch** (Virginische Hamamelis) bei Hautproblemen angewendet. Seine Rinde hat einen sehr hohen Gehalt an Gerbstoffen, die wesentlich milder sind als etwa die der Eichenrinde. Deshalb ist der Zauberstrauch gerade für die Behandlung von Säuglingen und Kleinkindern geeignet. Das gesamte Wirkstoffgemisch (u. a. Flavonoide, ätherische Öle und Kaffeesäure-Derivate) hat eine zusammenziehende und entzündungshemmende Wirkung, es fördert die Wundheilung und kann auch den Juckreiz stillen.
- Zur Linderung des Juckreizes hat sich auch der **Hafer** als Heilpflanze bewährt. Seine wichtigsten Inhaltsstoffe sind Flavonoide und Kieselsäure.
- Hilfreiche Heilpflanzen gegen Juckreiz sind zudem **Nachtkerze**, Johannisbeere oder Borretsch, die Gamma-Linolensäure enthalten.

Bewährte Anwendungen bei Milchschorf und Kopfgneis

Für die Behandlung von Milchschorf und Kopfgneis werden Heilpflanzen und -kräuter in pflegenden Ölen und Bädern eingesetzt. Kamillenblüten finden unterschiedliche Anwendungen: Die trockenen Hautstellen werden mit einem Öl behandelt, die entzündeten Stellen betupft man mit Kamillenblüten-Tinktur. Sehr zu empfehlen sind außerdem Gamma-Linolensäure-haltige Nahrungsergänzungsmittel.

Öl

❖ Kamillenblüten

Anwendung: 5 Tropfen Kamillenöl mit 100 ml frischem Olivenöl vermischen. Die trockenen Hautbereiche damit pflegen.

Vorsicht: Das Kamillenöl sollte man niemals pur verwenden, da Kamille austrocknend wirkt.

Tinktur

❖ Kamillenblüten

Anwendung: 1 ml Kamillen-Tinktur mit 4 ml frisch zubereitetem Kamillentee mischen und danach ganz vorsichtig auf die entzündeten Hautstellen tupfen.

Salbe

❖ Kamillenblüten

Anwendung: 8 bis 10 g des Kamillen-Extrakts mit 50 g Zinksalbe aus der Apotheke mischen. Täglich (hauptsächlich abends) 2- bis 3-mal auftragen.

Bäder

❖ Haferstroh

Badezusatz: 50 g Haferstroh mit 2 Liter Wasser übergießen, 30 Minuten kochen, abseihen und in eine Wanne mit 37 °C warmem Wasser geben. Jeden zweiten Tag 15 bis 20 Minuten baden.

❖ Zauberstrauchrinde

Badezusatz: 20 g Zauberstrauchrinde mit 1/4 Liter Wasser übergießen, 15 Minuten kochen, abseihen und dann in eine Wanne mit 37 °C warmem Wasser geben. Täglich 15 Minuten baden.

Nahrungsergänzungsmittel

❖ Nachtkerzensamenöl

Anwendung: Die Öle dieser Pflanzen sollte man am besten in Form von Kapseln verwenden. Täglich eine Kapsel öffnen und das Borretschsamenöl ins Milchfläschchen geben oder unter einen Brei rühren.

Vorsicht: Erst für Kinder ab 12 Monaten empfehlenswert, da für jüngere noch keine Dosisangaben vorliegen.

Windeldermatitis

Die Windeldermatitis ist keine durch Windeln an sich ausgelöste Erkrankung, sondern eine Hautreizung im Windelbereich des Babys. Fast jedes Baby leidet einmal oder auch häufiger an dieser Hautkrankheit.

Ursachen und Symptome

Der ständige Kontakt mit Urin und Stuhl und das feuchtwarme Klima begünstigen die Besiedelung durch Bakterien (meist *Staphylococcus*) und Pilze (meist *Candida albicans*). Bei einer Windeldermatitis entzündet sich die Haut, was sich durch Rötung, Schwellung, Bläschen- oder auch durch Pustelbildung und Nässen äußert. Es bilden sich zudem Krusten und Schuppen, die sich vom Gesäß in Richtung Genitalien und Oberschenkelinnenseite ausbreiten und im feuchtwarmen Windelklima äußerst schlecht abheilen. In besonders schweren Fällen gehen die Pickelchen oder Bläschen des Ausschlags auf und beginnen zu bluten.

Strategien der Behandlung

1. Schutz der Haut: Bei der Behandlung der Windeldermatitis ist der erste Schritt, Reibung und einen Feuchtigkeits- und Wärmestau zu vermeiden. Empfohlen wird ein häufiger Windelwechsel (mindestens 6-mal am Tag) und die Verwendung hochabsorbierender, luftdurchlässiger Wegwerfwindeln. Am besten lässt man das Kind mehrere Stunden am Tag ganz ohne Windeln herumlaufen.
2. Hemmung der Entzündung: Leichte und sogar schwere Entzündungen können mit Heilpflanzen behandelt oder zumindest gelindert werden.
3. Bekämpfung der Bakterien und Pilze: Das Wachstum der Bakterien und Pilze kann mit Heilpflanzen gehemmt werden.

Welche Heilpflanzen helfen?

- Das Mittel der ersten Wahl ist die **Kamille**. Ihre wundheilungsfördernden und ihre entzündungshemmenden Effekte kommen genauso zum Tragen wie ihre antibakterielle und den Stoffwechsel der Haut anregende Wirkung.

- Sehr gute Erfahrungen hat man in der letzten Zeit mit Anwendungen des **Zauberstrauchs** gemacht. Sein Wirkstoffgemisch (Gerbstoffe, Flavonoide, ätherisches Öl und Kaffeesäure-Derivate) hat eine zusammenziehende und darüber hinaus auch entzündungshemmende Wirkung.
- Das **Stiefmütterchen** wurde in der Klosterheilkunde äußerlich zur Reinigung der Haut eingesetzt, was auch heute noch empfehlenswert ist. Seine Hauptwirkstoffe sind entzündungshemmende Flavonoide.

Bewährte Anwendungen bei Windeldermatitis

Zur Behandlung von Windeldermatitis werden Heilpflanzen als Badezusatz eingesetzt. Nach dem Baden sollte man die betroffenen Stellen mit einer pflegenden Creme eincremen. In der Zeit der akuten Windeldermatitis dem Kind keine Fruchtsäfte zu trinken geben.

Sitzbäder

Kamillenblüten

Badezusatz: 2 Liter Wasser zum Kochen bringen, darin 1 Esslöffel Kamillenblüten-Extrakt lösen und in eine Babywanne mit warmem Wasser geben. Täglich 5 Minuten bei 37 °C baden.

Zauberstrauchrinde

Badezusatz: 20 g Zauberstrauchrinde mit 1/4 Liter Wasser übergießen, 15 Minuten kochen, abseihen und in eine Babywanne mit warmem Wasser geben. Täglich 5 Minuten bei 37 °C baden.

Stiefmütterchenkraut

Badezusatz: 2 bis 3 Esslöffel Stiefmütterchenkraut mit 1 Liter kochendem Wasser übergießen, 5 Minuten ziehen lassen, abseihen und in eine Babywanne mit warmem Wasser geben. 15 Minuten bei 37 °C baden.

Salbe

Kamillenblüten

Anwendung: 8 bis 10 g Kamillen-Extrakt mit 50 g Zinksalbe aus der Apotheke mischen. Täglich 1- bis 2-mal nach dem Baden oder Waschen auftragen.

Schlafstörungen

Die meisten Eltern haben leidvolle Erfahrung damit gemacht, dass ihr Baby immer wieder nachts aufwacht und weint. Auch Kleinkinder schlafen oft nicht durch. Doch Schlafstörungen sind nicht nur für die Eltern lästig, ausreichend Schlaf ist auch für das Allgemeinbefinden von Babys und Kleinkindern von überaus großer Wichtigkeit. Er spielt für das Wachstum und die weitere Entwicklung eine große Rolle, denn nachts werden mehr Wachstumshormone freigesetzt als tagsüber. Neugeborene sollten daher bis zu 16 Stunden täglich schlafen. Anfangs wachen sie alle zwei bis drei Stunden auf, um zu trinken. Ab einem Alter von etwa 4 Monaten verlängern sich die Schlafphasen des Säuglings. Bis zur Vollendung des ersten Lebensjahres schlafen Babys in den meisten Fällen bis zu 6 Stunden durch. Kleinkinder im Alter von 1 bis 5 Jahren brauchen mindestens 12 Stunden Schlaf täglich.

Ursachen und Symptome

Unruhe und Angst lassen auch Kleinkinder häufig nicht schlafen. In den meisten Fällen sind Einschlafschwierigkeiten durch Schmerzen (beispielsweise beim Zahnen) bedingt, aber auch äußere Einflüsse (wie etwa Umzüge) oder Stress-Situationen in der Familie können mögliche Ursachen sein.

Strategien der Behandlung

1. Rituale: Kinder brauchen Dinge, an denen sie sich »festhalten« können. Deshalb ist für sie ein regelmäßiger Tagesablauf mit festen Zu-Bett-Geh-Zeiten und -Ritualen ganz wichtig. Gerade in der Stunde vor der Nachtruhe sollte man sich besonders intensiv um die Kinder kümmern. Bewährt im allerbesten Sinn haben sich Gute-Nacht-Geschichten, Abendlieder und ein Abendgebet. Auch sollte man sein Kleinkind nicht erst ins Bett bringen, wenn es schon schläft. Denn es soll sich bewusst vom Tag verabschieden und auf die Nacht einstellen. Hat das Kind im Dunkeln Angst, ist ein kleines Nachtlicht sinnvoll.
2. Beruhigung: Sanft beruhigende Mittel – jedoch keine, die zu tief in den Schlafverlauf eingreifen – stellt die Kräuterheilkunde zur Verfügung.

Welche Heilpflanzen helfen?

- **Lavendel**, innerlich angewendet, wirkt beruhigend und fördert zugleich das Einschlafen. Die Lavendelblüten zeichnen sich durch ihr ätherisches Öl aus, das u.a. Linalylacetat enthält.
- Die **Passionsblume** wird besonders zur Behandlung von nervösen Unruhezuständen empfohlen.
- Wegen seiner beruhigenden und darüber hinaus auch entspannenden Wirkung wird der **Baldrian** sehr gern gegen Schlafstörungen eingesetzt – gerade in der Kinderheilkunde. Als wirksame Inhaltsstoffe enthält er ätherische Öle und Valerensäuren, die die Stoffwechselaktivität der Nervenzellen beeinflussen und keine narkotisierende Wirkung haben.
- Auch **Hopfenzapfen** (Hopfenblüten) sind wegen ihrer Bitterstoffe – Humulon und Lupulon – mild beruhigend (siehe Kapitel »Für Psyche und Nerven«).
- Die **Melisse** bietet sich mit ihren Inhaltsstoffen (ätherisches Öl, milde Gerb- und Bitterstoffe) insbesondere an, wenn Schlafstörungen zusammen mit Verdauungsproblemen auftreten.

Bewährte Anwendungen bei Schlafstörungen

Zur Behandlung von Schlafstörungen kommen Heilpflanzen in Bädern, als Aromatherapie, in Tees oder Saft zum Einsatz. Baldriantee wird wegen seines bitteren Geschmacks von Kindern meist nicht gern getrunken. Für Kleinkinder (nicht für Säuglinge) empfehlenswert ist daher ein Saft aus der Baldrianwurzel.

Bad

Lavendelöl

Badezusatz: Für Kleinkinder pro Vollbad 1 Becher Sahne mit 1 Esslöffel Honig und 6 Tropfen Lavendelöl (für Säuglinge 3 Tropfen) mischen und ins 38 bis 39 °C warme Badewasser geben. 15 Minuten baden.

Aromatherapie

Lavendelblüten

Anwendung: Die einfachste und sanfteste Methode, Lavendel einzusetzen, ist das Aufhängen von Lavendelsträußen oder mit Lavendelblüten gefüllten Stoffsäckchen in unmittelbarer Nähe des Bettchens. Die Wirkung hält etwa 1 Monat an. Danach die Füllung erneuern.
Alternative: 1 Tropfen reines Lavendelöl auf das Kopfkissen geben.

Hopfenzapfen

Anwendung: 500 g Hopfenzapfen in ein Baumwollkissen füllen und als Kopfkissen verwenden. Die Wirkung hält etwa 1 Woche an. Danach die Füllung erneuern.

Tees

Teemischung

Zusammensetzung: 10 g Passionsblumenkraut, 20 g Melissenblätter, 10 g Lavendelblüten, 20 g Apfelminze, 10 g Himbeerblätter, 10 g Zitronengras und 20 g Fenchelfrüchte.
Teezubereitung: 1 Teelöffel Teemischung im Mörser zerdrücken, mit 1 Tasse Wasser übergießen, 5 Minuten kochen lassen und abseihen. Abends 1/4 bis 1/2 Tasse trinken lassen.
Vorsicht: Der Tee ist wegen der Vielzahl der Inhaltsstoffe erst für Kleinkinder ab 12 Monaten geeignet.

Lavendelblüten

Teezubereitung: Für Kleinkinder 1 Teelöffel (für Säuglinge 1/2 Teelöffel) Lavendelblüten mit 1 Tasse kochendem Wasser übergießen, zugedeckt 10 Minuten ziehen lassen und abseihen. Täglich 1- bis 2-mal 1/4 bis 1/2 Tasse trinken lassen.

Melissenblätter

Teezubereitung: Für Kleinkinder 1/2 bis 1 1/2 Teelöffel Melissenblätter (Säuglinge 1/2 Teelöffel) mit 1 Tasse kochendem Wasser übergießen, 10 Minuten zugedeckt ziehen lassen und abseihen. Täglich ab den späten Nachmittagsstunden auf 2 bis 3 Portionen verteilt 1/2 bis 1 Tasse trinken lassen.

Saft

Baldrianwurzel

Saft: 1 bis 2 Teelöffel Baldriansaft aus der Apotheke mit 1 kleinen Glas Apfelsaft mischen und nach dem Abendessen trinken lassen.

Zahnen

Mit dem Zahnen tritt das Kind in einen neuen Lebensabschnitt. Bereits zwischen dem 4. und 8. Lebensmonat beginnen die ersten Zähne sich im Kiefer vorzuschieben. Die Zeit des Zahnens fällt häufig in die »orale Phase« des Babys, in der es gern an allen greifbaren Gegenständen lutscht, saugt oder darauf herumbeißt.

Ursachen und Symptome

Wenn die Eck- und Backenzähne durchtreten, können kleine Blutgefäße verletzt werden, was zu schmerzenden bläulichen Flecken am Zahnfleisch führt. In der Regel macht das Zahnen keine größeren Probleme. Die Babys sind in dieser Zeit jedoch unruhiger und zudem anfälliger für Krankheiten, insbesondere für Durchfall (siehe auch Seite 344). Manchmal kann sich das Zahnfleisch entzünden.

Strategien der Behandlung

Mithilfe der Heilpflanzen aus der Klosterheilkunde können die häufig schmerzhaften Beschwerden der Zahnfleischentzündung behandelt bzw. gelindert werden.

Welche Heilpflanzen helfen?

- Das beste Mittel gegen Schmerzen beim Zahnen ist die **Kamille** mit ihren schmerzlindernden und zudem entzündungshemmenden Eigenschaften.
- Eine Pflanzenwurzel, die heutzutage noch als Kauhilfe überaus sinnvoll ist, ist die **Iriswurzel** (sie wird auch als Schwertlilienwurzel und irrtümlicherweise auch als Veilchenwurzel bezeichnet). Diese Wurzel besitzt schmerzlindernde Stoffe (ätherisches Öl, Gerbstoffe, Salicylsäure-Verbindungen), die beim Kauen langsam abgegeben werden.

Bewährte Anwendungen bei Zahnfleischentzündungen

Um den Druckschmerz zu verringern, sollte man den Kindern etwas zum Kauen geben, beispielsweise ein Stück Brotrinde, Möhren- oder Apfelstücke. Zur Hemmung einer Entzündung haben sich Heilpflanzen aus der Klosterheilkunde als Tee bewährt, in den man beispielsweise auch den Schnuller tauchen kann, bevor man ihn dem Kind gibt.

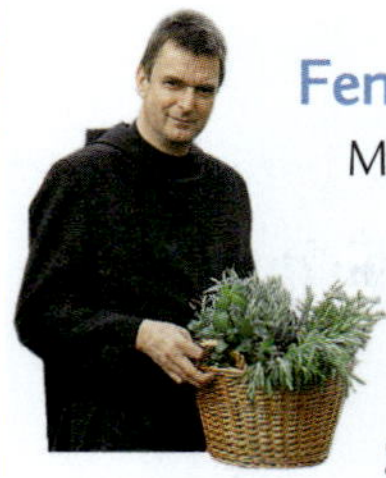

Fenchel als Kauhilfe

Mein Mittel der ersten Wahl für Kleinkinder, die Schmerzen während des Zahnens haben, ist ein Fenchelstängel. Wenn das Kind auf dem Fenchelstängel herumbeißt, wird der Kaureflex angeregt und das hilft gleich in doppelter Hinsicht: Kauen beruhigt und der Fenchelstängel gibt ebenfalls beruhigende und schmerzstillende Substanzen ab. Ganz nebenbei regt der Fenchel auch die Verdauung an.

Kauhilfe

Iriswurzel

Anwendung: Die Iriswurzel schälen und mit einer Kordel versehen. Bevor die Wurzel dem Kind gegeben wird, unbedingt überprüfen, ob sie Risse aufweist oder zu bröckeln beginnt (damit das Kind sich nicht an den Wurzelteilchen verschlucken kann). Nach dem Gebrauch die Wurzel an der Luft trocknen und an einem kühlen Platz aufbewahren. Etwaige Verunreinigungen sollten beseitigt werden. Das Kind niemals allein lassen, während es auf der Iriswurzel herumkaut.

Tees

Kamillenblüten

Teezubereitung: 1 Teelöffel Kamillenblüten mit 1 Tasse heißem Wasser übergießen, zugedeckt 10 Minuten ziehen lassen, abseihen. 30 ml in die Milchflasche geben.

Teemischung

Zusammensetzung: 50 g Kamillenblüten sowie 50 g Salbeiblätter.

Teezubereitung: 2 gehäufte Teelöffel Teemischung mit 1 Tasse heißem Wasser übergießen, zugedeckt 15 Minuten ziehen lassen und abseihen. 30 ml in die Milchflasche geben.

Vorsicht: Der Tee ist wegen der hochwirksamen Inhaltsstoffe erst für Kleinkinder ab 12 Monaten geeignet.

Für ältere Kinder (4 bis 14 Jahre)

Ab dem 4. Lebensjahr kommen Kinder vermehrt mit »fremden« Kindern in Kontakt, sei es auf dem Spielplatz oder auch im Kindergarten. Dies ist der Zeitpunkt, zu dem Ansteckungen verstärkt auftreten. Ab diesem Alter kann man aber auch schon mit dem Kind reden, um zu erfahren, woran es leidet. Dennoch ist die Schwere der Erkrankungen für die Eltern nicht immer leicht abzuschätzen. Auf jeden Fall sollte man sich ausreichend Zeit nehmen und das Kind genau beobachten: Erkundet es immer noch die Umgebung oder sucht es Ruhe? Spielt es oder verhält es sich apathisch? Je mehr Mimik vom Kind gezeigt wird, je mehr Laute es von sich gibt, desto weniger besorgniserregend ist sein Zustand.

Statistisch gesehen macht das durchschnittliche Kind in seinen ersten sechs Lebensjahren Bekanntschaft mit 200 bis 300 unterschiedlichen Viren, die Infekte der oberen Atemwege (Husten, Schnupfen, Ohrenschmerzen oder auch Halsentzündungen) auslösen können. Im Kindergartenalter rechnet man mit rund 12 Virusinfekten pro Jahr, Schulkinder erkranken etwa 6- bis 8-mal und Jugendliche durchschnittlich 5-mal im Jahr.

Die klassischen Kinderkrankheiten betreffen vor allem die Organe, die in ständigem Kontakt mit der Außenwelt stehen – die Haut und die Schleimhäute der Atemwege und des Magen-Darm-Trakts. Erreger, Fremdstoffe und Umweltgifte kommen in unmittelbaren Kontakt mit den Schleimhäuten der Atemwege. Die Folge sind Allergien wie Asthma bronchiale oder durch Bakterien oder Viren hervorgerufener starker Husten, etwa Keuchhusten oder Bronchitis. Über den Mund und die Speiseröhre erreichen Erreger auch schnell den Magen-Darm-Trakt. Ungewohnte Speisen, einseitige Ernährung und allergieauslösende Nahrungsmittel können Beschwerden wie Krämpfe, Durchfall oder Erbrechen herbeiführen. Außerdem können die vielen verschiedenen Entwicklungsphasen, die ein Kind durchlaufen muss, Unsicherheit und Ängste erzeugen. Bei Kindern äußern sich solche psychischen Schwierigkeiten häufig durch unruhigen Schlaf, Nervosität oder auch Bettnässen. Auf all diese kindlichen Erkrankungen und Probleme gehen die nächsten Abschnitte ein.

Atemwegserkrankungen

Zu den klassischen und gar nicht so selten auftretenden Kinderkrankheiten, die mit starkem Husten verbunden sind, zählt der Keuchhusten (*Pertussis*). Etwa 100 000 Kinder sollen pro Jahr in Deutschland davon betroffen sein. Mit einem ähnlich heftigen Hustenreiz verbunden sind außerdem Bronchitis, Asthma und eine Lungenentzündung. Da sich deren Behandlung mit den Mitteln der Klosterheilkunde ähnlich wie die unterstützende Therapie im Fall von Keuchhusten darstellt, sollen sie hier ebenfalls kurz aufgeführt werden.

Ursachen und Symptome

- **Keuchhusten:** Dies ist eine langwierige, durch Bakterien (*Bordetella pertussis*) hervorgerufene Kinderkrankheit, die für Neugeborene und für Säuglinge lebensgefährlich sein kann. Übertragen wird sie durch eine Tröpfcheninfektion. Ein bis drei Wochen nach der Ansteckung entwickeln die betroffenen Kinder eine zunächst banale Erkältung mit Schnupfen und Husten, die ungefähr zwei Wochen anhält. Danach beginnen dann die charakteristischen krampfartigen Hustenanfälle, die verstärkt zur Nachtzeit auftreten. Am Ende eines Hustenanfalls zieht das Kind die Luft hörbar ein, manchmal läuft zudem das Gesicht blau an und das Kind erbricht zähen Schleim. Die Hustenattacken plagen das Kind über einen Zeitraum von zwei bis sechs Wochen und nehmen in der Folge dann langsam ab, ebenso wie die Ansteckungsgefahr. Nach weiteren zwei Wochen ist die Krankheit überwunden, obwohl die Hustenanfälle in häufigen Fällen noch wochenlang wiederkehren.
- **Bronchitis:** Dabei handelt es sich um eine Entzündung des stark verzweigten Röhrensystems in der Lunge, den Bronchien (siehe Seite 234).
- **Asthma bronchiale:** Damit wird eine chronische Entzündung der Bronchien bezeichnet, bei der die Atemwege stark verengt sind (siehe Seite 235).
- **Lungenentzündung:** Bei einer Lungenentzündung ist das Lungengewebe entzündet. Auslöser sind in der Regel Bakterien wie Pneumokokken. Innerhalb von 12 bis 24 Stunden treten heftige Krankheitssymptome wie hohes Fieber, Husten, süßlicher, zuweilen übel riechender Atem und Atemnot auf.

Strategien der Behandlung

Alle genannten Atemwegserkrankungen müssen unbedingt ärztlich behandelt werden. Doch in allen Fällen kann die Klosterheilkunde die Beschwerden lindern und die Heilung unterstützen.

1. **Linderung der Hustenkrämpfe:** Mit Heilpflanzen kann der Hustenreiz abgeschwächt werden.
2. **Lösen des Bronchialsekrets:** Eine Reihe von Heilpflanzen aus dem Arzneischatz der Klostermedizin unterstützen die Verflüssigung des Bronchialsekrets, sodass es leichter abgehustet werden kann.

Welche Heilpflanzen helfen?

- Die wichtigste Heilpflanze bei Keuchhusten ist der **Thymian**. Sein ätherisches Öl verflüssigt das Sekret der Bronchien und fördert den Auswurf.
- Gegen Keuchhusten setzt man auch die schleimstoffhaltigen Blüten der **Königskerze** ein, die entzündungshemmend und leicht auswurffördernd wirken und damit das Abhusten erleichtern.
- **Spitzwegerich** wird üblicherweise bei Katarrhen der Atemwege eingesetzt, ist aber auch zur Linderung von Keuchhusten geeignet. Als wichtige Wirkstoffe enthält er Schleimstoffe.
- Bei Erkrankungen der Atemwege kann außerdem **Fenchel** mit seinen ätherischen Ölen helfen.

Bewährte Anwendungen bei Atemwegserkrankungen

Die Heilpflanzen der Klosterheilkunde sind bei den hier genannten Atemwegserkrankungen nur begleitend zu einer ärztlichen Behandlung sinnvoll. Die krampf- und sekretlösenden Effekte der Heilpflanzen können über eine Kombination von Tees, Extrakten und Inhalationen erreicht werden. Der Thymiantee ist in der Regel zu schwach, deshalb wird ein alkoholischer Extrakt mit einem höheren Anteil an ätherischen Ölen empfohlen.

Inhalation

Thymiankraut

Anwendung: 5 Esslöffel Thymiankraut in einen Topf geben und mit 1/2 Liter kochendem Wasser übergießen. Den Topf auf eine Heizplatte neben das Bett stellen und den Tee knapp unter dem Siedepunkt kochen lassen, weil erst dann die ätherischen Öle in einer größeren Menge verdampfen. Das Kleinkind 15 bis 20 Minuten den Dampf einatmen lassen. Die Mutter oder der Vater sollten unbedingt dabei bleiben und dafür sorgen, dass das Kind nicht an den heißen Topf oder die heiße Heizplatte gelangen kann!

Alternative: Ältere Kinder können eine klassische Wasserdampf-Inhalation durchführen (siehe Kapitel »Für die Atemwege«).

Tees

Teemischung

Die Teemischung wirkt entzündungshemmend, reizlindernd, schleim- und krampflösend.

Zusammensetzung: 40 g Thymiankraut, 15 g Anisfrüchte, 10 g Schlüsselblumenwurzel und 5 g Königskerzenblüten.

Teezubereitung: 1 Esslöffel Teemischung im Mörser zerdrücken, mit 1 Tasse kochendem Wasser übergießen, zugedeckt 10 Minuten ziehen lassen, abseihen und leicht mit Honig süßen. Täglich 2 bis 3 kleine Tassen trinken.

Teemischung

Die Teemischung wirkt schwach entzündungshemmend, schleim- und krampflösend.

Zusammensetzung: 10 g Schlüsselblumenwurzel, 10 g Spitzwegerichblätter, 10 g Thymiankraut, 5 g Bibernellenwurzel und 5 g Fenchelfrüchte.

Teezubereitung: 2 Teelöffel Teemischung im Mörser zerdrücken, mit 1/4 Liter kochendem Wasser übergießen, zugedeckt 5 Minuten ziehen lassen, abseihen und leicht mit Honig süßen. Täglich 2 bis 3 Tassen trinken.

Präparat aus der Apotheke

Thymian

Anwendung: Um eine optimale Wirkung zu erzielen, empfiehlt es sich, auf Fertigpräparate (Tropfen, Saft) zurückzugreifen.

Magen- und Darmstörungen

Akut auftretende Bauchschmerzen können durch eine Vielzahl von Krankheiten bedingt sein – von einer Darmgrippe bis hin zu einer Verstopfung. Sie sind in jedem Fall sehr ernst zu nehmen, da dahinter auch eine Blinddarmentzündung stecken kann. In vielen Fällen sind Bauchschmerzen auch Begleiterscheinungen anderer Krankheiten, beispielsweise von Erkältung, Grippe, Lungenentzündung oder von Mumps. Denkbar sind aber auch psychische Ursachen und dem Kind »liegt irgendetwas im Magen«.

Ursachen und Symptome

- Appetitlosigkeit: Appetitlosigkeit kann verschiedene Ursachen haben, die von Veranlagung bis zu psychischen Gründen reichen. Insbesondere bei Mädchen kann eine länger anhaltende Appetitlosigkeit zu sehr ernsthaften Essproblemen führen.
- Funktionelle Magenbeschwerden: Diesen Magenerkrankungen liegen keinerlei organische Störung zugrunde. Zu viel oder aber falsches Essen sowie psychische Gründe können die Ursache sein (siehe auch Kapitel »Für Magen und Darm«). Oft äußern sich funktionelle Magenbeschwerden auch in Form von Durchfall.
- Verstopfung: Verstopfung kommt bei Kindern und Jugendlichen recht häufig vor. Ursachen sind falsche Ernährung, seelische Verstimmungen, aber auch organische Probleme wie Pilzinfektionen (siehe auch Kapitel »Für Magen und Darm«).

Strategien der Behandlung

- Appetitlosigkeit: Appetitlosigkeit und allgemeine Verdauungsbeschwerden können mit pflanzlichen Bitterstoffen behandelt werden, die den Speichelfluss anregen und die Sekretbildung in Magen, Leber und Darm stimulieren.
- Funktionelle Magenbeschwerden: Hier sind insbesondere beruhigende und krampflösende Maßnahmen angebracht. Um dauerhaft beschwerdenfrei zu sein, sollte man auch die Ernährungsgewohnheiten umstellen und vor allem auf fettarme Ernährung achten. Außerdem sollte man sich die Zeit nehmen, mit den Kindern bewusst und in Ruhe zu essen – am besten zu festen Essenszeiten.
- Verstopfung: Bei der Behandlung von Verstopfung besteht das Ziel darin, die Kontraktionen der glatten Muskulatur des Darmes anzuregen. Dies geschieht mit Quellstoffen. Wenn sich der Stuhlgang wieder normalisiert hat, wird eine ballaststoffreiche Ernährung, bestehend aus Rohkost, Gemüse und Vollkornprodukten, empfohlen.

Welche Heilpflanzen helfen?

- Für Kinder, die unter Appetitlosigkeit oder unter allgemeinen Verdauungsbeschwerden leiden, können die **Pomeranzenschalen** empfohlen werden. Ihre ätherischen Öle und Flavonoide haben eine appetitanregende Wirkung. Außerdem haben sie ein ausgesprochen angenehmes Aroma.
- Für ältere Kinder ist der **Kalmuswurzelstock** bei Appetitlosigkeit außerordentlich gut geeignet. Seine ätherischen Öle regen die Magensekretbildung an, fördern den Appetit und lösen Krämpfe.
- Ebenfalls eine appetitanregende und die Magensekretbildung fördernde Wirkung haben die ätherischen Öle von **Ingwer**, Kümmel, Anis und Nelken.
- Die **Kamille**, der große Klassiker der Kräuterheilkunde, hat sich auch bei der Behandlung von Magenverstimmungen bei Kindern bewährt. Ihre Blüten helfen gegen Krämpfe und Reizungen.
- **Pfefferminze** wirkt gegen Blähungen und Magenkrämpfe, regt den Gallenfluss und außerdem die Magensekretbildung an. Als wirksame Bestandteile enthält sie vor allem ätherische Öle.
- **Melisse** wird dagegen empfohlen, wenn es sich um nervös bedingte Magen- und Darmstörungen handelt. Sie hat dank ihrer ätherischen Öle eine beruhigende und krampflösende Wirkung.
- Bei funktionellen Magen-Darm-Beschwerden, die sich als Durchfall äußern, sind auch bei größeren Kindern getrocknete **Heidelbeeren** das Mittel der ersten Wahl. Sie enthalten Gerbstoffe, die eine zusammenziehende Wirkung besitzen.
- Die ideale Heilpflanze für Kinder, die unter Verstopfung leiden, ist der **Leinsamen** (siehe Kapitel »Für Magen und Darm«).

Bewährte Anwendungen bei Appetitlosigkeit

Die Klosterheilkunde empfiehlt einige Heilpflanzentees, die den Appetit anregen, mild wirken und Kindern zum Teil auch gut schmecken. Sie werden vor allem in Tees eingesetzt. Sehr wirkungsvoll ist darüber hinaus aber auch ein alkoholfreier Likör.

Tees

❖ Pomeranzenschalen

Teezubereitung: 1 Teelöffel Pomeranzenschalen mit 1 Tasse kochendem Wasser übergießen, danach 10 Minuten ziehen lassen und abseihen. Vor den Mahlzeiten 1/2 bis 3/4 Tasse trinken lassen.

❖ Kalmuswurzelstock

Teezubereitung: 1/2 Teelöffel Kalmuswurzel und 1/2 Teelöffel Pfefferminzblätter (zur Geschmacksverbesserung) mit 1 Tasse kochendem Wasser übergießen, 5 Minuten ziehen lassen, abseihen. Vor jeder Mahlzeit 1/2 Tasse trinken lassen.

Kinderlikör

❖ Heilkräutermischung

Zusammensetzung: 10 g Ingwerwurzel, 10 g Kümmelfrüchte, 10 g Anisfrüchte, 10 g Pomeranzenschalen, 15 g Löwenzahnkraut, 15 g Melissenblätter und 2 Nelken.

Anwendung: Die Heilkräutermischung im Mörser zerdrücken, zusammen mit 10 Esslöffel Honig in 2 Liter Apfelsaft geben und kurz aufkochen lassen. Den heißen Saft vom Herd nehmen und 2 Stunden ziehen lassen. Anschließend ein zweites Mal aufkochen und wieder 2 Stunden ziehen lassen. Zum Schluss ein drittes Mal aufkochen und dann abseihen. Das Kind vor jeder Mahlzeit 1 Likörglas davon trinken lassen.

Bewährte Anwendungen bei funktionellen Magenbeschwerden

Bei funktionellen Magenbeschwerden kommen Heilpflanzen aus der Klosterheilkunde hauptsächlich in Tees zum Einsatz.

Tees

❖ Pfefferminzblätter

Teezubereitung: 1 Teelöffel Pfefferminzblätter mit 1 Tasse kochendem Wasser übergießen, 10 Minuten zugedeckt ziehen lassen, abseihen. Täglich 2- bis 3-mal 1/2 bis 3/4 Tasse trinken lassen.

❖ Melissenblätter

Teezubereitung: 1 Esslöffel Melissenblätter mit 1 Tasse kochendem Wasser übergießen, 15 Minuten zugedeckt ziehen lassen, abseihen. Täglich 2- bis 3-mal 1/2 bis 3/4 Tasse trinken lassen.

❖ Heidelbeerfrüchte

Teezubereitung: 3 gehäufte Esslöffel getrocknete Heidelbeerfrüchte mit 1/2 Liter Wasser übergießen, 10 bis 15 Minuten bei schwacher Hitze kochen lassen und abseihen. Über den Tag verteilt 2 Tassen bis 1/2 Liter von diesem leicht gesüßten Tee trinken lassen.

❖ Teemischung

Diese Teemischung wirkt verdauungsfördernd, beruhigend und krampflösend.

Zusammensetzung: Je 20 g Fenchelfrüchte, Pfefferminzblätter, Kamillenblüten und Kalmuswurzelstock.

Teezubereitung: 1 Teelöffel Teemischung im Mörser zerdrücken, mit 1 Tasse kochendem Wasser übergießen, 10 Minuten ziehen lassen und danach abseihen. 2- bis 3-mal täglich 1/2 bis 3/4 Tasse trinken lassen.

Bewährte Anwendung bei Verstopfung

Wie bei Erwachsenen werden bei Verstopfung Quellstoffe eingesetzt, die man hier allerdings nicht vorquellen lässt: Die Samen sollen erst im Darm aufquellen.

Quellstoffe

❖ Leinsamen

Anwendung: Leinsamen aus der Apotheke mit einer Quellzahl von 5 verwenden. 1/2 Esslöffel Leinsamen im Mörser zerdrücken und mit 1 Tasse Wasser, leichtem Kräutertee oder ungesüßtem Fruchtsaft einnehmen, am besten zwischen den Mahlzeiten. Dazu viel trinken.

Angst, Nervosität und Bettnässen

Nervöse Kinder können oft weder zuhören noch ruhig sitzen. Auch beim Spielen und Lernen sind sie im Vergleich zu ihren Altersgenossen oft unkonzentriert und wenig ausdauernd.
Von Bettnässen spricht man, wenn sich ein Kind im Alter von über drei Jahren noch regelmäßig einnässt. Es ist eine der häufigsten Störungen im Kindesalter, von der etwa zehn Prozent der Siebenjährigen und noch ein bis zwei Prozent der Jugendlichen betroffen sind.

Ursachen und Symptome

- **Angst und Nervosität:** Kinder und Jugendliche sind häufig dem Alltagsstress nicht gewachsen: Überforderung in der Schule, Lärmbelästigung und Reizüberflutung sind die häufigsten Ursachen. Diese äußern sich bei ihnen in Unlust, Antriebsarmut, Gereiztheit, Nervosität und Schlafstörungen.
- **Bettnässen:** Nach Vollendung des 3. Lebensjahrs sollte ein Kind in der Lage sein, die Schließmuskeln der Blase zu kontrollieren und den Harn gezielt abzulassen, also »trocken« zu sein. Ist dies nicht der Fall, sollte von einem Arzt geklärt werden, ob eine organische Fehlbildung vorliegt. Mögliche Ursachen können Harnwegsinfekte oder auch Zuckerkrankheit sein. Hinweise auf eine organische Erkrankung sind Schmerzen vor, während oder nach dem Wasserlassen, häufiger Harndrang, starkes Durstgefühl und Müdigkeit. Kann dies ausgeschlossen werden, muss man von seelischen Ursachen ausgehen.

Strategien der Behandlung

- **Angst und Nervosität:** Damit das Kind seine Angst und Nervosität abbauen kann, ist Zuwendung der Eltern und Geborgenheit das Allerwichtigste. Vater und Mutter sollten sich für das Kind ausreichend Zeit nehmen und Anteilnahme vermitteln. Erst wenn die Ursachen der Angst und Nervosität geklärt sind, können Heilkräuter der Klosterheilkunde unterstützend eingesetzt werden. Nervenanregende Getränke wie Kaffee, schwarzer Tee oder Cola sollten nervöse Kinder unbedingt meiden.

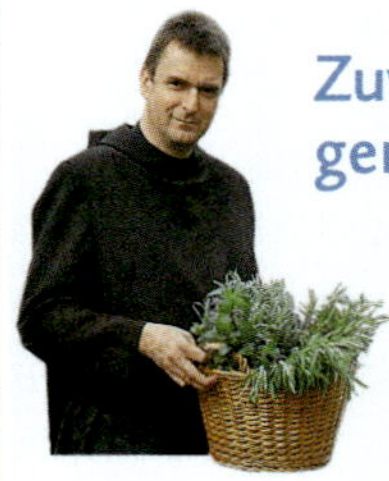

Zuwendung und ein geregelter Tagesablauf

Kleinkinder, die älter als drei Jahre sind und während des nächtlichen Schlafs ihren Harndrang nicht kontrollieren können, haben meistens ein seelisches Problem. Sie benötigen besonders viel Zuwendung, vor allem sollte man ihnen zuhören. Den Müttern empfehle ich außerdem, das Kind abends immer zur gleichen Zeit aufs Töpfchen zu setzen und während des Wasserlassens dabei zu bleiben. Überhaupt ist gerade für Kinder ein gleich bleibender, fester Tagesablauf wichtig: Nach etwa 17 Uhr sollte das Kind nicht mehr viel trinken, denn der Körper entwässert vor allem nachts. Scharfe Gewürze im Abendessen sind nicht zu empfehlen, denn sie machen Durst. Um die Beckenmuskulatur zu stärken, gibt es eine einfache Übung, die Mütter mit ihren Kindern immer wieder während des Tages machen können: Beide legen die Hände auf den Unterbauch und versuchen etwa 20-mal hintereinander, den Po zusammenzuziehen.

- **Bettnässen:** Für das Kind ist es wichtig, frei von dem Gefühl zu sein, dass seine Blasenschwäche schlimm ist – egal, welche Ursache das Bettnässen hat. Bei überforderten Kindern wirken Aufmerksamkeit, ein geregelter Tagesablauf und Ruhe oft Wunder. Zu einem Moment der Zuwendung kann für das Kind die Einnahme von Zubereitungen aus beruhigenden Heilpflanzen werden. Oft nässen sich Kinder nur in Rückenlage ein. Dagegen hilft, den Bauch des Kindes mit einem Tuch zu umwickeln, wobei der Knoten auf dem Rücken ist. So gewöhnt es sich daran, in der Seiten- oder Bauchlage zu schlafen und wird das Bettnässen los. Feuchtkalte Abwaschungen des unteren Rückens wirken auf die Muskulatur der Blase. Auf diese Weise werden dem Kind diese Muskeln bewusst und es lernt, sie willentlich zu beeinflussen.

Welche Heilpflanzen helfen?

- Bei Angst und bei Nervosität helfen **Lavendel**, Passionsblume, Baldrian und Hopfenzapfen (siehe Einschlafstörungen bei Kleinkindern, Seite 354).

- Bei älteren Kindern ist das beruhigend wirkende **Johanniskraut** zu empfehlen. Es enthält Hypericin, ätherische Öle, Flavonoide sowie Gerbstoffe.
- Die beste Heilpflanze bei organischen Erkrankungen der Harnwege ist der **Kürbissamen** (siehe Seite 280).

Bewährte Anwendungen bei Angst und Nervosität

Gegen Angst und Nervosität können Heilpflanzen eingesetzt werden, und zwar als Tee oder Saft. Auch eine Aromatherapie hat sich hier bewährt.

Tees

Passionsblumenkraut

Teezubereitung: 1 Esslöffel Passionsblumenkraut mit 1 Tasse Wasser übergießen, 5 Minuten kochen lassen und danach abseihen. Ab dem 4. Lebensjahr 2- bis 3-mal täglich 1/2 bis 3/4 Tasse trinken lassen.

Johanniskraut

Teezubereitung: 1 Teelöffel Johanniskraut mit geringem Stielanteil (ist milder im Geschmack) mit 1 Tasse kochendem Wasser übergießen, 10 Minuten ziehen lassen und abseihen. Ab dem 4. Lebensjahr 2- bis 3-mal täglich 1/2 bis 3/4 Tasse trinken lassen.

Lavendelblüten

Teezubereitung: 1 Teelöffel Lavendelblüten mit 1 Tasse kochendem Wasser übergießen, zugedeckt 10 Minuten ziehen lassen und abseihen. Täglich bis zu 3-mal 1/2 Tasse trinken.

Teemischung

Um eine optimale Wirkstoffkonzentration zu erzielen, wurden für diese Teemischung vier beruhigend wirkende Heilpflanzen miteinander kombiniert.

Zusammensetzung: 30 g Melissenblätter, 30 g Lavendelblüten, 30 g Passionsblumenkraut und 10 g Johanniskraut.

Teezubereitung: 1 Esslöffel Teemischung mit 1 großen Tasse kochendem Wasser übergießen, 10 Minuten ziehen lassen und abseihen. Kinder zwischen 4 und 5 Jahren trinken 2-mal täglich 1/2 Tasse, zwischen 6 und 14 Jahren täglich 1 bis 1 1/2 Tassen.

Teemischung

Diese Teemischung wirkt ebenfalls beruhigend und bildet eine geschmackliche Alternative zu der oben genannten Mischung.

Zusammensetzung: 40 g Baldrianwurzel, 30 g Passionsblumenkraut und 30 g Melissenblätter.

Teezubereitung: 1 Teelöffel Teemischung mit 1 Tasse kochendem Wasser übergießen, 10 Minuten ziehen lassen und abseihen. Kinder zwischen 4 und 5 Jahren trinken täglich 2- bis 3-mal 1/2 Tasse, zwischen 6 und 14 Jahren täglich 1 bis 1 1/2 Tassen.

Saft

Baldrianwurzel

Saft: 1 bis 2 Teelöffel Baldriansaft in ein kleines Glas Apfelsaft geben und nach dem Abendessen trinken.

Aromatherapie

Lavendelblüten

Anwendung: Die einfachste Methode, Lavendel zu verwenden, ist das Aufhängen von Lavendelsträußen oder mit Lavendelblüten gefüllten Stoffsäckchen in unmittelbarer Nähe des Betts. Die Wirkung hält etwa einen Monat an. Danach die Füllung erneuern.

Alternative: 1 Tropfen reines Lavendelöl auf das Kopfkissen geben.

Hopfenzapfen

Anwendung: 500 g Hopfenzapfen in ein Baumwollkissen füllen und als Kopfkissen verwenden. Die Wirkung hält etwa eine Woche an. Danach die Füllung erneuern.

Bewährte Anwendung bei bettnässenden Kindern

Für Kinder besonders geeignet ist das mild wirkende Granulat aus den Samen des Medizinalkürbisses, der in der Apotheke erhältlich ist.

Kürbissamen

Anwendung: Das Granulat kann in Joghurt, Müsli, Pudding u. a. eingenommen werden. Die Tagesdosis für Kinder unter 4 Jahren beträgt hierbei 10 g Granulat, für Kinder über 4 Jahren 20 g.

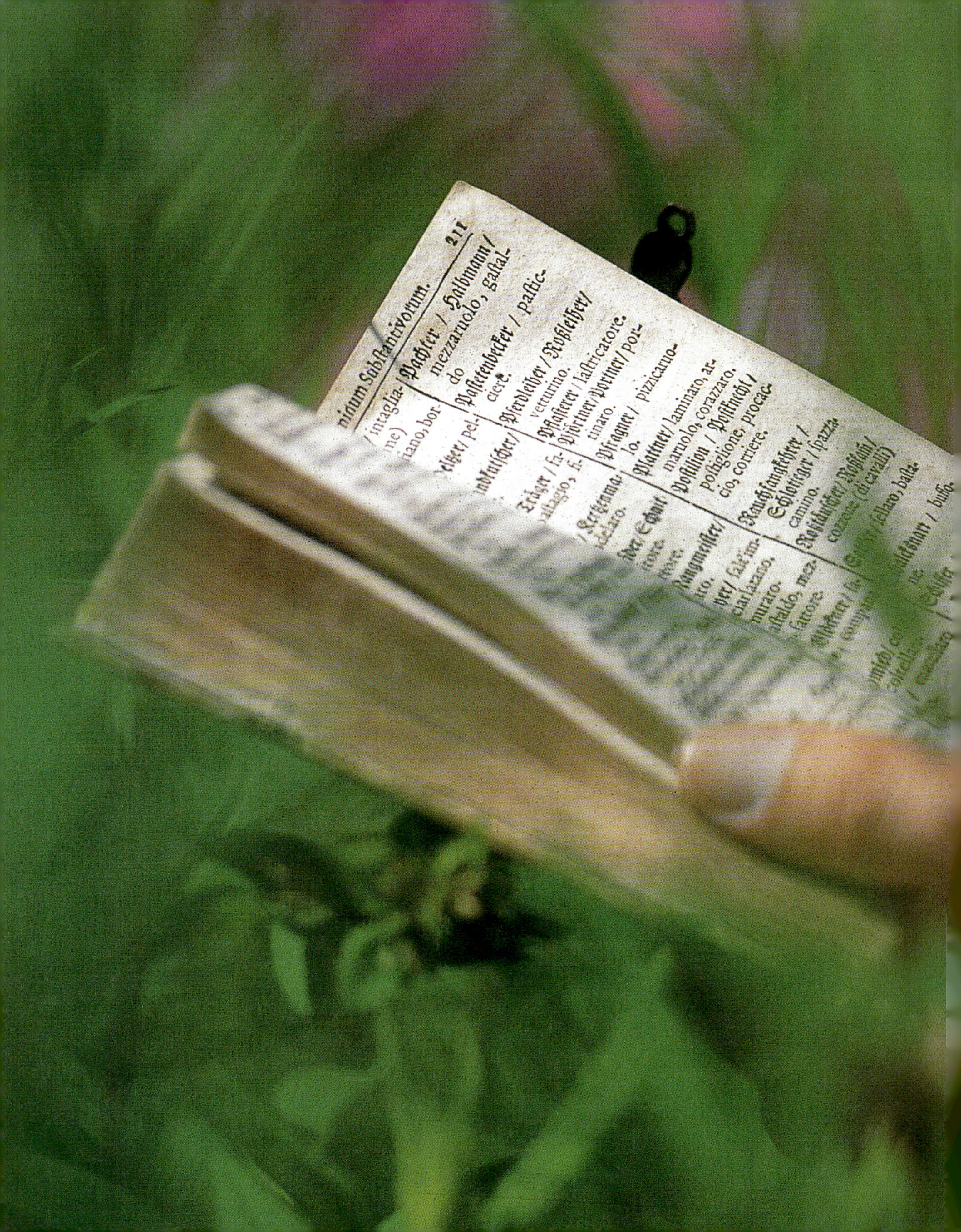
211
Pachter / Halbmann /
mezzaruolo, gastal-
do
Pastetenbecker / pastic-
ciere.
Pferdleiher / Roßleiher /
vetturino.
Pflasterer / lastricatore.
Pförtner / Portner / por-
tinaro.
Pfragner / pizzicarno-
lo.
Plattner / laminaro, ar-
maruolo, corazzaro.
Postillion / Postknecht /
postiglione, procac-
cio, corriere.

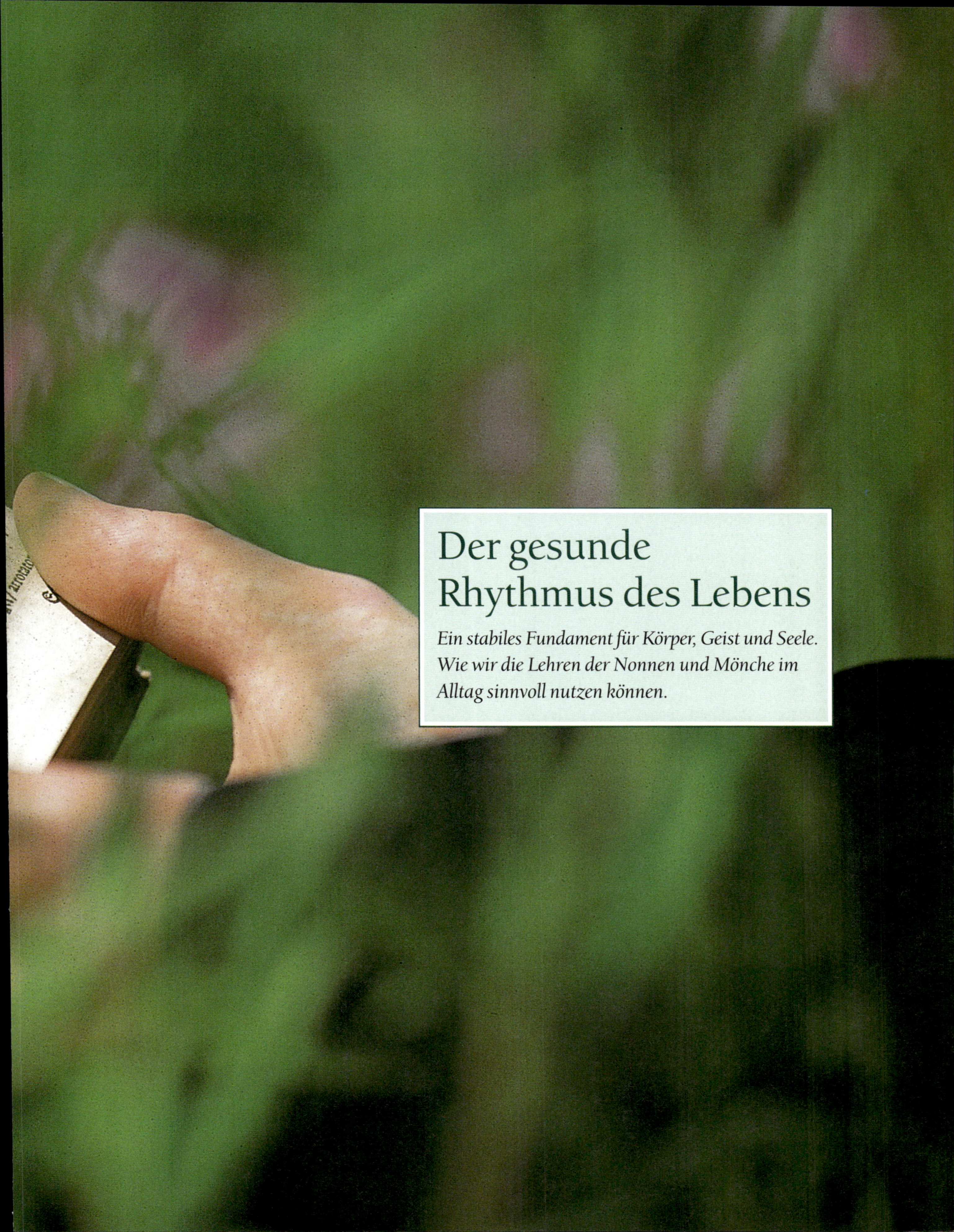

Der gesunde Rhythmus des Lebens

Ein stabiles Fundament für Körper, Geist und Seele. Wie wir die Lehren der Nonnen und Mönche im Alltag sinnvoll nutzen können.

Gesunderhaltung von Körper, Geist und Seele

Bereits die frühe abendländische Medizin kannte den Zusammenhang von Gesundheit und Harmonie. So meint der Arzt Alkmaion im 6. Jahrhundert vor Christus: »Wenn alle Glieder, alle Körpersäfte, wenn weder Hitze noch Kälte, weder Feuchtigkeit noch Trockenheit vorherrschen, dann ist der Mensch gesund.« Zum Gesundsein und -bleiben gehörte ein ausgewogenes Maß an Bewegung und Ruhe, an Konzentration und Entspannung, an Essen und Fasten sowie die Beachtung der klimatischen Verhältnisse, in denen man lebte. Die Kenntnisse um das Prinzip der Gegensätze waren in der antiken griechischen Welt bereits weit verbreitet.

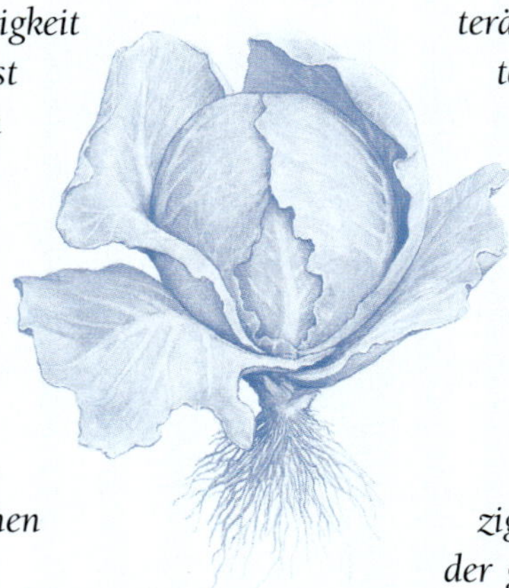

Die Lehre der Harmonie als Basis für die Gesundheit des Körpers entwickelte Alkmaion. Er gehörte der Schule des Pythagoras an, die im gesamten Kosmos ein harmonisches, musikalisches Konzept sah. Sie glaubte, dieses mit mathematischen Thesen erforschen und anhand von Formeln ausdrücken zu können.

Die strengen Vorschriften der Pythagoreer, die in klosterähnlichen Gemeinschaften lebten, beruhten darauf, dass das Ziel des Menschen im Nachvollzug der göttlichen Weltordnung bestehe. Diese könne man nur erkennen, wenn man der Trägheit des Körpers durch Askese entgegenwirke und die Seele durch Reinigung zur Aufnahme der Weisheit befähige. Für die Pythagoreer waren Astronomie, Physik und auch Musik eine einzige Wissenschaft, die zum Verständnis der ganzen Welt einschließlich des Kosmos führen sollte. Alkmaion übertrug diese Anschauung der Pythagoreer auf die Medizin und verband sie mit dem Denken in Gegensätzen.

Die sechs notwendigen Dinge (sex res naturales)

Die Hippokratiker (5. Jahrhundert v. Chr.) verstanden Gesundheit als Gleichgewicht von Körpersäften und Elementarqualitäten. Sechs Dinge seien zu beachten, damit man nicht erkranke oder schnell gesunde:

1. Richtige Behandlung der Luft *(aer)*, die durch die Atmung ans Herz dringt.
2. Richtiges Verhältnis zu Essen und Trinken, nicht zu viel essen, ausreichend trinken *(cibua et potus)*.
3. Richtige Anwendung von Bewegung und Ruhe, von Anspannung und Entspannung *(motus et quies)*.
4. Richtiges Verhalten von Schlafen und Wachen, nicht zu viel und nicht zu wenig Schlaf *(somnus et vigilia)*.
5. Richtige Behandlung von Ausscheidung und Verflüssigung *(excreta et secreta)*.
6. Richtiger Umgang mit Empfindungen wie Freude, Zorn und Angst *(affectus animi)*.

Es geht bei diesen Regeln also grundsätzlich um die lebensnotwendige Aufnahme von Sauerstoff, Nahrung und Flüssigkeit und um die ebenso wichtige Abgabe von verbrauchter Luft durch die Atmung sowie das Ausscheiden von Schlackenstoffen durch Nieren und Darm. Auch den auf Dauer unentbehrlichen Schlaf beschreibt die Regel. Außerdem widmet sie sich körperlicher Aktivität im Wechsel von Ruhe und Entspannung. Der letzte Aspekt von der psychischen Verarbeitung von Gefühlen unterscheidet den Menschen vom Tier.

Die sechs Säulen der heutigen Naturheilkunde

Die gesamte alte Medizin und die Lehre von der Erhaltung der Gesundheit in der Klosterheilkunde baut sowohl auf den aus der Antike stammenden Anschauungen der Pythagoreer als auch auf den Ansätzen der Hippokratiker auf. So bestehen deutliche Parallelen zwischen den »sechs notwendigen Dingen« der frühen Mediziner und den sechs Behandlungsprinzipien unserer heutigen Naturheilkunde:

- Hydrotherapie: Wasseranwendungen (etwa Güsse, Bäder, Wickel) einschließlich Klimatherapie.
- Heliotherapie: Sonnentherapie, ausreichende Lichtzufuhr durch Bewegung im Freien.
- Bewegungstherapie: alle Arten von sportlicher Betätigung, die einen gesamten Körpereinsatz fordern.
- Ernährungstherapie: eine sinnvolle Zusammenstellung der täglichen Mahlzeiten.
- Ordnungstherapie: Wachen und Schlafen, Tages-, Wochen-, Monats-, Jahres- und Lebensrhythmus, Umgang mit den eigenen Emotionen.
- Heilkräutertherapie: von Heilkräutertees über Pflanzensäfte bis zu ätherischen Ölen.

Das zentrale Anliegen der klassischen Naturheilkunde, deren Wurzeln auf die *sex res naturales* zurückgehen, ist in erster Linie die Erhaltung der Gesundheit und erst in zweiter Linie die Behandlung von Erkrankungen. Dies war auch im Sinne der Klosterheilkunde.

Die Klosterheilkunde aus heutiger Sicht

Die Klosterheilkunde setzt in erster Linie auf vorbeugende Maßnahmen. Ihr geht es darum, den Menschen zu einer gesunden Lebensform anzuleiten, damit Krankheiten erst gar nicht auftreten können. Dabei sollten Leib und Seele eine Einheit bilden. Nach ihrer Auffassung bedingten innere Ausgeglichenheit und körperliches Wohlbefinden einander. Wenn der Körper Krankheitssymptome zeigte, war meist auch die psychische Situation des Patienten instabil. Die Heilkundigen in den Klöstern versuchten daher nicht nur, körperliche Leiden zu kurieren, sondern hatten auch immer den seelischen Zustand im Auge. Es ist erstaunlich, mit welcher Lebenserfahrung und Menschenkenntnis sie dabei vorgingen. Dies wird in den Lebensregeln des heiligen Benedikt besonders deutlich. Sie waren nicht einfach nur Vorgaben, um seinen Mitbrüdern möglichst enge Grenzen zu stecken. Vielmehr waren sie das Ergebnis langjähriger Erfahrungen im Umgang mit anderen Menschen. Jeder, der sich nicht als Einsiedler in die Wüste zurückzog, konnte davon profitieren – egal, ob in der klösterlichen Gemeinschaft oder außerhalb der Klostermauern.

Die Vorschläge zur Gestaltung eines ausgewogenen und erfüllten Lebens sind auch heute noch nachvollziehbar und überzeugend, wohl auch, weil die Klosterheilkunde die Erkenntnisse der vorchristlichen Medizin aufgegriffen hat. Erstaunlich ist dabei, wie einfach die Ratschläge für eine gesunde Lebensführung oft sind. Aber häufig sind es die nahe liegendsten Dinge, die, langfristig gesehen, die größte Wirkung zeigen.

Dabei muss man weder ein besonders gläubiger Mensch noch ein regelmäßiger Kirchgänger sein, um sich von der Lebensführung im Sinne der Klosterheilkunde überzeugen zu lassen. Der Wechsel zwischen Ruhe und Bewegung, der Einfluss von Luft und Licht auf den Menschen und die Notwendigkeit gesunder Ernährung sind ganz unabhängig von irgendwelchen Religionen. Es ist nur einfach so, dass diese in der christlichen Tradition entstandenen Regeln unserem Lebensumfeld entsprechen. Insofern sagen sie uns in der Regel mehr als fernöstliche Weisheiten.

Sicherlich stößt die Klosterheilkunde bei schwerwiegenden Krankheiten, zum Beispiel bei notwendigen chirurgischen Eingriffen, an ihre Grenzen. Moderne Medizin und die traditionelle Heilkunde der Klöster können sich jedoch ergänzen. Im Sinne Benedikts gilt auch heute – alles im rechten Maß.

Die Klosterheilkunde – eine ganzheitliche Methode

Gerade in unserer heutigen hektischen Zeit ist der Wunsch nach geistig-seelischem Wohlbefinden besonders stark ausgeprägt. Und wohl auch gerade deshalb sprießen so genannte Wellness-Oasen aus dem Boden. Nicht selten handelt es sich dabei jedoch um Angebote, die sich vorwiegend dem körperlichen Wohlbefinden widmen. Die Seele spielt dabei nur eine Nebenrolle.

Mehr und mehr Menschen nehmen sich daher eine »Auszeit« in Klöstern. Für ein paar Tage oder auch Wochen versuchen sie, zu sich selbst zu finden. Gerade in unsicheren Zeiten mit Arbeitplatzverlust, Auseinanderbrechen von Familien und extremer Mobilität sucht man nach traditionellen Werten. Zu Recht kann man von der Lebenshaltung und dem Lebensrhythmus der Klöster vieles lernen. Wichtig ist es nur, dass man dies auch in seinem Alltag umsetzt. Die Regeln des heiligen Benedikt bieten dabei wichtige Anhaltspunkte.

Ordnung und Rhythmus

Ora et labora« – »bete und arbeite« – dieser Satz gilt als das Grundmotiv der Regeln des heiligen Benedikt. Was aber bedeutet in der Mönchsregel Beten? Es meint in erster Linie, dass die Stundengebete vor allem aus dem Singen von Psalmen bestanden. Musik spielte im Klosterleben eine große Rolle. So sagt Hildegard von Bingen in der ›Scivias‹ über die Loblieder: »Das Wort bezeichnet den Leib, die Melodie aber den Geist und die Harmonie die Gottheit.« Die ganze Schöpfung galt als Musik, als eine großartige Komposition. Musik ist Rhythmus, Leben ist Rhythmus, dies ist am eigenen Puls und Herzschlag für jeden zu erkennen.
Auch der heilige Benedikt schreibt im 16. Kapitel in seiner Ordensregel: »Wie der Prophet sagt: ›Siebenmal des Tages singe ich dein Lob.‹ Diese geheiligte Siebenzahl erfüllen wir dann, wenn wir zur Zeit der Laudes, der Prim, Terz, Sext, Non, Vesper und Komplet die Pflichten unseres Dienstes erfüllen.« Diese sieben Stundengebete sollten dem Tag ein festes Gerüst geben. Den richtigen Rhythmus von Wachen und Schlafen, von Arbeiten und Ruhen, von Essen und Fasten zu finden, sei die Voraussetzung für ein gesundes Leben. Die benediktinische Regel will diesen gesunden Rhythmus im Leben des Mönchs und der Nonne verwirklichen.

Ordnung – das Maß der Dinge

Für den heiligen Benedikt war die Ordnung ein wesentlicher Bestandteil der monastischen Lebensform. Man entschied sich bei Eintritt in den benediktinischen Orden nicht nur für ein bestimmtes Kloster, sondern verpflichtete sich gleichzeitig, nach den Ordnungsprinzipien der klösterlichen Gemeinschaft zu leben. Diese galten für alle benediktinischen Klöster gleichermaßen. Beim Besuch eines anderen Klosters ihres Ordens konnten sich die Benediktiner darauf verlassen, dass der Tag dort nahezu gleich strukturiert war. Dies gab ihnen Geborgenheit und Beständigkeit – auch in der Fremde.

Für Benedikt war eine klare Ordnung des Jahres- und Tagesablaufs auch deshalb wesentlich, weil sie ein überschaubares Leben ermöglichte. Sie verhinderte, dass sich der Einzelne in Nebensächlichkeiten verstrickte und seine wesentlichen Aufgaben aus den Augen verlor. Auch den Zeitpunkt für Handarbeit und Lesen legte Benedikt in seiner ›Regula‹ fest. In Kapitel 48 schreibt er: »Müßiggang ist der Seele Feind. Deshalb sollen die Brüder zu bestimmten Zeiten mit Handarbeit, zu bestimmten Zeiten mit heiliger Lesung beschäftigt sein. Und so meinen wir, durch folgende Verfügung die Zeit für beides ordnen zu können: Von Ostern bis zum 1. Oktober verrichten sie morgens nach der Prim bis ungefähr zur vierten Stunde die notwendigen Arbeiten. Von der vierten Stunde aber bis zur Sext sollen sie frei sein für die Lesung. Nach der Sext und der Mahlzeit sollen sie unter völligem Schweigen auf ihren Betten ruhen (...).«
Die benediktinischen Klöster halten diese Ordnung im Kern auch heute noch ein. Diese Struktur hat sich über Jahrhunderte bewährt – vor allem auch deshalb, weil Benedikt jeder Tagesaktivität das richtige Maß gab: Nichts wird übertrieben, nichts kommt zu kurz. Im Gegenteil: Benedikts Tagesablauf entspricht dem Rhythmus von Mensch und Natur.

Ordnung – Beständigkeit des Lebens

»Ordnung ist das halbe Leben«, sagt der Volksmund. Auch wenn diese Aussage auf den ersten Blick etwas überzogen zu sein scheint, so steckt bei genauerer Betrachtung sehr viel Wahres dahinter. Ohne eine Ordnung der Stunden, Tage und Monate verzettelt man sich. Und wer sich täglich um eine neue Ordnung kümmern muss, vergeudet wertvolle Zeit. Ein sinnvolles Ordnungsraster hingegen gibt Sicherheit und hält den Rücken frei für das Wesentliche. Dabei geht es sowohl um die äußere als auch die innere Ordnung. Aber auch hier ist das richtige Maß entscheidend: Innere Ordnung bedeutet nicht militärischer Drill, und äußere Ordnung nicht Sterilität. Wer im äußeren Chaos lebt, wird oft auch innerlich mit sich selbst nicht im Reinen sein. Wer dagegen angehen möchte, fängt am besten mit seinem persönlichen Umfeld an.
Ganz wesentlich für die Ordnung – sowohl für die innere als auch für die äußere – ist es, ein Raster für den Tagesablauf festzulegen. Man kann mit festen Ritualen

für den Morgen und den Abend beginnen. Diese geben dem Tag eine Klammer. Als Nächstes muss die Arbeit strukturiert werden. Dabei hilft es, feste Tageszeiten für bestimmte Arbeitsabläufe zu reservieren. Der Zeitrahmen sollte realistisch sein, nicht zu knapp bemessen, damit man die Arbeitsprozesse auch ohne Leistungsdruck durchführen kann. Dies gewährleistet zudem, dass unangenehme Tätigkeiten ihren festen Platz haben. Denn wer kennt es nicht an sich selbst, Dinge, die man nicht gern tut, so weit wie möglich hinauszuschieben. Häufig empfiehlt es sich, kreative Tätigkeiten am Vormittag einzuplanen, wenn der Kopf noch frei ist. Routineabläufe kann man dann für das Ende des Arbeitstags vorsehen. Aber jeder muss für sich selbst die optimale Tagesordnung herausfinden.
Genauso wie die Arbeit sollten auch Freizeitbeschäftigungen ihren festen Platz im Tagesablauf haben. Das Planen der Freizeit sollte allerdings nicht zum Stress werden. Schließlich soll sie der Entspannung dienen. Deshalb ist es wichtig, auch Zeiten vorzusehen, in denen man einfach einmal »durchhängt«.

Ordnung gleich Verlässlichkeit

Wer sein äußeres Leben ordnet, bringt auch seinen Seelenzustand ins Gleichgewicht. Schon der Mönchsvater Abbas Poimen, der als Einsiedler in der Sketischen Wüste – im heutigen Ägypten – lebte und 110 Jahre alt geworden sein soll, sagte im 5. Jahrhundert: »Wenn der Mensch Ordnung einhält, dann wird er nicht verwirrt.«
Ordnung bedeutet Verlässlichkeit. Man kann sich auf sich selbst verlassen, wenn man seine eigene Ordnung einhält. Man leidet nicht an seinem äußeren und inneren Durcheinander. Gleichzeitig ist man auch verlässlich für andere. Sie wissen, dass Versprechen gehalten werden, Termine nicht platzen und Arbeiten zuverlässig ausgeführt werden. Jemand, der über diese Qualitäten verfügt, ist für seine Mitmenschen ein wertvoller Partner – im beruflichen und auch im privaten Bereich.

Rhythmus – alles zu seiner Zeit

Der heilige Benedikt orientierte sich bei der Festlegung der klösterlichen Zeitstruktur an dem Rhythmus der Natur. Er legte drei Zeitblöcke innerhalb des Jahres fest: die Periode von Ostern bis zum 1. Oktober, den Zeitraum vom 1. Oktober bis zur Fastenzeit und die Fastenzeit selbst, die eine eigene Struktur hatte: »In den Tagen der Fastenzeit aber sollen sie vom Morgen bis zum Ende der dritten Stunde für ihre Lesung frei sein. Dann verrichten sie bis zum Ende der zehnten Stunde, was ihnen aufgetragen wird. In diesen Tagen der Fastenzeit erhält jeder einen Band der Bibel, den er von Anfang bis Ende ganz lesen soll.«

Der Jahresrhythmus

Die Chronobiologie zeigt, dass unser Leben – ebenso wie das der Tiere und Pflanzen – von Rhythmen beeinflusst ist, die tief im Organismus verankert sind. Neben dem Tagesrhythmus spielt für das Wohlergehen des menschlichen Körpers auch der Wochen-, Monats- und Jahresrhythmus eine wichtige Rolle.
Das Leben nach dem Rhythmus der Natur hatte also nicht nur zu Zeiten des heiligen Benedikt seinen Sinn, als die Menschen die Nacht noch nicht zum Tag machen konnten. Auch heute ist es sinnvoll, sich von diesem natürlichen Rhythmus leiten zu lassen.
Technischer Fortschritt, die Globalisierung und damit verbunden der Wunsch und die Chance, immer und überall erreichbar zu sein, lassen es uns meist verges-

Ordnung ins Leben bringen

- *Entrümpeln Sie regelmäßig Ihre Wohnung und auch Ihren Arbeitsplatz. Das befreit und lässt Sie wieder durchatmen.*
- *Beginnen und beenden Sie jeden Tag mit einem festen Ritual, z. B. 30 Minuten Yoga, gemütlichem Lesen oder einer Wechseldusche.*
- *Entwickeln Sie für sich selbst ein passendes Tagesraster, das nicht zu überfrachtet ist und an das Sie sich auch halten. Realistische Zeitblöcke vorsehen.*
- *Regelmäßige Mahlzeiten einnehmen und genügend Zeit zum Essen einplanen.*
- *Strukturieren Sie auch Ihre Freizeit. Nicht alles auf einmal machen wollen, dann kann es in Stress ausarten. Auch hier gilt: Weniger ist mehr. Und sehen Sie auch Ruhephasen vor.*
- *Nehmen Sie sich ausreichend Zeit, die Erlebnisse des Tages zu verarbeiten.*

sen, dass dies »wider die Natur« ist. Natürlich hat es Vorteile, per Handy rund um den Globus erreichbar zu sein und seine Mails abrufen zu können. Doch alles hat seine Zeit. Im Urlaub kann es zwar verlockend sein, sich von zu Hause aus immer auf dem Laufenden halten zu lassen, aber ist damit wirklich ein Abschalten möglich? Ein sinnvolles Raster für ein unserem Biorhythmus entsprechendes Leben können die vier Jahreszeiten bieten.

Der Frühling

Neues Leben entsteht in der Natur. Dies weckt auch beim Menschen die Lebensgeister. Nach dem Winter, in dem man sich mehr nach innen gerichtet hat, strebt man nun wieder nach außen. Dies ist der richtige Zeitpunkt, um gute Vorsätze zu fassen – beispielsweise für eine feste Sportstunde am Tag, einen täglichen Abendspaziergang, einen festen Tag für den Besuch von Schwimmbad und Sauna. Jetzt ist es auch sinnvoll, zu entschlacken, zum Beispiel eine Fastenwoche einzulegen und anschließend seine Ernährung auf leichtere Kost umzustellen. Auch ein Frühjahrsputz ist nun angesagt. Man kann so den Frühling – analog zur Natur – als eine Phase der Erneuerung gestalten.

Der Sommer

Die Natur ist in voller Blüte. Genauso soll es den Menschen gehen. Jetzt heißt es, das Tageslicht voll auszunutzen. Man steht am Morgen früher auf, macht etwas Sport, fährt vielleicht sogar mit dem Rad zur Arbeit. Eine ausgedehntere Mittagspause an heißeren Tagen kann zur Meditation in der Natur genutzt werden.
In unseren Gefilden, in denen die Sonnentage eher rar gesät sind, sollte man im Sommer so viel Zeit wie möglich in der Natur verbringen und sich auch nicht durch schlechtes Wetter davon abhalten lassen.

Der Herbst

Im Herbst bereitet sich die Natur allmählich auf ruhigere Zeiten vor. Die letzten Früchte werden geerntet, die Blätter fallen ab. Jetzt ist es ganz wichtig, sich nicht in seine eigenen vier Wände zurückzuziehen. Die Nahrung sollte nach wie vor sehr vitaminhaltig sein und aus wenig Fleisch bestehen. Eine Kur mit Brennnesseln kann den Stoffwechsel stimulieren, wenn man sich träge und schnell erschöpft fühlt. Und wer zweimal im Jahr eine Fastenwoche einlegen möchte, sollte die zweite Fastenwoche durchführen, bevor der Winter kommt.

Der Winter

Zu Beginn der kalten Jahreszeit sollte man die Abwehrkräfte stärken. Regelmäßige Wechselduschen helfen dabei. Aber auch der tägliche Spaziergang sollte unbedingt fortgesetzt werden. Mit entsprechender Kleidung können einem Wind und Wetter nichts anhaben.
Winter bedeutet aber auch, dass sich nicht nur die Natur zurückgezogen hat, sondern man selbst auch naturgemäß mehr Zeit als sonst zu Hause verbringt.
Die Tage sind kurz. Nachdem man nicht mehr so lange draußen sein kann, sollte man sich unbedingt eine angenehme Atmosphäre zu Hause schaffen: beispielsweise mit kontemplativer Lektüre am Abend bei einer Duftlampe, Meditation bei entspannender Musik, einem angenehmen Bad, einer wohltuenden Massage. So kann man sich immer »Lichtblicke« verschaffen und übersteht den Winter ohne Probleme.

Der Wochenrhythmus

In den Klöstern hat jeder Tag der Woche seine eigene Bedeutung. Für jeden Wochentag gibt es bestimmte Psalmen, die sich am Kirchenjahr orientieren. Auch sonst ist die Woche strukturiert: Der Tagesablauf in den Klöstern ist von Montag bis Samstag – den Werktagen also – gleich. Eine Ausnahme stellt der Sonntag dar, dem als 7. Tag der Woche ein besonderer Stellenwert zukommt. »Am siebten Tage sollst Du ruhen«, heißt es in der Bibel. Und Benedikt schuf für den Sonntag einen besonderen Tagesablauf. Für die Sonntagsordnung von Vigilien (Nachtwache), Laudes (Lobgesang), Mittagshore, Vesper (Abendgebet) und Komplet (Nachtgebet) gibt es in seinen Regeln eigene Kapitel. Am Sonntag sind die Gebetszeiten ausgedehnter, um Gott ausgiebig zu preisen. Der Sonntag ist aber auch der Rekreationstag der Woche. Die Ordensleute sollten ausruhen und neue Kräfte für die beginnende Woche sammeln. Am Sonntag begannen auch die wechselnden Wochendienste in den Klöstern. Man hatte an diesem Tag Zeit und Muße, sich darauf vorzubereiten.

Wie viele Regeln Benedikts, so macht auch diese außerhalb der Klostermauern noch heute Sinn. Der Ordensgründer erkannte, dass menschliche Kräfte begrenzt sind und sich regenerieren müssen.

Dass unser Körper einem 7-Tage-Rhythmus folgt, hat auch die moderne Forschung bestätigt. Der heilige Sonntag hat also durchaus seinen Sinn. Deshalb ist es sehr empfehlenswert, einen Tag in der Woche zum Auftanken vorzusehen. Trotzdem beachten viele Menschen Sonn- und Feiertage nicht mehr, manche aus beruflichen Gründen. Aber man muss weder gläubig noch kirchentreu sein, um zu erkennen, dass ein Erholungstag pro Woche sinnvoll ist. Dabei muss es für den Einzelnen nicht der Sonntag sein. Auch jeder andere Tag der Woche eignet sich dafür. Allerdings hat sich die Arbeits- und Geschäftswelt im Wesentlichen auf den Sonntag als Ruhetag geeinigt. Für manch einen mag die Erholung intensiver sein, wenn auch rings um ihn alles ruht.

Der Tagesrhythmus

Benedikts Lebenserfahrung und Menschenkenntnis ist es zu verdanken, dass er dem Tag eine ausgewogene Struktur gab. Keine wichtige Tätigkeit wurde ausgereizt, keine geriet ins Hintertreffen. Alles hatte das rechte Maß. Und der gleich bleibende Tagesrhythmus hatte noch einen anderen Vorteil: Er gab den Ordensleuten ein Gefühl für Zeit. Sie konnten klar erkennen, was in welchem Zeitabschnitt zu schaffen war.

Diese Qualität kommt Menschen abhanden, die ohne Tagesraster arbeiten. Sie planen häufig zu wenig oder auch zu viel Zeit für einzelne Arbeitsprozesse ein. Doch den eigenen Tagesrhythmus zu finden ist nicht nur wichtig zur Bewältigung des »Tagewerks«, sondern hilft auch, eigene Schwächen und Vorzüge zu erkennen. Wer einen für sich passenden Tagesablauf entwickelt, kann mit ruhiger Hand seine Dinge erledigen und wird auch noch Zeit finden, nach innen zu schauen.

Die Nacht würdigen

Die Nacht zum Tag zu machen ist für uns Menschen im 21. Jahrhundert überhaupt kein Problem. Alle technischen Möglichkeiten stehen uns dafür zur Verfügung, rund um die Uhr wird uns Abwechslung und Unterhaltung geboten. Doch entspricht dies wirklich unserer Natur und unserem Biorhythmus? Die Nacht ist die Zeit des Schweigens. Wir ziehen uns zurück auf uns selbst, schließen den Tag ab und sammeln neue Energien für den nächsten Morgen. Wer kein Gespür hat für die Würde der Nacht, wird auch den Tag nicht gut überstehen. Er wird müde aufwachen, kann den Morgen nicht genießen und wird sich nur mühsam durch den Tag schleppen.

Das merken vor allem Menschen, die jahrelang in Nachtschichten arbeiten müssen: Sie leiden häufig an Schlafproblemen. Nur wer auf Dauer im Rhythmus des Tages und der Nacht lebt, trägt zur Gesunderhaltung seines Körpers bei.

Ein Tag nach klösterlichem Vorbild

Planen Sie Ihren Tag doch einmal ganz gezielt und bauen Sie Pausen für Besinnung ein. Als Anregung kann der typische Tagesablauf in einem Zisterzienserkloster dienen:

Der Tag in einem Kloster beginnt kurz nach 3.00 Uhr mit den Nachtwachen (Vigilien), den Lobgesängen (Laudes) und den Betrachtungen. Von 5.15 Uhr bis 6.30 Uhr schließt sich die stille Messe an. Um 6.30 Uhr folgt die Prim, das Morgengebet zur ersten Stunde, denn diese Zeit galt als erste Stunde des Tages. Dann ist die Stunde der Arbeit angesagt (7.00 bis 8.00 Uhr), danach die Terz (dritte Stunde) und das Konvent-Amt.

Zwischen 9.00 und 11.00 Uhr wird wiederum gearbeitet. Es folgt die Sext (sechste Stunde).

Die Zeit von 11.30 bis 12.00 Uhr ist dem Mittagessen vorbehalten, dem eine Stunde der Ruhe folgt.

Um 14.00 Uhr wird das Stundengebet zur neunten Stunde (Non) abgehalten.

Wieder folgt dem Gebet eine Arbeitszeit, die um 17.30 Uhr mit der Vesper, dem Abendgebet, abgeschlossen wird.

Um 18.00 Uhr gibt es Abendessen.

Der gemeinsame Teil des Tages wird um 19.00 Uhr mit dem Nachtgebet (Komplet) abgeschlossen. Nach diesem Gebet stimmt man sich auf den Schlaf ein. Es ist die Zeit des Schweigens und der Stille, in der man zu Gott und zum Frieden des Herzens findet.

Bewegung

Müßiggang ist der Seele Feind«, schreibt der heilige Benedikt in seiner Ordensregel. Deshalb soll jeder Mönch eine Beschäftigung erhalten, allerdings muss darauf geachtet werden, dass niemand überfordert wird. Es war dem Ordensgründer bewusst, dass die Mönche nicht den ganzen Tag mit Singen, Beten und Meditieren verbringen konnten, vielmehr mussten sie auch auf andere Weise aktiv sein. Allerdings dachte er bei dieser Vorgabe nicht nur an schwere körperliche Arbeit, sondern auch an andere sinnvolle Beschäftigungen wie Lesen und Abschreiben von alten Quellen. Natürlich mussten aber auch Garten- und Feldarbeit erledigt werden, und bei großen Klöstern wurde immer auch gebaut. Die Tatsache, dass körperliche Aktivität zur Erhaltung der Gesundheit gehört, war der Klosterheilkunde des Mittelalters durchaus bewusst. Ohne Bewegung erlahmt die Verdauung.

Ein Mensch, der sich bewegt, ist beweglich. In knappen Worten verdeutlicht diese Aussage, wie wichtig Aktivität für den Menschen ist. Dabei ist Beweglichkeit nicht nur im körperlichen Sinne gemeint, sondern auch im geistigen. Denn wer geistig nicht rege bleibt und sich immer wieder neuen Aufgaben stellt, ist festgefahren, unflexibel und wird irgendwann einmal von neuen Entwicklungen überholt. Neben der Ruhe gehört die Aktivität daher unbedingt zum Rhythmus des Tages. Dies erkannte bereits der heilige Benedikt.

Bewegung – der Motor unseres Lebens

Unser ganzes Leben wird von Bewegung bestimmt. Sie gehört zu einem gesunden Menschen, und zwar rund ums Jahr. Umgekehrt rosten Menschen, die sich nicht gern bewegen, ein. Sie werden immobil, ihr Gang verändert sich, ihr Geist wird schwächer. Im schlimmsten Fall werden sie depressiv und teilnahmslos.

Natürlich ist es verlockend, den Fahrstuhl statt der Treppe zu benutzen, den Kollegen im Nachbarzimmer anzurufen, statt ihn aufzusuchen oder Besorgungen mit dem Auto zu erledigen, statt zu Fuß zu gehen. Menschen, die Lust an Bewegung haben, fühlen sich nicht nur subjektiv besser, sondern haben in der Regel auch eine positivere Ausstrahlung. Nebenbei betreiben sie auch die beste Gesundheitsvorsorge. Denn regelmäßige körperliche Aktivität stärkt nicht nur Herz und Kreislauf, sondern ist auch für den Biorhythmus und den Erhalt der Abwehrkräfte wichtig.

Zu Zeiten Benedikts und noch bis ins letzte Jahrhundert hinein war die Bewegung ganz automatisch in den Klosteralltag integriert: Die Abteien betrieben Ackerbau, Viehzucht und unterhielten Handwerksbetriebe. Die Ordensleute gingen daher vielfach körperlicher Betätigung nach. Auch diejenigen, die eine geistige Beschäftigung hatten, beispielsweise im Schreibsaal, mussten sowohl in der Küche als auch im Garten mithelfen. Damit war zum einen gewährleistet, dass ihre Tätigkeit nicht zu einseitig wurde. Zum anderen sollte es verdeutlichen, dass Handarbeit den gleichen Wert hatte wie geistige Aufgaben. Keiner sollte aufgrund seiner Position im Kloster auf den Mitbruder hinabschauen. Deswegen schreibt der heilige Benedikt: »Die Brüder sollen einander dienen. Keiner werde vom Küchendienst ausgenommen, es sei denn, er wäre krank oder durch eine dringende Angelegenheit beansprucht; denn dieser Dienst bringt großen Lohn und lässt die Liebe wachsen.« Auch heute gibt es in vielen Klöstern für jeden Einzelnen einen bestimmten Turnus für den Küchendienst und das Servieren bei Tisch.

Das rechte Maß

Die Anzahl der Menschen mit körperlichen Problemen, die durch Bewegungsmangel verursacht sind, steigt konstant. Denn wer sich zu wenig bewegt, trägt ein erheblich höheres Risiko für Gefäßablagerungen, Herzinfarkt oder Schlaganfall. Sportliche Betätigung ist also unbedingt notwendig. Entscheidend ist jedoch das richtige Maß. Besser ist es, etwas langsamer, aber dafür regelmäßig Sport zu treiben. Gelegentliche Kraftexzesse bringen dagegen nichts. Gerade Bewegungsfaule müssen mit Bedacht an den Sport herangeführt werden, sonst verlieren sie rasch die Lust.

Zur optimalen Stabilisierung der Gesundheit sollte man Sportarten mit gleichförmigen Bewegungsformen wählen. Dies ist unter anderem beim Wandern, Joggen, Radfahren, Langlaufen oder Schwimmen der Fall. Sehr geeignet ist beispielsweise auch das Nordic Walking, das schnelle, gleichmäßige Gehen in freier Natur. Man kann diesen Sport auf die individuelle Kondition abstimmen, ihn vielerorts ausüben und benötigt außer geeigneten Schuhen keine spezielle Ausrüstung.

Damit die Bewegung – bei welcher Sportart auch immer – nicht zur Qual wird, sind folgende Punkte ratsam:

- Jeden Morgen 20 Minuten Ausdauertraining fest in den Tagesplan integrieren.
- Zeit und Anforderungen nur sehr langsam steigern.
- Besser täglich eine kurze Bewegungsphase als einmal pro Woche 2 Stunden Powertraining.
- Vor und nach dem Sport Dehnungsübungen machen und eine kurze Erholungsphase einplanen, denn Sport besteht immer aus Be- und Entlastung.
- Grundsätzlich mehr Bewegung in den Tagesablauf einbauen: Treppe statt Lift, Fahrrad statt Auto, Fußmarsch für kleine Erledigungen.
- Sport ist keine Frage der Witterung. Man kann ihn gegebenenfalls auch im Raum ausüben.

Sport ist keine Frage des Geldbeutels oder der Zeit. Die sportliche Phase des Tages ist eine Zeitspanne, die man ausschließlich für sich selbst reserviert hat. Man gönnt sie sich selbst und sie kommt Körper und Geist zugute. Wer sich dies klar macht, wird Sport niemals als Quälerei oder Zeitverschwendung empfinden.

Bewegung bei Kindern

Beunruhigenderweise nimmt die Bewegungsfaulheit gerade auch bei Kindern zu. Das Ergebnis: Sie werden immer unbeweglicher, beherrschen oft nicht die einfachsten Bewegungsabläufe, wie etwa mit geschlossenen Augen rückwärts gehen, und werden immer dicker. Die Erwachsenen sind dem Nachwuchs leider oft ein schlechtes Vorbild. Nicht von ungefähr ist in Deutschland bereits jedes fünfte Kind übergewichtig. Denn wie sollen Kinder zum Sport motiviert werden, wenn die Eltern ihre Freizeit vornehmlich auf dem Sofa vor dem Fernseher verbringen?

Doch es gibt auch bereits einige positive Gegenbeispiele: Manche Schulen bauen Bewegungsminuten kurz vor Ende jeder Schulstunde ein. Die Kinder können dann aufstehen, im Klassenzimmer herumlaufen und sich dabei bewegen. Dies ist sicherlich ein erster kleiner Schritt in die richtige Richtung.

Bewegung schafft Gemeinsamkeiten

Was für Kinder motivierend ist, gilt für Erwachsene gleichermaßen: Sport in der Gruppe ist gemeinschaftsfördernd und kann viel Spaß machen – wenn kein überzogener Leistungsdruck erzeugt wird. Damit dies nicht passiert, kann man beispielsweise kleine Gruppen bilden, die auf dem gleichen Level sind. Denn es ist frustrierend, wenn andere deutlich besser sind, und genauso, wenn sie nicht mithalten können.

Gerade für Alleinstehende ist der Sport in der Gruppe reizvoll, genauso wie übrigens auch das Fitness-Studio, in dem man immer Gleichgesinnte trifft. Bei der Wahl des Studios sollte man unbedingt darauf achten, dass ausgebildete Physiotherapeuten bei der Zusammenstellung des Programms helfen und den Ablauf regelmäßig kontrollieren. Und auch hier gilt: langsam beginnen und nach der Spannung die Entspannung einplanen, zum Beispiel bei einem Saunabesuch.

Gesunderhaltung durch Bewegung

Körperliche Betätigung ist ganzheitliche Gesundheitsprävention auf den verschiedensten Ebenen:

- *Sie regt die Festigung der Knochen an.*
- *Sie stärkt die Lunge: Mit jedem Atemzug gelangt mehr Sauerstoff in den Körper – nicht nur während des Sports, sondern auch anschließend.*
- *Sie kräftigt das Herz. Es wird darauf trainiert, bei gleicher Leistung langsamer zu schlagen.*
- *Die Stresshormone werden beim Trainieren in ihrer Ausschüttung begrenzt und schneller abgebaut.*
- *Sie schult die Koordination der Muskeln und trainiert dabei gleichzeitig das Gehirn und fördert die Konzentration.*
- *Sie regt die körpereigene »Müllabfuhr« an. Da während der sportlichen Betätigung mehr Stoffwechselprodukte entstehen, die der Körper nicht verwerten kann oder die gar giftig sind, bekommen die Ausscheidungs- und Entgiftungsorgane (wie Nieren oder Leber) vermehrt zu tun. In den übrigen Zeiten steht dann eine vergrößerte, leistungsfähigere »Müllabfuhr« zur Verfügung.*
- *Regelmäßige Bewegung hat positive Effekte auf die körpereigenen Abwehrkräfte.*

Ruhe

Nach der Vorstellung des heiligen Benedikt war ein Kloster ein Ort, an dem Menschen mit ähnlichen Zielen zusammenlebten und gemeinsam wichtige Lebensgrundlagen schufen. So widmeten sich die Mönche und Nonnen großen kulturellen Aufgaben wie Architektur, Literatur und Bildung. Auch der Feld- und Gartenbau gehörte dazu. Genauso wichtig und ebenfalls Bestandteil der Ordenslehre waren das Schweigen und die Stille. Im Kapitel »Von der Liebe zum Schweigen« schreibt Benedikt: »Eine Wache stellte ich an meinem Mund auf; stumm ward ich, verharrte in Demut und schwieg zum Guten.« In manchen Klöstern war und ist nach wie vor das Sprechen nur zu ganz wenigen Zeiten erlaubt, beziehungsweise nur für den Notfall vorgesehen. Dies ist sicherlich extrem. Heute leben aber sehr viele Menschen im anderen Extrem: Sie sind ständig vom Lärm der Stadt, von Musik oder den Geräuschen des Fernsehers umgeben und können so den Zustand der reinen Ruhe nicht erfahren. In einem Kloster soll spätestens ab 20 Uhr völlige Ruhe einkehren, dies ist nebenbei eine gute Vorbereitung für den Schlaf.

Die *Stabilitas* gehört zu den wichtigen Grundregeln der Ordensregel. Damit ist nicht nur die benediktinische Beständigkeit gemeint, also die Bindung an einen Ort und eine bestimmte Gemeinschaft. *Stabilitas* bedeutet gleichzeitig Standhaftigkeit, Ausharren, Ruhen und damit auch, sich möglichen Auseinandersetzungen und Problemen zu stellen – solchen, die man mit anderen Menschen, aber auch jenen, die man mit sich selbst hat. Der benediktinische Tagesablauf enthält daher neben festen Gebets- und Arbeitszeiten auch Ruhephasen. Noch heute gibt es Klausurorden, in denen am Tag lediglich eine halbe Stunde gesprochen werden darf.

Dies ist auf unsere moderne Kommunikationsgesellschaft sicherlich nicht übertragbar. Aber den Gedanken, der dahinter steht, können wir uns auch heute noch zu Eigen machen, nämlich zur inneren Ruhe zu kommen und dadurch Ruhe auszustrahlen. Auszuharren und Ruhe zu finden ist in unserer hektischen Gesellschaft jedoch mitunter äußerst schwierig. Gefragt ist, wer möglichst viele Termine hat, immer unterwegs ist und dessen Handy am häufigsten klingelt. Im Grunde sind diese Menschen zu bedauern, denn sie haben keine Chance, zu sich selbst zu finden, Probleme mit Bedacht zu lösen und Wesentliches von Unwesentlichem zu trennen. Häufig sind Zivilisationskrankheiten Folgen dieser Hektik – vom Burn-out-Syndrom über Tinnitus bis hin zu Schlafproblemen. Diese Krankheiten, die in den Industrieländern ständig zunehmen, sind Reaktionen des Organismus auf dauerhaften Stress. Kein Motor läuft ewig – auch Herz und Kreislauf benötigen ihre Pausen. Wenn sie nicht gewährt werden, bricht auch das Immunsystem zusammen. Nicht umsonst forderte der heilige Benedikt von seinen Mönchen, Pausen nicht erst dann einzulegen, wenn man nicht mehr kann, sondern ihnen einen festen Platz im Tagesablauf zu geben: »Nach der Sext und der Mahlzeit sollen sie (die Mönche) unter völligem Schweigen auf ihren Betten ruhen. Will aber einer für sich lesen, dann lese er so, dass er keinen anderen stört.«

Ein festes Raster für den Tag

Ruhe und Bewegung – beide gehören zusammen. Nur wenn man Phasen der Aktivität immer wieder durch beschauliche Momente unterbricht, kann man die Ruhe wirklich genießen und weiß sie vor allem zu schätzen. Auch deswegen hat es sich als hilfreich erwiesen, den Tag vorher genau strukturieren (siehe Seite 369); dann kann man Zeiten der Aktivität und der Ruhe in einem ausgewogenen Verhältnis über den Tag verteilen. Ein festes Raster vorzusehen ist auch deswegen wichtig, um nicht »in den Tag hinein« zu leben. Nicht ohne Grund bezeichnet man Menschen, die auf Dauer ihre Tage vertrödeln, als »Tagediebe«. Sie wissen oft mit ihrer Zeit nichts anzufangen und sind häufig unzufrieden. Wer jedoch seine Tage sinnvoll vorplant und danach lebt, wird am Abend zufrieden sein, wenn er sein Tagespensum erfüllt hat. Dabei sollte der Tag nicht mit Aufgaben überfrachtet werden, die bei realistischer Betrachtung in der geplanten Zeit gar nicht zu schaffen sind – denn auch dies macht unzufrieden.

Wer im Beruf, in der Familie oder durch sonstige Aufgaben eingespannt ist, glaubt oft, es sei für ihn unmöglich, zwischendurch einmal Pause zu machen und innezuhalten. Eine gute Tagesorganisation wird dies jedoch ermöglichen. Außerdem bringen Pausen wertvolle Energie und einen Anschub für die folgende Arbeitsphase. Für manch einen mag es erst einmal ein Problem sein, sich selbst zur Ruhe »zu zwingen«. Doch auch dies kann man mit der Zeit lernen, wenn die nötige innere Einstellung vorhanden ist.

Grundsätzlich muss natürlich jeder für sich selbst aufspüren, wie er zur Ruhe kommt. Mindestens eine Ruhephase in der Mitte des Tages sollte man aber einplanen. Für die meisten wird es am sinnvollsten sein, diese nach dem Mittagessen vorzusehen.

Orte der Stille

Ebenso wie die Gegensätze Ruhe und Bewegung sollten sich auch Ruhe und Kommunikation abwechseln. Eine kurze Schweigephase am Tag, in der man seinen Gedanken nachhängt, bringt oft neue Ideen für ungelöste Probleme. Leise, beruhigende Musik – keine lauten, aufpeitschenden Rhythmen – kann den Entspannungseffekt unterstützen. Für manch einen wird die Schwierigkeit darin bestehen, den richtigen Ort zu finden, an dem er wirklich abschalten kann. Aber mit ein wenig Kreativität findet jeder seine geeignete Nische. Schon Evagrius beschrieb im 4. Jahrhundert das zeitweilige Problem, zur Ruhe zu kommen: »Es gibt auch Zeiten, in denen wir sehr unruhig sind und so hart von den verschiedenen Leidenschaften bedrängt werden, dass wir keinen Augenblick zur Ruhe kommen. Solange wir nur nicht aufgeben, uns zu wehren, werden wir schließlich gewinnen. Wir brauchen nur hartnäckig genug zu klopfen, dann wird uns schon die Türe geöffnet werden.«

Die Ruhe am Abend und in der Nacht

Äußere Ruhe ist die Voraussetzung für innere Ausgeglichenheit und die Vorbereitung auf den Schlaf. Im Kloster bildet das Nachtgebet, die Komplet, den Übergang vom Tag zur Nacht. Spätestens um 20 Uhr ist der gemeinschaftliche Teil des Klostertags beendet. Dann ziehen sich die Ordensleute zurück.

Auch außerhalb der Klostermauern ist Ruhe am Abend die beste Voraussetzung für einen guten Schlaf. Spätestens ein bis zwei Stunden vor dem Zubettgehen sollten die Arbeiten des Tages abgeschlossen sein und die kontemplative Phase beginnen. Gerade, wenn man tagsüber sehr beansprucht ist, sollte man darauf achten, dass der Abend entspannt zu Ende geht. Denn wer sich aus der vollen Hektik des Tages zu Bett legt, wird in der Regel keinen gesunden Schlaf haben. Umgekehrt wird derjenige, der sich auf den Schlaf vorbereitet und den Tag ruhig ausklingen lässt, in der Regel auch in der Nacht entspannt durchschlafen. Hier einige Ratschläge für einen gesunden Schlaf:

- Ein angenehmes Ambiente, in dem man sich wohlfühlt, ist sehr wichtig. Deshalb sollte man sich den Schlafraum gemütlich einrichten und nicht mit Dingen umgeben, die einen belasten könnten. Zu einer angenehmen Atmosphäre tragen auch Duftlampen bei, gefüllt mit Lavendel- oder Melissenöl.
- Darüber hinaus hält der Arzneipflanzenschatz der Klosterheilkunde einige Pflanzen bereit, die schlaffördernd wirken, etwa ein Kranz aus Hopfendolden, den man an die Wand hängen kann. Auch Lavendelblüten, die man in ein Stoffsäckchen füllt und neben das Kopfkissen legt, können schlaffördernd wirken. Tees aus Baldrianwurzel, Hopfenzapfen oder Melissenblättern fördern ebenfalls den Schlaf (siehe Seite 203).
- Auch Wasseranwendungen am Abend lassen einen schneller in das Reich der Träume eintreten, etwa mit mithilfe von nassen Socken, kalten Waschungen der Beine, Teil- oder Vollbädern.

Die Klosterheilkunde bietet also vielfältige Möglichkeiten für einen erholsamen Nachtschlaf. Sollte man dennoch einmal nicht den gewohnten Schlaf finden, so gilt auch da: Ruhe bewahren, nicht in Panik geraten, meditieren oder etwas Angenehmes lesen.

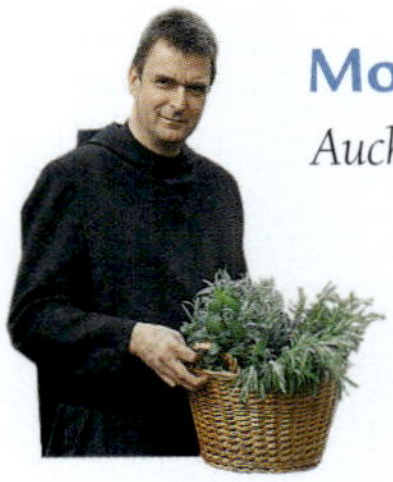

Momente der Ruhe

Auch wenn der Alltag noch so hektisch ist, sollte man sollte man immer wieder Momente der Ruhe vorsehen. Schließen Sie doch einfach mal für etwa 15 Minuten Ihre Bürotür und stellen Sie Ihr Telefon auf die Mailbox um. Dann suchen Sie sich die Ecke eines Raums, in der Sie für kurze Zeit ungestört sein können und atmen dabei tief durch. Oder machen Sie nach dem Mittagessen einen kleinen Spaziergang, bei dem Sie Ihren Gedanken nachhängen können. Schon wenige Minuten genügen, um wieder Kraft zu tanken.

Luft und Licht

Hildegard von Bingen schreibt der Luft vier Kräfte zu: Sie lasse den Windhauch wehen, sende den Tau aus, bringe alles Grüne hervor und verbreite die Wärme, wodurch alles zur Reife komme. In der ›Physica‹ heißt es auch: »Die Luft befeuchtet die Erde, lässt die Bäume und Kräuter grünen, wachsen und sich bewegen.« Bemerkenswert ist, dass die Luft auch die Wärme transportiert, nämlich die Wärme, die von der Sonne und vom Licht herkommt, denn diese muss ja durch die Luftschicht zu den Lebewesen der Erde gelangen. Auch die Mönche und Nonnen wussten sich die Eigenschaften von Luft und Licht zunutze zu machen: Immer an der Südseite der Klosterkirche beginnt der Kreuzgang – ein überdachter Weg, der um einen offenen Platz herumführt und von dem aus neben der Kirche auch alle anderen wichtigen Räume erreicht werden konnten. In diesem Kreuzgang erfolgt auch die letzte Bewegung an der frischen Luft vor dem Schlafengehen. Luft und Licht kommen hier zusammen.

Luft und Licht – die Lebensquellen

Luft und Licht erhalten uns am Leben. Ohne Luft ersticken wir. Ohne Licht verkümmern wir. Dies war den Heilkundigen in den Klöstern schon vor Jahrhunderten sehr bewusst. Aus diesem Grund waren Sonne und Frischluft Bestandteile der klösterlichen Krankenbehandlung. Für die Menschen in den Klöstern hatte das Licht aber noch eine viel weiter gehende Bedeutung – es war ein Symbol für Gott und seine alles überstrahlende Gegenwart. Das himmlische Licht verhieß Erlösung.

Das klösterliche Leben richtete sich nach dem Ablauf in der Natur. Dies ist auch in den Regeln des heiligen Benedikt manifestiert. Dem natürlichen Rhythmus entsprechend standen die Mönche im Sommer früher auf und gingen später zu Bett, um das Sonnenlicht auszunutzen. Im Winter verkürzte sich der Arbeitstag, man ging früher zu Bett. Dieser Jahresablauf kam auch dem körperlichen Befinden der Ordensleute entgegen. Denn mittlerweile wissen wir, dass unser Körper in den sonnenreicheren Monaten aktiver ist als in den dunklen.

Riechen, sehen, hören, atmen – die Sinne schärfen

Alles Natürliche kann auf Dauer ohne Luft und Licht nicht überleben. Bereits der Aufenthalt in der frischen Luft und im Tageslicht wirken aktivierend. Die Sonne wärmt den Körper, und kontrollierte Sonnenbäder sind belebend für Leib und Seele. Hinzu kommen die Düfte, die durch die Luft transportiert werden und die sich auf unseren Gemütszustand auswirken. Die Düfte von Rosen, Basilikum oder Rosmarin beispielsweise sind stimmungsaufhellend. Am intensivsten erleben wir Düfte in der freien Natur, hier können wir unsere Wahrnehmung schulen und unsere Sinne schärfen. Denn der Mensch als göttliches Abbild – so sahen es die mittelalterlichen Ordensleute – wurde so geschaffen, dass er mit seinen Sinnen alles erfassen kann. Hildegard von Bingen beschrieb dies in ihren ›Causae et curae‹ folgendermaßen: »Gott hat sein gesamtes Werk in die Gestalt des Menschen gelegt (...). Die Haare versinnbildlichen seine künstlerischen Fähigkeiten, die Augen das Wissen des Vorhersehens, das Gehör alle Klänge des Ruhmes (...), die Nase die Weisheit, die als duftende Ordnung in allen Kunstwerken ruht und den richtigen Riecher für die Weisheit hat. Der Mund schließlich bezieht sich auf das Wort Gottes, durch das alles geschaffen ist.«

Die Gerüche

Das Wohlbefinden, das wir verspüren, wenn wir hinaus gehen, um »Luft zu schnappen«, hat ganz wesentlich mit den Gerüchen der Natur zu tun. Sie wecken angenehme Assoziationen – das gemähte Gras vielleicht die Erinnerung an Ferien auf dem Land, der Duft von Flieder die Vorahnung von Frühling, der Geruch von Äpfeln die Erwartung des Herbstes. Jeder Mensch speichert Düfte ab und bringt sie mit bestimmten Ereignissen oder Örtlichkeiten in Verbindung. Wie oft sagt man doch: »Hier riecht es wie ...«.

Dieses Wissen um die Wirkung der Düfte lässt sich gezielt einsetzen, um bestimmte Stimmungen zu erzeugen – das wussten bereits die mittelalterlichen Mönche. Auch zu Hause kann man sich »stimulieren«, wenn man Duftlampen mit ätherischen Ölen verwendet. Letztere werden in der Aromatherapie auch zur Behandlung bestimmter Krankheitsbilder eingesetzt.

Das Sehen

Zum Sehen gehört das Licht. Wer ständig im Dunkeln lebt, wird depressiv. Licht ist eine wichtige Lebensquelle für Menschen, Pflanzen und Tiere. Es steuert nicht nur die biologischen Vorgänge im menschlichen Gehirn. Auch Hormonproduktion und Stoffwechsel sind direkt an die Intensität von Licht gekoppelt. Diese biologische Wirkung macht man sich bei der Lichttherapie zunutze, bei der extreme Lichtstärken beispielsweise bei der Behandlung von Depressionen eingesetzt werden (siehe Seite 207). Auch bei sich selbst kann jeder diese Erfahrung machen, beispielsweise an einem sonnigen Morgen, der einem Energie und Lebensfreude für den ganzen Tag mitgibt.

Licht beeinflusst ganz wesentlich unsere Stimmungslage. Jede Farbe des Lichtes hat eine spezifische Wirkung auf unsere Psyche. So kann man beispielsweise in einer Lichtgrotte, deren Lichtfarbe ständig wechselt, die Erfahrung machen, wie sich auch das Wohlbefinden mit den Farbtönen ändert.

Aber es ist nicht nur wichtig, dass man sieht, sondern auch, was man sieht. Schönheiten der Natur beispielsweise erheitern das Herz; nicht ohne Grund spricht man in diesem Zusammenhang von »Augenschmaus«.

Die Geräusche

Keine Natur ohne Geräusche. Die Luft überträgt sie. Was wäre ein Garten ohne Vogelgezwitscher, eine Weide ohne das Muhen der Kühe. In der Stille der Natur, fernab vom Zivilisationslärm, werden die Geräusche noch viel deutlicher. Sie bewusst wahrzunehmen trägt wesentlich zur Entspannung, zum Abstandnehmen von der üblichen Tageshektik bei. Zur Regeneration dienen auch CDs, die Naturgeräusche wiedergeben.

Der Atem

Ohne Luft kein Atmen. Ohne gleichmäßiges Atmen keine Entspannung. Atem ist Leben. Er geht nicht nur nach außen, sondern auch nach innen – am Atemrhythmus erkennt man den Seelenzustand des Menschen. Ist man aufgeregt, geht der Atem stoßweise. Ist man erschöpft, wird man kurzatmig. Im entspannten Zustand atmet man tief durch.

Genießen Sie Luft und Licht in vollen Zügen

- *Machen Sie täglich einen Spaziergang von mindestens 30 Minuten.*
- *Schließen Sie dabei für wenige Minuten die Augen und nehmen Sie die Gerüche Ihrer Umgebung wahr. Ganz intensiv erfährt man sie am Abend.*
- *Halten Sie ein paar Minuten inne und betrachten Sie die Schönheiten der Natur.*
- *Atmen Sie tief durch. Achten Sie auf einen gleichmäßigen Atemrhythmus und genießen Sie dabei die frische Luft.*
- *Betrachten Sie in Ruhe den Himmel und verspüren Sie das Licht der Sonne.*

Eine Ruhephase wird manchmal auch als Atempause bezeichnet. Im übertragenen Sinne bedeutet dies, dass der Atem gleichmäßig geht, und der Mensch zur Ruhe kommt. Die Klosterchoräle und das Lesen der Psalmen dienten auch dazu, den Atem in einem bestimmten Rhythmus zu halten.

Richtiges Atmen lernt man unter anderem in der Atemtherapie. Dabei geht es nicht nur darum, zu entspannen. Vielmehr kann man mit Atemübungen auch Herz und Kreislauf anregen und auch gezielt die Durchblutung der gewünschten Körperregion verbessern.

Die Wirkung der Farben

Farben erfreuen nicht nur unsere Augen, sondern beeinflussen auch die Gefühle. Das Wissen um die Wirkung der Farben kann man sich auch bei der Raumgestaltung zunutze machen. Oft reichen schon wenige Farbtupfer, damit sich eine heitere oder harmonische Atmosphäre einstellt, etwa ein leuchtender Blumenstrauß, ein neuer Vorhang oder ein hübsches Sofakissen. Wenn Sie müde und antriebslos sind, dann versuchen Sie es doch einmal mit den Farben Gelb, Orange oder Rot. Sie heben die Stimmung und laden Sie mit neuer Energie auf. Bei Nervosität und Unruhe sind Blau, Grün, Violett, Braun und Beige ideal. Diese Farben haben einen beruhigenden Effekt und wirken kühlend auf das Gemüt.

Wasser

Schon Benedikt von Nursia empfahl das Baden als therapeutisches Mittel – allerdings vor allem für die Kranken. Im Mittelalter gab es eine Badekultur mit einem eigenen Berufszweig, dem des Baders. Das Baden war eine Zeremonie, ein Ritual. Eine Badestube ähnelte einem Dampfbad. In großen Holztrögen saß man dort bis zum Hals im Wasser. Darüber war oft ein Zelt gespannt, um die Wärme, den Dampf und die wohlriechenden Badezusätze im Bereich des Zubers zu halten. Hier verbrachte man mehrere Stunden und ließ sich durch Nachgießen von heißem Wasser pflegen. Der Bader gab außerdem Massagen oder führte Aderlässe und Schröpfkuren durch. Man kannte verschiedene Formen des Badens, wie beispielsweise im ›Elsässischen Arzneibuch‹ nachzulesen ist: Das Baden diente zunächst der Reinigung und dem Erwärmen, aber es wurde vor allem auch im Zusammenhang mit Gesundheit gesehen. Man hat temperaturansteigende Bäder ebenso empfohlen wie Kalt- oder Wechselbäder. Auch über die Qualität des Wassers wurden Überlegungen angestellt. Dazu schreibt etwa Hildegard von Bingen in ihren ›Causae et curae‹: »Die Wasser, die gut zum Trinken sind, sind auch gut geeignet für Bäder. Das Wasser soll aber ein wenig erwärmt werden, dann kann der Mensch lange darin sitzen, wenn er will, weil solche Bäder dem Menschen keine Krankheit bringen, sondern ihm eine gute und schöne Farbe verleihen.«

Die vier Elemente

Wasser war für Hildegard von Bingen ein Grundelement menschlichen Lebens. Denn zu ihrer Zeit bildete die Elementenlehre die Basis zum Verständnis von Gesundheit und Krankheit. Diese geht zurück auf die Vier-Säfte-Lehre des griechisch-römischen Arztes Galenus von Pergamon (siehe Seite 13). Sie basiert auf der Vorstellung, dass alles in der lebenden Natur aus den vier Elementen Luft, Wasser, Feuer und Erde zusammengesetzt ist. Den Elementen sind verschiedene Eigenschaften zugeordnet wie »warm«, »trocken«, »feucht« oder »kalt«. Und ihnen entsprechen vier Säfte im menschlichen Körper: Blut, Schleim, schwarze und gelbe Galle. Schleim etwa wurde als feucht und kalt bezeichnet. Warm stand für die Tätigkeit des Organismus, für Atmung, Bewegung oder Verdauung. Nach dieser Lehre waren die vier Elemente bei einem gesunden Menschen im Gleichgewicht. Krankheiten entstanden dann, wenn die Körpersäfte ins Ungleichgewicht gerieten. Eine Krankheit, die durch ein Übermaß an Kälte hervorgerufen wurde, musste demnach so behandelt werden, dass die Therapie im Körper für Wärme sorgte.

Kalte und warme Temperaturreize

In der Klosterheilkunde spielte der Gegensatz von warm und kalt eine ganz zentrale Rolle. Und auch heute noch ist die Notwendigkeit von Temperaturreizen zur Gesunderhaltung anerkannt. Bei den verschiedenen Heiltherapien, aber auch zur Vorbeugung vor Infektionskrankheiten und für ein allgemeines Wohlergehen wird Wasser gezielt kalt oder warm, wechselwarm, heiß oder dampfförmig eingesetzt.

So führt ein kalter Reiz auf der Haut zunächst dazu, dass sich die Blutgefäße in der Haut verengen und die Haut weniger durchblutet wird. Nach kurzer Zeit erhöht sich die Durchblutung wieder – man empfindet ein angenehmes Wärmegefühl. Der kalte Reiz wirkt nicht nur lokal im Bereich der behandelten Haut, sondern über Nerven und Hormone auf den gesamten Körper und die Psyche. Mit regelmäßigen Kaltwasseranwendungen kann man Folgendes erreichen:

- Die Durchblutung wird verbessert und dadurch wirkt man sogar kalten Händen und Füßen entgegen, zu denen man vor allem in der kalten Jahreszeit neigt.
- Die auf Dauer erhöhte Durchblutung stärkt die körpereigenen Abwehrkräfte und fördert den Lymphabfluss und auf diese Weise die Ausscheidung von Schlacken aus dem Körper.
- Zugleich verbessert der Temperaturreiz die Versorgung der Zellen mit Nährstoffen.
- Darüber hinaus werden bei einem Kaltreiz auch Stresshormone freigesetzt, beispielsweise Adrenalin. Bei regelmäßiger Anwendungen gewöhnt sich der Körper an den wiederholten Stressreiz und reagiert dann ökonomischer als bei der ersten Anwendung; es wird weniger Adrenalin ausgeschüttet.

Wasseranwendungen können aber noch viel mehr: Warme Bäder verbessern den Stoffwechsel und wirken außerdem auch muskelentspannend, was besonders nach Bewegung, aber auch gegen Stress oder rheumatische Beschwerden sehr nützlich ist.

Die Heilwirkung von Wasser

Die im Mittelalter gewonnene Erkenntnis über die Wirkung von Wasser war auch für den Pfarrer Sebastian Kneipp (1821–1897) von Bedeutung. Seine ersten Erfahrungen mit der Heilwirkung von Wasser machte er an sich selbst. Als 24-Jähriger an Lungentuberkulose erkrankt, kurierte Kneipp sich selbst, indem er zwei- bis dreimal pro Woche in der kalten Donau schwamm. Mitte des 19. Jahrhunderts wäre dies normalerweise ein Todesurteil gewesen. Nach seiner Genesung entwickelte Kneipp seine Wasserkur – ein umfangreiches Programm verschiedener Wasseranwendungen, mit dem er als Hausgeistlicher des Dominikanerinnenklosters in Bad Wörishofen dann zahlreiche Krankheiten kurierte.

Der Wärmehaushalt des Körpers

Die moderne Klosterheilkunde entwickelte die Hydrotherapie (*hydros* = griech. Begriff für Wasser) weiter und setzt sie heute gezielt zur Aufrechterhaltung der Gesundheit ein. Wichtig für den Einsatz des Wassers ist immer der Wärmehaushalt des gesamten Körpers. So sind etwa kalte Wasseranwendungen wenig sinnvoll, wenn man kalte Hände oder Füße hat. Die Füße sollten mindestens so warm wie die Stirn sein. Es empfiehlt sich auch nicht, kalte Körperteile mit heißen Anwendungen zu behandeln. Die Ewärmung sollte vielmehr durch langsam ansteigende Temperatur erfolgen. Warme Körperteile vertragen dagegen kurze kalte Güsse oder Waschungen sehr gut. Eine temperaturansteigende oder warme Anwendung, etwa ein heißes Bad, sollte immer einen kühlenden Abschluss haben, zum Beispiel einen Guss. Dann können sich die durch die Warmwasserbehandlung erweiterten Blutgefäße wieder zusammenziehen. Dagegen sind heiße Anwendungen tabu, wenn der Körper erhitzt ist oder man Fieber hat.
Die Palette der heute noch üblichen Anwendungsarten ist sehr umfangreich. Die gängigsten Methoden können hier daher nur kurz geschildert werden.

Wassertreten, Tautreten und Schneegehen

Wasser- und Tautreten wie auch das Schneegehen sind empfehlenswerte Methoden zur Stärkung und Abhärtung. Tabu sind sie allerdings für Menschen mit Erkrankungen der Nieren oder Geschlechtsorgane. Bevor man mit den Anwendungen beginnt, sollen Füße und Beine unbedingt bereits durch Lauf- oder Gymnastikübungen erwärmt sein, damit der Wärmehaushalt des Körpers ausgeglichen ist.

- Wassertreten kann man auch zu Hause in der eigenen Badewanne. Diese wird mit kaltem oder maximal 18 °C warmem Wasser so weit gefüllt, dass der Wasserspiegel bis eine Handbreit an die Kniekehle heranreicht. Anschließend tritt man mit regelmäßigen Schritten auf der Stelle und hebt dabei die Beine über den Wasserspiegel, während die Fußspitze nach unten gebeugt ist (Storchengang).
- Beim Tautreten, das man ohne weiteres im eigenen Garten durchführen kann, geht man barfuß durch mit Tau bedecktes Gras. Die Füße werden im Anschluss nicht abgetrocknet, man streift das Wasser mit der Hand ab, zieht trockene Strümpfe und Schuhe an und marschiert zügig weiter.
- Wenn die Witterung es erlaubt, sollte man im Winter zur Abhärtung das Schneegehen ausüben. Man geht wenige Sekunden barfuß durch den Schnee, zieht danach trockene Strümpfe über die feuchten Füße, darüber die Schuhe und geht dann beherzt und raschen Schrittes weiter.

Güsse

Güsse regen Kreislauf und Stoffwechsel an und stabilisieren außerdem den Wärmehaushalt. Dabei wird ein Wasserstrahl ohne Druck auf ein bestimmtes Körperteil gerichtet, sodass die Haut weich umspült wird.
Güsse kann man ebenfalls zu Hause durchführen, indem man den Duschschlauch in Wanne oder Dusche ohne Brausekopf verwendet und den Strahl etwa 10 bis 15 Zentimeter von der Haut entfernt hält.
Beim Vollguss werden die einzelnen Körperteile in einer bestimmten Reihenfolge nach und nach mit dem Wasserstrahl behandelt. Aber auch an verschiedenen Stellen des Körpers werden Güsse eingesetzt, etwa als Arm-,

Knie-, Schenkel- und Brustguss. Obwohl beispielsweise der Arm- oder Knieguss nur kleine Wasseranwendungen sind, zählen sie zu den wirkungsvollsten. Sie regen den Kreislauf spürbar an und eignen sich darüber hinaus sehr gut zur Abhärtung.

Bäder

Bei regelmäßiger Anwendung fördern Bäder die Durchblutung, regen den Stoffwechsel an und können außerdem wunderbar entspannend sein. Entscheidend für die Wirkung bei Bädern sind jeweils Temperatur und Dauer (siehe Kasten auf Seite 379 und Seite 467).

- Neben dem Vollbad, das vor allem für Personen mit stabilem Kreislauf geeignet ist, gibt es das Dreiviertelbad, bei dem Brust und Schulter nicht mit Wasser bedeckt sind. Bei einem Halbbad, das den Kreislauf noch weniger belastet, geht der Wasserspiegel lediglich bis zur Hüfte.
- Ein temperaturansteigendes Armbad fördert die Durchblutung von Herz und Armen und regt so den Kreislauf insgesamt an. Dabei werden die Arme so ins Wasser eingetaucht, dass die Ellbogen bedeckt sind.
- Wunderbar durchblutungsfördernd und kreislaufstabilisierend wirkt auch ein warmes oder noch besser ein temperaturansteigendes Fußbad. Es ist ideal zur Vorbeugung einer im Anflug befindlichen Erkältung ist. Es lässt sich ohne weiteres durchführen, indem man eine Wanne oder Schüssel verwendet, in das die Füße hineinpassen, ohne eingeengt zu sein, oder die Duschwanne benutzt.

Waschungen

Sie machen Morgenmuffel munter, sind durchblutungsfördernd, regen den Kreislauf an und entlasten das Herz. In der Regel werden Waschungen, wofür man kaltes (ca. 12 bis 16 °C) oder leicht temperiertes (ca. 20 °C) Wasser verwendet, morgens nach dem Aufstehen vorgenommen. Danach trocknet man sich nicht ab, sondern zieht sofort Schlafkleidung an und legt sich ins Bett oder zieht Straßenkleidung über, geht hinaus und bewegt sich gleichmäßig. Man kann sowohl Ganzkörperwaschungen vornehmen als auch Waschungen, die nur einzelne Körperteile einbeziehen, etwa Oberkörper oder Unterkörperwaschung.

Heusack

Wer gestresst und verspannt ist, dem bringt auch ein Heusack Entspannung und Wohlgefühl. Man kann ihn entweder fertig in der Apotheke kaufen oder selbst herstellen (siehe Seite 330). Er wird über Wasser gedämpft und auf die gewünschte Körperstelle aufgelegt. Danach fixiert man ihn – wie bei einem Wickel – mit verschiedenen Tüchern.

Sauna und Dampfbad

Sehr wichtig, um gesund zu bleiben und Krankheiten vorzubeugen, ist regelmäßiges Saunieren: Der Wechsel von heißer Luft und Kaltbädern regt das Herz-Kreislauf-System an und fördert zugleich Durchblutung und Stoffwechsel. Wer ein- bis zweimal pro Woche in die Sauna geht, steigert seine Immunabwehr. Doch Saunieren ist nicht nur gesund, sondern macht auch Spaß: Saunagänger schätzen die Entspannung und das wohlige Gefühl, die sich nach einem Saunabesuch einstellen. Saunieren trägt zu einem Gleichgewicht zwischen Körper und Seele bei. Außerdem kann man so eine wöchentliche Ruhephase einrichten, die man nur für sich selbst reserviert hat. Wichtig dabei ist, dass man sich unmittelbar nach dem Saunagang kurz, aber energisch mit kaltem Wasser abkühlt.
Wem die Sauna zu anstrengend oder zeitaufwendig ist, der kann auch im Dampfbad zur Ruhe kommen. Bei diesem Schwitzbad wirkt mit Wasserdampf gesättigte Luft von 40 bis 56 °C auf den ganzen Körper ein.

Das Schwimmen

Regelmäßiges Schwimmen stärkt ebenfalls die Immunabwehr und trägt entscheidend zur körperlichen Fitness bei, da der Körper sich fließend und gleichmäßig im Wasser bewegt. Verstärkt werden kann dieses Resultat noch durch Wassergymnastik oder Aqua-Jogging, das Jogging im Wasser mit Gewichten an den Beinen.
Dies sind Sportarten, die auch für Bewegungsmuffel und Übergewichtige geeignet sind, da das Wasser die Übungen erleichtert, weil es durch den Auftrieb das subjektive Gefühl vermittelt, weniger Körpergewicht zu haben. In der Gruppe und mit Musik machen Übungen im Wasser doppelt so viel Spaß.

Die Wasseranwendungen auf einen Blick

Anwendung	Wie ausführen?	Wofür geeignet?
Wassertreten	✦ Ein Becken oder die eigene Badewanne mit kaltem oder max. 18 °C warmem Wasser bis zur Kniekehle füllen. Hineinsteigen und gleichmäßig auf der Stelle treten. Füße aus dem Wasser heben, Fußspitze dabei nach unten beugen (Storchenschritt). Mit 20 Sekunden beginnen. Steigern auf maximal 60 Sekunden.	✦ Zur Stärkung des Immunsystems, bei Schlafstörungen und Venenerkrankungen. ✦ Vorsicht bei Erkrankungen von Nieren und Geschlechtsorganen!
Tautreten	✦ Barfuß 3 bis 5 Minuten durch mit Tau bedecktes Gras gehen. Anschließend Strümpfe und Schuhe über die feuchten Füße ziehen und zügig weitergehen.	✦ Zur Stärkung des Immunsystems. ✦ Vorsicht bei Nierenerkrankungen!
Schneegehen	✦ Nur wenige Sekunden barfuß durch den Schnee gehen. Danach trockene Strümpfe und Schuhe anziehen und zügig weitergehen.	✦ Zur Stärkung des Immunsystems. ✦ Vorsicht bei Nierenerkrankungen!
Güsse (auch: Arm-, Knie- Schenkel- und Brustguss)	✦ Wasserstrahl ohne Druck auf ein bestimmtes Körperteil richten. Anschließend die Haut nicht abtrocknen. ✦ Wassertemperatur bei kalten Güssen 10 bis 15 °C, bei warmen 36 bis 38 °C, bei heißen ca. 40 °C. ✦ Körpertemperatur beachten!	✦ Regt Kreislauf und Stoffwechsel an. Tägliche Anwendung über mehrere Wochen. Wechselwarme Arm- und Kniegüsse können den Blutdruck senken.
Blitzguss	✦ Einsatz von Druckstrahl. ✦ Behandlung wird vorbereitet durch Einzelgüsse und Vollgüsse.	✦ Regt Stoffwechsel an und fördert den Fettabbau. ✦ Nur unter fachlicher Aufsicht und nicht ohne Vorbereitung!
Wechselduschen	✦ Abwechselnd mit kaltem und warmen Wasser abduschen. ✦ Mit kaltem Wasser beenden.	✦ Bei regelmäßigen Ganzkörperanwendungen Schutz vor grippalen Infekten.
Voll- und Teilbäder	✦ Kaltbäder zwischen 10 und 15 °C nur ca. 10 Sekunden. ✦ Warmbäder zwischen 36 und 38 °C ca. 15 bis 20 Minuten. ✦ Wechselbäder mit Warmphase von 5 Minuten beginnen, dann 10 bis 20 Sekunden im kalten Wasser, dann wieder warm; immer kalt abschließen. ✦ Bei Armbad Arme ins Wasser eintauchen, bis Ellbogen bedeckt. ✦ Fußbäder in Wanne oder Eimer (ohne Einengung der Füße).	✦ Kalte Bäder beleben und heben den Blutdruck. ✦ Warme Bäder regen Stoffwechsel an.
Heusack	✦ In der Apotheke kaufen oder selbst herstellen (siehe Seite 330).	✦ Zur Entspannung verkrampfter Körperpartien.
Waschungen	✦ In der Regel morgens nach dem Aufstehen. Ganzen Körper oder Körperteile mit feuchtem Leinentuch (kaltes Wasser oder max. 20 °C) abwaschen. Nicht abtrocknen. Anschließend ins Bett legen oder anziehen und bewegen.	✦ Regelmäßige Waschungen sind durchblutungsfördernd, regen den Kreislauf an und entlasten das Herz.
Sauna	✦ Wichtig: Wechsel zwischen Schwitzphasen und Kaltduschen. ✦ So lange bleiben, wie man sich wohl fühlt, aber nicht länger als 15 Minuten. ✦ Nachruhe einplanen.	✦ Regelmäßiges Saunieren fördert den Stoffwechsel, regt das Herz-Kreislauf-System an, stärkt das Immunsystem und senkt Puls und Blutdruck.
Schwimmen	✦ Mindestens ein- bis zweimal pro Woche gleichförmige Schwimmbewegungen oder Wassergymnastik, Aqua-Jogging etc.	✦ Stärkt die Immunabwehr, trägt zur Fitness bei.

Ernährung

Gemüse- und Getreidebrei waren jahrtausendelang die Grundnahrung der Bevölkerung. Gerade die Mönche des Mittelalters behielten diese Tradition bei. Ein fester Bestandteil der Mahlzeiten war der Käse. Daneben gehörten Kräuter zum täglichen Speiseplan – als Lebensmittel und zur Stärkung und Vorbeugung gegen Krankheiten. So ist zum Beispiel der als »Arme-Leute-Essen« oft belächelte Buchweizen reich an vielen wichtigen Mineralien und ungesättigten Fettsäuren.
Fleisch blieb für lange Zeit eine Ausnahme im klösterlichen Alltag, stattdessen gab es Fisch. Nur in den Krankenstationen wurden zur schnelleren Regeneration Fleischgerichte gereicht.
Das Trinken ist ebenfalls Bestandteil in der Regel des heiligen Benedikt. Darin wird der Verzicht auf alkoholische Getränke zwar grundsätzlich empfohlen, doch selbst Benedikt war der Meinung, dass diese Empfehlung nur von wenigen eingehalten würde. Deshalb sollte für jeden Mönch ein viertel Liter Wein täglich zur Verfügung stehen. In Gegenden, in denen man keinen Wein anbaute, wurde der Wein durch einen halben Liter Bier ersetzt. Durch die moderne Forschung wissen wir heute, dass dies genau die Mengen sind, die der Gesundheit nicht schaden, in manchen Fällen vielleicht sogar förderlich sind.

Ausgewogene Ernährung – Grundstock für die Stabilität von Leib und Seele

Leibliche und seelische Gesundheit bilden eine Einheit. Hat man körperliche Beschwerden, so fühlt man sich auch seelisch nicht gut. Und seelische Probleme kommen auch durch körperliche Malaisen zum Ausdruck. Im Volksmund heißt es daher bezeichnenderweise: »Es ist mir auf den Magen geschlagen«, wenn jemand beispielsweise unter Stress leidet. Ausgewogene Kost zu regelmäßig stattfindenden Mahlzeiten einzunehmen, ist daher Grundbestandteil eines stabilen Lebenskonzepts. Dies erkannte auch der heilige Benedikt. Er widmete daher in seinem Regelwerk Umfang, Art und Zeitpunkt der Mahlzeiten ausführliche Kapitel.

Die klösterliche Nahrung

Auch für die benediktinischen Ernährungsregeln ist das rechte Maß die Grundlage. Niemand sollte hungrig vom Tisch aufstehen und sich über den Tag schleppen. Denn Hunger verderbe die Stimmung und beeinträchtige die Motivation zur Arbeit. Es sollte jedoch auch keiner Völlerei betreiben, denn »wenn der Leib fett wird, wird der Geist träge« – so der Volksmund. Es galt also auch hier das Prinzip der Ausgewogenheit.
Konkret äußerte sich Benedikt in seinem Regelwerk zum Maß der Speise: »Nach unserer Meinung dürften für die tägliche Hauptmahlzeit, ob zur sechsten oder neunten Stunde, für jeden Tisch mit Rücksicht auf die Schwäche einzelner zwei gekochte Speisen genügen. Wer etwa von der einen Speise nicht essen kann, dem bleibt zur Stärkung die andere (…). Gibt es Obst oder frisches Gemüse, reiche man es zusätzlich. Ein reichlich bemessenes Pfund Brot genügt für den Tag, ob man nur eine Mahlzeit hält oder Mittag- und Abendessen.«
Benedikt akzeptierte, dass nicht jeder Mensch alle Speisen mag, und empfahl deshalb, eine Auswahl von zwei Speisen zu reichen. So war die Chance, bei Tisch eine Mahlzeit vorzufinden, die einem zusagte, größer. Nehmen konnte man, so viel man brauchte. Man wurde von Mitbrüdern bedient. Der entsprechende Wochendienst rotierte unter allen Klostermitgliedern mit Ausnahme des Abts und des Cellerars – den man heute als Klostergeschäftsführer bezeichnen könnte.
Wenn man in den Klöstern auch nicht schlemmte, so waren die Ordensmitglieder in der Regel besser genährt als die restliche Bevölkerung. Der Grund lag darin, dass die Mönche wegen ihrer täglichen Gebets- und Studienzeiten nicht so viele Stunden körperlich arbeiten konnten wie beispielsweise ein Bauer. Die bäuerliche Bevölkerung verbrachte bis zu 14 Stunden täglich auf dem Feld. Außerdem aßen die Ordensleute regelmäßig, und es war immer etwas auf dem Tisch, während bei den Großfamilien im Volk viele Münder gestopft werden mussten und es nicht selten vorkam, dass man hungrig vom Tisch aufstand.
So ist vielleicht das Bild des wohlbeleibten Mönchs mit einem Bierkrug in der Hand entstanden, das man vielfach auch auf Gemälden sieht. Aber dieser Typus von Ordensmitglied stammt eher aus der Barockzeit, als das Essen im Mittelpunkt leiblichen Vergnügens stand und

auch manche Klöster davon nicht ausgenommen waren. Zu Zeiten Benedikts hatten die Ordensleute gemeinhin nicht mit Übergewicht zu kämpfen.

Rhythmus und Zeitpunkt der Mahlzeiten

In den Klöstern wurde in der Regel zweimal am Tag gegessen. Um die Mittagszeit, genauer gesagt zur sechsten Stunde nach Sonnenaufgang, gab es die Hauptmahlzeit. Benedikt legte bestimmte Stunden fest, an denen die Mahlzeiten eingenommen werden sollten. Dabei sollte man aber wissen, dass, wenn er beispielsweise von der neunten Stunde spricht, immer die neunte Stunde nach Sonnenaufgang gemeint ist.

Man hat bis zum Mittelalter die tägliche Phase mit natürlichem Licht in eine Einheit von 12 Abschnitten untergliedert und diese Abschnitte als Stunden bezeichnet, auch wenn sie nicht 60 Minuten umfassten. Im Winter, wenn es nur acht Stunden Tageslicht gab, war eine Stunde demnach auf knapp 40 Minuten reduziert. Diese Berechnungsweise von Stunden gewährleistete aber, dass die neunte Stunde, zu der die Hauptmahlzeit eingenommen wurde, immer auf den frühen Nachmittag fiel.

Von einem Frühstück ist in der monastischen Literatur keine Rede. Möglicherweise wurde am Morgen gar nichts oder lediglich ein Stück Brot gegessen und etwas Wasser dazu getrunken.

»Vom heiligen Osterfest bis Pfingsten halten die Brüder zur sechsten Stunde die Hauptmahlzeit und nehmen am Abend eine Stärkung zu sich. Doch von Pfingsten an sollen die Mönche während des ganzen Sommers am Mittwoch und Freitag bis zur neunten Stunde fasten, wenn sie keine Feldarbeit zu verrichten haben und die Sommerhitze nicht zu sehr drückt. An den übrigen Tagen nehmen sie die Hauptmahlzeit zur sechsten Stunde ein«, schreibt Benedikt in seiner Ordensregel.

Vor Sonnenuntergang, jedoch spätestens um 19 Uhr, gab es die Abendmahlzeit. Sie sollte so eingenommen werden, dass man bei Tisch kein Lampenlicht benötigte. Das bedeutete, dass vor Einbruch der Dunkelheit gegessen werden sollte. Benedikt legte diese Zeit fest, um künstliches Licht zu sparen. Heute wissen wir jedoch, dass diese Regelung auch aus medizinischer Sicht Sinn macht. Denn reichliche Mahlzeiten nach 19 Uhr belasten den Körper und verursachen Schlafprobleme, weil die Darmtätigkeit den Körper beansprucht und einfach nicht zur Ruhe kommen lässt und sich zu viele Nährstoffe im Blut befinden.

Die Konzentration der Nahrungsaufnahme auf ein bis drei Mahlzeiten am Tag ist aus heutiger Sicht der Wissenschaft keineswegs unvernünftig. Zwar war man bis vor einiger Zeit der Auffassung, mehrere kleine Mahlzeiten am Tag seien besser als zwei bis drei größere. Mittlerweile weiß man aber, dass der Körper bei jeder Nahrungsaufnahme ein komplettes Verdauungsprogramm anwirft. Und wenn dem Magen ständig neue Nahrung zugeführt wird, kommt er nicht zur Ruhe. Doch auch wenn man nur drei Mahlzeiten täglich zu sich nimmt, sollten diese nicht zu üppig ausfallen. Im Sinne Benedikts ist auch hier Maßhalten angesagt.

Die Anzahl der täglichen Mahlzeiten zu Zeiten Benedikts

- *Von Ostern bis Pfingsten wurde grundsätzlich zweimal täglich gegessen, mittags und abends.*
- *Im Sommer gab es jeden Mittwoch und Freitag – den Fastentagen der frühen Kirche – jeweils nur eine Mahlzeit täglich.*
- *Vom 14. September bis kurz vor Weihnachten und von Januar bis zum Beginn der vierzigtägigen Fastenzeit vor Ostern wurde nur einmal am Tag gegessen, und zwar jeweils zur neunten Stunde, also um ca. 15 Uhr.*
- *In der Fastenzeit selbst gab es eine einzige Mahlzeit, die man am frühen Abend zu sich nahm.*

Die Art der Speisen in den Klöstern zu Zeiten Benedikts

Was die Speisen selbst betrifft, so geht Benedikt nicht sehr ins Detail. Ganz deutlich wird aber, dass der Verzehr von »vierfüßigen Tieren« im Kloster ausschließlich den Kranken vorbehalten war. Das bedeutete, dass Schweine-, Rind-, Lamm- und Ziegenfleisch sowie das Fleisch anderer Säugetiere allenfalls in der Krankenabteilung, dem Infirmarium, auf dem Speiseplan stand. Hintergrund dieser Vorgabe war unter anderem, dass die Reichen fast ausschließlich Fleisch aßen und der

Rezepte aus der Klosterküche

In der Ernährung der Nonnen und Mönche spielten Getreideprodukte eine große Rolle, nicht zuletzt das Brot. Als warme Standard-Mahlzeit ernährten sich die Menschen im Mittelalter von Getreidebrei. Eine verfeinerte Variante ist die Getreidecreme. Für die Zubereitung können Roggen-, Dinkel-, Hafer- und Weizenflocken genommen werden. Viele der Speisen, die auf alten Rezepten beruhen, schmecken uns auch heute noch. Vor allem aber beruhen sie auf gesunden pflanzlichen Lebensmitteln.

✦ ***Getreidecreme***
Die Getreideflocken (ca. 150 g pro Person) werden mit etwas Öl im Topf leicht angeröstet, bis sie nussig zu duften beginnen. 1/2 l Gemüsebrühe angießen und bei schwacher Hitze 15 Minuten leicht köcheln lassen. Anschließend mit Gewürzen abschmecken: Zu Roggen passt Majoran sehr gut, zu Dinkel Muskatnuss und Basilikum oder Thymian, zu Haferflocken Kerbel. Weizen sollte man mit Ingwer und Petersilie würzen. Man kann dazu eine halbe Zwiebel pro Person andünsten und zusätzlich Möhren und Knollensellerie oder Lauch mitdünsten.

✦ ***Dinkel-Lauch-Auflauf (für 4 Personen)***
3 bis 4 Tassen Dinkel, 1 bis 2 Zwiebeln, 2 Stangen Lauch, 250 g Pilze, 2 EL Öl, Pfeffer, Salz, Thymian oder Bohnenkraut, 100 bis 150 g geriebener Käse zum Überbacken (z. B. Emmentaler, Gouda), 200 g Sahne.
Schnell garenden Dinkel wie Reis zubereiten: Pro Person 1 Tasse Dinkel in 2 bis 3 Tassen kochendes Wasser geben, leicht köchelnd 15 Minuten garen. Zwiebeln, Lauch und Pilze klein schneiden. In einem tiefen Topf im Öl dünsten, den gegarten Dinkel dazugeben und gut durchrühren. Die Gewürze dazugeben und unterrühren. Den geriebenen Käse darüber streuen und die Sahne darüber gießen. Den Auflauf im auf 200 °C vorgeheizten Backofen 15 bis 20 Minuten überbacken.
Wer möchte, kann zur Verfeinerung klein gehackte Pinienkerne über die Dinkel-Gemüse-Mischung geben, bevor sie mit Käse bestreut wird.

✦ ***Mittelalterlicher Gerstenbrei (für 1 Person)***
1 Tasse Gerstenmehl oder Gerste, 6 Tassen Wasser, 1 Tasse Rosinen, 2 bis 3 EL Honig, jeweils 1 Prise Zimt und Meersalz.
Die frisch gemahlene Gerste mit etwas Wasser klumpenfrei in einem Topf anrühren. Die restliche Flüssigkeit dazugeben und den Brei aufkochen lassen, dabei ständig rühren. Nach dem Aufkochen die restlichen Zutaten untermischen und warm servieren. Nach Belieben mit Nüssen garnieren.

✦ ***Bratlinge aus Getreideschrot (für 4 Personen)***
100 g Roggenschrot, 50 g Weizenschrot, 50 g Grünkernschrot, 1 bis 2 Zwiebeln, 2 Eier, Kräutersalz, Paprikapulver, Gewürzhefe (Reformhaus), 1 Prise Salbei, 1 bis 2 EL gemischte Kräuter (z. B. Petersilie, Dill, Schnittlauch, Kresse und Estragon).
Die verschiedenen Schrotsorten mit Wasser vermischen, bis ein fester Teig entsteht. Den Teig mindestens 20 Minuten quellen lassen. Anschließend die gehackten Zwiebeln, die verquirlten Eier, die Gewürze und die Kräuter hinzufügen und unterrühren. Aus dem fertigen Teig handtellergroße Bratlinge formen und in Butter oder Öl von beiden Seiten ausbacken.

Verzehr dieser Speise in den Klöstern als dekadent galt. Außerdem waren Speisen aus Fleisch auch deswegen unerwünscht, weil sie als heiß eingestuft wurden und den Sexualtrieb der Mönche anregen würden. Allerdings wurde diese Regel von den Ordensleuten nicht sehr konsequent eingehalten. Sie führte aber dazu, dass Fisch zu einem wesentlichen Nahrungsmittel der Ordensleute avancierte. Klöster, die nicht in der Nähe des Meeres oder von Flüssen angesiedelt waren, legten Fischzuchten an. Man züchtete beispielsweise Forellen und Karpfen. Es entstand sogar ein eigener Berufszweig, den der Fischmeister, die zunächst allein die Klöster mit Fisch zu versorgen hatten und später eigenständige Amtsbezirke erhielten. Und aus dem gleichen Grund gilt Fisch seit dem hohen Mittelalter bis hinein in unsere Zeit auch als Fastenspeise.

Die Grundbestandteile der benediktinischen Klosterküche

Die Grundbestandteile der Ernährung zu Zeiten Benedikts waren Getreide – in Körnerform und gemahlen – sowie Brot. Jedem Mönch wurde täglich immer ein gut bemessenes Pfund Brot (ein römisches Pfund entsprach 327 g) zugeteilt. Bei anstrengender körperlicher Tätigkeit konnte der Abt diese Ration erhöhen. Benedikt beschreibt es in seiner Regel folgendermaßen: »Ein reichlich bemessenes Pfund Brot genüge für den Tag, ob man nur eine Mahlzeit hält oder Mittag- und Abendessen einnimmt (…). War die Arbeit einmal härter, liegt es im Ermessen und in der Zuständigkeit des Abtes, etwas mehr zu geben, wenn es guttut.« Die meisten Brote bestanden aus Mischungen verschiedener Mehlsorten – entweder aus Gersten-, Hirse- und Dinkelmehl oder aus Roggen-, Gersten- und Weizenmehl.

Zum Mittagessen gab es in der Regel einen Brei aus Hülsenfrüchten oder Getreide und als zweites Gericht gekochtes Gemüse und Salate, beides Wurzen genannt. Wurde darüber hinaus noch eine dritte Speise angeboten, so handelte es sich in der Regel um Rohkost in Form von Gemüse oder Obst – wobei das Obstangebot sich meist auf Äpfel beschränkte. Sonntags war das Essen etwas reichhaltiger als an den Wochentagen.

Das Abendessen bestand aus Käse, Brot, Eiern und Wein. Mit Eiern und Käse deckten die Ordensleute ihren Eiweißbedarf. Bei der Käseproduktion experimentierten die Mönche. Viele bekannte Sorten wurden in Klöstern kreiert, zum Beispiel der »Trappistenkäse«.

Grundsätzlich richtete sich der klösterliche Speiseplan nach dem, was regional angebaut werden konnte. Die Klöster waren autark und damit auf ihre eigenen Produkte angewiesen. Folglich variierte die Nahrung, je nachdem, in welcher Gegend sich das entsprechende Kloster befand. Was man kochte, unterschied sich, soweit man es heute noch nachvollziehen kann, nicht wesentlich vom Speiseplan der restlichen Bevölkerung.

Die Größe der Portionen konnte der Abt je nach körperlicher Beanspruchung und Jahreszeit vorsehen. So gab es im Sommer etwas mehr zu essen, da die Ordensleute bei der Feldarbeit größere Rationen benötigten.

Andere Orden haben übrigens die Vorgaben Benedikts in großem Umfang übernommen, da sie sich auf Dauer bewährt und als gesund erwiesen hatten.

Die wichtigsten Küchenkräuter auf einen Blick

- ***Schnittlauch** sollte man immer frisch verwenden, nicht tiefgefroren. Er ist harntreibend und fördert die Verdauung.*
- ***Petersilie** gehört ebenfalls zu den Grundelementen der Kräuterküche. 20 g gehackte Petersilie decken bereits zwei Drittel unseres Tagesbedarfs an Vitamin C. Petersilie fördert die Durchblutung der Magen-, Lungen- und Darmgewebe. Außerdem regt sie den Stoffwechsel an.*
- ***Thymian** wirkt vorbeugend bei grippalen Infekten, Erkältungen und Halsentzündungen.*
- ***Rosmarin** belebt. Er regt den Appetit an, wirkt verdauungsfördernd und entwässernd.*
- ***Salbei** hilft bei Magen-Darm-Krämpfen und hat eine reinigende Wirkung. Er stimuliert auch den Stoffwechsel.*
- ***Melisse** hat eine beruhigende Wirkung. Deshalb ist ihre Verwendung nicht nur bei Einschlafproblemen, sondern auch zur Beruhigung des Magens sinnvoll.*

Regelmäßige Mahlzeiten, das gilt heute nach wie vor, strukturierten den Tag und und sollten eine gute Verdauung bewirken. Die vorwiegend vegetarische Ernährung sorgte mit ihren den Darm füllenden Ballaststoffen für geregelten Stuhlgang. Weil Obst und Gemüse weniger Fett, Cholesterin und Kalorien enthalten, beugt man mit einer fleischlosen Ernährung Fettstoffwechselstörungen und Übergewicht vor.

Die Kräuterküche

Kräuter waren bei der Zubereitung von Speisen in den Klöstern unabdingbar. Sie machten die Gerichte schmackhaft, wirkten aber auch vorbeugend gegen Krankheiten. Kräuter haben nicht nur einen wesentlichen Einfluss auf Magen und Darm und damit auch auf die Verdauungstätigkeit unseres Körpers, sondern sie beeinflussen auch unsere Psyche. Zur Beruhigung verwendet man beispielsweise noch heute Lavendel oder Hopfen, zur Belebung Thymian, Minze oder Rosmarin.

Erfrischende Kräuterdrinks aus dem Kloster

Kräuter sind nicht nur zum Verfeinern von Speisen geeignet, man kann sie auch für bekömmliche Getränke verwenden:

✦ ***Kräutermilch mit Sauerampfer (1 Glas)***
5 Blätter Sauerampfer, 200 ml kalte Milch, 1 TL Honig, 1/2 TL abgeriebene Schale einer unbehandelten Zitrone, 1/2 TL Zitronensaft, 1/2 TL Orangensaft.
Vier Sauerampferblätter grob zerhacken und mit der Milch, dem Honig, Zitronenschale und -saft sowie dem Orangensaft im Mixer pürieren. Die Kräutermilch in ein Glas füllen und mit dem restlichen Sauerampferblatt garnieren.

✦ ***Kräuterdrink (1 Portion)***
4 EL gemischte Gartenkräuter (z. B. Kerbel, Zitronenmelisse, Dill, Petersilie und Schnittlauch), 1/2 Becher Buttermilch, 1 EL Zitronensaft, Pfeffer, 1 Prise Salz, 1 Prise Zucker, Beeren oder andere Früchte zum Garnieren.
Die Kräuter klein hacken und unter die Buttermilch rühren. Mit dem Zitronensaft sowie Pfeffer, Salz und Zucker abschmecken. Den Kräuterdrink im Glas servieren und mit den Früchten garnieren.

✦ ***Sommerbowle***
6 frische Waldmeisterstängel mit -blättern (die noch vor der Blütezeit geerntet werden), 1/2 l trockener Weißwein, 275 ml Orangensaft, 125 g Erdbeeren, 200 ml Gingerale, 100 ml Cognac, 2 EL Borretschblüten.
Den Waldmeister 1 Stunde in Wasser legen, aufquellen lassen und dann in eine Schüssel geben. Mit dem Wein und dem Orangensaft übergießen und alles wiederum 1 Stunde ziehen lassen. Die Erdbeeren waschen, klein schneiden und in einen Krug geben. Die Weinmischung durch ein Sieb über die Erdbeeren gießen, dann luftdicht abdecken und 30 Minuten kalt stellen. Das Gingerale und den Cognac angießen. Vor dem Servieren die Borretschblüten über die Sommerbowle streuen.

Lavendel schätzt man auch wegen seiner harmonisierenden Wirkung. Jedes Kraut hat seine spezifischen Eigenschaften, die die mittelalterlichen Klosterleute sehr genau kannten. Wer heute Kenntnisse über die Wirkkraft der Kräuter hat und sie entsprechend einsetzt, kann einer Vielzahl von Krankheiten vorbeugen.
So schützen Lauch, Knoblauch, Schnittlauch oder etwa Bärlauch vor krank machenden Pilzen und Bakterien, senken den Blutdruck und die Fettwerte im Blut und beugen damit letztlich Arteriosklerose vor. Kräuter wie Beifuß, Brunnenkresse, Kümmel oder Dill stärken die Verdauung und wirken sich insgesamt positiv auf das gesamte Wohlbefinden aus. Verdauungsfördernd wirken außerdem Fenchelfrüchte, Kardamom, Liebstöckel, Löwenzahn, Petersilie, Rosmarin, Rettich, Salbei, Schafgarbenkraut und Wacholderbeeren. Sie können ihre Wirkung beispielsweise sehr gut in Salaten, Soßen oder Süßspeisen entfalten. Die Dessertküche verfeinern hingegen Anis, Ingwer, Minze, Süßholz oder Zimt – und stimulieren außerdem die Verdauung.
Wer die Möglichkeit hat, sollte sich zu Hause einen kleinen Kräutergarten anlegen, um die gängigsten Küchenkräuter – wie zum Beispiel Thymian, Rosmarin, Salbei, Petersilie und Schnittlauch – immer frisch zur Verfügung zu haben. Dabei benötigt man nicht viel Platz. Auch in einem Kasten auf der Fensterbank kann man eine kleine Kräuterauswahl ziehen und dabei immer über einen frischen Vorrat verfügen.
Wer seinen eigenen kleinen Kräutergarten anlegen will, und sei es nur auf dem Küchenfensterbrett, sollte folgende Dinge beachten:

- Die Kräuter alle drei bis vier Jahre umtopfen, um eine ausreichende Nährstoffversorgung zu garantieren.
- Salbei, Zitronenmelisse und Lavendel kann man als Stecklinge vermehren. Im Frühjahr Triebspitzen in die Erde setzen, an einem sonnengeschützten Platz. Eine Folie als Verdunstungsschutz darüber legen.
- Basilikum und Bohnenkraut sind Mittelmeerpflanzen, sie brauchen viel Sonne. Basilikum wird gern von Schnecken verzehrt. Daher die Pflanze besser in einen großen Topf pflanzen und an einer Stelle platzieren, die für die Schnecken nicht erreichbar ist. Nur wenig gießen.
- Die beste Erntezeit der zarten Blätter und Triebe liegt vor der Blüte – zum Beispiel bei Minze, Oregano, Estragon, Kerbel, Kresse und Basilikum.

- Borretsch alle vier bis sechs Wochen aussäen, dann haben Sie immer zarte, junge Blättchen und viele Blüten. Letztere sind häufig essbar und besitzen wertvolle Inhaltsstoffe – was für viele Küchenkräuter gilt, etwa den Borretsch, den Thymian oder den Salbei.

Olivenöl – wichtiger Grundbestandteil einer leichten Küche

Olivenöl war immer auch ein Bestandteil der Klosterküche. Klöster, die über eigene Olivenhaine verfügten, stellten es selbst her. Es wurde zum Braten, aber auch zum Würzen von Gemüsen und Salaten verwendet. Neben seiner geschmacklichen Komponente schreibt man dem Olivenöl noch weitere positive Eigenschaften zu: So haben Untersuchungen gezeigt, dass Menschen, die ihre Speisen nach Rezepten der so genannten Mittelmeerküche zubereiten, weniger häufig Herzinfarkte haben und seltener an Krebs erkranken.

Olivenöl gilt in seinen Ursprungsländern als Heilmittel für Leber und Galle. Denn es steigert den Gallenfluss und fördert damit die Verdauung. Zum »Abtreiben« von Gallensteinen empfahl schon Pfarrer Kneipp die unter Naturärzten berühmte »Ölkur«. Einfach zu befolgen ist der Rat, bei Gallenkoliken sofort, bevor ärztliche Hilfe verfügbar ist, stündlich zwei bis drei Esslöffel Olivenöl zu sich zu nehmen.

Grundsätzlich sollte man nur natives Olivenöl verwenden (olio extra vergine di oliva), das frisch und kaltgepresst – also nicht raffiniert – ist. Kaltgepresste Öle sind im Körper leichter zu verwerten und viel stoffwechselaktiver als die raffinierten.

Die Qualität von nativem Olivenöl hängt zu etwa 50 Prozent von der Sorte und dem Reifegrad der verwendeten Oliven ab. Für die Ölherstellung wird die ganze Frucht verwendet. Der Geschmack des Olivenöls hängt von der Sorte des Olivenbaums ab. Weitere Faktoren sind der Reifegrad der Oliven bei der Ernte und der Zustand der Oliven zum Zeitpunkt des Pressens. Eine frühe Ernte Mitte Oktober bringt ein fruchtiges, nach frischem Gras riechendes Olivenöl. Die Ernte zwischen Mitte Oktober und Mitte Dezember liefert ein harmonisches, ausgewogenes Öl. Das Öl der späten Ernte hat einen leicht süßen, mandelartigen Geschmack. Man sollte daher das Olivenöl nach Möglichkeit immer verkosten, bevor man es kauft.

Rezepte mit Kräutern (für 4 Personen)

- ***Maisuppe***

1 sehr kleine, gehackte Gemüsezwiebel, 1 klein geschnittene Knoblauchzehe, 50 g Butter, 30 g Mehl, 1/2 l Gemüsebrühe, 250 g Sahne, 250 g klein geschnittene Maikräuter (z. B. Brunnenkresse, Sauerampfer, Brennnessel, Kerbel und Schafgarbe), Salz.

Zwiebel und Knoblauch in der Butter glasig dünsten. Mit dem Mehl bestäuben und kurz anschwitzen. Mit der Hälfte der Brühe und der Sahne unter Rühren auffüllen und 5 Minuten köcheln lassen. Inzwischen die Kräuter mit der anderen Hälfte der Flüssigkeit im Mixer pürieren, dann langsam in die Brühe geben und nur noch wenige Minuten köcheln lassen. Mit Salz abschmecken und nach Belieben mit gerösteten Brotwürfeln servieren.

- ***Lammkoteletts mit Salbei***

4 EL klein geschnittene Salbeiblätter, 2 klein geschnittene Knoblauchzehen, 4 EL Olivenöl, 1 kg Lammkoteletts, Salz, Pfeffer aus der Mühle, 2 EL Öl.

Die Salbeiblätter mit Knoblauch und Olivenöl im Mixer zu feinem Salbeiöl verarbeiten. Die Lammkoteletts mit Salz und Pfeffer würzen und mit Salbeiöl bestreichen. Das Öl in einer Pfanne mild erhitzen und die Lammkoteletts darin von beiden Seiten anbraten. Die Pfanne vom Herd nehmen und die Koteletts rosa durchziehen lassen. Auf Küchenpapier abtropfen lassen. Dazu passt Bohnensalat.

- ***Minzeis mit Schokolade***

1 Bund Pfefferminze, 3 EL Zucker, 300 g gekühlte Sahne, 2 cl Minzlikör, 1 Eiweiß, 40 g Schokolade.

Die Pfefferminzblätter im Mixer pürieren und den Zucker dazugeben. Die Sahne mit der Hälfte des Minzzuckers und dem Minzlikör verrühren. Anschließend das Eiweiß steif schlagen, mit dem restlichen Minzzucker verrühren und unter die Sahne heben. Im Gefrierfach 30 Minuten anfrieren lassen, dabei ab und zu umrühren. Die Schokolade im warmen Wasserbad schmelzen, über das Eis träufeln und dieses im Gefrierfach fest werden lassen.

Eingelegte Oliven

500 g frische Oliven (schwarz und schrumpelig), 1/4 l Olivenöl extra vergine, 2 grob geschnittene Knoblauchzehen, 1 TL Oregano, Essig.
Die Oliven gut mit Wasser abspülen und in ein sehr sauberes Glas füllen. Die restlichen Zutaten vermischen, in das Glas geben und dort mit den Oliven vermischen – die Oliven sollten mit Flüssigkeit bedeckt sein. Anschließend das Glas an einem kühlen, schattigen Ort aufbewahren und die Oliven in der Flüssigkeit ziehen lassen. Nach 2 bis 3 Wochen können die Oliven gegessen werden.

Die Oliven selbst sind überaus vielseitig einzusetzen, da sie auch sehr bekömmlich sind: etwa im Cocktail, im Salat, auf kalten Platten, auf der Pizza, in der Spaghetti-Sauce und aromatisiert mit Fenchel, Knoblauch oder Oregano. Man kann sie auch als Sticks zusammen mit Käsehappen oder Tomatenstückchen dekorieren.

Das Verhalten bei Tisch

Im Refektorium, dem klösterlichen Speisesaal, wurde während des Essens geschwiegen. Dies entsprach der Grundhaltung der Orden, in denen nur zu bestimmten, knapp bemessenen Zeiten gesprochen werden durfte. Auch heute noch gibt es so genannte Schweigeorden, an denen es nur eine halbe Stunde pro Tag erlaubt ist zu reden. Am Mahl nahmen alle Ordensmitglieder teil. Man dokumentierte damit auch den Zusammenhalt der klösterlichen Gemeinschaft. In manchen Klöstern las einer der Ordensmitglieder zum Essen aus geistlicher Literatur vor. Der Vorlesedienst wechselte wöchentlich. Eine Mahlzeit dauerte etwa eine halbe Stunde. Man ließ sich Zeit. Während vorgelesen wurde, konnte man sich voll auf den Inhalt der Lektüre und die Nahrungsaufnahme konzentrieren. Serviert wurden die Speisen von Ordensmitgliedern, die im wöchentlichen Turnus diese Aufgaben übernehmen mussten. Niemand war von dieser Regel ausgenommen.
Anders verhielt es sich, wenn Gäste im Haus waren. Besucher waren in benediktinischen Klöstern immer willkommen. Hochrangige Gäste speisten am Tisch des Abtes. Unterhaltung war in diesem Fall gestattet. Über Gäste hält Benedikt das Folgende in seiner Regel fest: »Der Abt habe seinen Tisch immer mit Gästen und Pilgern gemeinsam. Sooft jedoch nur wenig Gäste da sind, steht es ihm frei, von den Brüdern zu rufen, wen er will. Immer aber lasse er der Ordnung wegen einen oder zwei Ältere bei den Brüdern.«

Die besten Nahrungsmittel im Überblick

Während über Jahrhunderte Hungersnöte den Menschen zusetzten, ist heute in den Industrieländern die permanente Verfügbarkeit von üppigen Speisen und Genussmitteln zu einer Bedrohung für unsere Gesundheit geworden. So haben in den letzten 50 Jahren ernährungsbedingte Zivilisationskrankheiten um ein Vielfaches zugenommen. Jeder Dritte ist mittlerweile davon betroffen: Krankhaftes Übergewicht, zu hohe Fett- und Cholesterinwerte im Blut und Diabetes (vor allem der so genannte Altersdiabetes, Diabetes Typ 2) sind die häufigsten Folgen. Wenn mehrere solcher Beeinträchtigungen gleichzeitig vorliegen, steigt zudem das Risiko von Erkrankungen wie Herzinfarkt oder Schlaganfall. Heute weiß man, dass auch einige Krebsarten von der Ernährung abhängig sind. So sind Vegetarier wesentlich seltener von Dickdarmkrebs betroffen.
Sich gesund zu ernähren ist indes keine Hexerei. Wir können uns noch heute viele Ernährungsregeln aus den Zeiten Benedikts zu Eigen machen. Häufig ist es so, dass es für den Körper wesentlich besser wäre, weniger zu bekommen, als ihm normalerweise zugemutet wird – vor allem weniger Zucker und Fett. Doch nicht nur mit der Menge, auch mit der Art der Nahrungsmittel kann man direkt einen positiven Einfluss auf den Organismus nehmen. Nach den neuesten Erkenntnissen (siehe Ernährungspyramide, Seite 387) dürfen die folgenden Lebensmittel auf einem gesunden Speiseplan auf keinen Fall fehlen:

- **Vollkornprodukte:** Vollkornbrot, ungeschälter Reis, Müsli und ähnliche Getreideprodukte enthalten eine Vielzahl an Mineral- und Ballaststoffen sowie viele Vitamine des B-Komplexes, die für das Zellwachstum und den gesamten menschlichen Stoffwechsel wichtig sind. Zusammen mit pflanzlichen Ölen sollten sie die Basis der Ernährung bilden.

- **Pflanzenöle:** Kaltgepresstes Olivenöl und andere pflanzliche Öle enthalten neben dem zellschützenden Vitamin E wertvolle mehrfach ungesättigte Fettsäuren. Diese können nicht nur den Cholesterinspiegel senken; der Körper benötigt sie auch, um Hormone zu produzieren, die die Stoffwechselvorgänge lenken.

- **Obst und Gemüse:** Frische Früchte, Rohkost, Salate und schonend gedämpftes Gemüse enthalten die meisten Vitamine und Mineralstoffe. Allerdings wird Rohkost nicht von jedem vertragen. Alternativ kann man auf gedünstetes Gemüse zurückgreifen. Optimal ist ein Rohkosttag pro Woche, der zur Entschlackung beiträgt.

- **Nüsse und Hülsenfrüchte:** Ähnlich wie pflanzliche Öle enthalten Nüsse wertvolle Fette, Vitamin E, Eisen und B-Vitamine. Hülsenfrüchte regen mit ihrem hohen Gehalt an Vitaminen, Ballast- und Mineralstoffen den Darm und das Immunsystem an. Nüsse sollten zwar regelmäßig, aber nur in kleinen Mengen gegessen werden, da sie sehr kalorienreich sind. Man kann sie – sparsam dosiert – sehr gut zum Verfeinern von Salaten oder Nachspeisen verwenden.

- **Fisch, Eier und Geflügel:** In Kaltwasserfischen, wie beispielsweise Lachs, Hering, Makrele und Heilbutt, sind die wertvollen Omega-3-Fettsäuren enthalten, die blutverdünnend, blutdrucksenkend und entzündungshemmend, wirken und somit Herz und Kreis-

Die Ernährungspyramide

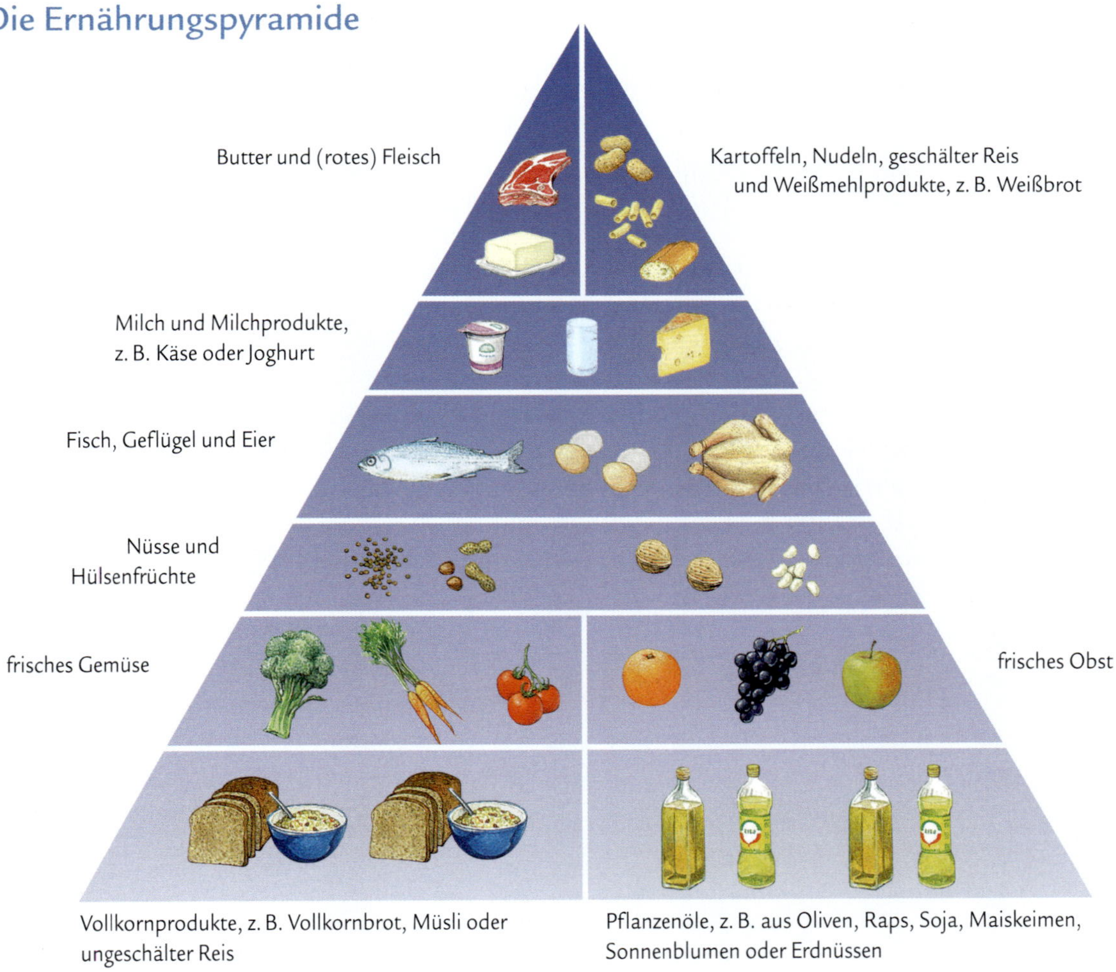

lauf schützen. Hühnereier sind reich an Vitaminen (A, E und K, Folsäure und Biotin). Auch wegen ihres hohen Eisen- und Zinkgehalts dürfen sie bei einer bewussten Ernährung nicht fehlen. Das fettarme Fleisch von Huhn und Pute enthält reichlich B-Vitamine und Zink.

- **Milch und Milchprodukte:** Die wichtigen Proteinlieferanten sollten – ebenso wie Fisch, Eier und Geflügel – nur in Maßen verzehrt werden. Sie enthalten neben knochenstärkendem Calcium auch reichlich Vitamin A, Vitamin B2 und Phosphor. Wer keine frische Milch verträgt, kann auf Joghurt als Calciumspender zurückgreifen oder auch auf Quarkprodukte, die sich in vielfältiger Weise mit Kräutern oder Früchten kombinieren lassen.

Die Spitze der Ernährungspyramide

Während man früher der Ansicht war, dass lediglich Fette und Süßigkeiten die ungesündesten Lebensmittel seien, gehen Wissenschaftler heute davon aus, dass auch die folgenden Nahrungsmittel nur in geringem Umfang verzehrt werden sollten:

- **Butter und (rotes) Fleisch:** Diese Lebensmittel enthalten im Gegensatz zu pflanzlichen Ölen relativ große Mengen an gesättigten Fettsäuren, die den Cholesterinspiegel erhöhen.

- **Kartoffeln, Nudeln, geschälter Reis und Weißmehlprodukte:** Lebensmittel, die viel Stärke oder helles Mehl enthalten, sind ballaststoff- und vitaminarm. Außerdem spaltet der Körper die Stärke rasch in Einfachzucker auf, was den Blutzuckerspiegel erhöht.

Die klösterlichen Getränke

Auch zum Maß der Getränke äußerte sich der heilige Benedikt. Zwar stand er dem Alkohol kritisch gegenüber, hatte aber genügend Menschenkenntnis, um zu wissen, dass er seine Ordensbrüder nicht ganz davon würde fernhalten können. So legte er Folgendes fest: »Jeder hat seine Gnadengabe vor Gott (...). Deshalb bestimmen wir nur mit einigen Bedenken das Maß der Nahrung für andere. Doch mit Rücksicht auf die Bedürfnisse der Schwachen meinen wir, dass für jeden täglich eine Hemina Wein genügt (...). Zwar lesen wir, Wein passe überhaupt nicht für Mönche. Aber weil sich die Mönche heutzutage davon nicht überzeugen lassen, sollten wir uns wenigstens darauf einigen, nicht bis zum Übermaß zu trinken, sondern weniger.«

Eine Hemina Wein entsprach 0,27 Liter, also einem guten Viertel. Dies scheint genau die Menge zu sein, die – wie wir heute wissen – selbst bei täglichem Genuss nicht schadet. Der Abt durfte die Menge je nach Arbeits- und Klimaverhältnissen geringfügig erhöhen. Wein wird nach wie vor in vielen Klöstern regulär zum Mittagstisch gereicht.

Neben abgekochtem Wasser wurden daher auch alkoholische Getränke im Refektorium serviert. Dies ergab sich schon allein deshalb, weil jedes Kloster entweder Wein oder Bier selbst produzierte. In manchen Fällen wurden sogar beide Getränke hergestellt. Alkoholische Getränke nahm man auch deshalb zu sich, weil sie wegen des Gärungsvorgangs weniger Krankheitserreger enthielten als beispielsweise Wasser.

Die Klöster verfügten über große Obstgärten, in denen es vorwiegend Apfelbäume gab. Die Früchte wurden zwar auch als Nachspeise während der Mahlzeiten gereicht, aber hauptsächlich zu Kompott oder Gelee verarbeitet. Aus Fallobst oder schon leicht lädierten Früchten stellte man beispielsweise Apfelsaft oder -most her, den man regelmäßig auch bei Tisch servierte.

Spätestens seit der Karolingerzeit wurde in Klöstern Bier gebraut. Aus dieser Zeit stammt auch noch die Tradition der Klosterbrauereien. Noch heute gibt es Klöster mit eigenen Brauereien. Manche Klosterbiere sind weltbekannt und die Orden exportieren ihre Produkte auch ins Ausland. Biere sind für diese Klöster wesentliche Wirtschaftsfaktoren.

Wenn auch die Klöster Meister des Weinbaus waren, so ist er keine klösterliche Erfindung. Die Geschichte des Weinbaus reicht bis weit in die Antike hinein. Etwa Mitte des 3. Jahrhunderts n. Chr. gelangte die Kunst des Kelterns schließlich in die Region nördlich der Alpen. Die Klöster verfügten über große Ländereien, und wenn Lage und Klima geeignet waren, baute man Wein an – für den eigenen Bedarf, aber später auch für den Verkauf außerhalb der Klöster. Die über viele Generationen gesammelten Erfahrungen wurden wie so viele andere Kenntnisse von den Mönchen sorgsam gehütet. Eine

Reihe von Klöstern baut noch heute Wein an, wenn es genügend Anbauflächen und Arbeitskräfte gibt, denn die Produktion des begehrten Traubensaftes ist aufwendig. Bekannt ist beispielsweise der »Hildegard-Wein« aus dem Hildegard-Kloster bei Rüdesheim.
Auch Liköre und Schnäpse wurden und werden in Klöstern produziert. Einige Klöster haben sich hierauf spezialisiert und stellen sie auf Basis von Kräutern oder Früchten her.
Die klösterliche Tradition von Weinanbau und Bierbrauen lag darin begründet, dass man den Klöstern die Entwicklung von solchen Techniken überließ, die viel Geschick erforderten und langwierig waren. Zum Brauen von Bier und zur Produktion und Lagerung von Wein musste man einen längeren Atem haben. In den Klöstern nahm man sich die Zeit.

Ein gesunder Körper benötigt reichlich Flüssigkeit

Grundsätzlich achtete man in den Klöstern darauf, dass ausreichend getrunken wurde. Auch in der heutigen Medizin gilt, dass reichliches Trinken wichtig für die Gesunderhaltung ist. Über Nieren, Haut, Darm und Atemluft verlieren wir täglich etwa 2 bis 2,5 Liter Flüssigkeit. Um diesen Verlust auszugleichen, meldet der Körper »Durst«. Ein Erwachsener benötigt täglich ungefähr 20 bis 40 Milliliter Wasser pro Kilogramm Körpergewicht. So liegt unser täglicher Flüssigkeitsbedarf bei etwa 2 bis 3 Litern. Wasserreiche Organe wie das Gehirn oder die Muskulatur reagieren auf Flüssigkeitsmangel besonders empfindlich.
Häufig gibt unser Durstgefühl allerdings durch zu viel Alkohol oder Kaffee nicht mehr ausreichend Signale. Dennoch ist es wichtig, über den ganzen Tag verteilt viel Flüssigkeit aufzunehmen. Zu jeder Mahlzeit sollte ein Getränk gehören, alkoholische Getränke sowie Kaffee und schwarzer Tee zählen dabei allerdings nicht mit. Sie bewirken das Gegenteil und entziehen dem Körper Wasser. Am besten geeignet sind Mineralwasser, Saftschorlen sowie Kräutertees, die man über den ganzen Tag verteilt trinken sollte. Es ist empfehlenswert, sich zu Hause oder am Arbeitsplatz in der Früh eine große Kanne Tee zuzubereiten. So steht immer ein geeignetes Getränk bereit, dass man über den ganzen Tag verteilt zu sich nehmen kann.

Erhaltung der Gesundheit mit Wein und Bier

Wein galt nicht nur als Genussmittel zur Ergänzung von Speisen. Bereits im Mittelalter kannte man seine heilende Wirkung – wenn er gezielt eingesetzt wurde. Besonders Rotwein enthält reichlich Polyphenol, Mineralien und weitere Wirkstoffe, die sich positiv auf die Gesundheit auswirken. Wein kann

- *koronaren Herzerkrankungen vorbeugen,*
- *den Gehalt an schädlichem LDL-Cholesterin reduzieren,*
- *die Durchblutung anregen,*
- *das Immunsystem stimulieren,*
- *die Nierenfunktionen verbessern und*
- *Darminfektionen vorbeugen beziehungsweise entgegenwirken.*

Wichtig ist allerdings, dass die tägliche Dosis von einem viertel Liter – also etwa ein Glas – nicht überschritten wird. Außerdem sollte Wein nur zu den Mahlzeiten getrunken werden.
Hildegard von Bingen bezeichnete den Wein als »Motor im Säftekreislauf«. Sie kochte Heilkräuter in Wein und versetzte diese Flüssigkeit mit Honig. So entstand der so genannte Medizinalwein, der in manchen Klöstern auch heute noch hergestellt wird. Man setzt ihn unter anderem gegen depressive Stimmungen und Schlafstörungen ein.
Auch die gesundheitsfördernden Eigenschaften von Bier waren in den Klöstern bekannt. Sie brauten ihr Bier ja selbst und bemühten sich ständig, die Rezepturen zu verbessern. So ist auch das Bier nach dem »Bayerischen Reinheitsgebot« ein Erfindung von Mönchen aus dem 8. Jahrhundert.
Bier wurde eingesetzt

- *gegen Schlafstörungen,*
- *mit Honig vermischt gegen Erkältung und Husten,*
- *mit Kümmel und Anis versetzt gegen Verdauungsbeschwerden,*
- *zur Entwässerung und bei Nierenleiden sowie*
- *zur Stärkung der Nerven.*

Hildegard von Bingen empfahl Bier vor allem schwermütigen Menschen. Nach ihrer Erfahrung »hebt Bier den Mut und erneuert die Seele«.

Das Entwässern

Nicht nur das Trinken, sondern auch das Entwässern, das Ausspülen, ist für die Erhaltung der Gesundheit von großer Bedeutung. Angestautes Wasser lässt nicht nur die Beine anschwellen, sondern belastet vor allem Herz und Kreislauf. Man kommt sich aufgeschwemmt vor, der Blutdruck ist leicht erhöht, die Beine fühlen sich schwer und angespannt an. Die Klostermedizin hat eine Fülle von nierenanregenden, harntreibenden Pflanzen entdeckt und auf den Aspekt des Entwässerns großen Wert gelegt. Man kann aber auch durch Bewegung einiges bewirken: Längeres Schwimmen oder ein ausgiebiges Vollbad erzeugen durch den Wasserdruck auf den Körper eine natürliche Anregung der Nierentätigkeit. Diese Aktivitäten sind sehr hilfreich, wenn man dazu neigt, Wasser einzulagern. Außerdem kann man auch Entwässerungstees einsetzen, etwa den Brennnesseltee.

Wichtige Ernährungstipps

Wie viel man pro Tag essen sollte, hängt in erster Linie vom persönlichen Kalorienbedarf ab. Dieser ergibt sich aus dem Grundumsatz (körpereigener Energiebedarf) und dem Arbeitsumsatz, der von der körperlichen Tätigkeit abhängt. So verbraucht ein leicht arbeitender Mann nicht mehr als 1800 Kilokalorien am Tag, eine Frau mit leichter Tätigkeit höchstens 1440 Kilokalorien. In Deutschland liegt die durchschnittliche Kalorienaufnahme jedoch bei rund 3400 Kilokalorien.

Dieser Wert kommt zum einen durch die Essensmenge und wird zum anderen durch die Art der Lebensmittel und Getränke bestimmt. Man sollte daher bei der Auswahl seiner Lebensmittel besonders sorgfältig sein und beispielsweise statt zuckerhaltiger Limonaden lieber frisch gepresste Obstsäfte oder Mineralwasser trinken.

Die folgenden Tipps helfen dabei, die tägliche Kalorienzufuhr genau im Auge zu behalten. Denn wissenschaftliche Studien an Menschen, die 100 Jahre alt geworden sind, zeigen, dass sie ihr hohes Alter nicht irgendeiner einseitigen Diät verdankten, sondern lediglich einer einfachen, aber kalorienarmen Kost.

- **Die Menge des Essens vorher festlegen:** Am Ende der vorhergehenden Mahlzeit sollte die nächste bereits genau geplant und festgelegt werden. Auf diese Weise wird vermieden, dass der Appetit und nicht der Hunger die Menge des Essens bestimmt. Wer regelmässig isst, wird sich nicht mit Heißhunger an den Tisch setzen und alles in sich hineinschlingen.

- **Auf das Sättigungsgefühl achten:** Wenn sich ein erstes Sättigungsgefühl einstellt, sollte man sofort mit dem Essen aufhören. Deshalb den Teller auch nicht bis zum Rand füllen. Denn oft hat man das Gefühl, nichts übrig lassen zu dürfen. Wenn die kleinere Portion auf dem Teller nicht genügt, gibt es immer noch die Möglichkeit, etwas nachzunehmen. Man kann die Sättigung auch gedanklich schneller herbeiführen, indem man sich sagt: »Ich bin satt. Ich brauche nichts mehr.« Eine frühe Sättigung kann man auch durch bestimmte ätherische Duftöle erreichen: Pfefferminze und Zitrone, Kakao, Vanille, Bergamotte oder Mandarine sind eine Art »Psychonahrung«. Manche Düfte werden im Mittelhirn gespeichert und mit Nahrung und Sättigung verbunden. Diese Wirkung kann man sich durch wiederholtes Einatmen der Düfte antrainieren.

- **Viel trinken und sich bewegen:** Wer öfter heilfastet, hat die Erfahrung gemacht, dass regelmäßiges Trinken den Hunger für einige Zeit stillen kann. Auch aus diesem Grund bewährt es sich, immer eine Kanne Tee oder eine Flasche Mineralwasser in greifbarer Nähe zu haben. Auch Bewegung sättigt erst einmal, indem sie Reservespeicher an Zucker und Fetten freisetzt. Diese Erfahrung sollte man sich auch außerhalb von Fastenwochen zunutze machen. Wenn man aufgrund seiner beruflichen Tätigkeit an den Schreibtisch gebunden ist, sollte man zwischendurch immer wieder aufstehen und sich bewegen, nach Möglichkeit auch frische Luft schnappen.

- **Süßigkeiten reduzieren:** Süßigkeiten bringen nur ein kurzes Sättigungsgefühl. Bald darauf verspürt man trotz der hohen Kalorienzufuhr wieder Hunger, weil der Blutzuckerspiegel nach dem starken Anstieg auch schnell wieder abfällt. Man sollte Süßigkeiten daher möglichst vermeiden und stattdessen lieber auf Obst zurückgreifen, wenn einen die Lust nach etwas Süßem überfällt. Am besten ist es, Süßigkeiten gar nicht erst im Haus haben.

- **Hunger hinterfragen:** Bei Hungergefühlen sollte man sich fragen, ob die letzte Mahlzeit mindestens vier Stunden zurückliegt. Falls nicht, ist die verspürte Kraftlosigkeit möglicherweise eher durch Stress bedingt. Ein kleiner Spaziergang, ein Glas Wasser oder eine kurze Ruhepause lassen den Hunger dann oft wieder vergehen.

- **Zwei Gänge bevorzugen:** Eine kleine Vorspeise – eine Orange, ein Apfel, ein kleiner Rohkostsalat oder eine Suppe – führt zu einem ersten Sättigungsgefühl und es fällt viel leichter, sich beim anschließenden Hauptgericht zurückzuhalten. Auch rein psychologisch ist es besser, wenn man das Essen in zwei Gänge unterteilt und zum Beispiel den Salat vor dem Hauptgericht zu sich nimmt. Man hat dann subjektiv das Gefühl, eine reichhaltigere Mahlzeit zu sich genommen zu haben.

- **Die richtigen Essenszeiten einhalten:** Es gilt immer noch die alte Volksregel: Iss morgens wie ein Kaiser, mittags wie ein König und abends wie ein Bettelmann. Denn am Morgen und am Mittag verbraucht der Körper durch seinen inneren Tagesrhythmus und die Aktivitäten weitaus mehr Energie, sodass nicht so viel in die Fettdepots eingelagert wird. Am Abend sollte man möglichst leicht verdauliche und kleinere Gerichte verzehren. Damit die Darmmuskulatur nachts ruhen kann, sollte man die letzte Mahlzeit des Tages spätestens um 19 Uhr zu sich nehmen. Wichtig ist es auch, die Mahlzeiten möglichst immer zur gleichen Zeit einzunehmen.

- **Das richtige Essverhalten üben:** Grundsätzlich ist es wichtig, jeder Mahlzeit am Tag die ungeteilte Aufmerksamkeit zu schenken. Man sollte sich also auf die Nahrungsaufnahme konzentrieren und das Essen nicht als »Nebentätigkeit« betrachten und dabei gleichzeitig fernsehen oder lesen. Dies führt oftmals nur dazu, dass man unkontrolliert viel in sich hineinstopft. Auch zu schnelles Essen oder gar der Imbiss im Stehen beeinflussen die Verdauung negativ: Ruhe und Gelassenheit wirken sich positiv auf den Darm aus, zu viel Hektik macht ihn sogar krank. Daher sollte man sich zum Essen einen ruhigen Platz wählen, an dem man nicht durch Lärm oder sonstige Dinge abgelenkt wird. Das Essen sollte sehr sorgfältig gekaut werden (etwa 25- bis 30-mal pro Bissen) – damit kann man dem Darm einen Teil seiner Verdauungsarbeit abnehmen und ihn unterstützen. Die Verdauung wird interessanterweise auch dann beeinträchtigt, wenn man beim Essen müde ist – der Blutkreislauf ist bei Müdigkeit mit der Durchblutung der Muskeln, des Herzens und anderer Organe beschäftigt. Besser ist es demnach, wenn man müde ist und noch etwas essen möchte, zunächst fünf Minuten zu ruhen und erst anschließend zu Tisch zu gehen.

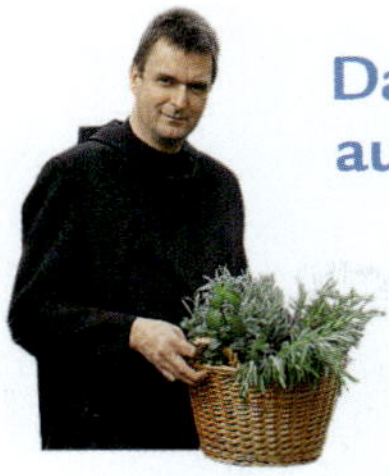

Das richtige Essverhalten auf einen Blick

1. *Möglichst dreimal täglich essen. Morgens kräftig frühstücken, am Abend nur leichte Kost.*
2. *Mahlzeiten immer zur gleichen Zeit einnehmen, das Abendessen nicht nach 19 Uhr.*
3. *Einen ruhigen Platz für das Essen aussuchen. Die Nahrung nicht am Arbeitsplatz zu sich nehmen, damit die Mahlzeit auch eine echte Pause bedeutet.*
4. *Sich voll auf das Essen konzentrieren. Regelmäßig kauen. Und das Trinken nicht vergessen.*
5. *Sobald man das erste Sättigungsgefühl verspürt, sollte man mit dem Essen aufhören. Schon der heilige Benedikt ermahnte seine Mitbrüder: »Doch muss vor allem Unmäßigkeit vermieden werden; und nie darf sich bei einem Mönch Übersättigung einschleichen. Denn nichts steht so im Gegensatz zu einem Christen wie Unmäßigkeit, sagt doch unser Herr: Nehmt Euch in Acht, dass nicht Unmäßigkeit euer Herz belaste.«*

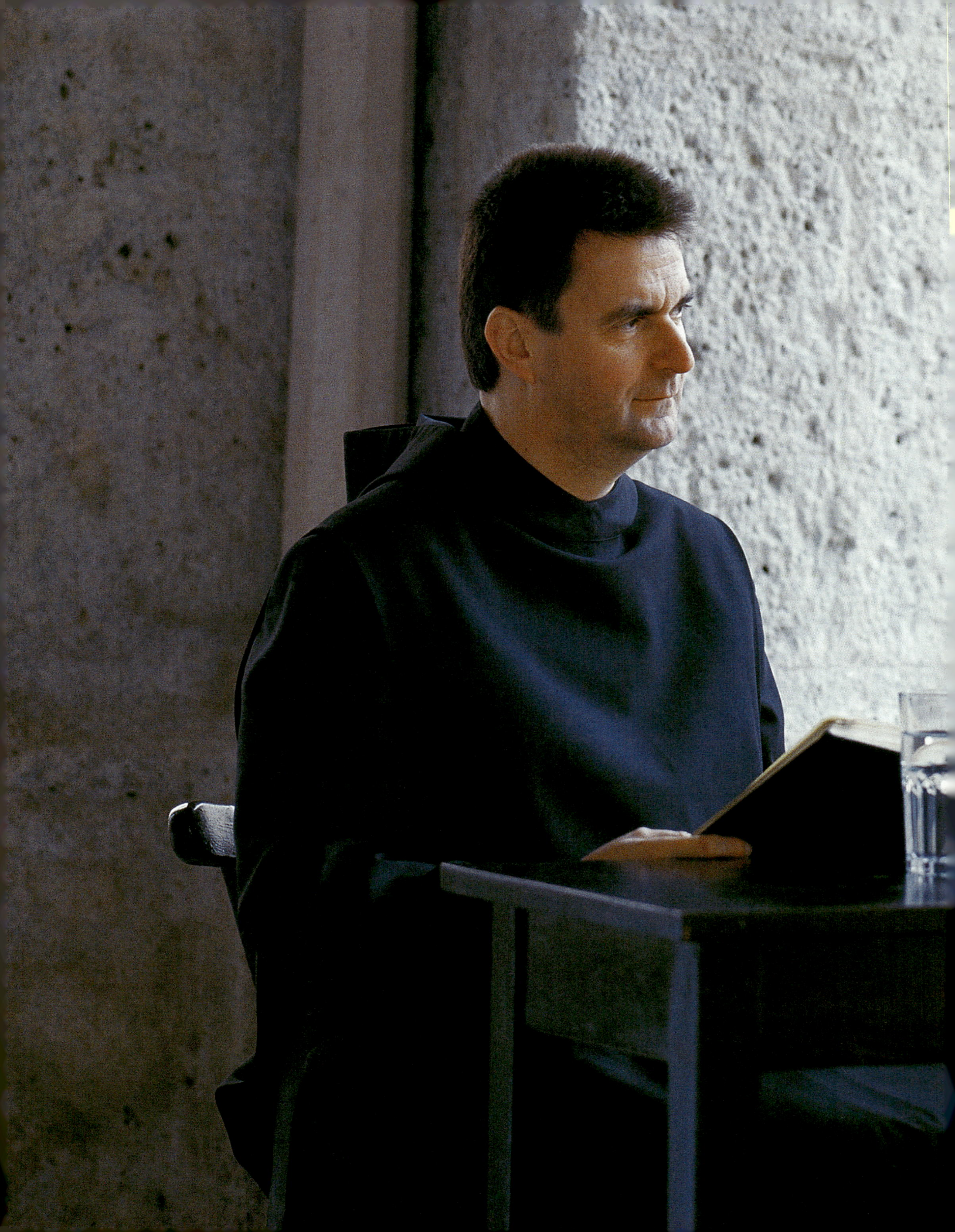

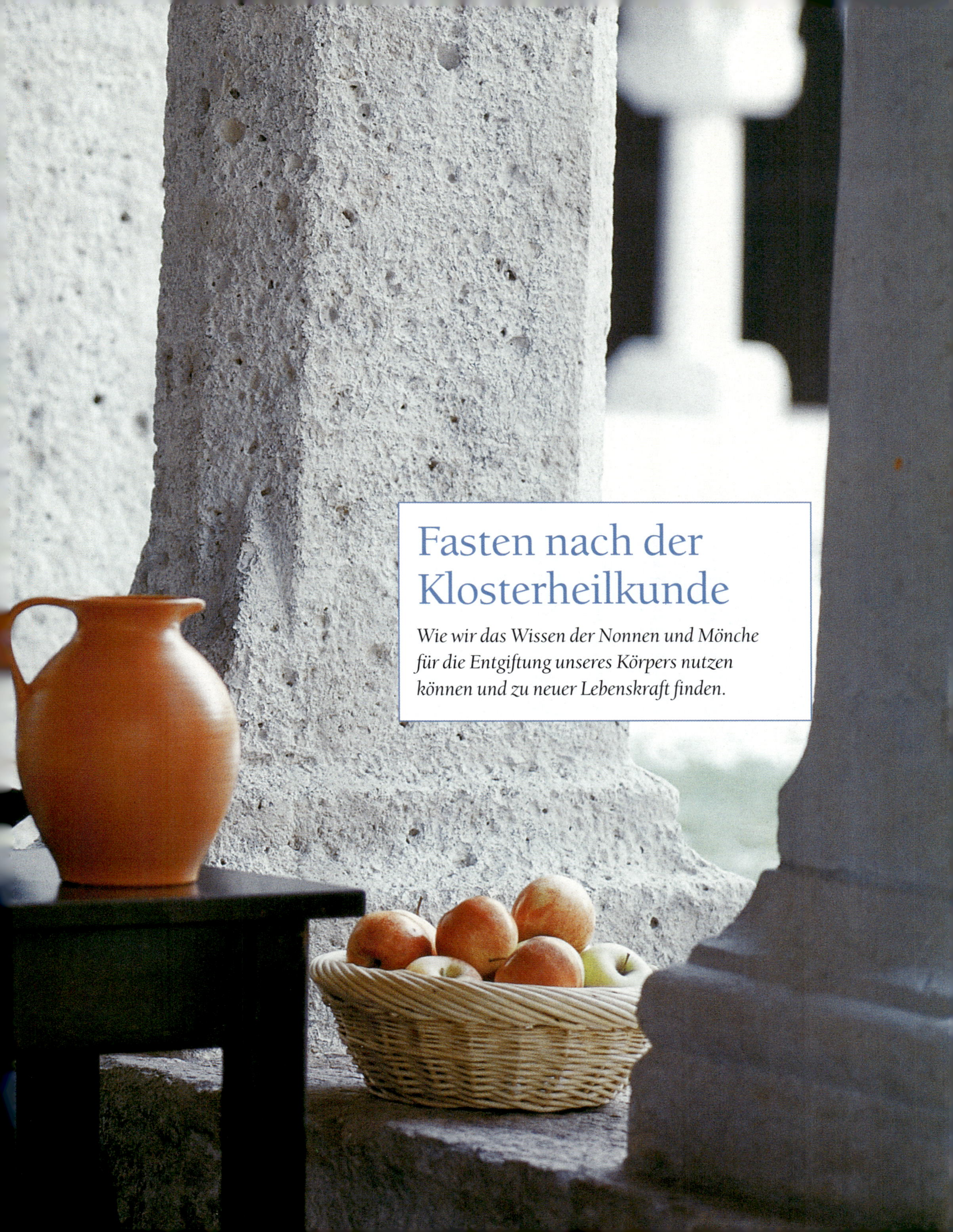

Fasten nach der Klosterheilkunde

Wie wir das Wissen der Nonnen und Mönche für die Entgiftung unseres Körpers nutzen können und zu neuer Lebenskraft finden.

Spiritualität und Demut – das Fasten in der Klosterheilkunde

Beim Fasten verbinden sich körperliche und spirituelle Erfahrungen zu einem höheren Ganzen. Kein Wunder, dass Phasen des Nahrungsverzichts und die damit verbundenen Einsichten in allen großen Religionen eine eminent wichtige Rolle spielen. Das Fasten gehört zu den alten Geheimnissen der Menschheit. Schon vor tausenden von Jahren wussten die Menschen um seine positiven Wirkungen. Ob es die Jäger bei den Naturvölkern waren, die vor der Jagdzeit fasteten, die Schamanen, die Fastenriten zelebrierten, oder die Mönche in den Klöstern, die tage- oder wochenweise der Nahrung entsagten: Sie alle erlebten etwas, das eigentlich paradox erscheint – Gewinn durch Verzicht. Der Jäger verfügte nach dem Fasten über mehr Energie und Ausdauer; der Schamane hoffte, magische Kräfte zu erlangen, und der Mönch Konzentration, um sich auf große Festtage wie Weihnachten und Ostern vorzubereiten. Bis heute ist die Faszination des Fastens ungebrochen. Immer mehr Menschen suchen und erfahren seine heilsamen Wirkungen. Fasten reinigt und belebt den Körper und hilft, Essen und Trinken wieder bewusster wahrzunehmen.

Durch die Grenzerfahrung zur Erkenntnis

In den Weltreligionen spielt das Fasten eine große Rolle, und zwar nicht nur bei der Ausübung der regelmäßigen Riten, sondern auch bei den Gründungslegenden. Alle großen Religionsstifter mussten der Überlieferung nach eine Phase der Entsagung durchmachen, bevor sie ihren »großen Auftritt« hatten. Mohammed fastete, bevor ihm der Koran offenbart wurde, ebenso Buddha unter dem Bodhi-Baum; und Moses musste 40 Tage und Nächte ohne zu essen auf dem Berg Sinai ausharren, bevor er Gottes Wort in Empfang nehmen durfte.

Auffällig ist, dass in diesen kultstiftenden Legenden oft von einer Fastenzeit von einem Monat oder 40 Tagen die Rede ist. Interessanterweise ist das ungefähr der Zeitraum, den ein gesunder Mensch ohne feste Nahrung und ohne bleibende Schäden am Organismus überleben kann. Die 30 oder 40 Tage lassen sich also als Anspielung auf diese existenzielle Erfahrung des Nahrungsverzichts verstehen. Das Gefühl der Demut, wenn das eigene Schicksal am seidenen Faden hängt, und die Freude, die Prüfung schließlich überlebt zu haben, münden in eine größere Empfänglichkeit für das spirituelle Erlebnis. Erst im Bewusstsein seiner Kleinheit und Schwäche ist der Mensch würdig, den Funken der göttlichen Weisheit entgegenzunehmen: Das ist die Botschaft der Religionsgründer.

Geradezu beispielhaft ist dieses Muster in der Geschichte vom Berg Sinai verwirklicht. Seine erste große Tat hat Moses zu diesem Zeitpunkt bereits vollbracht: Er hat das Volk Israel über das Rote Meer aus der Unterdrückung durch die Ägypter herausgeführt. Und wie der Held eines antiken Dramas braucht er jetzt noch eine Zeit der Katharsis, der Demut, der Läuterung, bevor sich sein Lebenswerk durch die göttliche Einwirkung mit der Überreichung der Gesetzestafeln endgültig ins Übermenschlich-Mystische erhöht.

Diese Geschichte erschien den Menschen seinerzeit offenbar so eindrucksvoll und schlüssig, dass sie sofort eine zentrale Rolle in der jüdischen und später in der christlichen Überlieferung einnahm. »Von Moses wissen wir, dass er unter Fasten auf den Berg ging«, berichtet der Kirchenvater Basilius in seiner berühmten Rede »Über das Fasten«. Und Basilius macht deutlich, dass Moses' Fastenzeit tatsächlich die geistig-seelische Vorbereitung für den Empfang der Zehn Gebote war: »Denn er hätte es nicht gewagt, den rauchenden Berg zu besteigen, und nicht den Mut gehabt, in die Wolke hineinzugehen, hätte er sich nicht durch Fasten gewappnet. Unter Fasten erhielt er das durch den Finger Gottes auf die Tafeln geschriebene Gesetz.«

Da überrascht es nicht, dass auch in Bezug auf die Propheten Jonas und Elias von einer 40-tägigen Fastenzeit die Rede ist – und natürlich auch bei Jesus. Der galt

zwar nicht gerade als Kostverächter, er und seine Jünger wurden sogar von den Pharisäern als »Fresser und Weinsäufer« gescholten. Doch der Mann aus Nazareth stand trotzdem in einer langen Fastentradition: Die frommen Israeliten fasteten zweimal in der Woche, und zwar am Montag und am Donnerstag. Darüber hinaus fastete man auch, um eigene Sünden zu sühnen oder wenn ein geliebter Mensch im Sterben lag. Jom Kippur, der wichtigste Fastentermin der Juden, geht auf das Alte Testament zurück. Es ist der Tag, an dem der Hohe Priester dem Volk, den Priestern und sich selbst alle Sünden vergab. An Jom Kippur essen und trinken die Gläubigen 24 Stunden lang nichts, nicht einmal Wasser.
Neben der körperlichen Grenzerfahrung gibt es noch einen anderen Grund, warum das Fasten so allgegenwärtig ist, wenn es um Religion und Spiritualität geht: Wie das Gebet auch, sollte das Fasten früher ein Mittel gegen feindliche Dämonen sein, vor denen viele Menschen eine ungeheure Angst hatten. Das Wissen, dass das Fasten Körper und Geist stärken kann, wurde von den meisten frühchristlichen Kirchenlehrern in ihre Predigten aufgenommen. Der Kirchenvater Basilius etwa rühmte seinen vielfältigen Nutzen in wuchtigen Sätzen: »Fasten erzeugt Propheten und kräftigt die Starken. Fasten macht weise Gesetzgeber, ist ein guter Schutz der Seele, ein sicherer Gefährte für den Leib, eine Rüstung für die tapferen Streiter.«

Die Askese der frühen Christen

Über die frühen christlichen Mönche wurde berichtet, dass sie enorme Fastenleistungen erbrachten und versuchten, sich im Nahrungsverzicht und der Zurückgezogenheit gegenseitig zu übertreffen. Viele nahmen nur jeden zweiten Tag etwas zu sich, andere aßen während einer Fastenperiode nur am Samstag und Sonntag. Manche verzichteten völlig auf Fleisch, Eier, Milch und Milchprodukte sowie Wein, andere verzehrten sogar nur Kräuter und rohes Gemüse, während wieder andere zumindest ihre vegetarische Kost kochten.
Einige praktizierten noch radikalere Formen der Askese. Der »Wüstenvater« Antonius (gestorben 365), der sich in die Einsamkeit der Wüste zurückzog, um sich Gott hinzugeben und die eigenen Dämonen zu bekämpfen, soll nur einmal am Tag nach Sonnenuntergang gegessen haben – und auch dann nur Brot, Salz und Wasser. Extreme Einstellungen finden sich auch in Europa, besonders im irischen Mönchstum. In einer alten Vorschrift aus Irland heißt es, dass das Essen der Mönche sehr dürftig sein müsse und erst am Abend eingenommen werden solle. Idealerweise sollte der Mönch immer hungrig sein und ebenso, wie er jeden Tag betet, arbeitet und schläft, auch täglich fasten.

Frühe Fastenrituale

Worin in dieser Epoche die eigentlichen Fastenrituale bestanden, ist meist nicht genau überliefert, und sicher gab es auch regionale Unterschiede. Im Gebiet der römischen Kirche setzten sich – neben der Einschränkung beim Essen – drei Elemente durch: die Enthaltsamkeit von alkoholischen Getränken, besonders Wein, Verzicht auf Geschlechtsverkehr und der möglichst tägliche Besuch der heiligen Messe. Die großen Kirchen standen einem übertriebenen Fasten eher kritisch gegenüber. Der völlige Verzicht auf Nahrung, und sei es nur für einen Tag, wurde vom einfachen Volk nicht gefordert. Johannes Chrysostomus, der griechische Kirchenvater sah das Fasten vor allem als Korrektiv einer allzu üppigen Lebensweise: »Nicht das Essen ist etwas Schädliches, das sei ferne. Aber die Genusssucht ist schädlich, wenn man sich über den Appetit hinaus anfüllt und den Bauch vor Fülle fast zerspringen macht.« Chrysostomus spielt damit auch auf eine Unart jener Zeit an: Manche Menschen verzichteten nur deshalb tagsüber auf das Essen, um ihm am Abend umso mehr zu frönen. Dabei wurden erlesene Fische und Gemüse für delikate »Fastenspeisen« zubereitet, die erheblich teurer und aufwendiger waren als die gewöhnlichen

Über das Fasten

Johannes Chrysostomos (345–407), Prediger und Patriarch von Konstantinopel, schrieb das Folgende über die Wirkung des Fastens: »Das Fasten ist die Nahrung der Seele, es zügelt die Unmäßigkeit der Sprache und schließt die Lippen, es zähmt die Wollust und besänftigt das cholerische Temperament, es weckt das Urteil, macht den Körper geschmeidig, verjagt nächtliche Träumereien, heilt Kopfschmerz und heilt die Augen.«

Mahlzeiten. Es hieß, dass mit solchen Fastenspeisen in kurzer Zeit das Erbe verprasst werden würde, wenn man sie das ganze Jahr über auf den Tisch brächte.

Die Tricks der mittelalterlichen Mönche

Eines der kuriosesten Kapitel in der Geschichte des Fastens bilden die unzähligen Versuche, die strengen Vorschriften zu umgehen. Während das Volk seine Fastenregeln oft weitgehend befolgte, suchten paradoxerweise gerade die Mönche ab dem 14. Jahrhundert immer intensiver nach Wegen, das Fasten heimlich zu durchbrechen: Es hatte sich zu einem als Formalismus empfundenen Gebot entwickelt, dessen Sinn von vielen nicht mehr eingesehen wurde. Und es ist ja vielleicht auch allzu menschlich, dass die Mönche nach Möglichkeiten suchten, sich die harten Fastenzeiten ein wenig zu erleichtern. Die Phantasie, die man hinter den Klostermauern entwickelte, war erstaunlich: So verfielen manche Mönche darauf, Fleisch in Brotteig oder in Maultaschen zu »verstecken«. Ferkel wurden kurzerhand auf den Namen »Karpfen« getauft und als Fisch verspeist. Überhaupt wurde alles, was schwamm oder mit dem Wasser in Verbindung kam – Schwäne, Fischotter, Biber, Pfauen – als fleischlos bezeichnet, sodass es auch in der Zeit des Fastens gegessen werden durfte. Wildschweine wurden in Teiche getrieben und dort eingefangen, sodass sie unter dem Motto »es schwimmt« kurzerhand zu Wassertieren erklärt wurden. Auch anderes Wild und Geflügel wurde zum Fisch umgewidmet: Man garte und zerkleinerte das Fleisch, verarbeitete es mit Fett und Gewürzen zu einer Masse und formte aus ihr Fische und Krustentiere.

Und noch eine Gesetzeslücke gab es: Von Süßspeisen war in den Fastenvorschriften keine Rede. Da aber in fast jedem Kloster Bienen gezüchtet wurden, weil man das Wachs für die Altarkerzen brauchte, gab es jede Menge Honig. Damit wurden fast alle Speisen gesüßt, und es entstanden die leckersten Süßigkeiten mit Honig und Mandeln. Als Nonnen später in Südamerika die heutige Schokolade entwickelten, hatte sich das Naschen bereits etabliert. »Wer Schokolade isst, bricht keinerlei Fastengebot«, befand dann auch Papst Pius V. im 16. Jahrhundert. Auch die Erfindung des starken Fastenbiers, des so genannten Doppelbocks, verdanken wir den Mönchen. Der 2. April, der Geburtstag des Ordensgründers der Paulaner, Franz von Paula, fällt nämlich in den meisten Jahren in die Fastenzeit. Um das Fest angemessen zu begehen, stellten die Mönche ein außergewöhnliches Festtagsbier her, das noch kräftiger war als das im Münchner Hofbräuhaus gebraute Starkbier »Einböckischer Art« (nach der Stadt Einbeck). Der »Doppelbock« war geboren. Von dem Trank war übrigens auch Goethe angetan: »Das erste Mal schaudert man, und hat man's eine Woche getrunken, so kann man's nicht mehr lassen.« Doch mit den Klöstern, in denen das Fasten allzu sehr ausgehöhlt wurde und schließlich kaum noch gebetet und gefastet wurde, ging es bergab. Sogar das Fasten selbst kam durch sie zeitweise in Verruf; die Reformatoren wie Martin Luther lehnten es als »Werkerey« ab.

Fastenregeln heute

Im weiteren Verlauf des Mittelalters und der Neuzeit gab es keine kirchlichen Fastenregeln mehr, die allgemeine Gültigkeit besaßen. Zu einer kirchenrechtlichen Festlegung kam es erst wieder 1917; seit 1966 sind Aschermittwoch und Karfreitag als Fasten- und Abstinenztage in der katholischen Kirche festgeschrieben. Die Deutsche Bischofskonferenz legte zudem fest, dass an diesen Tagen eine einmalige Sättigung und zwei kleine Stärkungen zusätzlich erlaubt sind. Verpflichtet zum Fasten sind alle Katholiken ab dem 21. Lebensjahr bis zum begonnenen 60. Lebensjahr; ausgenommen sind schwache und alte Menschen, schwangere und stillende Frauen, arme Menschen sowie diejenigen, die körperlich oder geistig schwer arbeiten müssen.

Darüber hinaus werden alle Katholiken ab dem 14. Lebensjahr an allen Freitagen zur Abstinenz angehalten, also zum Verzicht auf Fleisch und Genussmittel sowie zu Aktionen der Nächstenliebe und der Frömmigkeit. Bei den Protestanten gibt es keine Vorgaben zur Abstinenz, jedoch unterziehen sich viele Menschen freiwillig einer Zeit der Enthaltsamkeit. Fastenaktionen der Kirchen, wie beispielsweise »Sechs Wochen ohne …«, haben nicht die völlige Abstinenz zum Ziel, sondern zwischen Aschermittwoch und Ostersamstag den Verzicht auf Genussmittel wie Süßigkeiten und Alkohol.

Auch in vielen Klöstern wird heute noch gefastet, auch wenn die Vorgaben nicht so streng sind wie in der Vergangenheit. Meist gelten der Mittwoch und der Freitag

Fasten beim heiligen Benedikt

Die Sorge für die Seele und den Körper wurde zentrales Anliegen des klösterlichen Denkens und Lebens. Unter diesen Vorzeichen können auch Benedikts Äußerungen zum Fasten gesehen werden. In Kapitel 49 der ›Regula Benedicti‹ heißt es:

- *Der Mönch soll zwar immer ein Leben führen wie in der Fastenzeit.*
- *Dazu aber haben nur wenige die Kraft. Deshalb raten wir, dass wir wenigstens in diesen Tagen der Fastenzeit in aller Lauterkeit auf unser Leben achten und gemeinsam in diesen heiligen Tagen die früheren Nachlässigkeiten tilgen.*
- *Das geschieht dann in rechter Weise, wenn wir uns vor allen Fehlern hüten und uns um das Gebet unter Tränen, um die Lesung, die Reue des Herzens und um Verzicht mühen.*
- *Gehen wir also in diesen Tagen über die gewohnte Pflicht unseres Dienstes hinaus durch besonderes Gebet und durch Verzicht beim Essen und Trinken.*
- *So möge jeder über das ihm zugewiesene Maß hinaus aus eigenem Willen in der Freude des Heiligen Geistes Gott etwas darbringen;*
- *er entziehe seinem Leib etwas an Speise, Trank und Schlaf und verzichte auf Geschwätz und Albernheiten. Mit geistlicher Sehnsucht und Freude erwarte er das heilige Osterfest.*
- *Was aber der Einzelne als Opfer bringen will, unterbreite er seinem Abt. Es geschehe mit seinem Gebet und seiner Einwilligung;*
- *denn was ohne Erlaubnis des geistlichen Vaters geschieht, das wird einmal als Anmaßung und eitle Ehrsucht gelten und nicht belohnt.*
- *Also werde alles mit Einwilligung des Abtes getan.*

Für Benedikt war das Fasten eine Grundhaltung des klösterlichen Lebens. In der Regel steht zunächst nicht der Verzicht auf Essen im Vordergrund, sondern die Selbstbeobachtung. Eine Einschränkung bei der Nahrung und beim Trinken – hier ist in erster Linie Wein gemeint – wird zusätzlich empfohlen, auch ein Verzicht auf Schlaf. Zugleich ordnet Benedikt an, dass jeder Mönch in der Fastenzeit ein Buch lesen solle. Es geht also darum, Zeit zu gewinnen, um sich auf die inneren Vorgänge zu konzentrieren.

einer jeden Woche als Fastentage, es sei denn, einer dieser Tage ist ein Feiertag. Allerdings enthalten sich Mönche und Nonnen an diesen Tagen nicht komplett der Nahrung, sondern verzichten vor allem auf Fleisch. Auch die Zeit der Buße vor Ostern gilt nach wie vor als Fastenperiode. Dann gibt es in der Regel nur am Mittag eine Hauptmahlzeit; morgens und abends wird ein kleiner fleischloser Snack gereicht.

In vielen Klöstern werden noch alte Bräuche praktiziert, etwa der, während des Abendessens nicht zu sprechen, sondern sich gegenseitig aus einem Buch vorzulesen. In einigen Klöstern übergeben die Mönche am Aschermittwoch dem Abt einen Zettel mit Vorsätzen für die Fastenzeit; darauf können sie Nahrungs- und Genussmittel und andere Dinge notieren, auf die sie verzichten möchten. Der Mönch kann sich auch weitere Gebete auferlegen und das Studium bestimmter geistiger Lektüre festlegen. Gerade der in den Klöstern gelebte Wechsel zwischen Abstinenz- und Festtag (wie zum Beispiel den Sonntagen, Ostern und Weihnachten) hat seinen Reiz. Jeder Tag wird mit besonders großer Intensität wahrgenommen.

Das ist auch einer der Gründe, warum immer mehr Menschen für einige Tage oder Wochen ins Kloster gehen. In unserer Gesellschaft gleicht oft ein Tag dem anderen: Das Essen wird immer gleichförmiger, die Geschäfte sind sechs oder sieben Tage die Woche geöffnet, und auch die Fernsehprogramme werden immer austauschbarer. Viele Menschen verspüren daher den Wunsch, wieder einen Rhythmus zu leben und die Dinge bewusster wahrzunehmen. In den Klöstern, die sich für Gäste öffnen, können sie dies erfahren. Dort werden sie nicht nur in den klösterlichen Rhythmus eingebunden; sie lernen durch das Fasten und das Fastenbrechen auch, die Nahrung wieder bewusster wahrzunehmen – und einen neuen Zugang zu bekommen zu dem, was uns in körperlicher und seelischer Hinsicht am Leben hält: das Essen und Trinken.

Bei welchen Beschwerden Fasten hilft

Fasten ist nicht nur ein gutes Mittel, um innerlich zur Ruhe zu kommen, es wirkt sich auch positiv auf viele körperliche Beschwerden aus. Bei schweren chronischen Erkrankungen sollte jedoch nicht oder nur in Absprache mit einem Fastenarzt gefastet werden.

Übergewicht

Heilfasten zur Behandlung von Übergewicht kann bestenfalls ein Einstieg in eine langfristige Ernährungsumstellung sein. Zum einen wäre es völlig unnatürlich, die über Jahre hinweg angelegten Fettreserven innerhalb weniger Wochen abzubauen. Zum anderen ist der Organismus nach einer Fastenkur auf »Sparprogramm« umgestellt und lagert schneller Energiereserven ein und zwar leider oft weit über das Ausgangsgewicht vor dem Fasten hinaus. Eine verhältnismäßig rasche Gewichtsabnahme während des Fastens kann jedoch ungeheuer motivierend für eine nachhaltige Umstellung der Ernährung sein.

Degenerative Gelenkerkrankungen

Wie bei den entzündlichen Erkrankungen treten bei Abnutzungserscheinungen der Gelenke (Arthrose) und der Wirbelsäule immer wieder schubweise Entzündungen auf (z. B. Arthritis). Neben einer Schonung der Gelenke durch Gewichtsreduktion sollten Überlastungen vermieden werden. Die allgemeine Entzündungsbereitschaft des Körpers kann durch Fasten reduziert werden (siehe »Rheumatische Erkrankungen«).

Rheumatische Erkrankungen

Bei entzündlichen rheumatischen Erkrankungen (wie z. B. chronischer Polyarthritis) und bei anderen entzündlichen Erkrankungen wie allergischem Asthma, allergischen Hauterkrankungen (Neurodermitis) und chronisch entzündlichen Darmerkrankungen (Morbus Crohn und Colitis ulcerosa) kann durch Fasten die allgemeine Allergie- und Entzündungsbereitschaft im Körper gedämpft werden. Dies funktioniert auf verschiedenen Wegen. Zum einen werden durch die Entlastung des Darms keine weiteren »Allergiestoffe« mehr in den Darm geführt; dies und die Ruhigstellung fördern die Regeneration des darmassoziierten Immunsystems. Zum anderen sinkt der Arachidonsäurespiegel im Blut, der die Bildung entzündungsfördernder Prostaglandine begünstigt. Der Körper bezieht Arachidonsäure zwar nicht nur aus der Nahrung, sondern bildet sie auch selbst aus ungesättigten Fettsäuren. Bleibt die Zufuhr über die Nahrung jedoch aus, werden die Vorräte rasch aufgebraucht und die Entzündungsneigung des Körpers sinkt.

Bluthochdruck

Meist wird Bluthochdruck als eine altersabhängige Erkrankung hingenommen und von der Medizin als »essenzielle Hypertonie« eingeordnet – das bedeutet, dass eine spezifische Ursache nicht genannt wird. Das heißt jedoch nicht, dass man nicht wüsste, woher der Bluthochdruck kommt. Eine stressreiche Lebensweise mit wenig Bewegung sowie eine einseitige Ernährung mit zu viel Salz, Kaffee und Nikotin führen zur Einlagerung von Schadstoffen in den Gefäßwänden, die daraufhin ihre natürliche Elastizität verlieren. Die kleineren Gefäße verlieren zudem ihre gute Durchlässigkeit für Nährstoffe, Sauerstoff und deren Abbauprodukte. Durch die allmähliche Verengung der Gefäße muss das Herz stärker arbeiten und erhöht zur Aufrechterhaltung der Durchblutung den Blutdruck. Bei der Behandlung von Bluthochdruck fängt man deswegen am besten bei den Ursachen an: mit Gewichtsreduktion, Fett- und Cholesterinbeschränkung, ausreichend Bewegung und einer weitgehend stressfreien Lebensweise. Das Fasten kann somit in vielen Fällen rasch eine Besserung der Blutdruckwerte und der Durchblutung bewirken. Bei Bluthochdruck, der einer Behandlung mit Medikamenten bedarf, ist unbedingt ein im Fasten erfahrener Arzt hinzuziehen; nur er kann die richtigen Entscheidungen hinsichtlich der Dosisanpassung oder Umstellung der Medikamente treffen. Dies gilt vor allem, wenn zusätzlich Herzkrankheiten, wie etwa Herzinsuffizienz, Herzrhythmusstörungen, koronare Herzkrankheit oder Herzinfarkt, vorliegen.

Hoher Cholesterinspiegel

Wenn der Cholesterinspiegel zu hoch ist, liegt dies in den meisten Fällen an der Ernährung. Zu hohe Cholesterin- und Fettwerte im Blut fördern die Gefäßverkalkung (Arteriosklerose). Diese wiederum erschwert den Stoffaustausch in den kleinen Blutgefäßen und verringert die Elastizität der größeren Gefäße, was dann direkt zu Bluthochdruck führt. Beim Fasten stellt der Körper auf die innere Ernährung um und verwendet im Blut befindliche Cholesterine und Fette; sogar Ablagerungen an den Gefäßwänden können wieder abgebaut werden.

Durchblutungsstörungen

Haben Durchblutungsstörungen keine erkennbare organische Ursache, sind sie meist durch zu viele Stresshormone im Blut bedingt. Die erhöhte Konzentration an Stresshormonen hat eine Gefäßverengung zur Folge und führt häufig zu kalten Händen und Füßen. Nach dem Fasten werden Stresshormone nicht mehr so schnell gebildet, was auch die Durchblutung fördert. Kälteempfindliche Typen (Phlegmatiker und Melancholiker) sollten während der Kur allerdings auf wärmende Maßnahmen und Bewegung achten.

Diabetes Typ 2

Bei »Altersdiabetes« ist die Bauchspeicheldrüse nicht mehr in der Lage, ausreichende Mengen des blutzuckersenkenden Hormons Insulin zu produzieren. Bei übergewichtigen älteren Menschen kann auch eine Unempfindlichkeit der Insulinrezeptoren vorliegen. Durch Fasten, bei dem dann für einige Tage das Insulin nicht ausgeschüttet werden muss, »erholen« sich die Insulinrezeptoren und die insulinproduzierenden Zellen der Bauchspeicheldrüse und können danach wieder besser arbeiten. Achten Diabetiker nach einer Fastenkur verstärkt auf eine gemäßigte Kalorienzufuhr, kann die Weiterbehandlung des Diabetes durch den Arzt auf einem stabileren Niveau fortgeführt werden. Manchmal kann dann sogar auf Medikamente verzichtet werden.

Gicht

Bei Gicht wird die Harnsäure, die durch tierische Nahrung in den Körper gelangt, nicht ausreichend über die Nieren ausgeschieden, sondern in Bindegewebe, Fett und Gelenken abgelagert. Während des Fastens wird in starkem Maße Harnsäure aus den Fettdepots ausgeschwemmt, was sich in einem erhöhten Harnsäurespiegel zeigt. Aus diesem Grund kann es bei Gichtpatienten während des Fastens manchmal zu Anfällen kommen. Deshalb ist es bei Patienten mit bereits aufgetretenen Gichtanfällen oder bei Menschen mit erhöhtem Harnsäurespiegel sinnvoll, vor und während einer Fastenkur möglichst viel zu trinken und außerdem ein Mittel zur Senkung des Harnsäurespiegels einzunehmen. Nach dem Fasten wird der Harnsäurespiegel reduziert.

Kopfschmerzen und Migräne

Welche Mechanismen dafür verantwortlich sind, dass nach einer Fastenkur chronische Kopfschmerzen und Migräne seltener auftreten, ist noch nicht genau geklärt. Es handelt sich auf jeden Fall um tief greifende und komplexe Umstimmungsvorgänge. Vermutlich spielt die geringere Entzündungsneigung eine Rolle.

Depressive Verstimmungen

Fasten wirkt in vielfältiger Weise auf die Psyche. Ein erfolgreiches Fasten wird meist als beglückend erlebt: Man ist stolz auf die Überwindung körperlicher Abhängigkeiten. Das Gefühl, dem Körper nicht ausgeliefert zu sein, sondern selbst bestimmen zu können, ob man fastet oder Essen genießt, spielt dabei eine wichtige Rolle. Auch die verbesserten Körperfunktionen von Atmung und Kreislauf leisten einen Beitrag zur Aufhellung der Stimmung. Hinzu kommt eine Umstellung bestimmter Hormone: Ab dem dritten oder vierten Fastentag werden vermehrt »Glückshormone« ausgeschüttet, z. B. Serotonin und Morphine. Das »Stimmungshormon« Serotonin wird auch im Magen-Darm-Trakt gebildet – und zwar unabhängig vom Genuss wohlschmeckender Speisen.

Ernährung und Fasten – was im Körper geschieht

Die Fähigkeit des menschlichen Organismus, Nahrung zu verwerten und in Körpersubstanz umzuwandeln, ist erstaunlich. So unterschiedliche Materialien wie Früchte oder Fleisch, Milch oder Körner, Brot oder Nüsse zerlegt unser Verdauungsapparat in ihre Einzelteile – um daraus so verschiedenartige Substanzen herzustellen wie Haut, Knochen, Muskeln oder Blutgefäße. Mindestens genauso verblüffend aber sind die Umstellungen, mit denen der Körper auf das Ausbleiben der Nahrung reagieren kann – wie beim Fasten. Da der Mensch während seiner Geschichte immer wieder mit Notzeiten konfrontiert war, hat sich unser Organismus darauf eingestellt. Er kann Energie in verschiedenen Formen speichern und wieder abrufen, und er kann seinen gesamten Verbrauch auf eine Art Sparmodus reduzieren. Die größten Leistungen bei dieser Umstellung vollbringt die Leber, ein wahres Wunderwerk an Flexibilität und Vielseitigkeit. Wer fastet, tut gut daran, sich wenigstens ein bescheidenes Wissen um diese komplexen und staunenswerten Vorgänge anzueignen: So fällt es leichter, eventuell auftretende Schwierigkeiten zu ertragen. Und es unterstützt das Fasten, wenn man begreift, welche Leistung unser Organismus dabei vollbringt.

Als »Allesfresser« verfügt der Mensch über ein leistungsfähiges und vielseitiges Verdauungssystem. Es ist über Millionen von Jahren während der Evolution entstanden, und seine eng ineinander spielenden Vorgänge sind derart komplex, dass die Wissenschaft vieles daran bis heute noch gar nicht verstanden hat. Wenn nicht das allermeiste davon automatisch und unbewusst abliefe, wären wir schon längst ausgestorben. Die Evolution hat es jedoch gut mit uns gemeint. Brot und Butter, Obst und Gemüse, Fleisch und Milch verwandelt dieser staunenswerte Apparat in Haut und Fingernägel, Knochen und Muskelsubstanz, Gewebezellen und Blutkörperchen. Der österreichische Naturarzt und Fasten-Pionier F. X. Mayr empfahl seinen Patienten: »Betrachten Sie die Umwandlung von Nahrung in Körpersubstanz schlicht als Wunder.« Verfolgen wir eine einfache Mahlzeit auf ihrem Weg durch das Verdauungssystem: ein Käsebrot. Es enthält die drei wesentlichen Bestandteile unserer Nahrung: Das Brot besteht überwiegend aus Kohlenhydraten, die Butter und der Käse aus Fetten und Eiweißen. Die Verdauung beginnt erstaunlicherweise bereits, bevor wir in das Brot beißen – nämlich dann, wenn wir die Scheibe Brot vom Laib schneiden oder den Tisch decken. Das reicht unseren Speicheldrüsen als Signal, Speichel abzusondern; ein Phänomen, das als »Pawlow'scher Reflex« bekannt ist.

Der Magen als Zwischenlager

Sobald wir anfangen, auf dem Brot herumzukauen, geht es richtig los. Unser Speichel enthält unter anderem das Enzym Alpha-Amylase, das die Kohlenhydrate des Brotgetreides aufzuspalten beginnt. Die Getreide- wie die Kartoffelstärke bestehen aus vielen miteinander verketteten ringförmigen Molekülen, die in ihre Bestandteile zerlegt werden müssen – denn unser Körper kann nur so genannte Einfach-Zucker verwenden. Ein beispielhafter Vorgang, denn eigentlich geht es bei der ganzen Verdauung mit all ihren Enzymen und Hormonen immer um das eine: Die vielen verschiedenen Substanzen, aus denen die Nahrung besteht, müssen in ihre Grundbestandteile zerlegt werden, damit der Körper sie aufnehmen kann. Während wir unser Käsebrot verspeisen – und dabei möglichst gründlich kauen, damit die chemischen Helfer ihre Arbeit gut tun können – wandern die ersten Stückchen in den Magen. Der Magen, der maximal rund 1,5 bis 2 Liter fassen kann, spielt für die Verdauung eine geringere Rolle, als oft angenommen wird. Er dient vor allem als Zwischenlager, in dem der Nahrungsbrei mit Muskelbewegungen gründlich durchmischt wird, sowie zur Mengenkontrolle und zur fein dosierten Weitergabe an den Dünndarm. Etwas verdaut wird allerdings im Magen doch – vor allem Eiweiße.

Diese, auch Proteine genannt, sind ungeheuer vielgestaltige Moleküle, die im Körper die unterschiedlichsten Aufgaben erfüllen. Damit der Organismus sich diejenigen Eiweiße zusammenbauen kann, die er braucht, muss er sie in ihre Bestandteile, die Aminosäuren, zerlegen. Und weil die Eiweiße so unterschiedlich aufgebaut sind, erfolgt dies gleich an mehreren Stationen des Verdauungsweges, im Magen angefangen.
Salopp ausgedrückt, ist es im Magen höchst ungemütlich. Drüsen in der Magenwand produzieren ein Gemisch aus Salzsäure und anderen Substanzen, das so sauer ist wie die Schwefelsäure einer Autobatterie: pH-Wert etwa 1,5. Das hat unter anderem den praktischen Effekt der Desinfizierung. Für die meisten der Millionen von Bakterien und sonstigen Mikroorganismen, die wir mit der Nahrung aufnehmen, ist im Magen Endstation.

Reaktionskammer Dünndarm

Unser Käsebrot hat sich inzwischen bis zur Unkenntlichkeit verändert. Selbst ein Chemiker würde es in dem Brei, der nun – frühestens 20 Minuten nachdem der erste Bissen im Magen gelandet ist – in winzigen Portionen in den Dünndarm abgegeben wird, kaum mehr erkennen. Eine Stoffgruppe daraus ist bisher allerdings noch weitgehend unangetastet geblieben: die Fette. Das ändert sich mit der nächsten Phase der Verdauung. In den Dünndarm wird aus der Bauchspeicheldrüse und der Gallenblase ein regelrechter Cocktail aus Verdauungssäften eingespeist. Besonders die Bauchspeicheldrüse, von den Medizinern Pankreas genannt, steuert einen kompletten Satz von Enzymen bei: Lipase für die Fette; Amylase und Maltase für die Kohlenhydrate; Trypsin und Chymotrypsin für die Eiweiße; schließlich Nukleasen für die Nukleinsäuren, also die Erbsubstanz der Pflanzen- und Tierbestandteile, die wir mit der Nahrung aufgenommen haben.
Der Dünndarm ist aus zwei Gründen der wichtigste Teil des Verdauungskanals: Zum einen, weil hier der erwähnte Cocktail aus Bauchspeicheldrüsen-Enzymen und Gallenflüssigkeit sein Werk verrichtet und den allergrößten Teil der Nahrung endgültig in seine Bestandteile zerlegt. Zum anderen, weil hier in großem Maßstab das beginnt, was der Sinn der Ernährung ist: die Aufnahme der Nährstoffe ins Blut. Die Wand des Dünndarms ist in unendlich viele feine Ausstülpungen gefaltet, die seine Oberfläche vergrößern, damit der Stoffaustausch möglichst vollständig stattfinden kann. Und diese Ausstülpungen, die Zotten, sind von hauchdünnen Blutgefäßen durchzogen, die die Nähr- und Giftstoffe aus dem Darminneren aufnehmen und mit dem Blut abführen – zur Leber. Wollte man aus den gesamten Verdauungsvorgängen einen als besonders zentral herausheben, dann müsste es dieser sein: der Moment, in dem all die Aminosäuren, die Einfachzucker, die Fettsäuren aus dem Darminneren durch die Darmwand hindurch in die fein verästelten Blutkapillaren wandern. So spitzfindig man die Nahrungsmoleküle bis hierhin noch immer als ehemalige Bestandteile des Käsebrotes definieren könnte: Von jetzt an gehören sie unwiderruflich zu unserem Körper.

Wie lange kann man fasten?

Wie lange ein Mensch ohne Nahrung auskommt, hängt stark von der Konstitution und den Begleitumständen ab, vor allem aber von den individuellen körperlichen Reserven. Ein Mensch von 1,70 m Größe und 70 kg Gewicht verfügt rechnerisch über Reserven von etwa 750 g Glykogen (das in den ersten zwei Tagen verbraucht wird), rund 3 kg mobilisierbaren Eiweißen und etwa 10 kg Fett. Diese Reserven reichen bei einem täglichen Verbrauch von 2500 kcal etwa 42 Tage. Das deckt sich mit einer Faustregel, nach der ein Mensch in Extremsituationen ungefähr 40 Tage ohne Nahrung überleben kann – wobei hier allerdings die Umgebungstemperatur eine große Rolle spielt, körperliche Schäden nicht ausgeschlossen sind und man außerdem bedenken muss, dass beim Fasten ja doch (wenngleich auch nur) geringe Mengen flüssiger Nahrung zugeführt werden. Wiegt der oben erwähnte Mensch statt 70 kg bei gleicher Größe 90 kg, so reichen seine Reserven (1,2 kg Glykogen, 4 kg Eiweiß, 25 kg Fett) rechnerisch für rund 100 Tage Fasten. Da die positiven Effekte des Fastens schon bei einer 10-tägigen Fastenkur voll zum Tragen kommen, gibt es aber keinen vernünftigen Grund, sehr viel länger als etwa drei Wochen zu fasten. Wesentlich wichtiger ist es, danach die Ernährung grundsätzlich umzustellen und sorgsam wieder aufzubauen.

Der Dickdarm, der letzte Abschnitt des Verdauungskanals, hat nun vor allem die Aufgabe, die Flüssigkeit wieder zu recyclen, die für die Verdauung aufgewendet wurde. Der Körper hat mit der Magensäure, der Gallenflüssigkeit und den anderen Verdauungssekreten insgesamt rund sieben Liter wässriger Flüssigkeiten in den Verdauungskanal gepumpt, und die holt er sich jetzt wieder. Täte er das nicht, müssten wir diese sieben Liter Flüssigkeit zusätzlich aufnehmen!

Dass die Verdauung nicht nur ein Stoffwechselvorgang ist, war den Menschen schon in der Antike bewusst. Die moderne Wissenschaft hat dies bestätigt. Seit man weiß, dass der Darm mehr Nervenzellen enthält als das Rückenmark und weitgehend unabhängig vom Gehirn funktioniert, spricht man auch vom Darm- oder Bauchhirn. Zudem ist der Darm, vor allem der Dünndarm, ein wichtiger Teil des Immunsystems. Seine Wand ist bis in die feinen Zotten hinein durchzogen von einem dichten Netz von Lymphgefäßen, die Gifte und Abbaustoffe entfernen. Aber auch die Bakterienflora des Darms spielt eine Rolle bei der Abwehr fremder Keime und Mikroorganismen. Folglich ist ein gesunder Darm eine Stütze des Immunsystems.

Sättigung und Völlegefühl

Jeder kennt das Gefühl nach langen Feiertagen, das sich der Magen durch das viele Essen »gedehnt« hat. Man spürt ein anhaltendes Völlegefühl und meint, sich auf die Signale des Körpers, er habe nun genug, nicht mehr verlassen zu können. Tatsächlich werden über Nerven Signale an das Gehirn geleitet, die Informationen über die Dehnung der Speiseröhre, des Magens und des oberen Dünndarms geben. Wenn man dieses Signal ständig überschreitet, wird eine immer stärkere Dehnung benötigt, um das entsprechende Sättigungsgefühl an das Gehirn zu übermitteln – folglich isst man immer mehr. Durch eine Fastenzeit kann man diesen Teufelskreis unterbrechen und den Körper wieder auf die früheren Sättigungssignale einstellen, ihn sozusagen zurückprogrammieren. Ähnliches geschieht mit Hormonen, die eine sättigende Wirkung haben: Das Insulin beispielsweise senkt die Zuckerkonzentration im Blut, bewirkt aber auch eine Abnahme des Hungergefühls im Gehirn. Wenn ein Mensch immer mehr isst und folglich immer mehr Insulin freisetzt, werden auf Dauer die Insulinrezeptoren im Gehirn unempfindlich, und das System bricht zusammen.

Staunenswerte Flexibilität

Die unendlich komplexen und ineinander verzahnten Vorgänge, die im Körper bei »Normalbetrieb« die Ernährung und den Stoffwechsel steuern, sind an sich schon höchst staunenswert – doch erst beim Fasten zeigt sich wahrhaft, was für ein Wunder der menschliche Organismus ist. Erfordert es schon große Flexibilität, so unterschiedlich zusammengesetzte Nahrung zu verwerten, so gilt das in noch stärkerem Maß für die Fähigkeit, bei ausbleibender Nahrung seinen Stoffwechsel umzustellen und sich von den körpereigenen Reserven zu ernähren.

Um sich zu verdeutlichen, was für eine Leistung das ist, stelle man sich etwa einen Motor vor, den man sowohl mit Superbenzin als auch mit Olivenöl betanken kann, mit Kohlebriketts wie mit Holzstückchen, und der auch dann noch läuft, wenn man einen Haufen Plastiktüten in ihn hineinstopft – und der, wenn man ihm eine Weile gar keinen Kraftstoff hinzufügt, einen Teil seiner Kurbelwelle und seiner Zylinderkopfdichtung verbrennt, dabei aber unverdrossen weiterarbeitet und schließlich, wenn es wieder Kraftstoff gibt, die inzwischen verbrauchte Substanz wieder aufbaut. So ein Motor ist natürlich undenkbar; schon durch diesen Vergleich wird klar, wie unendlich überlegen unser Organismus jeder denkbaren Maschine ist.

Eine Zeit lang ohne Nahrung auskommen zu müssen zählt zu den Erfahrungen, die der Mensch im Laufe seiner Geschichte sammeln musste. Die Nahrungsbeschaffung war von vielerlei Umständen abhängig; besonders in den gemäßigten Breiten mit ihren ausgeprägten Jahreszeiten gab es regelmäßig Phasen des Mangels. Waren die Reserven des Winters aufgebraucht und bot die Natur noch nicht wieder genügend Nahrung, dann musste der Organismus irgendwie durchhalten. Es ist kein Zufall, dass die christliche Fastenzeit im Frühjahr liegt – man machte aus der Not eine Tugend, indem man die Entbehrung, an die die Menschen ohnehin gewohnt waren, in den religiösen Sinnzusammenhang des Fastens stellte.

Ernährung unter veränderten Vorzeichen

Fasten bedeutet für den Körper eine enorme Umstellung. Der Ablauf wesentlicher Stoffwechselvorgänge muss in kurzer Zeit radikal verändert werden, einige Organe verlagern den Schwerpunkt ihrer Aufgaben, das Zusammenspiel der Hormone und Neurotransmitter wird neu austariert – beinahe alles, was im Organismus geschieht, passiert unter veränderten Vorzeichen. Deshalb ist es wichtig, den Körper langsam auf diese Veränderung hinzuführen. So sollte man bereits in den Tagen vor dem eigentlichen Fasten gesünder und bewusster essen: weniger Fleisch, Fett und Süßes, dafür Obst und Gemüse, Suppen und Kräutertee.

Was nämlich passiert, wenn man ohne Vorbereitung plötzlich das Essen abbricht, kann man sich ausmalen: Die ganze Verdauungsmaschine läuft ja noch auf Hochtouren! Der Magen produziert seine Verdauungsäfte, die Leber die Gallenflüssigkeit, die Bauchspeicheldrüse ihren Enzym-Cocktail, alles ist in Erwartung der nächsten Mahlzeit – und die kommt dann nicht. Die Signalmoleküle melden Hunger, Stresshormone werden ausgeschüttet, und die ungenutzten Verdauungssekrete erzeugen im Körper auch nicht gerade Glücksgefühle. Diese Erscheinungen werden zwar durch die Vorbereitungstage nicht vollständig ausgeschaltet, aber doch sehr stark gemildert.

Das Fasten wird außerdem dadurch unterstützt, dass die Nahrungs- und Ausscheidungsreste, die sich noch im Darm befinden, zügig abgeführt werden. Der Darm selber bräuchte dafür viel zu lange, denn er wird in den kommenden Tagen seine Tätigkeit stark einschränken – und außerdem soll er ja unbelastet sein, damit er sich regenerieren kann. Ein bewährtes Abführmittel ist das Glaubersalz, chemisch Natriumsulfat, Na_2SO_4, das in Salzgesteinen auch natürlich vorkommt. Glaubersalz ist ein osmotisch wirkendes Abführmittel: Es zieht in kurzer Zeit große Mengen Wasser aus dem Gewebe in den Darm, sodass dieser plötzlich überfüllt ist, was er durch die Überdehnung der Darmwand registriert. Daraufhin wird das Notfallprogramm aktiviert: Alles muss raus!

Diese Alarmreaktion des Darms ist ein sehr sinnvoller Schutz vor Überlastung und besonders vor Vergiftung. Damit bei einer Viren- oder Bakterieninfektion oder nach der Aufnahme schädlicher Substanzen die Giftstoffe nicht durch die Darmwand in den Körper gelangen, schiebt der Körper zur Sicherheit alles raus – und zwar so schnell wie möglich. Die Wirkung eines Einlaufs beruht auf demselben Prinzip: Die plötzliche große Flüssigkeitsmenge überfordert den Darm, und er entleert sich innerhalb kürzester Zeit.

Fasten: Stress oder Erholung?

Fasten ist für den Organismus zunächst eine Anstrengung, auf Dauer aber eine Entlastung. Das gilt jedoch nicht für alle Teile des Organismus gleichermaßen. Magen und Darm beispielsweise müssen während des Fastens nur in geringem Umfang arbeiten und können sich regenerieren. Die Leber dagegen leistet während der gesamten Fastenzeit Schwerstarbeit. Zunächst muss sie den Energiestoffwechsel so umstellen, dass die Eiweiß- und Fettreserven verwertet werden können. Außerdem muss sie die ganze Zeit über die freigesetzten Giftstoffe unschädlich machen – gemeinsam mit den Nieren, die die Ausscheidung übernehmen. Auf Dauer wirkt sich das Fasten aber auch auf die Leber schonend aus. Zum einen baut sie, so vorhanden, überflüssiges Fettgewebe (wie z. B. bei der so genannten Fettleber) ab; zum anderen entgiftet die Leber während der Fastenzeit einen Großteil des Körpers. Und da in dieser Zeit keine neuen Giftstoffe von außen dazukommen, hat die Leber auch in der Nachfastenzeit weniger zu tun – vor allem, wenn man den neu gewonnenen Schwung der Fastenerfahrung mit in den Alltag hineinnimmt und sich auch weiterhin gesünder ernährt.

Die Nahrung bleibt aus – was nun?

Was passiert nun, wenn der Organismus keine Nahrung mehr bekommt? Zunächst einmal verspüren wir ganz einfach Hunger. Hunger ist nicht nur Ausdruck akuten Nahrungsmangels, sondern auch ein wesentlicher Überlebensmechanismus. Die Entstehung und Wahrnehmung des Hunger- bzw. Sättigungsgefühls ist ein komplexer Vorgang, an dem viele Faktoren beteiligt sind, die man teilweise noch gar nicht verstanden hat. Der Regelkreislauf des Blutzuckerspiegels wirkt da mit, außerdem Botenstoffe wie das Serotonin und mehrere

Stresshormone; dazu gibt es noch Sensoren, die die Dehnung des Magens und der Darmwand registrieren und eine Meldung abgeben, wenn einfach kein Platz mehr für weitere Nahrung ist.

Jedenfalls haben wir Hunger. Der Magen registriert, dass nun schon länger keine Nahrung mehr gekommen ist; außerdem sinkt der Blutzuckerspiegel, weil die Zellen nach wie vor Zucker verbrauchen, aber kein Nachschub kommt. In dieser Situation geschieht die erste Anpassungsleistung des Körpers, die allerdings streng genommen noch nichts mit dem Stoffwechsel beim Fasten zu tun hat, sondern noch zum »Normalbetrieb« gehört: Die Leber schafft Glucose herbei. Glucose, Einfachzucker, ist die Form, in der das Blut Energie zu den Zellen transportieren kann und in der die Zellen es verwerten können. Es ist sozusagen das Bargeld des körperlichen Wirtschaftskreislaufs: schnell umsetzbar, leicht verfügbar. Ein genialer Regulationsmechanismus sorgt dafür, dass die Glucosekonzentration im Blut sich immer innerhalb bestimmter Grenzen bewegt – etwa zwischen 0,6 und 1,8 mg/ml oder, anschaulicher ausgedrückt, 0,6 bis 1,8 Gramm pro Liter, mit einem mittleren Wert von rund 0,9 Gramm pro Liter.

Unerlässlich beim Fasten: die Leber

Die Leber ist Zentrallabor und Logistikzentrum des Körpers, ein Wunderwerk an Vielseitigkeit und chemischer Leistungsfähigkeit. Sie ist die Instanz für die Kontrolle und Verarbeitung der meisten Stoffe, die der Körper entweder unschädlich machen muss oder die er zum Aufbau eigener Substanzen benötigt. Über die Pfortader, ein zentrales Blutgefäß, erhält die Leber die Gift-, Nähr- und Aufbaustoffe direkt vom Darm, wo sie dem Nahrungsbrei entnommen wurden. In jeder Minute strömt etwa ein Liter Blut, beladen mit den verschiedensten Substanzen, durch die Pfortader zur Leber. Aus den Nahrungsbestandteilen synthetisiert die Leber eine Fülle körpereigener Stoffe wie Hormone, Strukturproteine oder Blutgerinnungsfaktoren, sie verwertet Abbaustoffe, entsorgt Gifte, speichert Vitamine und kontrolliert den Zucker-, Eiweiß- und Fettgehalt im Blut. Bei einer Fastenkur leistet die Leber in zweifacher Weise Schwerstarbeit: Sie muss die Umstellung des Stoffwechsels bewerkstelligen und außerdem die während der gesamten Fastenzeit aus dem Gewebe freigesetzten Gift- und Abbaustoffe für den Körper unschädlich machen.

Die ordnende Instanz: das Insulin

Die Regulation des Blutzuckerspiegels funktioniert nach dem antagonistischen Prinzip, d.h. mit Hormonen, die in ihrer Wirkung gegeneinander arbeiten. Hat beispielsweise die Glucosekonzentration den Sollwert überschritten, wird das Hormon Insulin ausgeschüttet, das dafür zuständig ist, sie wieder zu senken. Das Insulin bewirkt dies, indem es die Zellen dazu anregt, mehr Glucose aufzunehmen und, wenn das nicht mehr geht, der Leber signalisiert, dass sie die überschüssige Glucose speichern muss. Dabei wandelt die Leber Glucose in Glycogen um, ein Molekül, das in der Leber selbst und auch in den Muskeln gespeichert wird. Wenn der Blutzuckerspiegel dagegen unter den Sollwert gesunken ist, wird der Gegenspieler des Insulins ausgeschüttet, das Hormon Glucagon. Das Glucagon, das wie das Insulin in der Bauchspeicheldrüse hergestellt wird, sorgt dann umgekehrt dafür, dass die Leber gespeichertes Glycogen in Glucose umwandelt und ins Blut abgibt, worauf dort der Glucosespiegel wieder steigt.

Dieses Beibehalten eines dynamischen Gleichgewichts, in der Fachsprache Homöostase genannt, ist eine der vielen Regulationsleistungen, die unser Organismus mithilfe seiner Hormone ständig vornimmt und durch die er wichtige körperliche Parameter in einem eng begrenzten Rahmen hält – neben dem Blutzuckerspiegel beispielsweise den Calciumgehalt des Blutes.

Von dieser Fähigkeit der Leber, Glucose rasch in Form von Glycogen zu speichern und sie umgekehrt schnell wieder zu mobilisieren, profitieren wir täglich – sonst könnten wir es uns nicht leisten, eine einzige Mahlzeit ausfallen zu lassen. Die Energie, die die Leber auf solche Weise schnell aus den Glycogenvorräten mobilisieren kann, beträgt rund 1500 Kilokalorien und reicht für etwa einen Tag. Und das ist genau das, was am ersten Fastentag geschieht: Weil die Nahrung ausbleibt, versorgt die Leber den Körper aus den Zuckervorräten.

Nun hält die Leber zwar erfolgreich die Energieversorgung aufrecht, aber der Hunger bleibt trotzdem. Schließlich melden die Sensoren in der Magenwand gähnende Leere; das kann bei manchen Menschen nicht nur am ersten Tag leichte Krämpfe in Magen oder Darm auslösen. Und noch aus einem anderen Grund fühlt sich der Organismus mit der Situation nicht ganz wohl. Das Hormon Glucagon, das die Leber zur Mobilisierung der Zuckerreserven anregt, ist nämlich nicht der einzige Gegenspieler des Insulins. Weil ein zu niedriger Blutzuckerspiegel lebensbedrohlicher ist als ein zu hoher, hat die Natur gleich mehrere Hormone mit der Aufgabe betraut, den Blutzuckerspiegel wieder anzuheben bzw. dazu beizutragen. So hängt auch die Ausschüttung von Adrenalin mit dem Blutzuckerspiegel zusammen. Adrenalin aber ist bekanntlich ein Stresshormon, und das ist der Grund dafür, dass die erste Phase des Fastens anstrengend ist. Und auch deshalb ist es wichtig, während einer Fastenkur sorgsam mit sich umzugehen.

Wunderwerk Leber

Sobald die Glycogenvorräte aufgebraucht sind, beginnt die Leber die nächstverfügbare Stufe der Vorräte anzugreifen: Eiweiße und Fette. Auch das zeigt die schier unendlichen Fähigkeiten der Leber, über deren Bedeutung sich die meisten Menschen überhaupt nicht klar sind. Auch wer wenig über seinen Körper weiß, hat doch eine Vorstellung davon, was sein Herz und seine Lunge leisten; verglichen mit der Leber aber sind die Funktionsweisen von Herz und Lunge lächerlich simpel. Die Leber ist das größte, mit bis über ein Kilo Gewicht das schwerste und mit Abstand das vielseitigste innere Organ. Man kennt rund 500 (z. T. eng verwandte) Funktionen der Leber! Ohne die Leber geht im Organismus, salopp gesagt, überhaupt nichts. In der Heilkunde des Mittelalters galt die Leber und nicht das Herz als wichtigstes Organ des ganzen Körpers – eine intuitive Erkenntnis, die später offenbar verloren gegangen ist.

Die zentrale Rolle der Leber wird schon an ihrer Position deutlich: Über die Pfortader, ein großes Blutgefäß, bekommt sie direkt vom Darm so gut wie sämtliche Gifte und Nährstoffe geliefert, die die feinen Zotten der Darmwand aus dem Nahrungsbrei aufgenommen haben. Die Gifte werden teilweise zur Ausscheidung an die Nieren weitergeleitet, einige werden mit der Gallenflüssigkeit in den Darm abgeführt, andere zerlegt oder im Gewebe deponiert. Abfallprodukte wie den Stickstoff aus der Spaltung der Fettmoleküle baut die Leber in Harnstoff ein, damit er ausgeschieden werden kann; abgenutzte rote Blutkörperchen und Zelltrümmer recycelt sie. Fettlösliche Vitamine wie die Vitamine A und E und wichtige Spurenelemente wie Eisen speichert die Leber in ihrem Gewebe. Die zur Fettverdauung nötige Gallenflüssigkeit produziert sie auf Vorrat und lagert sie in der Gallenblase. Und aus den Aminosäuren, die das vom Darm kommende Blut anliefert, baut sie die unterschiedlichsten Eiweiße zusammen, darunter Teile des Blutplasmas, Strukturproteine und einige Hormone.

Die Umstellung des Stoffwechsels

Was den Energiestoffwechsel angeht, so kann ihn die Leber nicht nur auf Zuckerbasis betreiben. Wenn nämlich die Glycogendepots in der Leber und in den Muskeln voll sind und der Blutzuckerspiegel immer noch zu hoch ist, dann wird der überschüssige Zucker in Fett umgewandelt und so gespeichert. Das bedeutet, man kann unter Umständen auch Fettpolster anlegen, ohne zu viel Fett gegessen zu haben, einfach durch zu viel sonstige Nahrung – auch durch Obst oder Brot. Und umgekehrt kann die Leber auch aus Fetten und Eiweißen Energie gewinnen.

Fasten unter ärztlicher Aufsicht

Wer fasten möchte und regelmäßig Medikamente gegen chronische Erkrankungen einnehmen muss, sollte grundsätzlich einen Arzt hinzuziehen, der mit dem Fasten vertraut ist. Beim Fasten kann sich die Wirkung der Medikamente verändern, sodass es notwendig werden kann, die Dosis anzupassen (z. B. bei Psychopharmaka), auf ein anderes Medikament umzusteigen oder Medikamente ganz abzusetzen (z. B. bei Nieren- und Diabetesmitteln oder Gerinnungshemmern). Bei den folgenden Erkrankungen ist ärztliche Beratung angesagt:

- *erhebliches Übergewicht*
- *behandlungsbedürftiger Diabetes Typ 2*
- *ernsthafte Herz-Kreislauf-Erkrankungen*
- *medikamentenpflichtiger Bluthochdruck*
- *Gicht*
- *Erkrankungen des Stoffwechsels*
- *Nierenfunktionsstörungen*

Genau das passiert ab dem zweiten Tag des Fastens: Die Glycogenvorräte sind erschöpft, aber noch immer kommt keine Nahrung. Deshalb beginnt die Leber jetzt, aus Fettgewebe und aus bestimmten, in Blut und Gewebe vorhandenen Eiweißen ebenfalls Glucose herzustellen – ein aufwendiger biochemischer Prozess, der nicht nur in der Leber selbst, sondern auch in den Muskeln stattfindet. War die Umwandlung von Glycogen in Glucose noch Routine, so geht es jetzt ans Eingemachte. Die Gewinnung von Glucose aus Fetten und Eiweißen ist eindeutig bereits eine Folge des Fastens; einige der zur Umwandlung nötigen Enzyme werden erst während der ersten Fastentage gebildet.

Diese Umstellung ist anstrengend für den gesamten Organismus. Es kann zu Kreislaufschwäche kommen und zu Müdigkeit, auch die geistige Leistungsfähigkeit ist herabgesetzt. Das liegt allerdings nicht nur an der Umstellung des Energiestoffwechsels der Leber. Mit zunehmender Fastendauer stellt sich der gesamte Organismus darauf ein, mit weniger Energie auszukommen. Dieser Sparmodus, bei dem der Körper bis zur Hälfte weniger verbraucht, wird auch nach dem Fasten eine Zeit lang beibehalten. Deshalb kommt man dauerhaft mit weniger Nahrung aus, deshalb nimmt man nach dem Fasten aber auch rasch wieder zu – der leidige Jo-Jo-Effekt. Auch der Blutzuckerspiegel wird sich für den Rest der Fastenzeit auf einem niedrigeren Wert einpendeln, meist bleibt er auch mittelfristig niedriger.

Dritter Tag: Der Hunger lässt nach

Die markanteste Erfahrung für den Fastenden ist in dieser Phase das Erlebnis, dass das Hungergefühl nachlässt. In der Regel ist das am dritten oder vierten Tag der Fall, oft ziemlich präzise in der zweiten Hälfte des dritten Tages. Das ist der berühmte Zeitpunkt, über den viele Fastende berichten – man beginnt sich gut zu fühlen, manche so sehr, dass sie ihn als regelrechtes »High« beschreiben. Trotzdem kann es immer noch zu Schwächegefühlen kommen. Am besten, man bewegt sich mäßig, aber regelmäßig an der frischen Luft und unternimmt alles, um auch Geist und Seele von unangenehmen Dingen freizuhalten.

Für den Rest der Fastenzeit können sich die meisten Organe jetzt ausruhen und regenerieren. Der Magen produziert fast keine Säure mehr, was vor allem die Magenschleimhaut entlastet. Die Bauchspeicheldrüse muss keine Enzyme und nur wenig Insulin herstellen; auch die Gallenblase reduziert ihre Tätigkeit und transportiert vor allem noch diejenigen Giftstoffe in den Darm, die die Leber ihr zum Entsorgen überstellt. Die Muskelbewegungen im Darm gehen zwar in geringerem Umfang weiter; auch sind ja nach wie vor geringe Mengen an flüssiger Nahrung zu verarbeiten wie Kräuter- und Früchtetees, Gemüsebrühe und Säfte, und nach wie vor müssen abgestorbene Bakterien und Gewebezellen abgeführt werden. Aber all das ist nur ein Bruchteil der Arbeit, die die Organe normalerweise leisten. Nicht umsonst müssen wir im Normalzustand rund ein Drittel unserer Energie für die Verdauung aufbringen!

Wer allerdings in dieser Phase der Fastenkur immer noch Schwerarbeit verrichtet, das sind die Nieren und vor allem die Leber. Sie haben alle Hände voll zu tun, um zusätzlich zu dem üblichen Aufkommen an Zellresten und Stoffwechselabfall diejenigen giftigen Stoffe unschädlich zu machen, die jetzt nach und nach aus dem gespeicherten Fett und anderem Gewebe freiwerden: Schwermetalle, Medikamente und deren Abbaustoffe und sonstige Chemikalien.

Die Entgiftung des Körpers

Es versteht sich von selbst, dass man deshalb die Leber unbedingt von zusätzlichen Giften freihalten muss, um sie nicht noch mehr zu belasten – also keinen Alkohol, kein Nikotin, kein Koffein und auch keinen schwarzen Tee! Für die Enthaltsamkeit wird man allerdings schon während der Fastenzeit belohnt. Der ganze Organismus spürt die Entgiftung; ein unangenehmer Körpergeruch, der in dieser Zeit auftreten kann, ist das Anzeichen dafür, dass auch die Hautporen sich reinigen. Weil überall dicht unter der Haut liegende Fettpolster aufgelöst werden, kann es sein, dass die Haut sich vorübergehend schlaff und müde anfühlt.

Auch der Blutkreislauf hat einen gewichtigen Anteil an der Entgiftung; schließlich ist es das Blut, das die Nährstoffe und jetzt verstärkt die Gifte transportiert, sei es zur Leber, zur Haut oder an anderen »Entsorgungsstellen« im Körper. Auch Ablagerungen in den Blutgefäßen, die aus Zucker, Eiweißen oder Calcium bestehen können (so genannten Verkalkungen), werden in dieser Phase des Fastens zunehmend aufgelöst.

Umstellung für Hirn und Seele

Das Gehirn hat bereits etwa ab der Zeit, als die Leber die Energiegewinnung von Zucker auf Fett und Eiweiße umstellte, seinen Zuckerverbrauch auf etwa ein Drittel zu reduzieren begonnen – eine eindrucksvolle Sparmaßnahme, wenn man bedenkt, dass das Gehirn normalerweise, harte körperliche Arbeit ausgenommen, mehr als die Hälfte aller Kohlenhydrate allein für sich braucht!

Diese Reduzierung des Zuckerverbrauchs ist nur möglich, weil das Gehirn während des Fastens »lernt«, sich zumindest teilweise von den Ketonkörpern zu ernähren; das sind Substanzen wie die Beta-Hydroxybuttersäure und Aceton, die beim Abbau der Fettsäuren entstehen. Deshalb kann es passieren, dass die Atemluft vorübergehend nach Aceton riecht.

Im Großen und Ganzen ist das Gehirn während der Fastenzeit erstaunlich leistungsfähig. Das Wohlgefühl vom dritten Tag, wenn der Hunger verschwindet, hält bei manchen Menschen für den Rest der Fastenkur und oft auch darüber hinaus an. Viele Künstler berichten über kreative Schübe während einer Fastenzeit. Dass das Gehirn besser arbeitet, kann auch die Folge davon sein, dass arteriosklerotische Ablagerungen in den Blutgefäßen des Gehirns abgebaut wurden und es nun besser mit Sauerstoff versorgt wird.

Die Umstellungen, die der Körper während der Fastenkur durchmacht, können auch dort Folgen zeitigen, wo man es vielleicht weniger erwarten würde: in der Psyche. Viele Fastende berichten davon, dass das plötzliche Freiwerden der sonst für die Verdauung und die tägliche Arbeit aufgewendeten Energie und die beginnende Entgiftung des Körpers auch psychische Vorgänge in Gang setzen. Man wird sensibler und nimmt seine Umgebung deutlicher wahr, man träumt intensiver, man beginnt vieles neu zu sehen und sich mit bisher Verdrängtem auseinander zu setzen. Diese Vorgänge können durchaus so intensiv werden, dass sie das körperliche Erlebnis des Fastens überstrahlen.

Die seelische Reinigung war übrigens auch in den christlichen Klöstern seit jeher ein wesentliches Ziel des Fastens. Der frühchristliche Kirchenlehrer, Missionar und Ordensgründer Basilius, der im 4. Jahrhundert lebte und dessen Regeln dem heiligen Benedikt als Leitbild dienten, pries das Fasten als »sicheren Gefährten für den Leib« und als »Speise der Seele«.

Ein Schub für die Nach-Fastenzeit

Eine mit Achtsamkeit durchgeführte Fastenkur ist ein Gesundbrunnen für Körper und Seele. Nach dem Fasten sind die inneren Organe regeneriert, von Ablagerungen und Giften befreit und wieder voll leistungsfähig. Und nicht nur die einzelnen Organe, das ganze System hatte Gelegenheit, sich neu einzuspielen. Bei solch einem komplexen Gefüge, wie es der menschliche Stoffwechsel mit seinen abertausenden von ineinandergreifenden Abläufen ist, läuft selten alles optimal. Das muss es auch nicht: Das System ist flexibel genug, um Abweichungen auszugleichen. Läuft aber über längere Zeit etwas schief, dann können die Folgen chronisch werden. Fasten kann dem vorbeugen.

Eine nicht zu unterschätzende Wirkung hat das Fasten auf das Immunsystem. Da dieses zu einem großen Teil im Darm lokalisiert ist, bedeutet ein regenerierter Darm eine Stärkung des Immunsystems.

Und schließlich lässt sich auch das Wohlgefühl nach dem Fasten wissenschaftlich erklären. Die Konzentration des Glückshormons Serotonin bleibt noch längere Zeit erhöht. Die Zahl der Transport- und Abbaumoleküle, die das Serotonin wieder zurück zu den Bildungszellen bringen oder in seine Vorstufen zerlegen, hat sich verringert, und deshalb verweilt der Botenstoff länger zwischen den Synapsen, wo er seine Wirkung entfaltet. Das ist übrigens die gleiche Weise, auf die manche Antidepressiva wirken: Sie hemmen die Stoffe, die das Serotonin abauen. Man kann eine Fastenkur deshalb auch als ein natürliches, länger wirkendes Antidepressivum bezeichnen.

Man darf nicht fasten bei:

- *Blutungsneigung*
- *schweren Organerkrankungen*
- *Schilddrüsenüberfunktion*
- *Durchblutungsstörungen des Gehirns*
- *Diabetes Typ 1*
- *Krebserkrankungen*
- *Schwangerschaft und Stillzeit*
- *schweren Depressionen und Psychosen*
- *Essstörungen (z. B. Anorexia nervosa)*

Auch Kinder unter 10 Jahren sollten nicht oder nur unter strenger ärztlicher Kontrolle fasten.

Fasten nach der klösterlichen Temperamentenlehre

Nach dem Verständnis der Klosterheilkunde wird das Funktionieren des Organismus von einem System aus vier Körpersäften bestimmt: dem roten Blut (sanguis), der gelben Galle (cholera), der schwarzen Galle (melancholia) und dem weißen Schleim (phlegma). Den vier Flüssigkeiten entsprechen vier Temperamente: der verspielte Sanguiniker, der impulsive Choleriker, der gefühlsbetonte Melancholiker und der gelassene Phlegmatiker. Wenn die Säfte in einem harmonischen Verhältnis zueinander stehen, dann ist der Mensch gesund. Diese Sichtweise wirkt auf den ersten Blick etwas schlicht; dennoch haben bereits einige der ihr zugrunde liegenden Prinzipien durch die moderne Forschung eine überraschende Bestätigung erfahren. Der Versuch, die Erscheinungsformen des menschlichen Organismus als Ausdruck von vier Grundtypen zu erklären, ist Teil eines in den meisten Kulturen verbreiteten Phänomens: Schon immer hat der Mensch versucht, die Komplexität der Natur auf wenige grundlegende Prinzipien zurückzuführen. So wurzelt die Lehre von den vier Säften in einer Vorstellung der antiken griechischen Philosophie, wonach sämtliche Materie aus den vier Elementen Feuer, Wasser, Erde und Luft zusammengesetzt ist.

Auch die Wirkung von Gegensatzpaaren, wie heiß und kalt, feucht und trocken, spielt bei der Temperamentenlehre eine große Rolle. Auch das ist uraltes intuitives Wissen, das in fast allen Kulturen zu finden ist und durch die Forschung immer wieder bestätigt wird. Wie man weiß, beruht etwa die Fähigkeit des Organismus, Parameter wie den Blutzuckergehalt in einer eng definierten Balance zu halten, meist auf der Wirkung zweier Hormone, die als Gegenspieler funktionieren.

Die vier Temperamente

Wie wurden nun dieser Vorstellung zufolge die vier Typen definiert? Bei dem einen dominiert etwa das warme und feuchte Blut *(sanguis)*, weshalb er als Sanguiniker bezeichnet wird. Bei dem anderen überwiegt die warme und trockene gelbe Galle *(cholera)*, dann spricht man vom Choleriker. Tritt der kalte und feuchte Schleim *(phlegma)* in den Vordergrund, handelt es sich um einen Phlegmatiker. Und dominiert die kalte und trockene schwarze Galle *(melancholia)*, dann meint man den Melancholiker. Diese Einteilung ist ganz wertfrei gemeint. Jeder der Typen hat sowohl positive wie negative Eigenschaften, Stärken und Schwächen, und zwar in körperlicher und in geistiger Hinsicht. Auch wenn sich im allgemeinen Sprachgebrauch eine Wertung eingeschlichen hat – wer bezeichnet sich schon freiwillig als Phlegmatiker? –, so stehen die vier Typen völlig gleichwertig nebeneinander.

Die Vier-Säfte-Lehre (siehe auch Seite 13) blieb bis um die Mitte des 19. Jahrhunderts die dominierende Vorstellung der Medizin. Allerdings erfuhr die Ansicht der vier Temperamente manche Modernisierung. Es waren vor allem Immanuel Kant (1724–1804) und der Psychologe Wilhelm Wundt (1832–1920), die die Lehre für die Neuzeit interpretierten: Der Sanguiniker ist demnach kaum gefühlsbetont, dafür aber meist zufrieden, verspielt und gesellig. Der Choleriker zeichnet sich durch sein aufbrausendes Temperament aus, reagiert überhaupt sehr emotional und oft unberechenbar, gilt als egozentrisch und exhibitionistisch. Der Phlegmatiker dagegen neigt wenig zu Emotionen; er gilt als ruhig, vernünftig und standhaft. Der Melancholiker ist so stark seinen Stimmungsschwankungen unterworfen, dass er darunter leidet, misstrauisch und ängstlich ist und großen Ernst ausstrahlt. Keiner verkörpert jedoch einen der verschiedenen Typen hundertprozentig. Jeder trägt eine individuelle Mischung in sich, bei der aber meist ein Hauptbestandteil dominiert. So ist etwa jeder Mensch im Herbst und Winter eher melancholisch und phlegmatisch, im Frühjahr und Sommer hingegen stärker sanguinisch und cholerisch.

Die moderne Sicht

In der Klosterheilkunde hatte die Temperamentenlehre immer einen hohen Stellenwert. Weil aber viele Erkenntnisse aus heutiger Sicht schwer verständlich sind, entwickelte man moderne Erklärungen. Demnach haben die Säfte bestimmte Funktionen im Organismus. So steht *sanguis*, das Blut, für den Blutkreislauf, und *phlegma*, der weiße Schleim, entspricht dem Lymphsystem. Auch die vier Zustände haben eine medizinische Erklärung bekommen. Warm ist gleichbedeutend mit der Energie im Körper, die u. a. für die Durchblutung der Organe sorgt. Feucht steht für das Speichern von Energie, etwa für das Einlagern von Kohlenhydraten. Trockenheit und Kälte dagegen werden durch den Mangel an Feuchtigkeit und Energie definiert.

Beim Sanguiniker liegen aus Sicht der modernen Klosterheilkunde Wärme und Feuchtigkeit in einer guten Mischung vor – er gilt als relativ gesund. Beim Phlegmatiker, dem feuchten und kalten Typ, dominiert das Feuchte, das Speicherprinzip. Er gilt ebenfalls als gesund, neigt aber etwas zu Übergewicht. Der Choleriker wird vom Trockenen und Warmen bestimmt. Er gilt als gefährdeter als der Sanguiniker und der Phlegmatiker. Bei ihm kann es z. B. zu akuten Erkrankungen, Fieber und zur Überfunktion einzelner Organe (Schilddrüse) kommen. Im Melancholiker herrscht das Kalte und Trockene vor. Er wird leichter von Depressionen, Geschwüren und Gallen- oder Nierensteinen heimgesucht.

Das Prinzip Ausgleich

Nach der Vorstellung des griechischen Arztes und Gelehrten Claudius Galenus von Pergamon (siehe Seite 12), der maßgeblich an der Verbreitung der Vier-Säfte-Lehre beteiligt war, ist es ideal, wenn in einem Menschen alle vier Säfte in einem harmonischen Verhältnis zueinander vorliegen. Dann ist er gesund. Gerät das Verhältnis aus dem Gleichgewicht, ist der Mensch krank. Das Prinzip des Ausgleichs spielt also eine große Rolle. Die moderne Säftelehre trägt dem Rechnung, indem sie starkes Gewicht auf ausleitende Verfahren legt. Dabei geht es darum, das Verhältnis der vier Säfte durch Ableiten überschüssiger Säfte auszugleichen. »Angriffspunkte« sind dabei die vier großen Ausscheidungsorgane Leber, Nieren, Darm und Haut. Ausleitende Verfahren sind etwa Schwitzpackungen, Blutegeltherapie und das Trinken bestimmter Heiltees, so genannter Spülungstees. Auch das Fasten zählt zu den ausleitenden Verfahren.

Individuell fasten

Schon Benedikt von Nursia nahm in seinen Fastenregeln darauf Rücksicht, dass nicht jeder Mensch gleich sei und deshalb individuell fasten müsse. Die Erfahrungen, die Fastenärzte in den vergangenen 50 Jahren gemacht haben, bestätigen dies.

Auf das Fasten bezogen, bedeutet dies beispielsweise, dass mancher mit den Abführsalzen nicht zurechtkommt, während ein anderer keinen Einlauf mag. Wer leicht friert, braucht andere Anwendungen als hitzige Typen. Um den einzelnen Bedürfnissen gerecht zu werden, wurden für das auf den nachfolgenden Seiten geschilderte Fastenprogramm vier Varianten entsprechend der Temperamente zusammengestellt. Dabei werden sowohl historische Aspekte als auch aktuelle Erfahrungen berücksichtigt. So kann jeder die zu ihm passende Kur finden. Wer jedoch ein ausgesprochener Mischtyp ist und sich nicht eindeutig einem bestimmten Fastentyp zuordnen kann, für den passt das Fastenprogramm des Sanguinikers, bei dem Wärme und Feuchtigkeit in einer ausgewogenen Mischung vorliegen.

Typgerechte Programme

In Pater Kilians Fastenkur werden die Zutaten der meisten Teemischungen nach den Temperamenten ausgewählt. Die Auswahl erfolgt nach dem Grundsatz, dass die Mittel eine ausgleichende Wirkung haben müssen. Der feucht-warme Sanguiniker etwa benötigt Heilpflanzen mit kühlender und trocknender Wirkung wie die Brombeere oder die Königskerze, der warme und trockene Choleriker kühlende und feuchte Mittel wie Koriander oder Birke. Die Pflanzen müssen also eine dem Temperament entgegengesetzte Wirkung haben, um dem Körper zu nützen. Auch die anderen Anwendungen, die in der Fastenkur empfohlen werden, sind nach den Bedürfnissen der Typen ausgesucht. Dazu zählen warme oder kalte Wickel, Badezusätze, Gymnastik und Atemübungen. Dank ihrer typgerechten Programme hat die Kur eine ausgleichende, harmonisierende Wirkung auf die Befindlichkeit der Fastenden.

Welcher Fastentyp sind Sie?

Merkmale	Sanguiniker (warm/feucht) S	Choleriker (warm/trocken) C
Körperliche Merkmale	**Körperbau:** eher schlank, ausgewogene Proportionen, »Normalfigur« **Haut:** glänzend bis leicht fettig **Gesichtsfarbe:** leicht rosig bis glänzend weiß, errötet leicht **Augen:** feucht **Temperatur:** liebt gemäßigtes Klima, warme, leicht feuchte Hände	**Körperbau:** athletisch, mit zunehmendem Alter gedrungen **Haut:** trocken bis rau **Gesichtsfarbe:** rot, fleckig, bekommt schnell einen roten Kopf **Augen:** trocken **Temperatur:** temperaturunempfindlich, friert nie, warme und trockene Hände
Persönliche Merkmale	**Charakter:** offen, extrovertiert, gelassen, umtriebig, entschlussfreudig, nicht sehr ehrgeizig, mit Durchsetzungsvermögen, kann auch einfache Dinge genießen **Stimmungslage:** positiv, heiter, optimistisch, entspannt **Soziales Verhalten:** kontaktfreudig, bedingt kompromissbereit, aber diplomatisch, mit Familiensinn **Sportlichkeit:** verspielt, munter, bewegt sich gern **Geist/Verstand:** lernt am besten spielerisch, konzentriert sich nur für eine begrenzte Zeit, kreativ und phantasievoll	**Charakter:** extrovertiert, gefühlsbetont, wechselhaft, energiegeladen, nicht ausdauernd, entschlussfreudig, sehr ehrgeizig, mit großem Durchsetzungsvermögen **Stimmungslage:** schnell erregt, wechselnde Stimmungen, tatkräftig **Soziales Verhalten:** gesellig, kontaktfreudig, nicht kompromissbereit, egozentrisch, dominant **Sportlichkeit:** braucht Bewegung, neigt zur Übertreibung **Geist/Verstand:** konzentriert sich oft auf mehrere Dinge gleichzeitig, klare Vorstellungen
Gesundheitliche Merkmale	**Verdauung:** sehr gute Verdauung, ausgewogener Stoffwechsel ohne Verdauungsprobleme **Schlaf:** erholsam **Schwachpunkte:** Neigung zu akuten organischen Beschwerden	**Verdauung:** zu viel Magensäure, Darmmuskulatur sehr aktiv, Neigung zu Durchfall und Sodbrennen **Schlaf:** unregelmäßig, unruhig **Schwachpunkte:** Bluthochdruck, Gallenbeschwerden
Ernährungsgewohnheiten	**Hunger/Appetit:** isst gern und viel, Neigung zu Zwischenmahlzeiten **Gewicht:** muss auf Gewicht achten, nimmt leicht zu	**Hunger/Appetit:** isst unregelmäßig, Heißhungerattacken **Gewicht:** Neigung zu Übergewicht bei überwiegend sitzender Tätigkeit
Tipps und Ziele für die Fastenkur	Zu starke Reize und zu intensives Programm vermeiden, Durchhalten zum Ziel setzen, Zeit der Besinnung für Selbstbeobachtung nutzen	Viel trinken, Ruhe gönnen, bei den Anwendungen nicht überfordern, viele Entspannungsübungen, Zeit der Besinnung für Rückzug nutzen

Phlegmatiker (kalt/feucht) P	Melancholiker (kalt/trocken) M
Körperbau: schlank bis rundlich **Haut:** fettige oder Mischhaut **Gesichtsfarbe:** weißlich, blass **Augen:** feucht **Temperatur:** liebt warmes Klima, leicht kälteempfindlich, oft Neigung zu kalten und feuchten Händen	**Körperbau:** hager **Haut:** trocken bis schuppig **Gesichtsfarbe:** grau, blass **Augen:** trocken **Temperatur:** liebt warmes Klima, ausgesprochen kälteempfindlich, starke Neigung zu kalten Händen und Füßen
Charakter: distanziert, gelassen, beständig, bedächtig, ruhig, unentschlossen, nicht sehr ehrgeizig, aber starker Wille, kann für sich allein genießen **Stimmungslage:** ausgeglichen, beharrlich, beherrscht, überlegt, träge **Soziales Verhalten:** gesellig, kompromissbereit, kann gut zuhören, diplomatisch, mit Familiensinn **Sportlichkeit:** muss motiviert werden, bevorzugt Ausdauersport **Geist/Verstand:** kann sich ausdauernd auf etwas konzentrieren, hat keine »Flausen im Kopf«	**Charakter:** introvertiert, stark gefühlsbetont, ruhig, trifft Entscheidungen nach langer Überlegung, sehr ehrgeizig, aber schwache Durchsetzungskraft **Stimmungslage:** grübelnd, ernst, sehr beständig **Soziales Verhalten:** Einzelgänger, wenig kompromissbereit, fasst nur langsam Vertrauen **Sportlichkeit:** bewegt sich nicht gern und wenn, dann übertrieben **Geist/Verstand:** über einen langen Zeitraum hoch konzentriert, vergisst nie etwas, sehr kreativ
Verdauung: Neigung zu Aufstoßen, Blähungen, Durchfall/Verstopfung **Schlaf:** schläft gern und lang **Schwachpunkte:** Neigung zu rheumatischen Erkrankungen, niedrigem Blutdruck und Magenbeschwerden	**Verdauung:** Neigung zu Aufstoßen, Verstopfung, Blähungen, Völlegefühl **Schlaf:** schlecht, unruhig **Schwachpunkte:** Neigung zu depressiven Verstimmungen, Magenbeschwerden und zur Steinbildung
Hunger/Appetit: isst gern und viel zu festen und regelmäßigen Zeiten **Gewicht:** neigt von allen Fastentypen am meisten zu Übergewicht	**Hunger/Appetit:** häufige Appetitlosigkeit, unregelmäßige Essenszeiten **Gewicht:** isst nicht gern, Neigung zu Untergewicht
Starke und häufige Reize setzen, durch körperliche Bewegung und abwechslungsreiches Fasten eine allgemeine Aktivierung erzielen	Viel trinken, milde Reize setzen, Darm reinigen und anregen, durch Bewegung eine positive Einstellung gewinnen, in der Gruppe fasten

Finden Sie anhand der nebenstehenden Tabelle heraus, welcher Fastentyp Sie sind. In Reinform treten die einzelnen Typen nicht auf. Jeder Mensch besteht aus einer Mischung der vier Körpersäfte – es kommt nur darauf an, in welchem Porträt Sie sich am ehesten wiedererkennen. Die aussagekräftigsten Kriterien zur Einordnung sind die Temperaturempfindlichkeit und die gesundheitlichen Merkmale. Sollten Sie sich keinem Typ eindeutig zuordnen können, eignet sich das Fastenprogramm für den Sanguiniker am besten für Sie!

Wichtige Tipps zum Fasten

Fasten kann jeder, der sich für gesund und leistungsfähig hält und sich Disziplin und Verzicht zutraut. Doch nicht allen wird es leicht fallen, denn Willenskraft und körperliche Verfassung sind nicht bei jedem gleich stark ausgeprägt. Wer sich jedoch eng an das in diesem Buch geschilderte Fastenprogramm hält, wird sich nicht nur wesentlich gesünder, sondern auch insgesamt ausgeglichener fühlen! Eine Reihe von Tipps helfen, den Fastenalltag zu erleichtern.

Der geeignete Ort

Fasten kann man überall, wo man sich wohl fühlt, wo es warm und gemütlich ist. Das kann im Urlaub am Meer, in den Bergen oder aber zu Hause sein. Für die meisten sind die eigenen vier Wände jedoch der am besten geeignete Ort zum Fasten. Viele Fastende legen wegen der an den ersten Tagen wichtigen Toilettenhygiene besonderen Wert darauf, sich in dieser Zeit nicht in einem unbekannten Hotel oder einer fremden Ferienwohnung aufzuhalten.

Der richtige Zeitpunkt

Die meisten Fastenkuren werden im Frühjahr gemacht. Die ersten Sonnenstrahlen und die neu erwachende Natur wecken bei vielen ein Gefühl der Aufbruchstimmung. Die Lust und das Bedürfnis, seinem Körper etwas Gutes zu tun, sind dann besonders groß. Gerade den kälteempfindlichen Fastentypen wie Phlegmatikern und Melancholikern fällt im Frühjahr das Fasten leichter, denn sie frieren während der Zeit ohne Nahrungsaufnahme besonders schnell. Ein zusätzlicher Ansporn in dieser Jahreszeit ist für viele, dass der Winterspeck abgebaut werden soll.
Aber auch in den ersten Sommermonaten kann man gut fasten. Die Kur lässt sich dann möglicherweise sogar mit einem Urlaub verbinden. Sehr heiße Sommertage sind allerdings weniger empfehlenswert für die Fastenzeit, da der durch die Hitze ohnehin beanspruchte Kreislauf bei der Stoffwechselumstellung zu sehr belastet würde. Auch der Herbst ist eine beliebte Jahreszeit zum Fasten. Gerade an den kürzeren Tagen gehen viele noch einmal in sich und reflektieren ihre Lebensweise – ideal, um dies mit dem Fasten zu verbinden.
Wer im Alltag fastet, sollte eine Zeit wählen, in der es etwas ruhiger zugeht. Man beginnt die Fastenkur am besten an einem Freitag, an dem man sich möglichst Urlaub nehmen sollte. Dann liegen die schwierige Anfangsphase und das erste wichtige Abführen am Wochenende. Den Montag sollte man sich auf jeden Fall zusätzlich frei nehmen. Denn dieser Tag, der dritte ohne Nahrungszufuhr, ist in der Regel der schwierigste – Ruhe ist dann besonders wichtig.

In der Gruppe oder allein

Fasten fällt am leichtesten mit Gleichgesinnten, etwa mit dem Lebenspartner. Mit ihm kann man sich über körperliche und seelische Befindlichkeiten austauschen, und auch wenn die neue Lebensenergie am Ende der Fastenkur erwacht, kann das Hochgefühl geteilt werden. Oft stärken die Auseinandersetzungen mit sich selbst und dem Partner sogar die Beziehung. Doch trotz der gegenseitigen Bereicherung sollte man sich immer wieder genügend Zeit für sich selbst nehmen.
Statt mit dem Lebenspartner kann es auch sehr reizvoll sein, mit guten Freunden zu fasten. In der Geborgenheit der Gruppe erlebt man viel gegenseitige Hilfe und geht aus dem Verständnis der anderen gestärkt hervor. Obwohl die Beziehungen zu den Freunden sich beim Fasten in der Regel vertiefen, ist es jedoch auch hier wichtig, sich genügend persönliche Rückzugsmöglichkeiten für Phasen der Ruhe einzuräumen.
Etwas schwieriger ist es, ganz auf sich allein gestellt zu fasten. Hier ist mehr Willensstärke vonnöten, und auch Mut zur Auseinandersetzung mit sich selbst ist gefragt.

Gerade wenn andere Familienmitglieder keine Rücksicht nehmen und ihren üblichen Essgewohnheiten nachgehen, benötigt man als Fastender besonderes Durchhaltevermögen. Hilfreich ist es dann, das Fasten in die wärmere Jahreszeit zu verlegen, während der man den Rest der Familie in den Urlaub schicken kann und selbst zu Hause bleibt. Wer sich im Inneren jedoch ganz für die Fastenkur entschieden hat, der wird das Fasten auch im Alleingang genussvoll erleben.

Die innere Einstellung

Wenig empfehlenswert ist es, sich vor der Kur noch einmal all das zu »gönnen«, was den eigenen Gaumen am meisten erfreut. Wer dies tut, wird an den ersten Fastentagen besonders leiden: Der überlastete Magen produziert zu viel Säure, und der gestaute Nahrungsbrei liegt zu schwer im Magen. Anstatt zu schlemmen ist es vielmehr sinnvoll, bereits einige Tage vor der Kur Fleisch und Süßes ganz vom Speiseplan zu verbannen und sich dafür umso mehr von Obst und Gemüse zu ernähren. Vor allem sollte man nur so lange essen, bis man satt ist. Maßvoller Genuss ist also schon im Vorfeld des Fastens empfehlenswert. Das gilt ebenso für Kaffee, Zigaretten und Alkohol, worauf man möglichst schon vor der Fastenkur verzichtet.

Wichtig ist es aber auch, die innere Einstellung zum Fasten noch einmal zu überdenken. Wollen Sie die Fastenkur wirklich machen, machen Sie sie ausschließlich für sich selbst, für Ihre Gesundheit und Ihr Wohlbefinden? Nur wenn man diese Fragen eindeutig bejahen kann, wird die Fastenkur zum Ziel führen - der Erfolg hängt ganz von einem selbst ab. Um sich gedanklich auf das Fasten einzustimmen, ist es gerade für die umtriebigen und energiegeladenen Fastentypen Sanguiniker und Choleriker sinnvoll, schon während des Alltags mit Gymnastik, Spaziergängen oder Meditation langsam etwas zur Ruhe zu kommen.

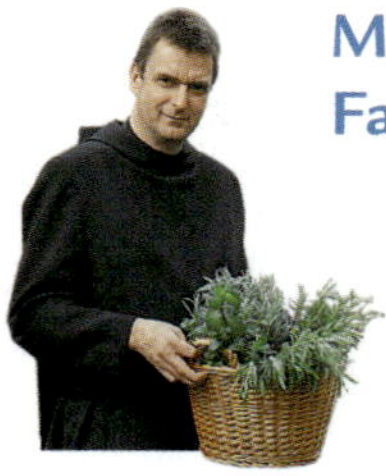

Meine wichtigsten Fastenregeln

1. ***Sanfter Einstieg:*** *Vor dem eigentlichen Fasten den Körper mit Schonkost entlasten.*
2. ***Keine feste Nahrung:*** *Sechs Tage lang nur Kräutertees, Gemüsebrühe sowie Getreidecremes zu sich nehmen und dazu viel, viel Wasser trinken!*
3. ***Loslassen vom Alltag:*** *Alle Verpflichtungen möglichst vor dem Fasten abschließen und sich vor Reizüberflutung abschirmen: kein Radio, kein Fernsehen und keine laute Musik.*
4. ***Verzicht auf Überflüssiges:*** *Auf alles verzichten, was dem Körper schaden könnte: Alkohol, Zigaretten, Kaffee und möglichst auch Medikamente.*
5. ***Auf sich selbst hören:*** *Bewusst auf Körper und Psyche achten und das tun, was sie verlangen – vom Schlafen bis zu gymnastischen Übungen.*
6. ***Ausscheidungen fördern:*** *Darm entleeren, Leber und Lunge stärken, Nieren spülen und viel schwitzen. Hautpflege dabei nicht vergessen.*
7. ***Viel Bewegung:*** *Spazieren gehen, gezielte Gymnastikübungen machen oder schwimmen, um Kreislauf und Stoffwechsel anzuregen.*
8. ***Ruhezeiten einplanen:*** *Bei Streck- und Atemübungen sowie Meditationen zur Ruhe kommen und Körper und Psyche Zeit lassen.*
9. ***Ausreichend schlafen:*** *Das Einschlafen erleichtern mit festen Ritualen. Beruhigen mit erbaulicher Lektüre, einer Duftlampe, aber auch mit Schlaftees und Entspannungsbädern.*
10. ***Aufbautage behutsam angehen:*** *Das Essen ausgiebig genießen und den Kostaufbau nur ganz langsam und allmählich steigern!*

Wenn man noch keine Fastenerfahrung hat, sollte man sich einen möglichst sanften Einstieg ins Fasten gönnen und den richtigen Zeitpunkt wählen. Die Umstellung des Stoffwechsels auf die Fastenzeit gelingt wesentlich leichter ohne die übliche Hektik und in einer ruhigen Atmosphäre. Fährt man zum Fasten in den Urlaub, ist zu bedenken, dass der Anreisetag oft schon genügend Belastung für den Körper bedeutet und Orts-, Zeit- und Klimawechsel mit sich bringt.

Die Vorbereitung der Fastenkur

Etwa eine Woche, bevor die Fastenkur losgeht, lohnt es sich, mit den Vorbereitungen zu beginnen. Im Zweifelsfall ist es empfehlenswert, sich von einem Arzt untersuchen und eine gute Verfassung attestieren zu lassen. Das muss nicht unbedingt ein Fastenarzt sein. Wenden Sie sich an Ihren Hausarzt, der Sie kennt und berät, wenn es um die Wirkungsweise von unvermeidbaren Medikamenten geht, die Sie auch während der Phase des Nahrungsverzichts einnehmen müssen.

Alle ausstehenden Arbeiten und gesellschaftlichen Verpflichtungen schließt man am besten in der Woche vor der Kur ab – man soll ja während der Fastenkur möglichst frei in der Tagesplanung sein. Sinnvoll ist es dann auch, den Kühlschrank auszuräumen, damit er nicht doch zum Naschen verführt. Alle restlichen Essensvorräte können Sie eventuell an Freunde verschenken.

Wer unnötigen Stress vermeiden will, sollte die Zutaten für die ersten sieben Tage einen Tag vor Kurbeginn besorgen. Das Einkaufen von frischem Obst und Gemüse für die Aufbautage kann man auf den letzten Fastentag verschieben. Sich im Geschäft wieder Lebensmittel auszusuchen macht dann besonderen Spaß und erhöht die Vorfreude auf den Tag des Fastenbrechens.

Auch die anderen Utensilien kann man im Vorfeld zusammenstellen. Sinnvoll ist es etwa, am Vortag der Fastenkur die wichtigsten Teile der »Fastenausrüstung« bereitzulegen: z. B. warme und bequeme Kleidung, genügend Unterwäsche, zwei Wärmflaschen, Hautöl, ein Einlaufgefäß, Glaubersalz, Flohsamenschalen und den Zungenschaber. Auch seine Lieblingsbücher sollte man im Haus haben, um während des Fastens auf andere Gedanken zu kommen.

Viel trinken

Trinken gehört grundsätzlich zu den wichtigsten Säulen des Fastenprogramms: Mindestens 1 1/2 Liter Wasser zusätzlich zu den Tees werden pro Tag empfohlen. Diese große Menge ist notwendig, um den Körper bei der Ausscheidung von Ablagerungen und Giftstoffen zu unterstützen. Wer viel Tee und Wasser zu sich nimmt, unterdrückt außerdem zwischendurch auftretende Hungergefühle. Die empfohlenen Heilkräutertees wirken ausgleichend und führen dem Körper Wärme zu, was besonders wichtig für die kälteempfindlichen Fastentypen Phlegmatiker und Melancholiker ist. Die Heilkräutertees sind überdies so auf den jeweiligen Fastentyp abgestimmt, dass sie die Stoffwechselleistung des Körpers optimal anregen.

Für alle Getränke während des Fastens gilt: schluckweise trinken. Jeden Schluck sollte man im Mund vorwärmen oder kühlen und dabei dem Geschmack des Tees nachspüren. Die Heilpflanzentees wirken besser, wenn sie langsam getrunken werden.

Neue Gewohnheiten annehmen

Die Fastenkur wird viele unserer täglichen Gewohnheiten verändern. Dafür werden andere Handlungen wie das Morgenritual (siehe Seite 476), zu dem die morgendliche Tasse Tee im Bett gehört, zum festen Bestandteil der Fastentage. Um sich daran zu gewöhnen und den jeweils kommenden Tag vorzubereiten, ist es sinnvoll, den Tee jeweils am Abend vorher zuzubereiten und ihn in einer Thermoskanne ans Bett zu stellen. So kann man das Aufwachritual mit Dehnen und Räkeln im Bett durchführen, ohne vorher aufstehen zu müssen. Wer seine Speisen im Alltag ausgiebig salzt, lernt jetzt, sie mit Kräutern zu würzen. Zu viel Salz bindet im Körper Wasser, begünstigt Bluthochdruck und belastet so Herz und Nieren unnötig.

Ungesunde Lebensgewohnheiten sind der Grund dafür, dass man sich im Alltag oft abgespannt, müde und erschöpft fühlt. Umso wichtiger ist es , diese Gewohnheiten jetzt aufzugeben. Alkohol, Zigaretten und Kaffee sind während des Fastens absolut tabu, schließlich ist das Entgiften des Körpers eines der Ziele, die man beim Fasten anstrebt. Auch auf Medikamente wie Schmerz-, Kreislauf- und Abführmittel, Appetitzügler oder Entwässerungstabletten sollte man möglichst ganz verzichten. Der Körper soll während der Fastenkur so wenig wie möglich belastet werden.

Eine wichtige Grundregel des gesamten Fastenprogramms, die man beherzigen sollte, sind feste Tagesrhythmen, zum Beispiel sollte man früh zu Abend essen. Am besten isst man um 18 Uhr und läuft damit nicht Gefahr, den Darm unnötig zu belasten, dessen Ruhephase am frühen Abend beginnt.

Ausgleichende Bewegung

Da der Mensch von Natur aus ein »Bewegungswesen« ist, gehört ausreichende Bewegung zu den festen Bestandteilen des auf den nachfolgenden Seiten beschriebenen Fastenprogramms. Körperliche Betätigung an der frischen Luft wie Spazierengehen oder leichte Gartenarbeit fördert die Lungenfunktion, sodass mehr Kohlendioxid ausgeatmet wird. Bewegung ist auch ideal für den Säure-Basen-Haushalt des Körpers, der bei unserer modernen (Fehl-)Ernährung oft im viel zu sauren Bereich liegt. Wer während des Fastens Sport treibt, sollte wissen, dass er dabei um einiges schneller ermüdet als sonst. Rasch verfügbare Energie können Sie von Ihrem Körper, der während des Fastens seine Reserven abbaut, nicht verlangen. Große Anstrengungen sollte man daher meiden, statt joggen lieber gehen und statt Rennrad fahren lieber einen Gang zurückschalten.

Genügend Ruhe

Am einfachsten erreicht man körperliches und seelisches Wohlbefinden, wenn man zwischen Bewegung und Ruhe, Spannung und Entspannung wechselt. Nach jeder Anstrengung - nach den Mahlzeiten, dem Abführen oder nach gymnastischen Übungen - empfiehlt es sich zu ruhen. Man sollte dem Körper Zeit lassen bei seiner Selbstregulation. Erst durch die Phasen der Entspannung kann man wieder lernen, was einem wirklich wichtig ist. Und erst dann hat man den Kopf frei für neue Gedanken. Um seinen eigenen Körper kennen zu lernen und zur Ruhe zu kommen, sind während des Fastens auch Meditations- und Atemübungen sinnvoll.

Fasten hilft in der Regel, den Schlaf zu verbessern. Man schläft tiefer, dadurch allerdings möglicherweise auch kürzer. Aufregende Kinofilme oder Fernsehsendungen sind kurz vor dem Schlafengehen dennoch ungeeignet, ebenso ein stark aufwühlendes Buch. Besser ist es, zum Lesen ruhige Texte auszuwählen oder sich die wichtigsten Ereignisse beim Tagebuchschreiben noch einmal durch den Kopf gehen zu lassen (siehe Kasten). Um den Tag bewusst zu beschließen, hat sich auch ein kleiner Abendspaziergang bewährt.

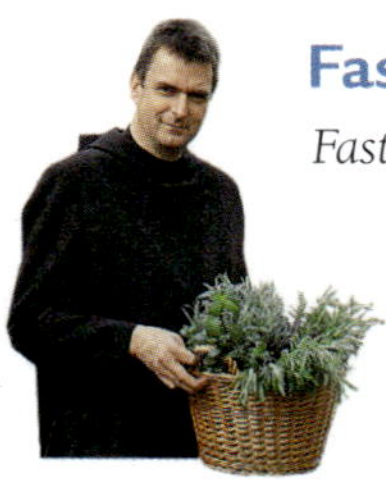

Fastentagebuch

Fasten ist eine besondere Erfahrung – für unseren Körper, unseren Geist und ganz besonders unsere Sinne. Meinen Fastenschülern empfehle ich daher immer, die für sie wichtigsten Schritte auf dem Papier festzuhalten. Es lohnt sich, ein richtiges Fastentagebuch zu führen. Dort können Sie notieren, wie Sie sich jeweils fühlen. Beschreiben Sie Ihren körperlichen und seelischen Zustand. Schreiben Sie auf, welche Beschwerden Sie vor der Fastenwoche plagen, und halten Sie fest, was davon nach der Fastenzeit geblieben ist. Wenn Sie möchten, können Sie Ihr jeweiliges morgendliches Gewicht notieren. Am Ende lässt sich so über die gesamte Fastenwoche Bilanz ziehen. Falls Sie dann wieder einmal eine Fastenkur machen möchten, lesen Sie Ihre früheren Erlebnisse nach, vergleichen Sie sie und holen sich dadurch vielleicht wertvolle Tipps.

Der Vorfastentag

Tageszeit	A. Essen / Trinken	B. Entlastung
Aufwachen	1 Tasse Morgentee Hagebutte S 1 Tasse Morgentee Ringelblume C 1 Tasse Morgentee Pfefferminze P 1 Tasse Morgentee Schlüsselblume M	
Früher Morgen		2 Gläser Wasser zur Anregung des Darms S C P M
Frühstückszeit	Apfel-Roggen-Müsli oder Brotsuppe S Pflaumen-Dinkel-Müsli oder Brotsuppe C Feigen-Haferflocken-Müsli oder Brotsuppe P Trauben-Weizen-Müsli oder Brotsuppe M 1 Tasse Morgentee, 1 Glas Wasser S C P M	
Vormittag	2 Tassen Früchtetee nach Belieben S C P M	1 Glas Wasser/ 1 EL Flohsamenschalen S C P M
Mittag	Safran-Hirse mit Endiviensalat S Koriander-Dinkel mit Gurkensalat C Petersilien-Amaranth mit Fenchelsalat P Bockshornklee-Weizen mit Rote-Bete-Salat M	
Früher Nachmittag		2 Glas Wasser S C P M
Teezeit	2 Tassen Früchtetee nach Belieben S C P M	
Später Nachmittag		1 Glas Wasser/ 1 EL Flohsamenschalen S C P M
Abend	Hirsebrühe mit Mangold, 1 Scheibe Brot S Dinkelbrühe mit Erbsen, 1 Scheibe Brot C Amaranthbrühe mit Fenchel, 1 Scheibe Brot P Weizenbrühe mit Möhren, 1 Scheibe Brot M 1–2 Tassen Schlaftee S C P M	

»Verzicht nimmt nicht, Verzicht gibt. Er gibt die unerschöpfliche Kraft des Einfachen.«
Martin Heidegger

C. Begleitende Anwendungen	D. Entspannung / Besinnung
Nach Entspannungsübungen: Luftbad am offenen Fenster (S) (P) Kalt-feuchtes Abreiben (C) (M) Kurzes Nachruhen im Bett (S) (C) (P) (M)	Morgenritual (S) (C) (P) (M)
Trockenmassage (S) (M) Dusche, kalt abschließen (C) (P) Mundpflege, Ölziehkur (S) (C) (P) (M)	Kontemplation: aufrecht hinsetzen, auf eine fließende Atmung achten (S) (C) (P) (M)
Gymnastik für die Körpermitte (S) (C) (P) (M)	
	Ruhen, dabei eventuell lesen oder entspannende Musik hören (S) (C) (P) (M)
Spaziergang oder Schwimmen, eventuell letzte Einkäufe erledigen (S) (C) (P) (M)	
Schlafsocken (S) (P) Nasse Socken (C) (M) Ansteigendes Fußbad (S) (P) (M)	Fastentagebuch führen (S) (C) (P) (M) Lektüreempfehlung: Hildegard von Bingen, »Scivias« (»Wisse die Wege«) (S) (C) (P) (M)

(S) = Sanguiniker (C) = Choleriker (P) = Phlegmatiker (M) = Melancholiker

Vorfastentag: die Einstimmung

Bereits der Beginn des zehntägigen Fastenprogramms markiert einen entscheidenden Einschnitt in den Alltag. Denn jetzt gilt es, sich aus dem gewohnten Tagesablauf zu lösen. Seelischer Ballast sollte über Bord geworfen und mit der Rückbesinnung auf sich selbst begonnen werden. Man lässt den Alltag ausklingen und kommt zur Ruhe. Der erste Schritt in diese Richtung ist das nun täglich durchzuführende Morgenritual im Bett, das aus Strecken und Dehnen, dem Morgentee und einer abschließenden Entspannungsübung besteht. An diesem ersten Tag sollten Fastende möglichst alle Termine absagen und Tätigkeiten nachgehen, die sie schon lange vorhatten. Das kann ein Spaziergang sein oder ein anregender Besuch im Museum.

A. Essen und Trinken

Morgens

Der Morgentee (siehe Seite 452) ist nicht nur eine Einstimmung auf den beginnenden Fastentag, er dämpft darüber hinaus auch das morgendliche Hungergefühl und verdünnt die Verdauungssäfte. Der Tee besteht aus belebenden, erfrischenden und wohlschmeckenden Heilkräutern, die nach dem ausgleichenden Prinzip der Temperamentenlehre der Klosterheilkunde ausgewählt wurden – etwa für den warmen und feuchten Sanguiniker Rosenblätter, Hagebuttenschalen und Apfelstücke, die kühlend und trocknend wirken.

Ebenso ist das Frühstück so zusammengestellt, dass es den Qualitäten des Fastentyps entgegenwirkt (siehe Seite 455). Der Sanguiniker isst beispielsweise ein kühlendes und trocknendes Apfel-Roggen-Müsli. Dazu sollte man ausreichend trinken.

Mittags

Als Mittagessen steht vegetarische Kost auf dem Plan, weil tierische Eiweiße schwerer verdaulich sind (siehe Seite 455). Getreide und Salate enthalten nicht nur Vitamine und Mineralien, sondern besitzen auch einen hohen Anteil an Ballaststoffen. Letztere geben dem Darminhalt Volumen und weichen ihn auf, wenn man ausreichend Wasser oder Früchtetees dazu trinkt.

Abends

Etwa um 18 Uhr nimmt man eine Getreidebrühe zu sich, die dafür sorgt, dass wertvolle Salze und genügend Flüssigkeit aufgenommen werden und somit der Kreislauf stabil gehalten wird (siehe Seite 456). Zur besseren Aufnahme der Vitamine aus dem Getreide kann man das Brot, das man dazu isst, mit etwas Weizenkeim- oder Olivenöl oder mit Butter bestreichen. Um Einschlafproblemen vorzubeugen, ist eine Tasse Schlaftee (siehe Seite 453) hilfreich, der als Hauptkomponente jeweils eine beruhigende und schlaffördernde Heilpflanze enthält, etwa Baldrian, Hopfen, Melisse oder Lavendel. Weitere Pflanzen in den Teemischungen sind nach den geschmacklichen Vorlieben der einzelnen Temperamente beigemengt.

B. Entlastung

Indische Flohsamenschalen zur sanften Darmreinigung erweichen den Darminhalt, der Stuhl wird gleitfähig und ältere Ablagerungen zwischen den Darmzotten werden dadurch mit hinausbefördert. Die Flohsamenschalen sollten allerdings mindestens 30 Minuten vor der Hauptmahlzeit eingenommen werden, um den Magen etwas zu füllen und eventuell auftretende Hungergefühle in Grenzen zu halten. Dabei ist es wichtig zu beachten, dass man 2 Gläser Wasser nachtrinkt.

C. Begleitende Anwendungen

Die Anwendungen, die den einzelnen Fastentypen für die Kur empfohlen werden, finden Sie ab Seite 462. So sind bereits am Vorfastentag Gymnastikübungen zur Darmaktivierung sinnvoll (siehe Seite 477–479).

Morgens und mittags

Sinnvolle Anwendungen nach den morgendlichen Entspannungsübungen im Bett sind ein Luftbad und eine kalt-feuchte Waschung. Für das Luftbad öffnet man ein Fenster oder begibt sich ins Freie und setzt sich möglichst unbekleidet 2 bis 5 Minuten der Morgenfrische aus. Wie bei der kalten Abreibung stärken dabei milde Temperaturreize den Kreislauf und die Abwehrkräfte. Man sollte diese Anwendung jedoch nur bei warmer Haut durchführen. Danach legt man sich so lange ins Bett, bis die Haut nicht mehr prickelt - die angeregte Durchblutung hat sich wieder normalisiert.

- Für die beiden feuchten Temperamente, die **Sanguiniker** und die **Phlegmatiker**, ist vor allem das Luftbad zu empfehlen.
- **Choleriker** und **Melancholiker** als trockene Temperamente halten sich am besten an eine kalt-feuchte Waschung. Dabei sorgt das kühle Wasser zunächst für eine Verengung der Blutgefäße, auf die der Körper kurz darauf mit einer Erweiterung der Arterien und Venen reagiert. Dadurch wird nicht nur die Durchblutung der Haut angeregt, sondern auch die der inneren Organe.

Abends

Da man am Anfang einer Fastenkur von den belastenden Erlebnissen des Alltags loslassen soll, ist gesunder Schlaf umso wichtiger. Für eine bessere Durchblutung und damit für besseres Einschlafen sorgen Schlafsocken, nasse Socken (siehe Seite 443) oder ein ansteigendes Fußbad (siehe Seite 467). Forschungen haben nämlich gezeigt, dass dafür ein bestimmter Verlauf der Körpertemperatur entscheidend ist: Am späten Abend beginnt die Temperatur zu sinken und erreicht um 3 Uhr nachts ihr Minimum, dann steigt sie wieder. Bleibt die Körpertemperatur hingegen gleich oder ist es zu warm, stellt sich kein erholsamer Schlaf ein. Der Körper senkt seine Temperatur, indem er die Wärme nach außen in die Haut ableitet. Die Haut wirkt also wie ein Kühlelement und muss dafür gut durchblutet sein, was man an warmen Füßen erkennt.

D. Entspannung und Besinnung

Um sich gleich morgens auf das Fasten einzustimmen, kommt dem ersten Morgenritual (siehe Seite 476) eine besondere Rolle zu. Dazu gehören wenige, ganz einfache Entspannungsübungen, die jedoch eine erstaunliche Wirkung haben. Noch im Bett sollte man seinen Körper dabei bewusst wahrnehmen.

Während der Alltag in den Hintergrund tritt, können neue Rituale begonnen werden, etwa das abendliche Lesen. Laut Benedikt sollten die Mönche nach dem Abendessen noch einmal zusammenkommen, um sich aus erbaulichen Büchern vorzulesen.

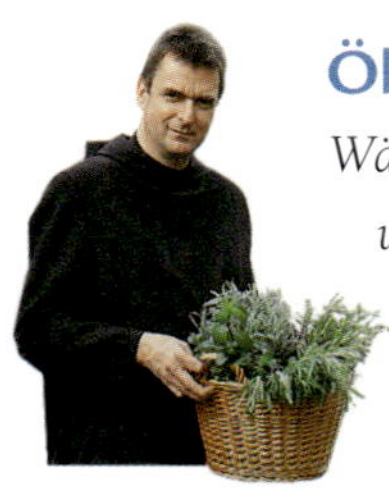

Ölziehen

Während einer Fastenkur tritt häufig ein unangenehmer Körpergeruch auf, der ahnen lässt, wie viele Schadstoffe über die Haut und die Schleimhäute ausgeschieden werden. Für eine optimale Mundhygiene empfehle ich daher immer nach dem gründlichen Zähneputzen das Ölziehen. Das Öl nimmt während der Kur die Giftstoffe auf, die sich im Mund angesammelt haben. Dazu spült man den Mund morgens gründlich mit 1 TL Oliven-, Weizenkeim- oder entzündungshemmendem Johanniskrautöl aus, wobei man das Öl für die Zahnfleischpflege auch durch die Zähne ziehen kann. Das Öl spuckt man anschließend sofort aus, auf keinen Fall sollte man es hinunterschlucken! Nach dem Ölziehen empfiehlt es sich, seine Zähne erneut gründlich zu putzen.

Der 1. Fastentag

Tageszeit	A. Essen / Trinken	B. Entlastung
Aufwachen	1 Tasse Entblähungstee Erdrauch S 1 Tasse Entblähungstee Koriander C 1 Tasse Entblähungstee Kamille P 1 Tasse Entblähungstee Kardamom M	
Früher Morgen		Glaubersalz S C P M Alternativ: Einlauf S C P M
Frühstückszeit	2 Tassen Entblähungstee Erdrauch S 2 Tassen Entblähungstee Koriander C 2 Tassen Entblähungstee Kamille P 2 Tassen Entblähungstee Kardamom M	
Vormittag		1/2 Glas Wasser/ 2 TL Flohsamen- schalen S C P M
Mittag	Gemüsebrühe S C P Pürierte Möhren-Sellerie-Suppe M	
Früher Nachmittag		2 Gläser Wasser zur Unterstützung der Ausleitung S C P M
Teezeit	2 Tassen Früchtetee nach Belieben oder Entblähungstee vom Morgen S C P M	
Später Nachmittag		1/2Glas Wasser/ 2 TL Flohsamen- schalen S C P M
Abend	Gemüsebrühe S C P Pürierte Möhren-Sellerie-Suppe M 1–2 Tassen Schlaftee S C P M	

»Wenn du deine Hände mit Gold füllen willst, musst du vorher die Steine, die du darin hältst, loslassen.« Martin Heidegger

C. Begleitende Anwendungen	D. Entspannung / Besinnung
Gymnastikübung: Wippe Ⓢ Gymnastikübung: Radfahren Ⓒ Gymnastikübung: Bauchschnellen Ⓟ Wärmflaschenmassage Ⓜ	Morgenritual Ⓢ Ⓒ Ⓟ Ⓜ Atemübung: Sitzbeuge Ⓢ Ⓒ Atemübung: großer Armkreis Ⓟ Ⓜ
Warme Dusche, kalt abschließen Ⓢ Ⓟ Ⓜ Wechseldusche, kalt abschließen Ⓒ Mundpflege, Ölziehkur Ⓢ Ⓒ Ⓟ Ⓜ	
Ruhen mit kaltem Leberwickel Ⓢ Ⓒ Ruhen mit warmem Leberwickel Ⓟ Ⓜ Bauchmassage Ⓢ Ⓒ Ⓟ Ⓜ	Nach dem Abführen kurzes Ruhen, dabei nach Belieben entspannende Musik hören Ⓢ Ⓒ Ⓟ Ⓜ
Gymnastikübung vom Morgen: Wippe Ⓢ Radfahren Ⓒ Bauchschnellen Ⓟ Wärmflaschenmassage Ⓜ	Verdauungsatmung Ⓢ Ⓒ Ⓟ Ⓜ
	Kleiner Spaziergang, dabei die Natur betrachten und genießen Ⓢ Ⓒ Ⓟ Ⓜ
Warmes Fußbad Ⓢ Ⓒ Ⓟ Ⓜ Alternativ: Melissenbad Ⓢ Ⓒ Lavendelbad Ⓟ Ⓜ	Fastentagebuch führen Ⓢ Ⓒ Ⓟ Ⓜ Lektüreempfehlung: Augustinus, »Vom Nutzen des Fastens« Ⓢ Ⓒ Ⓟ Ⓜ

Ⓢ = Sanguiniker Ⓒ = Choleriker Ⓟ = Phlegmatiker Ⓜ = Melancholiker

1. Fastentag: das Loslassen

Der erste Fastentag steht ganz im Zeichen der Entlastung der Verdauungsorgane und der Reinigung des Darms: Der Darminhalt wird durch Abführmittel ausgeleitet. Der Körper braucht Ruhe, da der hochsensible Verdauungstrakt mit über 100 Millionen Nervenzellen durch den Mangel an Nahrung und das Abführen sehr gestresst wird. Deshalb sollte man diesen Tag frei von anderen Verpflichtungen halten.

A. Essen und Trinken

Morgens

Heute ist es besonders wichtig, viel zu trinken - das ist entscheidend für den Erfolg des Abführens. Durch das schluckweise Trinken von speziellen Tees und Wasser werden die Darmbewegungen angeregt, der Stuhl wird weicher und gleitfähiger.

In den Entblähungstees (siehe Seite 453) aller vier Fastentypen sind neben geschmacksverstärkenden Pflanzen mit angenehmem Aroma vor allem auch ausgewählte Heilpflanzen enthalten, deren Inhaltsstoffe krampfartige Beschwerden lindern und so Magen und Darm beruhigen können.

- Für **Sanguiniker** sinnvoll sind Heilpflanzen mit kühlenden und trocknenden Eigenschaften, wie beispielsweise Erdrauch, Spitzwegerich und Süßholzwurzel. Fenchel ist darüber hinaus wegen seiner entblähenden und entkrampfenden Wirkung in der Teemischung enthalten.
- **Choleriker** neigen besonders zu Bauchkrämpfen. Dem Entblähungstee sind deshalb neben dem kaltfeuchten Koriander entblähender Fenchel und beruhigend wirkender Baldrian beigemengt. Zitrone hat eine magenstärkende Wirkung.
- **Phlegmatiker**, die zu den kühlen Fastentypen gehören, benötigen vor allem wärmende Pflanzen, die die Verdauung besonders stark anregen. Dazu zählen Kamille, Pfefferminze, Kümmel und Anis.
- Für **Melancholiker** hat sich Kardamom bewährt, der unter den wärmenden und feuchten Pflanzen zu den wirksamsten Heilpflanzen für Magen und Darm zählt. Für eine Förderung der Verdauung sorgen außerdem die Inhaltsstoffe des Fenchels.

Mittags

Nach der Darmentleerung und ausreichender Ruhezeit ist eine kleine Stärkung sinnvoll.

- Die meist hageren **Melancholiker** können sich einen Teller pürierte Möhren-Sellerie-Suppe (siehe Seite 457) zubereiten, da sie in der Regel mehr Kalorien benötigen als die anderen Fastentypen.
- Die **übrigen Fastentypen** nehmen einen Teller Gemüsebrühe zu sich (siehe Seite 457).

Abends

Wer zu Schlafproblemen neigt, dem wird empfohlen, vor der Nachtruhe eine Tasse beruhigenden Schlaftee (siehe Seite 453) zu trinken.

B. Entlastung

Morgens

Der Fasteneinstieg erfolgt mit einer Darmreinigung während der Morgentoilette. Denn der Darm, der über die folgenden Tage seine Aktivität drastisch reduziert, muss dabei unterstützt werden, sich seiner Ausscheidungsstoffe zu entledigen. An diesem ersten Fastentag wird allen Fastentypen empfohlen, mit Glaubersalz abzuführen, da diese Methode für eine besonders gründliche Reinigung vor allem der oberen Darmabschnitte sorgt (siehe Seite 484). Diese Form der Darmreinigung ist vor allem für die zur Verstopfung neigenden Choleriker und Melancholiker geeignet. Bei Sanguinikern, die in der Regel eine gute Verdauung haben, genügt oft ein Einlauf - sie können die Methode des Abführens von ihrem Befinden an diesem Fastentag abhängig machen.

C. Begleitende Anwendungen

Morgens

An das Morgenritual (siehe Seite 476) schließen sich gymnastische Übungen an, die den Darm und Kreislauf zusätzlich mobilisieren (siehe Seite 477–479).

- Die beste Übung für den gefühlsbetonten **Sanguiniker** ist die harmonisierende Wippe.
- Für den leistungsstarken **Choleriker** hat sich das Radfahren als geeignete Übung herausgestellt, bei der viel Energie verbraucht wird.
- **Phlegmatiker** dürfen ihr »Phlegma« pflegen, denn das wenig anstrengende Bauchschnellen kann im Liegen bequem durchgeführt werden.
- Für die kalten **Melancholiker** ist eine wohltuende Wärmflaschenmassage (siehe Seite 479) ideal, weil sie dem Körper von außen Wärme zuführt und zugleich die Darmbewegungen in sanften Wellen auf angenehme Weise anregt.

Nach Einlauf und Ruhezeit haben viele Fastende das Bedürfnis nach Reinigung. Am besten sind jetzt Wechselduschen, die Stoffwechsel und Durchblutung intensiv stimulieren. Auch eine ausgiebige Mundpflege kann hilfreich sein (siehe Seite 419).

Vormittags

Nach dem Abführen ist Ruhe der wichtigste Ratschlag, den jeder beherzigen sollte:

- Ein kalter Leberwickel (siehe Seite 473) hilft **Sanguinikern** und **Cholerikern**, eventuell auftretenden Darmkrämpfen vorzubeugen.
- **Phlegmatiker** und **Melancholiker** legen einen warmen Leberwickel mit einem Heusack oder einer Wärmflasche an (siehe Seiten 473 und 427).

Abends

Um Einschlafproblemen vorzubeugen, ist ein warmes Fuß- oder ein Dreiviertelbad hilfreich.

- **Phlegmatiker** und **Melancholiker** nehmen ein ausgleichendes Lavendelbad (siehe Seite 467).
- Für **Choleriker** und **Sanguiniker** ist die im Vergleich zu Lavendel stärker beruhigend wirkende Melisse als Badezusatz ideal (siehe Seite 467).

D. Entspannung und Besinnung

Beim Fasten sollte man sich viel Zeit für sich selbst nehmen, in seinen Körper hineinhören und sich beispielsweise morgens im Bett ausgiebig dehnen und auf die Körpermitte konzentrieren. Abgeschlossen werden die körperlichen Übungen mit der Tiefenatmung (siehe Seite 480), die viel Sauerstoff in die Lungen bringt und die Organe durch die Bewegungen des Zwerchfells massiert. Zur Anregung der Verdauungsorgane dient außerdem die Verdauungsatmung (siehe Seite 481). Ein Spaziergang fördert die Entspannung, gleichzeitig aber auch die Ausleitung.

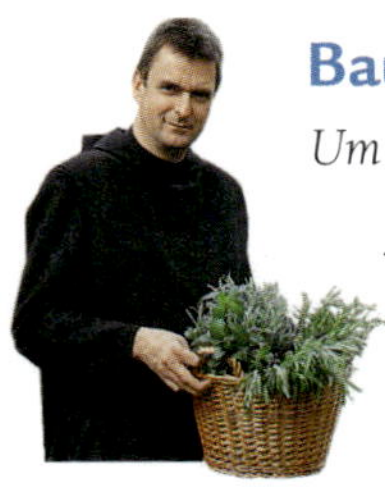

Bauchmassage

Um die Darmperistaltik nach dem Abführen anzuregen, wird eine Bauchmassage als besonders wohltuend empfunden. Dazu bleibt man ganz entspannt im Bett auf dem Rücken liegen und legt beide Hände etwa in Höhe des Hüftknochens auf die Bauchdecke. Nun beginnt man unten rechts mit sanftem Druck den Bauch an der Stelle zu massieren, an der der Magen in den Darm übergeht. In rhythmischen Bewegungen wird nach rechts oben bis knapp unterhalb des Rippenbogens und von dort aus dann im Uhrzeigersinn nach links oben und links unten weitermassiert. Die Bauchmassage endet nach fünf Wiederholungen links unten und wird mit einem kurzen, etwas kräftigeren Druck abgeschlossen.

Der 2. Fastentag

Tageszeit	A. Essen / Trinken	B. Entlastung
Aufwachen	1 Tasse Morgentee Hagebutte S 1 Tasse Morgentee Ringelblume C 1 Tasse Morgentee Pfefferminze P 1 Tasse Morgentee Schlüsselblume M	
Früher Morgen		1 Glas Wasser zur Unterstützung der Ausleitung S C P M
Frühstückszeit	2 Tassen Lebertee: Lebertee Mariendistel S P Lebertee Löwenzahn C M	
Vormittag		1/2 Glas Wasser/ 2 TL Flohsamenschalen S C P M
Mittag	2 Portionen Roggencreme S 2 Portionen Dinkelcreme C 2 Portionen Hafercreme P 2 Portionen Weizencreme mit Gemüseeinlage M	
Früher Nachmittag		1 Glas Wasser zur Unterstützung der Ausleitung S C P M
Teezeit	2 Tassen Lebertee: Lebertee Mariendistel S P Lebertee Löwenzahn C M	
Später Nachmittag		1/2 Glas Wasser/ 2 TL Flohsamenschalen S C P M
Abend	Gemüsebrühe S C P Pürierte Möhren-Sellerie-Suppe M 1–2 Tassen Schlaftee S C P M	

»Das Fasten ist die Speise der Seele.«
Basilius der Große

C. Begleitende Anwendungen	D. Entspannung / Besinnung
Luftbad S P Kalt-feuchtes Abreiben C M Kurzes Nachruhen im Bett mit Bauchmassage S C P M	Morgenritual S C P M Atemübung: Sitzbeuge S C Atemübung: großer Armkreis P M
Wechseldusche S P M Wechseldusche, kalt abschließen C Mundpflege, Ölziehkur S C P M	
Ruhen mit kaltem Leberwickel S C Ruhen mit warmem Leberwickel P M	
Gymnastik für die Körpermitte: Katze und Pferd S Schiff C Narzisse P Storch M	Verdauungsatmung S C P M
	Beim Spaziergang zur Ruhe kommen und den inneren Veränderungen nachgehen S C P M
Ruhen mit kaltem Leberwickel S C Ruhen mit warmem Leberwickel P M	Fastentagebuch führen S C P M

S = Sanguiniker C = Choleriker P = Phlegmatiker M = Melancholiker

2. Fastentag: der Beginn der Entgiftung

Nachdem dem Körper 24 Stunden keine feste Nahrung mehr zugeführt wurde, zeigen sich erste Wirkungen des Fastens: Der Abbau der inneren Reservestoffe und die Entsorgung der dabei freigesetzten Giftstoffe setzt ein. Dabei ist vor allem das Hauptentgiftungsorgan, die Leber, gefordert. Da sie vor allem heute Schwerstarbeit leisten muss, sollte sie entsprechend unterstützt werden: durch Leberwickel oder Teemischungen, die speziell dieses Organ ansprechen und stärken. Die belastete Leber ermüdet den gesamten Organismus und regeneriert am besten im Liegen, deshalb ist auch der zweite Fastentag ganz der Ruhe gewidmet. Man konzentriert sich auf die Vorgänge im eigenen Körper, auf körperliche und seelische Befindlichkeiten und geht dabei das Wagnis ein, sich selbst kennen zu lernen. Dabei kann es helfen, entspannende Atemübungen (siehe Seite 480) durchzuführen. Sie sind auch deswegen sinnvoll, weil sie Hungergefühle, die an diesem Tag in der Regel noch auftreten, unterdrücken können.

A. Essen und Trinken

Morgens

Nach der Lockerung der Arme und Beine im Bett bringt der Morgentee innere Wärme und gleicht den Flüssigkeitsverlust der Nacht aus (siehe Seite 452).

Zur Frühstückszeit gibt es milden Lebertee, der frisch aufgebrüht wird. Er soll möglichst warm langsam und schluckweise getrunken werden – auf diese Weise kann er besser wirken. Beide Leberteemischungen enthalten den Klassiker der leberwirksamen Heilpflanzen, die Mariendistel (siehe Seite 454). Ihr wichtigster Wirkstoff, das Silymarin, schützt die Leber vor Giften und aktiviert die Bildung von neuen Leberzellen.

- Dem Lebertee der **Sanguiniker** und **Phlegmatiker** werden außerdem Pfefferminze und Erdrauch beigemischt, die zu den gallenflussanregenden Heilpflanzen gehören und die Ausscheidung von Giftstoffen über Leber, Galle und Darm fördern. Mit ihren wärmenden und trocknenden Eigenschaften können diese Pflanzen die Leber zusätzlich mit Energie versorgen und sind ideal für die feuchten sanguinischen und phlegmatischen Fastentypen. Die Königskerze wird dieser Teemischung vor allem aus geschmacklichen Gründen beigegeben.
- Gallenflussanregende Pflanzen im Lebertee für den **Choleriker** und **Melancholiker**, die zusätzlich zur Mariendistel beigemengt werden, sind Löwenzahn, Ingwer und Kardamon. Löwenzahn und Ingwer zählen zu den feuchten Pflanzen, die die trockenen Eigenschaften dieser beiden Fastentypen ausgleichen. Für einen ausgewogenen Geschmack der Teemischung sorgen in diesem Fall Erdbeerblätter.

Mittags

Zur Stärkung gibt es eine auf die verschiedenen Fastentypen ausgerichtete Getreidecreme (siehe Seite 457). Im Gegensatz zu den Gemüsebrühen ist die Getreidecreme von sämiger Konsistenz, die sich wie ein Schutzfilm über die säureempfindliche Magen- und Darmschleimhaut legt und sie so vor aggressiven Verdauungssäften schützt. Außerdem besitzen alle Getreidearten Eiweiße sowie eine Vielzahl an Vitaminen und Mineralstoffen.

- Die warmen und feuchten **Sanguiniker** bereiten eine Getreidecreme aus dem nach dem Verständnis der Klosterheilkunde nur mäßig wärmenden und trocknenden Roggen zu.
- Für die trockenen **Choleriker** steht eine Creme aus feuchtem Dinkel auf dem Speiseplan.
- Für **Phlegmatiker** ist eine Creme mit warm-trockenem Hafer geeignet.
- Die kühlen und trockenen **Melancholiker** nehmen eine Creme aus dem mäßig warmen und feuchten Weizen mit Gemüseeinlage zu sich.

Nachmittags

Fastende, deren Hungergefühl sich jetzt noch meldet, können den nachmittäglichen milden Lebertee mit 1/2 TL Honig süßen.

B. Entlastung

Der Flohsamenschalenkur (siehe Seite 485) kommt am heutigen Tag eine besondere Bedeutung zu: Die Darmflora im Dickdarm setzt beim Abbau des Darminhalts beachtliche Mengen an Ammoniak frei, den die Leber entgiften müsste. Die Flohsamenschalen bewirken jedoch eine physiologische Darmsäuerung, sodass der Ammoniak in seine lösliche Form umgewandelt und ohne den Einsatz der Leber ausgeschieden werden kann. Damit die Flohsamenschalen für die Darmpassage weich genug sind und den Darm nicht verstopfen, ist es wieder wichtig, 2 Gläser Wasser nachzutrinken.

C. Begleitende Anwendungen

Eine gründliche Morgentoilette mit ausgiebigem Zähneputzen, Mundwasser und Ölziehen wird ab diesem Fastentag zu einem immer größeren Bedürfnis, denn eine belegte Zunge und ein unangenehmer Geschmack sind nun völlig normal. Diese Symptome zeigen, dass der Körper seine Entgiftungs- und Abbautätigkeit voll aufgenommen hat.

Zur zentralen Anwendung an diesem Tag gehört der Leberwickel. Er regt die Durchblutung dieses Organs an, aktiviert dessen Stoffwechselleistung und wirkt krampflösend. Leberwickel lassen einen jedoch schnell ermüden, was an der Freisetzung von Giftstoffen liegt, die die Leber zusätzlich abbauen muss. Deshalb dient der Wickel auch gut als Einschlafhilfe.

- Für die heißen **Choleriker** und **Sanguiniker** eignen sich feucht-kalte Leberwickel. Durch den Kältereiz auf der Haut wird reflektorisch frisches arterielles Blut zur Leber geleitet. Dadurch wird deren Stoffwechsel verstärkt angeregt und die Entgiftungsleistung dieses Organs unterstützt.
- Die kalten **Phlegmatiker** und **Melancholiker** stärken das Hauptentgiftungsorgan, indem sie einen warmen Leberwickel mit einem Heusack oder einer Wärmflasche anlegen.

D. Entspannung und Besinnung

Durch die Umstellung des Organismus und die Erfahrung, auch ohne feste Nahrung ganz aus sich selbst heraus den Tag zu bewältigen, entsteht ein völlig neues Körperbewusstsein. Diesen Veränderungen kann man genussvoll – etwa beim Morgenritual oder dem nachmittäglichen Spaziergang – nachgehen.

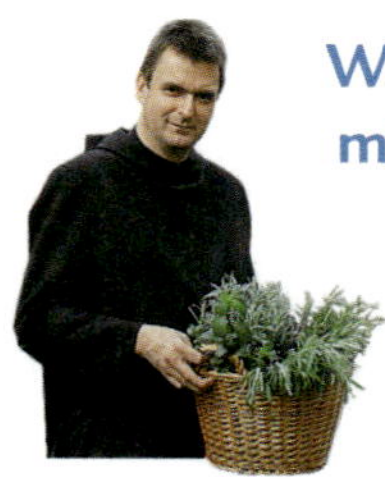

Warmer Leberwickel mit Heusack

Um die wichtige Anwendung des heutigen Tages, den warmen Leberwickel für Phlegmatiker und Melancholiker, noch wirkungsvoller einzusetzen, hat sich ein Heusack bewährt. Er speichert die Wärme länger als eine Wärmflasche, sodass der Leberwickel während seiner gesamten Einwirkzeit von 1 Stunde ausreichend warm ist. Für den Heusack kann man getrocknetes Wiesengras verwenden, das man in einen Kissenbezug füllt. Außerdem sind Fertigpackungen in der Apotheke erhältlich. Den Heusack dämpft man 1 Stunde in einem alten Kartoffeltopf – er selbst sollte nicht im Wasser liegen. Anschließend lässt man ihn kurz an der Luft abkühlen (erfahrene Bademeister werfen den Heusack zwischen ihren Händen hin und her und schütteln ihn dabei wie ein Kissen auf) und kann ihn dann direkt zwischen die beiden äußeren Lagen eines Leberwickels legen (siehe Seite 473).

Der 3. Fastentag

Tageszeit	A. Essen / Trinken	B. Entlastung
Aufwachen	1 Tasse Entblähungstee Erdrauch S 1 Tasse Entblähungstee Koriander C 1 Tasse Entblähungstee Kamille P 1 Tasse Entblähungstee Kardamom M	
Früher Morgen		Einlauf S C P M (evtl. Glaubersalz)
Frühstückszeit	2 Tassen Entblähungstee Erdrauch S 2 Tassen Entblähungstee Koriander C 2 Tassen Entblähungstee Kamille P 2 Tassen Entblähungstee Kardamom M	
Vormittag		1/2 Glas Wasser/ evtl. 2 TL Flohsamenschalen S C P M
Mittag	2 Portionen Roggencreme S 2 Portionen Dinkelcreme C 2 Portionen Hafercreme P 2 Portionen Weizencreme mit Gemüseeinlage M	
Früher Nachmittag		2 Gläser Wasser zur Unterstützung der Ausleitung S C P M
Teezeit	2 Tassen Fastentee Rose S 2 Tassen Fastentee Löwenzahn C 2 Tassen Fastentee Brennnessel P 2 Tassen Fastentee Fenchel M	
Später Nachmittag		1/2 Glas Wasser/ 2 TL Flohsamen- schalen S C P M
Abend	Gemüsebrühe S C P Pürierte Möhren-Sellerie-Suppe M 1 Tasse Schlaftee S C P M	

»Das Fasten ist ein unersetzliches Training, um in den Wettkämpfen des Lebens den Sieg davonzutragen.« Papst Johannes Paul II.

C. Begleitende Anwendungen	D. Entspannung / Besinnung
Luftbad (S) (P) Trockenmassage (C) (M) Gymnastik für die Körpermitte (S) (C) (P) (M)	Morgenritual (S) (C) (P) (M) Atemübung: Sitzbeuge (S) (C) Atemübung: großer Armkreis (P) (M)
Warme Dusche, kalt abschließen (S) (C) (P) (M) Mundpflege, Zungenschaber, Ölziehkur, Bauchmassage (S) (C) (P) (M)	Nach dem Abführen kurzes Ruhen, dabei nach Belieben entspannende Musik hören (S) (C) (P) (M)
Ruhen mit kaltem Leberwickel (S) (C) Ruhen mit warmem Leberwickel (P) (M)	
Spaziergang, für entspannte Bewegung sorgen (S) (C) (P) (M)	
Aromatherapie mit Rosenöl (S) Aromatherapie mit Veilchenöl (C) Aromatherapie mit Zitronenmelissenöl (P) Aromatherapie mit Nadelholzöl (M)	
Lauwarmes Kräuterbad mit den Ölen der Aromatherapie (siehe Teezeit) (S) (C) (P) (M)	Lesen oder Musik hören, Fastentagebuch führen (S) (C) (P) (M)
Schlafsocken (S) (P) Nasse Socken (C) (M)	

(S) = Sanguiniker (C) = Choleriker (P) = Phlegmatiker (M) = Melancholiker

3. Fastentag: Verwöhnen und Wohlfühlen

Am dritten Fastentag treten in der Regel die meisten Beschwerden auf: Man riecht unangenehm, hat Hunger, eventuell Kopfweh und Kreislaufprobleme, man friert leicht und fühlt sich unwohl und niedergeschlagen. So verwundert es nicht, dass laut Statistik die meisten an diesem Tag ihre Fastenkur abbrechen. Doch diejenigen, die durchhalten, werden am nächsten Tag mit einem besonderen Hochgefühl belohnt: mit dem Gefühl, eine Krise überstanden zu haben. Und schließlich gibt es eine Reihe von Hilfen gegen all die Fastenbeschwerden. Sinnvoll ist es etwa, erneut abzuführen – das besänftigt Hungergefühl und Kopfschmerzen. Und Luftbad und Trockenmassage am Morgen mobilisieren den labilen Kreislauf. Tauschen Sie sich, wenn möglich, mit Ihren Mitfastenden aus oder teilen Sie am Telefon Ihre Fastenerfahrungen mit. Sie wissen ja, geteiltes Leid ist immer halbes Leid. Versuchen Sie vor allem, sich bewusst zu motivieren, und denken Sie daran: Fastenkrisen sind Heilkrisen. Denn sobald die Stoffwechselumstellung vollzogen ist und ein Teil der Ablagerungen und Giftstoffe den Körper verlassen hat, ist die Krise vorbei, als hätte sie nie existiert.

A. Essen und Trinken

Der Fastenplan ähnelt dem des ersten Fastentags. Neu ist ein Fastentee am Nachmittag, der besonders helfen soll, die Herausforderungen dieses anstrengenden Tags zu bewältigen (siehe Seite 452). Diese Teemischungen sind nach den Qualitäten der Temperamentenlehre so zusammengestellt, dass sie ausgleichend auf die Befindlichkeiten und Qualitäten des jeweiligen Fastentyps wirken. Der Tee des warmen und feuchten Sanguinikers etwa enthält feucht-kühle Pflanzen, nämlich Schachtelhalm, Rose und Apfel. Die Mischungen wurden außerdem so gewählt, dass sie auch den Geschmacks-, Geruchs- und Sehsinn ansprechen – Sinne, die an diesem Krisentag besonders sensibel sind. Für die Sanguiniker zählen zu den wohlschmeckenden Zutaten wiederum Rose und Apfel. Zudem hat jeder Tee eine aktivierende und ausleitende Wirkung auf Leber, Galle und Nieren, die beim Sanguiniker z. B. Erdrauch und Schachtelhalm übernehmen.

B. Entlastung

Das Abführen während der Morgentoilette ist jeden zweiten Tag notwendig, denn der gesamte Verdauungstrakt hat seine Arbeit bis heute weitgehend eingestellt, nachdem ihm keine feste Nahrung zugeführt wird. Dennoch befinden sich auch jetzt noch Rückstände im Darm, und durch die Mobilisierung der Reservestoffe im gesamten Körper kommen ständig neue hinzu. Nur wer an diesem Fastentag nochmals abführt, reinigt seinen Darm gründlich genug.

- Für **Sanguiniker**, **Choleriker** und **Phlegmatiker** genügt diesmal ein Einlauf, die behutsamere der Abführmethoden (siehe Seite 484).
- **Melancholiker** haben in der Regel eine eher zögerliche Verdauung und häufig immer noch ein Gefühl der Fülle im Darmbereich. Deshalb ist für sie Glaubersalz weiterhin die empfehlenswerte Abführmethode. Wem diese Methode allerdings zu heftig ist, der sollte sich für den milder wirkenden Einlauf entscheiden und ihn gründlich vornehmen.

C. Begleitende Anwendungen

Morgens

Um den am dritten Fastentag häufig auftretenden Beschwerden zu begegnen, sollten die folgenden Anwendungen besonders sorgfältig durchgeführt und genügend Zeit dafür eingeplant werden: Sowohl das Luftbad für Sanguiniker und Phlegmatiker als auch die Trockenmassage für Choleriker und Melancholiker erfrischen und helfen zu einem stabileren Kreislauf. Vor dem Einlauf unterstützen Gymnastikübungen das Abführen, indem sie die Darmtätigkeit anregen (siehe Seite 477–479). Die gründliche Morgentoilette nach dem Abführen kann zum einen die Stimmung heben und zum anderen den ungewohnten, relativ starken Körpergeruch reduzieren. Allen Fastentypen ist eine warme Dusche zu empfehlen, die zur Anregung des Kreislaufs mit kaltem Strahl abgeschlossen wird. Dabei soll man ruhig einmal ein anregendes Rosmarin-Duschbad verwenden, das im Handel erhältlich ist.

Nachmittags

Eine Aromatherapie ist ideal, um über die Fastenkrise hinwegzuhelfen. Sie steigert das Allgemeinbefinden, indem Duftstoffe über die Nasenschleimhaut ins Gehirn gelangen und dort ausgleichend auf Psyche und Nerven wirken. Neben der Aromatherapie mit Duftlampe (siehe Kasten) sind besonders warme Bäder empfehlenswert (siehe Seite 467). Diese Wasseranwendungen wirken nicht nur auf die Psyche, sondern stimmen den Stoffwechsel um und regen auf diese Art und Weise die Eigenregulation des Körpers an. Um den Kreislauf jedoch nicht unnötig zu belasten, sollte man nicht länger als 20 Minuten baden. Geeignete Badezusätze sind frisch duftende ätherische Öle, die für ein Wohlbefinden sorgen. Den geruchlichen Vorlieben der einzelnen Fastentemperamente entsprechend werden folgende Öle empfohlen: Rose für den Sanguiniker, Veilchen für den Choleriker, Zitronenmelisse für den Phlegmatiker und Nadelhölzer für den Melancholiker.

Abends

Wer nach diesem Tag Probleme beim Einschlafen hat, sollte es neben dem Schlaftee mit einer weiteren Einschlafhilfe probieren. Für die nach der Temperamentenlehre trockenen Fastentypen empfehlen sich nasse Socken (siehe Seite 443), für die anderen Fastentypen »normale« Schlafsocken.

D. Entspannung und Besinnung

Viele Fastende sind an diesem Tag lustlos, müde und träge. Die meisten ziehen sich zurück, um sich hinzulegen oder zu schlafen. Aus der Fastenkrise kommt man aber leichter, wenn man sich bewusst aufrafft. Schon bei einem kurzen Spaziergang wird sich das Gefühl der Unlust meist recht bald ändern. Bleibt die schlechte Stimmung dennoch bestehen, hilft häufig ein einfacher Trick: Schreiben Sie einfach alles auf, was Ihnen heute »stinkt« – im wahrsten Sinne des Wortes. Wutanfälle können auch einmal laut herausgeschrien werden, oft hilft auch ein festes Aufstampfen mit dem Fuß über die erste Welle der Frustration hinweg.

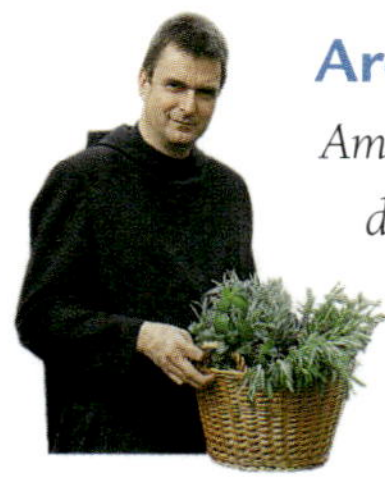

Aromatherapie

Am heutigen »Kampftag« ist es besonders wichtig, etwas für die Psyche zu tun. Dies kann am besten in Form einer wohltuenden Aromatherapie mit Duftlämpchen geschehen. Dazu werden etwa 5 Tropfen ätherischer Öle in ein Duftlämpchen oder in eine Wasserschale gegeben, die man auf den Heizkörper stellt. Der durch das Erhitzen aufsteigende Wasserdampf verteilt die Duftmoleküle in der Raumluft. Es gibt eine Vielzahl von ätherischen Ölen, deren Wirkung von anregend und stärkend bis entspannend und entkrampfend reicht. Am Krisentag steht das Bedürfnis nach Geborgenheit im Vordergrund. Deshalb bieten sich neben den bei den Anwendungen genannten Ölen erfrischende Öle wie Zitrone und Bitterorange an, die Ängste vertreiben und die innere Heiterkeit wecken. Auch Zimt und Vanille wirken angenehm ausgleichend. Um eventuell auftretende Kopfschmerzen zu vertreiben, kann man die Schläfen mit einer Mischung aus 10 ml Pfefferminzöl und 100 ml Jojobaöl massieren.

Der 4. Fastentag

Tageszeit	A. Essen / Trinken	B. Entlastung
Aufwachen	1 Tasse Morgentee Hagebutte S 1 Tasse Morgentee Ringelblume C 1 Tasse Morgentee Pfefferminze P 1 Tasse Morgentee Schlüsselblume M	
Früher Morgen		2 Gläser Wasser zur Unterstützung der Ausleitung S C P M
Frühstückszeit	2 Tassen Spülungstee: Spülungstee Schachtelhalm S P Spülungstee Birke C M	
Vormittag		1/2 Glas Wasser/ evtl. 1–2 TL Flohsamen-schalen S C P M
Mittag	2 Portionen Kürbisbrühe S C 2 Portionen Brennnesselbrühe P 2 Portionen pürierte Brennnesselsuppe M	
Früher Nachmittag		2 Gläser Wasser zur Unterstützung der Ausleitung S C P M
Teezeit	2 Tassen Spülungstee: 1–2 Tassen Spülungstee Schachtelhalm S P 1–2 Tassen Spülungstee Birke C M	
Später Nachmittag		2 Gläser Wasser zur Unterstützung der Ausleitung S C P M
Abend	Kürbisbrühe S C Brennnesselbrühe P M 1–2 Tassen Spülungstee Schachtelhalm S P 1–2 Tassen Spülungstee Birke C M 1 Tasse Schlaftee S C P M	

»Sei freundlich zu deinem Leib, damit die Seele Lust hat, darin zu wohnen.«
Teresa von Avila

C. Begleitende Anwendungen	D. Entspannung / Besinnung
Massage des Steißbeinbereichs und der Füße Ⓢ Ⓒ Ⓟ Ⓜ	Morgenritual Ⓢ Ⓒ Ⓟ Ⓜ Atemübung: Sitzbeuge Ⓢ Ⓒ Atemübung: großer Armkreis Ⓟ Ⓜ
Ausgiebiges Baden oder Duschen Ⓢ Ⓒ Ⓟ Ⓜ Kalt abschließen Ⓢ Ⓒ Mundpflege, Zungenschaber, Ölziehkur, Hautpflege (Einölen) Ⓢ Ⓒ Ⓟ Ⓜ	Lesen Ⓢ Ⓒ Ⓟ Ⓜ
Gymnastikübung: Schneidersitz Ⓢ Ⓒ Ⓟ Ⓜ	Leichte Gartenarbeit oder ausgiebiger Spaziergang Ⓢ Ⓒ Ⓟ Ⓜ
Ruhen mit kaltem Leberwickel Ⓢ Ⓒ Ruhen mit warmem Leberwickel Ⓟ Ⓜ	
Schwimmen Ⓢ Ⓒ Ⓟ Ⓜ	
Schlafsocken Ⓢ Ⓟ Nasse Socken Ⓒ Ⓜ	Fastentagebuch führen Ⓢ Ⓒ Ⓟ Ⓜ

Ⓢ = Sanguiniker Ⓒ = Choleriker Ⓟ = Phlegmatiker Ⓜ = Melancholiker

Der 5. Fastentag

Tageszeit	A. Essen / Trinken	B. Entlastung
Aufwachen	1 Tasse Morgentee Hagebutte (S) 1 Tasse Morgentee Ringelblume (C) 1 Tasse Morgentee Pfefferminze (P) 1 Tasse Morgentee Schlüsselblume (M)	
Früher Morgen		Bei Völlegefühl: Einlauf (S) (C) (P) M (evtl. Glaubersalz)
Frühstückszeit	1–2 Tassen Thymian-Süßholz-Tee (S) (P) 1–2 Tassen Fenchel-Malve-Tee (C) (M)	1/2 Glas Wasser/ evtl. 1–2 TL Floh- samenschalen (S) (C) (P) M
Vormittag		2 Gläser Wasser (S) (C) (P) M
Mittag	2 Portionen Brühe mit Kartoffeln u. Mangold (S) 2 Portionen Brühe mit Kartoffeln u. Blumenkohl (C) 2 Portionen Brühe mit Kartoffeln u. Fenchel (P) 2 Portionen Brühe mit Kartoffeln u. Pastinaken (M)	
Früher Nachmittag		2 Gläser Wasser (S) (C) (P) M
Teezeit	1–2 Tassen Thymian-Süßholz-Tee (S) (P) 1–2 Tassen Fenchel-Malve-Tee (C) (M)	
Später Nachmittag		2 Gläser Wasser zur Unterstützung der Ausleitung (S) (C) (P) M
Abend	1 Glas verdünnter Apfel- oder Birnensaft (S) 1 Glas verdünnter Kirsch- oder Pfirsichsaft (C) 1 Glas verdünnter Rote-Bete-Saft (P) 1 Glas verdünnter Möhren-Sellerie-Saft (M) 1 Tasse Schlaftee (S) (C) (P) (M)	

»Durch Entsagung werde stark, was müde ist und schwach und krank.«
Hymnus der Mönche zur Fastenzeit

C. Begleitende Anwendungen	D. Entspannung / Besinnung
Gymnastik für die Körpermitte Ⓢ Ⓒ Ⓟ Ⓜ	Morgenritual Ⓢ Ⓒ Ⓟ Ⓜ Atemübung: Sitzbeuge Ⓢ Ⓒ Atemübung: großer Armkreis Ⓟ Ⓜ
Wechseldusche, kalt abschließen Ⓢ Ⓒ Warme Dusche, kalt abschließen Ⓟ Ⓜ Mundpflege, Zungenschaber, Ölziehkur, Hautpflege (Einölen), Bauchmassage Ⓢ Ⓒ Ⓟ Ⓜ	Nach dem Abführen kurzes Ruhen, dabei nach Belieben entspannende Musik hören Ⓢ Ⓒ Ⓟ Ⓜ
Bewegung im Freien / Schwimmen Ⓢ Ⓒ Ⓟ Ⓜ	
Ruhen mit kaltem Brustwickel Ⓢ Ⓒ Ruhen mit warmem Brustwickel Ⓟ Ⓜ	
	Atemübung: Sitzbeuge Ⓢ Ⓒ Atemübung: großer Armkreis Ⓟ Ⓜ
Melissenbad Ⓢ Ⓒ Lavendelbad Ⓟ Ⓜ	Lesen oder Musik hören, Fastentagebuch führen Ⓢ Ⓒ Ⓟ Ⓜ

Ⓢ = Sanguiniker Ⓒ = Choleriker Ⓟ = Phlegmatiker Ⓜ = Melancholiker

Der 6. Fastentag

Tageszeit	A. Essen / Trinken	B. Entlastung
Aufwachen	2 Tassen heißer Schwitztee zur Unterstützung der Schwitzkur S C P M	
Früher Morgen		1 Glas Wasser zur Unterstützung der Ausleitung S C P M
Frühstückszeit	1 Tasse Morgentee Hagebutte S 1 Tasse Morgentee Ringelblume C 1 Tasse Morgentee Pfefferminze P 1 Tasse Morgentee Schlüsselblume M	
Vormittag		1/2 Glas Wasser / 2 TL Flohsamenschalen S C P M
Mittag	Roggencreme S Dinkelcreme C Hafercreme P Weizencreme mit Gemüseeinlage M	
Früher Nachmittag		2 Gläser Wasser zur Unterstützung der Ausleitung S C P M
Teezeit	2 Tassen Fastentee oder Früchtetee nach Belieben S C P M	
Später Nachmittag		1/2 Glas Wasser / 2 TL Flohsamenschalen S C P M
Abend	Gemüsebrühe S C P Pürierte Möhren-Sellerie-Suppe M Alternativ: Säfte wie am Vortag S C P M 1 Tasse Schlaftee S C P M	

»Was die Augen für die äußere Welt, das ist das Fasten für die innere.«
Mahatma Gandhi

C. Begleitende Anwendungen	D. Entspannung / Besinnung
Mindestens 20–30 Minuten Schwitzkur im Bett S C P M	Morgenritual, Tiefenatmung S C P M
Wechselduschen, ganzer Körper S C Wechselduschen, untere Körperhälfte P M Mundpflege, Zungenschaber, Ölziehkur, Hautpflege (Einölen) S C P M	
	Meditationsübung S C P M Lektüreempfehlung: Ulrich Wegner, »Der Jakobsweg – Auf der Route der Sehnsucht nach Santiago de Compostela« S C P M
Ruhen mit kaltem Leberwickel S C Ruhen mit warmem Leberwickel P M	
	Entspannte Bewegung (z. B. kleiner Spaziergang oder Einkaufen für die Aufbautage) S C P M
Melissenbad S C Lavendelbad P M Alternativ: Sauna mit langen Ruhepausen zwischen den Saunagängen S C P M	Lesen oder Musik hören, Fastentagebuch führen S C P M

S = Sanguiniker C = Choleriker P = Phlegmatiker M = Melancholiker

4. bis 6. Fastentag: die Entlastung

Die häufig auftretende Fastenkrise des dritten Tags ist nun überstanden, und als Belohnung steht der vierte Tag ganz im Zeichen des Verwöhnens und Wohlfühlens - ob mit einem ausgiebigen Bad, einer Massage der Steißbeingegend oder der Füße oder durch Bewegung, etwa leichter Gartenarbeit, langen Spaziergängen oder Schwimmen. Besonderes Augenmerk wird dabei auf ein weiteres Entgiftungsorgan unseres Körpers gelegt: die Nieren. Auch der Lunge und der Haut kommen beim Fasten eine wichtige Rolle zu. Deshalb stehen der fünfte und sechte Tag der Kur ganz im Zeichen dieser Organe.

A. Essen und Trinken

Am 4. Fastentag

Die Spülungstees zielen am vierten Fastentag ganz darauf ab, die Harnstoff- und Schlackenausscheidung der Nieren zu steigern (siehe Seite 454). Das ist beim Fasten deshalb so wichtig, weil beim Abbau der leicht verfügbaren Eiweiße an den ersten Tagen der Fastenkur größere Mengen an ammoniumhaltigen Substanzen gebildet werden, die über die Nieren ausgeschieden werden müssen. Belastet werden die Nieren beim Fasten außerdem, weil beim Eiweißabbau auch saure Verbindungen freigesetzt werden und die Nieren das Säure-Basen-Gleichgewicht herstellen müssen.

- Besonders geeignet für den Spülungstee der feuchten **Sanguiniker** und **Phlegmatiker** sind Brennnessel und Schachtelhalm, die zu den Heilpflanzen mit der intensivsten ausleitenden Wirkung zählen.
- Bewährte durchspülungsfördernde Pflanzen im Tee für die nach der Qualitätenlehre trockenen **Choleriker** und **Melancholiker** sind Birke und Löwenzahn, deren Wirkung milder sein soll als die von Brennnessel und Schachtelhalm.

Zur Unterstützung der durchspülenden Wirkung sollte man zu jeder Tasse Tee 2 Gläser Wasser nachtrinken, auch wenn es schwer fällt.

Mittags gibt es Brühen bzw. Suppen mit ebenfalls entwässernd wirkenden Heilpflanzen (siehe Seite 458):

- Für **Sanguiniker** und **Choleriker** steht eine Kürbisbrühe auf dem Essensplan. Der Kürbis gilt als reizarme kühlende Pflanze, die wegen ihres günstigen Kalium-Natrium-Verhältnisses eine vergleichsweise mild entwässernde Wirkung hat.
- **Phlegmatiker** bereiten sich eine Brühe aus der warmen und entwässernden Brennnessel zu.
- Brennnessel ist ebenfalls für den **Melancholiker** geeignet. Da diese meist mageren Typen jedoch am ehesten Energie benötigen, essen sie am besten eine pürierte Brennnesselsuppe.

Am 5. Fastentag

Weil während der Stoffwechselumstellung beim Fasten vermehrt Schadstoffe freigesetzt werden, die der Körper auch über die Atmung entgiften kann, ist es sinnvoll, die Selbstreinigungskräfte der Lunge mit sekretlösenden Tees (siehe Seite 454) zu unterstützen. Die für die Teemischungen empfohlenen Pflanzen wurden in erster Linie nach ihrer Heilwirkung ausgewählt. So wirken beispielsweise Schlüsselblume und Fenchel im Tee für die trockenen Fastentypen sekretlösend. Die Teemischung der feuchten Fastentypen enthält eine noch größere Mengen an sekretlösenden Pflanzen, um die nach der Temperamentenlehre größeren Mengen an Flüssigkeit im Körper ausleiten zu können. Das Mittagessen besteht aus einer Kartoffelbrühe mit Mangold, Blumenkohl, Pastinake oder Fenchel (siehe Seite 458). Diese Gemüsesorten enthalten u. a. zahlreiche Mineralstoffe und tragen dazu bei, dass der Mineralstoffspeicher und der Säure-Basen-Haushalt ausgeglichen wird. Die verdünnten Säfte (aus dem Reformhaus), die für den Abend empfohlen werden und wiederum nach der Temperamentenlehre ausgewählt wurden, dienen als zusätzliche Kalorienlieferanten.

Am 6. Fastentag

Dass der Körper einen Großteil an Schadstoffen über die Haut entgiftet, wird jeder Fastende am eigenen Leib festgestellt haben. Denn ein unangenehmer Geruch ist fast immer die Folge. Um die Hautfunktion zu unterstützen, wird am sechsten Fastentag eine Schwitzkur durchgeführt, zu der ein Schwitztee aus Holunder- und Lindenblüten gehört (siehe Seite 454).

B. Entlastung

Die vorgequollenen Flohsamenschalen nimmt man am vierten und fünften Fastentag nur bei Hungergefühl ein. Am sechsten Tag wird eine Kur mit zweimal 2 Löffeln am Tag begonnen. Sie dient dazu, den Darm zu füllen und ihn langsam zu aktivieren. Wer jetzt noch unter Völlegefühl leidet, sollte am fünften Fastentag noch einmal mit einem Einlauf abführen.

C. Begleitende Anwendungen

Am 4. Fastentag

Am »Nierentag« sollen der Schneidersitz und die Massage des Steißbeinbereichs am Vormittag die Becken- und Nierenregion aktivieren. Zum Wohlfühlen dient eine Fußmassage (siehe Seite 475). Die Nierenfunktion unterstützt außerdem, wer am Nachmittag schwimmen geht. Der gleichmäßige Wasserdruck fördert die Durchblutung und stärkt insgesamt die Ausleitungsfunktion dieses Organs.

Am 5. Fastentag

Die Brustwickel an diesem Tag dienen der Stärkung der Lunge und unterstützen die Atmung. Die temperaturunempfindlichen Fastentypen Sanguiniker und Choleriker wenden einen kalten Brustwickel an, während Phlegmatiker und Melancholiker den Wickel mit warmem Wasser und einer Wärmflasche anlegen. Vollbäder sind ebenfalls förderlich für die Lunge.

Am 6. Fastentag

Die heutigen Anwendungen sind ganz darauf abgestellt, die Haut beim Ausleiten von Giftstoffen zu unterstützen. Wichtigste Anwendung dabei ist die Schwitzkur, die aus dem morgendlichen Schwitztee, dem schweißtreibenden Wickel (siehe Kasten unten) und der erwärmenden Trockenmassage besteht. Ergänzend steht am Abend ein ansteigendes Vollbad, Dampfbäder oder Saunagänge auf dem Programm.

D. Entspannung und Besinnung

Am fünften Fastentag, dem »Lungentag«, sind Übungen der Tiefenatmung wie die Sitzbeuge und der große Armkreis sinnvoll (siehe Seite 480). Sie dienen u. a. dazu, das Zusammenspiel von Zwerchfell- und Zwischenrippen sowie Bauchdeckenmuskulatur zu verbessern. Damit man in seinen Körper hineinhorchen kann, aber auch, um den Kopf am sechsten Fastentag frei zu bekommen, hilft Meditation (siehe Seite 485).

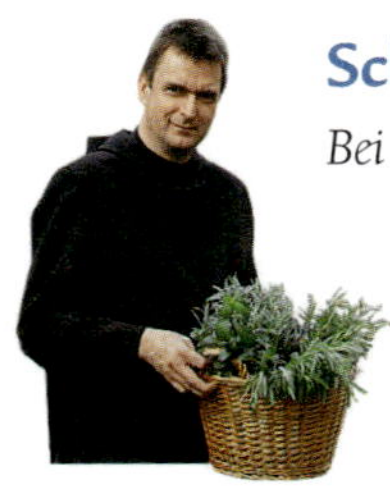

Schweißtreibender Wickel

Bei der Entgiftung des Körpers werden alle Schadstoffe ausgeschieden, die den Organismus belasten. Um die Giftstoffe durch die Haut aus dem Körper zu leiten, ist ein schweißtreibender Wickel empfehlenswert. Dazu taucht man ein weites Hemd aus grobem Leinenstoff in kaltes Wasser, wringt es gut aus und zieht es anschließend an. Der Körper sollte zuvor unbedingt gut erwärmt sein! Im Bett wickelt man ein großes Zwischentuch um sich, z. B. ein Bettlaken. Anschließend deckt man sich fest mit jeweils einem Wolltuch an Oberkörper und Beinen zu. Gut eingewickelt sollte man mindestens 20 Minuten, aber nicht länger als 2 Stunden liegen bleiben.

Der 1. Aufbautag

Tageszeit	A. Essen / Trinken	B. Entlastung
Aufwachen	1 Tasse Morgentee Hagebutte S 1 Tasse Morgentee Ringelblume C 1 Tasse Morgentee Pfefferminze P 1 Tasse Morgentee Schlüsselblume M	
Früher Morgen		Bei Völlegefühl: Einlauf S C P M
Frühstückszeit	1 geriebener Apfel S C 1 trockenes Brötchen P M 1 Glas Milch S C P M	
Vormittag	2 Tassen Entblähungstee und 1 EL Artischockenpresssaft auf 1 Glas Wasser S C P M	1 Glas Wasser/ 1 EL Flohsamen- schalen S C P M
Mittag	1 Apfel S C 1 trockenes Brötchen P M 1 Glas Milch S C P M	
Früher Nachmittag		
Teezeit	2 Tassen Fastentee oder Früchtetee nach Belieben, evtl. mit 1/2 TL Honig S C P M	1 Glas Wasser zur Unterstützung der Ausleitung S C P M
Später Nachmittag	1 EL Artischockenpresssaft auf 1 Glas Wasser S C P M	1 Glas Wasser S C P M
Abend	1 Apfel, 1 Scheibe Knäckebrot S C 1 trockenes Brötchen, 1 Glas Milch P M Alternativ: Mangoldsuppe S Gurkensuppe C Lauchsuppe P Spargelsuppe M	

»Wie der Durst das Getränk versüßt und der Hunger das Mahl würzt, so erheitert das Fasten den Genuss der Speisen.« Basilius der Große

C. Begleitende Anwendungen	D. Entspannung / Besinnung
Gymmastikübung: Bauchschnellen (S) (C) Gymmastikübung: Radfahren (P) (M)	Morgenritual (S) (C) (P) (M) Atemübung: Sitzbeuge (S) (C) Atemübung: großer Armkreis (P) (M)
Nach dem Abführen: Wechseldusche, kalt abschließen (S) (C) Warme Dusche, kalt abschließen (P) (M) Mundpflege, Ölziehkur, Hautpflege (Einölen), Bauchmassage (S) (C) (P) (M)	Nach dem Abführen kurzes Ruhen, dabei nach Belieben entspannende Musik hören (S) (C) (P) (M)
Ruhen mit kaltem Leberwickel (S) (C) Ruhen mit warmem Leberwickel (P) (M)	
Nach dem Spaziergang kurzes Ruhen (S) (C) (P) (M)	Kurzer Spaziergang (S) (C) (P) (M)
Gymmastikübung: Bauchschnellen (S) (C) Gymmastikübung: Radfahren (P) (M)	Bei einem kleinen Spaziergang bewusst die Natur genießen (S) (C) (P) (M)
Melissenbad (S) (C) Lavendelbad (P) (M)	Fastentagebuch führen (S) (C) (P) (M) Lektüreempfehlung: Karl Popper, »Alles Leben ist Problemlösung« (S) (C) (P) (M)

(S) = Sanguiniker (C) = Choleriker (P) = Phlegmatiker (M) = Melancholiker

1. Aufbautag: das Fastenbrechen

Das Ziel ist erreicht: Wer das Fastenprogramm bis heute durchgehalten hat, hat den Berg erklommen und kann stolz auf sich sein. Heute ist der Tag des Fastenbrechens, ein wahrer Festtag. Allerdings wird nicht mit einem großen Festmahl gefeiert, das würde den umgestellten Organismus überfordern. Vielmehr müssen nun die einzelnen Verdauungsorgane ganz behutsam wieder an den regulären Stoffwechsel gewöhnt und Verdauungssäfte neu gebildet werden. Diese Umstellung muss sogar mit mehr Achtsamkeit geschehen als die Umstellung in die Fastenzeit.

A. Essen und Trinken

Beim Fastenbrechen ist es entscheidend, dass der Blutzucker nicht zu schnell steigt, damit die Verdauungsorgane und -drüsen nicht überlastet werden. Während der Aufbautage nimmt man bis zu einem Kilogramm zu – das Gewicht der Darmfüllung.

Drei wichtige Regeln beim Essen sollte man unbedingt beherzigen: Für jede Mahlzeit sollte man sich genügend Zeit nehmen; die Mahlzeiten sind die wichtigsten Termine, die den Tag bestimmen. Außerdem sollte man sich bewusst machen, dass die Verdauung im Kopf beginnt. Jeder Bissen wird so lange gekaut, bis die Nahrung flüssig ist. Wer zudem beim Essen schweigt, der schenkt seine Aufmerksamkeit ganz der Nahrungsaufnahme und kann die Speisen genießen.

Auch an den Aufbautagen sollte man mehr trinken, als das Durstgefühl verlangt. Der während des Fastens leicht ausgetrocknete Körper benötigt die Flüssigkeit für die Verdauungssaftproduktion und für die Befeuchtung der Schleimhäute.

Morgens

Das Fastenbrechen beginnt gleich beim Frühstück. Diese erste Mahlzeit sollte man ausgiebig zelebrieren und besonders bewusst wahrnehmen.

- ✦ Die warmen Fastentypen **Sanguiniker** und **Choleriker** haben in der Regel eine stabilere Verdauung, die sich leichter wieder umstimmen lässt. Ideal zum Fastenbrechen ist für sie ein geriebener Apfel mit etwas Milch, Zimt oder Honig. Doch Apfel ist nicht gleich Apfel – unter den vielen Sorten wählt man am besten ausgereifte, rote Äpfel aus, die reich an Pektinen, also Ballaststoffen, sind. Geeignet sind z. B. Apfelsorten mit einem verhältnismäßig niedrigen Säuregehalt wie Jonagold, Braeburn und Berlepsch. Die im Apfel enthaltenen Pektine stellen ein saures Darmmilieu her, in dem sich die Darmbakterien besonders gut vermehren. Darüber hinaus quellen sie im Darm, erhöhen das Stuhlgewicht und führen so zu einer schnelleren Darmentleerung.
- ✦ Die kühleren Fastentypen **Phlegmatiker** und **Melancholiker** haben eine trägere Verdauung als die warmen Temperamente und beginnen den Nahrungsaufbau mit einem trockenen Weißmehlbrötchen, das leicht verdauliche Kohlenhydrate liefert. Wichtig ist wiederum ausgiebiges Kauen und eine konsequente Einspeichelung des Brötchens.

Sowohl zum Apfel als auch zum Brötchen wird für die Eiweißzufuhr ein Glas Milch getrunken, und zwar in ganz kleinen Schlucken. Das langsame Trinken der Milch ist deshalb entscheidend, weil sie wegen ihres hohen Eiweißgehalts (vor allem Kaseinogen) nicht leicht verdaulich ist. Die Verdaulichkeit wird erst erhöht, indem Kohlenhydratträger – der Apfel oder das Brötchen – zur Milch gegessen werden. Die Kohlenhydrate sorgen dafür, dass das Kaseinogen im Magen besser von den Enzymen zerlegt wird.

Nach dieser ersten festen Nahrungsaufnahme gilt es, eventuell auftretenden Verdauungsproblemen vorzubeugen. Das leistet neben dem Entblähungstee (siehe Seite 453) der verdauungsfördernde Artischockenpresssaft (aus dem Reformhaus).

Mittags

Der Speiseplan zur Mittagszeit sieht wie am Morgen aus – mit dem Unterschied, dass die warmen Fastentypen Choleriker und Sanguiniker diesmal einen nicht geriebenen Apfel nehmen. Er muss wiederum gut gekaut werden, um die gesamte Verdauung in Mund, Magen und Darm anzuregen.

Abends

Gegen 18 Uhr isst man noch einmal ein Brötchen mit einem Glas Milch oder einen Apfel, der zur leichten Erhöhung der Kohlenhydratzufuhr um ein Knäckebrot ergänzt werden kann. Fastende, die keine Kuhmilch vertragen, können stattdessen Sojamilch zu sich nehmen. Wer mehr Abwechslung möchte, kann sich eine Gemüsesuppe genehmigen, deren Rezepte ähnlich wie die Teemischungen nach den Qualitäten der Temperamentenlehre zusammengestellt wurden (siehe Seite 458). So wird den Sanguinikern Mangold zugeordnet, der von der Klosterheilkunde als kühlend und trocknend eingestuft wurde. Zur Teezeit kann Buttermilch als nährwertreichere Alternative getrunken werden.

B. Entlastung

Leidet der Fastende unter Symptomen wie Glieder- und Kopfschmerzen oder Kreislauf- bzw. Darmproblemen, ist auch am ersten Aufbautag das Abführen mit einem Einlauf ratsam. Da der Darm erst dann wieder richtig arbeitet, wenn er gefüllt ist, wird die Flohsamenschalenkur ebenfalls weitergeführt.

C. Begleitende Anwendungen

Die Anwendungen an diesem Tag dienen dazu, den Verdauungsapparat, der allmählich wieder seine volle Tätigkeit aufzunehmen soll, möglichst gut zu unterstützen. Zur Kreislaufanregung und Entspannung der Bauchregion vor dem Einlauf sind gymnastische Übungen wie Radfahren und Bauchschnellen sinnvoll (siehe Seite 477–479); nach dem Abführen wird eine wohltuende Bauchmassage empfohlen (siehe Seite 423). Zum Tagesprogramm gehört weiterhin der Leberwickel, der für eine gute Durchblutung der Bauchregion sorgt und den Stoffwechsel anregt. Da mit der wieder einsetzenden Verdauung Schlafprobleme auftauchen können, kann man am Abend ein dem Fastentyp entsprechendes beruhigendes Bad nehmen (siehe Seite 467).

D. Entspannung und Besinnung

Weiterhin viel Zeit sollte man für die Phasen der Entspannung einplanen. Es ist sinnvoll, sich nach jeder Mahlzeit im Bett auszuruhen. Auch das Morgenritual mit Dehnen, Räkeln und Strecken ist wichtig, um dem Aufbautag mit genügend Ruhe zu begegnen.

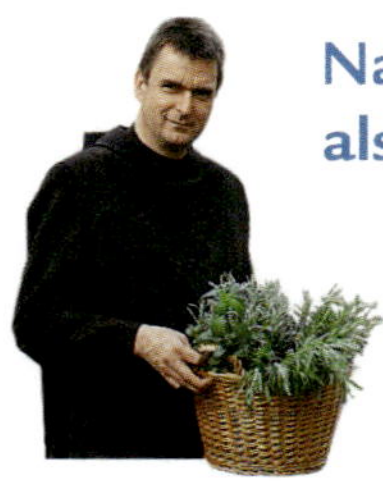

Nasse Socken als Einschlafhilfe

Gerade an den Aufbautagen des Fastenprogramms benötigt der Körper mehr Ruhe als sonst. Gesunder Schlaf ist in dieser Phase besonders wertvoll. Wer bei der Stoffwechselumstellung jedoch unter Schlafproblemen leidet, sollte es einmal mit nassen Socken probieren. Ähnlich wie ein kalter Wickel wärmen sie durch den Kältereiz die Füße – ideal zum Einschlafen. Dazu taucht man ein Paar Baumwoll- oder Leinensocken in kaltes Wasser, wringt sie gut aus und zieht sie an. Darüber zieht man ein weiteres Paar Strümpfe, unter denen die nassen Socken vollständig verschwinden. Über diese beiden Schichten kommt schließlich ein Paar Wollstrümpfe, die oben gut abschließen, aber keine einschnürenden Bündchen haben sollten. Schon bald werden Sie in tiefen Schlaf fallen.

Der 2. Aufbautag

Tageszeit	A. Essen / Trinken	B. Entlastung
Aufwachen	1 Tasse Morgentee Hagebutte S 1 Tasse Morgentee Ringelblume C 1 Tasse Morgentee Pfefferminze P 1 Tasse Morgentee Schlüsselblume M	
Früher Morgen		1 Glas Wasser/ 1 EL Flohsamen- schalen S C P M
Frühstückszeit	Roggenflocken mit Joghurt u. Beeren S Dinkelflocken mit Joghurt u. Orange C Haferflocken mit Joghurt u. Rosinen P Weizenflocken mit Joghurt u. Datteln M	
Vormittag	2 Tassen Lebertee: Lebertee Mariendistel S P Lebertee Löwenzahn C M	1 Glas Wasser/ 1 EL Flohsamen- schalen S C P M
Mittag	Radieschensuppe mit Brot Alternativ: Gemüse mit Pellkartoffeln S C P M	2 Gläser Wasser zur Unterstützung der Ausleitung S C P M
Früher Nachmittag	1 EL Artischockenpresssaft auf 1 Glas Wasser S C P M	
Teezeit	2 Tassen Lebertee, evtl. mit 1/2 TL Honig: Lebertee Mariendistel S P Lebertee Löwenzahn C M	1 Glas Wasser zur Unterstützung der Ausleitung S C P M
Später Nachmittag	1 EL Artischockenpresssaft auf 1 Glas Wasser S C P M	1 Glas Wasser/ 1 EL Flohsamen- schalen S C P M
Abend	2 Scheiben Knäckebrot mit Kräuterquark und Tomaten S C P M 1 Tasse Schlaftee S C P M	

»Man sei Herr über sich, sowohl in der Weise zu essen wie auch in der Menge.« Ignatius von Loyola

C. Begleitende Anwendungen	D. Entspannung / Besinnung
Kalt-feuchtes Abreiben S P Luftbad am offenen Fenster C M Kurzes Nachruhen im Bett S C P M	Morgenritual S C P M Atemübung: Sitzbeuge S C Atemübung: großer Armkreis P M
Ausgiebiges Duschen oder Baden, kalt abschließen S C P M Mundpflege, Zungenschaber, Ölziehkur, Hautpflege (Einölen) S C P M	
	Atemübung: Sandsackatmung, anschließend sitzend oder liegend auf den Atem konzentrieren S C P M
Ruhen mit kaltem Leberwickel S C Ruhen mit warmem Leberwickel P M	
	Bei einem längeren Spaziergang langsam in den Alltag zurückkehren und den inneren Veränderungen nachgehen S C P M
Schlafsocken S P Nasse Socken C M	Fastentagebuch führen S C P M

S = Sanguiniker C = Choleriker P = Phlegmatiker M = Melancholiker

2. Aufbautag: sanfter Kostaufbau

Nachdem der Körper während des Fastens die Produktion von Verdauungssäften nahezu eingestellt hatte, muss er an den Aufbautagen wieder damit beginnen. Der behutsame Kostaufbau wird am zweiten Fastentag deshalb fortgesetzt und die Nahrungsmenge nur langsam und stetig gesteigert.

A. Essen und Trinken

Die Speisen des zweiten Aufbautags bestehen aus milder und ausgewogener Aufbaukost, die wiederum einen hohen Anteil an Ballaststoffen hat.

Morgens

Die Zusammensetzung der Getreideflocken mit Joghurt (siehe Seite 459) richtet sich wie immer nach den Temperamenten der Klosterheilkunde:

- Den eher ausgeglichenen **Sanguinikern** entsprechen die nur ganz leicht wärmenden Eigenschaften des Roggens. Die beigemengten Früchte, Johannis-, Him- oder Brombeeren, wirken kühlend und trocknend. Johannisbeeren können wegen ihres hohen Gehalts an Fruchtsäuren im Körper Wasser binden und ausleiten, weshalb sie leicht abführend und entwässernd wirken. Die Beeren enthalten außerdem wertvolle sekundäre Pflanzenstoffe, die im Körper als Radikalfänger wirken.
- Für **Choleriker** empfohlen wird ein kühlendes und feuchtes Dinkelmüsli mit Orange. Die Inhaltsstoffe dieser Zitrusfrüchte schützen die Zellen vor schädlichen freien Sauerstoffradikalen.
- Das auf **Phlegmatiker** abgestimmte Müsli aus Hafer und Rosinen ist wärmend und trocknend. Rosinen sind nicht nur wegen der enthaltenen Vitamine, sondern vor allem auch wegen ihres hohen Glukosegehalts eine wertvolle Müslizutat. Glukose geht rasch ins Blut über und zählt somit zu den schnell verfügbaren Kohlenhydraten.
- Für die kalten und trockenen **Melancholiker** geeignet ist das wärmende und feuchte Weizenmüsli, dem man Datteln beimengen kann. Diese exotischen Früchte enthalten wertvolle Mineralien und Vitamine und sind eine kalorienreiche Natursüße, weil sie reich an Glukose sind. Dieses Frühstück gibt dem Melancholiker genau das, was er am meisten braucht: schnell verfügbare Kohlenhydrate sowie Nähr- und Ballaststoffe.

Nachdem am vergangenen Aufbautag nach der ersten Mahlzeit mit dem Entblähungstee Magen und Darm gestärkt worden sind, ist es nun sinnvoll, die Leber in ihrer Verdauungsfunktion zu unterstützen. Empfohlen wird daher, den Lebertee (siehe Seite 454) zu trinken, der die Gallensaftproduktion anregt und somit für die bessere Verwertung der beispielsweise in der Milch enthaltenen Fette sorgt.

Mittags

Auf dem Speiseplan für das Mittagessen steht Radieschensuppe (siehe Seite 459). Die ätherischen Öle und Senfölglykoside dieser Gemüsesorten regen die Verdauungsdrüsen an und erhöhen zudem die Gallenproduktion der Leber. Wer den Geschmack von Radieschen oder Rettich jedoch nicht mag, kann alternativ auf seinen Fastentyp abgestimmtes, gedünstetes Gemüse mit Pellkartoffeln essen (siehe Seite 459).

Abends

Ein leichtes, vollwertiges und in der Nährstoffzusammensetzung ausgeglichenes Abendessen besteht aus Knäckebrot mit Kräuterquark und Tomaten.

B. Entlastung

Die Flohsamenschalenkur wird zur Darmreinigung weitergeführt. Die Flohsamenschalen müssen dabei in ausreichend Flüssigkeit vorquellen, um nicht zu verklumpen. Damit die Flohsamenschalen auch im Darm genügend quellen, ist es ganz wichtig, nach der Einnahme der Quellstoffe 2 Gläser Wasser nachzutrinken.

C. Begleitende Anwendungen

Um den Kreislauf anzuregen und den Körper bei der Verdauung zu unterstützen, sollte man auch die inzwischen etablierten Anwendungen vom Luftbad über die Ölziehkur bis zum Leberwickel beibehalten.

D. Entspannung und Besinnung

Die Atemübungen (siehe Seite 480) tragen noch einmal zu einem positiven Lebensgefühl bei, das man sich möglichst erhalten sollte. Ein Spaziergang am Nachmittag bietet genau die passende Gelegenheit, an die Rückkehr in den Alltag zu denken.

Trotz aller guten Vorsätze, die neu erlernten Rituale und Erfahrungen aus der Fastenzeit beizubehalten, fällt dies den meisten schwer. Umso wichtiger ist es, sich das neu Erlernte noch einmal vor Augen zu halten. Versuchen Sie, wie an den anderen Tagen genau in den Körper hineinzuhorchen. Schließlich ist jetzt der geeignete Zeitpunkt gekommen, sich die Fastentage noch einmal bewusst zu machen und einen Blick zurück zum Beginn der Kur zu werfen. Sehr hilfreich ist es dabei, die persönlichen Erfolge auf einem Zettel oder im Fastentagebuch mit den Anfängen der Kur zu vergleichen. Spüren Sie einmal nach, ob sich durch das Fasten, die speziellen Tees, Speisen und Übungen etwas verändert hat.

- Als Sanguiniker, dem es schwer fällt, länger bei einer Sache zu bleiben, dürfen Sie besonders stolz sein, dass Sie das Fastenprogramm so lange durchgehalten haben und so weit gekommen sind. Ist es Ihnen auch gelungen, bei den Besinnungsübungen konzentriert zu sein?
- Sind Sie als Choleriker etwas ruhiger geworden, können Sie sich Zeit nehmen, eine Sache bedacht angehen? Können Sie die Ruhezeiten allmählich genießen? Planen Sie täglich entsprechende Freiräume für sich ein?
- Oder wenn Sie Phlegmatiker sind: Fühlen Sie sich wärmer, agiler und neugieriger? Haben die kreislaufanregenden Übungen am Morgen den Start in den Tag erleichtert? Welche Bedeutung hat das Essen für Sie jetzt?
- Sind Sie als Melancholiker weniger stressanfällig und können Sie den Tag nun mit mehr Freude angehen? Ist der Schlaf durch das Fasten und die Einschlafhilfen tiefer geworden? Haben Sie an Selbstwertgefühl gewonnen?

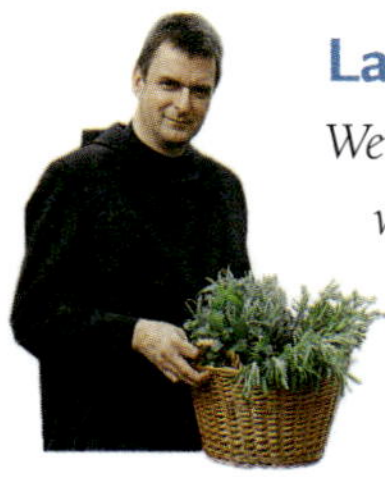

Langsam kauen

Wer einmal längere Zeit gefastet hat, wird danach auch das Essen mit anderen Augen betrachten und ihm einen viel größeren Stellenwert einräumen. Er wird es nicht als etwas Selbstverständliches, sondern als etwas Besonderes, als Geschenk, wahrnehmen. Dazu gehört zunächst einmal, dass man die Nahrung in möglichst kleine Bissen zerteilt. Jeder dieser kleinen Bissen wird dann mindestens 30-mal langsam und bedächtig gekaut. Denn nur was gut zerkleinert ist, wird anschließend auch gut verdaut. Wer noch etwas Flüssigkeit zum Essen braucht, kann zwischen den Bissen auch in kleinen Schlucken trinken. Während des Kauens richtet sich die gesamte Aufmerksamkeit darauf, was man schmeckt und spürt: Auf diese Weise nimmt man Geruch, Geschmack und Konsistenz der Speisen viel intensiver wahr. Betrachten Sie das Kauen als Danksagung für alles, was in der Nahrung steckt. Und auch Ihre durch das Kauen entspannte Nackenmuskulatur wird es Ihnen danken.

Der 3. Aufbautag

Tageszeit	A. Essen / Trinken	B. Entlastung
Aufwachen	1 Tasse Morgentee Hagebutte S 1 Tasse Morgentee Ringelblume C 1 Tasse Morgentee Pfefferminze P 1 Tasse Morgentee Schlüsselblume M	
Früher Morgen		1 Glas Wasser/ 1 EL Flohsamenschalen S C P M
Frühstückszeit	Apfel-Roggen-Müsli mit Joghurt S Pflaumen-Dinkel-Müsli mit Joghurt C Feigen-Haferflocken-Müsli mit Joghurt P Trauben-Weizen-Müsli mit Joghurt M	
Vormittag	1 EL Artischockenpresssaft auf 1 Glas Wasser S C P M	1 Glas Wasser / 1 EL Flohsamenschalen S C P M
Mittag	Apfel-Möhren-Salat S C P M Linsensuppe mit Vollkornspätzle S Kichererbsensuppe mit Vollkornnudeln C Kartoffel-Lauch-Suppe mit Vollkorncroûtons P Rote-Bete-Suppe mit Naturreis M	
Früher Nachmittag		2 Gläser Wasser S C P M
Teezeit	1–2 Tassen Fastentee oder Früchtetee nach Belieben S C P M	
Später Nachmittag	1 EL Artischockenpresssaft auf 1 Glas Wasser S C P M	1 Glas Wasser zur Unterstützung der Ausleitung S C P M
Abend	1 Scheibe Gurkenbrot mit Käse, dazu 150 g Joghurt S C P M 1 Tasse Schlaftee S C P M	

»Um klar zu sehen, genügt oft schon ein Wechsel der Blickrichtung.«
Antoine de Saint-Exupéry

C. Begleitende Anwendungen	D. Entspannung / Besinnung
Trockenmassage (S) (C) (P) (M)	Morgenritual (S) (C) (P) (M) Atemübung: Sitzbeuge (S) (C) Atemübung: großer Armkreis (P) (M)
Ausgiebiges Duschen oder Baden (S) (C) (P) (M) Mundpflege, Zungenschaber, Ölziehkur, Hautpflege (Einölen) (S) (C) (P) (M)	
Bewegung im Freien, Schwimmen (S) (C) (P) (M)	Atemübungen vom Morgen wiederholen (S) (C) (P) (M)
Schwimmen (S) (C) (P) (M)	Atemübungen vom Morgen wiederholen (S) (C) (P) (M)
	Lektüreempfehlung: Mahatma Gandhi, »Mein Leben« (S) (C) (P) (M)
Melissenbad (S) (C) Lavendelbad (P) (M) Alternativ: Sauna (S) (C) (P) (M)	Lesen oder Musik hören, Fastentagebuch führen (S) (C) (P) (M)

(S) = Sanguiniker (C) = Choleriker (P) = Phlegmatiker (M) = Melancholiker

3. Aufbautag: Perspektiven für den Alltag

Nach der erfolgreich beendeten Fastenkur steht der letzte Aufbautag ganz im Zeichen der Einstimmung auf den kommenden Alltag. Denn spätestens jetzt werden die Weichen gestellt für neue Rituale und Essgewohnheiten in der Nachfastenzeit. Dass man auch nach dem eigentlichen Fasten mit wenig Nahrung auskommt, haben ja die ersten Aufbautage gezeigt. Durch die Rezepte hat man eventuell sogar neue Nahrungsmittel (etwa manche Getreide) kennen gelernt, die man weiterhin im alltäglichen Speiseplan nutzen kann. Vielleicht gehört zu den Erkenntnissen, die während des Fastens gewonnen wurden, auch die, sich in Zukunft grundsätzlich mit weniger begnügen zu können. Bei den Überlegungen zur künftigen Lebensweise sollte man sich jedoch unbedingt die Rückkehr in die Alltagssituation im Familien-, Arbeits- und Freundeskreis vergegenwärtigen und dabei bedenken, wie man die neuen Ideen umsetzen kann, ohne sich durch die Umgebung in die alten Bahnen zurückwerfen zu lassen.

A. Essen und Trinken

Morgens

Das heutige Frühstück sieht im Prinzip wie das am Vorfastentag aus. Anstelle von Milch kann man das Müsli der Abwechslung halber genauso gut mit Joghurt anrühren. Joghurt zählt zu den Sauermilchprodukten, die die Darmflora stärken und damit noch vorteilhafter für die Verdauung als Milch sind.

Mittags

Das Mittagsmenü des dritten Aufbautags bildet den eigentlichen Auftakt für ein gesundes Ernährungsprogramm in der Nachfastenzeit mit normaler Kalorienzufuhr: Die Mahlzeit beginnt mit einem ballaststoffreichen Apfel-Möhren-Salat. Als Hauptessen gibt es noch einmal Suppe, in die zur besseren Sättigung jedoch kohlenhydratreiche Lebensmittel wie Vollkornspätzle, Kartoffeln oder Reis hineingegeben werden (siehe Seite 460). Die Suppenbasis bei den nach der klösterlichen Temperamentenlehre warmen Fastentypen bilden Hülsenfrüchte, die einen hohen Ballaststoffanteil aufweisen. Für die kühleren Fastentypen mit ihrer trägeren Verdauung werden leichter verträgliche Gemüse als Hauptzutat verwendet.

- Da Linsen zu den kühlenden und trocknenden Hülsenfrüchten zählen, sind sie ideal für **Sanguiniker**. Linsen sind darüber hinaus von großem Nährwert – ein Viertel der Linse besteht aus Eiweiß, mehr als die Hälfte sind Kohlenhydrate. Diese Hülsenfrüchte enthalten neben wichtigen sekundären Pflanzenstoffen wertvolle Vitamine und Mineralstoffe. Zwar können Linsen mitunter zu Verstopfung führen, doch die robuste Verdauung des Sanguinikers wird in der Regel damit leicht fertig.
- Für den **Choleriker** wird Kichererbsensuppe empfohlen – wegen der kühlenden und feuchten Eigenschaften dieser Hülsenfrucht, die ebenfalls viele wertvolle Eiweißstoffe, darunter einen besonders hohen Anteil an essenziellen (lebensnotwendigen) Aminosäuren, Kohlenhydrate, Mineralstoffe und Vitamine enthält und zudem nur einen relativ geringen Fettgehalt hat.
- Nach den Eigenschaften der klösterlichen Temperamentenlehre sind auch die beiden Suppen für **Phlegmatiker** und **Melancholiker** zusammengestellt. Lauch gehört zu den Würzgemüsen, die sich besonders gut für Phlegmatiker eignen. Seine Senföle steigern die Leistung von Leber und Galle, regen die Nieren an und wirken stark entwässernd. Die Rote-Bete-Suppe stimuliert allein schon wegen ihrer kräftigen Farbe. Rote Bete enthält darüber hinaus reichlich Kohlenhydrate und wenige, dafür aber wertvolle Eiweißstoffe sowie zahlreiche Vitamine, Mineralstoffe und sekundäre Pflanzenstoffe.

B. Entlastung

Wer unter anhaltenden Verdauungsproblemen leidet, für den sollten Flohsamenschalen auch nach dem Fasten zum festen Bestandteil der Ernährung werden: Sie sind gut für die schlanke Linie und stärken Leber, Darm und Immunsystem.

C. Begleitende Anwendungen

Nachdem am ersten und zweiten Aufbautag Magen, Darm und Leber angeregt wurden, sollen heute noch einmal die Anwendungen für die entgiftenden Organe – Nieren und Haut – wiederholt werden, um für den Alltag wirklich gut gerüstet zu sein.

- Die Trockenmassage am Morgen (siehe Seite 475) fördert die Durchblutung und wirkt außerdem pflegend, weil dabei abgestorbene Hautzellen entfernt werden. Beim Einölen bzw. -cremen der Haut oder beim Baden werden Sie spüren, dass sie sich viel weicher und glatter als noch am Anfang der Kur anfühlt. Auch Ihre Gesichtsfarbe wird wesentlich gesünder sein. Verwöhnen Sie sich bei der Hautpflege noch einmal ausgiebig.
- Um die Nierenfunktion zu unterstützen, wird besonders Schwimmen empfohlen. Durch den gleichmäßigen Druck des Wassers werden die Durchblutung und die Ausleitungsfunktion dieser wichtigen Organe gestärkt.

D. Entspannung und Besinnung

Obwohl viele Fastende an den Aufbautagen mit einem Energieschub rechnen, ist man stattdessen gerade jetzt häufig besonders müde. Das liegt an der erhöhten Durchblutung im Verdauungstrakt, die zu einer Umverteilung der allgemeinen Blutversorgung führt. Genügend Ruhe nach den Mahlzeiten und Spaziergänge sind entscheidend, damit sich die Lebenskräfte schnell regenerieren können. Einmal zum Tragen gekommen, wird man diesen Energieschub jedoch noch mindestens drei weitere Monate spürbar wahrnehmen. Mit Übungen der Tiefenatmung (siehe Seite 480) wird die Lungenfunktion noch einmal gefördert. Während man sich bei den Entspannungsübungen gedanklich immer mehr auf die Nachfastenzeit einstellt, kann man sich heute klar machen, welche Ziele man im Alltag verwirklichen möchte. Streben Sie in Zukunft vor allem eine maßvolle Ernährung an? Oder haben Sie für sich vor allem das Genießen und damit vielleicht mehr Freude am Leben entdeckt? Oder sehen Sie eine Perspektive darin, sich selbst zu verwirklichen? Oft wird der Weg für die nächste Zeit noch gar nicht klar zu sehen sein. Manche Ziele waren für den Anfang möglicherweise auch zu hoch gesteckt. Die Fastenkur hat Ihnen jedoch sicherlich neues Körperbewusstsein und frische Energie gegeben und Sie so für den Alltag gestärkt.

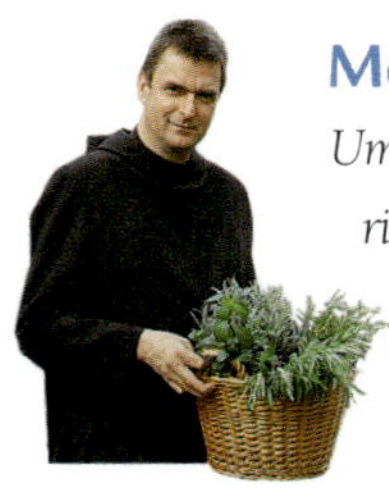

Meditationsübung

Um seinen Blick bewusst nach innen zu richten und sich auf die Reise zu sich selbst zu begeben, hat sich folgende Meditationsübung bewährt: Man setzt sich entspannt auf einen Stuhl und schließt die Augen. Man legt Zeige- und Mittelfinger auf die Augenlider, verschließt mit den Daumen die Ohren und hält mit den Ringfingern die Nasenflügel zu; die kleinen Finger berühren die Lippen. Dann konzentriert man sich auf ein langsames Ein- und Ausatmen und lässt die Luft weit in die Lungen und den Bauch strömen. Man hört tief in sich hinein. Dann wählt man einen Ort, der Kraft und Ruhe symbolisiert, und stellt sich vor, was es dort zu sehen, zu hören und zu riechen gibt. Versuchen Sie, dieses positive Gefühl zu spüren und genießen Sie etwa 7 Minuten die Ruhe.

Die Teerezepte

Für das Fastenprogramm dieses Buches werden eine Reihe von Teemischungen aus Heilpflanzen empfohlen, die nicht nur das Hungergefühl dämpfen (wie etwa der Morgentee), sondern vor allem den Körper bei seiner Stoffwechselumstellung und Entlastungsleistung unterstützen sollen. Die Teemischungen sind wie im gesamten Buch jeweils für 100 Gramm angegeben. Da man für eine einmalige 10-tätige Fastenkur jedoch weniger als 100 Gramm benötigt, sollte man sich von seinem Apotheker die Teemengen, wie im Kasten unten angegeben, einzeln zusammenstellen und abwiegen lassen.

Benötigte Teemengen

S Sanguiniker:
70 g Morgentee Hagebutte, 30 g Fastentee Rose, 40 g Entblähungstee Erdrauch, 40 g Lebertee Mariendistel, 30 g Thymian-Süßholz-Tee, 30 g Spülungstee Schachtelhalm

C Choleriker:
30 g Morgentee Ringelblume, 30 g Fastentee Löwenzahn, 40 g Entblähungstee Koriander, 40 g Lebertee Löwenzahn, 20 g Fenchel-Malven-Tee, 30 g Spülungstee Birke

P Phlegmatiker:
30 g Morgentee Pfefferminze, 30 g Fastentee Brennnessel, 40 g Entblähungstee Kamille, 40 g Lebertee Mariendistel, 30 g Thymian-Süßholz-Tee, 30 g Spülungstee Schachtelhalm

M Melancholiker:
30 g Morgentee Schlüsselblume, 30 g Fastentee Fenchel, für den Entblähungstee Kardamom 30 g Fenchelfrüchte und 20 g Kardamomkapseln, 40 g Lebertee Löwenzahn, 20 g Fenchel-Malven-Tee, 30 g Spülungstee Birke

S C P M
30 g Schlaftee, 10 g Schwitztee

Morgentees

S Morgentee Hagebutte

Zusammensetzung:
29 g Hagebuttenschalen, 28 g Apfelstücke, 18 g Eibischblätter, 18 g Rosmarinblätter, 7 g Rosenblätter.

Zubereitung:
1–2 gehäufte TL Teemischung mit 1 Tasse kochendem Wasser übergießen, zugedeckt 5 bis 10 Minuten ziehen lassen und abseihen.

C Morgentee Ringelblume

Zusammensetzung:
28 g Erdbeerblätter, 24 g Ringelblumenblüten, 12 g Malvenblüten, 36 g Zitronenschalen.

Zubereitung:
1–2 TL Teemischung mit 1 Tasse kaltem Wasser über Nacht ansetzen. Am nächsten Tag abseihen und auf Trinktemperatur erwärmen.

P Morgentee Pfefferminze

Zusammensetzung:
40 g Pfefferminzblätter, 35 g Rosmarinblätter, 25 g Anisfrüchte.

Zubereitung:
1 TL Teemischung im Mörser zerdrücken, mit 1 Tasse kochendem Wasser übergießen, zugedeckt 5 Minuten ziehen lassen und abseihen.

M Morgentee Schlüsselblume

Zusammensetzung:
35 g Schlüsselblumenblüten, 25 g Melissenblätter, 20 g Johanniskraut, 20 g zerkleinerte Ingwerwurzel.

Zubereitung:
1 TL Teemischung mit 1 Tasse kochendem Wasser übergießen, zugedeckt 5 Minuten ziehen lassen und dann abseihen.

Fastentees

S Fastentee Rose

Zusammensetzung:
42 g Apfelstücke, 28 g Schachtelhalmkraut, 11 g Erdrauchkraut, 10 g Brombeerblätter, 9 g Rosenblätter.

Zubereitung:
2 TL Teemischung mit 1 Tasse kochendem Wasser übergießen, zugedeckt 5 Minuten ziehen lassen und dann abseihen.

Ⓒ Fastentee Löwenzahn

Zusammensetzung:
48 g Löwenzahnkraut mit -wurzel, 24 g Zitronenschale, 16 g Stiefmütterchenkraut, 12 g Ringelblumenblüten (ohne Kelch).

Zubereitung:
2 TL Teemischung mit 1 Tasse kochendem Wasser übergießen, zugedeckt 5 Minuten ziehen lassen und dann abseihen.

Ⓟ Fastentee Brennnessel

Zusammensetzung:
48 g Brennnesselblätter, 32 g Thymiankraut, 20 g Pfefferminzblätter.

Zubereitung:
2 TL Teemischung mit 1 Tasse kochendem Wasser übergießen und je nach geschmacklicher Vorliebe 1 Messerspitze Zimtpulver hinzufügen. Zugedeckt 5 Minuten ziehen lassen und abseihen.

Ⓜ Fastentee Fenchel

Zusammensetzung:
50 g Löwenzahnkraut mit -wurzel, 20 g Fenchelfrüchte, 12 g Johanniskraut, 8 g Melissenblätter.

Zubereitung:
2 TL Teemischung im Mörser zerdrücken, mit 1 Tasse kochendem Wasser übergießen und je nach geschmacklicher Vorliebe 1 Gewürznelke hinzufügen. Zugedeckt 5 Minuten ziehen lassen und abseihen.

Schlaftee

Ⓢ Ⓒ Ⓟ Ⓜ Schlaftee

Zusammensetzung:
30 g zerkleinerte Baldrianwurzel, 25 g Melissenblätter, 15 g Hopfenzapfen, 15 g Lavendelblüten, 5 g Hagebuttenschalen, 5 g Rosmarinblätter, 5 g Kamillenblüten.

Zubereitung:
2 TL Teemischung mit 1 Tasse aufgekochtem, aber wieder etwas abgekühltem Wasser (besser für die hitzelabilen Inhaltsstoffe der Baldrianwurzel) übergießen, zugedeckt 10 bis 15 Minuten ziehen lassen und abseihen. 1 bis 1 1/2 Stunden vor dem Schlafengehen den frisch bereiteten Tee trinken.

Tipp:
Um die Inhaltsstoffe optimal aus der Baldrianwurzel herauszulösen, kann man den Baldriantee separat zubereiten, was allerdings etwas Zeit erfordert. 2 TL zerkleinerte Baldrianwurzel mit 1 Tasse kaltem Wasser übergießen, mindestens 12 Stunden ziehen lassen, abseihen und leicht erwärmen. Baldriantee in die wie oben angegeben zubereitete Teemischung geben.

Entblähungstees

Ⓢ Entblähungstee Erdrauch

Zusammensetzung:
33 g Apfelstücke, 30 g Fenchelfrüchte, 20 g Spitzwegerichkraut, 10 g Erdrauchkraut, 7 g zerkleinerte Süßholzwurzel.

Zubereitung:
1 gehäuften TL Teemischung im Mörser zerdrücken, mit 1 Tasse kochendem Wasser übergießen, zugedeckt 5 bis 10 Minuten ziehen lassen und abseihen.

Ⓒ Entblähungstee Koriander

Zusammensetzung:
26 g Fenchelfrüchte, 26 g Zitronenschalen, 20 g Erdbeerblätter, 14 g Korianderfrüchte, 14 g zerkleinerte Baldrianwurzel.

Zubereitung:
1–2 TL Teemischung im Mörser zerdrücken, mit 1 Tasse kochendem Wasser übergießen, zugedeckt 7 Minuten ziehen lassen und abseihen.

Ⓟ Entblähungstee Kamille

Zusammensetzung:
25 g Pfefferminzblätter, 25 g zerkleinerte Angelikawurzel, 23 g Kamillenblüten, 15 g Anisfrüchte, 12 g Kümmel.

Zubereitung:
1 TL Teemischung im Mörser zerdrücken, mit 1 Tasse kochendem Wasser übergießen, zugedeckt 5 Minuten ziehen lassen und abseihen.

Ⓜ Entblähungstee Kardamom

Zusammensetzung:
1 TL Fenchelfrüchte, 4–6 Kardamomkapseln.
Zubereitung:
Die Kardamomkapseln aufbrechen, mit 1 TL Fenchelfrüchten vermengen und im Mörser zerdrücken. 2 TL Teemischung mit 1 Tasse kochendem Wasser übergießen, zugedeckt 5 Minuten ziehen lassen und dann abseihen.

Lebertees

Ⓢ Ⓟ Lebertee Mariendistel

Zusammensetzung:
46 g Mariendistelfrüchte, 19 g grob zerkleinerte Galgantwurzel, 19 g Königskerzenblüten, 10 g Pfefferminzblätter, 6 g Erdrauchkraut.
Zubereitung:
1–2 gehäufte TL Teemischung im Mörser zerdrücken, mit 1 Tasse kochendem Wasser übergießen, zugedeckt 5 Minuten ziehen lassen und abseihen.

Ⓒ Ⓜ Lebertee Löwenzahn

Zusammensetzung:
40 g Löwenzahnkraut mit -wurzel, 28 g Mariendistelfrüchte, 20 g zerkleinerte Ingwerwurzel, 6 g Erdbeerblätter, 6 g zerdrückte Kardamomkapseln.
Zubereitung:
1–2 TL Teemischung mit 1 Tasse kochendem Wasser übergießen, zugedeckt 5 bis 10 Minuten ziehen lassen und abseihen.

Schwitztee

Ⓢ Ⓒ Ⓟ Ⓜ Schwitztee

Zusammensetzung:
35 g Lindenblüten, 25 g Holunderblüten, 23 g Hagebuttenschalen, 10 g Brombeerblätter, 7 g Fenchelfrüchte.

Zubereitung:
2 TL Teemischung im Mörser zerdrücken, mit 1 Tasse kochendem Wasser übergießen, zugedeckt 5 Minuten ziehen lassen und abseihen.

Sekretlösende Tees

Ⓢ Ⓟ Thymian-Süßholz-Tee

Zusammensetzung:
35 g Spitzwegerichblätter, 30 g Königskerzenblüten, 20 g Anisfrüchte, 10 g Thymiankraut, 5 g zerkleinerte Süßholzwurzel.
Zubereitung:
1 TL Teemischung im Mörser zerdrücken, mit 1 Tasse kochendem Wasser übergießen, zugedeckt 5 Minuten ziehen lassen und abseihen.

Ⓒ Ⓜ Fenchel-Malven-Tee

Zusammensetzung:
35 g Schlüsselblumenblüten, 30 g Huflattichblätter, 25 g Fenchelfrüchte, 10 g Malvenblüten.
Zubereitung:
2 gehäufte TL Teemischung im Mörser zerdrücken, mit 1 Tasse kochendem Wasser übergießen, zugedeckt 5 Minuten ziehen lassen und abseihen.

Spülungstees

Ⓢ Ⓟ Spülungstee Schachtelhalm

Zusammensetzung:
20 g Schachtelhalmkraut, 30 g Eibischblätter, 40 g Brennnesselblätter, 10 g Kamillenblüten.
Zubereitung:
2 gehäufte TL Teemischung mit 1 Tasse kochendem Wasser übergießen, zugedeckt 5 bis 10 Minuten ziehen lassen und abseihen.

Ⓒ Ⓜ Spülungstee Birke

Zusammensetzung:
40 g Birkenblätter, 35 g Schlüsselblumenblüten, 20 g Löwenzahnkraut mit -wurzel, 5 g Malvenblüten.
Zubereitung:
1–2 TL Teemischung mit 1 Tasse kochendem Wasser übergießen, zugedeckt 5 bis 10 Minuten ziehen lassen und abseihen.

Die Speiserezepte

Die Zutaten sind für eine Portion (oder für vier Portionen) angegeben. Dem Fastenprogramm (siehe Seite 416–451) entnehmen Sie bitte, wie viele Portionen Sie jeweils zu sich nehmen müssen. Wenn im Fastenprogramm nicht anders ausgewiesen, bezieht sich die Angabe dort auf eine Portion. Eine Einkaufsliste finden Sie auf Seite 461.

Der Vorfastentag

Morgens

Müsli-Grundrezept

Zutaten für 1 Portion:

2 EL grober Getreideschrot, 100 g fettarme Dickmilch, 1 TL Honig, Obst.

Zubereitung:

1. Den Getreideschrot in einer kleinen Schüssel mit 2 EL Wasser vermischen und zugedeckt über Nacht quellen lassen.
2. Die Dickmilch und den Honig unter den eingeweichten Getreideschrot mischen.
3. Das Obst je nach Sorte putzen und waschen oder schälen, dann klein schneiden.

Ⓢ 2 EL Roggenschrot zubereiten und das Müsli mit 1 kleinen, in Spalten geschnittenen Apfel anrichten.

Ⓒ 2 EL Dinkelschrot zubereiten und das Müsli mit 2 entsteinten und in Spalten geschnittenen Pflaumen anrichten.

Ⓟ 2 EL Haferschrot zubereiten und das Müsli mit 2 in Spalten geschnittenen, frischen Feigen anrichten.

Ⓜ 2 EL Weizenschrot zubereiten und das Müsli mit 100 g Weintrauben anrichten.

Ⓢ Ⓒ Ⓟ Ⓜ Brotsuppe (alternativ)

Zutaten für 1 Portion:

1/2 Möhre, 1/2 Zwiebel, 50 g Roggenbrot (vom Vortag), 1 TL Butterschmalz, 300 ml Gemüsebrühe, 1 TL gehackte Petersilie.

Zubereitung:

1. Die Möhre und die Zwiebel schälen. Beides ebenso wie das Roggenbrot in sehr feine Würfel schneiden.
2. Das Butterschmalz in einem Topf erhitzen, das Gemüse und das Brot unter Rühren darin anrösten. Mit der Brühe ablöschen und die Suppe bei schwacher Hitze 20 Minuten köcheln lassen.
3. Die Brotsuppe durch ein feines Sieb streichen oder mit dem Stabmixer pürieren und die gehackte Petersilie untermischen.

Mittags

Ⓢ Safran-Hirse mit Endiviensalat

Zutaten für 1 Portion:

50–70 g ganze Hirse, 1 kleine Möhre, 1 TL Olivenöl, 300–420 ml Gemüsebrühe, 1 Messerspitze Safranfäden, 150 g Endiviensalat, 2 EL fettarmer Joghurt, 1 TL Zitronensaft, Vollsalz (unbehandeltes Salz), Pfeffer aus der Mühle, 1 TL gehackter Dill.

Zubereitung:

1. Die Hirse in einem feinen Sieb heiß waschen und abtropfen lassen.
2. Die Möhre putzen, schälen und raspeln.
3. Die Hirse in einem Topf im heißen Olivenöl unter Rühren bei schwacher Hitze kurz anbraten und mit der Gemüsebrühe ablöschen. Die Möhrenraspel und die Safranfäden in den Topf geben, aber nicht unterrühren. Die Hirse zugedeckt bei schwacher Hitze 20 Minuten ausquellen lassen.
4. Die Brühe, die sich oben abgesetzt hat, abgießen und für die Abendmahlzeit aufbewahren.
5. Den Endiviensalat putzen, waschen, gut abtropfen lassen und in feine Streifen schneiden. Für das Dressing den Joghurt mit Zitronensaft, Salz, Pfeffer und Dill glatt rühren. Das Dressing mit dem Salat vermischen und mit der Safran-Hirse anrichten.

Ⓒ Koriander-Dinkel mit Gurkensalat

Zutaten für 1 Portion:

100 g polierter Dinkel, 600 ml Gemüsebrühe, 1 TL gehackter Majoran, 2–3 Messerspitzen Korianderpulver, 1/2 Salatgurke, 2 EL fettarmer Joghurt, 1 TL Zitronensaft, Vollsalz, Pfeffer aus der Mühle.

Zubereitung:

1. Den Dinkel in einem feinen Sieb heiß waschen und abtropfen lassen. Mit der Brühe in einen Topf geben, aufkochen und zugedeckt bei schwacher Hitze 20 Minuten köcheln lassen.

2. Kurz vor Ende der Garzeit das Korianderpulver und den Majoran untermischen.
3. Die Brühe, die sich oben abgesetzt hat, abgießen und für die Abendmahlzeit aufbewahren.
4. Die Gurke putzen, schälen und in feine Scheiben schneiden oder hobeln.
5. Für das Dressing den Joghurt mit Zitronensaft, Salz und Pfeffer glatt rühren. Die Gurkenscheiben mit dem Dressing vermischen und mit dem Koriander-Dinkel anrichten.

Ⓟ Petersilien-Amaranth mit Fenchelsalat

Zutaten für 1 Portion:

100 g Amaranth, 700–800 ml Gemüsebrühe, 1 Knoblauchzehe, 2–3 Messerspitzen Galgantpulver, 1 EL gehackte Petersilie, 2 kleine Fenchelknollen, 1 EL Zitronensaft, Vollsalz, Pfeffer aus der Mühle.

Zubereitung:

1. Den Amaranth in einem sehr feinen Sieb waschen und abtropfen lassen.
2. Anschließend mit der Brühe in einen Topf geben, aufkochen und zugedeckt bei schwacher Hitze 20 Minuten köcheln lassen. Vom Herd nehmen und 10 Minuten zugedeckt nachquellen lassen.
3. Den Knoblauch schälen, fein hacken, mit dem Galgant bestreuen und mit einem Messer fein zerdrücken.
4. Die Knoblauch-Galgant-Paste mit der Petersilie unter den Amaranth mischen.
5. Die Brühe, die sich oben abgesetzt hat, abgießen und für die Abendmahlzeit aufbewahren.
6. Die Fenchelknollen putzen und waschen, das zarte Grün beiseite legen. Die Knollen längs halbieren und in sehr feine Streifen schneiden. Zitronensaft, Salz und Pfeffer unter den Fenchel mischen. Den Fenchelsalat mit dem Petersilien-Amaranth anrichten.

Ⓜ Bockshornklee-Weizen mit Rote-Bete-Salat

Zutaten für 1 Portion:

100 g Weizen, 300–400 ml Gemüsebrühe, 1–2 Messerspitzen Bockshornkleepulver, 1 TL gehackte Petersilie, 1 Rote Bete, 1/2 Apfel, 1 TL Zitronensaft, 1 Messerspitze Anispulver, Vollsalz, Pfeffer aus der Mühle, 1/2 TL Olivenöl.

Zubereitung:

1. Den Weizen in einem feinen Sieb waschen und abtropfen lassen. Über Nacht zugedeckt in 200 bis 300 ml Wasser einweichen.
2. Das Einweichwasser abgießen, mit der Brühe auf etwa 600 ml auffüllen und den Weizen darin bei schwacher Hitze 1 Stunde köcheln lassen.
3. Nach 30 Minuten den Bockshornklee dazugeben.
4. Kurz vor Ende der Garzeit die gehackte Petersilie untermischen.
5. Die Brühe, die sich oben abgesetzt hat, abgießen und für die Abendmahlzeit aufbewahren.
6. Die Rote Bete schälen (am besten mit Haushaltshandschuhen), den Apfel waschen und entkernen. Beides auf der Gemüsereibe raspeln. Für das Dressing den Zitronensaft mit Anis, Salz, Pfeffer und Olivenöl verrühren, unter den Salat mischen. Mit dem Bockshornklee-Weizen anrichten.

Abends

Getreidebrühe mit Gemüse (Grundrezept)

Zutaten für 1 Portion:

100 g Gemüse, 1 TL Olivenöl, etwa 300 ml Getreidebrühe (vom Mittag), Pfeffer aus der Mühle, Gewürze und/oder gehackte Kräuter.

Zubereitung:

1. Das Gemüse je nach Sorte putzen und waschen oder schälen, bei Bedarf zerkleinern und im heißen Olivenöl kurz andünsten. Die Brühe angießen und zum Kochen bringen. Das Gemüse darin je nach Sorte 5 bis 8 Minuten garen.
2. Die Brühe mit Gewürzen und/oder Kräutern abschmecken.

Ⓢ 100 g Mangold in feine Streifen schneiden, andünsten, 5 Minuten in der Hirsebrühe garen und mit Pfeffer, Muskatnuss und Dill würzen.

Ⓒ 100 g tiefgefrorene Erbsen andünsten, 8 Minuten in der Dinkelbrühe garen und mit Pfeffer und Muskatnuss würzen.

Ⓟ 100 g Fenchel in feine Würfel schneiden, andünsten, 8 Minuten in der Amaranthbrühe garen und die Brühe mit Pfeffer und Zitronensaft würzen.

Ⓜ 100 g Möhren in feine Würfel schneiden, andünsten, 8 Minuten in der Weizenbrühe garen und mit Pfeffer, Muskatnuss, Zitronensaft und Petersilie würzen.

Der 1. Fastentag

Mittags/abends

Ⓢ Ⓒ Ⓟ Gemüsebrühe

Zutaten für 4 Portionen:

2 kleine mehlig kochende Kartoffeln, 1 Möhre, 80 g Knollensellerie, 40 g Petersilienwurzel, 40 g Lauch, 2 kleine Tomaten, 80 g Blumenkohl, 40–60 g rote Linsen, 5–6 Pfefferkörner, 1 EL gekörnte Gemüse- oder Hefebrühe, 2 Msp. Bockshornkleepulver, 2 Msp. Galgantpulver, frisch geriebene Muskatnuss, 1 TL gehackter Majoran, 1 TL gehackte Petersilie.

Zubereitung:

1. Kartoffeln, Möhre, Knollensellerie und Petersilienwurzel putzen und schälen. Lauch, Tomaten und Blumenkohl putzen und waschen. Gemüse in kleine Würfel schneiden, Blumenkohl in Röschen teilen.
2. 1 l Wasser zum Kochen bringen, das Gemüse, die Linsen, die Pfefferkörner und die Brühe dazugeben und 30 Minuten bei schwacher Hitze köcheln lassen. Die Brühe nach 15 Minuten mit Bockshornklee, Galgant und Muskatnuss würzen.
3. Kurz vor Ende der Garzeit den Majoran und die Petersilie zur Brühe geben. Die Brühe durch ein feines Sieb gießen. Die Hälfte der Brühe für die Abendmahlzeiten am 2. und 3. Fastentag im Kühlschrank aufbewahren.

Ⓜ Pürierte Möhren-Sellerie-Suppe

Zutaten für 4 Portionen:

2 mittelgroße Möhren, 50 g Knollensellerie, 2 kleine mehlig kochende Kartoffeln, 50 g Lauch, 60 g rote Linsen, 3 Pfefferkörner, 1 EL gekörnte Gemüse- oder Hefebrühe, 2 Msp. Bockshornkleepulver, 2 Msp. Galgantpulver, frisch geriebene Muskatnuss, 1 TL gehackter Majoran, 1 TL gehackte Petersilie.

Zubereitung:

1. Möhren, Sellerie und Kartoffeln putzen und schälen, den Lauch putzen und waschen. Das Gemüse in kleine Würfel schneiden.
2. 1 l Wasser zum Kochen bringen, das Gemüse, die Linsen, die Pfefferkörner und die Brühe dazugeben und 30 Minuten bei schwacher Hitze köcheln lassen. Die Brühe nach 15 Minuten mit Bockshornklee, Galgant und Muskatnuss würzen.
3. Kurz vor Ende der Garzeit den Majoran und die Petersilie zur Brühe geben. Die Brühe durch ein feines Sieb gießen, die Hälfte des Gemüses zurück in die Brühe geben und die Suppe mit dem Stabmixer fein pürieren. Die Hälfte der Brühe für die Abendmahlzeiten am 2. und 3. Fastentag im Kühlschrank aufbewahren.

Der 2. und 3. Fastentag

Mittags

Getreidecreme (Grundrezept)

Zutaten für 1 Portion:

80 g Getreideflocken, 400 ml Gemüsebrühe (oder Wasser), Gewürze und/oder gehackte Kräuter, gekörnte Gemüse- oder Hefebrühe.

Zubereitung:

1. Die Getreideflocken in einem Topf ohne Fett unter Rühren leicht anrösten. Die Brühe angießen, zum Kochen bringen und zugedeckt bei schwacher Hitze 15 Minuten köcheln lassen.
2. Die Gewürze/Kräuter dazugeben und die Suppe bei Bedarf mit Gemüse- oder Hefebrühe nachwürzen. Die Suppe vom Herd nehmen, etwa 5 Minuten nachquellen lassen und durch ein feines Sieb gießen.

Ⓢ 80 g Roggenflocken in der Brühe garen und die Suppe mit Majoran würzen.

Ⓒ 80 g Dinkelflocken in der Brühe garen und die Suppe mit frisch geriebener Muskatnuss und Basilikum würzen.

Ⓟ 80 g feine Haferflocken in der Brühe garen und die Suppe mit Pfeffer und Kerbel würzen.

Ⓜ 80 g Weizenflocken in der Brühe garen und die Suppe mit Ingwerpulver und Petersilie würzen. 1 Möhre und 80 g Knollensellerie in Stifte schneiden, in wenig Wasser weich dünsten und zur Suppe geben.

Der 4. Fastentag

Mittags

Ⓢ Ⓒ Kürbisbrühe

Zutaten für 1 Portion:

1 kleine mehlig kochende Kartoffel, 1 kleine Möhre, 300 g Kürbisfruchtfleisch, 300 ml Gemüsebrühe (oder

Wasser), 1 TL Zitronensaft, Pfeffer aus der Mühle, frisch geriebene Muskatnuss, 1 TL gehackte Petersilie, gekörnte Gemüse- oder Hefebrühe.

Zubereitung:

1. Die Kartoffel und die Möhre schälen und ebenso wie das Kürbisfruchtfleisch in kleine Würfel schneiden.
2. Die Brühe zum Kochen bringen, das Gemüse dazugeben und 15 Minuten bei schwacher Hitze köcheln lassen. Zitronensaft, Pfeffer, Muskatnuss und Petersilie dazugeben und bei Bedarf mit Gemüse- oder Hefebrühe nachwürzen.
3. Die Kürbissuppe vom Herd nehmen, etwa 5 Minuten ziehen lassen und durch ein feines Sieb gießen.

Ⓟ Brennnesselbrühe

Zutaten für 1 Portion:

300 g Brennnesselblätter, 100 g Lauch, 50 g Knollensellerie, 300 ml Gemüsebrühe, Paprikapulver, Pfeffer aus der Mühle, frisch geriebene Muskatnuss.

Zubereitung:

1. Die Brennnesselblätter verlesen, waschen und in einem Sieb abtropfen lassen. Den Lauch putzen und waschen, den Sellerie putzen und schälen. Die Brennnesselblätter und das Gemüse klein schneiden.
2. Die Brühe zum Kochen bringen, Brennnessel und Gemüse dazugeben und zugedeckt bei schwacher Hitze 15 Minuten köcheln lassen.
3. Die Brühe mit Paprika, Pfeffer und Muskatnuss würzen und durch ein feines Sieb gießen.

Ⓜ Pürierte Brennnesselsuppe

Zutaten für 1 Portion:

400 g Brennnesselblätter, 100 g Lauch, 50 g Knollensellerie, 300 ml Gemüsebrühe, Paprikapulver, Pfeffer aus der Mühle, frisch geriebene Muskatnuss.

Zubereitung:

1. Die Brennnesselblätter verlesen, waschen und in einem Sieb abtropfen lassen. Den Lauch putzen und waschen, den Sellerie putzen und schälen. Die Brennnesselblätter und das Gemüse klein schneiden.
2. Die Brühe zum Kochen bringen, die Brennnessel und das Gemüse dazugeben und zugedeckt bei schwacher Hitze 15 Minuten köcheln lassen.
3. Die Brennnesselsuppe mit Paprika, Pfeffer und Muskatnuss würzen und mit dem Stabmixer pürieren. Bei Bedarf noch etwas Wasser oder Brühe hinzufügen.

Der 5. Fastentag

Mittags

Brühe mit Kartoffeln und Gemüse (Grundrezept)

Zutaten für 1 Portion:

1 kleine mehlig kochende Kartoffel, 100 g Gemüse, 300 ml Gemüsebrühe, Gewürze/gehackte Kräuter.

Zubereitung:

1. Die Kartoffel schälen, das Gemüse je nach Sorte putzen und waschen oder schälen. Beides möglichst klein schneiden.
2. Die Brühe zum Kochen bringen, das Gemüse und die Gewürze und/oder die Kräuter dazugeben und bei schwacher Hitze 15 Minuten köcheln lassen, dann durch ein feines Sieb gießen.

Ⓢ 100 g Mangold mit den Kartoffeln garen und die Brühe mit Thymian würzen.

Ⓒ 100 g Blumenkohl mit den Kartoffeln garen und die Brühe mit Zitronensaft würzen.

Ⓟ 100 g Fenchel mit den Kartoffeln garen und die Brühe mit Rosmarin würzen.

Ⓜ 100 g Pastinaken mit den Kartoffeln garen und die Brühe mit Kardamompulver würzen.

Der 6. Fastentag

siehe 2. und 3. Fastentag

Der 1. Aufbautag

Abends

Gemüsesuppe (Grundrezept)

Zutaten für 1 Portion:

100 g Gemüse, 1 TL Olivenöl, 300 ml Gemüsebrühe, Pfeffer aus der Mühle, Gewürze und/oder Kräuter.

Zubereitung:

1. Das Gemüse je nach Sorte putzen und waschen oder schälen und klein schneiden. Im heißen Olivenöl unter Rühren andünsten, Brühe angießen und zum Kochen bringen.
2. Die Suppe zugedeckt bei schwacher Hitze 10 Minuten köcheln lassen, mit Pfeffer würzen und nach Belieben mit dem Stabmixer pürieren. Mit Gewürzen und/oder Kräutern abschmecken.

S 100 g Mangold in Streifen schneiden, in der Brühe garen und mit Majoran würzen.
C 100 g Salatgurke in Scheiben schneiden. In der Brühe garen und die Suppe mit Zitronensaft würzen.
P 100 g Lauch in dünne Streifen schneiden, in der Brühe garen und die Suppe mit Ingwerpulver würzen.
M 100 g weißen Spargel in kurze Stücke schneiden, in der Brühe garen und die Suppe mit Kerbel würzen.

Der 2. Aufbautag

Morgens

Getreideflocken mit Joghurt und Obst (Grundrezept)

Zutaten für 1 Portion:
150 g fettarmer Joghurt, 1 TL Honig, 2 EL Getreideflocken, Obst bzw. Rosinen.

Zubereitung:
1. Den Joghurt mit dem Honig und den Flocken in einer kleinen Schüssel vermischen.
2. Das Obst je nach Sorte putzen und waschen oder schälen, bei Bedarf zerkleinern und über die Flocken streuen.

S Joghurt mit 2 EL Roggenflocken mischen und mit 100 g Roten Johannisbeeren bestreuen.
C Joghurt mit 2 EL Dinkelflocken mischen und mit den klein geschnittenen Filets von 1 Orange bestreuen.
P Joghurt mit 2 EL Haferflocken mischen und mit 1 EL Rosinen bestreuen.
M Joghurt mit 2 EL Weizenflocken mischen und mit 3 entsteinten und in Streifen geschnittenen, frischen Datteln bestreuen.

Mittags

S C P M Kalte Radieschensuppe

Zutaten für 1 Portion:
1 Bund Radieschen, 200 g Buttermilch, 100 ml Mineralwasser, Vollsalz, Pfeffer aus der Mühle, 1 TL Schnittlauchröllchen, 2 Scheiben Vollkornbrot.

Zubereitung:
1. Die Radieschen putzen und waschen. Die Hälfte der Radieschen auf der Küchenreibe raspeln. Die restlichen Radieschen grob zerkleinern und mit der Buttermilch und dem kohlensäurehaltigen Mineralwasser im Mixer fein pürieren.
2. Die Suppe mit Salz und Pfeffer würzen und die geraspelten Radieschen unterrühren. Mit Schnittlauchröllchen bestreuen und das Brot dazu reichen.

Gedünstetes Gemüse mit Pellkartoffeln (Grundrezept)

Zutaten für 1 Portion:
2 mittelgroße Kartoffeln, 200 g Gemüse, 1 TL Öl, 50 ml Gemüsebrühe, Gewürze und/oder gehackte Kräuter, Vollsalz, Pfeffer aus der Mühle.

Zubereitung:
1. Die Kartoffeln waschen und in der Schale in wenig Wasser ca. 20 Minuten weich kochen.
2. Das Gemüse je nach Sorte putzen und waschen oder schälen und klein schneiden.
3. Das Gemüse im heißen Öl andünsten, die Brühe angießen und die Gewürze und/oder Kräuter dazugeben. Zugedeckt bei schwacher Hitze 15 Minuten dünsten und mit Salz und Pfeffer abschmecken.
4. Die Kartoffeln abgießen, kurz abdampfen lassen, pellen und mit dem Gemüse anrichten.

S 200 g Chicorée der Länge nach halbieren und den bitteren Strunk entfernen. Unter Zugabe von 1 Messerspitze Safranfäden weich dünsten.
C 200 g Blattspinat weich dünsten.
P 200 g Petersilienwurzeln weich dünsten und mit 1 TL gehacktem Liebstöckel würzen.
M 200 g Möhren dünsten, dabei mit 1 Prise Zucker und 1 Messerspitze Anispulver würzen.

Abends

S C P M Knäckebrot mit Kräuterquark

Zutaten für 1 Portion:
1 Tomate, 2 Scheiben Knäckebrot, 2 EL Kräuterquark, Vollsalz, Pfeffer aus der Mühle.

Zubereitung:
1. Die Tomate waschen und in Scheiben schneiden, dabei den Stielansatz entfernen.
2. Das Knäckebrot mit dem Quark bestreichen und mit den Tomatenscheiben belegen, mit Salz und Pfeffer würzen.

Der 3. Aufbautag

Morgens

Müsli-Grundrezept

Zutaten für 1 Portion:

2 EL grober Getreideschrot, 100 ml fettarme Milch oder 100 g fettarmer Joghurt, 1 TL Honig.

Zubereitung:

1. Den Getreideschrot in einer kleinen Schüssel mit 2 EL Wasser vermischen und zugedeckt über Nacht quellen lassen.
2. Den Joghurt und den Honig unter den eingeweichten Getreideschrot mischen.
3. Das Obst je nach Sorte putzen und waschen oder schälen und klein schneiden.

Ⓢ 2 EL Roggenschrot zubereiten und das Müsli mit 1 kleinen, in Spalten geschnittenen Apfel anrichten.

Ⓒ 2 EL Dinkelschrot zubereiten und das Müsli mit 2 entsteinten und in Spalten geschnittenen Pflaumen anrichten.

Ⓟ 2 EL Haferschrot zubereiten und das Müsli mit 2 in Spalten geschnittenen, frischen Feigen anrichten.

Ⓜ 2 EL Weizenschrot zubereiten und das Müsli mit 100 g Weintrauben anrichten.

Mittags

Ⓢ Ⓒ Ⓟ Ⓜ Apfel-Möhren-Salat

Zutaten für 1 Portion:

1 Apfel, 2 Möhren, 4 EL fettarmer Joghurt, 2 TL Zitronensaft, Vollsalz, Pfeffer aus der Mühle.

Zubereitung:

1. Die Möhren putzen und schälen, den Apfel schälen, vierteln und entkernen. Beides auf der Gemüsereibe fein raspeln.
2. Für das Dressing den Joghurt mit Zitronensaft, Salz und Pfeffer glatt rühren. Das Dressing mit den Apfel- und Möhrenraspeln vermischen.

Ⓢ Linsensuppe mit Vollkornspätzle

Zutaten für 1 Portion:

70 g getrocknete Linsen, 350 ml Gemüsebrühe, 1 EL milder Essig, Vollsalz, Pfeffer aus der Mühle, 50 g Vollkornspätzle.

Zubereitung:

1. Die Linsen waschen und über Nacht in reichlich kaltem Wasser zugedeckt einweichen.
2. Die Linsen in ein Sieb abgießen. Die Brühe zum Kochen bringen und die Linsen je nach Sorte und Packungsanweisung ca. 20 Minuten garen. Die Suppe mit Essig, Salz und Pfeffer abschmecken.
3. Die Vollkornspätzle nach Packungsanweisung garen, in ein Sieb abgießen, abtropfen lassen und unter die Linsensuppe mischen.

Ⓒ Kichererbsensuppe mit Vollkornnudeln

Zutaten für 1 Portion:

175 g Kichererbsen (aus der Dose), 350 ml Gemüsebrühe, 1 EL Zitronensaft, Vollsalz, Pfeffer aus der Mühle, 50 g Vollkornnudeln, 1 TL gehackter Koriander.

Zubereitung:

1. Die Kichererbsen in ein Sieb abgießen und abtropfen lassen.
2. Die Brühe zum Kochen bringen und die Kichererbsen darin ca. 15 Minuten garen. Die Suppe mit Zitronensaft, Salz und Pfeffer abschmecken.
3. Die Vollkornnudeln nach Packungsanweisung garen, in ein Sieb abgießen, abtropfen lassen und unter die Kichererbsensuppe mischen. Die Suppe mit dem Koriander bestreuen.

Ⓟ Kartoffel-Lauchsuppe mit Vollkorncroûtons

Zutaten für 1 Portion:

2 mehlig kochende Kartoffeln, 1/2 dünne Stange Lauch, 300 ml Gemüsebrühe, Vollsalz, Pfeffer aus der Mühle, 1 TL geriebener Meerrettich (aus dem Glas), 1 Scheibe Vollkornbrot, 1 TL Butter.

Zubereitung:

1. Die Kartoffeln schälen und in feine Würfel schneiden. Den Lauch putzen, waschen und in Streifen schneiden.
2. Die Brühe zum Kochen bringen, das Gemüse darin ca. 15 Minuten garen. Die Suppe mit Salz, Pfeffer und Meerrettich abschmecken. Die Suppe nach Belieben mit dem Stabmixer pürieren.
3. Das Vollkornbrot in kleine Würfel schneiden. Die Butter in einer beschichteten Pfanne zerlassen und die Brotwürfel unter Rühren darin anrösten. Die Brotwürfel über die Suppe streuen.

Ⓜ Rote-Bete-Suppe mit Naturreis

Zutaten für 1 Portion:

200 g Rote Bete, 350 ml Gemüsebrühe, 60 g Naturreis, Vollsalz, Pfeffer aus der Mühle, 1 TL saure Sahne.

Zubereitung:

1. Die Rote Bete schälen (am besten mit Haushaltshandschuhen) und in feine Würfel schneiden.
2. Die Brühe zum Kochen bringen, die klein geschnittene Rote Bete und den Reis dazugeben und ca. 25 Minuten garen. Die Suppe mit Salz und Pfeffer abschmecken und mit der sauren Sahne verfeinern.

Abends

Ⓢ Ⓒ Ⓟ Ⓜ Gurkenbrot mit Käse

Zutaten für 1 Portion:

50 g Salatgurke, 1 Scheibe Vollkornbrot, 2 EL Magerquark, 1 Scheibe Schnittkäse (30 g), Vollsalz, Pfeffer.

Zubereitung:

1. Die Gurke schälen und in Scheiben schneiden.
2. Das Brot mit dem Quark bestreichen und mit dem Schnittkäse belegen. Die Gurkenscheiben darauf anrichten und mit Salz und Pfeffer würzen.

Einkaufsliste für die Mahlzeiten

Ⓢ Ⓒ Ⓟ Ⓜ

1 Päckchen Knäckebrot, 1 Päckchen Vollkornbrot, 0,5 l fettarme Milch, 100 g Dickmilch, 200 g fettarmer Joghurt, 250 g Magerquark, 250 g Kräuterquark, 50 g Schnittkäse (40–50% im Trockengewicht), 2 Zitronen, 1 Salatgurke, 0,5 l Artischockenpresssaft, Honig, 2 Gläser körnige Gemüsebrühe, Olivenöl, Vollsalz (unbehandeltes Salz), Pfeffer

Ⓢ Sanguiniker:

4 EL Roggenschrot, 500 g Roggenflocken, 100 g ganze Hirse, 50 g Vollkornspätzle, 600 g Äpfel, 100 g Rote Johannisbeeren, 1 Orange, 500 g Möhren, 150 g Endiviensalat, 400 g Mangold, 1 kg mehlig kochende Kartoffeln, 1 kleine Knolle Sellerie, 40 g Petersilienwurzel, 1 kleine Stange Lauch, 200 g Tomaten, 1 kleiner Blumenkohl, 40–60 g rote Linsen, 70 g getrocknete Linsen, 1 kg Kürbisfruchtfleisch, 200 g Chicorée, 0,5 l Apfel- oder Birnensaft, je 1 Bund Dill, Majoran, Petersilie und Thymian, Bockshornklee- und Galgantpulver, Muskatnuss, Safranfäden, milder Essig

Ⓒ Choleriker:

4 EL Dinkelschrot, 500 g Dinkelflocken, 50 g kurze Vollkornnudeln, 150 g Pflaumen, 1 Orange, 400 g Äpfel, 100 g tiefgefrorene Erbsen, 1 kg mehlig kochende Kartoffeln, 500 g Möhren, 1 kleine Knolle Sellerie, 40 g Petersilienwurzel, 1 kleine Stange Lauch, 100 g Tomaten, 1 kleiner Blumenkohl, 40–60 g rote Linsen,1 kg Kürbisfruchtfleisch, 200 g Blattspinat,175 g Kichererbsen (aus der Dose), 0,5 l Kirsch- oder Pfirsichsaft, je 1 Bund Majoran, Petersilie, Basilikum und Koriander, Bockshornklee-, Galgant- und Korianderpulver, Muskatnuss

Ⓟ Phlegmatiker:

4 EL Haferschrot, 500 g Haferflocken, 2 altbackene Brötchen, 25 g Butter, 4 Feigen, ca. 50 g Rosinen, 1 Apfel, 100 g Amaranth, 1 kg Fenchel, 1 kg mehlig kochende Kartoffeln, 2 Möhren, 1 kleine Sellerieknolle, 250 g Petersilienwurzeln, 500 g Lauch, 1 kleiner Blumenkohl, 200 g Tomaten, 40–60 g rote Linsen, 1 kg Brennnesselblätter, 0,5 l Rote-Bete-Saft, je 1 Bund Petersilie, Majoran, Kerbel, Rosmarin und Liebstöckel, 1 Knoblauchzehe, Meerrettich (aus dem Glas), Bockshornklee-, Galgant-, Ingwer- und Paprikapulver, Muskatnuss

Ⓜ Melancholiker:

4 EL Weizenschrot, 500 g Weizenflocken, 2 altbackene Brötchen, 60 g Naturreis, 100 g saure Sahne, 200 g Weintrauben, 2 Äpfel, 3 frische Datteln, 400 g Rote Bete, 1 kg Möhren, 1 kleine Knolle Sellerie, 1 kg mehlig kochende Kartoffeln, 350 g Lauch, 60 g rote Linsen, 1,2 kg Brennnesselblätter, 200 g Pastinaken (Wurzelgemüse), 100 g weißer Spargel, 1 Tomate, 0,5 l Möhren-Sellerie-Saft, je 1 Bund Petersilie, Majoran und Kerbel, Anis-, Bockshornklee-, Galgant-, Kardamom- und Paprikapulver, Muskatnuss

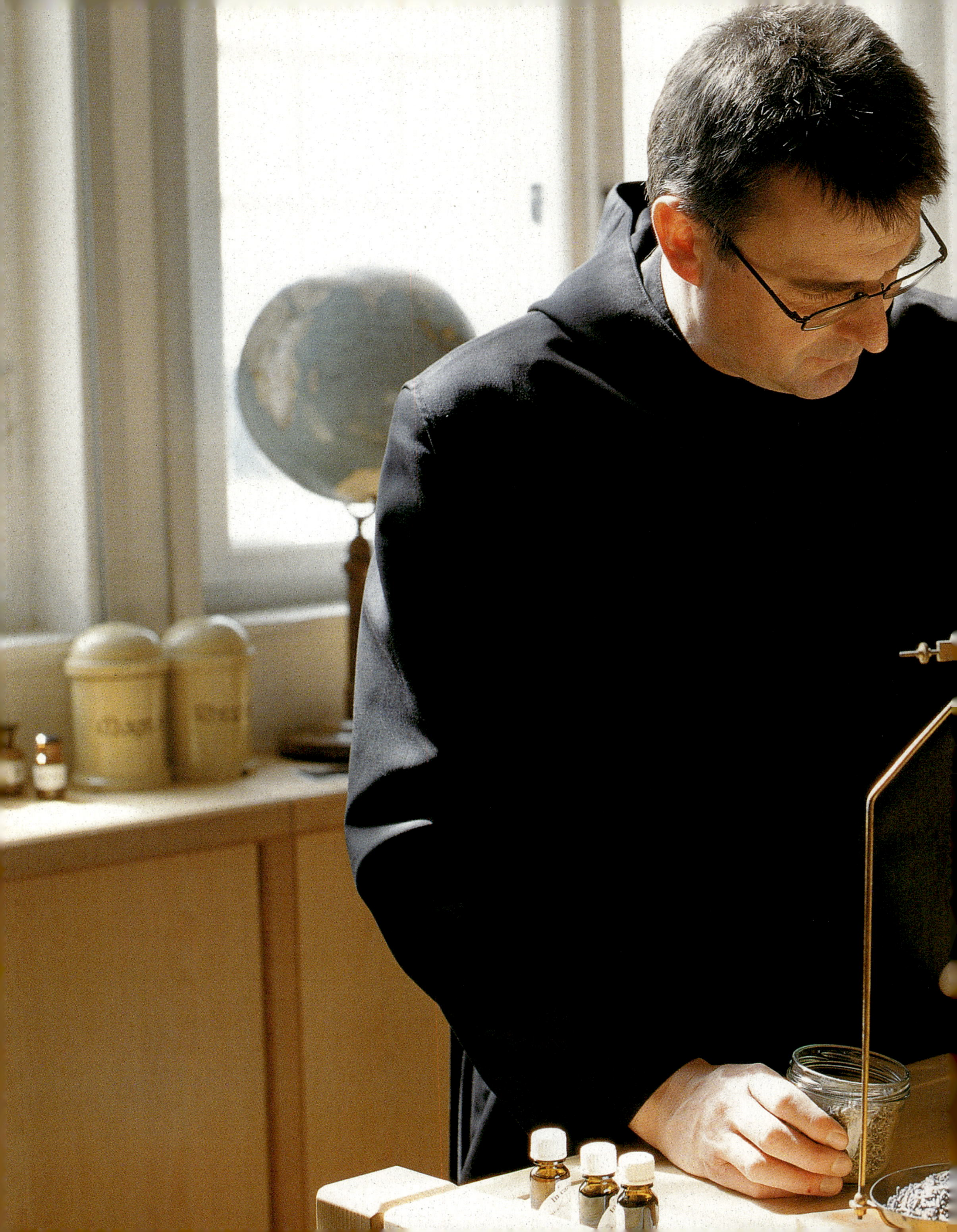

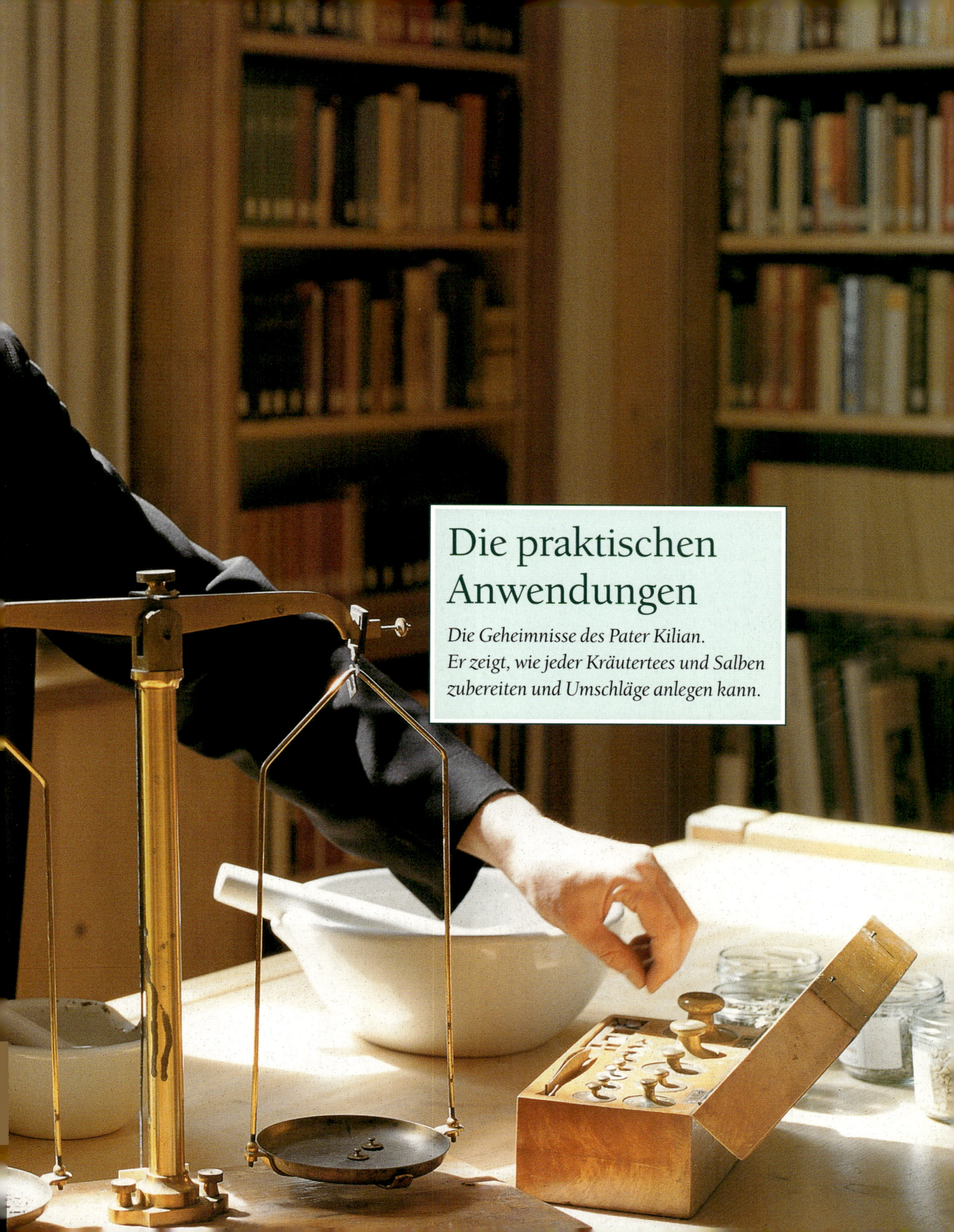

Die praktischen Anwendungen

Die Geheimnisse des Pater Kilian.
Er zeigt, wie jeder Kräutertees und Salben zubereiten und Umschläge anlegen kann.

Heilkräutertees richtig zubereiten

Teezubereitungen zählen zu den ältesten medizinischen Anwendungen von Heilpflanzen. Doch obwohl die Herstellung denkbar leicht ist, gilt es doch, einige Regeln zu beachten. Da die oft flüchtigen Inhaltsstoffe der Heilkräuter mit der Zeit entweichen, lässt man sich vom Apotheker am besten nur kleine Mengen (höchstens 100 g) abwiegen. Diese sollten dann in gut verschließbaren Gefäßen (nicht in Plastikbehältern) vor Feuchtigkeit, Licht und zu hoher Temperatur geschützt werden. Die Dosierung, die Wassertemperatur und die Ziehdauer bestimmen Art und Menge der Substanzen, die sich aus den Pflanzen lösen und mit dem Tee aufgenommen werden.
Als Grundregel gilt: Je dünner und weicher die Pflanzenteile sind, desto kürzer ist die Extraktionszeit. Um die wasserdampfflüchtigen Inhaltsstoffe nicht entweichen zu lassen, sollte man den Tee beim Ziehen abdecken. Man rührt ihn um, damit möglichst viele Inhaltsstoffe herausgelöst werden. Nach dem Abseihen drückt man die Kräuter noch leicht aus. Am besten trinkt man den frisch zubereiteten, noch heißen oder warmen Tee schluckweise. So können die Wirkstoffe besser aufgenommen werden.

Heißwasserauszug

Die klassische Art der Teezubereitung ist das Überbrühen der Pflanzenteile mit heißem bzw. kochendem Wasser (siehe Abbildungen 1–3 unten). Dabei werden den Pflanzen schwer wasserlösliche Substanzen entzogen.

Abkochung

Besteht eine Rezeptur im Wesentlichen aus Wurzel- oder Rindenbestandteilen, die schwer lösliche Inhaltsstoffe besitzen, so müssen diese mit Hitze extrahiert werden: Sie werden ungefähr 15 Minuten lang gekocht, bevor man sie abseihen und trinken kann.

Kaltwasserauszug

Die Wirkstoffe mancher Heilpflanzen werden hingegen durch Hitze zerstört – bei ihnen eignet sich der Kaltwasserauszug. Dabei werden nur die leicht wasserlöslichen Bestandteile aus den Pflanzenteilen herausgelöst. Man übergießt sie mit kaltem Wasser, lässt sie etwa 8 Stunden ziehen (am besten über Nacht) und rührt ab und zu um. Danach seiht man das Wasser durch ein Teesieb ab.

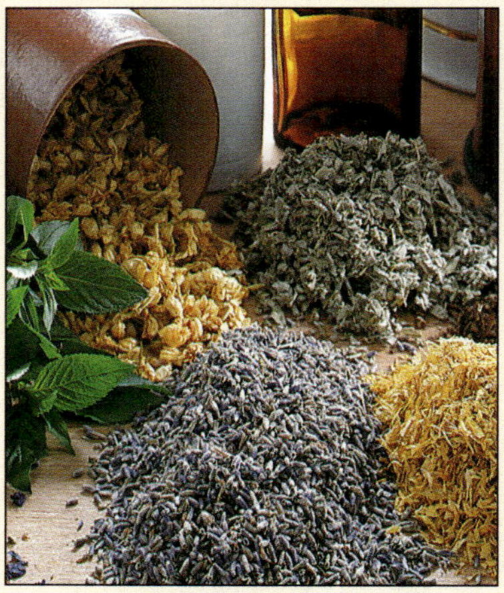

1. Je nach Rezept verwendet man meistens Blüten, Blätter oder das Kraut der Heilpflanze oder auch eine entsprechende Teemischung.

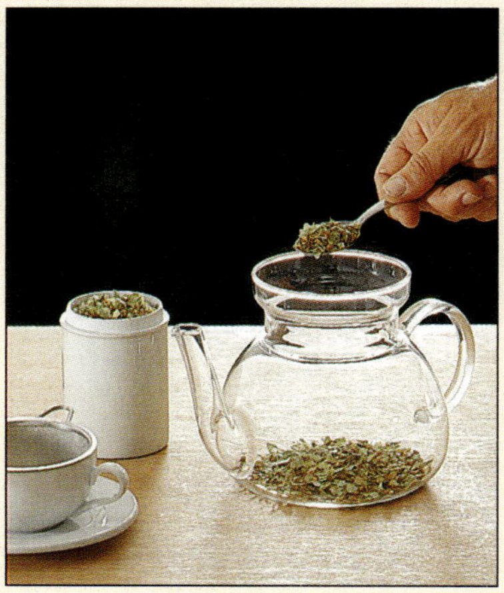

2. Die Dosierungsempfehlung für einen Erwachsenen lautet im Durchschnitt – falls nicht anders angegeben – 1 bis 2 Teelöffel pro Tasse.

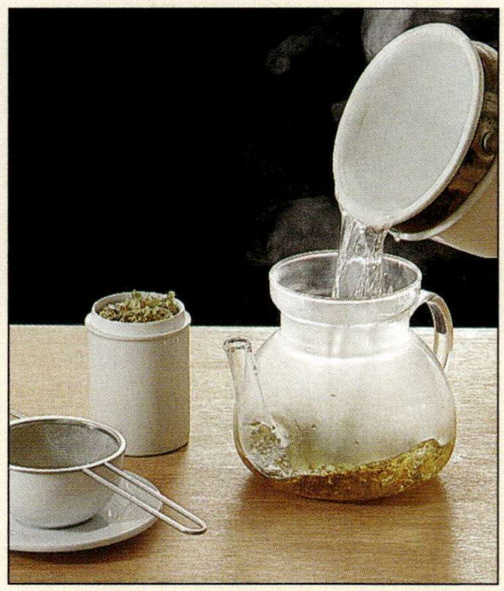

3. Den Tee mit kochendem Wasser übergießen. Je nach Rezept zugedeckt ziehen lassen und im Anschluss daran abseihen.

Tinkturen und Extrakte selbst herstellen

Tinkturen sind Alkohol-Wasser-Auszüge, das heißt, die Wirkstoffe werden aus den Heilkräutern extrahiert, indem man sie in Alkohol ziehen lässt. Bei einem Ölauszug werden die fettlöslichen Wirkstoffe aus einer Heilpflanze herausgelöst.

Tinktur

Man verwendet 40-, 50- und 70-prozentigen Alkohol (Weingeist). Früher waren auch Auszüge mit Rotwein oder Schnaps üblich, zum Teil werden sie auch heute noch in einigen Klöstern hergestellt. Auf keinen Fall aber sollte man so genannte Industriealkohole wie Isopropanol, Spiritus oder Methanol verwenden – diese sind hochgiftig.

Durch das Alkohol-Wasser-Gemisch werden den Heilpflanzen sowohl wasserlösliche als auch alkohollösliche Wirkstoffe entzogen (siehe Abbildungen 1–3 unten). Deswegen sind Tinkturen in ihrer Wirkung stärker als Heißwasserauszüge oder Abkochungen, die lediglich die wasserlöslichen Wirkstoffe enthalten. Der Alkohol in den Tinkturen dient außerdem als Konservierungsmittel, weshalb Tinkturen sich länger halten als die getrockneten Heilpflanzen. Da sich die verschiedenen Inhaltsstoffe nicht gleichermaßen in unterschiedlich starkem Alkohol lösen, sollte man sich genau an die Rezepturempfehlungen halten. Auch die empfohlene Dosierung ist genau einzuhalten, da Tinkturen starke Arzneimittel sind!

Ölauszug

Für eine Extraktion mit Öl verwendet man Oliven-, Sonnenblumen- oder auch andere möglichst hochwertige Pflanzenöle. Die Herstellung eines so genannten Kaltextrakts, der vor allem bei Pflanzen mit niedrigem, aber wertvollem Ölanteil angewendet wird, ist etwas zeitaufwendig: Die Heilpflanzen lässt man über mehrere Wochen in dem Öl ziehen, bis der gewünschte Wirkstoffanteil in das Öl aufgenommen wurde. Je nach Dauer der Extraktion erhöht sich dann die Wirkstoffkonzentration. Ebenso wie bei der Tinktur filtert man die Pflanzenteile ab und gießt den wässrigen Anteil der Lösung dann weg.

Da diese Öle überaus leicht verderblich sind, sollte man den Extrakt kühl und zudem in dunklen Flaschen aufbewahren. Ölauszüge werden häufig auch zu Salben und Cremes weiterverarbeitet.

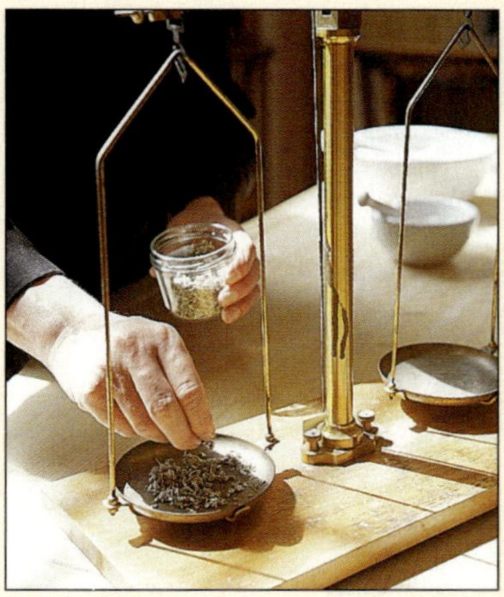

1. Die Blätter, die Blüten, die Früchte oder auch die Wurzeln sorgfältig abwiegen und die härteren Pflanzenteile in einem Mörser zerdrücken.

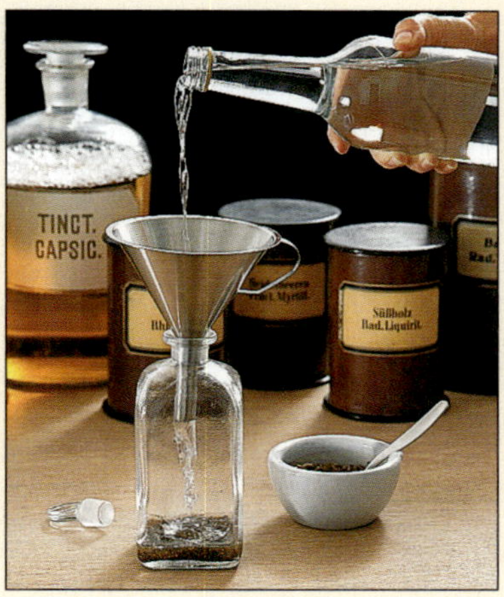

2. Die Pflanzenteile in ein großes, sauberes Glas geben, vollständig mit Alkohol bedecken und danach ziehen lassen (Dauer je nach Rezeptur).

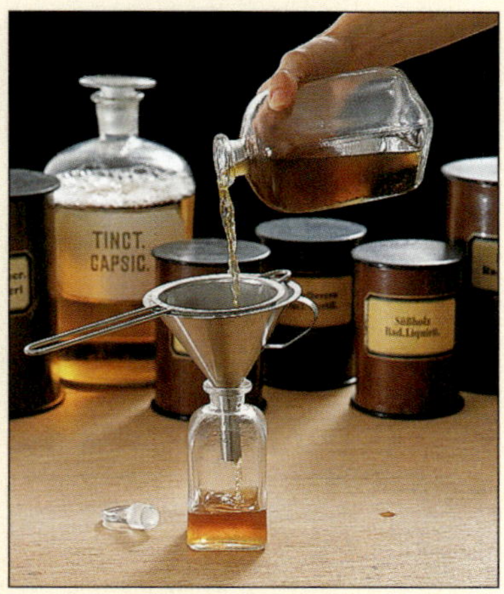

3. Die Tinktur durch einen Filter abseihen, in saubere Glasbehälter umfüllen und gut verschlossen an einem kühlen, dunklen Ort aufbewahren.

Wasserdampf-Inhalationen wirkungsvoll einsetzen

Der Begriff Inhalation leitet sich von dem lateinischen Wort »inhalare« ab, was so viel wie anhauchen bedeutet. Tatsächlich ist die einfachste Art und Weise, wie wirksame Inhaltsstoffe in den menschlichen Körper gelangen können, die Atmung. Ungefähr einen halben Liter Luft atmen wir mit jedem Atemzug ein. Darin enthaltene Wirkstoffe dringen – abhängig von ihrer Teilchengröße – mehr oder weniger tief in die Atemwege ein.

Ganz entscheidend für das Eindringen der Inhaltsstoffe ist die Atemtechnik: Damit diese Stoffe auch wirklich in den Lungen ankommen, muss man langsam und tief einatmen, kurz (ungefähr 5 bis 10 Sekunden) den Atem anhalten und im Anschluss daran rasch wieder ausatmen.

Für eine Inhalation werden Heilpflanzen mit wasserdampflöslichen Inhaltsstoffen verwendet. Dazu gehören etwa Kamille, Pfefferminze, Eukalyptus, Kiefer oder Fichte. Anstelle der Pflanzenteile kann man auch das reine ätherische Öl in die Schüssel zum Inhalieren geben, es reichen in der Regel 3 bis 7 Tropfen aus. Bei Grippe oder einer Erkältung mit Schnupfen und Husten hat sich auch eine Inhalation mit Salzlösung bewährt. Wie bei einer Nasenspülung lösen die Salze den Schleim und machen die Nase frei. Dazu kocht man einige Esslöffel Salz mit 1 Liter Wasser, das man dann direkt für die Inhalation verwendet.

Die Wirkung einer Inhalation hält im Durchschnitt etwa 5 Stunden an. Nach Beendigung des Kopfdampfbades wäscht man das Gesicht mit handwarmem Wasser ab und gönnt sich im Bett etwas Ruhe. Keinesfalls sollte man im Anschluss an diese Anwendung direkt in die Kälte gehen.

Man benötigt dazu: Heilkräuter bzw. ätherisches Öl (Menge je nach Rezeptur), 1 große Schüssel, 1 Wasserkocher, ungefähr 2 Liter Wasser, 1 großes Handtuch. Erwachsene sollten in jedem Fall dabeibleiben, wenn Kinder inhalieren, da die Verbrennungs- und Verbrühungsgefahr sehr groß ist!

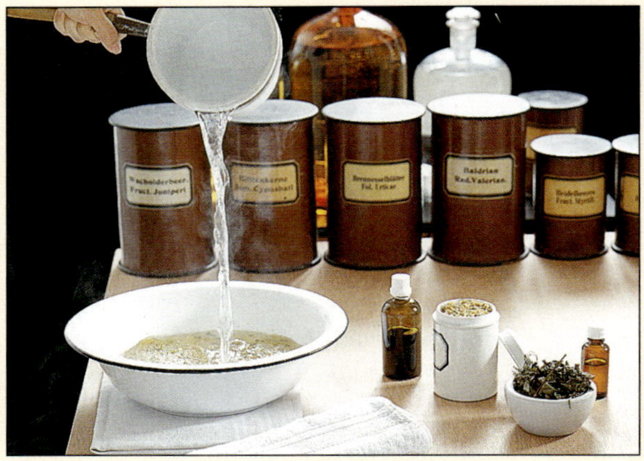

1. Die Heilkräuter (das Kraut, die Blätter oder Blüten) und/oder das ätherische Öl in die Schüssel geben und mit kochendem Wasser übergießen (Wassermenge je nach Größe der Schüssel).

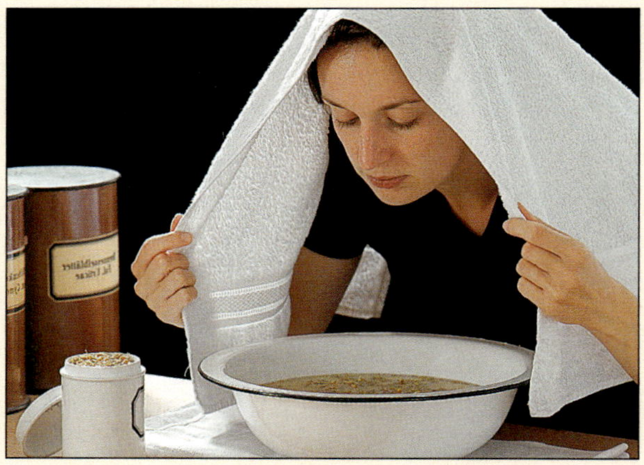

2. Den Kopf über die Schüssel halten – Vorsicht, nicht zu nah! – und mit dem Handtuch Kopf und Schüssel so bedecken, dass der heiße Dampf nicht unter dem Handtuch entweichen kann. Den aufsteigenden Kräuterdampf tief durch Mund und Nase einatmen, kurz den Atem anhalten und dann rasch ausatmen.

Bäder therapeutisch einsetzen

Baden ist ein altbewährtes und wichtiges therapeutisches Mittel in der Klosterheilkunde. Allein schon durch den Auftrieb des Körpers im Wasser wirken Bäder entlastend. Man unterscheidet kalte, warme oder temperaturansteigende Bäder sowie Wechselbäder. Je nach Therapieziel werden sie als Vollbäder, aber auch als Teilbäder wie Arm-, Fuß- oder Sitzbäder eingesetzt. Neben den Temperaturreizen wirken sie auch durch beigefügte Zusatzstoffe in vielfältiger Form. Als Zusätze eignen sich Heilpflanzensude, Extrakte, Öle oder Salze. Die Badedauer hängt von der Temperatur ab. Doch nicht für jeden sind Bäder geeignet: Personen, die unter Herz-Kreislauf-Störungen, einem zu hohen oder niedrigen Blutdruck leiden oder schon mal einen Herzinfarkt hatten, sollten vor Badeanwendungen ihren Arzt zurate ziehen.

Temperaturansteigendes Fußbad

Bereits ein Fußbad kann entspannend sein. Es bewirkt eine Erwärmung des ganzen Körpers und ist deshalb auch eine ideale Einschlafhilfe. Am wirkungsvollsten sind temperaturansteigende Fußbäder (siehe Abbildungen unten). Man benötigt eine Fußbadewanne, ein Handtuch und dicke Socken. Anschließend sollte man sich gut abtrocknen, warme Wollsocken anziehen und 30 Minuten ruhen. Diese Bäder sind besonders für Schwitzkuren bei beginnender Erkältung oder nach Auskühlung geeignet.

Entspannungsbäder

Einige Heilpflanzen aus dem klösterlichen Arzneischatz eignen sich hervorragend für ein Entspannungsbad, das man sehr gut auch vor der Nachtruhe nehmen kann, um eventuellen Einschlafproblemen vorzubeugen. Für ein **Melissenbad** übergießt man 80 Gramm Melissenblätter mit 2 Liter kochendem Wasser, lässt den Sud 10 Minuten ziehen, seiht ihn ab und gibt ihn ins warme Badewasser. Etwas milder als das Melissenbad wirkt ein **Lavendelbad**. Dazu übergießt man 100 Gramm Lavendelblüten mit 2 Liter heißem Wasser, lässt den Sud 5 Minuten ziehen, seiht ihn ab und gibt ihn ins warme Badewasser. Um den Kreislauf nicht zu stark zu belasten, sollte die Wassertemperatur bei beiden Bädern zwischen 36 und 38 °C liegen und die Badedauer 15 bis 20 Minuten nicht überschreiten.

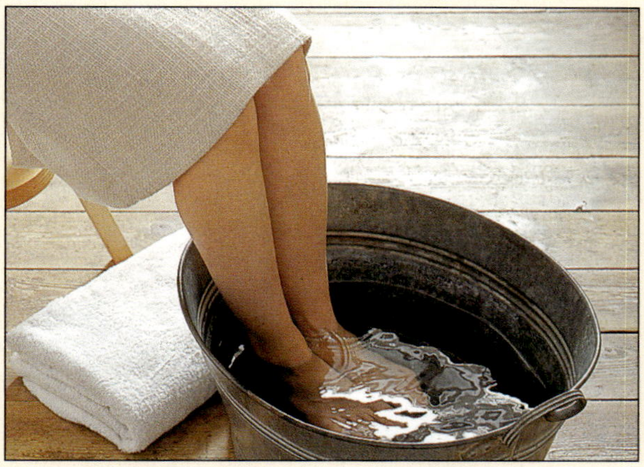

1. Die Füße in eine große Wanne mit ungefähr 1,5 Liter 35 °C warmem Wasser stellen. Für eine optimale Wirkung können dem Badewasser pflanzliche Zusätze oder ätherische Öle beigegeben werden. Zum Abtrocknen sollte man ein Handtuch bereitlegen.

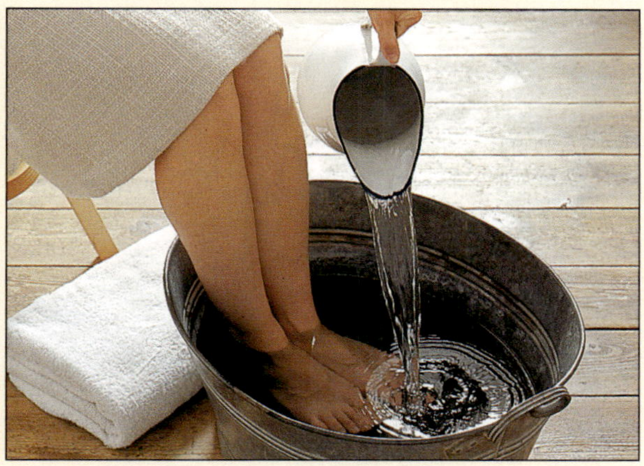

2. Die Badetemperatur erhöht man schrittweise durch Hinzufügen von heißem Wasser, bis eine Endtemperatur von etwa 39 bis 40 °C erreicht ist. Insgesamt badet man die Füße 10 bis 15 Minuten. Dann trocknet man sich gut ab, zieht warme Wollsocken an und ruht 30 Minuten.

Pflegemilch herstellen

Wind und Sonne, aber auch extreme Kälte lassen die Haut oft schneller austrocknen, als einem lieb ist. Neben diesen äußeren gibt es auch eine Reihe von inneren Faktoren, die den Hauttyp bedingen, etwa Veranlagung oder das Alter. Auch im Laufe einer Fastenkur wird die Haut durch die Stoffwechselumstellung vorübergehend schlaff und trocknet dann recht schnell aus. Eine trockene Haut sollte man deswegen möglichst täglich ausgiebig pflegen und sie vor allem nach dem Baden wieder gründlich mit Feuchtigkeit und Ölen versorgen. Empfehlenswert ist eine Pflegemilch ohne Konservierungsstoffe, die man relativ einfach selbst herstellen kann. Je nach geruchlicher Vorliebe (oder je nach Fastentyp, siehe Seite 408) kann man sie mit ätherischen Ölen versetzen. Die Inhaltsstoffe sind in jeder Apotheke erhältlich.

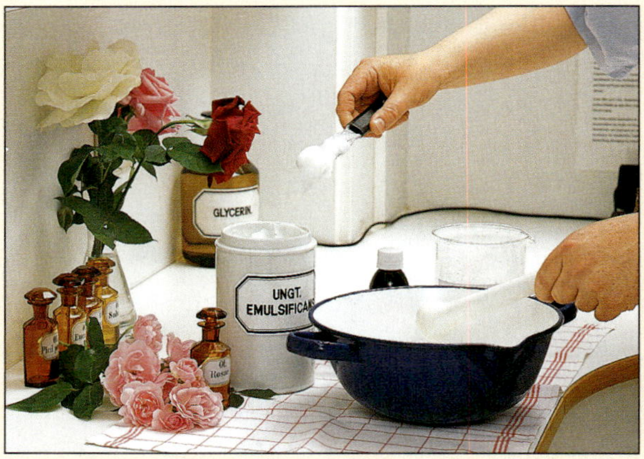

1. Für die Pflegemilch ohne Konservierungsstoffe wiegt man zunächst 45 g Unguentum emulsificans aus der Apotheke, 5 g Propylenglykol und 50 g Wasser ab und gibt die Unguentum emulsificans dann in eine Schale.

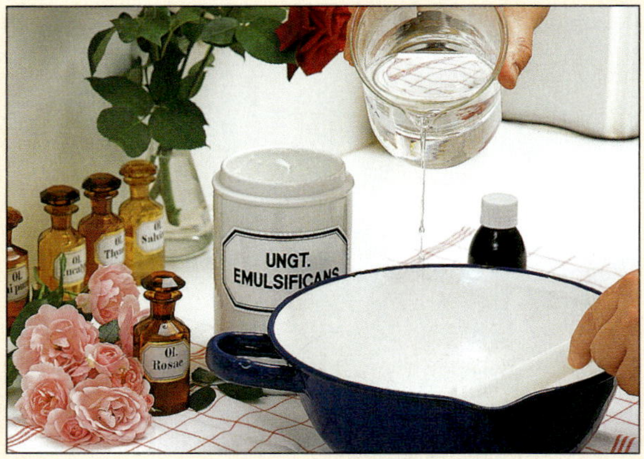

2. Nach und nach mengt man das Propylenglykol unter ständigem Rühren unter die Masse. Anschließend gießt man langsam das frisch abgekochte Wasser dazu, wobei man ebenfalls die Masse weiter verrührt.

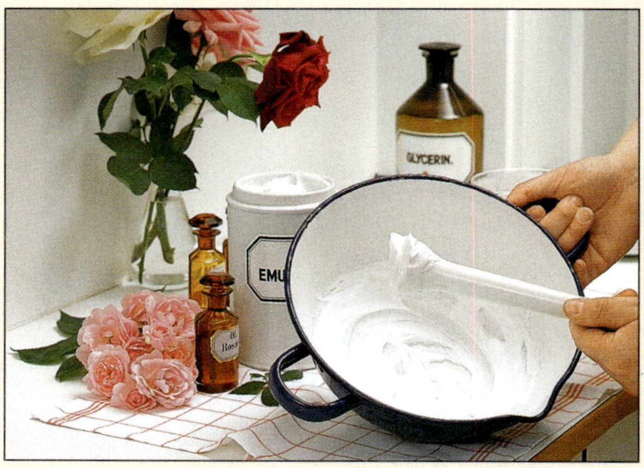

3. Wichtig ist, dass man die Masse so lange rührt, bis sich eine geschmeidige Milch ergibt. Achtung: Die cremige Milch ist im Kühlschrank nur wenige Wochen haltbar.

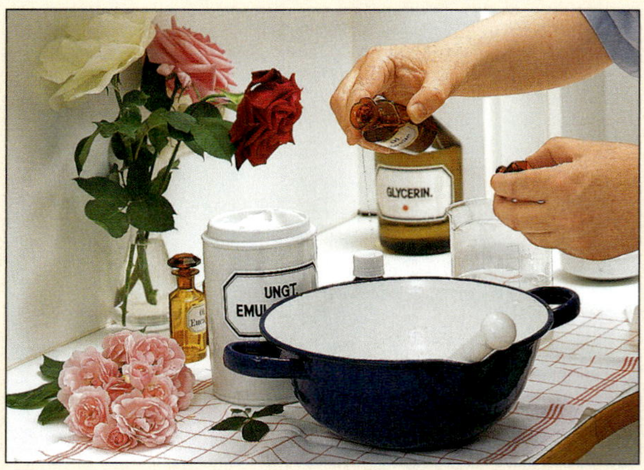

4. Tropfenweise gibt man 1 Teelöffel des ätherischen Öls zu, das man dann einrührt. Bei dem sehr teuren, aber intensiven Rosenöl genügen schon wenige Tropfen.

Salben selbst zubereiten

Im Gegensatz zu einer Pflegemilch oder Cremes enthalten Salben nur wenig Wasser und können auch ohne Zugabe von Emulgatoren (Lösungsvermittler) hergestellt werden. Hauptsächlich bestehen Salben aus Öl oder Fett, weshalb sie nicht so leicht von der Haut aufgenommen werden und eine eigene Schicht bilden. Zur Herstellung von Salben werden Heilkräuter zusammen mit Öl oder Fett erhitzt, um die fettlöslichen Inhaltsstoffe zu extrahieren. Als Grundlagen dienen beispielsweise Kokosnussöl, Vaseline, Bienenwachs oder Schweineschmalz, deren Konsistenz je nach Mengenverhältnissen und Wirkstoffen varriiert. Ein beliebter, geruchsneutraler (und für die Rezepturen in diesem Buch verwendeter) Salbengrundstoff ist das Eucerin: Es besteht aus Fetten und Wachsen der Schafwolle sowie Vaseline.

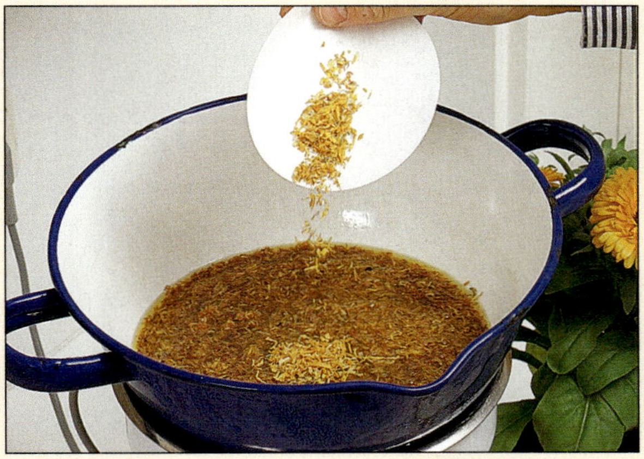

1. Für eine Ringelblumensalbe 5 g Ringelblumenblüten mit 100 g lauwarmem Eucerin im Wasserbad mild erwärmen, verrühren und mehrere Tage zugedeckt ziehen lassen, bis sich das Eucerin orange verfärbt.

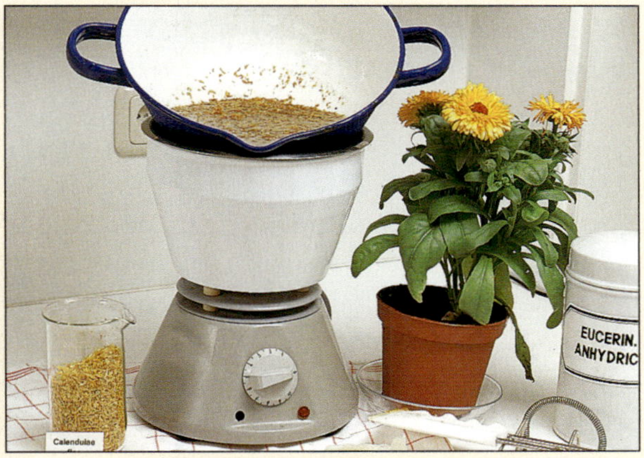

2. Die Mischung erneut im Wasserbad mild erwärmen (ca. 40 °C) und so lange verrühren, bis das Eucerin flüssig wird und die Ringelblumenblüten absinken. Dann aus dem Wasserbad nehmen.

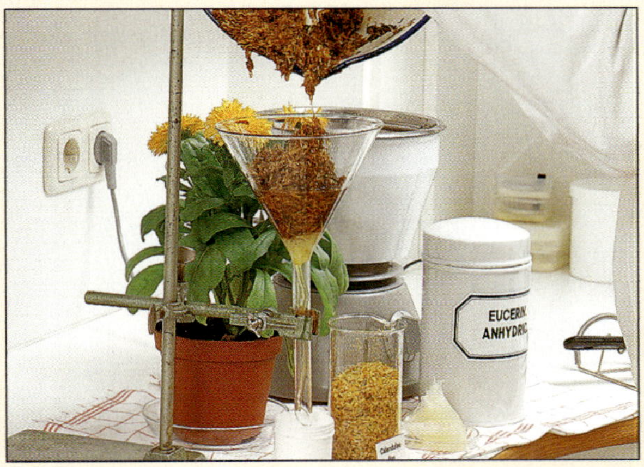

3. Das Gemisch durch einen Filter, der mit Verbandmull ausgekleidet ist, langsam in ein Vorratsgefäß laufen lassen und die Heilpflanzenreste wegwerfen.

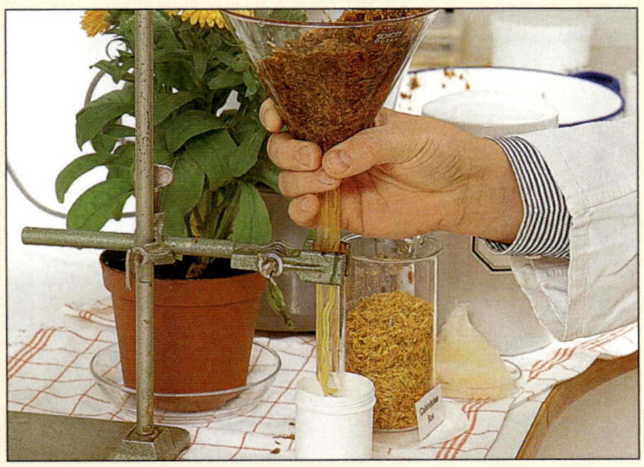

4. Um möglichst viel Salbe zu erhalten, auch die Salbenreste aus dem Filter entfernen und in saubere, verschließbare Schraubgläser umfüllen.

Wickel richtig anlegen

Die Wirkungsweise

Wickel anzulegen ist wirklich nicht schwer, wenn man einige grundsätzliche Hinweise beachtet. Wickel (auch als Umschläge bezeichnet) umhüllen ein Körperteil (meist das erkrankte) und wirken auf zwei Arten: über die warme oder kalte Temperatur und über die Substanzen, mit denen der Wickel getränkt wurde. Üblich sind Wickel im Hals- und Kopfbereich, Brust-, Leib- und Wadenwickel. Im Allgemeinen bestehen sie aus zwei oder drei Lagen: dem feuchtwarmen oder feuchtkalten Innentuch, dem trockenen Zwischentuch und dem wärmenden Außentuch.

Kalte Wickel

Normalerweise werden Wickel kalt angewendet. Dabei unterscheidet man wärmestauende Wickel von den kühlenden Wickeln. Erstere werden vor allem zur Anregung des Stoffwechsels, zur Beruhigung und Schlafförderung eingesetzt. Wichtig für die Anwendung dieser Wickel ist, dass das Leinentuch, das ins Wasser getaucht wird, stark ausgewrungen wird. Auf diese Weise erreicht man, dass sich zwischen dem Körper und dem Tuch die Wärme staut.

Kühlende Wadenwickel

Ein klassisches Beispiel für einen kühlenden Wickel ist der Wadenwickel. Im Unterschied zum wärmestauenden Wickel wird hier das Leinentuch nur leicht ausgedrückt, sodass der erzeugte Kältereiz im Körper eine Erhöhung der Durchblutung auslöst. Schon wenige Sekunden, nachdem der Wickel angelegt wurde, stellt sich ein Wohlgefühl ein. Im weiteren Verlauf wird der Wickel als warm empfunden, der Wickel dünstet. Dadurch, dass der Körper die Wärme selbst produziert, entzieht diese Behandlung ihm die überhöhte Temperatur. Die Wickeltücher werden spätestens dann abgenommen, wenn sie trocken geworden sind.
Kühle Wadenwickel helfen nicht nur gegen Fieber, auch bei Krampfadern sowie müden und geschwollenen Beinen können die feuchten Wickel eine Wohltat sein. Möchte man die Körpertemperatur senken, lässt man den Wickel nur 5 Minuten liegen und wiederholt diesen Vorgang 2- bis 3-mal. Ist eine beruhigende und entzündungshemmende Wirkung erwünscht, beträgt die Liegedauer mindestens 20 Minuten. Für den kühlenden Wadenwickel benötigt man 1 Leinentuch, 1 Baumwolltuch, 1 Wolltuch und Wasser.

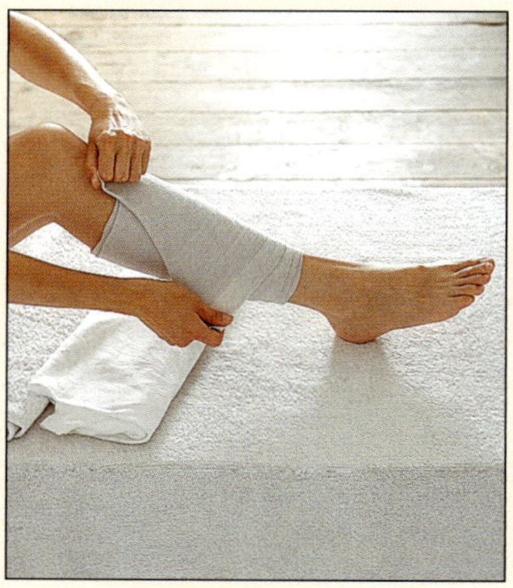

1. Für die erste Lage ein Leinentuch in kaltes Wasser tauchen, leicht ausdrücken (nicht auswringen) und straff um den Unterschenkel legen.

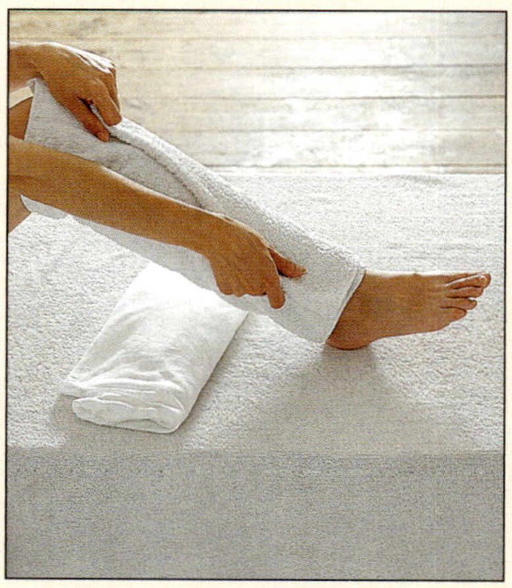

2. Für die zweite Lage verwendet man ein trockenes Baumwolltuch, z. B. ein Handtuch. Man wickelt es ebenfalls fest um den Schenkel.

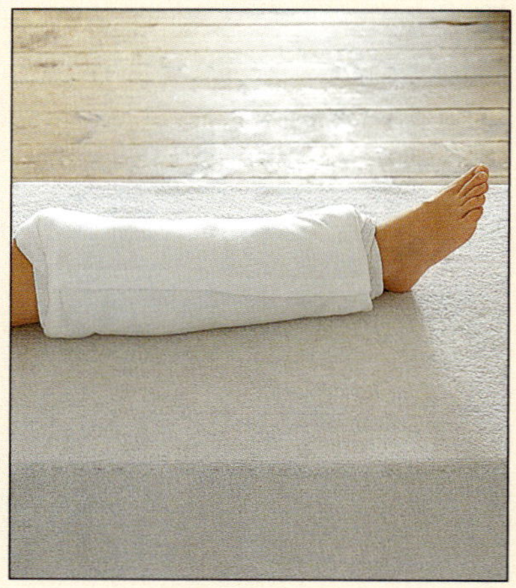

3. Darüber gibt man ein Wolltuch und befestigt es. Die Beine ausstrecken und so lange wirken lassen, bis sich der Wickel erwärmt hat.

Was man beachten sollte

Obwohl Wickel bei einer Vielzahl von Beschwerden helfen, können sie den Körper auch ganz schön belasten. Deswegen ist es wichtig, dass man kalte Wickel nur anlegt, wenn der Körper auch warm genug ist. Umgekehrt sollte man bei heißen Wickeln aufpassen, dass man sich nicht daran verbrennt. Nach der Anwendung ist es angeraten, mindestens eine halbe Stunde zu ruhen, damit die Körperreaktion nach und nach abklingen kann.

Für alle dreilagigen Wickel gilt dasselbe Prinzip: Das zu verwendende **Innentuch** sollte hygienisch zu waschen sein. Am besten benutzt man ein Leinentuch, das ganz besonders kühlend wirkt. Das dem Innentuch folgende trockene **Zwischentuch** darf auf keinen Fall wasserundurchlässig sein, da der Temperaturreiz erst durch die Verdunstung zustande kommt. Geeignet ist zum Beispiel ein Tuch aus Baumwolle. Das **Außentuch** bestand in früheren Zeiten meistens aus Wolle, da dieses Material besonders gut die Temperatur konserviert. Sehr praktikabel ist aber auch ein dickes Frotteetuch. Das Außentuch hat die Aufgabe, den gesamten Wickel ohne »Luftbrücken« auf dem Körper zu fixieren. Es kann vor allem bei Kindern, aber auch bei empfindlichen Erwachsenen, durch einen Trikotschlauch (z. B. eine abgeschnittene Strumpfhose) oder durch ein Seidentuch ersetzt werden. Da sich Wolle nicht auskochen lässt und zudem kratzt, sollte niemals ein Wolltuch die Haut direkt berühren.

Kalter Quarkwickel

Mit einem kalten Quarkwickel lassen sich vor allem akute Entzündungen lindern. Er findet insbesondere Anwendung bei einer Hals- und Rachenentzündung, ist aber auch bei Hautentzündung, Sonnenbrand und Insektenstichen hilfreich. Den Wickel lässt man so lange auf die betroffene Körperstelle einwirken, bis der Quark trocken ist, also etwa 1 Stunde.

Man benötigt 200 g Quark, 1 Teelöffel Essig, 1 Leinentuch, 1 Baumwolltuch und 1 Außentuch.

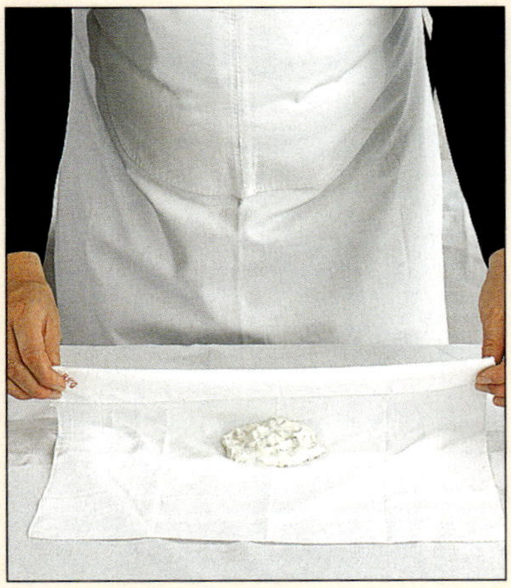

1. Für den Halswickel 200 g Quark mit 1 Teelöffel Essig verrühren, auf ein Leinentuch geben und gleichmäßig 2 cm dick verstreichen.

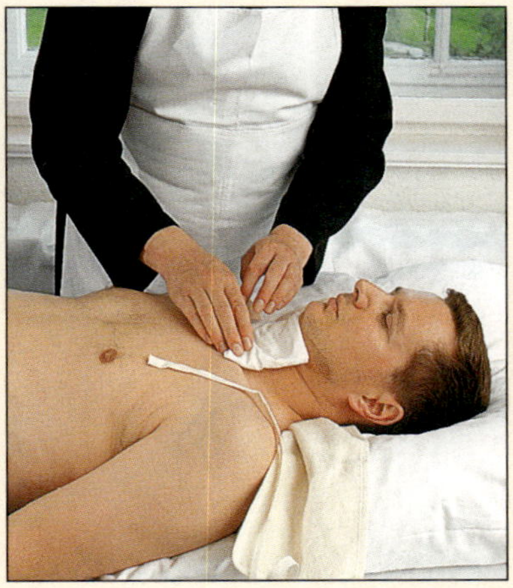

2. Das Leinentuch mit der Quarkseite auf den Hals legen und als zweite Lage ein trockenes, längliches Baumwolltuch darum legen.

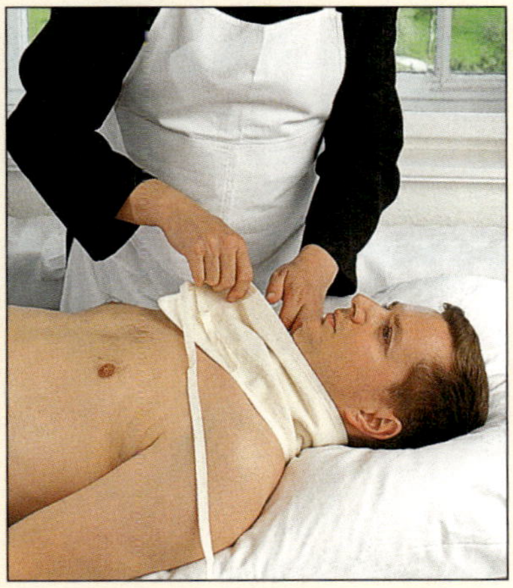

3. Mit einem Woll- oder Seidenschal umwickeln. Nach wenigen Minuten soll sich ein angenehmes Wärmegefühl einstellen.

Wickel richtig anlegen *(Fortsetzung)*

Eine weitere Therapiemöglichkeit ist die direkte Auflage von Wirkstoffen auf erkrankte Körperstellen. Kohlwickel oder Wickel mit Zwiebeln und Kartoffeln gelten als intensiv wirkende Heilmittel.

Kohlwickel

Die Wirkstoffe des Kohls reizen die Haut, sodass die Durchblutung selbst in tieferen Gewebeschichten verstärkt wird. Bei entzündlichen Prozessen entziehen sie dem Körper Giftstoffe. Kohlwickel eignen sich daher bei Insektenstichen und bei Verbrennungen. Linderung versprechen sie auch bei Hals- und Gelenkschmerzen, Gicht und Rheuma. Wenn sich die Blätter braun verfärben und unangenehm riechen, sollte man den Wickel erneuern. Insgesamt kann man Kohlwickel 1- bis 2-mal täglich anwenden. Man verwendet nur die inneren, frischen Blätter des Kohls. Man benötigt hierzu: 1 Wirsing oder Weißkohl, 1 Messer, 1 Nudelholz, 1 Holzbrett, 1 Leinentuch, 1 elastische Binde.

Zwiebel- und Kartoffelwickel

Ideal bei stärkeren Schluckbeschwerden ist die Kombination aus Zwiebel und Kartoffeln für einen Halswickel. Die Zwiebel besitzt entzündungshemmende Stoffe, während die Kartoffel vor allem als Wärmespeicher dient. Man füllt eine dicke rohe Zwiebel, die man in Scheiben schneidet, und drei gekochte, zerstampfte Kartoffeln in ein Leinensäckchen. Das Gemisch lässt man etwas erkalten, legt es auf den Hals und befestigt es mit einem Schal.

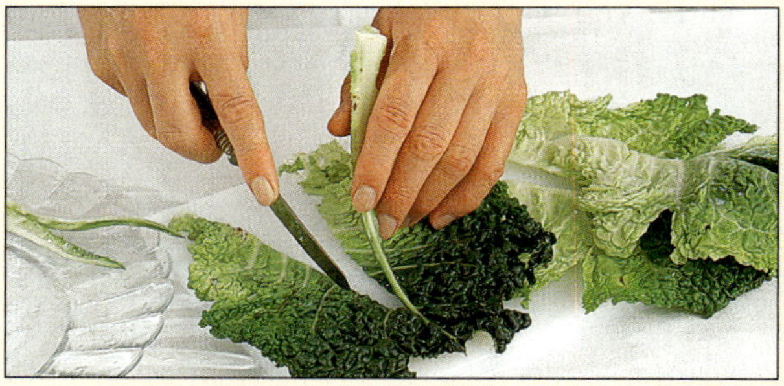

1. Ein paar Blätter aus dem Kohl (Wirsing oder Weißkohl) heraustrennen und jeweils die Mittelrippe und eventuell weiter vorstehende Blattrippen wegschneiden.

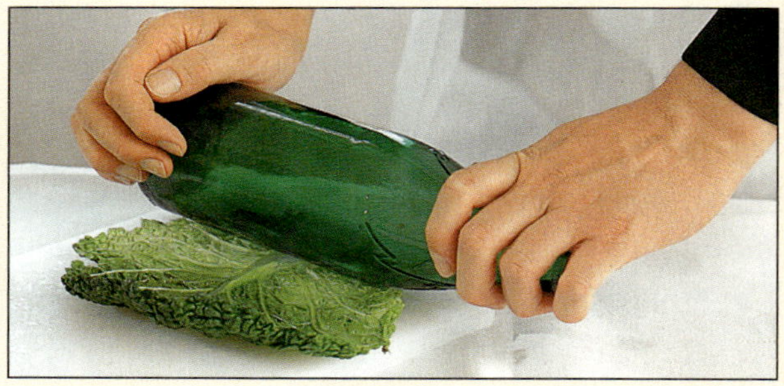

2. Die Blätter mit einem Nudelholz (oder einer Flasche) kräftig flach walzen, damit die Blattrippen aufbrechen und der Saft austreten kann.

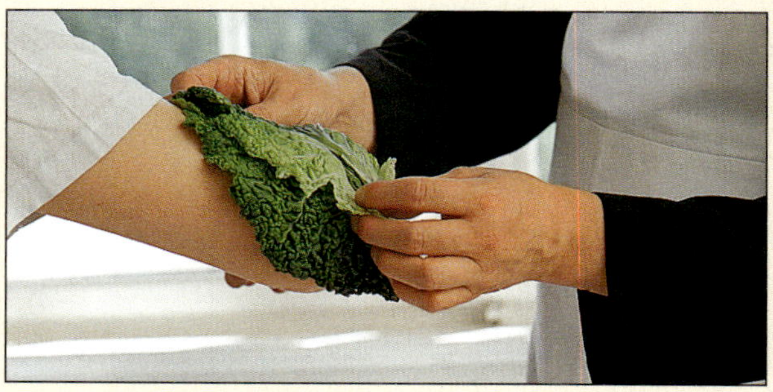

3. Die Blätter dachziegelförmig auf die betroffene Körperstelle auflegen und dann ein in der Größe passendes, trockenes Leinentuch um die Blätter schlagen.

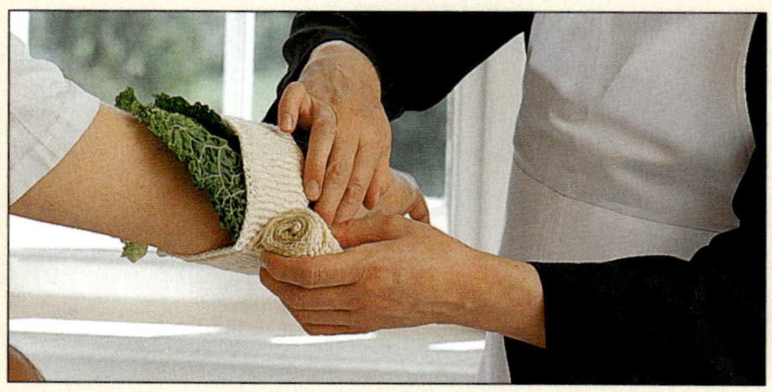

4. Den Wickel mit einer elastischen Binde (oder einem elastischen Netzverband) befestigen und dann bis zu 12 Stunden, am besten über Nacht, einwirken lassen.

Warme Wickel

Ein sehr erfolgreiches und einfaches Heilmittel ist warmes Wasser. Als Wärmeträger spielt es nicht nur eine Rolle bei heißen Bädern, sondern ebenso bei heißen Wickeln. Sie müssen möglichst heiß angelegt werden, aber auf keinen Fall kochend heiß. Diese Wickel nutzt man vor allem zur Linderung von Schmerzen und zum Lösen von Krämpfen.

Leberwickel

Dieser Wickel hilft, die Leistung des wichtigsten Entgiftungsorgans, der Leber, zu verstärken. Außerdem fördert er die Durchblutung der Bauchregion und lindert damit Darmkrämpfe, Verstopfung und Durchfall. Da er auch optimal zur Vorbeugung dieser Beschwerden dient, zählt er zu den zentralen Anwendungen beim Fasten. Für Menschen, die eher frieren (insbesondere die beiden Fastentypen Phlegmatiker und Melancholiker, siehe Seite 411) ist ein warmer Leberwickel ideal. Für eine größtmögliche Wärmewirkung wird das Leinentuch nicht nur in heißes Wasser getaucht, vielmehr legt man eine Wärmflasche zwischen die zweite und dritte Lage des Wickels (siehe Abbildungen 1–4 unten). Optimal ist eine Einwirkzeit von 1 Stunde. Nach der Anwendung sollte man mindestens 30 Minuten im Bett nachruhen. Diejenigen, die selten frieren (wie die beiden Fastentypen Sanguiniker und Choleriker, siehe Seite 410), können den Leberwickel auch kalt anwenden und nutzen dabei den Kältereiz, der die Durchblutung der Leber anregt.

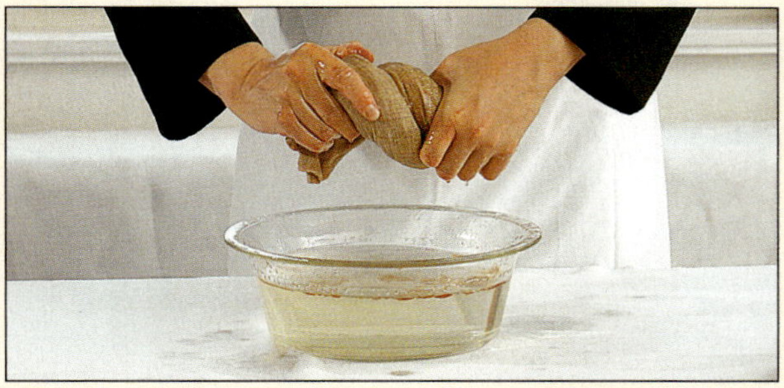

1. Das Leinentuch in heißes Wasser tauchen, aus dem Wasser nehmen und gut auswringen. (Im Fastenprogramm wird der Wickel auch mit kaltem Wasser angewendet.)

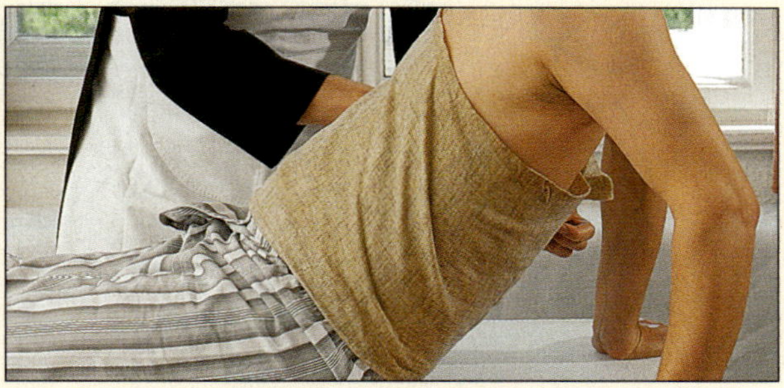

2. Das Leinentuch so um den Leib wickeln (lassen), dass es im Bereich von Leber und Darm (unterhalb des rechten Rippenbogens) fest anliegt.

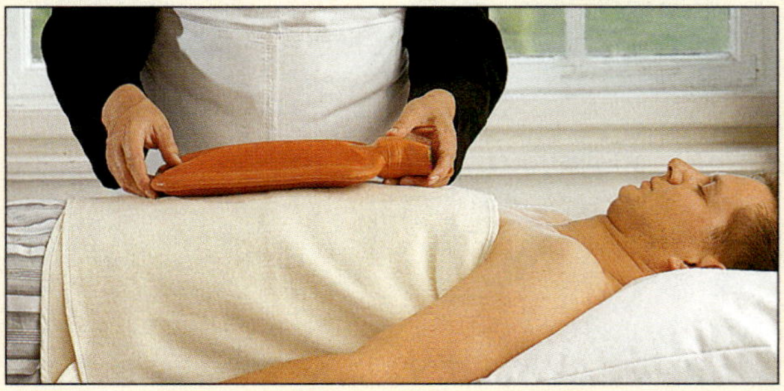

3. Ein trockenes Baumwolltuch um den Körper schlingen. Nur beim warmen Wickel (nicht aber beim kalten) auf die Auflage eine Wärmflasche legen.

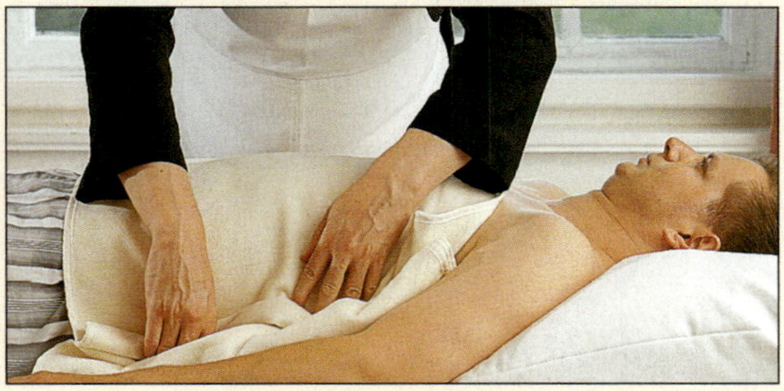

4. Danach als dritte Lage das Frotteetuch eng anliegend über die ersten Lagen und je nach Wickeltyp um die Wärmflasche legen. 1 Stunde einwirken lassen.

Wickel richtig anlegen *(Fortsetzung)*

Brustwickel

Diese Art Wickel ist ideal für die Behandlung von Bronchitis und eine unterstützende Therapie bei Lungenentzündung und Entzündungen des Rippenfells und des Herzens. Da mit der Anwendung (siehe Abbildungen rechts) Lunge und Atmung unterstützt werden, wird er außerdem zur Vorbeugung eingesetzt, etwa am »Lungentag« der in diesem Buch beschriebenen Fastenkur (siehe Seite 435). Brustwickel können sowohl warm als auch kalt angewendet werden. Wer temperaturunempfindlich ist, legt den Brustwickel mit kaltem Wasser an, was über den Kältereiz die Eigenregulation des Körpers anregt und schließlich wärmend wirkt. Wichtig dabei ist, dass das ins kalte Wasser getauchte Tuch stark ausgewrungen wird. Ist das Tuch zu feucht, würde dem Körper Wärme entzogen werden. Man bleibt mit dem Wickel so lange liegen, bis man sich durchwärmt fühlt, was meist nach 45 Minuten der Fall ist. Wer leicht friert, kann einen warmen Brustwickel anlegen, bei dem man das Leinentuch ins 40 bis 45 °C warme Wasser taucht. Zur besseren Wärmespeicherung kann man zwischen die beiden äußeren Lagen des Wickels noch eine Wärmflasche legen. Den warmen Brustwickel so lange wirken lassen, wie er als warm empfunden wird. Sowohl nach dem kalten als auch dem warmen Wickel sollte man mindestens eine halbe Stunde im Bett nachruhen.

Senfwickel

Eine besondere Form des Brustwickels ist der Senfwickel, dessen durchblutungsfördernde Eigenschaften man sich insbesondere bei Husten und Schnupfen sowie funktionellen Herzbeschwerden zunutze macht. Dazu verrührt man 4 Esslöffel Senfmehl (Mehl von Senfsamen) in 1 Glas lauwarmem Wasser (damit die Enzyme nicht zerstört werden) zu einem Brei, den man auf ein sauberes dünnes Leinentuch streicht. Das Tuch auf die Brust legen und 10 bis 15 Minuten einwirken lassen. Anschließend die betroffenen Hautpartien sorgfältig reinigen.

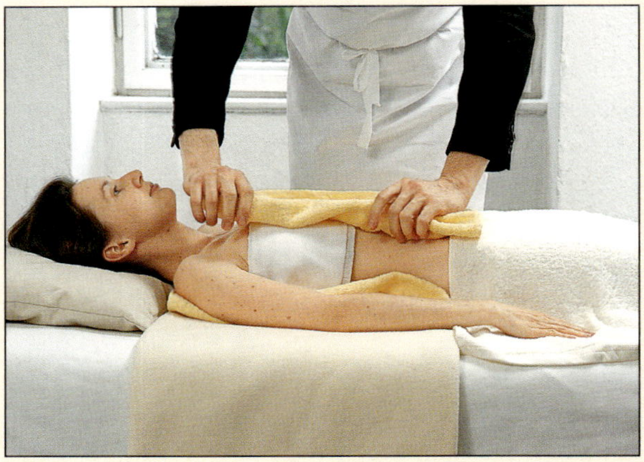

1. Das nur leicht feuchte Leinentuch so um die Brust wickeln (lassen), dass es von den Achselhöhlen bis zum Rippenbogen reicht. Ein trockenes Baumwolltuch um diese Lage schlingen. Nur beim warmen Wickel (nicht aber beim kalten) auf die Auflage eine Wärmflasche legen.

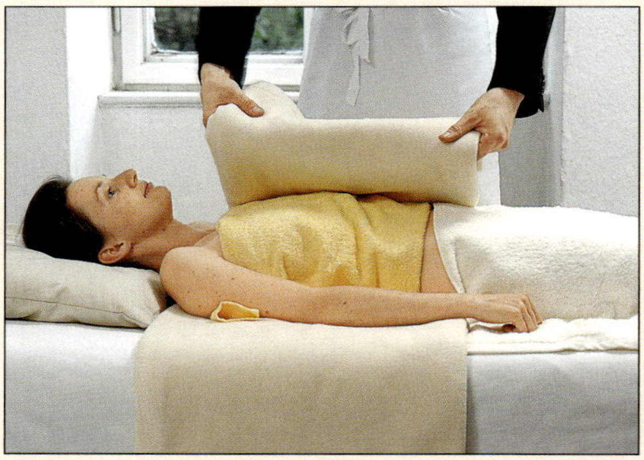

2. Danach als dritte Lage das Frotteetuch eng anliegend über die ersten Lagen und je nach Wickeltyp um die Wärmflasche legen. Den Wickel mindestens 1/2 Stunde einwirken lassen.

Massagen zum Wohlfühlen

Massagen zählen zu den ältesten Heilmethoden überhaupt. Sie sind einfach auszuführen und wirken gleich dreifach: Sie sind allgemein entspannend, durchblutungsfördernd und haben durch den Kontakt mit der Haut einen hohen emotionalen Wert. Geeignete Massageöle dafür kann man sich selbst herstellen, indem man ein Basisöl (z. B. Olivenöl) mit belebend oder beruhigend wirkenden ätherischen Ölen kombiniert (siehe Seite 291).

Trockenmassage

Diese Massage, die ohne Massageöl auskommt, aktiviert die Schweißsekretion und pflegt zudem die Haut, weil sie abgestorbene Hautzellen entfernt. Sie dient zur Durchblutungsförderung der Haut und ist damit auch ideal zur Unterstützung der Entgiftung bei einer Fastenkur. Für die Trockenmassage benötigt man lediglich einen Massagehandschuh oder eine Bürste mit harten oder weichen Naturborsten (siehe Abbildungen rechts).

Fußmassage

Die Wirkung einer Fußmassage ist im ganzen Körper wohltuend spürbar. In Sitzposition legt man einen Fuß auf das Knie des anderen Beins und reibt zunächst mit der Handfläche die Fußsohle. Jeder einzelne Zeh wird anschließend mit den Fingern gedrückt und ein wenig gedreht. Mit dem Daumen die Fußsohle mit viel Druck kreisförmig massieren und sie zum Schluss wieder sanft ausstreichen.

Massage der Steißbeingegend

Diese Anwendung wirkt vor allem auf den Becken- und Hüftbereich durchblutungsfördernd. Man macht im Sitzen eine Faust und streicht mit den Fingerknöcheln vom Steißbein aus jeweils bis zur Hüfte. Danach setzt man wieder neu am Steißbein an und streicht den Rücken rechts und links der Wirbelsäule entlang bis zum Rippenansatz. Diese Massage wiederholt man noch einmal mit kreisförmigen Bewegungen der flachen Hand.

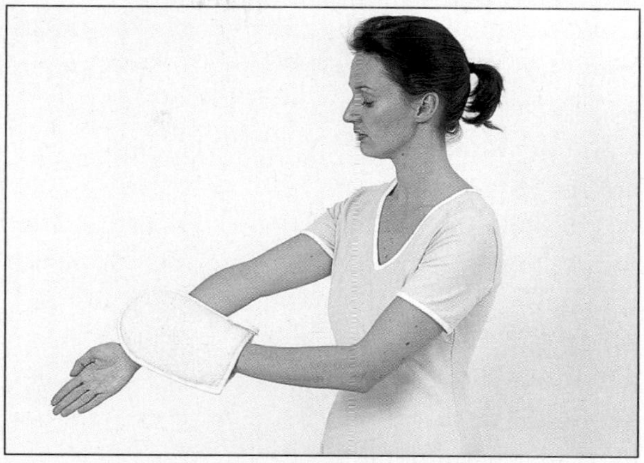

1. Für die Trockenmassage massiert man die Arme jeweils an den Händen beginnend Richtung Körpermitte mit kreisenden Bewegungen und sanftem Druck. Anschließend massiert man die Beine ausgehend von den Füßen. Man beginnt jeweils mit der herzabgewandten Seite.

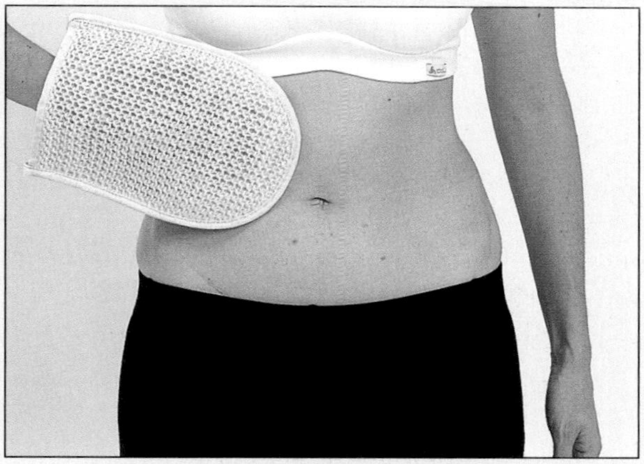

2. Nach der Massage von Armen und Beinen massiert man den Bauch mit kreisförmigen Bewegungen um den Nabel herum. Danach reibt man Brust, Rücken und Gesäß ab. Für diese Massage sollte man sich mindestens 5 Minuten Zeit nehmen. Wer sehr trockene Haut hat, kann nach dem Trockenbürsten zur Hautpflege ein Massageöl benutzen.

Das Morgenritual

Dieses Ritual im Bett wird hier vor allem zur Entspannung und Besinnung bei einer Fastenkur empfohlen. Es kann aber genauso an jedem anderen Tag ausgeführt werden, um sich gleich am frühen Morgen mit viel Ruhe auf den beginnenden Tag einstimmen zu können. Das Morgenritual dient auch dazu, den morgens gerade beim Fasten noch schwachen Kreislauf anzuregen. Den Wechsel von der Horizontalen in die Vertikale gestaltet man dabei langsam, indem man sich ausgiebig streckt und dehnt, dann den Morgentee trinkt und das Ritual mit einer Entspannungsübung abschließt.

Strecken und Dehnen

Man gähnt tief, streckt Arme und Beine von sich, sodass man möglichst groß wird, und lockert sie dann wieder.

Morgentee

Der Morgentee, den man am Vorabend zubereitet, dämpft das Hungergefühl und verdünnt die Verdauungssäfte. Dieser Heilkräutertee belebt und erfrischt – er ist ideal zum Aufwachen. Wer nicht fastet, bereitet sich den Tee für Sanguiniker zu (siehe Seite 418).

Entspannungsübungen

Wer wie die extrovertierten Fastentypen Choleriker und Sanguiniker (siehe Seite 410) am Morgen eher bewegungsfreudig ist, führt den so genannten **Stern** aus, eine Übung zur Körperwahrnehmung. Dazu reibt man im Liegen zunächst die Handflächen aneinander. Anschließend streicht man mit der rechten Hand den linken Arm entlang und führt die rechte Hand bis zu den Schultern und zum Brustkorb. Mit der linken Hand wiederholt man die Übung dann an der rechten Körperseite. Danach massiert man den Fuß: von den Zehenzwischenräumen über den Bereich der Fußwurzelknochen, den Spann und die Sohle bis zur Ferse.

Wer am Morgen eher in sich gekehrt ist – wie die beiden introvertierten Fastentypen Melancholiker und Phlegmatiker (siehe Seite 411) – übt mit dem **Langboot**, über sich hinwegzuschauen (siehe Abbildungen 1 und 2 unten). Ausgangsposition dieser Übung ist die Rückenlage, die Beine liegen dicht aneinander, beide Hände ruhen auf den Oberschenkeln. Während der Übung berührt der gesamte Rücken die Unterlage. Man versucht dabei, auf seinen Atem zu achten, der tief und ruhig sein sollte.

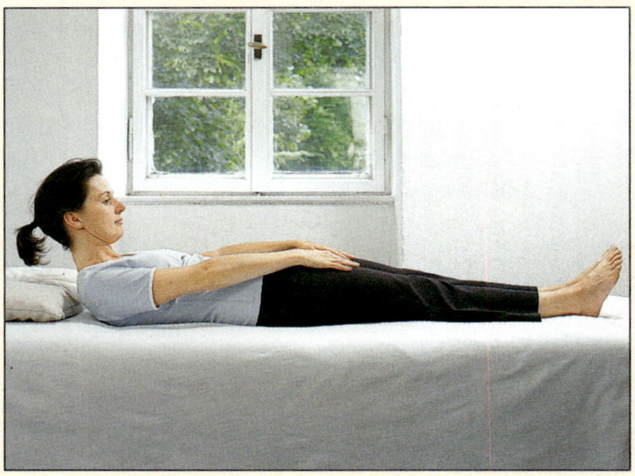

1. Für das Langboot in Rückenlage Kopf und Schulter leicht anheben, das Kinn zur Brust ziehen und über die Zehen hinweg weit in den Raum schauen.

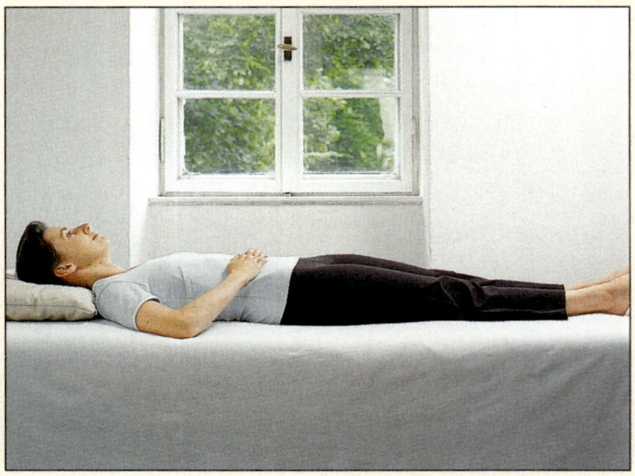

2. Nachdem man die Position 1 einige Atemzüge gehalten hat, senkt man den Kopf vorsichtig ab. Danach legt man die Hände auf den Bauch und spürt dort der Atmung nach.

Gymnastik für die Körpermitte

Gezielte Gymnastikübungen für die Körpermitte mobilisieren die Darmmuskulatur und lösen Verkrampfungen im Verdauungstrakt. Darüber hinaus fördern sie die Atmung, indem mehr Kohlensäure ausgeleitet wird, und regulieren so auch den Säure-Basen-Haushalt des Körpers. Deshalb sind sie als begleitende Anwendungen für die Fastenkur ein unverzichtbares Muss. Die Übungen sind entsprechend der mittelalterlichen Temperamentenlehre individuell für jeden Fastentyp zusammengestellt (siehe Seite 408). Für die Bauchgymnastik sollte der Magen möglichst leer sein, deshalb führt man die Übungen am besten vor den Mahlzeiten aus. Außerdem sollte man eine Decke oder eine Gymnastikmatte bereitlegen.

Übungen für Sanguiniker

Für Sanguiniker, deren Verdauung in der Regel recht stabil ist, ist die Übung **Katze und Pferd** ideal. Dabei handelt es sich um relativ kleine Bewegungen in Hockstellung, die das Verdauungssystem auf sanfte Weise anregen und die Atmung aktivieren (siehe Abbildungen unten). Bei dieser Übung kommt es darauf an, dass man beim Ausatmen den Rücken rund wie einen Katzenbuckel macht, den Bauch einzieht und dabei spürt, wie sich das Zwerchfell in den Brustraum hebt. Beim Einatmen streckt sich die Wirbelsäule, bis sie wie ein Pferderücken durchhängt, wobei sich die Verdauungsorgane wieder ausdehnen können. Für eine optimale Wirkung sollte man die Übung 20- bis 30-mal wiederholen.
Eine weitere empfehlenswerte Übung ist die **Wippe**, bei der abgesehen vom Darm auch der Kreislauf leicht stimuliert wird. Es handelt sich ebenfalls um relativ kleine Bewegungen. Dazu winkelt man im Liegen die Beine an, zieht sie an den Bauch und umfasst die Knie mit beiden Händen. Man hebt den Kopf und schaukelt vom Kopf zum Becken und wieder zurück. Die Übung wiederholt man mehrere Minuten.

Übungen für Choleriker

Die energiegeladenen Choleriker führen zunächst die Übung **Schiff** aus, die ebenfalls die Darmmuskulatur anspricht und zusätzlich eine Kraftübung für die Bauchmuskeln darstellt. Dazu stellt man, auf dem Rücken liegend, beide Füße nahe zum Becken. Der gesamte Rücken berührt dabei den Boden. Dann hebt man das linke Bein angewinkelt an und legt den Knöchel auf das rechte Knie.

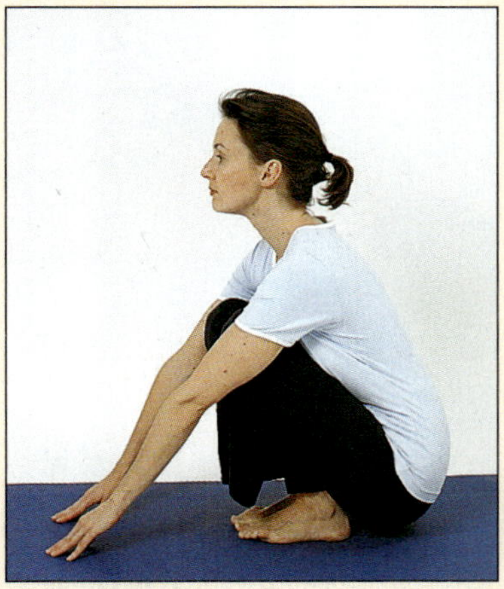

1. Für die Übung Katze und Pferd in die Hocke gehen, die Hände vor den Knien abstützen.

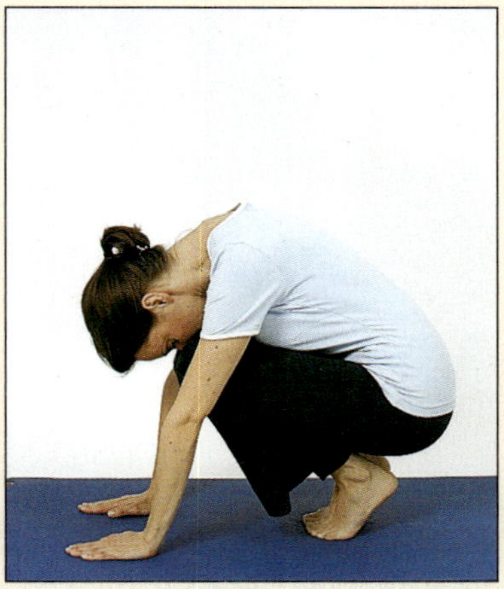

2. Beim Vorbeugen des Oberkörpers ausatmen, den Bauch einziehen und spüren, wie sich das Zwerchfell hebt.

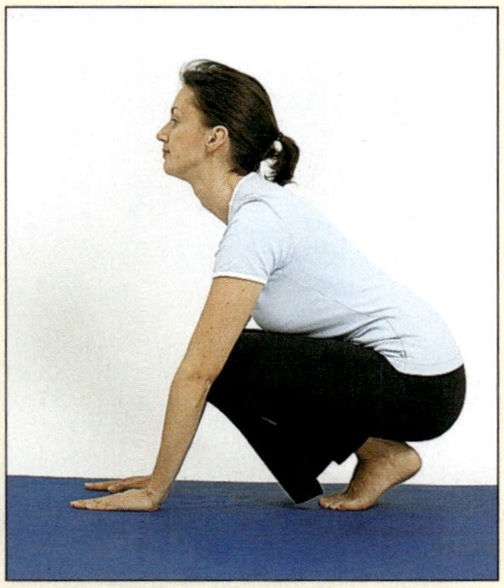

3. Einatmen, den Kopf heben und den Rücken strecken. Die entspannte Bauchdecke wölbt sich nach vorn.

Gymnastik für die Körpermitte *(Fortsetzung)*

Um den Nacken zu entlasten, bettet man den Kopf dann in die ineinander verschränkten Hände. Danach atmet man aus und spannt Bauch- und Beckenmuskulatur so an, dass sich die Schulterblätter vom Boden abheben. Hände und Kopf folgen entspannt der Bewegung, der untere Rückenbereich bleibt in festem Kontakt mit der Unterlage. Beim Einatmen legt man den Kopf ab und entspannt die Bauchmuskeln. Die Übung wiederholt man 2- bis 4-mal auf jeder Seite.

Radfahren ist eine weitere sinnvolle Übung zur Stärkung der Bauchmuskulatur dieses Fastentyps. Dazu liegt man mit zur Seite ausgestreckten Armen auf dem Rücken und hebt die Beine an. Man sollte kein Hohlkreuz machen. Dann bewegt man die Beine wie beim richtigen Fahrradfahren auf und ab. Man kann ruhig auch Kurven fahren, in dem man die Beine etwas zu den Seiten senkt. Die Schulterblätter sollten währenddessen auf dem Boden liegen bleiben. Die Übung führt man mindestens fünf Minuten aus.

Übungen für Phlegmatiker

Phlegmatiker haben nach der Temperamentenlehre »zu viel Säfte, die nicht fließen«. Um diesen »Stau der Säfte« im Verdauungstrakt zu lösen, ist die Übung **Narzisse** hilfreich, die die Durchblutung im Bauch-, Hüft- und Beckenbereich fördert (siehe Abbildungen unten). Für die Übung setzt man sich mit geradem Rücken auf den Boden und zieht die Beine angewinkelt zu sich, die Füße stehen vor dem Körper. Dann senkt man die Knie nach außen in Richtung Boden. Vorsicht: Wer Knieprobleme hat, sollte die Knie nur sehr behutsam senken. Die sich berührenden Fußspitzen umfasst man und bringt die Fersen möglichst nahe zum Körper. Beim Einatmen bewegt man sich aus dem Becken heraus nach oben, lässt die Schultern dabei aber unten und hebt den Brustkorb. Beim Ausatmen beugt man sich über die Hüftgelenke nach vorn und drückt mit den Armen die Unterschenkel nach unten. Beim anschließenden Einatmen richtet man den Rücken wieder auf und streckt sich. Für eine optimale Wirkung der Übung wiederholt man sie 5-mal im Atemrhythmus.

Empfehlenswert ist außerdem die Übung **Bauchschnellen**, die ebenfalls darauf abzielt, den Dickdarm zu aktivieren, damit der Darminhalt den Körper leichter verlassen kann. Für die Übung legt man sich auf den Rücken und stellt die Beine leicht angewinkelt vor dem Rumpf auf. Die Arme liegen entspannt neben

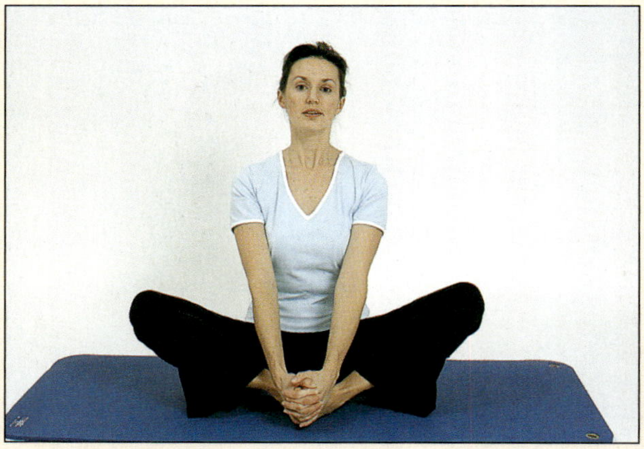

1. Für die Übung Narzisse die Knie Richtung Boden senken, die Fußspitzen mit den Händen umfassen, die Fersen sind nahe am Körper. Beim Einatmen sich aus dem Becken heraus nach oben strecken.

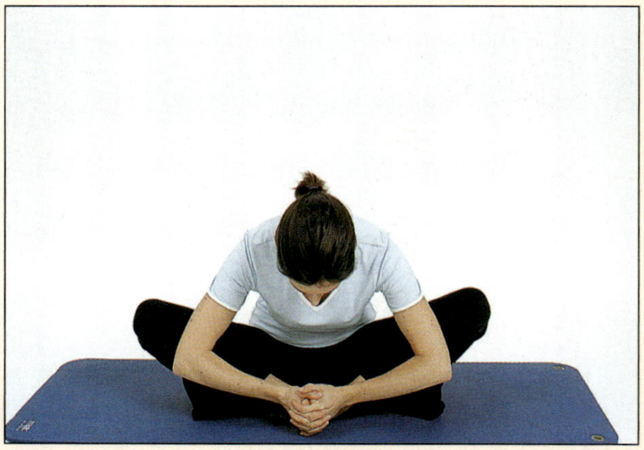

2. Sich beim Ausatmen nach vorn beugen und die Unterschenkel vorsichtig Richtung Boden drücken. Beim Einatmen die Position von Abbildung 1 einnehmen. Wer Knieprobleme hat, die Knie nur sehr behutsam senken!

dem Körper. Man atmet aus und zieht dabei den Unterbauch stark an. Danach lässt man die Bauchdecke mehrmals vor- und zurückschnellen, indem man die Bauchmuskeln entspannt. Das wiederholt man so lange, bis man wieder einatmen muss. Diese Übung, die sich auch im Stehen durchführen lässt, kann man über den Tag verteilt mehrmals durchführen.

Übungen für Melancholiker

Eine sinnvolle Gymnastikübung für diesen zu Bauchkrämpfen neigenden Fastentyp ist der **Storch**. Diese Übung, bei der man im Stehen mehrmals die Knie zu sich heranzieht und wieder senkt, lockert die Bauchdeckenmuskulatur und beugt auf diese Weise Blähungen vor bzw. lindert Bauchkrämpfe (siehe Abbildungen unten). Außerdem atmet man dabei intensiv, was die Sauerstoffsättigung des Blutes erhöht und in der Folge den Darm anregt.

Bauchkrämpfen kann man auch mit folgender Bewegungsabfolge vorbeugen: Bei geschlossenen Beinen im Stand streckt man die Arme nach oben aus. Während man ausatmet, schwingt man beide Arme an den Beinen vorbei nach hinten und neigt gleichzeitig den Oberkörper um 90° nach vorn. Dabei geht man leicht in die Knie. Beim Einatmen richtet man sich wieder auf. Für eine optimale Wirkung sollte man die Übung etwa 5-mal wiederholen.

Um die Darmbewegung bei den in der Regel kälteempfindlichen Melancholikern zu aktivieren, ist anstelle von Gymnastik häufig eine **Wärmflaschenmassage** hilfreich. Dazu legt man eine mit warmem Wasser gefüllte Wärmflasche auf den Bauch und bringt das Wasser mit der Hand in wellenförmige Bewegung. Die Wellen des Wassers werden auf diese Weise auf den Unterleib übertragen, wo sie schließlich die Darmbewegung fördern.

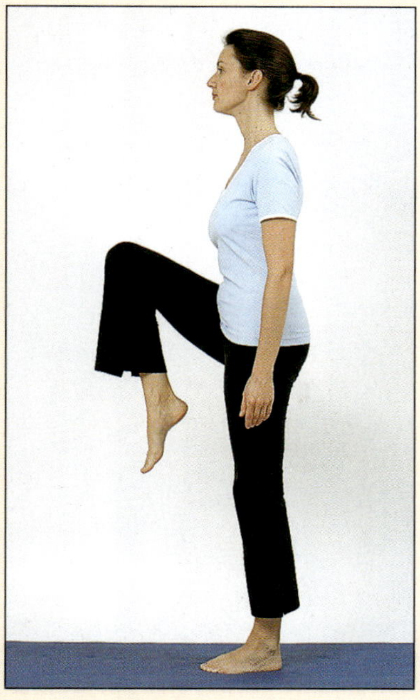

1. Für den Storch zunächst den linken Oberschenkel 5-mal hoch an den Bauch heranziehen, anschließend den rechten.

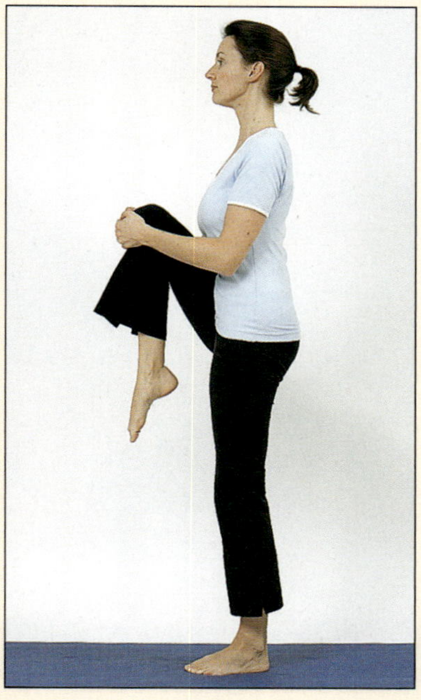

2. Beim Einatmen den linken Oberschenkel heben, mit beiden Armen umklammern und an den Oberkörper heranziehen.

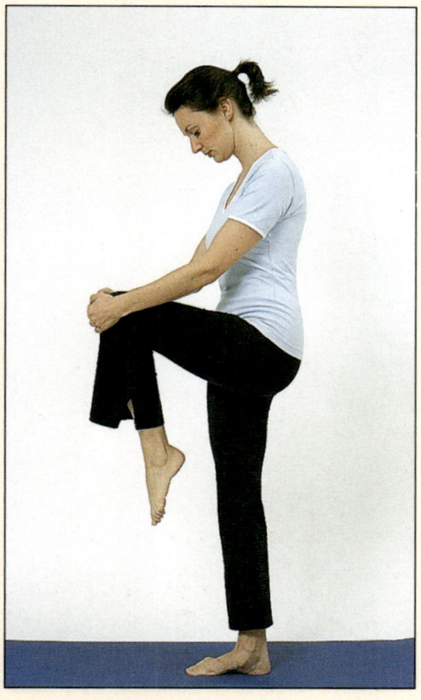

3. Ausatmen und den Rücken rund machen. Die Schritte 2 und 3 mit dem rechten und linken Bein 5-mal wiederholen.

Atemübungen für Körper und Psyche

Richtiges Atmen ist wichtig, damit wir uns wohl fühlen und auf Dauer gesund bleiben, doch das will gelernt sein: Bei der Bauchatmung zieht sich das Zwerchfell zusammen, bewegt sich abwärts, und die Bauchdecke wölbt sich nach vorn. So entsteht ein Sog im Brustraum, der dazu führt, dass sich die Lunge entfaltet – man atmet ein.

Bei der Brustatmung, die im Alltag nicht so leicht unterdrückt und am deutlichsten erlebt wird, werden die Rippen nach oben gezogen und dabei voneinander entfernt. Dadurch vergrößert sich der Brustraum, und es entsteht wiederum ein Sog, der uns einatmen lässt. Beim Ausatmen entspannt sich das Zwerchfell, und die Rippen werden zusammengezogen – Kohlendioxid wird aus den Lungen gepresst.

Richtiges Atmen spielt vor allem auch beim Fasten eine nicht unerhebliche Rolle, denn unsere Atemwege stellen ein wichtiges Entgiftungssystem dar: Das Kohlendioxid, das bei der Sauerstoffverbrennung in den Muskeln entsteht, wird mit dem Blut zur Lunge transportiert und dort ausgeatmet.

Ziel der hier geschilderten Übungen ist es, bewusst »richtig« zu atmen, außerdem soll das Zusammenspiel der am Atmen beteiligten Muskeln gestärkt werden. Die Übungen dienen zur Unterstützung einer Fastenkur und sind entsprechend der Temperamentenlehre individuell für jeden Fastentyp zusammengestellt (siehe Seite 408). Wer die Atemübungen außerhalb einer Fastenkur durchführen möchte, sollte sich am besten an die Übungen für den Sanguiniker halten.

Tiefenatmung

Bei den Übungen zur Tiefenatmung, bei der die ganze Konzentration auf die Atmung gerichtet ist, kann man sich sowohl geistig als auch körperlich entspannen. Für die Fastentypen mit einem stabilen Kreislauf, die

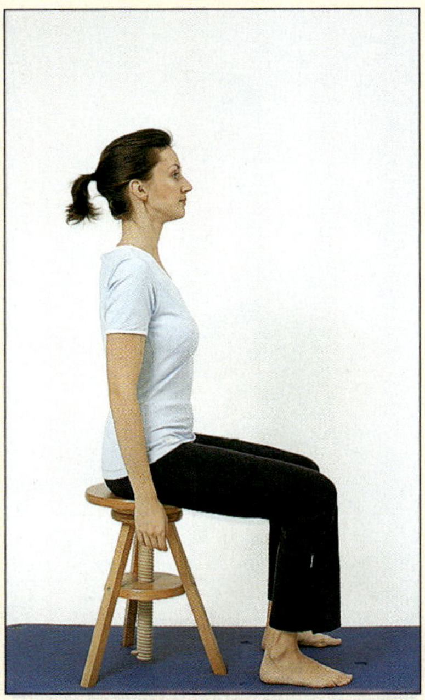

1. Ausgangsposition der Sitzbeuge: Auf der Stuhlkante sitzen, Beine hüftbreit positionieren, den Rücken gerade halten.

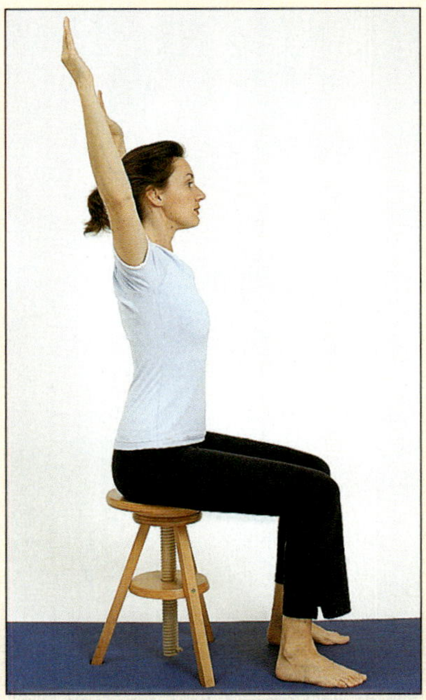

2. Einatmen, die Arme leicht gestreckt nach schräg oben heben und dann weit nach hinten ziehen. Die Luft kurz anhalten.

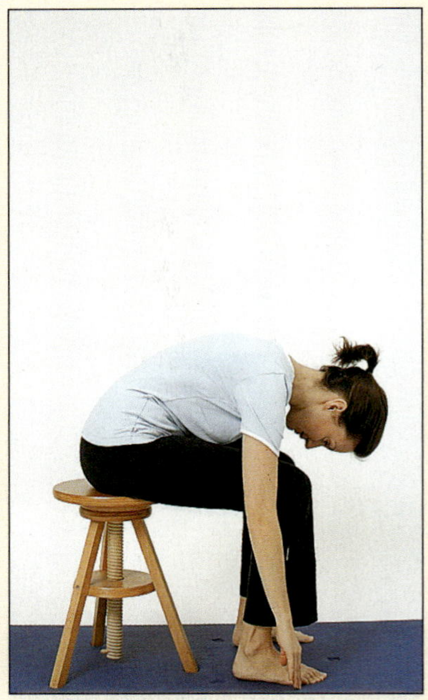

3. Ausatmen, sich dabei weit nach vorn beugen und die Arme mitnehmen. Schritt 2 und 3 mehrere Runden wiederholen.

Choleriker und Sanguiniker, ist die **Sitzbeuge** eine empfehlenswerte Übung. Ziel dabei ist, durch Beugen den Brustkorb zu weiten und außerdem die Zwischenrippenmuskulatur zu dehnen. Trainiert werden soll, bewusst in den Bauch- und Brustraum hineinzuatmen (siehe Abbildungen Seite 480).

Für die anderen beiden Fastentypen, die zu niedrigem Blutdruck neigen, ist eine Übung zur Tiefenatmung ideal, die außerdem den Kreislauf anregt: der **große Armkreis**. Dazu macht man einen großen Ausfallschritt mit dem linken Bein nach vorn. Man belastet das vordere Bein und stützt die linke Hand auf das Knie. Der rechte Arm schwingt dann neben dem Körper zehn große Kreise. Wichtig dabei ist, immer beim Senken des Armes auszuatmen und elastisch in beiden Knien nachzugeben. Die Übung wiederholt man auf der anderen Seite.

Sandsackatmung

Diese Übung, die für alle Fastentypen geeignet ist, dient zur Intensivierung der Atmung und damit zur besseren Ausleitung der verbrauchten Restluft aus der Lunge. Zudem trainiert sie die Zwischenrippen- und Bauchdeckenmuskulatur. Für die Sandsackatmung legt man sich entspannt auf den Rücken, dabei kann man den Nacken mit einem Kissen oder einem zusammengefalteten Handtuch stützen. Die Hände liegen in Nabelhöhe flach auf dem Bauch, auf dem sich ein 2 bis 3 Kilo schwerer Sandsack oder ein großes Buch vergleichbaren Gewichts befindet. Beim Ausatmen sinkt der Bauch ein, beim Einatmen dehnt er sich aus. Bei dieser Übung sollte man versuchen, seinen Körper besonders intensiv wahrzunehmen. Gelangt die Luft auch wirklich bis weit in den Brustraum hinein, wird ein fester Atemrhythmus eingehalten? Für einen optimalen Effekt wiederholt man die Übung ganz langsam im eigenen Rhythmus 10- bis 15-mal.

Verdauungsatmung

Wenn das Zwerchfell während der Atmung eine ausreichend große Hoch-Tief-Bewegung ausübt, bewirkt das eine gleichförmige Massage der Bauch- und Beckenorgane – die Verdauungsorgane werden angeregt. Die Übung zur Verdauungsatmung, die ebenfalls empfehlenswert für alle Fastentypen ist, hat zwei Ziele: Sie schafft viel Raum für das Zwerchfell und fördert damit indirekt das Ein- und Ausatmen (siehe Abbildungen unten).

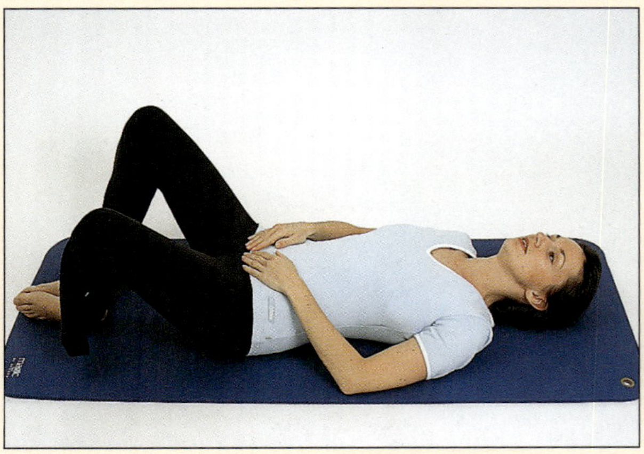

1. Für die Verdauungsatmung liegt man mit leicht angestellten, nach außen gekippten Beinen auf dem Rücken. Die Hände liegen auf dem Unterbauch. Beim Ausatmen sinkt der Bauch ein, beim Einatmen dehnt er sich aus.

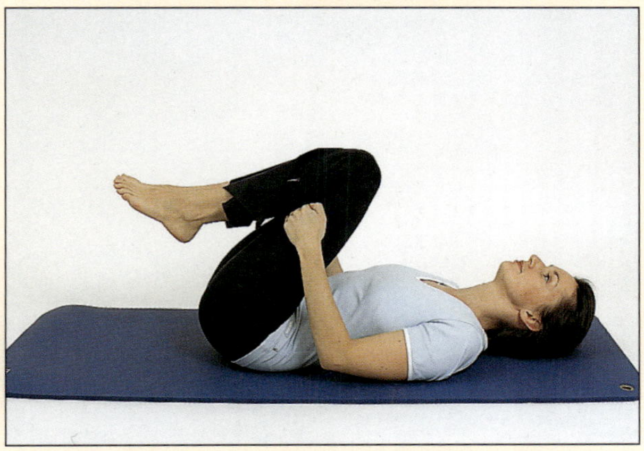

2. Dann atmet man ein und zieht die Knie leicht heran, beim Ausatmen stellt man die angewinkelten Beine wieder ab. Die Übung wiederholt man mehrmals und spürt der Atmung in beiden Positionen nach.

Atemübungen für Körper und Psyche *(Fortsetzung)*

Viele Menschen leiden unter der Hektik der heutigen Lebensweise. Nicht umsonst prägen Redewendungen wie »völlig außer Atem sein« oder »der Atem stockt« unsere Alltagssprache. Dahinter verbirgt sich eine psychische Überforderung, die eine ungleichmäßige, zu flache Atmung zur Folge hat. Immer öfter tritt dabei das Gefühl auf, keine Luft mehr zu bekommen oder eingeschnürt zu sein. Umgekehrt kann man mit der richtigen Atmung auch die Psyche wieder ins Gleichgewicht bringen: Gezielte Atemübungen verhelfen etwa zu neuen Kräften oder auch dazu, Schmerzen zu bewältigen.

Kopfschmerzen bewältigen

Kopfschmerzen sind häufig eine Folge von Stress und Verspannungen. Indem man die muskuläre Spannung verändert und die Aufmerksamkeit auf die Atmung lenkt, kann man mit einer einfachen Atemübung bereits Kopfschmerzen heilen bzw. sie zumindest lindern. Für die Übung setzt oder stellt man sich entspannt hin (siehe Abbildungen unten). Man konzentriert sich auf seine Atmung und führt mit dem Mittelfinger am Hinterkopf mit dem Rhythmus des Ein- und Ausatmens einen sanften Druck aus und löst ihn dann wieder. Dies bewirkt eine Durchblutungsförderung im Gehirn und im Bereich um die Augen und letztlich eine Entspannung.

Kraft gewinnen

Eine andere hilfreiche Atemübung ist der **Blasebalg**. Sie dient dazu, Energiereserven des Körpers zu aktivieren und etwa nach einem langen Arbeitstag Kraft zu schöpfen. Dazu atmet man bei geschlossenen Augen 4-mal hintereinander ein und aus. Vor dem fünften Ausatmen hält man kurz die Luft an, zieht die Bauchdecke an und atmet die Luft kräftig durch die Nase aus. Man atmet wieder ein und stößt die Luft erneut über die Nase kräftig aus. Das wiederholt man noch 10-mal, legt eine kurze Pause ein und führt die Übung dann weitere 20 Mal aus.

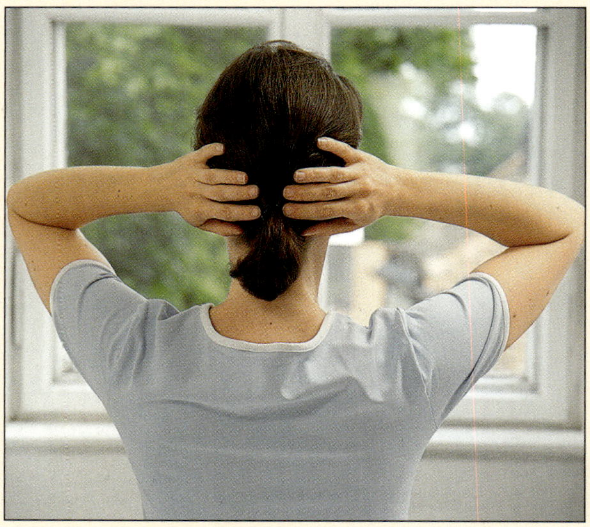

1. Für die Übung zur Kopfschmerzbewältigung ertastet man mit beiden Mittelfingern etwa auf der Höhe der Ohrenspitzen am Hinterkopf zwei knöcherne Wülste. Beim Einatmen drückt man mit den Mittelfingern auf die knöchernen Vorwölbungen.

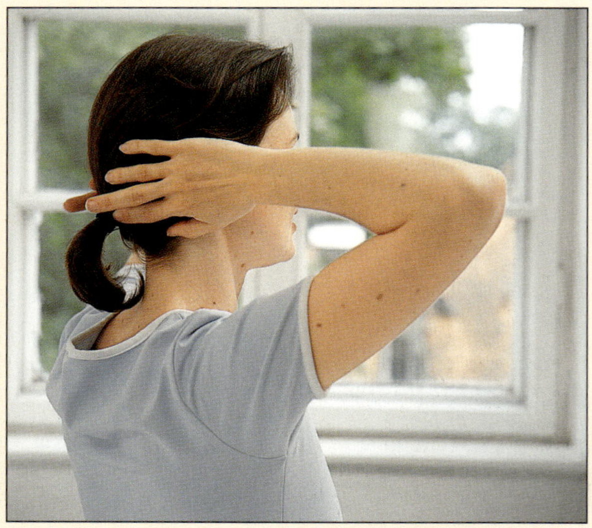

2. Beim Ausatmen löst man den Druck der Mittelfinger auf die knöchernen Vorwölbungen. Die Ellenbogen gehen dabei leicht nach vorn. Beim anschließenden Einatmen werden die Ellenbogen wieder etwas zurückgezogen. Die Übung wiederholt man 15-mal.

Muskelentspannung gegen Stress

Stress und nervöse Unruhe führen nicht nur zu Schlafproblemen, sondern bewirken auch, dass wir unsere Muskeln ständig unwillkürlich anspannen. Auf Dauer entstehen so vor allem im Schulter- und Nackenbereich schmerzhafte Verspannungen. Deshalb ist es wichtig, dass man nach stressreichen Phasen immer wieder bewusst zur Ruhe kommt und wieder »loslassen« lernt. Um schon innerhalb kürzester Zeit entspannen zu können, haben sich einfache Übungen bewährt, die man ohne großen Aufwand ausführen kann. Für die Übungen legt man sich auf eine bequeme Matratze und spannt jeweils gezielt und mit aller Kraft eine Muskelpartie an, hält die Spannung 6 Sekunden und lässt dann abrupt los. Danach geht man zur nächsten Muskelpartie über.

Der Schulterbereich

Für diese Übung, die vor allem den Schulterbereich und die Nackenpartie entspannen soll, legt man sich auf den Rücken. Mit aller Kraft zieht man sodann die Schultern nach vorn in Richtung Brust. Diese Position hält man 6 Sekunden, dann lässt man die Spannung abrupt los. Anschließend werden die Schulterblätter fest gegen die Unterlage gedrückt, die Spannung wird wiederum gehalten, dann folgt die Entspannung. Das Gleiche führt man mit dem Kopf aus, den man ebenfalls fest nach unten drückt und die Spannung hält, um danach wieder zu entspannen.

Arme und Beine

Zur Entspannung der Arme ballt man beide Hände mit aller Kraft zur Faust, hält die Spannung und lässt dann los. Dann formt man mit den Händen erneut eine Faust und zieht sie bei angewinkelten Armen zu den Schultern. Diese Position hält man wieder kurz und entspannt dann. Um nach den Armen auch die Anspannung in den Beinen zu lösen, spannt man zunächst die Füße an (siehe Abbildungen unten). Danach drückt man die Unterschenkel fest an den Boden und löst die Spannung wieder.

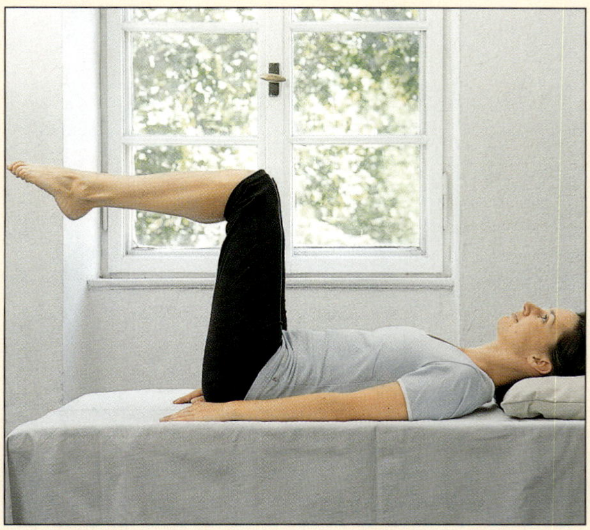

1. Für die Entspannungsübung der Beine winkelt man im Liegen die Beine so an, dass die Unterschenkel waagrecht zum Boden sind. Als ob man etwas mit den Zehen greifen wollte, zieht man sie dann zur Fußsohle. Diese Position hält man 6 Sekunden lang.

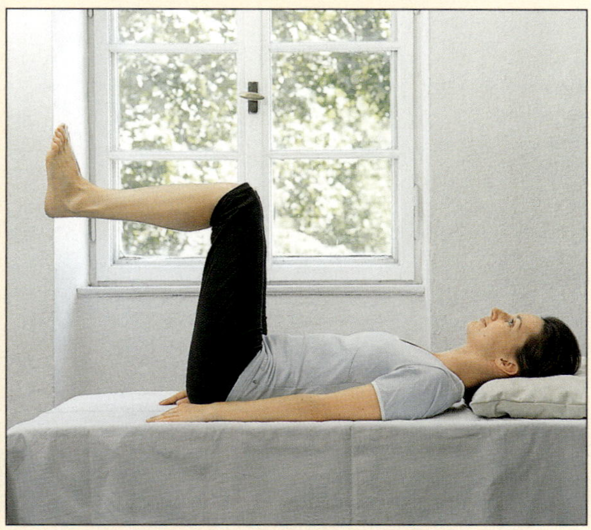

2. Danach lässt man die Spannung in den Füßen abrupt wieder los. Beim Anspannen atmet man jeweils ein, hält die Luft dann an und atmet beim Entspannen wieder hörbar durch den Mund aus. Wer die Übung täglich ausführt, dem geht sie bald in Fleisch und Blut über.

Die Reinigung des Darms

Weil man während einer Fastenkur keine feste Nahrung mehr zu sich nimmt, wird die Darmbewegung nach wenigen Tagen fast eingestellt. Trotzdem ist der Darm nicht völlig leer: Zwischen den Darmzotten sitzen noch Reste des alten Speisebreis, Gallensaft wird ständig gebildet, täglich lösen sich abgestorbene Zellen der Darmschleimhaut, und während sich die Darmflora erneuert, sammeln sich die alten Bakterien an. All diese Abfallstoffe müssen weiterhin ausgeschieden werden; blieben sie im Darm, würde er ihnen nach und nach Wasser entziehen. Um den Darm von seinem belastenden Inhalt zu befreien, bedarf es einer gründlichen Reinigung.

Routinierte Fastende wissen meist, wann der richtige Zeitpunkt zum Abführen ist. Wer das erste Mal fastet, sollte sich an die Regel halten, jeden zweiten Tag eine Darmreinigung durchzuführen. Da die richtige Abführmethode entscheidend davon abhängt, wie gut die Verdauung bei jedem einzelnen Fastentyp ist, wird bei dem in diesem Buch geschilderten Fastenprogramm jeweils angegeben, für wen welche Abführmethode geeignet ist.

Vorsicht: Medikamente, die während des Fastens eingenommen werden müssen, oder bei Frauen die Pille sollten beim »Glaubern« nach dem Stuhlgang eingenommen werden. So können sie nicht mit dem Darminhalt ausgeschieden werden

Der Einlauf

Diese sehr sanfte und nebenwirkungsfreie Methode dient vor allem zur Reinigung des Enddarms und eines Teils des Dickdarms. Um auch die oberen Darmabschnitte zu aktivieren, sind eine Bauchmassage und gymnastische Übungen wie das Bauchschnellen hilfreich (siehe Seiten 423 und 478). Für **Sanguiniker** und **Choleriker** ist ein Einlauf mit der feuchtkühlen Ringelblume empfehlenswert, der entzündungshemmend auf die Darmschleimhaut wirkt. Zur Vorbereitung des Einlaufs übergießt man 3 Teelöffel Ringelblumenblüten (ohne Kelche) mit 1 Tasse heißem Wasser, lässt den Auszug 10 Minuten ziehen, seiht ihn ab und verdünnt ihn mit etwa 1 Liter lauwarmem Wasser. Die optimale Temperatur der Einlaufflüssigkeit liegt bei 25 bis 30 °C. Nie sollte die Flüssigkeit für den

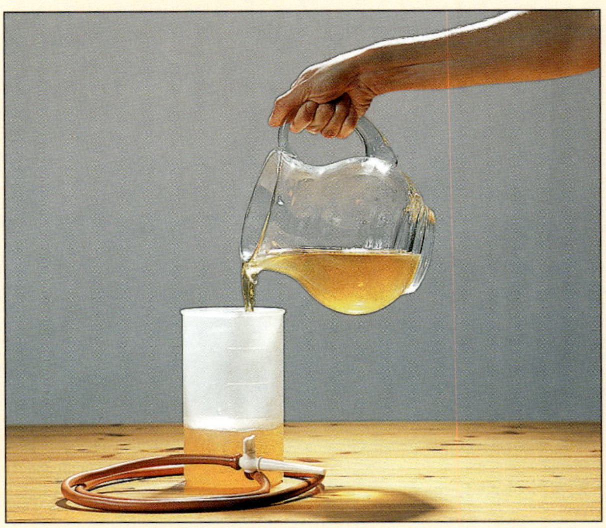

1. Für den Einlauf füllt man das Irrigatorgefäß mit dem vorher angesetzten Heilkräuterauszug. Die handelsüblichen Irrigatoren fassen in der Regel etwa 1 Liter Flüssigkeit.

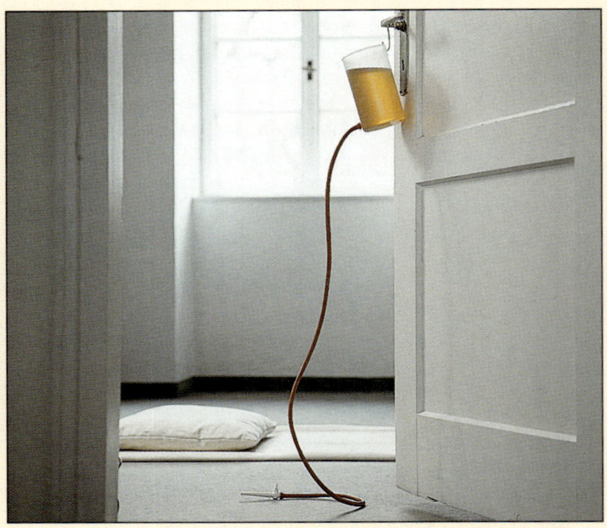

2. Damit die Flüssigkeit aus dem Irrigatorgefäß herauslaufen kann, hängt man es 1/2 Meter über dem Boden auf, am besten an einer Türklinke.

Einlauf jedoch kälter als 20 °C sein, da dies zu schweren Kreislaufreaktionen führen kann. **Melancholikern** und **Phlegmatikern** wird ein Einlauf mit der trockenwarmen Kamille empfohlen. Den Kamillenauszug stellt man wie den der Ringelblume her, verwendet jedoch stattdessen 3 Teelöffel Kamillenblüten. Die Einlaufflüssigkeit für die kälteempfindlichen Fastentypen hat optimalerweise eine Temperatur von 35 bis 38 °C. Bevor man mit dem Einlauf beginnt, sollte man für eine angenehme Atmosphäre im Badezimmer sorgen, etwa mit einer Duftlampe. Außerdem sollte das Badezimmer gut geheizt sein. Um nicht auf dem kalten Boden liegen zu müssen, legt man am besten ein dickes, älteres Handtuch unter.

Dann füllt man das Irrigatorgefäß mit dem zuvor angesetzten Heilkräuterauszug. Danach lässt man so viel Flüssigkeit über den Schlauch ablaufen, bis die Luft verdrängt ist, und verschließt den Schlauch. Zum leichteren Einführen kann man die Schlauchspitze mit Vaseline eincremen. Für das Einführen gibt es mehrere Körperhaltungen, wobei der Einlauf in Rückenlage leichter fällt. Zunächst positioniert man das Irrigatorgefäß einen halben Meter höher, als man selbst liegt, hängt es etwa an eine Türklinke oder stellt es auf eine Kommode (siehe Abbildungen links). Mit gespreizten, angewinkelten Beinen legt man sich dann auf den Rücken und führt den Darmschlauch in den After ein. Wichtig ist, dass die gesamte Bauchmuskulatur entspannt ist, damit auch die oberen Dickdarmabschnitte erreicht werden. Nach dem Einführen öffnet man den Zulauf des Irrigators und lässt das Wasser langsam einlaufen. Nach einer Weile – der Irrigator ist etwa zu einem Viertel geleert – dreht man sich auf die linke Seite. Diese Drehung sorgt dafür, dass auch der obere Abschnitt des Darms erreicht wird. Sobald der Dehnungsreiz spürbar wird, sollte versucht werden, den Darminhalt noch 5 Minuten zu halten, damit das Einlaufwasser den Stuhl umspülen kann. Dabei sind kreisende Bewegungen mit der Taille hilfreich, um die Bauchmuskulatur zu entspannen. Mehrmals hintereinander entleert sich der Darm dann abrupt.

Abführsalze

Anders als der Einlauf entleeren Abführsalze den gesamten Darm. Sie wirken jedoch nicht so schnell wie der Einlauf und führen erst nach 1 bis 3 Stunden zu einer dünnflüssigen Stuhlentleerung. Dabei bewirkt die hohe Salzkonzentration im Darm, dass Wasser zurückgehalten wird oder sogar in den Darm hineinströmt – so lange, bis die Salzkonzentration im Darm derjenigen im Blut entspricht. Ein empfehlenswertes Salz zum Abführen ist das Glaubersalz (Natriumsulfat). Man löst jeweils 1 bis 2 Esslöffel Glaubersalz in 1/2 Liter warmem Wasser. Die Flüssigkeit trinkt man sodann zügig aus. Man sollte jedoch unbedingt 1/2 bis 1 Liter Wasser nachtrinken, um bereits nach 2 bis 4 Stunden eine Wirkung zu erzielen. Wird zu wenig getrunken, kann sich die Entleerung auf 8 bis 10 Stunden hinauszögern.

Quellstoffe

Quellstoffe zählen nicht zu den schnell wirkenden Abführmitteln, können die Darmreinigung jedoch wirkungsvoll unterstützen. Außerdem kann man mit Quellstoffen das Hungergefühl deutlich dämpfen. Diese komplizierten Zuckerverbindungen, die während der Verdauung nicht resorbiert werden, können sehr viel Wasser binden: Indische Flohsamenschalen und Apfelpektin etwa binden eine bis zu 100fache Wassermenge, also 1 g Flohsamenschalen bis zu 100 g Wasser. Die gequollene Masse regt durch den Dehnungsreiz die Darmbewegung an. Im Dickdarm angekommen, ernähren sich die dort vorhandenen Darmbakterien teilweise von den Quellstoffen. Das Stuhlvolumen nimmt zu, und der Darminhalt wird dünnflüssig, sodass er den Körper leichter wieder verlassen kann. Man verrührt 1 Esslöffel Flohsamenschalen (4 g) in 100 ml Wasser und lässt sie 10 Minuten vorquellen. Dann gibt man etwa weitere 3 Esslöffel Wasser oder verdünnten Obstsaft dazu, bis die Masse sämig ist. Damit die Flohsamen im Darm richtig quellen können und nicht verklumpen, müssen unbedingt 2 Gläser Wasser nachgetrunken werden.

Verzeichnis der historischen Werke und Personen

Ehe Johannes Gutenberg um das Jahr 1450 den Buchdruck erfand, waren zur Vervielfältigung von Texten viele Köpfe und Hände nötig: Kopieren von Hand, Übersetzen, Sammeln, Bearbeiten und Illustrieren – dazu haben die Klöster im Mittelalter einen unersetzlichen Beitrag geleistet. Große Bibliotheken wurden erstellt, ohne die der heutige Wissensstand über die Antike und das Mittelalter arm wäre. Dass dabei manchmal die Autorennamen verwechselt wurden oder verloren gingen, liegt auch daran, dass es noch kein Urheberrecht gab und die Verfasser bescheiden hinter ihrem Werk zurücktraten. Nachfolgend sind die wichtigsten Autoren (schwarz) und Werke (blau) dargestellt.

Albertus Magnus

Der Dominikaner Albertus (geb. um 1200 in Lauingen/Schwaben, gest. 1280 in Köln) erwarb seinen Doktortitel in Paris und lehrte an mehreren Dominikanerklöstern, bis er 1248 als Leiter für das neu gegründete »studium generale et solemne« in Köln berufen wurde. Zusammen mit seinem Schüler Thomas von Aquin war er an der Schlichtung mehrerer hochrangiger innerkirchlicher Streitigkeiten beteiligt, was mit weiten Reisen verbunden war. Der Ursprung seines Ehrentitels Albertus »Magnus« (der Große) ist unklar. Eindeutig bezeugt sind aber seine Verehrung nach dem Tod sowie seine Selig- (1622) und Heiligsprechung (1931) durch die Päpste. Neben theologischen und philosophischen Schriften verfasste Albertus ein vielbändiges zoologisches (›De animalibus‹) und ein botanisches Werk (›De vegetabilibus‹) in sieben Bänden.

Für seine Pflanzenkunde verband er das botanische Wissen antiker Autoren mit Lehrmeinungen aus → Avicennas Schriften und dem → ›Circa instans‹, ließ jedoch auch viele auf eigener Erfahrung und Anschauung beruhende Informationen mit einfließen. Albertus Magnus gilt daher als einer der bedeutendsten Gelehrten und Naturforscher des Mittelalters.

Avicenna

Avicenna ist der spanisch-lateinische Name für den Gelehrten und Schriftsteller Abdallah Ibn Sina, der zwischen 973 und 980 in Persien geboren wurde und dort 1037 starb. Er gilt als **der** universelle Wissenschaftler, Philosoph und Arzt des islamischen Ostens im Mittelalter. Seine Schriften in arabischer (und zum Teil persischer) Sprache verarbeiten neben griechischen und lateinischen Autoren auch arabische Quellen, sein Ruhm in der Medizin beruht auf insgesamt ungefähr 40 Werken, deren wichtigstes der fünfbändige ›Canon medicinae‹ darstellt. Auf Grund seiner Systematik und übersichtlichen Darstellung war dieses Werk in lateinischen, hebräischen und anderen landessprachlichen Übersetzungen für die Medizinausbildung seiner Zeit grundlegend, und es wurde nach Erfindung des Buchdrucks bis ins 17. Jahrhundert nachgedruckt.

Bock, Hieronymus → »Väter der Botanik«

Brunfels, Otto → »Väter der Botanik«

Brunschwig, Hieronymus

Hieronymus Brunschwig lebte in Straßburg und gehörte zu den bekanntesten deutschen Chirurgen seiner Zeit (geb. vor 1450, gest. vor 1512). Sein im Jahr 1500 veröffentlichtes ›Kleines Destillierbuch‹ beschreibt – wie der Name schon sagt – die medizinische Wirkung der »gebrannten Wässer« aus den damals bekanntesten Heilpflanzen. In dem Werk sind sehr viele Anwendungen erstmals niedergeschrieben worden, die möglicherweise aus der Volksmedizin des Mittelalters stammen. Über den Destilliervorgang sagt der Wundarzt in diesem Buch noch nichts. Umso ausgiebiger wird dies in seinem ›Großen Destillierbuch‹ aus dem Jahr 1508 geschildert. Außerdem verfasste Brunschwig noch die ›Chirurgie‹, ein Buch mit Anleitungen und Rezepten für einen Wundarzt, das nicht zuletzt wegen seiner oft drastischen Abbildungen in der Medizingeschichte bis heute oft genannt wird. Der Name »Brunschwig« hat übrigens nichts mit der Stadt Braunschweig zu tun, gemeint ist vielmehr der »schweigende«, also stille Brunnen.

Cassiodor

Flavius Magnus Aurelius Cassiodorus (um 490 bis 580), Senator und Gründer des Klosters Vivarium in Süditalien, war einer der Wegbereiter der Klostermedizin. Er sorgte dafür, dass zahlreiche griechische Texte ins Lateinische übersetzt wurden und legte ein Bildungsprogramm vor, in dem auch das Studium der Medizin empfohlen wurde. Mit seiner Schrift ›Institutiones‹ (um 550) fordert Cassiodor zum Studium der antiken Wissenschaftler auf: »Lernet die Eigenschaften der Kräuter und die Mischungen der Arzneien kennen (…)«. Er vermachte dem Kloster eine umfangreiche Bibliothek, mit der er sich um die Sammlung und Erhaltung des Wissensgutes große Verdienste erwarb.

Circa instans

Diese »Standarddrogenkunde des Mittelalters« entstand um 1150 in der Medizinschule von Salerno, sie bildet den Höhepunkt der mittelalterlichen pharmazeutischen Literatur. Als Verfasser gilt ein Mitglied der Ärztefamilie Platearius (möglicherweise ein Neffe des → Johannes Platearius), der erstmals ein halbalphabetisches Ordnungsprinzip (Sortierung ausschließlich nach dem ersten Buchstaben des mittellateinischen Namens) verwendete und die Pflanzen nach Aussehen, Anbau und Anwendung systematisierte. Angaben zur Haltbarkeit der Arzneimittel werden angeführt, allein mit diesem ausführlichen Teil geht das ›Circa instans‹ über die früheren Kräuterbücher weit hinaus. Hinzu kommen Warnungen vor unerwünschten Nebenwirkungen oder gar Vergiftungen bei falscher Anwendung.

Mit all diesen Qualitäten trug das ›Circa instans‹ – zusammen mit dem ›Antidotarium Nicolai‹ des Nikolaus Salernitanus und den ›Curae‹ (›Therapien‹) des Johannes Platearius aus der Salerner Schule – zur Professionalisierung des Apothekerberufs entscheidend bei.

Constantinus Africanus

Der möglicherweise in Karthago geborene Constantinus Africanus (um 1010/15 bis 1087) bereiste als muslimischer Arznei- und Gewürzhändler fast 40 Jahre den Mittelmeerraum und den Vorderen Orient. Dabei lernte er Salerno und das Benediktinerkloster Monte Cassino kennen und trat schließlich in das von Benedikt von Nursia gegründete Kloster ein. Er übersetzte zahlreiche arabische und griechische Autoren ins Lateinische und wurde so einer der Begründer der lateinischen Fachsprache der Medizin. Sein Buch ›Liber de gradibus‹, eine Art Intensitätsgrade-Lehrbuch, wurde neben seinen Übersetzungen grundlegend für die Ausbildung an der Medizinschule von Salerno sowie für das kurze Zeit später dort entstandene Lehrbuch → ›Circa instans‹.

Dioskurides

Der Grieche Pedanios Dioskurides (1. Jh. n. Chr.) stammte aus dem kleinasiatischen Anazarbos und war Militärarzt unter den römischen Kaisern Claudius und Nero. Wohl in den Jahren 60 bis 70 n. Chr. verfasste er ein fünfbändiges Buch (›Peri hyles iatrikes‹, lat. ›Materia medica‹), das als das bedeutendste pharmazeutische Werk der Antike gilt und bis weit in die neuzeitliche Arzneimittellehre hinein wirkt. Er führte darin alle bis dahin bekannten pflanzlichen, tierischen und mineralischen Heilmittel auf, beschrieb sie sorgfältig und versah die Kapitel mit detaillierten Ausführungen zu Indikation, Dosierung und Wirkung. Etwa 600 Arzneipflanzen wurden hier zusammengestellt, was Dioskurides zu einem der meistkopierten, -übersetzten und -bearbeiteten Medizinautoren bis ins späte Mittelalter werden ließ.

Elsässisches Arzneibuch

Das ›Elsässische Arzneibuch‹ ist 1418 entstanden, erweitert wurde es vier Jahre später. Es besteht aus einer in Straßburg hergestellten Zusammenfassung aller bis dahin vorliegenden deutschen Texte zur Medizin, wie von → Ortolf von Baierland, → Konrad von Megenberg, aber auch bezogen auf viele andere Quellen.

Fuchs, Leonhart → »Väter der Botanik«

Galen von Pergamon

Als unumstrittene medizinische und naturphilosophische Autorität bis in die Neuzeit gilt der in Pergamon (Kleinasien) geborene griechische Mediziner Galen (129 bis etwa 200 n. Chr.). Erst Gladiatorenarzt in Pergamon, wurde er später zeitweilig zum Leibarzt Kaiser Marc Aurels in Rom. Als Autor sowohl medizinischer als auch philosophischer Schriften hinterließ er ein sehr großes Werk, das die zur damaligen Zeit vorhandene Literatur wissenschaftlich auswertet, von → Hippokrates bis zur antiken Lehre von den vier Säften. Die Wirkungsgeschichte des so genannten Galenismus lässt sich durch die europäische und arabische Medizinliteratur verfolgen, auch für die Klostermedizin waren Galens Schriften in Übersetzungen und Bearbeitungen eine der entscheidenden Grundlagen.

Gart der Gesundheit

Das ›Circa instans‹ aus Salerno ist die Grundlage des Kräuterbuchs von Johann Wonnecke von Kaub, ›Gart der Gesundheit‹, entstanden zwischen 1480 und 1485. Wonnecke war Stadtarzt von Mainz, später dann von Frankfurt. Sein Buch wurde bei Peter Schöffer in Mainz 1485 verlegt und gedruckt. Damit ist es der erste bekannte Druck eines Kräuterbuchs mit Pflanzendarstellungen (– wenn auch mit vielen Fehlern! –) nach der Erfindung des Buchdrucks.

Hildegard von Bingen

Fast 1000 Jahre nach ihrer Geburt erlebte die Äbtissin des Benediktinerinnenklosters Rupertsberg bei Bingen eine späte Wiederentdeckung, ihre Lehren und Schriften wurden seit den 80/90-er Jahren des 20. Jahrhunderts neu ediert und vielfältig kommentiert.

Die als jüngstes von 10 Kindern geborene Hildegard kam im 8. Lebensjahr ins Kloster, wurde mit 16 Jahren Nonne, begann aber erst mit 43 Jahren, bereits als Äbtissin, einer inneren Stimme folgend zu schreiben. Neben heilsgeschichtlichen Texten verfasste sie zwischen 1150 und 1160 den ›Liber subtilitatum diversarum naturarum creaturarum‹, ein Werk zur Natur- und Heilkunde, das erst in einer späteren Druckfassung von 1533 in die Titel ›Physica‹ und ›Causae et curae‹ geteilt wurde. Die ›Physica‹ beschreibt in 230 Kapiteln Tiere, Mineralien und Pflanzen mit der Anwendung ihrer Wirkstoffe, die ›Causae et curae‹ haben die Physiologie und Pathologie des Menschen zum Thema. Hildegard war entgegen ihrer eigenen Aussage eine äußerst gelehrte Theologin und Schriftstellerin. Sie wich aber in ihrem mystischen Weltbild und ihrer Darstellung der Heilwirkungen von Arzneimitteln oft stark von den antiken und zeitgenössischen Medizinern ab.

Hildegard starb schwer krank und geschwächt 1179 in ihrem Kloster. Die unmittelbare Nachwirkung ihrer Schriften war eher gering, wohl auch weil etwa gleichzeitig die drogenkundlichen Werke der Schule von Salerno überall Verbreitung fanden.

Hippokrates

Der wichtigste und bekannteste Arzt des griechischen Altertums war Hippokrates (um 460 bis ca. 370 v. Chr.), der der medizinischen Schule von Kos vorstand und dort als Arzt und Schriftsteller wirkte. Nach ihm wurde der ›Corpus hippocraticum‹ benannt, eine Sammlung der Schriften der Ärzteschule von Kos. Sein Name ist durch den Hippokratischen Eid der Ärzte bis heute allgemein bekannt.

Hortulus → Walahfrid Strabo

Hortus sanitatis

Dem → ›Gart der Gesundheit‹ nachgestaltet wurde der 1491 erstmals gedruckte ›Hortus sanitatis‹, sozusagen ein lateinisches Gegenstück zum deutschen ›Gart‹. Der Drucker Jakob Meydenbach gestaltete die Urfassung, der viele Nachdrucke – auch im Ausland – folgten. Das Buch enthält 1072 Drogenmonographien – darunter 530 Kräuter – mit zahlreichen Abbildungen, die auf den ›Gart‹ zurückgehen.

Ibn-al-Baytar

Der spanisch-maurische Botaniker Ibn-al-Baytar (gest. 1248) wurde Ende des 11. Jahrhunderts in Malaga geboren und bereiste von dort um 1220 Kleinasien, Syrien sowie Afrika und ließ sich dann in Ägypten nieder. Er verfasste mehrere botanische Werke, auch über die Wirkungen von Heilpflanzen. Dazu verarbeitete er nicht nur das europäische Wissen seiner Zeit, sondern bezog persische, syrische und sogar indische Texte mit ein, was eine Bereicherung um viele orientalische Heilpflanzen bedeutete.

Isidor von Sevilla

Isidor (um 570 bis 636) wurde 600 oder 601 Bischof von Sevilla. Als Kirchen-Schriftsteller sammelte und beschrieb er klassisch-antikes und auch christliches Bildungsgut. Besonders in seinem Hauptwerk, den ›Etymologien‹ (›Etymologiarium sive originum libri XX‹), stellte er eine umfangreiche Enzyklopädie des gesamten Wissens seiner Zeit zusammen. Neben theologischen, politischen und philosophischen Teilen enthält das Werk im vierten Band, ›De medicina‹, die Grundlagen der bis dahin bekannten medizinischen und heilkundlichen Kenntnisse.

Konrad von Megenberg

Konrad von Megenberg stammte aus Mainfranken (1309 bis 1374), er lernte und lehrte in Paris. Er wurde zum Rektor der Wiener Domschule berufen und war ab 1348 Domherr in Regensburg, wo er als Lehrer und Autor wirkte. Sein wichtigstes naturwissenschaftliches Werk in deutscher Sprache ist das ›Buch der Natur‹ (um 1350, eine Bearbeitung des ›Liber de natura rerum‹ des Domenikaners Thomas von Cantimpré). Dieses sehr eigenständige Werk erfuhr große Verbreitung als ein auch für Laien verständliches medizinisches Handbuch.

Kräuterbuch

Das ›Kräuterbuch‹ (früher als ›Kreüterbuch‹ bezeichnet) des Adam Lonitzer (Frankfurt 1557) ist eine stark erweiterte und verbesserte Fassung des → ›Gart der Gesundheit‹. Lonitzer war wie Wonnecke von Kaub Stadtarzt in Frankfurt am Main, dürfte sich also aufgrund der räumlichen Nähe und des zeitlichen Abstands zu einer Bearbeitung berufen gefühlt haben.

Leipziger Drogenkunde

Die ›Leipziger Drogenkunde‹ (›Von den einveldigen Arzneien‹, auch als ›Leipziger Kräuterbuch‹ bezeichnet) ist in einem sächsischen Kloster um 1435 entstanden. Es besteht aus einer vollständigen Übersetzung der salernitanischen Arzneimittellehre → ›Circa instans‹, in die zahllose Auszüge aus mindestens vier weiteren Quellen eingearbeitet wurden, darunter der ›Liber de gradibus‹ des → Constantinus Africanus und eine deutsche Übersetzung des → ›Macer floridus‹.

Lonitzer, Adam → »Kräuterbuch«

Lorscher Arzneibuch

In der Zeit der Karolinger wurde die benediktinische Regel, nicht nur für die *cura animae* (Sorge für die Seele), sondern auch für die *cura corporis* (Sorge für den Körper) zuständig zu sein, auf alle Klöster übertragen. Entsprechend wuchs mit der Betreuung der Armen und der Kranken auch die Bedeutung der klostermedizinischen Lehre. Ein überaus bedeutendes Zeugnis aus der Zeit Karls des Großen ist das ›Lorscher Arzneibuch‹ (entstanden um 795), das auf 150 Seiten medizinisch-pharmazeutische Texte versammelt und einen guten Einblick in die damaligen Abläufe der Krankenversorgung und Heilverfahren bietet.

Neben den umfangreichen Pflanzenlisten weist das Kompendium über 500 Rezepturen für Heilmittel auf, die aus vielfältigen und z. T. antiken Quellen übernommen werden. Von großer Bedeutung sind dabei die ›Naturalis historia‹ bzw. die ›Medicina Plinii‹ und die ›Physica Plinii‹ des → Plinius, zwei medizinische Werke, die auf die große Naturenzyklopädie des Römers zurückgehen. Eine »Rechtfertigung der Heilkunde« verteidigt den Einsatz der Klostermedizin all jenen gegenüber, die diese als Eingriff in den göttlichen Heilsplan verurteilten; und ein Brief des griechischen Arztes Anthimus an den Frankenkönig Theuderich enthält Ratschläge für gesunde Ernährung und zur Vorbeugung gegen Krankheiten.

Macer floridus → Odo Magdunensis

Odo Magdunensis (von Meung)

Neben → Plinius, → Galen und → Dioskurides war → Walahfrid Strabos ›Hortulus‹ eine der Quellen, auf die sich der französische Mönch, Arzt und Schriftsteller Odo von Meung (11. Jh.) bei der Abfassung seines botanischen Lehrgedichts stützen konnte. Der später so genannte ›Macer floridus‹ mit dem ursprünglichen Titel ›De viribus (naturis) herbarum‹ beschreibt um 1080 77 Pflanzen in 2269 Hexametern, eine enorme poetische Leistung. Der ursprünglich lateinische Text, der eine botanisch-systematische Gruppierung der Pflanzen nach Familienzugehörigkeit versucht, wurde in den folgenden Jahrhunderten vielfach in andere Sprachen übersetzt und diente als Quelle für spätere Kräuterbücher (→ ›Gart der Gesundheit‹).

Das Werk teilt das Schicksal des → Pseudo-Apuleius: Es wurde fälschlicher Weise einem römischen Dichter des 1. Jahrhunderts n. Chr. (Aemilius Macer) zugeschrieben, daher stammt der Name ›Macer floridus‹.

Ortolf von Baierland

Ortolf wurde Anfang des 13. Jahrhunderts in Bayern oder Österreich geboren, nach umfangreichen Studien, z. T. wohl auch in Paris, wurde er als Arzt des Würzburger Domkapitels verpflichtet. Als Chirurg des dortigen Dietrichspitals verfasste er um 1280 das ›Arzneibuch‹, ein medizinisches Werk in drei Bänden, das neben innerer Medizin und Chirurgie auch Säuglingslehre, Gynäkologie und Diätetik umfasste. Dieses erste medizinische Lehrbuch in deutscher Sprache wurde überaus populär, mehr als 200 Handschriften und 200 Drucke – auch in anderen Sprachen – wurden überliefert.

Papyrus Ebers

Das alte Ägypten hatte neben einer herausragenden Kultur auch einen hohen Standard in den Wissenschaften. Davon zeugen über 40000 Papyrus-Funde, die in der Neuzeit, besonders im 19. und beginnenden 20. Jahrhundert, ausgewertet und übertragen wurden. Eine der wichtigsten Überlieferungen ist der nach seinem wissenschaftlichen Entdecker (G. Ebers) benannte ›Papyrus Ebers‹ aus der Zeit um das 16. Jahrhundert v. Chr. Er enthält eine Sammlung von 877 kleineren Texten, meist Rezepten, aber auch Abhandlungen, und gibt damit einen guten Überblick über die in Ägypten verwendeten Pflanzen, Gewürze und Drogen.

Platearius, Johannes

Beim Aufstieg der Schule von Salerno zur ersten medizinischen Hochschule Europas spielte die Ärztefamilie der Plateariі Ende des 11. Jahrhunderts eine große Rolle. Ein prominenter Vertreter der Familie war Johannes Platearius. Bereits sein Vater scheint eine Autorität auf dem Gebiet der Medizin gewesen zu sein. Ein Neffe von ihm soll das → ›Circa instans‹ verfasst haben. Wahrscheinlich im zweiten Viertel des 12. Jahrhunderts schrieb Johannes Platearius ein wichtiges Lehrbuch, das den einfachen Titel ›Curae‹, zu Deutsch »Therapien« trägt. Hier werden in innovativer Weise die Merkmale *(signa)*, Ursachen *(causa)* und Behandlungen *(curae)* von zumeist inneren Erkrankungen ausführlich beschrieben. Wegen seiner klaren Konzeption und präzisen Darstellung wurden die ›Curae‹ zum Vorbild für die internistischen Werke des Mittelalters.

Plinius der Ältere

Ein Zeitgenosse von → Dioskurides ist der zweite bedeutende Schriftsteller, der sich neben anderen Wissensgebieten auch der Medizin und Pharmazeutik gewidmet hat: Gaius Plinius Secundus (der Ältere, 23 bis 79 n. Chr.) verfasste u. a. eine 37-bändige Enzyklopädie der Naturgeschichte, ›Naturalis historia‹, die in ihrer Präzision richtungsweisend war. Die teilweise fast wörtliche Übereinstimmung einiger Passagen der Texte von Dioskurides und Plinius gehen auf die Benutzung identischer Quellen zurück: Plinius sammelte sein Material nach eigenen Angaben aus Werken von etwa 100 Autoren. Auch sein Werk wurde übersetzt und überarbeitet und so zur Quelle vieler mittelalterlicher Autoren der Klostermedizin (→ Odo Magdunensis). Er starb 79 n. Chr. beim Ausbruch des Vesuvs in Pompeji.

Da die medizinischen Aussagen in der ›Naturalis historia‹ sehr verstreut und manchmal schwer auffindbar sind, wurde im 4. Jahrhundert die ›Medicia Plinii‹ geschaffen. Sie fasst die medizinisch relevanten Textstellen aus der 37-bändigen Naturenzyklopädie zusammen. Etwa zwei Jahrhunderte später wurde die ›Medicina Plinii‹ überarbeitet und durch weitere Quellen ergänzt. Diese Erweiterung läuft unter dem Namen ›Physica Plinii‹. Beide Texte hatten einen großen Einfluss auf die ersten Werke der Klostermedizin.

Pseudo-Apuleius

Von einem unbekannten Verfasser und wahrscheinlich aus dem 3. oder auch 4. Jahrhundert stammt dieses Kräuterbuch – im Original griechisch oder lateinisch – die früheste erhaltene Abschrift ist aus dem 7. Jahrhundert. Das Herbarium wurde dem römischen Schriftsteller und Platoniker Apuleius von Madaura (geb. um 125 n. Chr.) zugeschrieben – daher der Name –, aber die Forschung ist sicher, dass die Urfassung erst viel später entstand. Das Kräuterbuch umfasst, je nach Handschrift, 90 bis etwa 130 Pflanzendarstellungen mit mehr oder weniger deutlichen Illustrationen, zahlreichen Synonymen der Pflanzennamen und Hinweisen zu Standorten, Indikationen und Rezepturen. Als Verfasser wird weniger ein Mediziner angenommen als ein gebildeter Laie, da der Text neben pharmazeutischen Fakten auch Gebete, Zaubersprüche und volksmedizinisches Wissensgut enthält. In den mittelalterlichen Klöstern war der Pseudo-Apuleius weit verbreitet und sehr populär.

»Väter der Botanik«

Die in Deutschland als »Väter der Botanik« bezeichneten drei wichtigen Autoren von Kräuterbüchern gehören wie → Lonitzer und → Wonnecke nicht mehr zur eigentlichen Klostermedizin. Sie sind Ärzte und zwei von ihnen ehemalige Mönche:

Hieronymus Bock (1498 bis 1554)
Otto Brunfels (1488 bis 1534)
Leonhart Fuchs (1501 bis 1566)

Bock war Prediger und Leibarzt des Grafen von Nassau in Hornburg. Sein Kräuterbuch erschien erstmals 1539 und behandelt die Heilkräfte und Wirkungen der Pflanzen unter pharmazeutischen Aspekten.

Brunfels war Stadtprediger, erwarb 1530 den medizinischen Doktortitel und wurde dann 1532 Stadtarzt und Professor der Medizin in Bern. Sein Kräuterbuch erschien erst in lateinischer und kurz darauf in deutscher Sprache (1530 bis 1537). Der Versuch, die einheimische Pflanzenwelt auf die frühen Beschreibungen des → Dioskurides zu projizieren, führt mitunter zu falschen Zuweisungen, sehr wertvoll sind aber die naturgetreuen Abbildungen des Dürer-Schülers Hans Weiditz.

Fuchs lehrte als Professor der Medizin in Ingolstadt und Tübingen. Sein Kräuterbuch ist nicht nur durch seine Vollständigkeit und Systematik anderen zeitgenössischen Werken überlegen, sondern es bietet darüber hinaus auch noch qualitativ hervorragende Abbildungen mit einer botanischen Genauigkeit und künstlerischen Vollendung, dass diese noch über Jahrhunderte hinweg kopiert wurden oder als Vorlage dienten.

Walahfrid Strabo

Der Benediktiner Walahfrid Strabo (808 bis 849) war Dichter und Gelehrter zugleich. Nach einem Studium an der Fuldaer Klosterschule wurde er zunächst als Erzieher Karls des Kahlen, später dann als Abt seines Heimatklosters Reichenau berufen (ab 838). Dort verfasste er neben vielfältiger anderer Dichtung auch den ›Hortulus‹ (›De cultura hortorum‹), ein in 444 lateinischen Hexameter-Versen gehaltenes botanisches Lehrgedicht. Ausführlich beschreibt Strabo 24 Pflanzen, ihr Aussehen, ihren Anbau sowie ihre Heilwirkung und hat damit ein medizingeschichtlich interessantes und poetisches Werk geschaffen. Er stützt sich zwar auf die üblichen antiken Quellen der Klostermedizin, geht aber weit darüber hinaus in der Genauigkeit seiner Beobachtung und Beschreibung, die nur von eigener Erfahrung mit Anbau und Verwendung der Pflanzen herrühren kann.

Wonnecke von Kaub, Johann → ›Gart der Gesundheit‹

Glossar

Adstringierend: zusammenziehende Wirkung auf Haut und Schleimhäute.

Alkaloide: Gruppe von stickstoffhaltigen Basen. Die meisten sind arzneilich wirksam.

antibakteriell: das Wachstum von Bakterien hemmend oder diese tötend.

Antigen: vom Körper als fremd erkannter Stoff, der eine Reaktion des Immunsystems auslöst und die Bildung von Antikörpern bewirkt. Meist handelt es sich um fremde Eiweißstoffe (z. B. allergieauslösende Eiweiße), Bakterien oder Parasiten.

Antikörper: Substanzen, die das Immunsystem als Abwehrreaktion auf eingedrungene Fremdkörper (Antigene) bildet und die sich gezielt an diese Antigene binden und sie unschädlich machen.

Anti-Ulkus-Faktor: Substanz, die wirksam ist gegen Magen- oder Zwölffingerdarmgeschwüre (Ulcera).

antineuralgisch: schmerzlindernd, im Ausbreitungsgebiet eines Nervs wirkend.

antiseptisch: keimtötend.

antiviral: gegen Viren gerichtet.

Aphrodisiakum: Mittel zur Anregung und Stärkung von Geschlechtstrieb und Potenz.

ätherische Öle: wasserdampfflüchtige Öle, welche zumeist aus einer Vielzahl von Komponenten zusammengesetzt sind und häufig einen intensiven, charakteristischen Geruch aufweisen. Ätherische Öle werden in der Regel gut über die Haut und Schleimhäute aufgenommen, auch beim Einatmen können sie ihre Wirksamkeit entfalten.

Auszug: das »Herausziehen« von Bestandteilen aus einem festen oder flüssigen Substanzgemisch durch Lösungsmittel (z. B. Wasser, Alkohol), in denen die gewünschten Substanzen gut, störende Begleitstoffe jedoch schlecht löslich sind.

Ballaststoffe: Stoffe, die vom Körper nicht aufgenommen und durch den Darm in unveränderter Form wieder ausgeschieden werden. Eine wichtige Rolle in der Ernährung spielen sie trotzdem, da sie bei der Verdauung als Füllmaterial dienen und sie dadurch positiv beeinflussen. Ballaststoffe werden teilweise auch als Quellstoffe bezeichnet, da sie Wasser binden und auch auf diese Weise für ein großes Stuhlvolumen sorgen. Die meisten Pflanzen sind reich an Ballaststoffen.

Basen: alkalisch (basisch; pH > 7) reagierende Verbindungen, die in wässriger Lösung mit Säuren Salze bilden, wobei Wasser entsteht.

Bitterstoffe: bitter schmeckende pflanzliche Inhaltsstoffe, die eine appetitanregende und verdauungsfördernde Wirkung haben können. Intensiv bitter schmeckende Substanzen sind z. B. das Chinin oder das Koffein.

Capsaicin: für den scharfen Geschmack der Paprikagewächse verantwortlicher Inhaltsstoff. Äußerlich angewendet betäubt er die Nerven, die Juckreiz und Schmerz übermitteln.

Carotinoide: Gruppe von gelben und roten Farbstoffen, die vor allem in Pflanzen vorkommen. Der bekannteste Vertreter ist das Beta-Carotin, eine Vorstufe des Vitamins A. Eine wichtige Bedeutung der Carotinoide liegt in ihrer Wirkung als Antioxidantien. Sie sind fähig, vor agressiven Sauerstoffverbindungen, so genannten freien Radikalen, zu schützen, die z. B. durch UV-Licht, Giftstoffe oder Bestandteile des Zigarettenrauchs gebildet werden.

Cholesterin: Der menschliche Organismus produziert selbst eine ausreichende Menge an Cholesterin und ist auf eine Zufuhr mit der Nahrung nicht angewiesen. Cholesterin wird im Blut zu allen Organen des Körpers transportiert. Besonders reich an Cholesterin sind z. B. Eigelb, Butter oder Innereien. Cholesterin ist ein Bestandteil der Gallensteine und ist an der Entwicklung von Arteriosklerose beteiligt.

Cumarin: Riechstoff vieler Pflanzen, der gerinnungshemmend wirkt. Auch lichtsensibilisierende, giftige und krebserregende Eigenschaften wurden bei Cumarinen nachgewiesen.

Derivat: chemische Substanz, die sich von einer bestimmten chemischen Grundsubstanz ableitet.

Diterpene: → Terpene.

Droge: ursprüngliche Bezeichnung für getrocknete Arzneipflanzen oder deren Teile, die direkt oder in verschiedenen Zubereitungen als Heilmittel verwendet oder aus denen die Wirkstoffe isoliert werden.

Dyspepsie: Verdauungsstörung gleich welcher Ursache und Art mit Anzeichen wie Appetitlosigkeit, Schmerzen und Völlegefühl, Aufstoßen und Sodbrennen, Durchfall oder Verstopfung.

Elektrolythaushalt: Sammelbegriff für alle Vorgänge, die mit Aufnahme, Ausscheidung und Verteilung der in den Körperflüssigkeiten gelösten Mineralstoffe (Elektrolyte) zusammenhängen. Der Elektrolythaushalt spielt eine zentrale Rolle bei vielen elektrochemischen Vorgängen an der Zellmembran, z. B. der Erregungsübertragung im Nervensystem.

Emulgator: Stoff, der die Bildung einer Emulsion bewirkt. Er ist aus einem hydrophilen (wasserfreundlichen) und einem hydrophoben (lipophilen, fettfreundlichen) Teil aufgebaut.

Emulsion: Mischung aus zwei nicht ineinander löslichen Flüssigkeiten, von denen eine im Allgemeinen wässrig ist, z. B. Milch.

Enzyme: Biokatalysatoren, die bewirken, dass die lebensnotwendigen Prozesse mit der erforderlichen Geschwindigkeit ablaufen, sodass z. B. genügend Stoffwechselprodukte und Energie gebildet werden. Viele biochemische Reaktionen in Tieren oder Pflanzen würden bei der Temperatur im Organismus sonst nur sehr langsam ablaufen.

Ethanol: auch Weingeist genannt, eine bestimmte Form von Alkohol, z. B. in Schnaps, Wein oder Bier enthalten. Äußerlich wird Ethanol zur Hautdesinfektion, für Einreibungen, zur Kühlung und für Umschläge verwendet.

Eucerin: beliebter, geruchsneutraler Salbengrundstoff, der aus Fetten und Wachsen der Schafwolle sowie Vaseline besteht.

Fettsäuren: können mit der Nahrung aufgenommen, aber auch von den Zellen selbst hergestellt werden. Essenzielle Fettsäuren, z. B. Linolsäure und Linolensäure, müssen über die Nahrung aufgenommen werden, da der menschliche Körper sie nicht selbst aufbauen kann, aber als Ausgangsstoff für die Synthese mehrerer körpereigener Stoffe benötigt. Pflanzliche Speiseöle wie Sonnenblumen-, Soja- oder Leinöl, aber auch Fischöl enthalten essenzielle Fettsäuren in besonders hohen Konzentrationen. Man unterscheidet gesättigte Fettsäuren, die bei Raumtemperatur fest sind, von ungesättigten Fettsäuren, die flüssig oder streichfest sind.

Flavonoide: große Gruppe von meist gelb gefärbten pflanzlichen Wirkstoffen, die ein breites Spektrum gesundheitsfördernder Wirkungen besitzen. Sie haben allgemein antientzündliche Effekte und können freie Radikale unschädlich machen.

Freie Radikale: sehr reaktionsfreudige und aggressive Moleküle. Sie entstehen außer bei normalen Stoffwechselvorgängen auch durch bestimmte äußere Faktoren wie Umweltbelastungen, Strahlung oder Zigarettenrauch. Während beim »normalen« Sauerstoff die Atome von gepaarten Elektronen umgeben sind, weist ein Sauerstoff-Radikal ungepaarte Elektronen auf. Es verbindet sich dadurch sehr leicht mit anderen lebenswichtigen Bestandteilen der Körperzellen: Nukleinsäuren, Eiweiß und Fettstoffen. Diese werden dabei oxidiert – Zellen, Zellmembran und Zellkern werden geschädigt.

Gamma-Linolensäure: ungesättigte, essenzielle, d. h. lebensnotwendige Fettsäure.

Gerbstoffe: Substanzen pflanzlicher Herkunft, die Kollagen binden können. Sie wirken zusammenziehend (gerbend), entzündungshemmend und austrocknend. Mit Gerbstoffen kann tierische Haut in Leder umgewandelt werden.

Glykoside: Substanzen, die sowohl aus Zuckerkomponenten als auch einem Nichtzuckeranteil bestehen. Häufig besteht der Zuckeranteil aus Glukose, daher der Name. Zu den Glykosiden gehören herzwirksame Substanzen wie Digitalisglykoside.

Herbarium: Sammlung getrockneter und gepresster Pflanzen.

Hormone: chemische Botenstoffe des Körpers. Sie werden in speziellen Drüsen gebildet und über das Blut zu ihrem Zielort transportiert. Dort werden sie schon in ganz geringen Mengen von speziellen Rezeptoren erkannt. Durch die Informationsübertragung mit Hormonen reguliert der Körper z. B. verschiedene Organfunktionen.

Immunsystem: Abwehrsystem unseres Körpers gegen körperfremde Stoffe oder Organismen (z. B. Bakterien oder Viren).

Iridoide: nach der Ameisengattung *Iridomyrmex* benannte Naturstoffe, die sich von den Monoterpenen ableiten.

Kieselsäure: Salze der Kieselsäure sind wichtige Bausteine im Bindegewebe, z. B. von Bändern, Knochen, Knorpel, Haaren und Nägeln. Ein Mangel oder eine Verwertungsstörung kann brüchige Fingernägel, Haarausfall oder Hautjucken verursachen. Kleinorganismen und Pflanzen können hohe Mengen von Kieselsäure enthalten.

Kollagen: Hauptbestandteil des Stützgewebes im menschlichen und tierischen Körper.

Lymphe: Flüssigkeit, die aus den Blutgefäßen in den Raum zwischen den Körperzellen gepresst (filtriert) wird und nicht wieder in das Blutgefäßsystem gelangt. Die Lymphflüssigkeit wird über Lymphgefäße transportiert.

Melatonin: Hormon aus der Zirbeldrüse (Epiphyse), das fast ausschließlich nachts gebildet wird und an der Regulation des Schlaf-Wach-Rhythmus beteiligt ist. Melatonin wird besonders auch im Winter, bei längeren Dunkelphasen, gebildet. Kommt es zu einer ständig gesteigerten Produktion von Melatonin, so können ernste Depressionen entstehen.

Monoterpene: → Terpene.

Phytotherapie: Pflanzenheilkunde. Vorbeugung und Behandlung von Krankheiten mit Pflanzen und deren Zubereitungen.

Saponine: Wirkstoffe, die in Verbindung mit Wasser seifenähnlichen Schaum bilden.

Säuren: sauer ($pH < 7$) reagierende Verbindungen, die in wässriger Lösung mit Basen Salze bilden, wobei Wasser entsteht.

Schleimstoffe: Kohlenhydrate mit unterschiedlichem Aufbau (meist verschiedene Zuckerkomponenten), die eine zähflüssige Schicht auf den Schleimhäuten bilden und dadurch z. B. reizmildernd, husten- und schmerzlindernd wirken.

Sedativum: Arzneimittel zur Behandlung von inneren Spannungszuständen und Schlafstörungen.

Senföl: stark reizende chemische Verbindungen, die vor allem in der Pflanzengruppe der Kreuzblütler (z. B. Senf, Kohl, Rettich) vorkommen. Sie riechen stechend, sofern sie flüchtig sind und können zu Tränen reizen. In entsprechender Verdünnung und in begrenzten Mengen sind sie ungefährlich. Größere Mengen Rettich oder Meerrettich können jedoch durchaus unangenehme Reizerscheinungen in Magen und Darm zur Folge haben.

Stoffwechsel: Gesamtheit der Lebensvorgänge, bei denen der Organismus Stoffe von außen aufnimmt, sie in seinem Inneren chemisch umsetzt und andere Stoffe nach außen abgibt bzw. ausscheidet.

Terpene: große Gruppe von Naturstoffen und Bestandteile der meisten ätherischen Öle. Sie kommen sowohl in Pflanzen als auch bei Tieren vor. Nur von wenigen ist die Funktion bekannt, etwa von den → Carotinoiden. Nach der Anzahl der Kohlenstoff-Atome unterscheidet man Monoterpene mit 10 Kohlenstoff-Atomen, Diterpene mit 20 Kohlenstoff-Atomen, etc.

Tinktur: Alkohol-Wasser-Auszüge. Zur Herstellung einer Tinktur werden die Wirkstoffe aus den Heilkräutern extrahiert, indem man sie in Alkohol ziehen lässt.

toxisch: giftig.

Vegetatives Nervensystem: Gesamtheit der unwillkürlichen Nerven, die vor allem die Durchblutung, Atmung, Verdauung sowie den Stoffwechsel und Wasserhaushalt regulieren.

Venen: Blutgefäße, die das Blut zum Herzen transportieren.

Viren: Gruppe sehr kleiner Krankheitserreger. Sie haben keinen eigenen Stoffwechsel und Energiehaushalt und sind auf Wirtszellen angewiesen (z. B. menschliche, tierische oder pflanzliche Zellen, Bakterien), um sich weiter vermehren zu können. Durch Viren hervorgerufene Krankheiten sind z. B. Schnupfen, Mumps, Pocken, Masern, Kinderlähmung, Maul- und Klauenseuche, Rinder-, Schweine- und Hühnerpest, Tollwut sowie zahlreiche Pflanzenkrankheiten.

Literaturverzeichnis

Bäumer, Änne: Wisse die Wege. Leben und Werk Hildegards von Bingen. Eine Monographie zu ihrem 900. Geburtstag. Verlag Peter Lang Frankfurt/Main 1998

Graichen, Gisela (Hrsg.): Heilwissen versunkender Kulturen. Im Bann der grünen Götter. Econ-Verlag München 2004

Jones, Peter Murray: Heilkunst des Mittelalters in illustrierten Handschriften. Belser-Verlag Stuttgart 1999

Keil, Gundolf (Hrsg.): Das ›Lorscher Arzneibuch‹. Band 1: Faksimile der Handschrift Msc. Med. 1 der Staatsbibliothek Bamberg, Band 2: Übersetzung der Handschrift Msc. Med. 1 der Staatsbibliothek Bamberg von Ulrich Stoll, Gundolf Keil unter Mitwirkung von Altabt Albert Ohlmeyer, Wissenschaftliche Verlagsgesellschaft Stuttgart 1989

Kneipp, Sebastian: Wasserkur und Pflanzenatlas. Reprint-Verlag-Leipzig Holzminden (ohne Jahr), Nachdruck der Ausgabe: Meine Wasserkur. Verlag der Köselschen Buchhandlung Kempten 1894

Madaus, Gerhard: Lehrbuch der biologischen Heilmittel. 3 Bände, Georg Thieme Verlag Leipzig 1938, Nachdruck Olms-Verlag Hildesheim und New York 1976

Mayer, Johannes Gottfried: Aspekte des Lebens im Mittelalter unter besonderer Berücksichtigung des 11. Jahrhunderts. In: Michael Rosenberger (Hrsg.): Ur-Bilder des Glaubens. Der spirituell-theologische Gehalt mittelalterlicher Heiligenlegenden und ihrer bildlichen Darstellung. Verlag Königshausen&Neumann Würzburg 1998

Mayer, Johannes Gottfried: Klostermedizin. Die Kräutergärten in den ehemaligen Klosteranlagen von Lorsch und Seligenstadt. Edition der Staatlichen Schlösser und Gärten Hessen, Verlag Schnell und Steiner Regensburg 2002

Mayer, Johannes Gottfried und Goehl Konrad: Kräuterbuch der Klostermedizin. Der ›Macer floridus‹ und die Medizin des Mittelalters. Reprint-Verlag-Leipzig Holzminden 2003

Schwaiger, Georg und Heim, Manfred: Orden und Klöster. Das christliche Mönchtum in der Geschichte. C.H. Beck München 2002

Stein, Simone: Gesundheit aus Glauben und Natur. Schutzpatrone der Kranken, Heilkräuter und Naturrezepte. Delphin-Verlag 1987

Uehleke, Bernhard und Mayer, Johannes Gottfried: Von der Klostermedizin zur modernen Phytotherapie. In: Schön und Nützlich. Aus Brandenburgs Kloster-, Schloss und Küchengärten, Hrsg. Haus der Brandenburgisch-Preußischen Geschichte. Henschel-Verlag Berlin 2004

Wichtl, Max (Hrsg.): Teedrogen und Phytopharmaka. 4. Auflage, Wissenschaftliche Verlagsgesellschaft Stuttgart 2002

Register

Deutsche Pflanzennamen der Pflanzenporträts

Wissenschaftliche Pflanzennamen der Pflanzenporträts

Sachregister

Bildnachweis

akg-images 12, 14, 16 oben, 16 unten, 17 oben, 17 unten, 18 unten, 22 unten, 26 oben, 26 unten, 27 unten, 32 unten; **akg-images/British Library** 24; **akg-images/ Pirozzi** 27 oben; **Alexander Haselhoff** 4 Mitte, 4 unten, 5 oben, 5 Mitte, 6 oben, 6 Mitte, 6 unten, 7 oben, 7 Mitte, 8, 10/11, 15 oben, 18 oben, 19, 20, 21 oben, 21 unten, 23 unten, 25, 28, 29 oben, 29 unten, 30 oben, 30 unten, 31 oben, 31 unten, 32 oben, 33 unten, 34 oben, 34 unten, 198/199, 362/363; **ARTHOTHEK** 13 unten; **Dr. Kai-Uwe Nielsen** 7 unten, 23 oben, 33 oben, 35, 392/393, 462/463, 464–484; **laif/Reiner Harscher** Vor- und Nachsatz; **Theo R. Keller** 13 oben.

Danksagung
Wir danken für die freundliche Unterstützung durch die Klösterl-Apotheke, München, die beratend bei der Ausarbeitung der Rezepturen zur Seite stand.

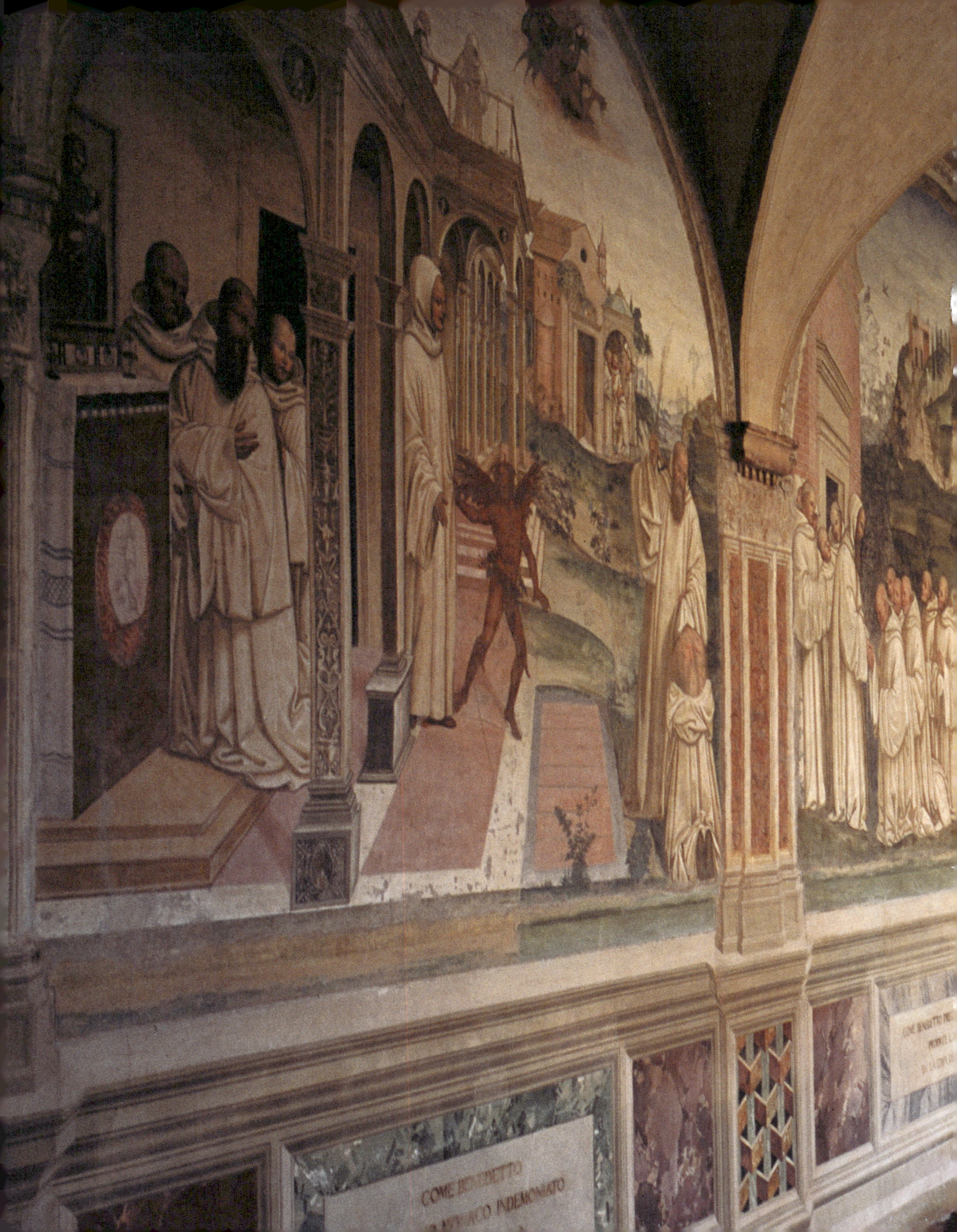